第 4 版
第 2 卷

Dermatology

皮 肤 病 学（简装版）

原著主编　Jean L. Bolognia　Julie V. Schaffer　Lorenzo Cerroni

原著编委　Jeffrey P. Callen　Edward W. Cowen　George J. Hruza

Joseph L. Jorizzo　Harvey Lui　Luis Requena

Thomas Schwarz　Antonio Torrelo

主　　译　朱学骏　王宝玺　孙建方　项蕾红

副 主 译　（按姓氏笔画排序）

于　波　于建斌　王　刚　孙　青　李　明　李　航

张福仁　陆前进　郑　捷　晋红中　徐金华　高兴华

陶　娟　常建民　蒋　献　鲁　严　赖　维

U0295942

北京大学医学出版社

PIFUBINGXUE（JIANZHUANGBAN）（DI 4 BAN）
图书在版编目（CIP）数据

皮肤病学（简装版）（第 4 版）/（美）博洛尼亚
（Bolognia）原著；朱学骏等主译 .—北京：北京大学
医学出版社，2019.11（2025.1 重印）
书名原文：Dermatology
ISBN 978-7-5659-2059-2

Ⅰ . ①皮…　Ⅱ . ①博…②朱…　Ⅲ . ①皮肤病学
Ⅳ . ① R75

中国版本图书馆 CIP 数据核字（2019）第 203371 号

北京市版权局著作权合同登记号：图字：01-2019-4859
ELSEVIER
Elsevier（Singapore）Pte Ltd.
3 Killiney Road，#08-01 Winsland House I，Singapore 239519
Tel；（65）6349-0200；Fax；（65）6733-1817

皮肤病学（简装版）（第 4 版）

主　　译：朱学骏　王宝玺　孙建方　项蕾红
出版发行：北京大学医学出版社
地　　址：（100191）北京市海淀区学院路 38 号　北京大学医学部院内
电　　话：发行部 010-82802230；图书邮购 010-82802495
网　　址：http://www.pumpress.com.cn
E-mail：booksale@bjmu.edu.cn
印　　刷：北京金康利印刷有限公司
经　　销：新华书店
责任编辑：王智敏　　责任校对：靳新强　　责任印制：李　啸
开　　本：710 mm×1000 mm　1/16　印张：193.25　字数：6100 千字
版　　次：2019 年 11 月第 1 版　2025 年 1 月第 3 次印刷
书　　号：ISBN 978-7-5659-2059-2
定　　价：990.00 元
版权所有，违者必究
（凡属质量问题请与本社发行部联系退换）

目 录

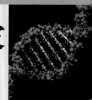

第 35 章　外分泌汗腺、顶泌汗腺以及皮脂腺的结构和功能

Martin Schaller,　*Gerd Plewig*

外泌汗腺、顶泌汗腺和顶外泌汗腺

要点

- 外泌汗腺被情绪和温度刺激活化，是体温调节的必要因素；它们分布广泛，主要集中于手掌和足趾。
- 外泌汗腺的分泌单元由卷曲的分泌部组成，分泌的汗液经长而细的导管开口于皮肤表面（顶端汗管）。
- 外泌汗腺由乙酰胆碱为主要神经递质的交感神经节后纤维支配。
- 顶泌汗腺的发育依赖于雄激素，在人类的作用尚不清楚；其主要分布于腋下、生殖器肛门区、脐周区及乳头。
- 顶端部分（顶端汗管）开口于终毛毛囊的顶泌汗腺，可持续分泌无菌无臭的黏稠液体，这种液体含有多种有气味物质的前体。

引言

　　人体的主要汗腺有外泌汗腺（eccrine glands）和顶泌汗腺（apocrine glands）（表 35.1）。根据解剖部位不同，它们的类型和密度有所不同。

　　出汗异常十分常见，它可以由中枢出汗系统异常、交感神经节及其节前节后纤维异常、腺体或导管分泌异常引起。出汗异常的临床表现包括多汗症、少汗症以及汗液潴留。多汗症可以由情绪改变引起或继发于系统性疾病，常引起社会交往困难。少汗症和无汗症可能是一些遗传性皮肤病的标志（见第 63 章），可导致体温致命性升高。汗液潴留性疾病（如痱子）往往发生于大量出汗之后，通常是一过性的。对汗腺结构和功能的了解对于正确诊断和治疗出汗异常十分重要（见第 39 章及第 159 章）。

结构、功能和病理生理学

　　人类具有的两种主要汗腺是外泌汗腺和顶泌汗腺。

它们在结构、发育和功能上各不相同（图 35.1）。第三种类型的汗腺——顶外泌汗腺（apoeccrine sweat glands）最早由 Sato 等在 1987 年描述。他们发现这种汗腺存在于成人的腋窝，但在儿童中并不存在。顶外泌汗腺同时具有顶泌汗腺和外泌汗腺的一些形态及功能特征。然而，新近研究采用常规和免疫荧光染色检查了来自对照组和多汗症患者的连续组织切片，并未发现有顶外泌汗腺存在的证据[1-2]。因此，它们的存在尚有争议。

外泌汗腺

结构

　　人体全身皮肤表面分布着大约 150 万～ 400 万个外泌汗腺（除了外耳道、嘴唇、阴蒂和小阴唇以外）。这些汗腺在手掌和足跖的分布密度最高。外泌汗腺的分泌单元由位于真皮深部及皮下脂肪近端卷曲的分泌部组成。它分泌到开口于皮肤表面、具有一个顶端部分的长而细的导管（顶端汗管）（见图 35.1）[3]。卷曲的分泌部分为单层细胞，由两种细胞组成：①大的透明细胞，负责腺体分泌电解质和水；②暗细胞，具体功能不详，内含可产生唾液黏蛋白的碱性颗粒。这两种细胞均被肌上皮细胞包绕，肌上皮细胞的作用可能是促进汗液向皮肤表面的运输。汗腺导管上皮由两层或多层立方形细胞组成，其外并无肌上皮细胞包绕。导管的表皮内部分——顶端汗管呈螺旋状盘绕，并一直延续至角质层[4]。干细胞标志物（如 prominin-1/CD133）表达于外分泌腺的分泌部和导管部[5]。

　　外泌汗腺由以乙酰胆碱（非肾上腺素）为主要神经递质的交感神经节后纤维支配（表 35.2）。这些交感神经纤维受到下丘脑出汗中枢的控制[4]。出汗中枢会对其自身的温度（内部温度的反应）以及周围神经刺激作出反应。

发育

　　胚胎发育过程中，在妊娠期 3 个月的时候汗腺从位于手掌和足跖的表皮嵴出芽并发育成一个表皮细胞索。在妊娠期 5 个月的时候，相同的结构出现在身体的其他部位。有功能的外泌汗腺从出生时开始出现，

表 35.1　汗腺的特征

	外泌汗腺	顶泌汗腺	顶外泌汗腺 *
部位	全身皮肤，手掌和脚跖密度最大	腋窝、生殖肛区、脐周、乳头及乳晕	腋窝
形态	导管细长，开口于皮肤表面	开口于毛囊上部的短而粗的导管	导管部与外泌汗腺相似
	分泌部卷曲，管腔狭小	分泌部卷曲，管腔宽	分泌部卷曲，有扩张性的和非扩张性的管状区域
卷曲状分泌部的细胞种类	大的分泌性透明细胞、暗细胞和肌上皮细胞	上皮（以立方形细胞为代表）细胞和肌上皮细胞	外泌汗腺和顶泌汗腺的形态特点
主要神经支配 / 神经递质	交感神经纤维 / 乙酰胆碱	不清楚 / 可能是 β - 肾上腺素能受体激动剂的体液作用	交感神经纤维 / 乙酰胆碱
发育	出生即有	出生即有	在青春期前可能没有
	与毛囊皮脂腺无关	与终毛毛囊有关	与毛囊皮脂腺无关
功能 / 发病机制中的作用	体温调节 / 与多汗症和少汗症有关	不清楚 / 在嗅觉交流中起部分作用；与毛囊顶泌汗腺的 Fox-Fordyce 病有关	不清楚 / 可能在体温调节、腋部多汗症以及非毛囊性顶泌汗腺 Fox-Fordyce 病中起作用

* 见于部分（不是所有）正常腋窝皮肤的研究。

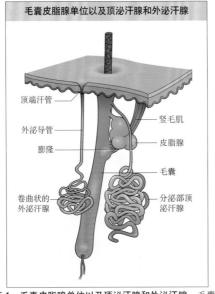

毛囊皮脂腺单位以及顶泌汗腺和外泌汗腺

顶端汗管
外泌导管
膨隆
卷曲状的外泌汗腺
竖毛肌
皮脂腺
毛囊
分泌部顶泌汗腺

图 35.1　毛囊皮脂腺单位以及顶泌汗腺和外泌汗腺。毛囊皮脂腺单位及其相连的顶泌汗腺，附近有一外泌汗腺

可以对温度和情绪的刺激作出反应。与顶泌汗腺不同，外泌汗腺在发育方面与毛囊皮脂腺单位没有关系[4, 6]。

功能

外泌汗腺分泌的汗液是一种无菌的、低渗性电解质溶液，它主要包含氯化钠、钾、碳酸氢盐，还有抗菌肽（如皮离蛋白）[7]、蛋白水解酶、糖、丙酮酸、乳

表 35.2　汗腺的神经和受体分布特征

	外分泌腺	顶泌汗腺
腺体附近的神经纤维	+	±
胆碱能毒蕈碱（M_3）受体	+ +	±
α_1 - 肾上腺素能受体	+	
$\beta_2 > \beta_3$ - 肾上腺素能受体	+	+
嘌呤受体	+	+

顶外泌汗腺被认为具有与外泌汗腺相同的神经和受体分布。基于参考文献 16 的数据

酸、尿素、氨、钙、氨基酸、表皮生长因子、细胞因子以及免疫球蛋白。此外，其他有机化合物及重金属如砷、镉、铅以及汞也从汗液中排出[7a]。最近一项研究证实，汗液可激活角质形成细胞的 NF-κB、ERK 和 JNK 通路，导致白介素（IL）-8 和 IL-1β 表达上调[8]。外泌汗腺中角质形成细胞的产物也在人类创伤的表皮再生中发挥作用[9]。

外泌汗腺分泌汗液的量和质随着情绪和环境刺激的不同而相差很大。有多种方法可检测汗液的产生（表 35.3）。在最大刺激的情况下，机体一小时可以分泌三升汗液。汗液的形成经由两个步骤[10]：①由卷曲状分泌部分泌出几近等渗的初级汗液；②导管细胞对 NaCl 进行部分重吸收，产生低渗的液体向皮肤表面输送。汗液产生速率越高，最终的 NaCl 浓度越高。近来认为神经肽甘丙肽及其受体可调节经上皮离子运输和人体外泌汗腺的液体分泌[11]。

表 35.3　汗液产生的检测方法
● 通过碘−淀粉反应（见图 39.3、39.4B、39.6 和 39.7）或者醌茜方法使汗液可视化 ● 测量皮肤的电势和电阻 ● 测量皮温（如红外热成像法） ● 重量分析法（如称量使用于皮肤前后滤纸的重量） ● 测量从皮肤蒸发的水分损失

汗液的连续分泌是机体调节体温、维持电解质平衡、保持角质层湿润，从而保证手掌足跖的柔软性及其精细触觉功能的重要机制。汗腺的排泄功能主要体现在它可以将系统性使用的药物（如酮康唑和灰黄霉素）运输到角质层，这解释了为何有些化疗药物会导致皮肤副作用。肉毒毒素可用来治疗外分泌腺的多汗症。在真皮注射后，由神经末梢接受的肉毒毒素干扰神经腺体接头处乙酰胆碱释放所需的蛋白（见图159.1）。

病理生理学

影响汗腺功能的疾病包括汗液分泌量和质的异常。这些异常可以是局限性的［如 Frey 综合征（见第 39 章）中耳颞神经的分布］或者泛发的（如少汗性外胚叶发育不良）。囊性纤维化的患者也有汗腺功能异常。当出汗时会丢失大量盐分（氯化钠），囊性纤维化最常见的筛查方法就是检验其汗液中氯离子的含量。

多汗症及少汗症

外泌汗腺功能亢进是由于精神和温度的刺激导致皮肤交感神经兴奋引起的。外泌汗腺的分泌性透明细胞被认为是多汗症（hyperhidrosis）汗液的主要来源[2]。这种情绪性的多汗症主要引起手掌、足跖以及腋窝的多汗[12]。这可能造成很大不便，但其与腺体的形态和功能异常无关，与内脏疾病也无关联[6]。对外泌汗腺的刺激可能与绝经相关的低雌激素血症以及一系列潜在疾病有关（见第 39 章），后者包括神经性、感染性、肿瘤性（如淋巴瘤）和内分泌疾病。

出汗增加可以导致皮肤的水合作用过度甚至是浸渍。这可能伴随继发的细菌和真菌感染（见第 74 章和第 77 章）。定植和暂时的皮肤菌群（微生物群）的蛋白水解活性可能产生具有臭味的物质（如氨及短链脂肪酸），这叫做外泌汗腺臭汗症。

少汗症（hypohidrosis）或无汗症（anhidrosis）可能是先天性的，如少汗性外胚叶发育不良的患者汗腺数量减少（见第 63 章），也可是获得性的，如硬皮病患者的汗孔堵塞或使用具有抗胆碱能作用的药物。获得性或遗传性的神经病变也是少汗症的重要原因。

药物相关的外泌汗腺异常

药物在外泌汗腺中的富集已经被广泛了解。已知可以被分泌到外泌汗腺的药物包括化疗药物（如环磷酰胺、阿糖胞苷）、抗生素类（如氟丙沙星、β‑内酰胺抗生素）以及抗真菌药。在化疗患者中，分泌到外泌汗腺的药物成分在嗜中性外分泌腺汗腺炎和其他化疗引起的中毒性红斑中起到重要作用（图 35.2）。化疗导致对外泌汗腺导管细胞的毒性损伤可引起小汗腺导管鳞状上皮化生（见第 21 章）。

汗液潴留障碍

由 PAS 染色阳性的角化不全栓可造成外泌汗腺导管的堵塞，引起汗液潴留。痱子常常由环境或机体温度过高、出汗过多（尤其在身穿隔离衣服或有封闭敷料覆盖时）以及定植细菌（如表皮葡萄球菌）的增加引起。在角质层内的角栓造成浅表痱子（水晶痱），而表皮内及真皮导管的堵塞分别导致红痱和深在痱（见第 39 章）[13]。

顶泌汗腺

结构

顶泌汗腺较外泌汗腺大，它局限于特殊的解剖部位（腋窝、生殖器肛门区、脐部周围、乳晕、乳头以及唇红外缘）[6]。改良型的顶泌汗腺见于外耳道（耵聍腺）和睑缘（Moll 腺）。顶泌汗腺包含一个位于深层真皮和皮下脂肪组织的分泌部以及开口于毛囊上部的拉伸的导管（即顶泌汗管）组成（见图 35.1）。分泌部是由单层上皮细胞（以柱状细胞为代表）组成的卷曲导管，周围被肌上皮细胞包绕。导管部分由双层立方细胞和肌上皮细胞组成，后者支持分泌物向皮肤表面的运输过程。虽然免疫组化染色可能有助于区分

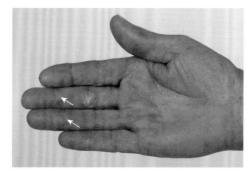

图 35.2　化疗引起的中毒性红斑（掌部感觉丧失性红斑）。 形成红斑和水疱，在第一和二手指和手指皱褶（箭头所示）的末端最为显著

顶泌汗腺和外泌汗腺（如顶泌汗腺而非外泌汗腺分泌细胞的 CD15 染色），然而不同标记 [如人乳脂肪球 -1（HMFG-1）、总囊性疾病液体蛋白 -15（GCDFP-15）] 的特异性已经受到质疑[1, 14]，区分它们可能需要连续切片或电子显微镜检查[15]。

局部或系统性给予儿茶酚胺和胆碱能受体激动剂可使顶泌汗腺分泌相应增加，但对控制生理性分泌的机制了解甚少。在一项对正常腋窝皮肤的研究中，发现顶泌汗腺卷曲的分泌部具有 β- 肾上腺素能和嘌呤能受体，但没有胆碱能受体（见表 35.2）[16]。外泌汗腺附近发现有神经纤维，而顶泌汗腺没有，这提示儿茶酚胺是通过体液机制刺激顶泌汗腺的分泌[16]。

发育

在胚胎发育中，顶泌汗腺产生于初级表皮生发层，皮脂腺及毛囊也由该层产生。在胚胎中，顶泌汗腺在整个皮肤表面出现，然而大多数随后消失，形成了成年期的特征性分布。在即将进入青春期的时候顶泌汗腺在激素（主要是雄激素）的刺激下增大。

功能

顶泌汗腺持续不断地产生非常小量的油性液体。这种汗液是 pH 值在 5.0 ～ 6.5 之间、无菌无臭的黏稠液体。它含有多种有气味物质的前体（胆固醇、三酰甘油、脂肪酸、胆固醇酯、角鲨烯）。它还包含雄激素、碳水化合物、氨以及三价铁。顶浆分泌或“断头分泌”是指分泌细胞腔部分的“挤压断离”和释放。顶泌汗腺使用局部分泌（囊泡的胞外分泌）和全浆分泌（细胞质膜的破裂）两种方式。

在动物，顶泌汗腺是可以导致行为改变的信息素和激素的来源，如性吸引或者领地的标志。在人类，顶泌汗腺的功能并不完全清楚，可能在嗅觉交流中起到重要作用。

病理生理学

顶泌汗液刚刚分泌出来时是无菌无臭的，但皮肤表面的细菌改变并降解了分泌出来的物质，导致了腐臭性（棒状杆菌）或汗臭性（微球菌）体味——称为臭汗症。臭汗症患者的皮肤活检标本与对照进行比较，其中顶泌汗腺更多、更大而且有主动的断头分泌。这些组织学的区别反映了顶泌汗液分泌增加，从而解释了臭汗症的发病[17]。身体及衣物清洁不够可以加重这种情况。值得注意的是，一些雄性激素具有与自然腋窝体味相似的味道。

顶泌汗腺色汗症是指分泌出具有色素的汗液（黄色、绿色或黑色）。这是顶泌汗液富含脂褐素的反应。假性或外源性的顶泌汗腺色汗症是由于汗液被产色的细菌，尤其是棒状杆菌，或者衣物染色引起的。激素改变引起的顶泌汗腺导管角栓栓塞导致 Fox-Fordyce 病（见第 39 章）。

顶外泌汗腺

顶外泌汗腺只可见于成人腋窝[18]。如上所述，关于第三种类型汗腺的存在尚有争议，近期研究没有证据显示有腋窝顶外泌汗腺的存在[1-2]。顶外泌汗腺卷曲的分泌部由扩张性的和非扩张性的管状节段组成。扩张性的节段和它们的分泌细胞在超微结构上与顶泌汗腺很像，而半径更小的非扩张性节段与外泌汗腺的分泌部很像。顶外泌汗腺的导管直接开口于皮肤表面而并不通过毛囊结构，它与外泌汗腺的导管形态学相同。顶外泌汗腺的神经支配由以乙酰胆碱为主要神经递质的节后交感神经纤维组成（见表 35.1）。肾上腺素能刺激也可见到。

皮脂腺

要点

- 皮脂腺（sebaceous glands）通过全浆分泌产生皮脂，且具有多种生物学功能，包括激素（如雄激素合成）和免疫调节。
- 除了异位皮脂腺或唇红的游离皮脂腺外，口腔生殖器黏膜、乳晕以及眼睑这些腺体均与毛囊相关。
- 皮脂由游离脂肪酸、蜡和甾醇酯、三酰甘油以及角鲨烯构成。
- 皮脂生成是雄激素活性的敏感指标，它在青春期增加而在成年晚期减少，尤其是绝经后妇女。
- 皮脂腺毛囊有多种微生物，包括马拉色菌属、表皮葡萄球菌和丙酸杆菌属。

引言

除了在唇红和口腔黏膜（Fordyce 斑点或颗粒）、眼睑（睑板腺）、乳晕（蒙哥马利结节）以及小阴唇和阴茎包皮（包皮腺）的游离皮脂腺，皮脂腺通常与毛囊相连（图 35.3）。皮脂腺产生的皮脂分泌到毛囊的漏斗部。皮脂分泌在青春期时增加，它是痤疮发病的关键因素[19-21]。皮脂腺在皮肤内分泌功能（包括皮肤的下丘脑—垂体—类肾上腺轴和雄激素代谢）和固有免疫上起着重要作用，皮脂腺产生神经肽、雄激素、细胞

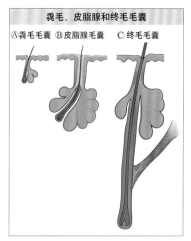

图 35.3　毳毛、皮脂腺和终毛毛囊。三种不同类型的毛囊皮脂腺单位。A. 毳毛毛囊含有一个小皮脂腺和一根短而细的毛发。B. 皮脂腺毛囊含有一个大而多的小叶皮脂腺和中等粗细的毛发。C. 终毛毛囊含有一个较大的皮脂腺和一根较粗的毛发（Adapted from Plewig G，Kligman AM. Acne and Rosacea，3rd edn. Berlin：Springer，2000.）

因子以及抗菌肽，这在痤疮的发病机制中也具有重要作用（表 35.4 和图 35.4）。

结构、功能和病理生理学

结构

皮脂腺在皮肤中的分布差异很大，在头皮、面部、上背部和胸部尤为丰富。有三种不同类型的毛囊皮脂腺单位：毳毛、皮脂腺及终毛毛囊（见图 35.3）。

皮脂腺毛囊由四部分组成：角化的毛囊漏斗、毛发、菜花状卷曲的皮脂腺以及连接着漏斗部和腺体的导管（见图 35.3）。漏斗部被分成两部分。远端部分或称顶端漏斗，与邻近的表皮十分相似。这部分出现角化和颗粒层，并且角质细胞（鳞屑）可以向管腔中脱落。靠下的部分，即漏斗下部与之十分不同。它表现出一种特殊形式的毛膜角化，并且没有颗粒层。

皮脂腺毛囊的正常菌群（常驻微生物群）组成复杂，包括细菌（如表皮葡萄球菌，丙酸杆菌属如痤疮丙酸杆菌）和真菌（如马拉色菌属）（图 35.5）。这些毛囊中也存在有蠕形螨，后者在老年人中数量增加，而在青春期前儿童中罕见。

发育

皮脂腺由表皮产生，它先从发育中的毛囊根鞘出

芽，然后向下生长至真皮中。皮脂腺出生时就有，这一时期皮脂的产生相对较高。它迅速下降并保持低水平直至青春期再次升高。雄激素尤其是 5α-双羟睾酮（DHT）是控制皮脂腺发育和皮脂分泌的主要因素。在青春期的末期，皮脂的产生水平保持恒定并一直保持至成年中期。皮脂的产生在女性绝经后，男性 60～70 岁时下降。

虽然皮脂腺受损后，毛囊隆突部干细胞可使其再生，但在内稳态下，隆突细胞似乎并不促成皮脂腺的形成[22]。起源于人类皮脂腺的永生化细胞可分化为皮脂腺细胞和滤泡间表皮细胞，表明其具有双向的干细胞功能[23]。在人工培养的人类皮脂腺细胞和小鼠活体模型，发现 c-Myc 过表达可刺激皮脂分化，而 β-连环蛋白过表达则诱导表皮分化[23]。已发现在人类皮肤基底层皮脂腺细胞有干细胞标记角蛋白 -15 表达[22]。在小鼠中，Blimp-1（B-淋巴细胞诱导的成熟蛋白 -1）是皮脂腺起源细胞的一个标记物。在人类，它是由皮脂腺、毛囊以及滤泡间表皮的终末分化细胞所表达的[23]。

功能

皮脂是一种淡黄色黏稠的液体。由甘油三酯、游离脂肪酸、角鲨烯、蜡、甾醇酯以及游离甾醇组成。在所有皮脂混合物到达皮肤表面之前，主要由表皮脂类产生的神经酰胺混合物首先出现在顶端漏斗部。皮脂的分泌是全浆分泌，即指皮脂腺细胞在迁徙到腺腔部和皮脂腺管的过程中自身分解，释放皮脂。皮脂腺细胞的更新时间大约是 14 天，皮脂的分泌是相对连续的。皮脂产生的量随个体和种族的不同而变化，成年人平均约以每 3 小时 1 mg/10 cm^2 的速度产生皮脂[24]。

皮脂腺内的细胞包含可结合到 DHT 上的雄激素受体，DHT 然后转位到细胞核[21,25]。它们也表达神经肽，例如促肾上腺皮质素释放激素（CRH）、黑皮质素及 P 物质的功能性受体[19,26]。该受体有助于皮脂腺内细胞（皮脂腺细胞）的增殖和分化，并对刺激，如情绪压力做出反应，调节其脂质、雄激素及细胞因子的产生（见表 35.4）。皮脂的分泌可以提升皮肤屏障功能，并具有促炎和抗炎特性。

病理生理学

皮脂产生少于每 3 小时 0.5 mg/10 cm^2，与皮脂减少或干燥皮肤有关，而皮脂每 3 小时产生 1.5～4.0 mg/10 cm^2 为产生过多，导致临床中脂溢性皮炎的出现。毛囊皮脂腺最常分布于面部、耳后、前胸上部和后背——与寻常性痤疮的分布相同。临床上，这些部位较其他部位更油。总体来说，与正常皮肤的患者相比，痤疮患

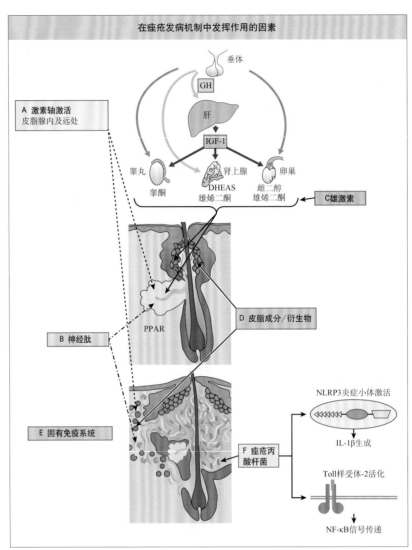

图 35.4　在痤疮发病机制中发挥作用的因素。A～F 对应于表 35.4 的部分。DHEAS，脱氢表雄酮；GH，生长激素；IGF-1，胰岛素样生长因子 -1；IL，白介素；NLRP3，NOD 样受体热蛋白结构域蛋白 -3；PPAR，过氧化物酶体增殖物激活受体

者皮脂腺较大，能够产生更多的皮脂。这些毛囊皮脂腺的功能会受到遗传因素和循环激素水平的影响。

　　皮脂腺的生长及皮脂产生增加均可被雄激素诱导，尤其是 DHT。DHT 主要来源于男性睾酮，而在女性，雄烯二酮是 DHT 的主要前体。在痤疮性皮肤中，睾酮向 DHT 的转化比正常皮肤高 30 倍，而没有睾丸功能的阉人则不发生痤疮。然而，单纯皮脂增加并不足以导致寻常性痤疮的发生，如帕金森病的患者有显著的脂溢性皮炎，但不发生痤疮。

　　皮脂腺在痤疮的发病机制中发挥数个主要作用，并且可能在玫瑰痤疮的发病机制中起作用（见表 35.4，图 35.4 和图 37.1）[25]。皮脂腺及导管内的皮脂是无菌的并且不含游离脂肪酸，但漏斗处的微环境适合痤疮丙酸杆菌和表皮葡萄球菌的生长[27]。痤疮患者，毛囊皮脂腺定植的微生物数量增加（尤其是痤疮丙酸杆菌）。它们的脂肪酶分解甘油二酯及甘油三酯，产生游

表 35.4　皮脂腺在寻常痤疮（AV）和玫瑰痤疮（R）发病机制中的作用

皮脂腺组分	皮脂腺的功能	寻常痤疮和玫瑰痤疮患者中的皮脂腺发现
A- 下丘脑–垂体–肾上腺（样）轴及其他激素轴		
促肾上腺皮质素释放激素（CRH）* 和 CRH 受体（CRH-Rs）	↑脂质和雄激素合成 ↑IL-6、IL-8（CRH-R2）产生	↑AV 中 CRH 和（在皮脂腺管中）CRH-R1 水平
α- 促黑素细胞激素（MSH）* 及黑素皮质素 -1 和 -5 受体（MC1-R，MC5-R†）	↑皮脂腺细胞分化和脂质合成（MC5-R）	↑AV 中 MC1-R 水平
生长激素和类胰岛素生长因子 -1(IGF-1) 受体	↑皮脂腺细胞增殖 ↑脂质和雄激素合成	与 AV 中高血糖负荷饮食和摄入促胰岛素的乳制品有关
B- 其他神经肽		
P 物质	↑皮脂腺细胞增殖 / 分化 ↑炎症细胞因子产生	↑AV 中神经内含 P 物质
C- 雄激素		
睾酮 * 和双氢睾酮（DHT）*	↑皮脂腺细胞增殖 / 分化和脂质合成（尤其 DHT） 可能↑漏斗部角化	↑AV 中睾酮向 DHT 的转换 与 AV 的高雄激素紊乱有关‡
D- 皮脂组分及衍生物		
单不饱和脂肪酸（MUFAs），脂质过氧化物（LPs），其他促炎脂质（如通过 5- 脂氧合酶产生），亚油酸（LA）	↑漏斗部角化（MUFAs, LPs, LA 缺乏） ↑细胞因子产生，趋化作用，及 PPAR 激活（MUFAs, LPs）	↑AV 中总皮脂，MUFAs 和 LPs 产生 ↑AV 中 5- 脂氧合酶 ↓AV 中亚油酸
E- 固有免疫系统		
Toll 样受体（TLRs，尤其 TLR2）	刺激下（如痤疮丙酸杆菌），↑IL-1、IL-8、IL-12、TNF-α（TLR2）产生	↑AV 中 TLR2 和 TLR4 的表达 可能↑R 中 TLR2 表达
防御素，抗菌肽，MUFAs（如棕榈酸）	抗菌特性 ↑细胞因子产生和趋化作用	↑R 中抗菌肽水平（尤其是具有促炎症和缩血管效应的蛋白水解产物↑）
F- 微生物		
痤疮丙酸杆菌 §	↑抗菌肽和炎症细胞因子 / 趋化因子的产生，尤其 IL-1β 和 IL-17，通过 TLR2 和 NLRP3 炎症小体的刺激 ↑游离脂肪酸（如通过脂肪酶活性） 可能↑漏斗部角化	↑AV 中痤疮丙酸杆菌
毛囊蠕形螨	可能直接或通过携带细菌（如蔬菜芽孢杆菌）刺激固有和适应性免疫反应	↑R 中毛囊蠕形螨的密度和对蔬菜芽孢杆菌的反应

* 可由皮脂腺局部以及远处产生。
† 皮脂细胞分化的标志。
‡ 大多数痤疮患者循环中雄激素水平正常。
§ 不同种系群的痤疮丙酸杆菌介导免疫反应的能力不同。
IL，白介素；PPAR，过氧化物酶体增殖物激活受体；TNF，肿瘤坏死因子

离脂肪酸，后者可以改变漏斗区的角化模式。角化异常是痤疮发病中最先能探测到的征象之一，角化细胞的增生及其在漏斗处的贮留形成微粉刺。游离脂肪酸也具有趋化性，可吸引中性粒细胞。此外，补充高剂量的维生素 B_{12} 可通过调节皮肤微生物群的转录组从而促进痤疮发展，导致痤疮丙酸杆菌产生的促炎症性卟啉增加[27a]。

与非痤疮患者相比，痤疮患者的漏斗下部对各种生理和外源性刺激较容易产生反应。因此，产粉刺性的药剂如卤代环烃、焦油制剂以及一些化妆品会在痤

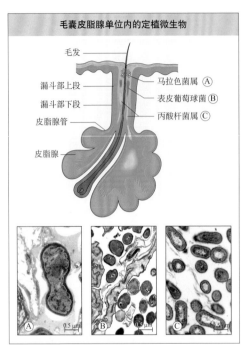

毛囊皮脂腺单位内的定植微生物

毛发

漏斗部上段　　　　　　　　马拉色菌属 Ⓐ
漏斗部下段　　　　　　　　表皮葡萄球菌 Ⓑ
皮脂腺管　　　　　　　　　丙酸杆菌属 Ⓒ

皮脂腺

图 35.5　毛囊皮脂腺单位内的定植微生物。毛囊皮脂腺定植菌落的部位及其电镜下形态：A. 马拉色菌属；B. 表皮葡萄球菌；C. 丙酸杆菌属，包括痤疮丙酸杆菌、颗粒丙酸杆菌以及最少的微小丙酸杆菌

疮患者中产生更多问题[24]。毛囊性痤疮样皮疹也可发生于接受表皮生长因子受体（EGFR）抑制剂治疗的患者，在应用抑制 EGF 与其受体结合的抗体（如西妥昔单抗），以及 EGFR 酪氨酸激酶活性抑制剂（如吉非替尼，见第 21 章）的患者中均可发生。EGFR 高表达于角质形成细胞以及外泌汗腺和顶泌汗腺。EGFR 的抑制干扰了毛囊的正常分化和形态发生，导致毛囊的角化亢进、毛囊角栓形成，以及微生物在扩张的漏斗中的繁殖[28]。

（陈琴怡　张楠雪译　项蕾红审校）

参考文献

1. Bovell DL, Corbett AD, Holmes S, et al. The absence of apoeccrine glands in the human axilla has disease pathogenetic implications, including axillary hyperhidrosis. Br J Dermatol 2007;156:1278–86.
2. Bovell DL, MacDonald A, Meyer BA, et al. The secretory clear cell of the eccrine sweat gland as the probable source of excess sweat production in hyperhidrosis. Exp Dermatol 2011;20:1017–20.
3. Christophers E, Plewig G. Formation of the acrosyringium. Arch Dermatol 1973;107:378–82.
4. Wenzel FG, Horn TD. Nonneoplastic disorders of the eccrine sweat glands. J Am Acad Dermatol 1998;38:1–17, quiz 8–20.
5. Karbanova J, Missol-Kolka E, Fonseca AV, et al. The stem cell marker CD133 (Prominin-1) is expressed in various human glandular epithelia. J Histochem Cytochem 2008;56:977–93.
6. Wilke K, Martin A, Terstegen L, Biel SS. A short history of sweat gland biology. Int J Cosmet Sci 2007;29:169–79.
7. Schittek B, Hipfel R, Sauer B, et al. Dermcidin: a novel human antibiotic peptide secreted by sweat glands. Nat Immunol 2001;2:1133–7.
7a. Sears ME, Kerr KJ, Bray RI. Arsenic, cadmium, lead, and mercury in sweat: a systematic review. J Environ Public Health 2012;2012:184745.
8. Dai X, Okazaki H, Hanakawa Y, et al. Eccrine sweat contains IL-1alpha, IL-1beta and IL-31 and activates epidermal keratinocytes as a danger signal. PLoS ONE 2013;8:e67666.
9. Rittie L, Sachs DL, Orringer JS, et al. Eccrine sweat glands are major contributors to reepithelialization of human wounds. Am J Pathol 2013;182:163–71.

10. Garty H, Palmer LG. Epithelial sodium channels: function, structure, and regulation. Physiol Rev 1997;77:359–96.
11. Bovell DL, Holub BS, Odusanwo O, et al. Galanin is a modulator of eccrine sweat gland secretion. Exp Dermatol 2013;22:141–3.
12. Iwase S, Ikeda T, Kitazawa H, et al. Altered response in cutaneous sympathetic outflow to mental and thermal stimuli in primary palmoplantar hyperhidrosis. J Auton Nerv Syst 1997;64:65–73.
13. Holzle E, Kligman AM. The pathogenesis of miliaria rubra. Role of the resident microflora. Br J Dermatol 1978;99:117–37.
14. Jeong E, Park HJ, Oh ST, et al. Late-onset eccrine angiomatous hamartoma on the forehead. Int J Dermatol 2006;45:598–9.
15. Saga K. Histochemical and immunohistochemical markers for human eccrine and apocrine sweat glands: an aid for histopathological differentiation of sweat gland tumors. J Investig Dermatol Symp Proc 2001;6:49–53.
16. Lindsay SL, Holmes S, Corbett AD, et al. Innervation and receptor profiles of the human apocrine (epitrichial) sweat gland: routes for intervention in bromhidrosis. Br J Dermatol 2008;159:653–60.
17. Bang YH, Kim JH, Paik SW, et al. Histopathology of apocrine bromhidrosis. Plast Reconstr Surg 1996;98:288–92.
18. Beer GM, Baumuller S, Zech N, et al. Immunohistochemical differentiation and localization analysis of sweat glands in the adult human axilla. Plast Reconstr Surg 2006;117:2043–9.

19. Kurokawa I, Danby FW, Ju Q, et al. New developments in our understanding of acne pathogenesis and treatment. Exp Dermatol 2009;18:821–32.
20. Makrantonaki E, Ganceviciene R, Zouboulis C. An update on the role of the sebaceous gland in the pathogenesis of acne. Dermatoendocrinol 2011;3:41–9.
21. Zouboulis CC. Acne and sebaceous gland function. Clin Dermatol 2004;22:360–6.
22. Abbas O, Mahalingam M. Epidermal stem cells: practical perspectives and potential uses. Br J Dermatol 2009;161:228–36.
23. Lo Celso C, Berta MA, Braun KM. Characterization of bipotential epidermal progenitors derived from human sebaceous gland: contrasting roles of c-Myc and beta-catenin. Stem Cells 2008;26:1241–52.
24. Plewig G, Kligman A. Acne and Rosacea. 3rd ed. Berlin: Springer; 2000.
25. Zouboulis CC, Baron JM, Bohm M, et al. Frontiers in sebaceous gland biology and pathology. Exp Dermatol 2008;17:542–51.
26. Ganceviciene R, Graziene V, Fimmel S, Zouboulis CC. Involvement of the corticotropin-releasing hormone system in the pathogenesis of acne vulgaris. Br J Dermatol 2009;160:345–52.
27. Leyden JJ, McGinley KJ, Vowels B. Propionibacterium acnes colonization in acne and nonacne. Dermatology 1998;196:55–8.
27a. Kang D, Shi B, Erfe MC, et al. Vitamin B12 modulates the transcriptome of the skin microbiota in acne pathogenesis. Sci Transl Med 2015;7:293ra103.
28. Duvic M. EGFR inhibitor-associated acneiform folliculitis: assessment and management. Am J Clin Dermatol 2008;9:285–94.

第 36 章　痤疮

Andrea L. Zaenglein、Diane M. Thiboutot

英文同义名： ■ acne

要点

- 是累及毛囊皮脂腺单位的一种多因素疾病。
- 具有重要的心理上和经济上的影响。
- 临床表现为粉刺、丘疹、脓疱、囊肿，并可能形成瘢痕。

引言

寻常痤疮（acne vulgaris）是累及毛囊皮脂腺单位的一种多因素疾病。临床表现有明显差异，轻型的仅为粉刺，而重型的暴发性痤疮可伴发系统性症状。虽然所有年龄段都可患本病，但主要好发于青少年。痤疮对社会心理的影响是无可否认的，患者会产生自卑、社会隔离、焦虑、抑郁甚至自杀的想法[1, 1a]。对痤疮发病机制的深入研究将对定义痤疮亚型和建立有效的治疗方案有重要帮助。

历史

公元 6 世纪，东罗马帝国皇帝的御医 Aetius Amidenus 第一次使用了术语 "acne"。它随后从希腊语翻译成拉丁语，经过多次翻译后，其原意出现了混淆[2]。争论在于 "acne" 这个词究竟是起源于希腊语 "acme"（意即高峰）还是最初的 "acne"。直到 19 世纪，"acne" 才在医学词典上重获位置，在此之前，人们很少使用这个词。1842 年，Erasmus Wilson 把单纯痤疮（寻常痤疮）从玫瑰痤疮中分了出来[3]。

流行病学，包括遗传和饮食因素

在美国，每年约有 4 千万～5 千万人遭受寻常痤疮的困扰，年度治疗总费用超过 25 亿美元。在全球范围内，痤疮占总疾病负担的 0.3%，在皮肤科疾病负担中占 16%[3a]。发病高峰出现在青少年，12～24 岁的年轻人群中约有 85% 罹患此病，使之在这一年龄段人群中成为一种普遍现象。从过去几十年的发展趋势来看，7 到 11 岁儿童的青春期前痤疮也变得更加普遍[4-5]。传统观点认为，痤疮作为一种青少年疾病通常会持续影响到成人时期。美国的一项调查研究显示，有 35% 的女性和 20% 的男性称他们在 30 多岁时仍有痤疮，甚至有 26% 的女性和 12% 的男性在 40 岁时仍受痤疮的困扰[6]。而与其他人种相比，白种人的男孩和成人男性更易患重度结节囊肿性痤疮。

对于 XYY 染色体基因型或内分泌紊乱（例如多囊卵巢综合征、雄激素过多症、皮质醇增多症和性早熟等）的个体，痤疮更为多见，亦更为严重，并且对标准的治疗不敏感。

遗传因素

遗传在痤疮这种多因素疾病中的精准作用仍待探寻。目前来看，皮脂腺的数量、大小以及活性是有遗传性的。痤疮的患病率和严重度在同卵双生儿之间具有极高的一致性。包括结节囊肿型痤疮在内的重度痤疮常有家族发病的倾向，并且数个研究都表明重症痤疮往往都有家族史[7]。全基因组关联分析（GWAS）等研究发现，包括编码 TGF-β 通路、某些炎性调节因子和雄激素调控子的一些基因都可能与痤疮相关[5, 8-9]。

饮食因素

饮食和痤疮之间的关系仍存在争议。在不同种族中进行的观察性研究发现，牛奶，尤其是脱脂牛奶与痤疮的发生和严重程度成正相关[5, 10-11, 11a]。还有报道称，因健身而摄入乳清蛋白会导致痤疮的恶化。此外，有前瞻性研究显示高糖负荷的饮食有引发痤疮的风险[12-13]。近期的一项调查发现维生素 B_{12} 能够调整皮肤微生物的转录组，导致痤疮丙酸杆菌产生更多的促炎卟啉，因而补充维生素 B_{12} 有引发痤疮的潜在风险[14]。

发病机制

痤疮的发病涉及诸多因素的相互影响，包括①毛囊的角化过度；②激素对皮脂产物和组成的影响；③炎性反应，部分由痤疮丙酸杆菌（*Propionibacterium acnes*，*P. acnes*）介导（图 36.1）。理解皮脂腺单位的解剖学和生理学对理解痤疮的发病机制及确定有效的治疗方案极其重要。第 35 章已回顾了皮脂腺的结构和功能，并且对其在痤疮中的作用于表 35.4 和图 35.5 中进行了总结。

毛囊角化过度

临床上认为，痤疮皮损的生成起源于微粉刺的形成，它开始于毛囊上部的角化带——漏斗部。正常情况下，角质细胞脱落到毛囊内腔，进而通过毛孔排出，当毛孔由于角质细胞的增生和黏附被阻塞时，可形成角质栓并产生瓶颈现象。刺激微粉刺形成的因素仍然不明，但白介素 -1α（IL-1α）可能在其中发挥重要作用[15]。

激素对皮脂产物和组成的影响

皮脂腺功能主要受雄激素的调控，也受到其他激素和神经肽的影响（表 35.4）。雄激素可由皮脂腺单位外的性腺和肾上腺生成，也可在皮脂腺内局部经由雄激素代谢酶如 3β- 羟类固醇脱氢酶（HSD）、17β-HSD 和 5α- 还原酶生成（图 36.2）。存在于皮脂腺基底层细胞和毛囊外毛根鞘上的雄激素受体可与两种效应最强的雄激素——睾酮和 5α- 双氢睾酮（DHT）相结合，产生效应。DHT 与雄激素受体的亲和力比睾酮要强 5～10 倍，认为是介导皮脂生成的主要雄激素。

雄激素发挥作用开始于新生儿期。从出生到约 6～12 个月龄，男婴具有较高水平的黄体生成素（luteinizing hormone，LH）来刺激睾丸产生睾酮。另外，由于 1 岁以内的婴儿肾上腺内有一个能够产生大量雄激素的"婴儿带"，男婴和女婴的脱氢表雄酮（DHEA）和硫酸脱氢表雄酮（DHEAS）水平都很高。值得一提的是，并非像过去认为的那样，婴儿的皮脂腺活性依赖于产妇激素的持续刺激。到 1 岁左右，睾丸和肾上腺的雄激素合成均下降，并在青春期开始前保持在稳定的低值。

在肾上腺皮质功能初现期，尤其是在 7～8 岁，由于肾上腺开始产生 DHEAS，导致循环中 DHEAS 水平开始上升。这种激素可作为一种前体，在皮脂腺内生成更有效价的雄激素（见图 36.2）。青春期前儿童血清中 DHEAS 水平的上升与皮脂生成的增加和粉刺型痤疮的发展相关[16]。尽管痤疮患者的皮脂组成成分与未患病人群大体相似，但其皮脂分泌水平高于常人，而且皮脂中单不饱和角鲨烯脂肪酸的含量较高，亚油酸的含量较低[17-18]。

对于雌激素在调节皮脂生成中的作用所知甚少。系统性给予足量的任何雌激素会减少皮脂的生成[19]，但是抑制皮脂生成所需的雌激素剂量要比阻止排卵所需的剂量大，这也增加了血栓栓塞的风险。然而，痤疮患者通常对含有 20～50μg 乙炔雌二醇或其酯类的低剂量口服避孕药反应较好，因为阻止排卵本身就

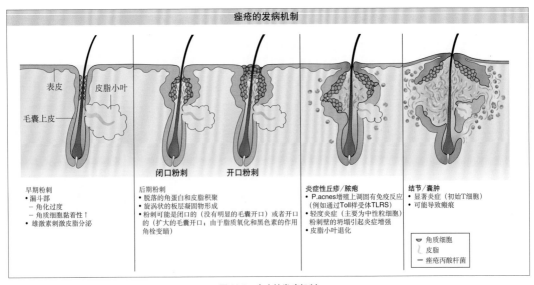

痤疮的发病机制

表皮　皮脂小叶

毛囊上皮

闭口粉刺　　开口粉刺

早期粉刺
- 漏斗部
  - 角化过度
  - 角质细胞黏着性↑
- 雄激素刺激皮脂分泌

后期粉刺
- 脱落的角蛋白和皮脂积聚
- 旋涡状的板层凝固物形成
- 粉刺可能是闭口的（没有明显的毛囊开口）或者开口的（扩大的毛囊开口）；由于脂质氧化和黑色素的作用角质栓变暗

炎症性丘疹 / 脓疱
- P.acnes 增殖上调固有免疫反应（例如通过 Toll 样受体 TLRS）
- 轻度炎症（主要为中性粒细胞）粉刺壁的坍塌引起炎症增强
- 皮脂小叶退化

结节 / 囊肿
- 显著炎症（初始 T 细胞）
- 可能导致瘢痕

角质细胞
皮脂
痤疮丙酸杆菌

图 36.1　痤疮的发病机制

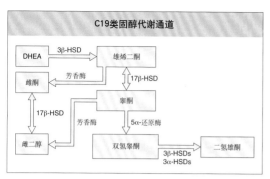

图 36.2　C19 类固醇代谢通道。脱氢表雄酮（DHEA）是一种弱效雄激素，在 3β- 羟类固醇脱氢酶（HSD）、17β-HSD 的作用下转化成更有效的睾酮。随后 5α- 还原酶将睾酮转化成双氢睾酮（DHT），后者是皮脂腺上的主要激素效应物。DHEA 和睾酮都能在芳香酶作用下代谢为雌激素。这些酶皮脂腺都能表达

抑制了卵巢雄激素的产生。雌激素下调皮脂合成的机制可能包括在皮脂腺内直接拮抗雄激素，通过负反馈机制下调垂体促性腺激素的释放，进而降低雄激素的产生，以及调控影响皮脂腺活性的基因。

痤疮中的炎症反应

　　尽管越来越多的研究支持痤疮是一种炎症反应性疾病，然而其中仍存在问题亟待解决。当发生在痤疮部位的毛囊发生破裂时，毛囊会把角质、皮脂、*P. acnes* 和细胞碎片排到周围的真皮，从而显著地增加炎症反应。然而，炎症在痤疮皮损形成的早期就已出现，研究显示在有痤疮倾向的区域，CD4$^+$细胞数增多和 IL-1 活性的增强要早于角化过度的发生[15]。胰岛素样生长因子 -1 能够提高皮脂腺细胞炎性标志物的表达，增加皮脂的产生。炎症反应的类型决定了临床皮损。如果中性粒细胞占优势（典型的早期皮损）会化脓并形成脓疱。中性粒细胞还会通过释放溶酶体酶、产生活性氧来促进炎症应答。皮肤和细胞质中活性氧的水平亦可能与痤疮的严重程度相关[20]。如果淋巴细胞（主要是 T 辅助淋巴细胞）、异物巨细胞、中性粒细胞聚集则导致炎症性丘疹、结节和囊肿。炎症反应的类型在瘢痕化的过程中也起着重要作用。迟发、特异性炎症反应，要比早期、非特异性炎症反应更容易诱发瘢痕形成[21]。

痤疮丙酸杆菌与固有免疫

　　P. acnes 是一种革兰氏染色阳性的厌氧或者微需氧的杆菌，存在于毛囊皮脂腺的深处，与之共存的还有少量颗粒丙酸杆菌。*P. acnes* 是成人面部皮脂分泌旺盛皮肤处的优势菌群。它能产生卟啉（主要是粪卟啉 III），卟啉在伍氏灯下能发荧光。

　　大部分情况下，*P. acnes* 认为是皮肤上的共生菌而非病原菌[22]。曾报道痤疮患者的 *P. acnes* 数量有增加，但其数量和临床严重程度无关[23]。*P. acnes* 无处不在，但并不是所有人都患有痤疮。不同亚型的 *P. acnes* 的致病性千差万别，接种 *P. acnes* 后宿主的反应也不尽相同。对比患者和正常人群面部的皮肤后发现，某些亚型（4 型和 5 型）的 *P. acnes* 在痤疮患者中更常见，说明这些亚型可能有诱发痤疮的能力或其更适于在痤疮的环境中存活[24]。一些研究发现，相较于正常人群，从痤疮患者外周血中分离的单核细胞在 *P. acnes* 刺激后产生细胞因子的能力更强。然而痤疮患者皮损处的 *P. acnes* 菌群与正常人群正常皮肤处的菌群没有差异[25]。

　　P. acnes 的致病过程包括直接释放脂肪酶、趋化因子、促进粉刺破裂的酶类，并能够刺激炎性细胞和角质细胞产生一些促炎症反应介质和活性氧簇。皮肤的固有免疫系统和 *P. acnes* 之间的相互作用在痤疮致病过程中起到了重要作用。其中一个机制是经由 Toll 样受体（TLR）来起作用的，这是一类通过免疫细胞（单核细胞、巨噬细胞和中性粒细胞）和角质形成细胞（见第 4 章）调节微生物病原体识别的跨膜受体。痤疮毛囊周围的单核细胞表面可表达 TLR2，后者能够识别脂蛋白、肽聚糖和 *P. acnes* 的炎性菌株产生的 CAMP 因子 1[25a, 26]。*P. acnes* 还能够提高角质形成细胞 TLR2 和 TLR4 的表达，并经 TLR2 通道释放促炎症反应介质（IL 1α、IL 8，IL-12、TNF α 以及基质金属蛋白酶）[26-28]。IL 8 的增加能导致中性粒细胞聚集、溶酶体酶释放，随后造成毛囊上皮破裂，而 IL-12 能够促进 Th1 的应答（见第 4 章）。

　　P. acnes 还能够活化中性粒细胞和单核细胞内的炎症小体 -NOD 样受体蛋白 3（NLRP3），进而导致促炎因子 IL-1β 的释放[29]。此外，最近的研究表明其能够刺激痤疮皮损内 Th17 细胞的应答[30]。最后，*P. acnes* 能够诱导单核细胞向两种不同的固有免疫细胞亚型分化：① CD209$^+$的巨噬细胞，具有更强的吞噬功能，能够杀死 *P. acnes*，且维 A 酸能加强此功能；② CD1b$^+$树突状细胞，能够活化 T 细胞并释放促炎细胞因子[31]。

临床特征

　　痤疮通常发生在面部和躯干上部的成熟皮脂腺区。尽管有证据表明在最早出现的微粉刺中也有炎性反应，

但痤疮的皮损还是根据临床表现分为炎性型和非炎性型。非炎症型痤疮的特征是开放性和闭合性粉刺的形成（图36.3）。这些原发性毛囊性皮损的组织学特征在它们的临床表现中反映出来。闭合性粉刺（或称白头）的典型皮损是约1 mm大小的肤色丘疹，无明显毛囊开口，不伴红斑。这些皮损用肉眼看并不明显，通过触诊或对皮肤的侧光照射会更易看清。相反，开放性粉刺（或称黑头）是圆顶状丘疹伴显著扩张的毛囊开口（图36.5）。这一开口被脱落角蛋白所填充，黑素沉积和脂质氧化可能是呈现黑色的原因。冰凿型瘢痕可单独由粉刺引起。痤疮的炎症性皮损开始于粉刺形成，进而扩大形成丘疹、脓疱、结节和囊肿等不同严重程度的皮损（图36.4～36.7）。红色的丘疹直径从1 mm到5 mm不等。脓疱的大小大致相同，其中充满了无菌的白色脓液和正常菌群，包括 *P. acnes*。当皮损的严重程度进一步发展，便形成结节，且出现明显的炎症、硬结和触痛。假性囊肿的位置更深，其中充满了脓液

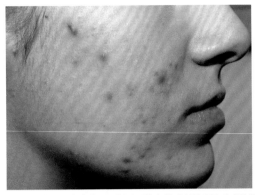

图36.4　**中度寻常痤疮**。面颊可见散在的丘疹脓疱及丘疹结节（Courtesy，Kalman Watsky，MD.）

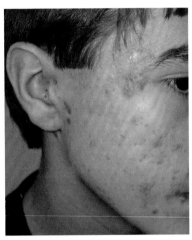

图36.5　**中到重度寻常痤疮**。面颊、前额、颏可见炎症性丘疹和脓疱以及开口和闭合性粉刺。颏部可见结节样皮损，外耳见开口粉刺，耳前可见瘢痕

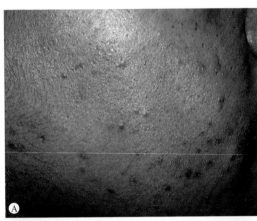

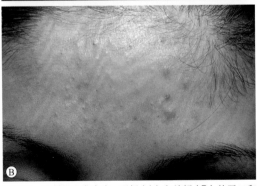

图36.3　**粉刺型寻常痤疮**。面颊（A）和前额（B）的开口和闭合粉刺、炎症后色素沉着（A）以及炎症性丘疹（B）（B，Courtesy，Kalman Watsky，MD.）

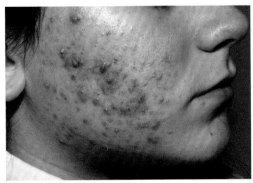

图36.6　**中到重度寻常痤疮**。面颊可见多样的聚集丘疹、脓疱及小结节（Courtesy，Kalman Watsky，MD.）

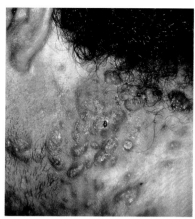

图 36.7 **重度结节型痤疮**。这一类型最好初始就用小剂量异维 A 酸治疗以避免突然爆发

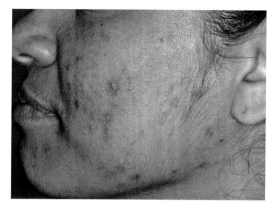

图 36.8 **继发于痤疮的炎症后色素沉着**。这种色素性改变通常发生在深肤色人群

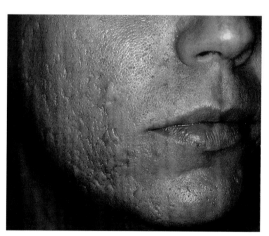

图 36.9 继发于痤疮的"冰锥样"瘢痕

和血性液体的复合物。在重度结节囊肿型痤疮的患者中，这些皮损经常融合形成包括窦道在内的大而复杂的炎性斑块。

为防止永久的瘢痕形成对容貌的影响，早期治疗痤疮是非常必要的。炎症后红斑和色素沉着（图 36.8）通常在炎症性痤疮消退后依然存在。虽然色素沉着在痤疮被控制的数月后常能消退，但有时候会比较持久。凹陷性瘢痕（图 36.9）和结节性肥厚性瘢痕（通常出现在躯干部位）经常是结节囊肿型痤疮的后遗症。

痤疮异型

女性的青春期后痤疮（post-adolescent acne in women）

女性 25 岁之后出现炎症性痤疮是很常见的，这可能跟心理压力大有关[31a]。大部分女性痤疮患者的临床表现与青少年痤疮相似，炎症皮损和粉刺都会出现在面部的不同区域，有时还会出现在躯干部位[32]。80% 的女性痤疮患者会累及下颌，但是只有一小部分在这个区域会单发炎性丘疹、脓疱和结节。有一半的妇女声称她们的痤疮从青春期开始出现后便一直存在，有四分之一声称她们的痤疮呈复发、缓解交替。在月经期前痤疮加重十分普遍[33]，但只有 20% 的女性痤疮患者月经会不规则。在这些月经不规则的女性中，约 30% 有高雄激素血症，表现为多毛和雄激素性脱发（见下文）。另已有报道成年后发病、并以粉刺为主的痤疮跟吸烟有关[34]。

暴发性痤疮

暴发性痤疮（acne fulminans）是囊肿型痤疮最严重的形式。特点是突然发生结节状、化脓性的痤疮，伴有不同程度的全身症状。这种并不常见的痤疮异型主要影响 13～16 岁的年轻男性。患者在暴发性痤疮发生前常有典型的轻度至重度痤疮，但无微粉刺。这些很快变成明显的炎症，融合成疼痛、渗出、易破溃的斑块并伴有血痂（图 36.10）。面、颈、胸、背、手臂均可受累。经常形成溃疡性的皮损，可导致严重的瘢痕。

除了皮肤表现，还会出现溶骨性损害，锁骨和胸骨最常受累，其次是踝关节、肱骨和骶髂关节。全身表现包括发热、关节痛、肌痛、肝脾肿大等严重不适。与暴发性痤疮相关的结节性红斑亦可出现。实验室异常表现多样，包括红细胞沉降率加快、蛋白尿、白细胞增多和贫血。实验室检查对明确诊断帮助不大，但

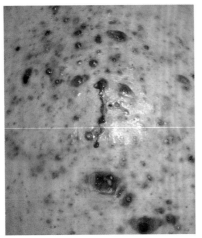

图 36.10 暴发性痤疮。爆发脆性丘疹脓疱，伴有糜烂渗血、肉芽组织形成

可预测治疗的反应。与这些表现相关的滑膜炎、痤疮、脓疱病、骨肥大、骨炎（SAPHO）综合征在第 26 章中已详尽讨论。暴发性痤疮亦与迟发型的先天性肾上腺增生以及包括睾酮在内的同化类固醇的应用有关。

暴发性痤疮的推荐治疗包括口服泼尼松 0.5 ～ 1 mg/（kg·d），至少 2 ～ 4 周。在急性炎症反应缓解后，继而加用低剂量异维 A 酸治疗［例如 0.1 mg/（kg·d）］，至少联合应用 4 周后，方可逐渐增加异维 A 酸用量并逐渐减少泼尼松用量，这一过程要持续 1 ～ 2 个月[34a]。然而，在应用异维 A 酸治疗痤疮的最初几周，会偶尔出现类暴发性痤疮样反应[35]。以低剂量异维 A 酸作为初始治疗，并在出现类暴发性痤疮样反应的第一个征象之后，或者预先在可能暴发的高危患者中口服甾体类激素可以避免出现这种后果（参见第 126 章）。暴发性痤疮的其他治疗方式包括局部或者皮损内注射糖皮质激素、口服抗生素（通常效果有限）、TNF-α 抑制剂、白介素 -1 拮抗剂，以及免疫抑制剂（例如硫唑嘌呤、环孢素）。氨苯砜可能对暴发性痤疮相关的结节性红斑有特效[36]。

聚合性痤疮及其相关疾病

重度、暴发的结节囊肿型痤疮不伴全身表现的称为聚合性痤疮（acne conglobata）。这些顽固的皮损是毛囊闭锁四联征的一部分，另三者分别是头皮穿掘性毛囊炎、化脓性汗腺炎和藏毛囊肿（见第 38 章）。

无菌性化脓性关节炎、坏疽性脓皮病和聚合性痤疮称为 PAPA 综合征，是一组常染色体显性遗传的自身炎症性疾病，为编码脯氨酸-丝氨酸-苏氨酸磷酸酶相互作用蛋白 1 的 *PSTPIP1* 基因突变而导致此病[37]。PSTPIP1 在肌动蛋白的重构中发挥重要作用，并可与吡咯蛋白（在家族性地中海热中缺失）相互影响。PSTPIP1 的功能失调会使维持适当的炎症反应所需的生理信号不完整。在一位并发化脓性关节炎、坏疽性脓皮病、痤疮、化脓性汗腺炎（PAPASH）的患者中证实了 *PSTPIP1* 的突变，但至今未在坏疽性脓皮病、痤疮、化脓性汗腺炎（PASH 综合征）的患者中发现其突变[38-39]。值得一提的是[40]，治疗结节囊肿性痤疮的四环素类药物和异维 A 酸，本身就有可能诱发炎性肠病，所以这两种疾病到底是并发，还是由于治疗而产生了新的疾病值得进一步研究。

实性面部肿胀

实 性 面 部 肿 胀（solid facial edema, Morbihan's disease）是寻常痤疮的一种罕见、毁容性的并发症。临床上，面正中线和两颊由于软组织肿胀而扭曲（图 36.11）。木质的硬结可伴肿胀。在慢性炎症的刺激下，淋巴引流受损并发生纤维化（可能由肥大细胞诱导），这可能是实性面部肿胀的发病机制。曾有报道同卵双生的痤疮患者均可发生实性面部肿胀，提示遗传因素也可能在发病过程中起作用。有报道称相似的改变还见于玫瑰痤疮的患者（表 36.2）。虽然本病的严重程度常有变化，但不会自然消退。曾有报道用异维 A 酸［0.2 ～ 1 mg/（kg·d）］4 ～ 6 个月有助于疾病的改善，但通常仍需 9 ～ 24 个月的维持治疗[41]。异维 A

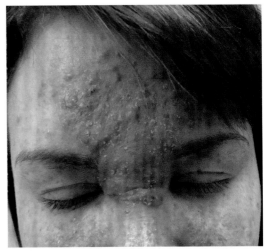

图 36.11 寻常痤疮引起的实质性面部肿胀。面中线软组织肿胀（Courtesy, Boni Elewski, MD.）

酸联合酮替芬（1～2 mg/d）（美国不可用）或泼尼松10～30 mg/d 可能会有更好的效果[42]。

新生儿痤疮（新生儿头部脓疱病）

超过20%的健康新生儿会发生新生儿痤疮（neonatal acne）（见第 34 章）。皮损约在出生后 2 周左右出现，一般 3 个月内消退。典型表现是小脓疱性丘疹（而非粉刺），主要分布在两颊、额头、眼睑及颏部，颈部和躯干上部亦可累及（图 34.6）。

新生儿痤疮的发病机制目前尚未明确。一些研究者提出马拉色菌的个别菌种（如：合轴马拉色菌、糠秕马拉色菌）是致病菌，并将此病重命名为"新生儿头部脓疱病"。局部外用咪唑类乳膏（如 2% 酮康唑乳膏）有效支持了这一观点。新生儿皮脂腺活跃和高水平的皮脂分泌（参见"发病机制"部分）也发挥了重要作用。皮脂分泌率在出生数月后显著下降也解释了新生儿痤疮仅发生在生后数月内，但对这一常见现象尚需进一步研究来阐明其原因。由于皮损是一过性的，应告诉父母亲不必担心。局部外用咪唑类制剂有效。

婴儿痤疮

如果痤疮在生后 2～12 个月出现，则定义为婴儿痤疮（infantile acne）。相对于新生儿痤疮，婴儿痤疮的粉刺更显著，约有一半的患者会出现凹陷性瘢痕[43]（图 36.12），偶尔可见深在的囊肿型皮损和化脓性结节。其发病机制反映出在这一发育阶段雄激素水平的特点（见上文），包括在 6～12 个月的男婴中，黄体生成素（LH）和它刺激产生的睾酮含量上升，以及男婴和女婴的肾上腺均未成熟，导致 DHEA 水平上升。大约 12 个月时，这些水平正常地下降并保持最低值，直到肾上腺皮质功能初现。婴儿痤疮患者需要评估是否有高雄激素血症（见下文）、性早熟或异常发育的征象，有上述症状和体征的患儿还应进行手部或者腕部 X线检查来确定骨龄，实验室检查激素水平也是必需的。

婴儿痤疮常在 6～18 个月内消退并保持静止直到青春期，但这类人群在青春期患有重症痤疮的风险会升高[4]。局部外用维 A 酸（如阿达帕林）或过氧苯甲酰是婴儿痤疮的一线用药。口服抗生素（如红霉素、阿奇霉素）在有重度炎症反应的患者中有效，偶有顽固型或结节囊肿型痤疮可用口服异维 A 酸[44]。

儿童中期痤疮

发生在 1 至 6～7 岁这一时期的痤疮称为"儿童中期痤疮"（mid-childhood acne）[4]。这一时期由于雄激素的产生处于静止期，发生痤疮很不寻常。一些导

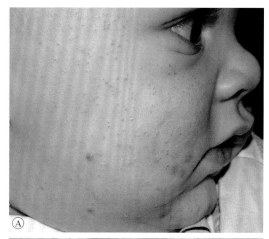
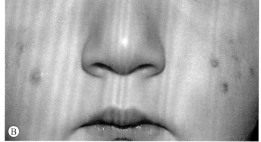

图 36.12　新生儿痤疮。损害可以表现为数个开口粉刺（A），乃至主要表现为丘疹脓疱（B）（A, Courtesy, Julie V Schafffer, MD; B, Courtesy, Kalman Watsky, MD.）

致高雄激素血症的疾病例如肾上腺早熟、先天性肾上腺增生或者隐匿肾上腺肿瘤等都需要考虑。对可疑患雄激素过多症患者的评估包括详尽的病史和体格检查以评估高雄激素血症（见下文）和性早熟，儿童的生长曲线也需要详细回顾，若有加速生长征象则需要 X线评测手或者腕部的骨龄。若有任何异常，则需要完善内分泌评估[45]。治疗策略同婴儿痤疮。

青春期前痤疮

痤疮出现在 7、8 岁到 11 岁之间的儿童是很常见的，往往先于青春期成熟的其他征象出现。青春期前痤疮（preadolescent acne）主要表现为粉刺，并且好发于额头和面中部（"T 区"）。如果痤疮很严重或者伴随高雄激素血症的征象，需要考虑多囊卵巢综合征（PCOS）或者其他的内分泌异常。治疗同青春期痤疮，8 岁以内的儿童禁用四环素类药物，同时评估痤疮对患者的影响程度也很重要。

表皮剥脱性痤疮

表皮剥脱性痤疮（acne excoriée）常发生在年轻女性，因而也常称为少女人为痤疮（acne excoriée des jeunes filles）。典型的粉刺和炎症性丘疹被人为地剥落，留下结痂糜烂，最终可能导致瘢痕（见第 7 章）。线性的糜烂提示自身致残，应怀疑潜在的精神因素。伴焦虑、强迫或人格障碍的患者易患本病。对这些患者，可用抗抑郁药或精神疗法。

内分泌异常相关痤疮

虽然多数痤疮患者并无明显的内分泌异常，但是对于伴多毛症或月经不规律的女性患者应怀疑雄激素过多症。这类痤疮一般发病突然，症状较为严重且更难治疗。同时伴有雄激素水平上升的其他症状和体征包括多毛症（见第 70 章）、嗓音变粗、肌肉发达、雄激素性脱发、阴蒂增大伴阴唇融合和性欲提高。HAIR-AN（雄激素过多-胰岛素抵抗-黑棘皮病）综合征中的雄激素过多可伴发胰岛素抵抗和黑棘皮病。这些患者患心血管疾病和糖尿病的风险更高，该由相应的内科专家随访。

对可疑患雄激素过多症患者的评估包括详尽的病史和体格检查，患者年龄和青春期状态也是重要的参数。青春期前的男孩、女孩和青春期后的女性如有雄激素过多症的体征，都应进行相应的检查。若女性患者正口服避孕药，应在停药后再进行实验室检查。初次检查包括血清中总睾酮、游离睾酮、DHEAS 和 17-羟孕酮水平。对有可疑雄激素过多症症状和体征的患者还应在初次评估中检测夜间唾液皮质醇水平、24 小时尿皮质醇水平或者进行小剂量地塞米松抑制试验。在早熟儿童中还应进行手和腕部的 X 线检测来评测骨龄（参见"儿童中期痤疮"）。

理解激素代谢路径对我们评估雄激素过多症是必需的。例如，血清 DHEAS 或 17-羟孕酮上升提示肾上腺源性雄激素产生过剩（图 70.17）。这些激素水平的高低对我们识别病因有帮助。如果 DHEAS 值在 4000 ～ 8000 ng/ml 或 17-羟孕酮水平＞3 ng/ml，可能提示先天性肾上腺增生。究其原因是由于肾上腺酶的缺陷，最常见的是 21-羟化酶或 11-羟化酶（少见）。这些酶严重缺陷的患者在婴儿期就可以出现症状，然而，大多数患者为酶的部分缺陷，要到青春期才出现症状。如果血清 DHEAS 超过 8000 ng/ml，不论睾酮水平是否上升，均应怀疑是否有肾上腺肿瘤。

如果睾酮（总的和游离的）水平上升而 DHEAS 水平相对正常，则可能为卵巢源性，最常见的是多囊卵巢综合征（PCOS），其血清睾酮水平可以上升至 100 ～ 200 ng/dl，同时，LH/FSH 比例升高至大于 2 ～ 3。PCOS 的症状包括月经周期不规律、多毛症、胰岛素抵抗和生育力的减弱（见图 70.12）。当血清睾酮水平超过 200 ng/dl 时，应该考虑有卵巢肿瘤的可能。

与遗传综合征相关的痤疮

Apert 综合征 [Apert syndrome, Ⅰ型尖头并指（趾）畸形] 为常染色体显性遗传，以手和足、椎体及颅骨的毁损性畸形和骨连结为特点。患者往往有严重的早发型痤疮，并且更容易形成囊肿结节，发病部位较传统意义上的痤疮也更为广泛，累及整个上肢伸侧、臀部以及大腿[46]。Apert 综合征的痤疮样损害对局部治疗的效果都不好。然而，有报道异维 A 酸对重症患者有效。其他皮肤表现包括显著的皮脂溢出，甲疾患 [例如第二到第四指（趾）只有一个指（趾）甲]，皮肤和头发的弥散性色素减退。Apert 综合征为 *FGFR2*（编码成纤维细胞生长因子受体 2）基因突变所致；*FGFR2* 突变的遗传学镶嵌现象与痤疮样 / 粉刺样痣相关（见第 62 章）。FGFR2 信号通路在毛囊角质形成细胞的增殖、皮脂的生成和炎性细胞因子的产生方面发挥作用。

Borrone 皮肤-心脏-骨骼综合征（Borrone dermato-cardio-skeletal syndrome）是一种由于 *SH3PXD2B* 基因突变导致的常染色体隐性遗传病。其主要特点为面部畸形、皮肤增厚、脊柱异常以及二尖瓣脱垂。PAPA 综合征及相关情况已在聚合型痤疮一节介绍。

痤疮样疹

药物性痤疮

痤疮皮损或发疹性痤疮样皮损（如毛囊炎）可以是许多药物的副作用（表 36.1）。药物性痤疮（drug-induced acne，图 36.13 和图 36.14）常表现为突发、形态单一的炎症性丘疹和脓疱，与寻常痤疮形态不一的皮损形成对比。当不能从处方药中找到原因时应系统回顾非处方药、保健品及近期的医疗操作以揭示可能的原因（见表 36.1）。健身者或者运动员需要询问同化类固醇用药史。

静脉注射地塞米松和大剂量口服皮质激素常可导致特征性的痤疮样皮疹，皮损集中在胸背部（见图 36.13）。类固醇引起的痤疮（和酒渣鼻）也可由面部不适当的外用皮质激素引起。红斑基础上的炎症性丘疹和脓疱分布在外用皮质激素的部位。虽然停用皮质激素可导致激素依赖，表现长期、严重的发作（见第

表36.1　引起药物型痤疮的药物	
常见	**不常见**
同化激素	硫唑嘌呤
溴化物 *	环孢素
皮质类固醇（图36.13）	双硫仑
促肾上腺皮质激素	乙琥胺
EGFR 拮抗剂（图36.15及第21章）	苯巴比妥
碘化物 [†]	丙硫氧嘧啶
异烟肼（图36.14）	补骨脂＋紫外线 A
锂	奎尼丁
MEK 抑制剂（如曲美替尼）	喹硫平
苯妥英钠	TNF 抑制剂
孕激素类（文中已述）	维生素 B_6 和 B_{12}
* 存在于镇静剂、止痛药和感冒药中。	
[†] 存在于造影剂、感冒药/哮喘药、海带和维生素矿物质补品中。	
EGFR，表皮生长因子受体	

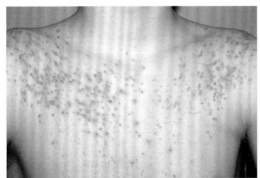

图36.13　高剂量地塞米松引起的痤疮样皮疹发作。前胸突发的单发毛囊性丘疹和脓疱

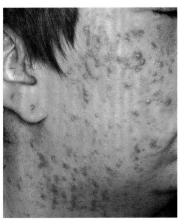

图36.14　异烟肼引起的药物性痤疮（Courtesy, Kalman Watsky, MD.）

38章），但皮损最终将消退。

用来治疗固体肿瘤的表皮生长因子受体（EGFR）抑制剂也有很大的可能会引发痤疮样丘疹脓疱疹（图36.15；见第21章）。

职业性痤疮，美容剂痤疮和润发油痤疮

在工作场所长期暴露于不能溶解的、阻塞毛囊的物质是导致职业性痤疮（occupational acne）的原因（见第16章）。这些有害物质包括切削油、石油为基础的产物、含氯的芳香族碳氢化合物和煤焦油衍生物。粉刺是主要的临床表现，伴不同数量的丘疹、脓疱和囊肿样皮损分布于暴露和隐蔽区域。在长期使用易致毛囊堵塞的化妆品（美容剂痤疮）或者美发产品后，在使用的部位会诱发以闭口粉刺为主的面部痤疮样疹，其中美发产品引发的润发油痤疮好发于前额和鬓角。

氯痤疮

暴露在卤代芳烃类物质中易引发氯痤疮（chloracne），往往通过经皮吸收、吸入、食入等方式摄入几周后发生。在电导体、隔离物、杀虫剂、杀真菌剂、除草剂和木材防腐剂中发现的以下物质都与氯痤疮有关：多氯萘、苯、二苯呋喃、二苯并二噁英、多溴联苯、多溴萘、四氯苯、四氯氧化苯。

临床表现为炎症反应相对较轻的粉刺样皮损和微黄色囊肿常发生在头颈部的两颊、耳后（见图16.13）和腋窝、阴囊等区域，四肢末端、臀部和躯干也可受累。囊肿型皮损愈合后可遗留明显的瘢痕，并可在暴露后数年出现再次爆发。其他的体征包括多毛症和皮肤灰色变。

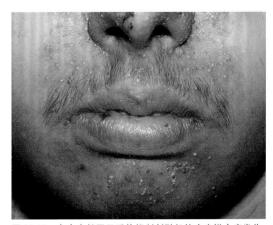

图36.15　表皮生长因子受体抑制剂引起的痤疮样皮疹发作。接受埃罗替尼治疗的青少年男孩在面部出现的数个单发的毛囊性脓疱

处理最重要的是首先要脱离暴露源。局部外用或口服维 A 酸类可能有效，但疗效通常较差。

机械性痤疮

机械性痤疮（acne mechanica）是由于毛囊皮脂腺出口反复的机械性和摩擦性阻塞，导致粉刺形成。机械性因素包括头盔、下巴上的绳索、吊带和衣领。手术导致的机械性痤疮的原因包括使用拐杖与腋窝的摩擦以及截肢残部与假体之间的摩擦。机械性痤疮的经典例子是小提琴颈，放置于侧颈的小提琴反复损伤导致苔藓样的色素沉着性斑块，伴散布的粉刺。受累部位呈线性或几何学的分布应该提示机械性痤疮。治疗应首先避免刺激因素。

热带痤疮

热带痤疮（tropical acne）是由于暴露于高温而引起的痤疮样、毛囊性皮疹。高温可由于热带气候或者高温的工作环境（如锅炉工人）而造成。历史上，热带痤疮在军队中有很高的发病率。临床上，皮疹好发于躯干和臀部，为显著的炎症性结节性囊肿，常继发葡萄球菌感染。在患者回到较为舒适的环境前，治疗往往是十分困难的。

放射性痤疮

放射性痤疮（radiation acne）以粉刺样丘疹为特点，发生在以前接受过电离辐射（外照射）的部位，损害出现于急性期放射性皮炎开始消退时。电离射线引起毛囊内上皮化生，产生牢固的黏着性过度角化栓，而且不易被挤出。

鼻褶皱处的"假性痤疮"

鼻横沟（transverse nasal crease）是在鼻下三分之一的水平解剖学分界线，与鼻翼和鼻外侧软骨的分界线相符。粟丘疹、囊肿和粉刺可以沿此凹沟分布（图36.16A）[47]。这些痤疮样损害在幼童时期至青春期出现，它的出现与激素无关。治疗方式包括外科挤压术或者局部外用维 A 酸或者过氧苯甲酰。

特发性面部无菌性肉芽肿

特发性面部无菌性肉芽肿（idiopathic facial aseptic granuloma）为发生在年幼儿童（平均年龄 3.5 岁）的面颊部无痛性、痤疮样表现[48]。皮损多发者罕见。组

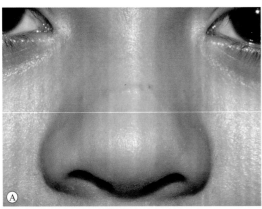

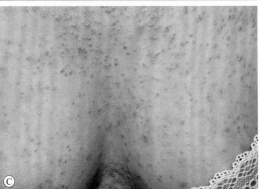

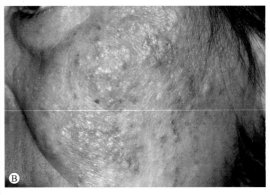

图 36.16　痤疮的鉴别诊断。A. 年轻孩子鼻褶皱处的"假性痤疮"。位于解剖分界线上的粟粒疹和粉刺。B. 女性面颊部的痤疮样毛囊黏蛋白沉积症。C. 胸腹部多发粉刺样皮损为表现的毛囊蕈样肉芽肿（A, Courtesy, Julie V Schaffer, MD；B, Courtesy, Lorenzo Cerroni, MD.）

织病理学表现为慢性真皮淋巴组织细胞浸润，伴异物巨细胞。一般细菌培养结果为阴性，皮损经抗生素治疗无效。平均 1 年后皮损自然消退[48]。一般认为特发性面部无菌性肉芽肿是一种儿童玫瑰痤疮，有超过 40% 的患者有至少两种玫瑰痤疮的临床体征，包括复发性睑板腺囊肿、面部潮红、毛细血管扩张或者丘疹脓疱。[49-51]

儿童期弯曲性粉刺

儿童期弯曲性粉刺（childhood flexural comedones）的主要特点是好发于腋窝的不连续的、双侧开口的粉刺，腹股沟少见[52]。本病大多为单发皮损，平均诊断年龄为 6 岁，发病无性别差异。通常有家族史，与化脓性汗腺炎、寻常痤疮或者性早熟无关。

病理学

痤疮皮损的组织病理学检查显示痤疮分期与临床所见平行（见图 36.1）。在早期损害可见微粉刺，轻度扩张的毛囊内嵌塞着脱落的角质形成细胞，开口很小，颗粒层明显。闭合性粉刺中，毛囊进一步扩张，形成紧致的囊性结构。在囊腔内，为嗜酸性的角质碎屑、毛发和众多的细菌。开放性粉刺有宽大的毛囊开口，毛囊更为扩张，而皮脂腺多萎缩或缺失。在扩张的毛囊周围有轻度血管周围单核细胞浸润。

随着毛囊上皮的不断扩张，囊腔中的内容物不可避免地开始破入真皮（图 36.17）。高免疫原性的内容物（角蛋白、毛发和细菌）迅速引起显著的炎症反应。在典型的急性炎症反应中，中性粒细胞首先出现，形成脓疱。以后，出现异物肉芽肿性炎症，最终形成瘢痕。

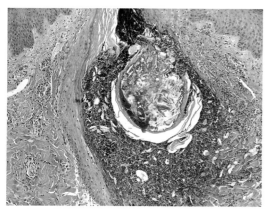

图 36.17　炎性粉刺的组织学。 毛囊皮脂腺单位破裂和继发性炎症（Courtesy，Lorenzo Cerroni，MD.）

在暴发性痤疮，炎症反应非常明显，伴有不同程度的坏死，而粉刺则非常少见。炎症消退后常见严重的瘢痕形成。

鉴别诊断

需与痤疮作鉴别诊断的病变很多，但是，根据发病年龄、皮损的形态和位置可以使鉴别诊断的范围大大缩小（表 36.2，图 36.16）。在新生儿阶段，痤疮必须与其他常见的皮肤病进行鉴别。皮脂腺增生发生在大多数健康的新生儿，为淡黄色的丘疹，好发于面颊、鼻梁和前额，很快可自然消退。红痱在婴儿期也很常见，过热或者长期被棉被包裹可以引起短暂的汗管阻塞，从而导致红色的小的炎性丘疹脓疱。小的白色粟丘疹常出现于新生儿的面颊及鼻部，但通常于数月内消退。

以粉刺为主的寻常痤疮需与因毛囊阻塞或者摩擦引起的痤疮样疹鉴别。后者包括机械性痤疮、美容剂痤疮、润肤油痤疮或职业性痤疮（见上文），病史和发病部位可以帮助鉴别诊断。皮脂腺增生在成年人中好发，而在青少年中相对少见，表现为淡黄色、分叶状的丘疹，主要分布在前额与面颊。

单发的、大的黑头粉刺则通常归于 Winer 扩张孔，这种皮损罕见为大孔的基底细胞癌。Favre-Racouchot 综合征的患者表现为大量开口性粉刺簇状分布在颧骨部位（见第 87 章）或者粉刺样痣呈线状分布（见第 62 章和第 109 章）。如果多发毳毛起于同一个膨大的小囊口（与角蛋白碎片有关）那么应该诊断为小棘毛壅病，它最常见的发病部位是鼻部。

血管纤维瘤和毛囊起源的皮肤附属器肿瘤，如毛发上皮瘤、毛盘瘤、纤维毛囊瘤，可表现为多发的面部皮损（见第 111 章），但它们都是非炎症性的。其中毛发上皮瘤通常聚集于鼻唇沟部位。多发性皮脂腺囊肿好发于胸背部中央（见第 110 章），以非炎症性、闭合性的囊性丘疹、结节为特征。这种常染色体显性疾病必须与另一种临床表现相似的疾病——发疹性毳毛囊肿相鉴别。这些可变为炎性的小囊肿内包含了多根毳毛，在组织学上是容易见到的。

寻常痤疮的毛囊处的炎性丘疹和脓疱必须与毛囊炎鉴别，包括葡萄球菌性毛囊炎、革兰氏阴性菌毛囊炎以及嗜酸性毛囊炎（见第 38 章）。毛囊炎的皮损形态是比较一致的，并且没有粉刺。革兰氏阴性菌毛囊炎可出现在长期口服抗生素治疗的寻常痤疮，使其变

表 36.2 痤疮的鉴别诊断

寻常痤疮——粉刺

闭口粉刺	开口粉刺
• 粟丘疹 • 皮肤骨瘤 • 皮脂腺增生 • 鼻褶皱处的"假性痤疮"（见图 36.16A） • 汗管瘤 • 毛发上皮瘤 * • 毛盘瘤，纤维毛囊瘤 • 发疹性毳毛囊肿 †，多发性皮脂腺囊肿 † • 胶样粟丘疹 • 系统皮质激素 ‡ 或促同化激素类引起的痤疮 • 接触性痤疮（职业性，润发油，氯痤疮，机械性痤疮） • 毛囊皮脂腺黏蛋白沉积症（见图 36.16B） • 毛囊蕈样肉芽肿（见图 36.16C）	• 接触性痤疮（见"闭口粉刺"） • 由于系统皮质激素 ‡ 和同化激素而加重的痤疮 • 小棘毛壅病（见插图） • Favre-Racouchot 病 • 鼻褶皱处的"假性痤疮"（见图 36.16A） • 粉刺样痣 • 基底细胞样毛囊错构瘤综合征 • 家族性角化不良型痤疮 • Dowling-Degos 病 • 放射性痤疮 • 软疣性痤疮 • 儿童弯曲性痤疮（可见一个双开口皮损） • Winer 孔扩张（单发皮损） • 毛囊瘤（通常单个皮损） • 毛囊棘——小棘性毳毛发育不良 §，VI 型毛发红糠疹 §，多发性骨髓瘤，蠕形螨病 §，毛囊皮脂腺黏蛋白沉积症以及药物性（BRAF抑制剂、环孢素 §，阿维 A）痤疮

寻常痤疮——炎性

• 酒渣鼻 • 口周皮炎 • 蠕形螨病（成人多于儿童 §） • 毛囊炎——培养阴性的（正常菌群），葡萄球菌性，革兰氏阴性，嗜酸性 §，糠秕孢子菌性 • 由外用或系统 ‡ 皮质激素、促同化类激素或其他药物治疗（如锂、表皮生长因子受体抑制剂；表 36.1）引起的痤疮 / 痤疮样疹 • 须部假性毛囊炎，项部瘢痕疙瘩性痤疮 • 鼻褶皱处的"假性痤疮" • 疖 / 痈 • 先天性面部无菌性肉芽肿（儿童） • 嗜中性皮病	• 毛发角化病 • 小棘性毳毛发育不良（病毒相关的毳毛发育不良）§ • 面部播散性粟粒性狼疮 • 心因性（精神性）抓痕，面部皮损 • 毛囊皮脂腺黏蛋白沉积症（见图 36.16B） • 毛囊蕈样肉芽肿（见图 36.16C） • 面癣 • 传染性软疣（尤其是炎症性皮损） • 血管纤维瘤 • Dowling-Degos 病（尤其是含 Haber 征的类型） • 皮肤的 Rosai-Dorfman 病 • 肉芽肿伴血管炎（Wegener 肉芽肿） • 含痤疮表现的综合征 [PAPA、（PA）PASH、SAPHO、Apert 综合征]

新生儿痤疮（新生儿头部脓疱病）

• 皮脂腺增生 • 粟丘疹 • 红痱（特别是脓疱型）	• 念珠菌感染 • 高 IgE 综合征的丘疹脓疱疹 • 暂时骨髓增生紊乱的水疱脓疱疹

继发于痤疮的实性面部肿胀

• 继发于玫瑰痤疮的实性面部肿胀 • Melkersson-Rosenthal 征，结节病（如 Heerfordt 综合征），结节性麻风 • 淋巴瘤（B 细胞或 T 细胞性），皮肤白血病，血管肉瘤 • 硬化性黏液水肿、黏液水肿、自愈性（青少年）皮肤黏蛋白增多症 • 自身免疫性结缔组织病（例如皮肌炎、红斑狼疮、Still 病）	• 血管性水肿（持续时间小于 24 ~ 72 小时），C1 酯酶抑制剂缺陷（持续 2 ~ 3 天），睑皮肤松弛症（Ascher 综合征） • Sweet 综合征或蜂窝织炎-急性爆发 • 上腔静脉阻塞 • 淋巴管畸形 • 厚皮性骨膜病或其他伴有面部粗糙的基因病 • 其他——旋毛虫病，全身性淀粉样变

* 早期或小型。
† 在躯干部囊肿皮损的鉴别诊断时。
‡ 也可导致酒渣鼻样表现（见第 37 章）。
§ 常在 HIV 感染或其他免疫缺陷状态时，包括服用环孢素的小棘性毳毛发育不良患者。
EGFR，表皮生长因子受体，PAPA，化脓性关节炎、坏疽性脓皮病、痤疮；（PA）PASH，（化脓性关节炎）、坏疽性脓皮病、痤疮、化脓性汗腺炎；
SAPHO，滑膜炎、痤疮、脓疱病、骨肥大、骨炎得复杂，典型的炎性丘疹出现在面中央包括上唇部、面颊和躯干上部。相比之下，假单胞菌性毛囊炎（"热浴盆"）好发于躯干下部和其他被泳衣覆盖的部位。嗜酸细胞性毛囊炎常发生于感染 HIV 的情况下，且瘙痒明显。

须部的假性毛囊炎和瘢痕疙瘩性痤疮好发于非洲裔男子（见第 38 章）。玫瑰痤疮（rosacea）好发于颊、下颌和前额部。毛细血管扩张、不伴粉刺及易潮红可以帮助诊断（见第 37 章）。玫瑰痤疮发病通常晚于痤疮，但两者可在同一个体上同时出现。长期外用皮质类固醇激素可导致玫瑰痤疮样病变或口周皮炎，而口服糖皮质激素治疗的患者则容易爆发形态一致的丘疹脓疱，其好发于躯干部（"激素性毛囊炎"，见图 36.13）。它可发病于任何年龄，并在停用激素后可自行消退。

最后，发生在面部、前胸、后背的心因性（神经官能症性）表皮剥脱和人为性皮损很像痤疮，尤其是少女人为痤疮。皮损的线性分布以及临床缺乏原发皮损通常可为诊断提供线索。

治疗

完整的病史和体格检查是确定一个适当和有效治疗方案的关键[52a]（表 36.3）。医师应询问患者所有用于痤疮或其他情况的处方药和非处方药，并记录对药物的临床反应。询问还应包括化妆品、遮光剂、清洁

表 36.3　痤疮患者的病史和体格检查

病史	体格检查
性别	皮肤类型（油性或者干性）
年龄	皮肤颜色 / 光泽
诱因	皮损的分布
生活方式 / 爱好	● 面部（T 区，面颊、颏）
职业	● 颈、前胸、后背、上臂
当前和既往治疗	严重程度（轻、中、重度）
化妆品、防晒霜、清洁剂、润肤霜的使用	皮损形态
月经史	● 粉刺
药物治疗	● 丘疹、脓疱
● 皮质激素	● 结节、囊肿
● 口服避孕药	● 窦道
● 同化激素	瘢痕化
● 其他（锂、表皮生长因子受体阻滞剂；见表 36.1）	● 凹陷性
	● 肥大性
伴发疾病	● 萎缩性
家族史（包括痤疮严重程度、多囊卵巢综合征、炎症性皮病）	炎症后色素改变

剂和保湿剂的使用情况。在女性患者，月经和口服避孕药史对确定激素对痤疮的影响很重要。有些患者日光照射后皮损会有改善，但另一部分患者反而会感觉有加重。

体格检查时，应认真记录皮损形态包括粉刺、炎性皮损、结节和囊肿的情况。继发性改变如瘢痕形成和炎症后色素改变也是很重要的。同时患者的肤色和皮肤类型会影响外用药剂型的选择。例如，油性皮肤患者倾向选择相对干燥的凝胶和洗剂，而干性皮肤患者则倾向选择乳霜。

外用治疗
外用维 A 酸

维 A 酸治疗痤疮的作用机制是调节毛囊角化、平复已存在的粉刺、防止新粉刺的形成。维 A 酸还有明显的抗炎特性，可用于粉刺和中度炎性寻常痤疮的单一治疗。外用维 A 酸和过氧苯甲酰或其他外用抗生素联合治疗，能增强疗效，原因是维 A 酸能够增强同用药物对皮脂腺的渗透性。用于痤疮的外用维 A 酸制剂包括维 A 酸（tretinoin）、阿达帕林（adapalene）、他扎罗汀（tazarotene）和（在某些国家上市的）异维 A 酸（isotretinoin）（见第 126 章）。局部治疗产品还包括维 A 酸联合克林霉素或阿达帕林联合过氧化苯甲酰的复方制剂。

外用维 A 酸最常见的副作用是局部刺激，可导致红斑、干燥和脱屑，通常在用后 2 ～ 4 周达到高峰，继续使用会改善，对有明显刺激者可短暂局部外用弱效激素[52b]。新发展的递药系统通过缓释技术（例如将维 A 酸导入微球体或混入一种多元醇聚合物）而减少刺激。在外用维 A 酸治疗的第一个月会出现多数小脓疱，持续使用则会自行消退。对非光敏感者而言，脱皮和刺激也可能增加使用者对日晒的敏感性，故建议使用防晒剂。

维 A 酸（全反式维 A 酸）作为视黄醇的天然代谢产物，是用于治疗痤疮的第一个外用粉刺溶解制剂。为减少刺激，应从低浓度开始，根据需要增加浓度（或将赋形剂改为凝胶）。最初可隔夜或每三夜外用一次，当耐受后频率可增加。由于维 A 酸的成分对光不稳定，为防止降解，推荐夜间应用；与过氧苯甲酰共用可导致维 A 酸的失活，所以二者不应该同时使用。但是特制的微球制剂的维 A 酸药物不会见光分解，与过氧苯甲酰共用也不会被降解。

虽然尚无流行病学资料表明母亲在妊娠期前三个月外用维 A 酸会导致婴儿患先天性缺陷的危险性增高，

表 36.4 **寻常痤疮的治疗**。对治疗无反应时，应引导医师考虑患者无依从性或其他诊断。一般无论是口服还是外用，都应该避免单用抗菌药，最好跟 BPO 联合应用，这样可以防止耐药。外用维 A 酸、氨苯砜和壬二酸以及口服异维 A 酸、避孕药和螺内酯都是证据等级 1 级。其他信息见脚注

	轻度		中度		重度
	粉刺型	丘疹 / 脓疱型	丘疹 / 脓疱型	结节型	聚合 / 暴发型
一线	外用维 A 酸	BPO± 外用抗菌剂 外用维 A 酸 ＋ 外用抗菌剂 *	口服抗生素†＋外用维 A 酸 ±BPO 外用维 A 酸＋ BPO± 外用抗菌剂	口服抗生素†＋外用维 A 酸 ±BPO	口服异维 A 酸（可能需要同时口服皮质激素，特别对暴发性痤疮）
二线	备选的外用维 A 酸 壬二酸 水杨酸	备选的外用维 A 酸和（或）外用抗菌剂 * 壬二酸 水杨酸 外用氨苯砜	备选口服抗生素‡＋alt. 外用维 A 酸 ±BPO/ 壬二酸	口服异维 A 酸 备选口服抗生素‡＋ alt. 外用维 A 酸 ±BPO/ 壬二酸	口服抗生素（± 高剂量）＋外用维 A 酸＋ BPO 口服氨苯砜
女性患者的选择			口服避孕药 / 抗雄激素制剂	口服避孕药 / 抗雄激素制剂	口服避孕药 / 抗雄激素制剂
手术选择	粉刺取出		粉刺取出	粉刺取出，皮损内皮质激素	皮损内皮质激素
治疗抗拒		除外革兰氏阴性毛囊炎	除外革兰氏阴性毛囊炎 女性患者：除外肾上腺或卵巢功能不全 除外促同化激素或其他加重痤疮药物的使用		
维持		外用维甲酸 ±BPO	外用维甲酸 ±BPO		外用维甲酸 ±BPO

* 抗生素［克林霉素（优先选择），琥乙红霉素或乙酰磺胺钠（3 种都是证据等级 1 级）］和（或）BPO（证据等级 1 级）。
† 四环素衍生物：四环素、多西环素、米诺环素（3 种都是证据等级 1 级）。
‡ 如阿奇霉素（证据等级 1 级）或甲氧苄啶-磺胺甲噁唑。

alt, 可选择的；BPO, 过氧苯甲酰（Adapted from Gollnick H, Cunliffe W, et al. J Acad Dermatol. 2003；49：S1-37.）

但已有先天缺陷的散发病例报告[53-54]。鉴于此原因和维 A 酸的致畸性，因此不主张在妊娠期应用。已有研究表明饮食摄入维生素 A 对血清维 A 酸水平的影响比面部外用更大[55]。

人工合成的维 A 酸类药物阿达帕林是芳香族萘酸衍生物（见图 126.1）。在皮肤，阿达帕林主要与维 A 酸受体 γ（RAR γ）特异性结合，而维 A 酸可以同时与维 A 酸受体 α 和 γ（RAR α 和 RAR γ）结合。动物实验显示阿达帕林的粉刺溶解作用较维 A 酸的要弱，但刺激性也更小[56]。与维 A 酸不同，阿达帕林对光稳定，且能耐受过氧苯甲酰的氧化作用。

他扎罗汀是一类合成的乙炔化维 A 酸，和阿达帕林一样是受体特异性的；当外用后，即转化成它的活性代谢产物他扎罗汀酸。这种代谢产物选择性地结合 RAR γ 而不是 RAR α 或 RXR（见第 126 章）。他扎罗汀的每日应用或短期接触疗法对治疗粉刺型和炎症性痤疮都有效。他扎罗汀为妊娠 X 类药物，在给所有育龄女性处方外用他扎罗汀时，应提供避孕咨询。与阿达帕林相似，他扎罗汀对光稳定，且能耐受过氧苯甲酰的氧化作用。

过氧苯甲酰和其他外用抗菌药物

过氧苯甲酰是减少毛囊内 *P. acnes* 的有效杀菌剂，当它联合其他治疗时特别有效。与外用抗生素不同，微生物对过氧苯甲酰的耐药性尚无报道。过氧苯甲酰有针对不同皮肤类型的制剂，包括肥皂、洗涤剂、凝胶、洗剂、霜剂、泡沫剂和药棉块，浓度为 2.5% ～ 10%，有非处方药和处方药。由于过氧苯甲酰是漂白剂，会使衣物和床上用品变白。也可能发生对过氧苯甲酰的接触性皮炎（刺激多于过敏），外用部位可发生显著的红斑。

外用抗生素广泛用于痤疮的治疗，可单独或与过氧苯甲酰或维 A 酸类联合。克林霉素和琥乙红霉素为两类最普遍使用的抗生素，剂型包括乳膏、凝胶、溶液和小拭子（见第 127 章）；但是，在一些国家，*P. acnes* 对这些药物的耐药率要超过 50%[56a]。

壬二酸是在谷物中自然发现的二羟酸。浓度 20% 的外用乳膏对炎症性和粉刺型痤疮有效，还有针对玫瑰痤疮的浓度 15% 凝胶。壬二酸通过抑制 *P. acnes* 的生长从而减少炎症性痤疮。它还能逆转累毛囊的角化过程，具有粉刺溶解的活性。壬二酸的抗炎活性可

表36.5　外用痤疮药物治疗的建议	
改善依从性 ——患者太忙或者疗效不快的时候他们往往放弃治疗，造成疗效不佳	• 简化用药方案：可能的话一天一次；使用复合产品（比如过氧苯甲酰＋阿达帕林或克林霉素；维A酸＋克林霉素）在不好动的青少年中尤需如此 • 告诉患者坚持6～8周的治疗，病情会有极大的改善 • 详细询问依从性："每周7天晚上，你几晚上用药？"
教育患者正确使用	• 一般来说，外用制剂（尤其是维A酸）要在整个痤疮易发的区域而不是针对个别病变"定点治疗" • 指导患者在哪些药，用多少药
减少刺激 ——尤其是在患特应性皮炎的儿童和成人	• 告知患者用药太频繁或者用药太多会增加药物刺激 • 设计一个分阶段逐渐增加的用药程序来提高敏感肌肤患者的耐受，例如，开始是单药用2～3周（维A酸隔天用）而后在引入第二种药（比如从隔天用到天天用） • 建议避免使用粗糙的擦洗物和其他的刺激性物品（比如化妆水和非用药规范里面的痤疮产品） • 如果皮肤干燥，建议使用非致痘的敏感皮肤使用的保湿霜
避免恶化	• 回顾所有的护肤品和化妆品；让患者带来所有的他们脸上用过的东西来判断产生问题的原因 • 建议使用非致痘的产品（例如保湿霜、防晒霜和化妆品），避免头发过油，避免使用能够加重痤疮的产品 • 指导患者不要抠挖或者修理皮损
加强规划 ——患者经常忘了医嘱并且被痤疮广告或者错误的信息吸引	• 手写含有详细指导的医嘱 • 提供其他可靠的有关痤疮的教育资源和治疗方式，比如 www.aad.org/dermatology-a-to-/diseases-and-treatments/a---d/acne www.webmd.com/skin-problem-and-treatments/acne/default.htm

能比其他抗粉刺的活性更大，方法为每天应用两次。局部副作用比外用维A酸类要小。另外，它可能有助于减轻炎症后色素沉着。

磺胺醋酰钠是一种耐受良好的外用抗生素，通过竞争性抑制对氨苯甲酸对蝶啶前体的浓集从而限制 P. acnes 的生长（见第127章）。制剂包括10%磺胺醋酰钠洗剂、悬液、泡沫剂和清洁剂，以及5%硫磺的复方制剂。

外用5%和7.5%的氨苯砜对治疗寻常痤疮有效。需要注意的是，同时外用含有氨苯砜和过氧苯甲酰的制剂偶可造成暂时性皮肤和头发呈黄橙色。

其他外用制剂

水杨酸是广泛使用的具有粉刺溶解和轻度抗炎作用的制剂（见第153章）。水杨酸应用浓度最高2%，剂型包括凝胶、乳膏、洗剂、泡沫剂和溶液。外用水杨酸的副作用包括红斑和脱屑。

口服药物治疗
抗生素

中至重度炎性痤疮常常需要口服四环素类衍生物，尤其是多西环素和米诺环素，较少用的还有大环内酯类如琥乙红霉素和阿奇霉素。这些药物的主要作用机制是抑制 P. acnes 生长，从而减弱细菌诱导的炎症反应。然而，其中有些抗生素本身也具有抗炎特性。

关于大环内酯类和四环素类的作用机制、推荐剂量和副作用等在第127章中陈述。最近的指南建议口服抗生素的治疗周期控制在3～6个月[52a, 56a, 57]。P. acnes 对琥乙红霉素和三种主要四环素类抗生素（四环素和多西环素的报道多于米诺环素）的耐药已有报道[56a]。米诺环素是四环素的一种亲脂性衍生物，可能对皮脂腺有更大的渗透性。尽管多西环素相关的光毒性已成问题，与之相比，米诺环素却有更高的严重不良事件发生率，包括米诺环素诱发的超敏反应综合征和自身免疫反应（见第21章）。后者一般发生在治疗数月到数年后，除此之外还会引发肝炎、红斑狼疮样综合征和抗中性粒细胞胞质抗体相关的皮肤结节性多动脉炎。

激素治疗

激素疗法是女性痤疮患者的二线治疗药物。即使血清雄激素水平在正常范围，激素疗法也可以很有效。虽然有些患痤疮妇女和女孩的血清雄激素水平可能比不患痤疮的高，但通常仍在正常范围内。

复合口服避孕药可以同时阻断卵巢和肾上腺产生雄激素，对炎症性痤疮特别有效。最近的一项 meta 分析显示在治疗六个月以后，口服避孕药和口服抗生素在降低痤疮皮损数量方面疗效是相当的[58]。为了使发生子宫内膜癌的危险性最小化，多数制剂将雌激素和黄体酮联合，也就是非对抗性雌激素的给药。因为黄体酮具有内在的雄激素活性，口服避孕药设计成包含第二代、低雄激素活性的黄体酮，如双醋炔诺醇、炔诺酮和左旋炔诺酮。更新的第三代黄体酮地索高诺酮、诺孕酯、孕二烯酮（只在欧洲使用）具有更低的雄激素活性。其他的黄体酮如屈螺酮、环丙孕酮和二炔诺酮还有抗肾上腺的作用。

目前，经 FDA 批准治疗痤疮的口服避孕药有三种[59]（表 36.6）。第一种是由诺孕酯-炔雌醇（35 μg）复合物组成的三相口服避孕药。第二种包含不同剂量的炔雌醇（20～35 μg）联合醋酸炔诺酮，第三种包含稳定剂量的炔雌醇（20 μg）和新的黄体酮屈螺酮（3 mg），为 24 天给药法。口服避孕药的副作用包括恶心、呕吐、月经异常、体重增加和乳房触痛。使用屈螺酮可能导致血清钾的升高，但这在健康成人中并未发现有临床意义。罕见、但更严重的并发症包括高血压和血栓栓塞（如深静脉血栓和肺栓塞）。静脉栓塞的风险在服用了左旋炔诺酮或者诺孕酯后升高 2～4 倍，在服用了地索高诺酮、屈螺酮或者环丙孕酮之后升高了 3.5～7 倍，在服用初期发生静脉血栓的风险是最高的[60-62]。总体来说，35 岁以上、吸烟并有其他高凝风险如遗传性易栓症的妇女患病风险更高[63]。

抗雄激素制剂醋酸环丙氯地孕酮目前在欧洲和加拿大上市，美国并未上市。它的抗痤疮效应主要是通过雄激素受体封闭来介导的。标准成分是醋酸环丙氯地孕酮（2 mg）联合炔雌醇（35 μg 或 50 μg）。这一制剂在欧洲被广泛用作伴激素敏感痤疮性活跃女性的治疗。目前也可得到醋酸环丙氯地孕酮的单一制剂。研究已表明约 75%～90% 的女性痤疮患者经每日 50～100 mg 的剂量（伴或不伴炔雌醇 50 μg）治疗后有显著改善[64]。最常见的副作用是乳房胀痛、头痛、恶心以及月经不规律，不常见的并发症有肝毒性和血栓。

螺内酯是作为雄激素受体阻滞剂和 5α-还原酶抑制剂起作用的。治疗剂量为 50～100 mg，每日两次，能减少皮脂生成，从而改善痤疮[65]。有多达 2/3 的妇女在螺内酯治疗后痤疮症状有改善或者消失[66]，其副作用与剂量相关，包括潜在的高钾血症、月经周期不规则、乳房胀痛、头痛和疲乏。然而，在年轻健康患者中高钾血症很罕见，因此随访血钾不是必须的[67]。虽然在给予螺内酯的啮齿动物模型中有乳腺肿瘤的报道，但是此药并未与人类癌症的发生直接相关联[68]。由于它是一种抗雄激素物质，若孕妇服用此药有男胎女性化的危险，而螺内酯联合口服避孕药能缓解胎儿的潜在危险和不规则月经出血。如果治疗从小剂量（25～50 mg/d）开始也能使副作用最小化。有效维持量在 25～200 mg/d 的范围内。同其他激素治疗相似，临床疗效可于 3 个月出现。

氟他胺是一种非甾体类雄激素受体拮抗剂，被 FDA 批准用于治疗前列腺癌，以 62.5～500 mg/d 的剂量口服，可能对妇女的痤疮有益。其副作用和其他抗雄激素药物类似（例如月经不规则、乳房胀痛以及男胎女性化），但严重的剂量依赖性肝毒性限制了它的使用。

异维 A 酸

自 1971 年以来，口服异维 A 酸（13-顺-维 A 酸）开始在欧洲用于治疗痤疮。1982 年，FDA 批准其为重度、结节囊肿型、对包括口服抗生素治疗无明显效果痤疮患者的治疗药物。随着治疗经验的累积，痤疮的其他临床形式也显示出对异维 A 酸有明显效果[69]，包括对先前治疗（包括口服抗生素）效果不好的痤疮，它们常可能遗留瘢痕，给患者带来精神上的创伤，革兰氏阴性菌性毛囊炎、面部脓皮病和暴发性痤疮。异维 A 酸的作用机制、剂量方案、副反应以及监测方案都将在第 126 章详细介绍。

对于痤疮患者，异维 A 酸的治疗剂量通常为 0.5～1 mg/（kg·d），随高脂食物同时服用可以提高肠道的吸收，通常起始第一个月小剂量服用来防止初始治疗导致的痤疮爆发，并让患者根据副反应的情况来调

表 36.6　常用的复合型口服避孕药	
口服避孕药®	雌激素 μg/ 孕激素 μg
FDA 批准用于痤疮的药物	
Ortho Tri-Cyclen	炔雌醇 35/ 诺孕酯 180, 215, 250
Estrostep	炔雌醇 20, 30, 35/ 诺孕酯 1000
Yaz, Loryne, Nikki, Beyaz*	炔雌醇 20/ 屈螺酮 3000
临床数据证实有效	
阿莱西	炔雌醇 20/ 左炔诺酮 100
达英 35†	炔雌醇 35/ 环丙孕酮 2000
优思明，赛达，雅拉，Safyral*	炔雌醇 30/ 屈螺酮 3000
Natazia	戊酸雌二醇 1000, 2000, 3000/ 地诺孕素 2000, 3000
没有临床证据或者临床证据不充分	
炔雌醇 10, 20, 25, 30 或 35 联合诺孕酯 400, 500, 750, 800, 1500 或者左炔诺酮 50, 75, 125, 150 或者地诺孕素 100, 125, 150 或者炔诺孕酮 300 或者双醋炔诺酮 1000 的各种组合	

* 还包括左旋甲叶酸钙来预防神经管缺陷。

† 美国没有

整用药。总量达到 120 ～ 150 mg/kg[例如 1 mg/（kg·d）治疗 4 ～ 5 个月]能够减少复发。6 个月低剂量的异维 A 酸治疗[0.25 ～ 0.4 mg/（kg·d），总共 40 ～ 70 mg/kg]对中度痤疮也有良好的疗效，并且副作用少，患者满意度也高[70]。16 岁以下的囊肿结节型痤疮患者、内分泌异常患者以及不太严重的女性患者可能对异维 A 酸不敏感，常需要联合用药或者长程用药。囊肿型痤疮活动期后遗留的瘢痕化结节和窦道对异维 A 酸治疗不敏感，但手术治疗可能有效；不过手术治疗需要在异维 A 酸治疗后至少 6 ～ 12 个月再进行，以避免出现不典型愈合以及瘢痕反应。

异维 A 酸的副作用涉及皮肤和黏膜，且是剂量依赖性的，包括唇炎、口鼻黏膜干燥、全身干燥和皮肤脆弱。异维 A 酸治疗诱发暴发性痤疮样皮损，形成过度增生的肉芽组织和增加皮肤感染（特别是金黄色葡萄球菌）的风险已有报道（图 36.18）。

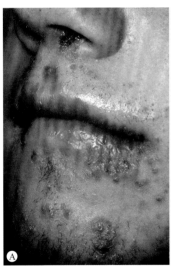

图 36.18 **异维 A 酸治疗后皮肤并发症。** A. 异维 A 酸治疗后的脓疮。明显的多发浆液性结痂。B. 青春期男性在接受异维 A 酸治疗第三个月时出现在前胸的化脓性肉芽肿样愈合。初始足量相比小剂量治疗更容易出现这种情况，尤其好发于青少年男性

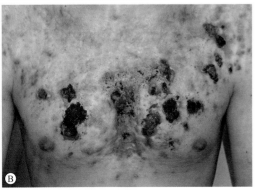

致畸性是一种严重的潜在并发症（表 126.7）。孕龄期女性患者需要至少一种孕检为阴性（美国是两种）方可开始用药，并在用药前 1 个月、用药期间、治疗结束后 1 个月采取避孕措施。在美国，开具异维 A 酸的处方需要所有的医生和患者在怀孕风险管理项目（iPLEDGE™）上登记，并强制对所有患者每月进行家访，提供药品使用咨询并对适龄妇女进行孕检。20% ～ 50% 接受异维 A 酸治疗的患者会出现血清甘油三酯的升高，伴或不伴胆固醇升高；急剧升高很少见并且主要发生在初始治疗的前两个月[71-72]。其他的副反应主要累及肌肉骨骼系统（如肌痛、肌酸激酶升高）、眼、肝（偶有转氨酶升高）、肠道（尚存争议，最近的一项 meta 分析显示与炎性肠病无关）以及中枢神经系统（见第 126 章）。迄今为止，没有确切证据显示异维 A 酸治疗与抑郁和自杀倾向有关。最近的一项 meta 分析显示，抑郁风险的升高跟服用异维 A 酸无关，但痤疮治疗会降低抑郁发病率[73]。

外科治疗

粉刺挑除术能改善外观，有助于提高对粉刺溶解剂的治疗效果。开口粉刺的角质内容物可用粉刺挤出器挤出。常用的有 Schamberg、Unna 和 Saalfield 型粉刺挤出器。利用 18 号针或者 11 号刀片切割闭口粉刺的表面可以让其更易被挤出，尤其是对于深、凝结而持久的粉刺。这种治疗方法应与外用维 A 酸类药物或其他粉刺溶解剂联合治疗以达到最佳的疗效。但是不应选择炎性的粉刺或者脓头，以防留下瘢痕。光电烙术和电灼疗法（见第 140 章）亦对治疗粉刺有效[64-65]。电灼疗法因为不需要预先使用局部麻醉剂而更有优势。对有些患者来说，冷冻疗法是粉刺型痤疮的另一种外科治疗选择（见第 138 章）。

运用多种光源（蓝光、红光、强脉冲光）联合 5-氨基酮戊酸治疗的光动力疗法、激光（如脉冲染料激光、635 nm 红光）以及甲基氨基酮戊酸盐联合红光等方法都能有效地治疗痤疮（见第 135 章）。此外，单用蓝光或者强脉冲光、激光（如脉冲染料激光，1320 nm 钕激光 YAG，1450 nm 激光）可能对治疗炎症性痤疮有效（见第 137 章）。

皮损内注射糖皮质激素（曲安奈德 2 ～ 5 mg/ml）可以迅速改善皮损的外观和深部炎性结节及囊肿的压痛感。较大的结节囊肿性损害则需要在注射皮质激素前切开排脓。每个皮损的激素最大用量不能超过 0.1 ml。注射的风险包括色素减退（特别是在深色皮肤人群）、皮肤萎缩、毛细血管扩张和药物引起的黄白色真皮沉积。

低浓度的化学换肤术对减少粉刺有效。α-羟酸（包括羟乙酸）、水杨酸和三氯乙酸是三种最常用的制剂。这些脂溶性的粉刺溶解剂通过减少毛囊开口处角质细胞的聚集以帮助粉刺栓的挤出。大多数肤色和皮肤类型对这些制剂都有很好的耐受性，患者可以在家使用或者在皮肤科医生的指导下使用。高浓度的羟乙酸换肤术（20%～70%，取决于患者的皮肤类型）和较少报道的苯酚换肤术也可以在医院进行（见第154章）。化学换肤术的风险包括刺激、色素改变及瘢痕形成。

寻常痤疮最让人苦恼的一个危害是瘢痕形成。针

对不同的瘢痕类型可选择不同的外科策略。可采用激光磨削（点阵和传统的）、皮肤磨削、深度化学换肤术来减少皮肤表面的差异性及平整凹陷性的瘢痕。而对不连续的凹陷性瘢痕，软组织填充术短时间内有效。填充物质包括多聚左旋乳酸、羟磷灰石钙和自体脂肪（见第158章）。对部分痤疮瘢痕也可进行外科切开，钻孔移植术是"冰凿型"瘢痕患者的选择。而对大而肥厚或聚集的凹陷性瘢痕，全层皮肤手术切除可以更好地去除瘢痕，以满足患者对美容的需求。

（马英 刘晔 刘文杰译 项蕾红审校）

参考文献

1. Halvorsen JA, Stern RS, Dalgard F, et al. Suicidal ideation, mental health problems, and social impairment are increased in adolescents with acne: a population-based study. J Invest Dermatol 2011;131:363–70.

1a. Ramrakha S, Fergusson DM, Horwood LJ, et al. Cumulative mental health consequences of acne: 23-year follow-up in a general population birth cohort study. Br J Dermatol 2016;175:1079–81.

2. Goolamali SK, Andison AC. The origin and use of the word 'acne'. Br J Dermatol 1977;96:291–4.

3. Waisman M. Concepts of acne of the British School of Dermatology prior to 1860. Int J Dermatol 1983;22:126–9.

3a. Karimkhani C, Dellavalle RP, Coffeng LE, et al. Global skin disease morbidity and mortality: an update from the global burden of disease study 2013. JAMA Dermatol 2017;153:406–12.

4. Eichenfield LF, Krakowski AC, Piggott C, et al. Evidence-based recommendations for the diagnosis and treatment of pediatric acne. Pediatrics 2013;131(Suppl. 3):S163–86.

5. Tan JK, Bhate K. A global perspective on the epidemiology of acne. Br J Dermatol 2015;172(Suppl. 1):3–12.

6. Collier CN, Harper JC, Cafardi JA, et al. The prevalence of acne in adults 20 years and older. J Am Acad Dermatol 2008;58:56–9.

7. Ghodsi SZ, Orawa H, Zouboulis CC. Prevalence, severity, and severity risk factors of acne in high school pupils: a community-based study. J Invest Dermatol 2009;129:2136–41.

8. Suh DH, Kwon HH. Novel findings in the physiopathology of acne. Br J Dermato 2015;172(Suppl. 1):13–19.

9. Navarini AA, Simpson MA, Weale M, et al. Genome-wide association study identifies three novel susceptibility loci for severe acne vulgaris. Nat Commun 2014;5:4020.

10. Di Landro A, Cazzaniga S, Parazzini F, et al. Family history, body mass index, selected dietary factors, menstrual history, and risk of moderate to severe acne in adolescents and young adults. J Am Acad Dermatol 2012;67:1129–35.

11. Adebamowo CA, Spiegelman D, Danby FW, et al. High school dietary dairy intake and teenage acne. J Am Acad Dermatol 2005;52:207–14.

11a. LaRosa CL, Quach KA, Koons K, et al. Consumption of dairy in teenagers with and without acne. J Am Acad Dermatol 2016;75:318–22.

12. Bowe WP, Joshi SS, Shalita AR. Diet and acne. J Am Acad Dermatol 2010;63:124–41.

13. Kwon HH, Yoon JY, Hong JS, et al. Clinical and histological effect of a low glycaemic load diet in treatment of acne vulgaris in Korean patients: a randomized, controlled trial. Acta Derm Venereol 2012;92:241–6.

14. Kang D, Shi B, Erfe MC, et al. Vitamin B12 modulates the transcriptome of the skin microbiota in acne pathogenesis. Sci Transl Med 2015;7:293ra103.

15. Jeremy AHT, Holland DB, Roberts SG, et al. Inflammatory events are involved in acne lesion

initiation. J Invest Dermatol 2003;121:20–7.

16. Lucky AW, Biro FM, Huster GA, et al. Acne vulgaris in premenarchal girls. An early sign of puberty associated with rising levels of dehydroepiandrosterone. Arch Dermatol 1994;130:308–14.

17. Powell EW, Beveridge GW. Sebum excretion and sebum composition in adolescent men with and without acne vulgaris. Br J Dermatol 1970;82:243–9.

18. Pappas A, Johnsen S, Liu JC, Eisinger M. Sebum analysis of individuals with and without acne. Dermatoendocrinol 2009;1:157–61.

19. Strauss JS, Pochi PE. Effect of cyclic progestin-estrogen therapy on sebum and acne in women. JAMA 1964;190:815–19.

20. Abdel-Fattah NS, Shaheen MA, Ebrahim AA, El Okda ES. Tissue and blood superoxide dismutase activities and malondialdehyde levels in different clinical severities of acne vulgaris. Br J Dermatol 2008;159:1086–91.

21. Holland DB, Jeremy AH, Roberts SG, et al. Inflammation in acne scarring: a comparison of the responses in lesions from patients prone and not prone to scar. Br J Dermatol 2004;150:72–81.

22. Segre JA. What does it take to satisfy Koch's postulates two centuries later? Microbial genomics and Propionibacteria acnes. J Invest Dermatol 2013;133(9):2141–2.

23. Leyden JJ, McGinley KJ, Mills OH, Kligman AM. Propionibacterium levels in patients with and without acne vulgaris. J Invest Dermatol 1975;65:382–4.

24. Fitz-Gibbon S, Tomida S, Chiu BH, et al. Propionibacterium acnes strain populations in the human skin microbiome associated with acne. J Invest Dermatol 2013;133:2152–60.

25. Sugisaki H, Yamanaka K, Kakeda M, et al. Increased interferon-gamma, interleukin-12p40 and IL-8 production in Propionibacterium acnes-treated peripheral blood mononuclear cells from patient with acne vulgaris: host response but not bacterial species is the determinant factor of the disease. J Dermatol Sci 2009;55:47–52.

25a. Lheure C, Grange PA, Ollagnier G, et al. TLR-2 recognizes Propionibacterium acnes CAMP factor 1 from highly inflammatory strains. PLoS ONE 2016;11:e0167237.

26. Kim J, Ochoa MT, Krutzik SR, et al. Activation of toll-like receptor 2 in acne triggers inflammatory cytokine responses. J Immunol 2002;169:1535–41.

27. Jalian HR, Liu PT, Kanchanapoomi M, et al. All-trans retinoic acid shifts Propionibacterium acnes-induced matrix degradation expression profile toward matrix preservation in human monocytes. J Invest Dermatol 2008;128:2777–82.

28. Nagy I, Pivarcsi A, Koreck A, et al. Distinct strains of Propionibacterium acnes induce selective human beta-defensin-2 and interleukin-8 expression in human keratinocytes through toll-like receptors. J Invest Dermatol 2005;124:931–8.

29. Qin M, Pirouz A, Kim MH, et al. Propionibacterium acnes Induces IL-1β secretion via the NLRP3 inflammasome in human monocytes. J Invest Dermatol 2014;134:381–8.

30. Kistowska M, Meier B, Proust T, et al. Propionibacterium acnes promotes Th17 and Th17/Th1 responses in acne patients. J Invest Dermatol 2015;135:110–18.

31. Liu PT, Phan J, Tang D, et al. CD209(+) macrophages mediate host defense against Propionibacterium acnes. J Immunol 2008;180:4919–23.

31a. Di Landro A, Cazzaniga S, Cusano F, et al. Group for Epidemiological Research in Dermatology Acne Study Group. Adult female acne and associated risk factors: Results of a multicenter case-control study in Italy. J Am Acad Dermatol 2016;75:1134–41.

32. Dréno B, Thiboutot D, Layton AM, et al. the Global Alliance to Improve Outcomes in Acne. Large-scale international study enhances understanding of an emerging acne population: adult females. J Eur Acad Dermatol Venereol 2015;29:1096–106.

33. Geller L, Rosen J, Frankel A, Goldenberg G. Perimenstrual flare of adult acne. J Clin Aesthet Dermatol 2014;7:30–4.

34. Capitanio B, Sinagra JL, Bordignon V, et al. Underestimated clinical features of postadolescent acne. J Am Acad Dermatol 2010;63:782–8.

34a. Greywal T, Zaenglein AL, Baldwin HE, et al. Evidence-based recommendations for the management of acne fulminans and its variants. J Am Acad Dermatol 2017;77:109–17.

35. Jansen T, Plewig G. Acne fulminans. Int J Dermatol 1998;37:254–7.

36. Tan BB, Lear JT, Smith AG. Acne fulminans and erythema nodosum during isotretinoin therapy responding to dapsone. Clin Exp Dermatol 1997;22:26–7.

37. Wise CA, Gillum JD, Seideman CE, et al. Mutations in CD2BP1 disrupt binding to PTP PEST and are responsible for PAPA syndrome, an autoinflammatory disorder. Hum Mol Genet 2002;11:961–9.

38. Braun-Falco M, Kovnerystyy O, Lohse P, Ruzicka T. Pyoderma gangrenosum, acne, and suppurative hidradenitis (PASH) – a new autoinflammatory syndrome distinct from PAPA syndrome. J Am Acad Dermatol 2012;66:409–15.

39. Marzano AV, Trevisan V, Gattorno M, et al. Pyogenic arthritis, pyoderma gangrenosum, acne, and hidradenitis suppurativa (PAPASH): a new autoinflammatory syndrome associated with a novel mutation of the PSTPIP1 gene. JAMA Dermatol 2013;149:762–4.

40. Alhusayen RO, Juurlink DN, Mamdani MM, et al. Isotretinoin use and the risk of inflammatory bowel disease: a population-based cohort study. J Invest Dermatol 2013;133:907–12.

41. Smith LA, Cohen DE. Successful long-term use of oral isotretinoin for the management of Morbihan disease: a case series report and review of the literature. Arch Dermatol 2012;148:1395–8.

42. Jungfer B, Jansen T, Przybilla B, Plewig G. Solid persistent facial edema of acne: successful treatment with isotretinoin and ketotifen. Dermatology 1993;187:34–7.

43. Hello M, Prey S, Léauté-Labrèze C, et al. Infantile acne: a retrospective study of 16 cases. Pediatr Dermatol

2008;25:434–8.

44. Arbegast KD, Braddock SW, Lamberty LF, Sawka AR. Treatment of infantile cystic acne with oral isotretinoin: a case report. Pediatr Dermatol 1991;8:166–8.

45. Bree AF, Siegfried EC. Acne vulgaris in preadolescent children: recommendations for evaluation. Pediatr Dermatol 2014;31:27–32.

46. Solomon LM, Fretzin D, Pruzansky S. Pilosebaceous abnormalities in Apert's syndrome. Arch Dermatol 1970;102:381–5.

47. Risma KA, Lucky AW. Pseudoacne of the nasal crease: a new entity? Pediatr Dermatol 2004;21:427–31.

48. Boralevi F, Leaute-Labreze C, Lepreux S, et al. Idiopathic facial aseptic granuloma: a multicentre prospective study of 30 cases. Br J Dermatol 2007;156:705–8.

49. Neri I, Raone B, Dondi A, et al. Should idiopathic facial aseptic granuloma be considered granulomatous rosacea? Report of three pediatric cases. Pediatr Dermatol 2013;30:109–11.

50. Baroni A, Russo T, Faccenda F, Piccolo V. Idiopathic facial aseptic granuloma in a child: a possible expression of childhood rosacea. Pediatr Dermatol 2013;30: 394–5.

51. Prey S, Ezzedine K, Mazereeuw-Hautier J, et al.; Groupe de Recherche Clinique en Dermatologie Pédiatrique. IFAG and childhood rosacea: a possible link? Pediatr Dermatol 2013;30:429–32.

52. Larralde M, Abad M, Muñoz AS, et al. Childhood flexural comedones: a new entity. Arch Dermatol 2007;143:909–11.

52a. Zaenglein AL, Pathy AL, Schlosser BJ, et al. Guidelines of care for the management of acne vulgaris. J Am Acad Dermatol 2016;74:945–73.

52b. Coman GC, Holliday AC, Mazloom SE, et al. A randomized, split-face, controlled, double-blind, single-center clinical study: transient addition of a topical corticosteroid to a topical retinoid in acne patients to reduce initial irritation. Br J Dermatol 2017;177:567–9.

53. Johnson EM. A risk assessment of topical tretinoin as a potential human developmental toxin based on animal and comparative human data. J Am Acad Dermatol

1997;36:S86–90.

54. Navarre-Belhassen C, Blanchet P, Hillaire-Buys D, et al. Multiple congenital malformations associated with topical tretinoin [letter]. Ann Pharmacother 1998;32:505–6.

55. Buchan P, Eckhoff C, Caron D, et al. Repeated topical administration of all-*trans*-retinoic acid and plasma levels of retinoic acids in humans. J Am Acad Dermatol 1994;30:428–34.

56. Cunliffe WJ, Caputo R, Dreno B, et al. Clinical efficacy and safety comparison of adapalene gel and tretinoin gel in the treatment of acne vulgaris: Europe and US multicenter trials. J Am Acad Dermatol 1997;36:S126–34.

56a. Walsh TR, Efthimiou J, Dréno B. Systematic review of antibiotic resistance in acne: an increasing topical and oral threat. Lancet Infect Dis 2016;16:e23–33.

57. Lee YH, Liu G, Thiboutot DM, et al. A retrospective analysis of the duration of oral antibiotic therapy for the treatment of acne among adolescents: investigating practice gaps and potential cost-savings. J Am Acad Dermatol 2014;71:70–6.

58. Koo EB, Petersen TD, Kimball AB. Meta-analysis comparing efficacy of antibiotics versus oral contraceptives in acne vulgaris. J Am Acad Dermatol 2014;71:450–9.

59. Arowojolu A, Gallo M, Lopez L, et al. Combined oral contraceptives for the treatment of acne. Cochrane Database Syst Rev 2009;(3):CD004425.

60. Lidegaard O, Lokkegaard E, Svendsen AL, et al. Hormonal contraception and risk of venous thromboembolism: national follow-up study. BMJ 2009;339:b2890.

61. van Hylckama Vlieg A, Helmerhorst FM, Vandenbroucke JP, et al. The venous thrombotic risk of oral contraceptives, effects of oestrogen dose and progestogen type: results of the MEGA case-control study. BMJ 2009;339:b2921.

62. Wu CQ, Grandi SM, Filion KB, et al. Drospirenone-containing oral contraceptive pills and the risk of venous and arterial thrombosis: a systematic review. BJOG 2013;120:801–10.

63. Trenor CC 3rd, Chung RJ, Michelson AD, et al. Hormonal contraception and thrombotic risk: a multidisciplinary approach. Pediatrics 2011;127:347–57.

64. Carmina E, Lobo RA. A comparison of the relative efficacy of antiandrogens for the treatment of acne in hyperandrogenic women. Clin Endocrinol (Oxf) 2002;57:231–4.

65. Goodfellow A, Alaghband-Zadeh J, Carter G, et al. Oral spironolactone improves acne vulgaris and reduces sebum excretion. Br J Dermatol 1984;111: 209–14.

66. Shaw JC. Low-dose adjunctive spironolactone in the treatment of acne in women: a retrospective analysis of 85 consecutively treated patients. J Am Acad Dermatol 2000;43:498–502.

67. Plovanich M, Weng QY, Mostaghimi A. Low usefulness of potassium monitoring among healthy young women taking spironolactone for acne. JAMA Dermatol 2015;151:941–4.

68. Barros B, Thiboutot D. Hormonal therapies for acne. Clin Dermatol 2017;35:168–72.

69. Pochi PE, Shalita AR, Strauss JS, et al. Report of the Consensus Conference on Acne Classification. Washington, DC, March 24 and 25, 1990. J Am Acad Dermatol 1991;24:495–500.

70. Lee JW, Yoo KH, Park KY, et al. Effectiveness of conventional, low-dose and intermittent oral isotretinoin in the treatment of acne: a randomized, controlled comparative study. Br J Dermatol 2011;164:1369–16.

71. Lee YH, Scharnitz TP, Muscat J, et al. Laboratory monitoring during isotretinoin therapy for acne: a systematic review and meta-analysis. JAMA Dermatol 2016;152:35–44.

72. Hansen TJ, Lucking S, Miller JJ, et al. Standardized laboratory monitoring with use of isotretinoin in acne. J Am Acad Dermatol 2016;75:323–8.

73. Huang YC, Cheng YC. Isotretinoin treatment for acne and risk of depression: a systematic review and meta-analysis. J Am Acad Dermatol 2017;76:1068–76.

第37章 酒渣鼻及相关疾病

Frank C. Powell，Síona Ní Raghallaigh

引言

酒渣鼻（rosacea）一词包括了多种临床表现，主要为持续性面部红斑及炎症性丘疹脓疱。其余症状还包括面部毛细血管扩张、频发性面部潮红（有时称为"前期酒渣鼻"）、非凹陷性面部红斑性水肿、眼部炎症和肥大性赘疣等。后者主要累及鼻部，罕有发生于耳部、前额、下颏及眼睑者。2002年，本病被分为4个亚型[1]：①红斑毛细血管扩张型，②丘疹脓疱型，③肥大型，④眼型。

此外，本病也存在肉芽肿型酒渣鼻等变异型，可表现为形态单一、持久、呈肤色至暗红棕色的面部丘疹。部分学者还考虑将聚合性酒渣鼻以及暴发性酒渣鼻（面部脓皮）纳入本病的分类中，前者表现为暴发炎症性囊肿病灶，且愈合后留有瘢痕；而后者主要表现为面部红斑基础上叠加的暴发炎症型丘疹和脓疱，常见于年轻女性，偶见于孕期[2]。

历史

Robert Willan 最早定义了"玫瑰痤疮"，对其的描述与目前分类中的丘疹脓疱型酒渣鼻对应[3-4]。与寻常痤疮一样，皮脂腺过度分泌最初认为是参与酒渣鼻发病的原因。Radcliff-Crocker 后来提出，反复发作的面部红斑与面部血管扩张渗漏及后续的皮肤炎症反应有关。

流行病学

由于疾病定义和分类的不完善，部分资料中提到的人群酒渣鼻的发病率可能并不准确[5]。在一项于1989年开展的针对瑞典800名公司职员的统计提示，发生率约为10%[6]。其中绝大多数患者可有面部红斑及毛细血管扩张表现，但无炎性皮损，考虑其可能属于红斑毛细血管扩张型酒渣鼻（ETTR）；观察到具有丘疹脓疱型酒渣鼻（PPR）表现的患者占1.8%；基于目前对丘疹脓疱型酒渣鼻定义的共识[1]，一项对1000例爱尔兰患者人群开展的统计显示其发病率为2.7%[7]。这与另一项对90 880名德国工人进行的回顾性研究所

得到的2.3%的发生率相近，但该研究未对酒渣鼻的亚型进行界定[8]。

不同人种中本病的发病率数据不足，但总体来说，Ⅰ型和Ⅱ型皮肤人群[9]本病的发病率最高。不同国别的流行病学研究也显示，深肤色人群的发病率远低于浅肤色人群[10]。

最近丹麦的一项全国性研究显示，60岁以上的酒渣鼻患者发生痴呆、尤其是阿尔兹海默症的风险增加[11]。但两者的相关性尚未明确，结论也有待后续研究进一步确证。

发病机制

目前已有多种和酒渣鼻发病有关的机制学说（图37.1），主要的机制通路对应相关的临床表现。环境与基因共同参与本病的发病，部分报道显示有高达20%患者有家族史。神经-血管调节异常和固有免疫反应异常均可引起皮肤炎症反应，对本病的发生有重要影响。

酒渣鼻的多种临床症状，如一过性红斑、持续性面部中心红斑、毛细血管扩张及面部潮红等，均提示血管系统与其发病密切相关。现已证明皮损中血流增加[12]，且患者对热环境更加敏感，从而引起面部潮红。组织病理学则发现局部皮损内血管内皮生长因子（VEGF）、CD31 和淋巴管内皮细胞标志物 D2-40（平足蛋白）表达增加，提示血管及淋巴管内皮细胞受到的刺激作用加强[13]。

包括红斑毛细血管扩张型酒渣鼻在内，患者常主诉有面部刺痛感和灼热感，且与正常人群相比，此类患者对热的敏感度更高[14]。诱发因素（如辛辣食物、热、酒精）刺激皮肤神经末梢表达瞬时受体电位Ⅴ型（TRPV）阳离子通道，可引起感觉异常、潮红和红斑等症状[15]。患者皮肤 TRPV 高活性与神经源性炎症反应有关，后者是由炎症状态下神经递质在感觉神经处释放所引起的反应，导致血管扩张、血浆蛋白渗出和炎症细胞趋化作用增强（见图37.1）。

有证据显示固有免疫反应异常也参与了酒渣鼻的发病，如通过名为激肽释放酶5的一种胰蛋白酶样丝氨酸蛋白酶的修饰后，抗菌肽中的 LL-37 片段表达明

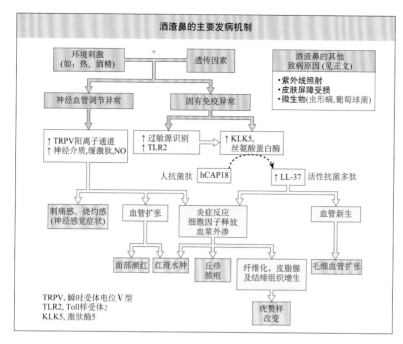

图37.1 酒渣鼻的主要发病机制。在部分具有遗传倾向的个体（如 HLA-DRB1*03：01，HLA-DQA1*05：01，HLA-DQB1*02：01，SNP rs763035），环境因素可诱发神经血管调节和固有免疫反应异常，两者均可引起皮肤炎症，包括酒渣鼻的临床症状（Adapted from Steinhoff M，Buddenkotte J，Aubert J，et al. Clinical，cellular，and molecular aspects in the pathophysiology of rosacea. J Invest Dermatol Symp Proc. 2011；15：2-11.）

显增加[16]。将其注射到小鼠皮下可引起炎症及血管活性增强，提示异常的固有免疫反应与本病、尤其是局部炎症皮损处的多种临床症状相关（见图37.1）[17]。丘疹脓疱型酒渣鼻的组织病理学研究显示，皮脂腺或毛囊肿胀部位附近的炎症反应最为明显[18-19]，且均存在干细胞和固有免疫反应的共同表达。

鉴于本病在Ⅰ型和Ⅱ型皮肤人群中发病率更高（见上文），故紫外线也认为是参与酒渣鼻发病的影响因素。在 UVB 中暴露后可诱导血管新生，并促进角质形成细胞分泌血管生长因子（如 VEGF）[20]。UVR 还可诱导产生活性氧，通过上调基质金属蛋白酶水平而产生血管及真皮基质的损伤[21]。尽管红斑毛细血管扩张型酒渣鼻的表现与光老化引起的毛细血管扩张类似，但部分病例对照研究提供的证据表明两者并不等同[22]；和预期一样，两者在部分患者中可同时存在。而与之相反，丘疹脓疱型酒渣鼻与皮肤光损伤及紫外线暴露之间则无明显相关性[7]。

本病的多种临床表现提示皮肤屏障功能异常。酒渣鼻患者可出现面部干燥，亦有研究证实其皮肤具有易激惹性[23]。红斑毛细血管扩张型酒渣鼻与丘疹脓疱型酒渣鼻患者皮肤经皮水分丢失增多，表明其皮肤屏障功能受损，提示角质层的损伤或异常可导致刺激物向皮内渗透[24]。此外，丘疹脓疱型酒渣鼻患者皮肤表

面还存在脂肪酸成分异常[25]及皮肤水合作用水平低下，后者对改善米诺环素治疗作用和皮肤炎症具有重要意义[26]。

蠕形螨（毛囊蠕形螨和皮脂蠕形螨）是存在于面部的微小寄生生物，在本病皮肤病理活检中可查见大量蠕形螨[27-28]。蠕形螨一般寄生在毛囊皮脂腺中，在腺体大量感染时常引起毛囊周围 CD4 T 辅助细胞明显浸润[29]。蠕形螨中分离出的细菌（蔬菜芽孢杆菌）抗原蛋白可在丘疹脓疱型酒渣鼻患者中诱发炎症反应[30]。蠕形螨及相关细菌诱导局部蛋白酶水平增加，因此导致皮肤固有免疫反应的调节异常（见上文）[31]。

另外，尽管根据现有证据还无法确定，但幽门螺杆菌感染或与酒渣鼻的发病有关[31a]。

临床特征

酒渣鼻多见于中年患者，女性常较男性更早受累。尽管儿童患本病较少[32]，但酒渣鼻样腔口周围皮炎及激素诱导的酒渣鼻仍较为常见。

根据临床表现一般将本病分为以下四种亚型（见表37.1）[1]。考虑到部分亚型可能存在重叠，或某些患者同时存在多种亚型，此分类主要可作为临床指南进行参考。

表 37.1　酒渣鼻各亚型的分类、临床特征和治疗

亚型	主要临床表现	严重程度		治疗
		等级	特征	
红斑毛细血管扩张型（ETTR）	● 持久性面部红斑 ● 面部潮红 ● 毛细血管扩张 ● 皮肤敏感	1	偶有轻度潮红；轻度持久性面部红斑；少量毛细血管扩张	● 常规推荐面部皮肤护理（见表 37.4） ● 缓解潮红症状 ● 减少刺激 ● 治疗丘疹脓疱型的外用药物可造成不良刺激 ● 2 级或 3 级病程中血管扩张症状可采用激光疗法
		2	频繁面部潮红；中度持久性面部红斑；较为明显的毛细血管扩张	
		3	频繁出现的严重面部潮红；重度持久性面部红斑；多数毛细血管显著扩张；可有水肿	
丘疹脓疱型（PPR）	● 持久性面部红斑 ● 丘疹 ● 脓疱 / 丘疹脓疱 ● 可与其他亚型重叠	1	几乎无丘疹和（或）丘疹脓疱；轻度持久性面部红斑	● 1 级或 2 级病程中可采用药物外用或系统治疗 ● 3 级病程可采用系统治疗 ● 可能需要多次重复疗程或逐步减量
		2	少量丘疹和（或）丘疹脓疱；中度持久性面部红斑	
		3	大量丘疹和（或）丘疹脓疱；重度持久性面部红斑；可有炎症斑块或水肿	
肥大型	● 皮肤增厚、出现结节 ● 毛孔粗大 ● 可累及鼻部（鼻赘）、下颏（下颏肥大）、前额（前额肥厚）、耳部（耳赘）、眼睑（眼睑肥厚） ● 可与酒渣鼻其他临床表现共同发生，也可独立存在	1	水肿；毛孔轻度扩张；临床上无结缔组织或皮脂腺增生；外形可无变化	● 鼻赘达 2 级或 3 级病程时可采用手术或激光疗法 ● 其余部位肥大治疗较难，但当有内容物有炎症表现时可通过系统疗法改善
		2	中度水肿；毛孔中度扩张；临床上可有中度结缔组织或皮脂腺增生；可鼻部轮廓变化，但无结节增生	
		3	显著水肿；毛孔重度扩张；可因结缔组织或皮脂腺增生引起鼻部轮廓变化，可有结节增生	
眼型	● 眼部干燥、异物感 ● 睑炎 ● 结膜炎 ● 霰粒肿或麦粒肿 ● 角膜炎、巩膜外层炎、巩膜炎、虹膜炎（罕见）	1	中度瘙痒，干燥或异物感；睑缘细小鳞屑；睑缘毛细血管扩张；中度结膜充血	● 1 级病程采用局部治疗 ● 2 级病程采用系统治疗 ● 若 1、2 级病程持续或疑为 3 级病程时，建议眼科就诊
		2	烧灼感或刺激感；结痂或睑缘不规则红斑或水肿；明显结膜充血；霰粒肿或麦粒肿	
		3	疼痛，光敏，视物模糊；睫毛脱落等眼睑改变，严重结膜炎症；角膜改变，可有视力缺失；巩膜外层炎，巩膜炎；虹膜炎	

（ Adapted from Pelle MT，Crawford GH，James WD. Rosacea：Ⅱ . Therapy. J Am Acad Dermatol. 2004；51；499-512. ）

● 红斑毛细血管扩张型酒渣鼻（erythematotelang-iectatic rosacea，亚型 1；ETTR）：患者可在持久性面部红斑或毛细血管扩张的基础上出现潮红（见图 37.2）。此类患者多属于Ⅰ型和Ⅱ型皮肤人群，不易与光老化引起的毛细血管扩张鉴别，相关鉴别要点如表 37.3 所示[22]。此外，当患者出现明显面部潮红时，应考虑可能的其他诱因，见表 106.2 和 106.3。

● 丘疹脓疱型酒渣鼻（papulopustular rosacea，亚型 2；PPR）：患者面部中心可有多发红色圆形小丘疹（< 3 mm），散在分布或簇状群集（见图 37.3 和 37.4）。少数皮损中心可出现脓疱。丘疹和脓疱随病情进展而呈多变性，是本型特征性表现。尽管患者仅有轻度不适或瘙痒，且皮损症状较轻，但与躯体症状相比，患者因暴发性皮疹的面容所引发的社交障碍问题可能会更加严重。在发作超过两周后，丘疹或脓疱可演变为瘢痕性炎症后红斑，约十天后逐渐消退。

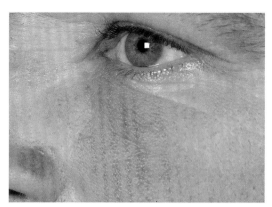

图 37.2　红斑毛细血管扩张型酒渣鼻。可见颊部及侧颊持久性红斑。此患者未见毛细血管扩张，属于轻型（等级 1）

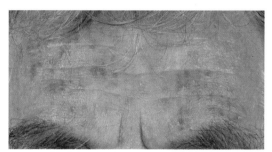

图 37.3　前额中度丘疹脓疱型酒渣鼻。注意炎症皮损的表面性状

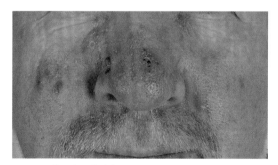

图 37.4　中重度丘疹脓疱型酒渣鼻。可见面部中心局部红斑分布及毛细血管扩张、丘疹及脓疱。此外可见皮肤脱屑、表面结痂，常提示疾病加重

此型多无瘢痕残留。

　　较大的皮损周围可有环形红斑出现，其边缘可见微血管扩张。当症状严重时偶可覆有脱屑及薄痂，称为"炎症性酒渣鼻"（见图 37.5）。另外，部分患者可见颊部持久性红斑，可同时出现炎症后红斑、毛细血管扩张及血管舒张等表现。

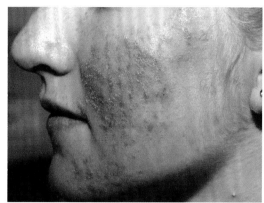

图 37.5　酒渣鼻性皮炎。当疾病加重时，可见本患者颊部脱屑及结痂（Courtesy，Kalman Watsky，MD.）

- 肥大型酒渣鼻（phymatous rosacea，亚型 3）：本型可有皮脂腺过度增生并伴纤维化。鼻赘是最为常见的临床表现，主要见于男性（见图37.6）。尽管也有其他部位受累的报道，但较为罕见（见表 37.2）。鼻赘患者还可出现其他的临床症状，如轻中度的丘疹脓疱型酒渣鼻。本型复发时可无前期皮损出现，因此不应认为是"终末期酒渣鼻"[33]。鼻赘发生初期可表现为鼻尖毛孔扩张（"毛孔粗大"）。一般认为同区域同时出现血管扩张可提示过度增生的发生（见图 37.7）。在部分严重的鼻赘患者中，组织增生可引起鼻部变形，并伴发柔软的实质结节，

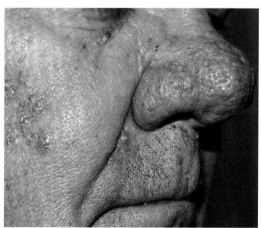

图 37.6　鼻赘。可见皮脂腺与结缔组织过度增生，并有毛孔扩张，多见于鼻中下部。此外，本例可有丘疹脓疱型酒渣鼻表现（Courtesy，Kalman Watsky，MD.）

表 37.2　肥大型酒渣鼻的类型	
肥大部位	**临床特征**
鼻部肥大（鼻赘）	• 最初鼻尖表面出现毛孔增大或扩张 • 症状显著时可引起鼻部肥厚畸形
下颏肥大	• 罕见，可有下颏部位局部受累 • 可引发非对称性肿胀
耳部肥大	• 常累及耳郭下部及耳垂
前额肥大	• 额部中心垫状硬质肿胀
眼睑肥大	• 眼睑肿胀 • 常为水肿性酒渣鼻表现之一，但也可伴发于严重的丘疹脓疱型或眼型酒渣鼻

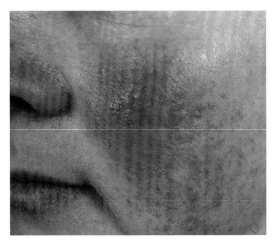

图 37.8　**伴有水肿表现的炎症性酒渣鼻**。颊部中心可见紧张性红斑及斑块。皮下炎症得到有效治疗后此症状可缓解

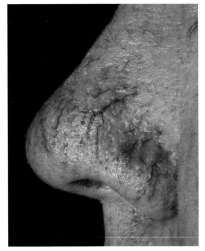

图 37.7　**因充血而在鼻尖部位显现出弯曲的扩张性血管**。此类充血易引起鼻部增生形成疣赘。注意毛孔扩张（"毛孔粗大"）的早期征象

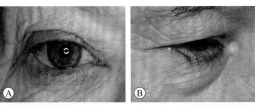

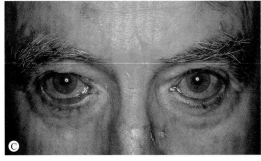

图 37.9　**眼型酒渣鼻**。A. 下睑睫毛底部可见角质小结节（圆锥脱屑）。同时见下眼睑炎及结膜充血。B. 下睑黏膜红斑及睑外翻。C. 结膜显著充血，导致红眼表现，同时存在睑外翻

严重影响容貌美观。尽管有鼻赘患者皮损部位出现基底细胞癌的报道，但暂无足够证据表明此型有恶变的倾向。

　　部分严重的炎症性酒渣鼻患者可出现水肿样改变（见图 37.8），但应与本型鉴别。与肥大型酒渣鼻不同，前者症状可在炎性皮损得到有效控制后出现改善；但也有某些淋巴性水肿可长期存在。

● 眼型酒渣鼻（ocular rosacea，亚型 4）：本型可伴或不伴酒渣鼻的皮肤症状。因此在无皮肤症状时，对本型的诊断较为困难。红斑毛细血管扩张型及丘疹脓疱型酒渣鼻患者更易出现眼部炎症，比例可高达 50%（见图 37.9）。本型症

状常无特征性，包括眼部干燥、异物感、佩戴隐形眼镜时不适、流泪、睑缘结痂、反复发作的睑腺炎（麦粒肿）及偶发瘙痒。由于患者常难以将眼部症状与酒渣鼻相联系，除非在特别询问的情况下，患者多无法主动提供上述信息。眼型酒渣鼻的临床表现多变，可有睫毛根部小结节（圆锥脱屑；见图 37.9A）或轻度睑缘脱屑。当本病活动性增加时，还可有睑炎表现，

常伴眼睑水肿和结膜充血，总体情况如"红眼"表现（见图37.9C）。睑板腺囊肿（霰粒肿）是发生于眼睑软骨表面的硬性无触痛性囊肿，睑腺炎虽与之相似，但常有触痛及肿痛，常被称为"麦粒肿"。严重的眼部症状（如角膜炎、角

膜新生血管形成、葡萄膜炎、巩膜炎、虹膜炎）在酒渣鼻患者中罕见。

本病偶尔可累及面部以外的部位（如头皮、颈部和上半身），多见于肉芽肿型。针对四种类型酒渣鼻的鉴别诊断要点已在表37.3列出。

表37.3　四种类型酒渣鼻的诊断．小棘毛壅病偶可表现为红斑，但通过皮肤镜或显微镜对毛孔或毛囊内容物进行检测后即可确诊	
酒渣鼻类型及鉴别诊断	**鉴别要点**
红斑毛细血管扩张型酒渣鼻	
光损伤（光老化引起毛细血管扩张）	• 也可表现为面部毛细血管扩张和红斑，但红斑多发于两侧面部，面部中心发作较少 • 常用一过性红斑或非一过性红斑 • 部分患者可同时合并两种疾病
脂溢性皮炎	• 眼睑、鼻唇沟、外耳道、耳后沟及头皮可见红斑伴油腻的鳞屑 • 可有眼睑皱褶累及 • 患者常同时合并两种疾病
毛发红糠疹	• 常在青春期发作 • 两颊部可见红斑基础上集聚的毛囊性小丘疹
急性皮肤型红斑狼疮	• 无炎症性丘疹脓疱及眼部改变 • 超过75%～80%的患者有SLE系统累及征象/症状 • 鼻唇沟处常可见境界清晰的水肿性斑块
面部潮红（特发性或继发性）	• 间歇性红斑及灼热感 • 酒渣鼻患者的潮红一般局限于面部 • 当其他部位受累或出现心动过速、冷汗等症状时应考虑其他常见的病因（如更年期、焦虑症等）或肿瘤相关的表现
丘疹脓疱型酒渣鼻	
痤疮（寻常型）	• 青年多发 • 可有开放或闭合性粉刺及囊肿 • 上身可有较多累及
皮质激素性酒渣鼻	• 临床上可与腔口周围皮炎共同存在（见正文）
蠕形螨病（蠕形螨性毛囊炎）	• 患者多为免疫抑制状态（HIV感染、白血病） • 面部受累，尤其是鼻部，以及上胸部 • 局部应用苄氯菊酯±口服伊维菌素有效
毛囊性糠疹	• 见正文
难辨认癣，念珠菌病	• 临床表现均可类似酒渣鼻，尤其是局部外用皮质激素后 • 经氢氧化钾装片检查后可见菌丝和孢子
EGFR抑制剂诱发的丘疹脓疱病	• 在使用此药的患者中发生率可高达90%（见图37.15） • 突然发作 • 可有头皮、颈部及躯干受累
毛囊性黏蛋白病	• 多发性丘疹，但无脓疱
眼型酒渣鼻	
脂溢性皮炎 药物诱导性眼型酒渣鼻	• 睑缘外可累及；眼睑皱褶部位易加重 • 使用眼药水治疗其他眼部疾病（如青光眼）
肥大型酒渣鼻	
冻疮样狼疮（结节病）	• 鼻尖紫红色硬质斑块
盘状红斑狼疮	• 红斑、鳞屑、毛囊栓塞，可有瘢痕倾向
寻常狼疮（皮肤结核）	• 见表75.6
皮肤肿瘤	• 基底细胞癌、淋巴瘤、血管肉瘤、皮肤转移癌（"小丑鼻"）
EFGR，表皮生长因子受体；SLE，系统性红斑狼疮	

在肉芽肿型酒渣鼻中，可见较多的大小一致并持续存在、呈肤色至暗红棕色的面部圆形丘疹，多发于面部中心，直径约 1～3 mm（见图37.10）。此型在儿童和成人中均可发生，在皮损出现数年后可自行消退，不再复发。组织学上本型表现为真皮非干酪样上皮肉芽肿表现（见下文）。也有学者认为，面部播散性粟粒性狼疮（lupusmiliaris disseminatus faciei, LMDF）属于重型肉芽肿型酒渣鼻[34]，其好发于眼周（及面部），并在玻片压诊法中呈"苹果酱样"改变。但是面部播散性粟粒性狼疮的组织病理所示的真皮肉芽肿具有中心干酪样坏死，因此最初认为是一类结核疹。最近，有人提出将"退行性面部特发性肉芽肿（facial idiopathic granulomas with regressive evolution, FIGURE）"一词作为面部播散性粟粒性狼疮的正式名称。此病可留下永久性的显著面部瘢痕，偶有面部以外部位受累，需注意与结节病、皮肤结核或渐进性坏死型的环状肉芽肿等肉芽肿性疾病鉴别。

组织病理学

红斑毛细血管扩张型酒渣鼻的组织学改变常较轻微，仅限于血管扩张和轻度水肿（见图37.11A）。在丘疹脓疱型（炎症型）酒渣鼻中，则有血管周围及毛囊周围淋巴组织细胞浸润（见图37.11B）。某些患者皮脂腺增生明显。值得注意的是并没有粉刺形成。肉芽肿型酒渣鼻则可见非干酪样上皮肉芽肿（见图37.11C）。肥大型酒渣鼻可表现为毛囊扩张、皮脂腺显著增生及程度不等的淋巴组织细胞炎症浸润。

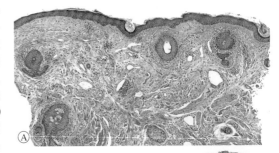
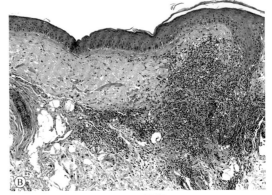
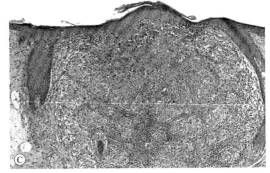

图37.11 酒渣鼻的组织病理学表现。A. 红斑毛细血管扩张型，可见多数扩张的血管及毛囊周围及血管周围少量淋巴细胞浸润。B. 丘疹脓疱型，可见真皮层大量淋巴细胞浸润，主要集中于受累毛囊周围。C. 肉芽肿型，可见组织细胞或组织样巨细胞组成的结节样肉芽肿，以及真皮上层毛囊间淋巴细胞聚集（Courtesy, Lorenzo Cerroni, MD.）

治疗

酒渣鼻患者的皮肤护理要点已在表37.4中列出，是重要的治疗原则[35-36]。对各型酒渣鼻的治疗方法列于表37.5，并在最新系统综述中进行讨论[37, 37a]。同时将本病划分为不同类型及不同等级（轻、中、重度，

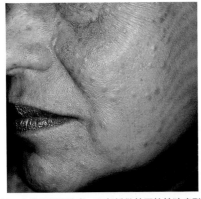

图37.10 肉芽肿型酒渣鼻，面部播散性粟粒性狼疮型。面部大小一致并分散的肤色至棕色丘疹，存在时间较丘疹脓疱型更为持久。组织学上可见肉芽肿中心干酪样坏死，可诊断为面部播散性粟粒性狼疮

表37.4 酒渣鼻患者面部皮肤护理建议及宣教
面部皮肤护理
• 温水清洗，使用 pH 值相近的无皂清洗剂
• 用指尖轻轻蘸取清洗剂
• 使用同时可防护 UVA 及 UVB 的防晒霜，SPF ≥ 30
• 含二氧化钛和（或）氧化锌等无机滤剂的防晒霜更适合使用
• 使用含保护性硅树脂的化妆品或防晒霜
• 含惰性绿色色素的水溶性蜜粉具有消除红斑表现的作用
• 含湿润剂（如甘油）及密封剂（如凡士林）有助于修复表皮屏障
• 避免使用收敛剂、增色剂及磨砂或去角质药膏
• 避免使用含酒精、薄荷脑、樟脑、金缕梅、香料、薄荷及桉树油的化妆品
• 避免使用需通过刺激性溶液或物理摩擦才能除去的防水化妆品或厚粉底
• 避免乙醇酸焕肤或磨皮等治疗方法
患者宣教
• 告知患者本病为良性病变且鼻赘发生率低，解除其疑虑，尤其在女性患者中
• 强调本病为慢性病程且有加重的可能性
• 指导患者至全国酒渣鼻协会（www.rosacea.org）或美国皮肤病学会（www.aad.org）等相关网站查询信息
• 建议患者避免接触已知的刺激物
• 解释遵从部分医嘱的重要性
• 介绍、宣教避免日晒的重要性
（Adapted from refs 36, 39 & 41.）

1～3 级），便于个性化疗法的实施及疗效的跟踪[38]。在首次接诊时，应向患者告知本病存在慢性复发性的特点，在缓解期仍需维持治疗[39]。

1 级红斑毛细血管扩张型酒渣鼻患者可有面部红斑及间歇性潮红。2 级和 3 级则表现为面部频繁潮红，并伴毛细血管扩张。主要治疗目标是通过激光疗法减轻面部红斑、减少毛细血管扩张及降低面部潮红的发生频率。后者包括避免诱发因素和应用相关的药物（见表 37.5）。局部应用肾上腺素激动剂，如溴莫尼定（选择性 α_2 受体）或羟甲唑啉（选择性 α_{1A} 受体和局部性 α_2 受体），对红斑毛细血管扩张型患者面部红斑的减退有效[40, 40a]。但由于部分患者难以接受在治疗后出现面部苍白的表现，故可能因自行停药而引起红斑复发。在红斑毛细血管扩张型，局部或系统应用治疗丘疹脓疱型酒渣鼻的抗生素通常疗效不佳，且局部应用甚至可对皮肤产生不良刺激。避免日晒、合理使用高防晒系数的防晒霜以及皮肤的药妆护理均为本型酒渣鼻的治疗方法（见表 37.4）。

丘疹脓疱型酒渣鼻一般考虑局部或系统使用抗生素治疗（见表 37.5）[41]。尽管用于治疗本型酒渣鼻的多种抗生素和寻常痤疮治疗中所使用的相同，但酒渣鼻的疗程通常更短（前者 4～8 周，后者 4～6 个月）。但对于炎症皮损的治疗有时可造成毛细血管扩张现象的出现，需进一步处理。在后续的抗炎治疗中，应重点采用维持疗法（多为局部外用）来防止疾病复发。多数中重度丘疹脓疱型酒渣鼻（2 级和 3 级）患者还需要给予多疗程的系统性抗生素治疗，但每段用药疗程通常较短，多为 3～4 周。部分患者在隔日口服单种抗生素时即可控制症状发作，而一旦停药则可导致复发。局部外用伊维菌素是治疗本型酒渣鼻的新疗法，具有抗炎和抗菌活性[42]。小剂量异维 A 酸[43]及光动力疗法[44]可用于一线治疗无效的患者。

鼻赘是肥大型酒渣鼻中治疗最有效的一类（见表 37.5）。尽管缺乏明确证据，但轻度患者通常对小剂量异维 A 酸有效。严重的患者（2 级和 3 级）还可采用二氧化碳激光、电手术或外科切除等物理疗法治疗（见图 140.7）。对采用二氧化碳激光治疗的患者进行纵向测评后发现其疗效可持久维持[45]。由于本型的其他亚型较为罕见，目前尚无明确的治疗方案。

眼型酒渣鼻是一种虽然常见但不易诊断的酒渣鼻类型[46]。将棉签与油性可撕膜组合后，蘸取稀释后的"婴儿"洗发露清洗睑缘，可对轻症患者（1 级）的治疗有效。中度症状的患者（2 级）常有霰粒肿或麦粒肿形成，表现为睑缘硬结且伴灼热或刺痛感，其治疗主要包括局部性或（和）系统性抗生素疗法（见表 37.5）。重症者（3 级）则有疼痛、畏光和视力障碍等表现。出现上述症状应立即向眼科医师咨询就诊。

肉芽肿型酒渣鼻的治疗较为困难，且尚无公认的一线疗法。有少量证据表明，氨苯砜、米诺环素、异维 A 酸、羟氯喹和 1450 nm 半导体激光有一定疗效。

部分学者认为应将暴发性酒渣鼻（面部脓皮病，见图 37.12）和聚合型酒渣鼻纳入本病分类中（见"引言"），也有认为上述两者应属于变异型寻常痤疮。总之，当两者炎症反应出现加重时，需系统性应用糖皮质激素，同时建议后续予以异维 A 酸口服治疗[47]。值得注意的是，即便采用上述疗法，仍可能出现瘢痕遗留。

酒渣鼻样疾病

• 腔口周围皮炎，最初命名为口周皮炎，表面上与酒渣鼻相仿，但其好发部位——口周、鼻

表 37.5　酒渣鼻的药物及外科疗法。在避免接触诱因后，若中重度面部潮红仍持续存在，可考虑使用 β 受体阻滞剂（如卡维地洛、纳多洛尔，见第 106 章）

治疗方法	治疗要点和（或）药物剂量
红斑毛细血管扩张型	
面部皮肤护理（见表 37.4）	对此类型患者尤为有效，因其皮肤常易受刺激，表现为"高敏感性"
光保护	紫外线（UVR）可能会引起真皮基质损伤
局部用药，如壬二酸、甲硝唑	可减轻红斑，但因其有一定刺激性，故使用常受限制
局部外用酒石酸溴莫尼定（0.33% 凝胶）*,†	选择性 α_2- 肾上腺素拮抗剂，可改善红斑症状
局部外用盐酸羟甲唑啉（1% 乳膏）*	选择性 α_{1A}- 肾上腺素拮抗剂，可改善红斑症状
激光治疗†	使用血管外激光照射（如脉冲染料激光、磷酸钛氧钾晶体激光）及强脉冲光可改善 2 级和 3 级患者症状
丘疹脓疱型	
局部治疗	
甲硝唑（0.75% 凝胶或乳膏；1% 乳膏）*,†，每日 1～2 次	可在治疗初期使用以改善炎症皮损，或作为长期维持治疗
伊维菌素（1% 乳膏）*,†，每日一次	较安慰剂更加有效，且疗效在随机对照研究中较局部应用甲硝唑略高
壬二酸（15% 凝胶）*,†，每日两次	较局部应用甲硝唑更有疗效，但易产生不良反应，如刺激感 壬二酸（20% 乳膏，每日两次）为非 FDA 推荐的治疗剂量
磺胺醋酰钠（10%）及硫磺（5%）药膏或洗液*，每日 1～2 次	可含 10% 尿素
红霉素（2% 溶液），每日两次	溶液中含酒精可降低耐受性
克林霉素（1% 洗剂），每日外用	
5% 过氧化苯甲酰＋1% 克林霉素，每日外用	可能会引起皮肤刺激
维 A 酸（0.025% 乳膏；0.05% 乳膏；0.1% 凝胶），每日外用	调节表皮角化，可改善光损伤 部分患者无法耐受
苄氯菊酯（5% 乳膏）每日至每周使用	对丘疹及红斑的疗效与外用甲硝唑相当 今后或可与抗生素联合使用，但仍需进一步研究
吡美莫司（1% 乳膏）或他克莫司（0.03%，0.1% 软膏），每日两次	部分研究显示对红斑有效，但也有病例显示可引起症状加重，故仍需进一步研究
系统治疗	
多西环素*,†	每日 40 mg（30 mg 速释及 10 mg 缓释），口服 4～8 周 与 100 mg 剂量疗效相近，但副作用较少
多西环素	50～100 mg，每日 1～2 次，口服 4～8 周
米诺环素	50～100 mg，每日 2 次，或按 1 mg/kg 剂量每日服用，口服 4～8 周 **
四环素†	250～500 mg，每日 2 次，口服 4～8 周
红霉素	250～500 mg，每日 1～2 次，口服 4～8 周
阿奇霉素	250～500 mg（5～10 mg/kg），每周 3 次，口服 4～8 周
甲硝唑	200 mg，每日 1～2 次，口服 4～8 周
异维 A 酸†	每日 0.3 mg/kg
肥大型	
异维 A 酸	可降低鼻部容积，停止鼻部肥大进程
手术切除	可有效恢复、重塑鼻部结构
电切手术	
二氧化碳激光	

表37.5 酒渣鼻的药物及外科疗法。在避免接触诱因后，若中重度面部潮红仍持续存在，可考虑使用 β 受体阻滞剂（如卡维地洛、纳多洛尔，见第106章）（续表）	
治疗方法	治疗要点和（或）药物剂量
眼型	
眼部卫生及人工泪液	常用于轻症患者治疗
夫西地酸	可与系统应用抗生素共同用于2、3级患者的维持治疗，防止复发
甲硝唑凝胶	
0.5% 环孢素眼部乳液[†]	对眼型酒渣鼻的疗效较人工泪液更好
系统应用抗生素	用于2、3级患者

* FDA 支持的酒渣鼻疗法（循证医学证据级别＝1）。
[†] 在一篇包含对中重度酒渣鼻患者进行的随机对照试验的 Cochrane 综述中，这些疗法均显示有效[37]。
** 在16周疗程中，米诺环素 100 mg/ 日的疗效不亚于多西环素 40 mg/ 日[37a]。

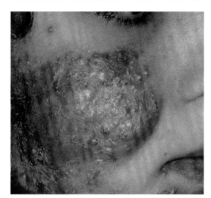

图 37.12　暴发型酒渣鼻（面部脓皮病）。面颊部显著斑块，其上密集脓疱

周和（或）眼周，而非面部中心——以及皮损形式存在差异。腔口周围皮炎可表现为单一形态、针尖大小的表皮脓疱和（或）粉红色丘疹、斑片及小斑块，部分可覆有细小鳞屑（见图

37.13）。其发生可与局部外用或吸入糖皮质激素史有关。此外，过度使用化妆品及保湿剂也可能加重症状，出现对阳光和热水过度敏感的表现。

口服抗生素（如多西环素、红霉素、四环素和米诺环素）4 ～ 8 周通常可改善皮肤症状；阿奇霉素按 500 mg 每周口服三次，持续 4 ～ 8 周也可有疗效。若因局部外用糖皮质激素诱发口周炎，则应及时停用。但激素的停用应充分考虑其使用强度和频率，而非骤停，由此可避免此病的复燃。在本病得到缓解后，若患者避免再次接触刺激性因素，多不会出现症状频繁复发。儿童患者症状多变，可表现为慢性肉芽肿型腔口周围皮炎。

- 皮质激素性酒渣鼻可出现面部爆发性红斑、丘疹和脓疱，在部分患者中可因长期外用中强效激素而出现毛细血管扩张等萎缩性改变（见图37.14）。与腔口周围皮炎类似，合理降低激素

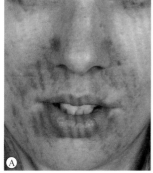
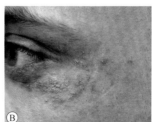
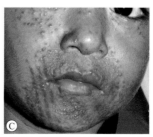

图 37.13　腔口周围皮炎（常为口周皮炎）。A、B. 腔口周围（如眼周、鼻周及眶周分布区）可见粉红色丘疹斑片、小斑块及针尖大小的表皮脓疱。C. 儿童肉芽肿性腔口周围皮炎，可见口周密集分布单一粉红色丘疹。局部外用和口服皮质激素后皮疹加重，后改用口服阿奇霉素，6 周后皮疹缓解（B，Courtesy，Kalman Watsky，MD；C，Courtesy，Julie V Schaffer，MD.）

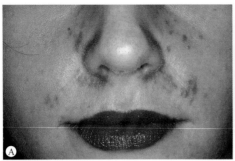
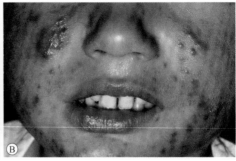

图 37.14 **皮质激素性酒渣鼻**。A. 轻度病变患者，可见面部中心散在红斑丘疹和丘疹脓疱。B. 重症病变的儿童患者，可见融合的红斑丘疹脓疱（A，Courtesy，Kalman Watsky，MD.）

使用的强度和频率（而非突然停用）对减轻症状复发有利。系统应用多西环素、四环素、米诺环素、阿奇霉素或红霉素的疗程通常也需达到 4～8 周。

- 酒渣鼻样皮炎常用于形容临床表现类似酒渣鼻样的皮肤型药物反应，主要由局部或系统应用糖皮质激素及外用钙调磷酸酶抑制剂[48]引起，表现为面部红斑、小丘疹及多发脓疱。皮损一般泛发于面部，部分患者面部皮肤可有大量蠕形螨，或与药物的免疫调节作用有关。酒渣鼻样皮炎也可形容酒渣鼻及面部皮炎症状共同存在的患者。
- EGFR 抑制剂引起的痤疮样丘疹脓疱病——见表 37.3 和图 37.15。
- 特发性面部无菌性肉芽肿（IFAG）通常发生于儿童，表现为颊部单发红斑结节，可持续数月

后自行缓解。有学说认为此病应归类于儿童肉芽肿型酒渣鼻。

- 毛囊性糠疹为一种罕见的疾病，多发于 20～40 岁的女性群体中。本病患者通常使用保湿剂、洁面膏或化妆品，而非用水来护理面部。疾病可表现为轻微红斑基础上粗糙发白（即"霜斑样"），并有散在细小丘疹脓疱，受累范围可超出面部中心。以载玻片轻刮表皮后观察，常可见大量死亡及少量存活的蠕形螨。定期清洗面部同时于夜间局部外用硫磺或 5% 苄氯菊酯乳膏治疗 4～6 周常有疗效。局部外用伊维菌素也可有效。
- Morbihan 病是一种以面部中心进行性、持久性、无症状且非凹陷性水肿为特征表现的罕见病，可合并顽固性面部红斑（见图 37.16）。病灶处的淋巴水肿可由多种始发因素引起，如外

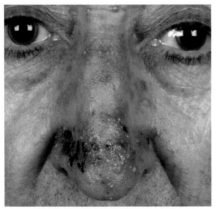

图 37.15 **EGFR 抑制剂引起的痤疮样丘疹脓疱病**。症状与酒渣鼻相似，但发作更为突然

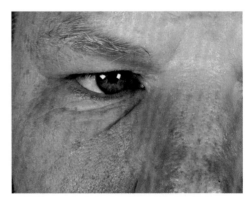

图 37.16 **Morbihan 病**。上面部可见红斑、硬质、非凹陷性且无症状的水肿。受累最严重的部可出现"橘皮样"表现

伤、接触性过敏[49]及寻常痤疮。有人提出酒渣鼻或为此病的相关诱因[50]，但包括笔者在内，其余学者认为此病与酒渣鼻之间的相关性尚不明确。组织学上，即使出现肉芽肿性表现，但此病与其他类型的酒渣鼻依然难以区分。另偶见淋巴水肿。本病目前尚无明确的治疗方法，但长疗程的抗生素及低剂量异维A酸口服在个体病例有效。

- Haber综合征目前被视为Dowling-Degos病的一种亚型，表现为躯干粉刺和散在瘢痕，早期可有酒渣鼻样面部红斑。

（乐 艳 黄淳韵 朱奕琦译 项蕾红审校）

参考文献

1. Wilkin J, Dahl M, Detmar M, et al. Standard classification of rosacea: Report of the National Rosacea Society Expert Committee on the Classification and Staging of Rosacea. J Am Acad Dermatol 2002;46:584–7.
2. Jansen T, Plewig G, Kligman AM. Diagnosis and treatment of rosacea fulminans. Dermatology 1994;188:251–4.
3. Powell FC. Rosacea: Diagnosis and Management. New York: Informa Healthcare USA; 2009.
4. Cribier B. Medical history of the representation of rosacea in the 19th century. J Am Acad Dermatol 2013;69:S2–4.
5. Tan J, Berg M. Rosacea: current state of epidemiology. J Am Acad Dermatol 2013;69:S27–35.
6. Berg M, Liden S. An epidemiological study of rosacea. Acta Derm Venereol 1989;69:419–23.
7. McAleer MA, Fitzpatrick P, Powell FC. Papulopustular rosacea: prevalence and relationship to photodamage. J Am Acad Dermatol 2010;63:33–9.
8. Augustin M, Herberger K, Hintzen S, et al. Prevalence of skin lesions and need for treatment in a cohort of 90,880 workers. Br J Dermatol 2011;165:865–73.
9. Alexis AF. Rosacea in patients with skin of color: uncommon but not rare. Cutis 2010;86:60–2.
10. Doe PT, Asiedu A, Acheampong JW, Rowland Payne CM. Skin diseases in Ghana and the UK. Int J Dermatol 2001;40:323–6.
11. Egeberg MD, Hansen PR, Gislason GH, Thyssen JP. Patients with rosacea have increased risk of dementia. Ann Neurol 2016;79:921–8.
12. Guzman-Sanchez DA, Ishiuji Y, Patel T, et al. Enhanced blood flow and sensitivity to noxious heat stimuli in papulopustular rosacea. J Am Acad Dermatol 2007;57:800–5.
13. Gomaa AH, Yaar M, Eyada MM, Bhawan J. Lymphangiogenesis and angiogenesis in non-phymatous rosacea. J Cutan Pathol 2007;34:748–53.
14. Lonne-Rahm SB, Fischer T, Berg M. Stinging and rosacea. Acta Derm Venereol (Stockh) 1999;79:460–1.
15. Steinhoff M, Buddenkotte J, Aubert J, et al. Clinical, cellular, and molecular aspects in the pathophysiology of rosacea. J Invest Dermatol Symp Proc 2011;15:2–11.
16. Yamasaki K, Di Nardo A, Barden A, et al. Increased serine protease activity and cathelicidin promotes skin inflammation in rosacea. Nat Med 2007;13:975–80.
17. Yamakasaki K, Gallo RL. The molecular pathology of rosacea. J Dermatol Sci 2009;55:77–81.
18. Cribier B. Rosacea under the microscope: Characteristic histologic findings. J Eur Acad Dermatol Venereol 2013;27:1336–43.
19. Powell FC. Rosacea and the pilosebaceous follicle. Cutis 2004;74:9–12, 32–4.
20. Ballaun C, Weninger W, Uthman A, et al. Human keratinocytes express the three major splice forms of vascular endothelial growth factor. J Invest Dermatol 1995;104:7–10.
21. Wlaschek M, Briviba K, Stricklin GP, et al. Singlet oxygen may mediate the ultraviolet A-induced synthesis of interstitial collagenase. J Invest Dermatol 1995;104:194–8.
22. Helfrich YR, Maier LE, Cui Y, et al. Clinical, histologic, and molecular analysis of differences between erythematotelangiectatic rosacea and telangiectatic photoaging. JAMA Dermatol 2015;151:825–36.
23. Dirshka T, Tronnier H, Folster-Holst R. Epithelial barrier function and atopic diathesis in rosacea and perioral dermatitis. Br J Dermatol 2004;150:1136–41.
24. Dahl MV. Pathogenesis of rosacea. Adv Dermatol 2001;17:29–45.
25. Ní Raghallaigh S, Bender K, Lacey N, et al. The fatty acid profile of the skin surface lipid layer in papulopustular rosacea. Br J Dermatol 2012;166:279–87.
26. Ní Raghallaigh S, Powell FC. Epidermal hydration levels in patients with rosacea improve after minocycline therapy. Br J Dermatol 2014;171:259–66.
27. Bonnar E, Eustace P, Powell FC. The Demodex mite population in rosacea. J Am Acad Dermatol 1993;28:443–8.
28. Forton F, Seys B. Density of Demodex folliculorum in rosacea: A case-control study using a standardised skin surface biopsy. Br J Dermatol 1993;128:650–9.
29. Georgala S, Katoulis AC, Kylafis GD, et al. Increased density of Demodex folliculorum and evidence of delayed hypersensitivity reaction in subjects with papulopustular rosacea. J Eur Acad Dermatol Venereol 2001;15:441–4.
30. Lacey N, Delaney S, Kavanagh K, Powell FC. Mite-related bacterial antigens stimulate inflammatory cells in rosacea. Br J Dermatol 2007;157:474–81.
31. Lacey N, Ní Raghallaigh S, Powell FC. Demodex mites – commensals, parasites or mutualistic organisms? Dermatology 2011;222:128–30.
31a. Jørgensen AR, Egeberg A, Gideonsson R, et al. Rosacea is associated with *Helicobacter pylori*: a systematic review and meta-analysis. J Eur Acad Dermatol Venereol 2017 May 23;doi:10.1111/jdv.14352.
32. Léoni S, Mesplié N, Aitali F, et al. Metronidazole: alternative treatment for ocular and cutaneous rosacea in the pediatric population. J Fr Ophtalmol 2011;34:703–10.
33. Roberts JO, Ward CM. Rhinophyma. J R Soc Med 1985;78:678–81.
34. Michaels JD, Cook-Norris RH, Lehman JS, Gibson LE. Adult with papular eruption on the central aspect of the face. J Am Acad Dermatol 2014;71:410–12.
35. Del Rosso JQ. Adjunctive skin care in the management of rosacea: cleansers, moisturizers and photoprotectants. Cutis 2005;75:17–21.
36. Del Rosso JQ, Baum EW. Comprehensive medical management of rosacea: an interim study report and literature review. J Clin Aesthet Dermatol 2008;1:20–5.
37. van Zuuren EJ, Fedorowicz Z. Interventions for rosacea: abridged updated Cochrane systematic review including GRADE assessments. Br J Dermatol 2015;173:651–62.
37a. van der Linden MMD, van Ratingen AR, van Rappard DC, et al. DOMINO, doxycycline 40 mg vs. minocycline 100 mg in the treatment of rosacea: a randomized, single-blinded, noninferiority trial, comparing efficacy and safety. Br J Dermatol 2017;176:1465–74.
38. Wilkin J, Dahl M, Detmar M, et al. Standard grading system for rosacea: Report of the National Rosacea Society Expert Committee on the Classification and Staging of Rosacea. J Am Acad Dermatol 2004;50:907–12.
39. Powell FC. Rosacea. N Eng J Med 2005;352:793–803.
40. Fowler J, Jackson M, Moore A. Efficacy and safety of once-daily topical brimonidine tartrate gel 0.5% for the treatment of moderate to severe facial erythema of rosacea: results of two randomized, double-blind, vehicle-controlled pivotal studies. J Drugs Dermatol 2013;12:650–6.
40a. Oxymetazoline cream (Rhofade) for rosacea. Med Lett Drugs Ther 2017;59:84–8.
41. Pelle MT, Crawford GH, James WD. Rosacea: II. Therapy. J Am Acad Dermatol 2004;51:499–512.
42. Taieb A, Ortonne JP, Ruzicka T, et al. Superiority of ivermectin 1% cream over metronidazole 0.75% cream in treating inflammatory lesions of rosacea: a randomized, investigator-blinded trial. Br J Dermatol 2015;172:1103–10.
43. Hyunhee P, Del Rosso DO. Use of oral isotretinoin in the management of rosacea. J Clin Aesthet Dermatol 2011;4:54–61.
44. Bryld LE. Jemec GBE. Photodynamic therapy in a series of rosacea patients. J Eur Acad Dermatol Venereol 2007;21:1199–202.
45. Madan V, Ferguson JE, August P. Carbon dioxide laser treatment of rhinophyma: a review of 124 patients. Brit J Dermatol 2009;161:814–18.
46. Viera AC, Mannis MJ. Ocular rosacea: common and commonly missed. J Am Acad Dermatol 2013;69:S36–41.
47. Jarrett R, Gonsalves R, Anstey AV. Differing obstetric outcomes of rosacea fulminans in pregnancy: report of three cases with review of pathogenesis and management. Clin Exp Dermatol 2010;35:888–91.
48. Antille C, Saurat JH, Lubbe J. Induction of rosaceiform dermatitis during treatment of facial inflammatory dermatoses. Arch Dermatol 2004;140:457–60.
49. Wohlrab J, Lueftl M, Marsch WC. Persistent erythema and edema of the midthird and upper aspect of the face (morbus morbihan): evidence of hidden immunologic contact urticaria and impaired lymphatic drainage. J Am Acad Dermatol 2005;52:595–602.
50. Plewig G, Kligman AM. Acne and Rosacea. 2nd ed. Berlin: Springer-Verlag; 1993.

第**38**章　毛囊炎和其他毛囊性疾病

Jennifer L. Hsiao，*Kieron S. Leslie*，*Amy J. McMichael*，*Ashley R. Curtis*，*Daniela Guzman-Sanchez*

引言

本章将综述浅表性及深在性毛囊炎、毛囊角化异常病和毛囊闭锁四联征（follicular occlusion tetrad）[聚合性痤疮（acne conglobata）、化脓性汗腺炎（hidradenitis suppurativa）、穿掘性蜂窝组织炎（dissecting cellulitis）和藏毛窦（pilonidal sinus）]。浅表性毛囊炎（superficial forms of folliculitis）包括由金黄色葡萄球菌或铜绿假单胞菌所致的感染，深在性毛囊炎（deep forms of folliculitis）包括瘢痕疙瘩性痤疮和须部假性毛囊炎。毛囊角化异常病（disorders of follicular keratinization）是一组以显著的毛囊角栓为共性的皮肤病，其中某些疾病，如毛发扁平苔藓和毛发红糠疹将在其他章节中详述，本章则会讨论其他毛囊角化异常病，如小棘苔藓和面部毛囊红斑黑变病等。最后，本章疾病还包括一些侵犯毛囊的炎症性疾病，如移植物抗宿主疾病和较深肤色出现的丘疹性湿疹和玫瑰糠疹。

浅表性毛囊炎

同义名：■ Bockhart 脓疱疮（impetigo of Bockhart）

要点

■ 毛周脓疱，常发生于红斑基础上。
■ 好发于终毛区，如头皮和须部，以及躯干上部、臀部和大腿。
■ 脓疱疱液细菌培养结果最多的为正常菌群，其次为金黄色葡萄球菌。
■ 治疗方法取决于毛囊炎的种类。

引言

毛囊炎是一种以毛囊周围脓疱为特征的常见疾病。毛囊炎可继发于各式各样的病原体，或由刺激物或药物诱发（图 38.1）。脓疱内容物细菌培养结果常为阴性，但引起感染的病原体中最常见的是金黄色葡萄球菌。

临床特征

毛囊周围的脓疱常伴有红斑边缘（图 38.2）。如无脓疱出现，毛囊周围的红斑丘疹或其上重叠的领圈状脱屑可作为诊断的线索。皮损可伴瘙痒，甚至疼痛或压痛。有时皮损有广泛累及，患者会出现广泛瘙痒[1]。

毛囊炎最常见于头颈部（尤其是头皮和须部）、躯干上部、臀部、大腿，以及腋窝和腹股沟（图 38.3）。好发于封闭的部位和（或）有终毛的部位。此外，剃刮（尤其是逆毛发生长方向）可增加毛囊炎患病风险。

病理学

可见毛囊周围淋巴细胞、中性粒细胞和巨噬细胞浸润，中性粒细胞还可进入毛囊上皮和毛囊管腔，严重时形成脓肿。慢性期的变化包括毛囊破裂和肉芽肿反应。革兰氏染色有可能发现病原体。有时，毛囊上皮内可见单纯疱疹病毒感染引起的细胞病变（见第 80 章），蠕螨病患者的毛囊管腔内亦可见多个蠕形螨（见图 38.5C），这些情况下可诊断为其他形式的毛囊炎。

鉴别诊断

鉴别诊断包括表 38.1 中列出多种类型的毛囊炎及寻常痤疮、须部假性毛囊炎，有时还需与玫瑰糠疹进行鉴别。毛囊内容物的显微镜检查、微生物培养及组织学检查，可提供鉴别毛囊炎种类的线索。对于长期卧床的患者而言，毛囊炎主要表现在后躯干部，因此需与其他阻塞所致的疾病相鉴别，如 Grover 病、红痱、皮肤念珠菌病等。

治疗

应当根据培养结果及严重程度选择相应的治疗（见第 74 章和第 127 章）。对于培养结果为阴性的毛囊炎，治疗包括局部使用过氧苯甲酰及抗生素（如克林霉素），以及口服抗生素（如四环素或多西环素），这些抗生素的抗炎作用可能也起一定的作用。在采取以上治疗的同时要注意减少皮肤过度水合、封闭和刺激性。

嗜酸性毛囊炎

本节将分别阐述嗜酸性毛囊炎（eosinophilic

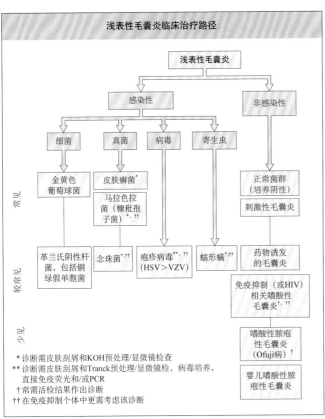

浅表性毛囊炎临床治疗路径

浅表性毛囊炎

感染性 ── 非感染性

细菌　真菌　病毒　寄生虫

常见

金黄色
葡萄球菌

皮肤癣菌*

马拉色拉
菌（糠秕孢
子菌）*, ††

正常菌群
（培养阴性）

刺激性毛囊炎

较常见

革兰氏阴性杆
菌，包括铜
绿假单胞菌

念珠菌*, ††

疱疹病毒**, ††
(HSV＞VZV)

蠕形螨*, ††

药物诱发
的毛囊炎

免疫抑制（或HIV）
相关嗜酸性
毛囊炎†, ††

少见

嗜酸性脓疱
性毛囊炎
（Ofuji病）†

婴儿嗜酸性脓
疱性毛囊炎

* 诊断需皮肤刮屑和KOH预处理/显微镜检查
** 诊断需皮肤刮屑和Tranck预处理/显微镜检，病毒培养，
　　直接免疫荧光和/或PCR
† 常需活检结果作出诊断
†† 在免疫抑制个体中更需考虑该诊断

图38.1　浅表性毛囊炎临床治疗路径。水肿型毛囊炎皮损提示嗜酸性毛囊炎、蠕形螨性毛囊炎和铜绿假单胞菌引起的热水池毛囊炎。见表38.1可引起药物诱发的毛囊炎的药品种类（Courtesy，Jean L Bolognia，MD.）

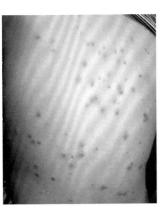

图38.2　毛囊炎（培养阴性）。一位成年患者的上背部的毛囊性脓疱，边缘绕以红晕。需与金黄色葡萄球菌性毛囊炎及痤疮进行鉴别诊断（Courtesy，Julie V Schaffer，MD.）

folliculitis）的三种主要形式：嗜酸性脓疱性毛囊炎（Ofuji 病）、免疫抑制［或人类免疫缺陷病毒（HIV）］相关嗜酸性毛囊炎和婴儿嗜酸性脓疱性毛囊炎。

嗜酸性脓疱性毛囊炎

同义词：■ Ofuji 病

要点

- 毛囊性丘疹脓疱、红斑和斑块上重叠有融合性脓疱；中央消退形成图案状。
- 最常见于面部，其次为上肢和躯干。
- 常见症状为中度到重度瘙痒。
- 皮疹成批反复出现，持续 7 ～ 10 天。
- 外周血嗜酸性粒细胞增多。
- 组织学上，毛囊上皮周围和毛囊上皮内嗜酸性粒细胞为主浸润。

嗜酸性脓疱性毛囊炎（eosinophilic pustular folliculitis）的特征是复发性、发疹性、伴剧烈瘙痒的毛囊性丘疹脓疱。典型的受累部位为"痤疮好发区域"，如面部、后背及手臂伸侧[2]。目前认为该疾病与系统性疾病没有相关性。

历史

1965 年，Ise 和 Ofuji[3] 首次报道了一名在面部和后背反复发生毛囊性脓疱，伴外周血嗜酸性粒细胞增

图38.3 金黄色葡萄球菌所致腋窝和须部毛囊炎。A. 腋窝处大量边缘绕以红晕的毛囊性脓疱。B. 可见分散的丘疹脓疱。皮损中央受累较深在，伴斑块形成（须疮）（A, Courtesy, Kalman Watsky, MD.）

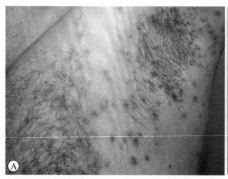
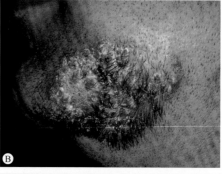

表38.1 较为少见的毛囊炎		
病因 / 危险因素	临床表现	治疗
刺激性毛囊炎		
常继发于局部外用药物（如焦油制剂）、软膏等 当使用的方向与毛发生长方向相反时加重	• 在使用药物的部位或暴露于刺激的部位出现毛囊性脓疱 • 好发于终毛部位	• 停用刺激性的外用药物 • 抹药方向与毛发生长方向一致 • 外用中强效皮质激素
革兰氏阴性菌毛囊炎		
主要由克雷伯菌、大肠杆菌、肠杆菌属和变形杆菌引起 常见于长期接受抗生素治疗的寻常痤疮患者	• 面部 T 区、鼻周的脓疱 • 油性皮肤的成年男性	• 外用：庆大霉素、过氧苯甲酰 • 系统用药：喹诺酮类（如环丙沙星） • 严重或复发：异维 A 酸, 0.5 ~ 1 mg/（kg·d）共 16 周
铜绿假单胞菌引起的热水池毛囊炎常在发病前 12 ~ 48 小时曾在热水 / 桶池内洗浴	• 水肿性粉红至红色毛周丘疹及脓疱，好发于躯干（图38.4） • 常伴瘙痒，在免疫正常的患者可自行缓解 • 在免疫抑制者可非常严重	• 通常为自限性；可使用抗菌皂 • 在严重或免疫抑制患者：环丙沙星 500 mg，每日 2 次，口服共 7 ~ 14 天 • 热水桶、水池或游泳池内的氯含量要维持在 0.4 ~ 1.0 ppm, pH7.2 ~ 7.4, 并且每 6 ~ 8 周进行更换以保持较低的含碳有机物水平
皮肤癣菌毛囊炎		
由须癣毛癣菌或疣状毛癣菌引起的须癣 常发生于男性农业工作者	• 炎症性丘疹和脓疱发生在下颌胡须处而非唇上胡须，伴结痂 • 毛发松动，可以无痛性拔出	• 外用抗真菌药（可能无效） • 特比萘芬 250 mg/d 口服 2 ~ 3 周 • 微粒化或超微粒化的灰黄霉素，剂量分别为 500 ~ 1000 mg/d 或 500 ~ 700 mg/d 口服，4 ~ 6 周 • 伊曲康唑 200 mg 口服，每日 2 次，每月服用 1 周，共冲击 2 次
Majocchi 肉芽肿，通常由红色毛癣菌引起，特征性地发生于剃刮腿毛的女性 其他危险因素包括封闭环境、免疫抑制及局部外用强效糖皮质激素	• 毛囊性脓疱和毛囊性丘疹或结节（图38.5A），最常发生于小腿 • 小腿的体癣或其他体癣边缘的脓疱	• 推荐口服抗真菌药，类似须癣用药（见上文） • 免疫抑制者需要更长时间的疗程
糠秕孢子菌性毛囊炎		
常发生于青年人，促发因素包括温暖的天气、封闭的环境和皮脂分泌过多 其发生可能与抗生素治疗（尤其是四环素）或医源性免疫抑制有关（如器官移植受体）	• 瘙痒性毛囊丘疹，有时有脓疱，多发于背部、前胸和肩部 • 中央黄白色物质常为紧密堆积的角蛋白而非脓液 • KOH 真菌镜检可发现大量酵母相菌	• 外用：抗真菌药、二硫化硒洗发香波、50% 丙二醇水溶液 • 系统药物：氟康唑 100 ~ 200 mg/d 共三周或 200 ~ 300 mg 每周一次共 1 ~ 2 月，伊曲康唑 200 mg/d 共 1 ~ 3 周

表 38.1　较为少见的毛囊炎（续表）		
病因 / 危险因素	临床表现	治疗
念珠菌性毛囊炎		
多见于糖尿病患者	● 间擦部位念珠菌病周围呈卫星样分布的瘙痒性脓疱 ● 面部皮损类似于须疮或玫瑰痤疮	● 防止间擦部位皮肤与皮肤的接触 ● 尽可能停用抗生素和（或）皮质激素药物 ● 轻中度疾病：外用抗真菌药物 ● 顽固或病情严重时：氟康唑 100 mg，每日 1 次，持续 1 周，然后再隔日服用 100 mg，维持 1 个月
单纯疱疹性毛囊炎		
疱疹性须疮常见于用刮胡刀剃须的男性有面部反复单纯疱疹感染者 播散性或不典型单纯疱疹性毛囊炎多见于 HIV 感染或其他免疫抑制个体	● 在须部红斑基础上迅速发生单个或群集的毛囊性脓疱和水疱 ● Tzanck 涂片或活检可见多核巨细胞 ● PCR 或 DFA 阳性	● 阿昔洛韦 200 mg 口服，每天 5 次，共 5～10 天 ● 泛昔洛韦 500 mg 口服，每天 3 次，共 5～10 天 ● 伐昔洛韦 500 mg 口服，每天 3 次，共 5～10 天
蠕形螨性毛囊炎（蠕形螨病）		
可能与免疫抑制相关	● 面部红斑性毛囊性丘疹和脓疱，尤其好发于面部，尤其鼻部，以及颈部；基底为弥漫红斑（图 38.5B） ● 皮肤刮片可见大量蠕形螨（图 38.5D）	● 外用：1% 伊维菌素乳膏，5% 氯菊酯乳膏 ● 系统用药：单剂伊维菌素 200 μg/kg 口服
药物诱发的毛囊炎（痤疮样疹）		
多见于易患痤疮的患者和相应年龄人群 皮质激素、雄激素、EGFR 抑制剂、MEK 抑制剂、西罗莫司、碘剂、溴剂、锂剂、异烟肼和抗惊厥药物 在服用可疑药物 2 周内即可出现，但发病风险常与服药的剂量及时间呈正比	● 躯干、肩部和上臂的急性、单一性红斑毛囊性丘疹及脓疱（见图 21.19B 和 36.13） ● 面部和头皮的多发脓疱性丘疹，有时混有鳞屑痂皮（见图 21.19B 和 36.15） ● 与寻常性痤疮不同，罕见粉刺（除外雄激素）	● 尽量停止服用可疑药物 ● 外用：过氧苯甲酰、克林霉素、红霉素、维 A 酸 ● 系统用药：四环素、多西环素、米诺环素
坏死性漏斗部结晶性毛囊炎		
受累毛囊中有酵母和革兰氏阳性菌	● 好发于前额、颈部和背部的蜡样丘疹 ● 毛囊口见双折射的、丝状结晶沉积物	● 局部或系统应用抗真菌药
光线性毛囊炎		
季节性 在夏季首次光暴露后发生	● 在夏季首次光曝露 24～30 小时后于躯干上部和手臂出现的毛囊性脓疱 ● 皮疹不发生于面部，不伴瘙痒	● 防晒：使用防晒霜对预防皮疹无效 ● 局部使用中-强效皮质激素 ● 严重者可予异维 A 酸 0.35～0.5 mg/(kg·d) 口服 3～6 个月

DFA，直接免疫荧光试验；PCR，聚合酶链式反应；EGFR，表皮生长因子受体；MEK，MAPK 有丝分裂激活蛋白激酶 /Erk 细胞外信号调控激酶

多的患者。5 年后，Ofuji 等[4] 报道了另外 3 例类似类似患者，并提出了 "嗜酸性脓疱性毛囊炎" 这个新的疾病名称。需注意的是，该病不应与 Ofuji 丘疹性红皮病相混淆（见第 25 章）。

流行病学

嗜酸性脓疱性毛囊炎是一种相对少见的皮肤病，大多数报道病例来自日本。大多数患者为成年人，平均发病年龄为 30 岁。日本患者中男女患者比例为

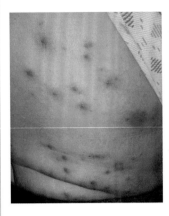

图 38.4 **热水桶铜绿假单胞菌性毛囊炎。** 使用热水桶 2～3 天后在侧腹部出现水肿性毛囊性丘疹。皮疹数量和大小可有不同（Courtesy, Kalman Watsky, MD.）

5∶1。儿童期嗜酸性脓疱性毛囊炎罕见报道，通常与婴儿型的临床表现相似（见下文）。

发病机制

嗜酸性脓疱性毛囊炎的病因和发病机制目前尚不清楚。可能的机制包括对不同抗原刺激物（如感染源、药物）的超敏反应和免疫失调[5]。

临床特征

复发性、剧烈瘙痒的簇集性毛囊性脓疱和丘脓疱疹以暴发的形式成批出现。此外，可以有红色斑片或斑块，伴领圈状脓疱；皮疹中心消退，并离心性扩展，形成环形和匐行性皮损。具有"脂溢性"毛囊的区域，如面部、后背及手臂伸侧是典型的发病部位。但指趾、掌跖也可以受累，说明并非所有的皮损都是毛囊性的。皮损通常持续约 7～10 天，隔 3～4 周复发。患者常没有伴随的系统症状。

病理学

受累毛囊可出现海绵水肿，伴淋巴细胞和嗜酸性粒细胞外渗至毛囊上皮。此种表现可从皮脂腺及其导管一直向上延伸至毛囊漏斗部。同时还可能伴有真皮层淋巴细胞和嗜酸性粒细胞的浸润。微小脓疱聚集，形成漏斗部嗜酸性粒细胞性脓疱[6]。有时可见继发性毛囊黏蛋白增多症。

鉴别诊断

临床上，某些皮损与其他形式的浅表性毛囊炎相似（见上文）。但是根据成批暴发、中心消退的环状斑块，伴剧烈瘙痒及外周血嗜酸性粒细胞增多和组织学表现可以将其与临床上相似的其他疾病鉴别。较为少见的是，早期嗜酸性脓疱性毛囊炎可有对称性、蝴蝶红斑样表现，需与急性皮肤红斑狼疮相鉴别。

图 38.5 **真菌和寄生虫引起的毛囊炎。** A.皮肤癣菌毛囊炎（Majocchi 肉芽肿）患者广泛体癣背景上的质硬毛囊性丘疹；B.蠕形螨性毛囊炎患者的面部和颈部多个丘疹和脓丘疱疹；注意几个皮损部位有水肿；C.蠕形螨性毛囊炎组织病理学特点，见毛囊口处见多个蠕形螨。D.蠕形螨性毛囊炎的毛囊内容物显微镜下图像（B，Courtesy, Angela Hernández-Martin；C，Courtesy, Lorenzam Cerroni，MD.）

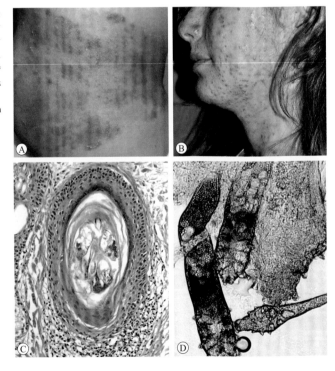

治疗

目前的治疗方法均是基于小样本观察或个案报道。对于皮疹造成的瘙痒，可外用皮质激素、他克莫司软膏或口服抗组胺药。嗜酸性脓疱性毛囊炎的一线治疗为口服吲哚美辛（50 mg/d）。二线治疗包括 UVB 光疗，口服米诺环素（100 mg，每天 2 次）、口服氨苯砜（100 ~ 200 mg/d，≥ 2 周），系统应用皮质激素和秋水仙碱（0.6 mg，每天两次）。顽固性病例可考虑使用环孢素治疗。

免疫抑制相关嗜酸性脓疱毛囊炎

同义名： ■ 获得性免疫缺陷综合征（AIDS）相关嗜酸性毛囊炎 ■ HIV 相关嗜酸性毛囊炎 ■ 免疫抑制相关嗜酸性毛囊炎

要点

- 好发于面部、头皮和躯干上部的瘙痒性毛囊性丘疹、风团和（或）脓疱。
- 患者有免疫抑制背景，包括 HIV 感染或异体造血干细胞移植后。
- 患有此症的 HIV 感染患者，CD4 细胞计数通常 < 200/mm³；该症亦可作为免疫重建炎症综合征（immune reconstitution inflammatory syndrome，IRIS）的表现。
- 组织学上，皮损特征为海绵水肿和嗜酸性粒细胞及淋巴细胞外渗至毛囊上皮内。

引言和历史

本病为组织学特征与嗜酸性脓疱性毛囊炎（Ofuji 病）相似的瘙痒性丘疹，最早于 1986 年报道发生于 HIV 感染者，且患者大多满足 AIDS 诊断标准。嗜酸性毛囊炎随后报道亦发生于淋巴瘤、慢性淋巴细胞性白血病、急性髓性白血病和其他髓系增生疾病患者，亦可见于异体造血干细胞移植后的患者；因此，本病命名为免疫抑制相关嗜酸性脓疱毛囊炎。但两者的临床特征有较大差别，AIDS 相关嗜酸性毛囊炎（AIDS-associated eosinophilic folliculitis）不形成大的融合性脓疱，也没有图案状的皮损。此外，单个皮损持续的时间更长。

流行病学

尽管早期报道的免疫抑制相关嗜酸性脓疱毛囊炎发生于男性患者，本病亦可见于女性[7]。嗜酸性毛囊炎的发生与 CD4 计数降低有关（特别是 < 200/mm³，

经观察在经抗逆转录病毒治疗（antiretroviral therapy，ART）治疗 CD4 计数升高后临床表现亦好转。但亦有研究发现嗜酸性毛囊炎发生于不同的抗病毒治疗方案开始后 3 ~ 6 个月内，说明嗜酸性毛囊炎可能与免疫重建炎症综合征（IRIS）有关（见第 78 章）。

发病机制

免疫抑制相关嗜酸性毛囊炎的确切发病机制目前知之甚少。但和其他的嗜酸性疾病一样，可以观察到 Th2 免疫反应。在 AIDS 患者中，观察到在皮损处 IL-4、IL-5、RANTES（CCL5）和嗜酸细胞活化趋化因子（CCL11）mRNA 水平升高（见第 25 章）[8]。一项最新研究发现在本病患者的血浆中，另外三种趋化因子——CCL17、CCL26（嗜酸细胞活化趋化因子 -3）和 CCL27 水平升高[9]。

临床特征

该病表现面部、头皮和躯干上部的慢性、瘙痒性、毛囊性丘疹性皮损（图 38.6A）。丘疹伴轻度水肿，可有或没有脓疱（图 38.6B）。瘙痒常很剧烈。部分患者可有淋巴细胞减少。

病理学

免疫抑制相关嗜酸性毛囊炎的组织学表现与 Ofuji 病相似（见上文，图 38.6C）[10]。

鉴别诊断

发生于 HIV 感染的患者，鉴别诊断包括常见病因引起的毛囊炎（见上文）以及表 38.1 列出的其他条目，尤其是蠕形螨毛囊炎。毛囊内容物镜检和病理活检对于明确诊断是必需的（见图 38.1）。尤其无脓疱且不确定皮损是否发生在毛囊基础上时，还需考虑如下诊断：HIV 相关瘙痒性丘疹性发疹[11]、丘疹性皮炎，或节肢动物叮咬和其他原因所致的"皮肤超敏反应"。机会性感染所致脓毒性栓子的诊断需考虑患者的临床背景而定。坏死性嗜酸性毛囊炎则与特应性体质有关，可出现结节和溃疡，并有毛囊坏死和嗜酸性血管炎组织学证据。

治疗

对于 HIV 感染患者，抗病毒治疗使 CD4 细胞计数升高，可以使皮损消退。对 IRIS 相关的病情加重，治疗目标以改善为主，可以继续用 ART 治疗，因为 IRIS 病情活动度会逐渐下降，治疗目的只是改善病情；如果嗜酸性毛囊炎为免疫重建综合征的主要表现，则不必暂停抗病毒治疗。

对所有本病患者，可尝试口服及外用止痒药联合局部外用糖皮质激素治疗；如上述治疗不能改善，则需要 UVB 光疗。其他的治疗方法包括外用他克莫司、苄氯菊

图 38.6 **免疫抑制相关嗜酸性毛囊炎**。A.一位接受异基因造血干细胞移植的患者，躯干前侧可见多发的毛囊性丘疹。部分皮疹为水肿性，脓疱罕见。B.部分患者可见多发毛囊性脓疱。C.毛囊扩大，毛囊内嗜酸性粒细胞聚集，毛囊导管上皮内也可见少量嗜酸性粒细胞（A，Courtesy，Dennis Cooper，MD；B，C，Courtesy，Luis Requena，MD.）

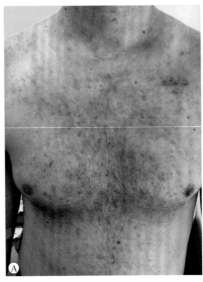
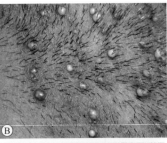
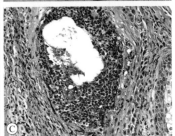

酯，口服伊曲康唑（200～400 mg/d）、甲硝唑（250 mg 每日三次）、抗生素、异维A酸［0.5～1 mg/（kg·d），连服1～4周后减量］、干扰素（β和γ）[12]。

婴儿嗜酸性脓疱性毛囊炎

同义名： ■ 婴儿嗜酸性脓疱性毛囊炎（eosinophilic pustular folliculitis in infancy）■ 婴儿嗜酸性脓疱性毛囊炎（infantile eosinophilic pustular folliculitis）■ 新生儿嗜酸性脓疱性毛囊炎（neonatal eosinophilic pustular folliculitis）■ 儿童嗜酸性脓疱性毛囊炎（eosinophilic pustular folliculitis in childhood）■ 儿童（头皮）嗜酸性脓疱病［eosinophilic pustulosis（of the scalp）in childhood］

要点

■ 为发生于婴儿早期的自限性疾病，少见。
■ 红斑基础上多发的瘙痒性毛囊性脓疱和水疱脓疱。
■ 主要见于头皮和额部。
■ 常继发结痂。
■ 组织学上真皮毛囊周围致密的嗜酸性粒细胞和淋巴细胞浸润，皮脂腺和外毛根鞘不受累。

引言

婴儿嗜酸性脓疱性毛囊炎（eosinophilic pustular folliculitis in infancy）是一种发生于婴儿的罕见、自限性、病因不明的疾病（见第34章）。与成人嗜酸性脓疱性毛囊炎不同，该病大多累及头皮，并常继发结痂，并缺乏环状结构。

历史

1984年，Lucky等[13]首次报道了5例患此病的婴儿。曾报道一名HIV相关婴儿，在出生3个月时发病[14]。

流行病学

在一项包含61例婴儿嗜酸性脓疱性毛囊炎患儿的综述中，95%的患儿在生后14个月内发病[15]。本病多见于男孩，男女发病率比为4：1。

发病机制

这种自限性疾病的病因尚不清楚，脓疱是无菌性的。嗜酸性粒细胞显然在该病的发生中起重要作用，其功能的调节在第25章中已有详述。需要注意的是，某些作者提出婴儿期嗜酸性脓疱性毛囊炎不是一种独立的炎症性皮肤病，而是由于不同的潜在病因（如节肢动物叮咬或脚癣）导致的一种临床病理反应模式。

临床特征

表现为带有红晕的瘙痒性脓疱性丘疹和水疱脓疱。主要发生于头皮，颈部、面部和躯干也可受累，皮损偶发于肢端。脓疱通常有红斑性基底并继发结痂。皮损可反复发作，典型的临床病程复发间隔为1～12周。大多数患儿在3岁时病情缓解。

病理学

典型病例可见毛囊上皮海绵水肿和嗜酸性粒细胞浸润，尤其漏斗部。亦可见多少不一的中性粒细胞。毛囊周围的炎性浸润包括嗜酸性粒细胞、中性粒细胞、淋巴细胞及组织细胞。

鉴别诊断

鉴别诊断包括新生儿中毒性红斑、新生儿一过性脓疱性黑变病、婴儿肢端脓疱病、疥疮（可累及婴儿的头皮）、朗格汉斯组织细胞增生症以及两种罕见的疾病：高 IgE 综合征的丘疹脓疱疹及暂时性骨髓增生异常的水疱脓疱疹。新生儿中毒性红斑的组织学表现与本病几乎一致，但发病时间通常在出生后 48 小时内，皮疹分布更为广泛，通常在 1 周内好转（见第 34 章）。根据疾病的自然病程可以较为容易地将两病鉴别。

新生儿一过性脓疱性黑变病发生于 4%～5% 肤色较深的婴儿。在出生时即有，常累及面部、颈部和胫部。中性粒细胞是主要浸润细胞。婴儿肢端脓疱病更常见于肤色较深的男婴，常见于手足，较少见于头皮、四肢近端和躯干。皮疹可发生于新生儿期，更常见于出生 3～6 个月。皮疹持续 7～10 天，并反复成批发作数月至数年，通常在 3 岁前痊愈。婴儿嗜酸性脓疱性毛囊炎偶尔也累及肢端，并且其成批发作的自然病程与婴儿肢端脓疱病相似，因而有作者认为这两种病之间有一定的联系。

朗格汉斯组织细胞增生症是一种罕见的疾病，当在婴儿期发生时，可以出现皮肤受累。皮疹表现为丘疹、脓疱、水疱和结痂，多发于头皮和屈侧皮肤。组织学检查提示存在 S100[+]、CD1a[+] 的朗格汉斯细胞。

治疗

需要向家长说明该病是一种良性、自限性疾病。局部使用皮质激素和口服抗组胺药有助于缓解发疹期的瘙痒。

播散性复发性毛囊漏斗炎

同义名： ■ Hitch-Lund 病（Hitch and Lund disease）
■ 复发性播散性毛漏斗-毛囊炎（recurrent disseminated infundibulofolliculitis）

> **要点**
> - 主要见于深色皮肤的成年人。
> - 数百个单一肤色的丘疹，外观如"鸡皮疙瘩"。
> - 好发部位为躯干、颈部和上肢。
> - 可以持续数月至数年，伴瘙痒。
> - 组织学上可见毛囊漏斗部轻度的炎症反应。

播散性复发性毛囊漏斗炎（disseminate and recurrent infundibulofolliculitis）由 Hitch 和 Lund[16] 于 1968 年首次报道。大多数的患者为深色皮肤个体。尽管皮疹与丘疹性湿疹相似，但患者多无特应性病史。

该病表现为大量 1～2 mm 瘙痒性肤色丘疹，常有毛发穿过，形成大片"鸡皮疙瘩"样的外观。躯干最常受累，颈部、臀部和臂部次之。皮损可持续数周、数月甚至数年。

该病皮疹与丘疹性湿疹最为相似（有些学者不区分这两者），其他需要进行鉴别的疾病包括光泽苔藓和毛囊炎（见上文），但根据毛囊模式以及缺乏红斑、脓疱的特点可分别除外这两种疾病。根据毛囊角栓或刺棘的缺乏可将本病与毛囊角化、毛发红糠疹、毛发扁平苔藓以及下一节讨论的疾病（如蟾皮病）相鉴别。通过对原发皮损的仔细检查可以除外毛囊角化病的诊断。

组织学上，该病主要位于毛囊漏斗部，表现为毛囊周围水肿，轻度淋巴细胞浸润，偶可见中性粒细胞[17]。

局部外用皮质激素有时有效，12% 的乳酸制剂或 20%～40% 的尿素软膏可能有效。如果外用药物治疗失败，可以尝试 PUVA（每周三次治疗 3 周，之后每月两次维持治疗）。也可尝试维生素 A（50 000 IU，每天两次）和异维 A 酸 [0.5 mg/（kg·d）治疗 16 周]。

毛囊角化异常病

尽管这组皮肤病具有宽泛的临床表现，但其共同特征为毛囊口的显著角化栓。这类疾病中的大多数异常角化原因不明。常根据角化性皮损的大小、范围和分布，以及是否伴有毛周红斑和瘢痕来区分这些疾病。这组疾病中的毛周角化病、毛发红糠疹和毛发扁平苔藓将分别在第 12 章、第 9 章和第 11 章中讨论。

面部毛囊红斑黑变病

同义名： ■ 面颈部毛囊红斑黑变病（erythromelanosis follicularis faciei et colli）

> **要点**
> - 是一种罕见的疾病，常累及颊部外侧，有时也可累及颈部外侧。
> - 棕红色斑片基础上多发的针尖大小毛囊性丘疹；丘疹相对色素减退。
> - 可与毛发角化病伴发。

引言

面部毛囊红斑黑变病（erythromelanosis follicularis faciei）由 Kitamura 及其同事于 1960 年首次报道，见于日本男性。六年后，Mishima 和 Rudner[18] 进行了首

例英文文献报道。该病常于 11 ～ 20 岁初发，表现为红斑基础上的色素沉着及细小毛囊性丘疹。

流行病学

尽管该病首先报道于日本男性，但目前已知各种族及男女均可受累[19]，然而其在亚裔中的发病率更高。

发病机制

发病机制不明。

临床特征

颊部外侧、有时在颈部外侧可见棕红色的基底，这是由血管扩张和色素沉着结合所致。但在 I 型皮肤的患者，可能仅表现为红斑，导致与红色毛发角化病重叠。受累区域出现大量针尖大小毛囊性丘疹，这些皮疹相对色素减退。患者的上臂外侧也可有毛发角化病，毛囊角栓周围有一圈红晕（见第 12 章）。

病理学

病理表现为轻度毛囊角化过度及表皮色素增加。发干和外毛根鞘的直径变小，内毛根鞘的厚度也变小。附属器周围常有淋巴细胞浸润。角质层的厚度和密实度常增加[20]。定量组织病理学显示浅表血管所占的面积增加，并与红斑的程度相关[21]。

鉴别诊断

面部毛囊红斑黑变病的鉴别诊断主要包括红色毛发角化病，光损伤引起的黄褐斑合并毛细血管扩张性红斑。后者缺乏细小的毛囊性丘疹，而红色毛发角化病无色素沉着且好发于儿童（见第 12 章）。

Civatte 皮肤异色症是另一种可能与面部毛囊红斑黑变病混淆的疾病。前者常累及颈部的前外侧，而颈部中央和颌下往往不受累。红斑通常是多数毛囊间毛细血管扩张造成的。由于毛细血管扩张不累及毛囊边缘的皮肤，从而使这些区域显得相对色素减退。Civatte 皮肤异色症偶尔也会扩展至下颌。

有时候还需要考虑到萎缩性毛发角化病疾病谱中的两种疾病：眉部瘢痕性红斑和蠕虫型皮肤萎缩（表 38.2）。眉部瘢痕性红斑的特征性表现是小的毛囊性丘疹，为红斑性，通常发生于儿童期早期，好发于眉部（图 38.7），并可造成外侧眉毛毛囊萎缩和瘢痕性眉毛脱落。蠕虫型皮肤萎缩发生于颊部，表现为蜂窝状瘢痕或虫蚀状外观（见第 99 章）。

治疗

各种外用的角质溶解剂可用于治疗该病，包括尿素霜（10% ～ 20%）、乳酸铵乳液（6% ～ 12%）、维 A 酸软膏（0.025% ～ 0.1%）、阿达帕林（0.1% ～ 0.3%）、

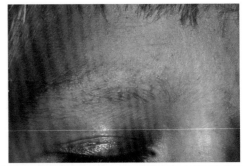

图 38.7 眉部瘢痕性红斑。眉毛脱落伴细小的毛囊性丘疹（Courtesy of Jean L Bolognia MD.）

乳酸铵和 4% 氢醌复方软膏等，但这些药物的作用报道较少。在一个 11 例患者的随访中，局部外用他卡西醇软膏（每天使用治疗 12 周）能够减轻粗糙感及脱屑，但对面部红斑作用有限[22]。也有人使用水杨酸（20% ～ 30%）和果酸进行化学换肤。严重的病例中，曾有人尝试服用异维 A 酸 [0.1 ～ 1 mg/（kg·d）]。对于基底的红斑或色素沉着可尝试进行激光治疗，但治疗需要进行数次。

萎缩性毛发角化病

萎缩性毛发角化病（keratosis pilaris atrophicans）是一组存在毛囊角化异常伴萎缩及瘢痕性脱发的疾病。眉部瘢痕性红斑、蠕虫型皮肤萎缩、脱发性小棘毛囊角化病和脱发性毛囊角化病的特征见表 38.2。使用角质溶解剂、外用维 A 酸、外用或皮损内注射皮质激素、口服抗生素和光疗的作用有限，但联合治疗可能能使个体患者受益。有个案报道称口服维 A 酸类药物和强脉冲光可以使病情改善。在疾病后期可以用激光换肤、皮肤磨削和（或）真皮内填充等方法来改善萎缩性瘢痕的外观。

小棘苔藓

同义名： ■ 棘状角化病（keratosis spinulosa）■ Unna 棘状毛囊角化病（keratosis follicularis spinosa of Unna）

要点

■ 群集的多发性毛囊性丘疹，每个丘疹均有角化小棘。

■ 质地与肉豆蔻碎粒相近。

■ 通常为无症状性的，常突发，并在 1 周内增大。

■ 最常发生于儿童和青少年，好发于颈部、手臂伸侧、腹部和臀部。

■ 可持续终身。

表38.2 萎缩性毛发角化疾病病谱

病名	遗传模式	基因位点	发病年龄	分布	皮肤表现	KP*	其他偶发表现及相关疾病
面部萎缩性毛发角化病（眉部瘢痕性红斑）	AD	18p11.2	婴儿期	眉毛（尤其是外侧1/3；见图38.7）>颞部、颊部、前额	• 伴中央角栓的红斑毛囊性丘疹，最终导致毛囊萎缩 • 外侧眉毛的瘢痕性脱失	+	• 与Noonan综合征、心脏-面部-皮肤综合征、羊毛状发和多毛发育障碍综合征相关
蠕虫型皮肤萎缩（第99章）	? AD	?	儿童期（常见于5～12岁）	颊部（见图99.8）>耳前、上唇	• 呈网状分布的萎缩性迂回状表现（虫蚀状或蜂窝状）†	−	• 与同侧先天性白内障、Loeys-Dietz、Rombo和Nicolau-Balus综合征（见第99章）有关
脱发性小棘毛囊角化病，X连锁（KFSDX）	XR	Xp22.12；MBTPS2‡突变	儿童期（炎症常在青春期缓解）	面部、头皮、四肢、躯干	• 伴中央角栓的红斑毛囊性丘疹，最终导致毛囊萎缩 • 头皮、眉毛和睫毛的瘢痕性脱失	++	• 多变的面部红斑、甲营养不良和掌跖角化病 • 角膜炎、睑缘炎、畏光症
棘状秃发性毛发角化症（脱发性小棘毛囊炎）	AD	?	青春期（发病或加重）	头皮	• 毛囊性脓疱 • KFSDX的特征性表现	++	• 多变的面部红斑和甲营养不良 • 睑缘炎、结膜炎、角膜炎、畏光症

* 四肢和躯干伴发的毛周角化（KP），最终不会萎缩。

† 之前可能有红斑毛囊性丘疹。

‡ 蛋白产物（膜结合转录因子肽酶–位点2，MBTFPS2）是固醇调节元件结合蛋白（SREBPs）裂解所需的膜内锌金属蛋白酶，并且是胆固醇稳态和内质网应激反应的关键；MBTPS2的突变也是IFAP综合征的基础。

注：AD，常染色体显性遗传；XR，X连锁隐性遗传；＋，轻到中度；＋＋，重度

引言、历史及流行病学

小棘苔藓（lichen spinulosus）由Crocker于1883年首次报道，表现为群集、肤色的毛囊角化性丘疹。在一项病例系列研究中，其平均发病年龄为16岁[23]。

发病机制

尽管特应性体质、感染和遗传等因素认为与小棘苔藓有关，但其明确病因尚不清楚，且大多数患者没有相关的系统性疾病。有报道称HIV感染者出现小棘苔藓样皮损[24]。有人提出HIV相关毛囊综合征和VI型毛发红糠疹的概念，其特点包括HIV感染、毛发红糠疹、结节囊肿型痤疮和毛囊棘（包括小棘苔藓）。其他文献中报道的相关疾病（可能仅为巧合）包括脂溢性皮炎、药疹（奥美拉唑）、霍奇金病、克罗恩病、梅毒和真菌感染的id反应。

临床特征

典型皮损的直径为2～6 cm（图38.8），由多个肤色毛囊角化性丘疹组成，每个丘疹都有一个角化棘。小棘苔藓好发于颈部、肩部和手臂伸侧，以及腹部、臀部和腘窝，可对称分布。面部及手足通常不受累。皮损常

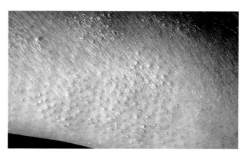

图38.8 小棘苔藓。 手臂伸侧群集的肤色毛囊性丘疹。皮损中央可见角栓

成批突然出现，在一周内增大并保持稳定。特发性小棘苔藓常发生于儿童和青少年，多无自觉症状，有些患者皮损伴瘙痒，斑片周围有轻度红斑。面部的小刺（面颊细小的毛囊角化刺）可能是小棘苔藓的表现之一。

病理学

小棘苔藓的组织学表现与毛周角化类似。

鉴别诊断

小棘苔藓的鉴别诊断包括蟾皮病、局限性角化病、

毛囊性鱼鳞病以及少年毛发红糠疹（表 38.3）。面部棘也可见于 HIV 感染相关毛囊综合征（见上文）、病毒相关毛发发育不良、蠕形螨病、毛囊黏蛋白病及多发性骨髓瘤的患者。最近有报道称，广泛性的毛囊堵塞可能是 BRAF 抑制剂和系统性应用锂剂的一种副作用。

治疗

外用药物如 12% 乳酸、20% ~ 40% 尿素和 6% 水杨酸可能够改善肤质。偶有他卡西醇软膏或维甲酸凝胶加水性黏附剂（如 Bioré®）成功治疗的报道[26-27]。也有报道认为果酸和水杨酸换肤有效。

蟾皮病

蟾皮病（phrynoderma），即"癞蛤蟆皮"，多见于亚洲和非洲，在高收入国家少见，但亦可见于如消化道吸收不良[28]、神经性厌食症或节食等情况下（见第 51章）。该病最常见维生素 A 缺乏者，但有些患者可检测到其他维生素异常和（或）明确的营养不良[29]。蟾皮病表现为大小不一伴圆锥形角栓的毛囊性丘疹，好发于四肢伸侧（见图 51.7），但也可泛发至其他部位。面部最后受累，手足通常不受累。相关的系统表现

（如眼和中枢神经系统表现）、组织学特点、通过检测血清维生素 A 水平的诊断以及治疗将在第 51 章详述。

深在性毛囊炎

深在性毛囊炎中最常见的是疖（见第 74 章）、须疮［须部毛囊炎、狼疮样、真菌性（图 38.9）；表38.4］、须部假性毛囊炎、瘢痕疙瘩性痤疮和化脓性汗腺炎。皮损表现为直径最大 2 cm 的坚实、伴触痛的红斑丘疹或结节。患者不应挤压深部毛囊炎，因为这可能造成菌血症或细菌播散至心脏瓣膜（心内膜炎）、脑（脑脓肿）或骨（骨髓炎）。

须部假性毛囊炎

同义名：■ 剃须肿（shave bumps）■ 剃刀肿（razor bumps）■ 理发师瘙痒（barber's itch）■ 创伤性须疮（folliculitis barbae traumatica）■ 须部瘢痕性假性毛囊炎（scarring pseudofolliculitis of the beard）■ 慢性须疮（chronic sycosis barbae）■ 内生毛发（ingrown hairs）

表 38.3 小棘苔藓的鉴别诊断
局限性角化病[75-77]（伴掌跖角化的局限性银屑病）| • 常发病于 3 ~ 5 岁，主要见于非洲 • 由群集的、以毛囊为中心的丘疹组成，境界清楚，伴或不伴掌跖角化过度 • 皮损好发于肘部和膝部、颈部、臀部、腰骶和腋窝后皱褶 • 有学者认为这是银屑病的一种亚型，因为其组织学发现与斑块性银屑病相似
毛囊性鱼鳞病[78]	• 发生于幼儿期 • 表现为伴毛囊角栓和毛囊口明显扩张的角化性丘疹 • 好发于头颈部，但也可见于肢端伸侧，尤其是指趾、肘部和膝部
毛囊性鱼鳞病伴无毛、畏光综合征（IFAP 综合征）（第 57 章）| • X 连锁隐性遗传，在女性携带者中可见数量不等的由毛囊角化、鳞屑和（或）稀少毛发构成的线状条纹；与脱发性小棘毛囊角化病有等位基因（见表 38.2） • 具有泛发性非炎性毛囊角化、银屑病样斑块和指甲营养不良的毛囊性鱼鳞病 • 通常具有先天性非瘢痕性脱发及畏光
遗传性黏膜上皮发育不良	• 常染色体显性遗传，具有泛发性毛囊角化以及非瘢痕性脱发（与 IFAP 相似） • 表现为严重的角膜炎、口腔黏膜红斑（组织学上表现为桥粒减少和角化不良细胞）和银屑病样会阴部斑块
少年毛发红糠疹（第 9 章）| • 尤其是Ⅳ型（局限性的），好发于肘部和膝部
毛发角化病（第 12 章）| • 除毛囊堵塞外，还可见毛周红斑 • 好发于上臂外侧和大腿，但缺乏群集成片性
毛发扁平苔藓（第 11 章）| • 毛囊角栓周围可见一圈狭窄的紫罗兰色边缘 • 大部分可见头皮瘢痕性脱发，但毛囊损害较为散在
亲毛囊性蕈样肉芽肿（第 120 章）| • 痤疮样皮损，偶可包括粉刺（见图 36.16B、C），可群集分布
蟾皮病（第 51 章）| • 具有中央角栓的毛囊性丘疹，好发于肢端伸侧和臀部 • 伴有广义上的干燥症、稀疏脆弱的毛发、夜盲症和干眼症

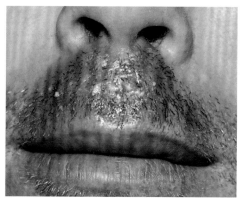

图 38.9　真菌性须疮。唇缘上方皮肤可见坚实的斑块，上覆多发的由亲动物性皮肤癣菌引起的脓疱（Courtesy，Kalman Watsky，MD.）

表 38.4　须疮的分类。须疮是一种毛囊（尤其是胡须）的慢性炎症性疾病

类型	特征
细菌性	• 须部和（或）小胡子区的细菌性毛囊炎，常由金黄色葡萄球菌引起 • 深在的水肿型毛周丘疹和脓疱，并可融合为上覆脓疱和痂的斑块（见图 38.3B） • 亚急性、慢性病程，复发频繁
狼疮样	• 瘢痕性深在性毛囊炎，常侵犯须部；可能由金黄色葡萄球菌所致（但培养结果常不能发现致病微生物） • 中央伴萎缩性瘢痕/瘢痕性脱发的毛囊丘疹和脓疱，向周围播散；肉芽肿性炎症反应导致了寻常狼疮样外观 • 慢性病程，对治疗抵抗
真菌性	• 须部（多为颏部）皮肤癣菌毛囊炎，多由亲动物性真菌所致 • 毛周的炎症丘疹和脓疱，融合成结节及斑块，伴毛囊开口脓性分泌物排出、结痂、毛发松动以致可无痛拔除（图 38.9）
疱疹性	• 见表 38.1

要点

- 好发于剃须男性须部的常见慢性疾病。
- 好发于具有深色皮肤和紧密卷曲毛发的非洲裔。
- 病因是剃刮后紧密卷曲的毛发重新向皮肤内卷曲。
- 皮损表现从炎性丘疹脓疱、坚实的丘疹到瘢痕疙瘩。
- 尽管治愈该病的唯一途径是停止剃须，但通过改进患者的剃须方法和激光治疗能够显著减轻该病的严重程度。

引言

须部假性毛囊炎（pseudofolliculitis barbae）是发生于剃刮胡须的男性须部的一种常见的慢性炎症性疾病，尤其是深色皮肤伴紧密卷曲毛发的男性。该病也可能发生于其他剃毛区、女性及任何种族。

流行病学

须部假性毛囊炎最常累及具有深色皮肤的非洲裔男性。不同研究中，发病率从 45% 到 80% 不等。所有种族的男性都可能在须部发生须部假性毛囊炎，但浅色皮肤和直发者相对少见，且通常表现较轻。剃毛的女性也可以发生须部假性毛囊炎，尤其是腹股沟区。

发病机制

该病有可能是由须部紧密卷曲的粗毛在毛囊内和毛囊间穿过所致。剃毛时紧密卷曲的毛发通常被斜切，在毛发末端形成尖头，使得毛发能够从毛囊出口刺穿入毛囊上皮或皮肤表面 1～2 mm（图 38.10）。因此，当被剃断的毛发从毛囊内正常地向外生长时，由于其螺旋式向皮肤表面折回，使得断端刺入皮肤，造成毛囊间穿通。一旦毛发穿入真皮就会引发炎症反应。

有报道提示，在毛囊相关层特异角蛋白 K6hf（KRT75）的 1Aα-螺旋亚结构域中发现的单核苷酸多态性是须部假性毛囊炎的一种遗传危险因素[30]。

临床特征

在剃须男性的须部和前侧颈部，可见炎症性丘疹。但在每天都剃刮的唇上部小胡子区并不发生典型的须部假性毛囊炎。此外，还可见脓疱甚至脓肿。坚实丘疹可遗留色素沉着（图 38.11），也可导致增殖性瘢痕和瘢痕疙瘩，尤其是长期患病的个体中。慢性的皮损可以使头发在皮肤内形成沟槽，颈前和下颌下是最易

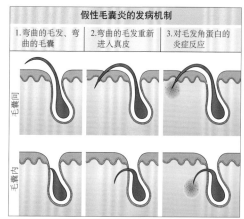

图 38.10　假性毛囊炎的发病机制（Courtesy，MA Abdallah，MD.）

假性毛囊炎的发病机制

1.弯曲的毛发、弯曲的毛囊	2.弯曲的毛发重新进入真皮	3.对毛发角蛋白的炎症反应

毛囊回

毛囊内

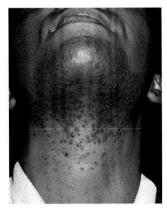

图38.11　须部假性毛囊炎。下半面部和颈部（胡须分布区域）多发的坚实性深色丘疹

表38.5　须部假性毛囊炎患者剃须方法的建议
重要注意事项
● 勿绷紧皮肤
● 勿逆毛发生长方向剃刮
● 请每次使用锋利的刀片，最好用多片的
● 剃刮时动作要迅速，勿在同一部位剃刮两次以上
方法
1. 首先用电动推剪修剪毛发，仅留下约1～2mm长的短茬
2. 使用非磨砂性痤疮用香皂及糙面的毛巾清洁局部，在有"内生性毛发"的部位可以用软毛牙刷轻柔按摩
3. 用水清洗局部，然后用温水按压面部数分钟
4. 选择合适的剃须霜，在剃须部位按摩出中等量的泡沫（请勿使泡沫变干，如果出现这种情况，应重新涂抹剃须霜）
5. 使用锋利的刀片（应选择切割作用最佳但距离不太近的刀片类型），并且顺着毛发生长的方向用最小的张力快速均匀地剃刮（在同一部位勿剃刮两次以上）。在剃刮难度大的部位可以逆毛发生长部位剃刮
6. 剃刮后用自来水冲洗，然后使用你喜欢的最舒缓的须后制剂。如果出现明显的烧灼感或瘙痒，可选择局部外用皮质激素霜或溶液（1%～2.5%氢化可的松）作为须后外用的药物

发生此并发症的部位。这些沟槽一旦形成会使剃须变得异常困难。

病理学

毛发尖锐的断端最初在表皮形成一个凹陷，伴发炎症，常常可见病灶内微脓肿。当毛发穿过表皮时，可发生严重的混合性炎症细胞浸润，这是对向下生长的表皮的一种反应，企图包绕毛发[31]。伴随有假毛囊内脓肿形成和位于发尖的异物巨细胞反应。裸露的毛干周围常可见急慢性炎症反应或原发性真皮纤维化。

鉴别诊断

面部寻常痤疮有相似的表现，但痤疮具有粉刺、丘疹和脓疱。组织学上，异物反应需与皮肤结节病相鉴别。

治疗

在治疗前，应向患者解释清楚须部假性毛囊炎的病因。要强调治愈该病的唯一可靠途径是停止剃须，但也有一些方法（包括激光）可以帮助控制病情的进展。在严重的病例中，推荐停止剃须几个月。当炎症性皮损完全消退后，患者可以重新开始剃须，但在剃须方法上应该给予他们一些建议（表38.5）。

除了病情非常轻的患者，须部假性毛囊炎在急性期常出现疼痛和（或）瘙痒，需要进行药物干预。尽管局部外用或系统使用抗生素并不是非常有效（除非发生继发感染时），但它们能发挥一些抗炎的作用。推荐的治疗方法见表38.6。

附加治疗方法包括外用维A酸凝胶或霜剂、α-羟酸或过氧化苯甲酰（如班赛®），可用于轻中度须部假性毛囊炎的患者，但在严重或慢性病例中只能轻微改善。这些产品可能是通过减轻过度角化和"韧化"皮肤而起效的。

激光脱毛能够显著缓解疾病的严重程度。例如1064 nm Nd：YAG激光具有长脉宽和持续接触冷却功能，即使是在V或VI型皮肤的患者中也能使用。改良的810 nm超长脉冲半导体激光也可以用于治疗。每隔3～4周治疗一次，共治疗2～3次。当然要谨慎选择激光的能量，尤其是在治疗深色皮肤的患者时[32]。其他的治疗方法包括化学脱毛和依氟鸟氨酸霜剂[33]。与单用激光脱毛治疗相比，在激光脱毛治疗间隔期内每日两次使用依氟鸟氨酸霜剂往往能够取得更好的疗效[34]。在使用化学脱毛之前，需要修齐胡须，避免刺激，而其治疗需要控制在每周两次。

瘢痕疙瘩性痤疮

同义名： ■ 颈项瘢痕疙瘩性痤疮（acne keloidalis nuchae）■ 颈项瘢痕疙瘩性毛囊炎（folliculitis keloidis nuchae）■ 颈项部瘢痕疙瘩性痤疮（nuchal keloid acne）■ 瘢痕疙瘩性毛囊炎（folliculitis keloidalis）■ 头皮乳头状皮炎（旧称）（dermatitis papillaris capillitii）

要点

■ 最初表现为后颈部和枕部的慢性毛囊炎。
■ 随时间延长出现瘢痕疙瘩性丘疹和斑块。
■ 主要多见于非洲裔男性。

表 38.6	须部假性毛囊炎的治疗方法
剃须	• 轻度至中度患者：继续每天剃须，但应遵循表 38.5 中的指导 • 重度患者：在炎症皮损完全消退及所有的"内生性毛发"完全松解前停止剃须。在此期间患者可以用剪刀或电推剪修剪胡须，留下最短为 0.5 cm 的胡须
湿敷及内生毛发的松解	• 用流动的温水、生理盐水或 Burow 溶液（醋酸铝）湿敷，每天三次，每次 10 分钟。以使皮损舒缓、清除痂屑、减少由炎症和（或）表皮剥脱导致的继发性渗出，并软化表皮使"内生性毛发"能更易于松解
局部外用药物	• 在湿敷和松解嵌入的毛发后，应局部外用弱效皮质激素洗剂和（或）克林霉素
继发细菌感染	• 根据细菌培养结果，可选用适当的抗生素系统性应用
顽固性病例	• 应每天早上使用泼尼松（45 ～ 60 mg）或等效价的其他皮质激素类药物 7 ～ 10 天 • 每天两次局部外用依氟鸟氨酸霜剂可能有效 * • 激光脱毛（根据患者的肤色选择合适的激光）可永久性地减少毛发的数量（见第 137 章）

* 基于案例报道

引言

瘢痕疙瘩性痤疮（acne keloidalis）是指在枕部头皮和后颈部存在的瘢痕疙瘩样丘疹和斑块。该病主要见于非洲裔男性。初发为后侧头皮和颈部的慢性毛囊炎和毛囊周围炎，愈合后形成瘢痕疙瘩样丘疹。随时间延长，丘疹可融合成一个或多个大斑块，并在数年内逐渐增大。皮疹通常伴有瘙痒，有时伴疼痛，并且影响美观。尽早治疗可以使其对外观的影响降至最低。

历史

瘢痕疙瘩性痤疮最早由 Kaposi 于 1869 年作为"头皮乳头状皮炎"报道。但在这之前，Hebra 诊所对此病已有所认识，称之为"瘢痕瘤性须疮（sycosis frambroisiformis）"。Kaposi 的文章发表 3 年后（1872 年），Bazin 将此病命名为"瘢痕疙瘩性痤疮"。此后，该病在文献中以多种病名被报道（见上文"同义名"）。

流行病学

在美国，瘢痕疙瘩性痤疮最常见于年轻的非洲裔美国男性，其次是西班牙裔、亚裔，高加索人最少见。瘢痕疙瘩性痤疮可发生于女性，但男女比例至少为 20：1。在青春期前或 50 岁以后发病的极为罕见。

发病机制

瘢痕疙瘩性痤疮的病因不明。一项研究显示，2/3 的患者伴发脂溢性皮炎，1/3 的患者伴发须部假性毛囊炎。目前尚未发现明确的遗传因素。早期的发病假说是，短而紧密卷曲的毛发在剃刮或修剪后，可重新弯向皮肤并穿透皮肤（见图 38.10）。有一项研究显示，与前侧的头皮相比，颈部 / 枕部头皮中肥大细胞密度增加；这些肥大细胞可能增加摩擦或其他物理性操作，从而增加了该部位形成瘢痕疙瘩性痤疮的机会。另一

种常见的解释是衬衫领和慢性低度毛囊炎造成的持续性刺激。

临床特征

瘢痕疙瘩性痤疮通常开始为后侧头皮和（或）颈部毛囊炎，接着出现直径 2 ～ 4 mm 的坚实圆顶的毛囊性丘疹，可伴或不伴有瘙痒（图 38.12）。在发病部位可出现脓疱，但通常维持时间短暂，因为这些脓疱常在梳洗头发时被破坏或是搔抓时容易破裂。与寻常型痤疮不同的是发病部位没有粉刺。

随该病发展会出现更多的坚实丘疹并缓慢增大。部分融合并形成瘢痕疙瘩样斑块，常在近后发际处排列呈带状（图 38.13）。斑块通常直径仅几厘米，但也可增大至 10 cm 以上。即使仅有丘疹存在时，仍可累及大面积后侧头皮。

当受累面积较大时，常伴斑片状脱发或毛发完全脱失。极少数情况下，瘢痕形成可扩展至头顶和（或）侧面头皮。和其他的瘢痕性脱发如脱发性毛囊炎（见

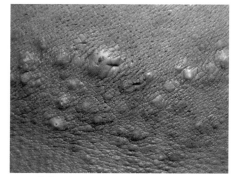

图 38.12 瘢痕疙瘩。后颈部及头皮枕部的毛囊性脓疱、结痂的丘疹以及坚实的纤维化色素沉着性丘疹。并有继发的脱发

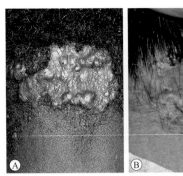
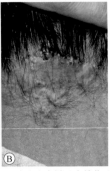

图 38.13　瘢痕疙瘩性痤疮。A.枕部瘢痕疙瘩样丘疹结节及大斑块，伴有瘢痕性脱发。B.尽管此病在拉美裔中少见，临床表现是相似的（B. Courtesy of Luis Requena, MD.）

第 69 章）相似，通常在大片皮损的上缘可见簇状发，类似玩偶头的头发。偶可见似穿掘性蜂窝组织炎的皮下脓肿伴引流性窦道，向外排出恶臭性的分泌物。

病理学

　　炎症开始于毛囊上 1/3 部。对初始浸润的炎症细胞的描述大相径庭，有人认为是以中性粒细胞及淋巴细胞浸润为主，有的认为是以浆细胞浸润为主[35]。在该病的各个阶段，皮脂腺均显著减少或消失。在进展期的皮损中，毛囊被破坏，裸露的毛干碎片周围可见肉芽肿性炎症（图 38.14）。该阶段还可见真皮纤维化，其胶原纤维与瘢痕组织相似，而不似瘢痕疙瘩。毛囊下部，包括毛囊基部，通常直到病程较晚期才受累。病程晚期可以看到真正的瘢痕疙瘩形成。

鉴别诊断

　　临床上，早期皮损与更常见的几种毛囊炎相似（见上文）。鉴别诊断应考虑创伤后继发的瘢痕疙瘩和增生性瘢痕，但根据皮损的数量、形状和分布通常可

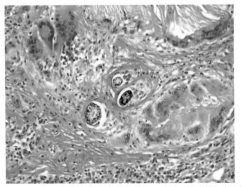

图 38.14　瘢痕疙瘩性痤疮病理学特征。真皮内裸露的毛干伴毛囊周围纤维化及周围肉芽肿性炎症伴多核巨细胞

以做出正确的诊断。颈部皮损可以与须部假性毛囊炎重叠，当头皮受累广泛或严重时，需要鉴别脱发性毛囊炎及穿掘性毛囊炎。

治疗

　　一线治疗是要进行预防。瘢痕疙瘩性痤疮的患者不应穿戴任何的头巾或头饰以避免对后发际的机械刺激。此外，患者不应用剃刀修剪后发际线处，也不要穿会刺激到后侧头颈部的衬衫或毛线衫。

　　尽早开始治疗可以尽量减少患者发生大皮损的概率。每天两次外用维 A 酸凝胶及中、强效皮质激素足以缓解所有症状并使已有非炎性皮疹变平。和寻常痤疮一样外用或系统性抗生素可以清除炎症性脓疱，但并不能软化或清除继发的瘢痕疙瘩性皮损。对于瘢痕疙瘩性斑块，可以皮损内注射曲安奈德（5 ~ 20 mg/ml），但如果皮损持续存在，可采取用环钻切除及植发，一期缝合或二期愈合均可。环钻的深度必须达到毛囊以下才能达到治疗目的。此外，2% 利多卡因（与肾上腺素混合）和曲安奈德（40 mg/ml）50：50 混合可用于局部麻醉以预防复发。如果患者平躺睡眠或颈部较短，可以用丝线缝合皮损以防止僵硬的缝线断端刺入皮肤。拆线后 1 周向切除部位内注射曲安奈德（40 mg/ml），可以每隔 3 周重复治疗三次以上。渗出或排液处应进行细菌培养，并使用适当的抗生素进行系统治疗。

　　对于垂直直径 1.0 ~ 1.5 cm 的斑块，应选择切除后一期缝合。有人提出术后立即开始每日外用咪喹莫特，持续 6 ~ 8 周可以预防复发（见第 128 章）。如果咪喹莫特引起刺激，应当停药一段时间后再隔日使用共 8 周。切除后的放疗仍有争议，将在第 98 章讨论。

　　垂直直径大于 1.5 cm 的皮损不应一期缝合，因为术后的瘢痕常会扩展至切口全长，形成无毛发生长的扁平瘢痕。对于这类皮损，患瘢痕疙瘩性痤疮的部位应切到筋膜层或深层皮下组织，并让其二期愈合。手术切口内应包含后发际线[36]。切口愈合需要 8 ~ 12 周的时间。在切口部位不应注射皮质激素，因为其会妨碍伤口收缩。

　　一些患者用 CO_2 激光切除治疗有效，但术后需要注射曲安奈德（10 ~ 40 mg/ml）每周 3 次，共治疗 4 次，从术后两周后开始。有报道指出长脉冲 Nd：YAG 和半导体激光可有效减少丘疹性皮损数量[37-38]，在近期一项 11 例患者的研究中，UVB 疗法也有类似疗效[39]。冷冻治疗有时也有效，但需要持续冷冻 30 ~ 40 秒。对于深色皮肤的患者，冷冻时间超过 25 秒会造成色素减退（可以持续 12 ~ 18 周）甚至色素脱失。

手术治疗后，单独使用皮损内注射或强效外用糖皮质激素（如凝胶、泡沫）[40]，或联合抗生素口服或外用制剂，也有效，也可以应用维 A 酸及糖皮质激素混合凝胶制剂。根据一些病例报道，口服异维 A 酸对顽固的炎症性瘢痕疙瘩性痤疮有效。

毛囊闭锁四联征

1956 年 Pillsbury、Shelley 和 Kligman 将聚合性痤疮（见第 36 章）、化脓性汗腺炎和头皮穿掘性蜂窝组织炎（见第 69 章）合并命名为"毛囊闭锁三联征"。他们提出这三种疾病共同的病理学特征是毛囊过度角化[41]。1975 年又加入了第四种疾病，即藏毛窦，组成毛囊闭锁四联症。藏毛窦主要发生在臀沟上部，含有角化物碎片及多根毛发。可有继发的肉芽肿性炎症、脓性渗出甚至脓肿形成。有时也称为藏毛囊肿或骶尾部瘘，治疗上需要手术切除。

化脓性汗腺炎

同义名： ■ 反向性痤疮（acne inversa）■ Verneuil 病（Verneuil's disease）■ 显著瘘管性脓皮病（pyoderma fistulans significa）

要点

- 毛囊皮脂腺单位的阻塞发生于间擦部位，尤其是腋窝、肛门生殖器区及乳房下。
- 顶泌汗腺的继发性炎症。
- 炎性结节和无菌性脓肿继发引起窦道和增生性瘢痕。

引言

化脓性汗腺炎（hidradenitis suppurativa）是一种以顶泌汗腺所在皮肤部位，尤其是腋窝和肛门生殖器区为靶点的皮肤疾病。该病是一种慢性病，其特征为反复发作的"疖"和引流窦道，并引起继发的瘢痕。

历史

化脓性汗腺炎最初作为一种特定疾病由 Verneuil 于 1854 年命名。他描述了该病与汗腺的相关性。最初认为顶泌汗腺功能异常是潜在的病因，但现在人们认识到毛囊漏斗部闭锁继发毛囊破裂才是启动事件。

流行病学

化脓性汗腺炎在青春期或青春期后不久发病。儿童除非早熟，一般不发病，女性的发病率是男性的 3 倍。在丹麦，年轻成年人和全部人群的发病率分别为 4% 和 1%。英国的发病率为 1：600[42]。非洲裔的发病率高于欧洲裔。

发病机制

目前认为化脓性汗腺炎是一种源自毛囊的炎症性疾病。毛囊破裂使得其中的内容物包括角蛋白和细菌得以进入周围的真皮[43]，从而引发强烈的化学趋化反应和脓肿形成。上皮条索可能源于破裂的毛囊上皮，导致窦道的产生。尽管发病与青春期有关，但大多数患者的雄激素水平是正常的[44]。更重要的是，顶泌汗腺（与皮脂腺不同）对雄激素并不敏感。有报道吸烟和锂剂治疗会使化脓性汗腺炎加重。

有一种家族性的化脓性汗腺炎，为常染色体显性遗传[45]。在中国的患病家族中最早发现的有三种基因突变，分别为 NCSTN、PSEN1 及 PSENEN，这些基因的蛋白质产物为 γ-分泌酶复合体的成分[46]。其后这些基因突变也在欧洲和日本的患病家族中被检测到[47-49]。γ-分泌酶复合体由四种蛋白组成：presenilin-1（PSEN1）、persenilin enhancer-2（由 PSENEN 编码）、nicastrin（由 NCSTN 编码）及 anterior pharynx-defective 1；该复合体催化包括淀粉样前体蛋白和 Notch 等跨膜蛋白的裂解。Notch1 和 Notch2 缺陷的小鼠在表观学上可模仿 γ 分泌酶缺陷小鼠，出现囊肿形成、表皮和毛囊缺陷[50]，提示 Notch 细胞信号通路在化脓性汗腺炎中的重要作用。

皮损培养发现 IL-1β 和肿瘤坏死因子（TNF）α 过度表达[51]，提示固有免疫也参与发病。另外，在一些研究中发现 TNF-α 抑制剂和 IL-1 受体拮抗剂治疗有效[52-53]，不是所有研究都显示有效[54-56]。也有研究发现皮损中 IL-2 血清水平增高[57]，与疾病活动度相关，IL-12、IL-17 和 IL-23 也同样表达增加[58]。最后，β 防卫素基因簇的高拷贝数与化脓性汗腺炎基因易感性有关[58a]。

临床特征

最初在腋窝、腹股沟、肛周和（或）乳房下出现炎性结节和无菌性脓肿（图 38.15A、B）。皮疹可以伴明显触痛和剧烈疼痛。随时间延长可能会产生窦道（图 38.15C）和增生性瘢痕（图 38.15D），伴随长期的排液，导致患者极度的沮丧、尴尬、不安和抑郁，尤其是当排液有恶臭时。排出的液体通常是浆液性渗出、血液和脓液不同比例的混合物。有评价严重程度和治疗反应的评分系统（表 38.7）。

化脓性汗腺炎的并发症包括贫血、继发性淀粉样变、淋巴水肿和尿道、膀胱、腹膜及直肠瘘管形成。其他的并发症包括低蛋白血症、肾病综合征和 SAPHO 综合征（见第 26 章）。偶尔在长期瘢痕的基础上会并发鳞状细胞

图 38.15　**化脓性汗腺炎**。A、B. 腋下脓丘疹、结节、窦
道及瘢痕形成［Hurley 分期 Ⅱ（A）期及 Ⅲ（B）期］。
C. 浅表性窦道是诊断线索，甚至在没有活动性皮损时。
D. 病情严重者肛周、臀部及大腿上部有炎症性结节、增
生性瘢痕、引流瘘管及窦道形成。这种类型的患者易继发
鳞状细胞癌及淀粉样变（A，Courtesy，Kalman Watsky，
MD；B，Courtesy，Marco Romanelli，MD.）

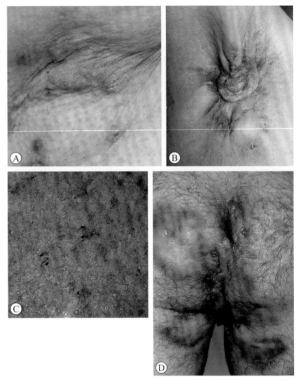

癌，有时发生转移或低钙血症[59]。最后，化脓性汗腺炎
是自身炎症综合征 PASH［pyoderm gangrenosum（坏疽性
脓皮病），acne（痤疮），suppurative hidradenititis（化脓
性汗腺炎）］或者其变异形 PAPASH［还包括 pyogenic
arthritis（化脓性关节炎），见第 45 章］的一部分[60]。

病理学

真皮深层可见重度混合性炎症细胞浸润，常延
伸至皮下组织。在活动期可见脓肿，并由窦道通向皮
肤表面[61]。窦道内包含炎症细胞和残余的角质（图
38.16）。在 25% 活检标本中可见肉芽组织伴炎症细胞
及偶见的异物巨细胞。在慢性阶段，可见毛囊皮脂腺
和汗腺被破坏，伴广泛的纤维化。

鉴别诊断

化脓性汗腺炎早期与葡萄球菌性疖病相似，但后
者常在中心有开口或溃疡，并且通常不形成窦道。克
罗恩病、腹股沟肉芽肿、足菌肿和结核也与化脓性汗
腺炎有相似之处。反复的链球菌感染伴淋巴管炎引起
的慢性链球菌性淋巴水肿可以造成外生殖器的扭曲，
可模仿化脓性汗腺炎。

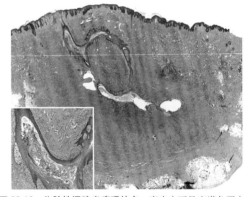

图 38.16　**化脓性汗腺炎病理特点**。真皮内可见充满角蛋白的
窦道（插入图），延伸至皮下脂肪组织。周围有显著的纤维化及
混合性炎症细胞浸润（Courtesy，Lorenzo Cerroni，MD.）

治疗

化脓性汗腺炎基于疾病严重程度的治疗方案在表
38.7 中列出[62]。除了表中列出的方法外，以下方法也
有有效的报道：阿那白滞素（anakinra，IL-1 受体拮抗
剂），尤特克单抗（ustekinumab，IL-12/23 抑制剂）[63]，

表 38.7　化脓性汗腺炎的分级系统及治疗阶梯。 其他评分系统用于临床试验[84]。在 Revuz 修正的 Sartorius 分级系统中，评价 5 个区域（腋下、乳房、腹股沟-大腿、肛周、会阴），附加的修正还包括加入了脓肿及瘘管。Hurley 分期系统后更细致评估可用化脓性汗腺炎临床治疗反应评价（Hidradenitis Suppurative Clinical Response，HiSCR）及医生总体评估评分，可将 Hurley Ⅰ期和Ⅱ期进一步分成 A、B、C 三个亚型

Hurley 分期系统

Ⅰ期：一个或多个脓肿，没有窦道或瘢痕形成

Ⅱ期：一个或多个广泛分隔的复发性脓肿，伴有窦道和瘢痕形成

Ⅲ期：整个受累区域多发互相联通的窦道和脓肿；更广泛的瘢痕

Sartorius 分级系统[79]

- 解剖部位受累：腋下（左＋/或右），腹股沟（左＋/或右）或其他部位（如乳房下）：每个受累部位 3 分
- 每个区域皮损数量和评分：结节＝1；瘘管＝6
- 两个相关皮损的最大距离*，如结节和瘘管，每个区域＜5 cm ＝1，5～10 cm ＝3，＞10 cm ＝9
- 是否左右皮损均清晰地被正常皮肤分隔？每个区域：是 0/ 否（Hurley Ⅲ期）9

治疗阶梯

适应证	治疗干预措施
总体治疗	<ul><li>若有肥胖或超重，减肥</li><li>通过穿宽松内衣、吸水粉末或外用氯化铝减少摩擦和潮湿</li><li>除菌肥皂</li><li>戒烟</li></ul>
Hurley Ⅰ期	<ul><li>早期炎症性皮损内注射曲安奈德（5 mg/ml）</li><li>外用克林霉素</li><li>鼻、腋下、脐部、肛周外用莫匹罗星减少金黄色葡萄球菌载量、</li><li>口服抗生素治疗（单独或联合）达到抗炎作用（利福平＋克林霉素[80]、四环素、多西环素、米诺环素、氨苯砜、甲氧苄啶-磺胺甲噁唑）</li><li>口服抗雄激素药物（如非那雄胺）</li></ul>
Hurley Ⅱ期（见图 38.15A）	<ul><li>口服抗生素（同Ⅰ期）</li><li>阿维 A[81]</li><li>系统用免疫抑制剂包括阿达木单抗[82,^]、英夫利昔单抗[52]及环孢素[83] 外科治疗[†]</li><li>局部切除，二期愈合</li><li>CO_2 激光剥脱，二期愈合</li><li>Nd：YAG 激光治疗，每月 1 次至少 3～4 个月</li></ul>
Hurley Ⅲ期（见图 38.15B）	Ⅰ期及Ⅱ期的治疗 外科治疗[†]<ul><li>受累区域早期广泛切除</li><li>CO_2 激光剥脱，二期愈合</li></ul>

* 若仅单个皮损则记皮损大小。

^ FDA 批准剂量：第 1 天 160 mg（分 4 次，每次 40 mg）或第 1、第 2 天每天 80 mg，而后第 15 天 80 mg、第 29 天及每周 40 mg。

† 切开引流因高复发率疗效欠佳

二甲双胍[64]，葡糖糖酸锌[65]，外用间苯二酚[66]，A 型肉毒素[67]，光动力疗法[68]以及冷冻治疗[69]。

小棘毛壅病

小棘毛壅病（trichostasis spinulosa）是一种常见的毛囊性疾病，但常诊断不足，其病因尚不明确。可见无症状性的粉刺样皮损，含有角质及数根毳毛，主要发生在面部，尤其是中下面中部（见表 36.2），也可见于躯干部，最常见于肩胛间区。组织学上可见毛囊角化过度及扩张的毛囊中数根毳毛被角化鞘包绕。患者因外貌的影响而寻求治疗，但治疗方法有限，主要包括：角质剥脱剂、脱毛剂、外用维 A 酸和激光（如长脉冲紫翠玉宝石激光、短脉冲紫翠玉宝石激光、脉冲半导体激光）[70]。有一病例报道显示周期性使用亲水性黏附贴（Bioré®）可获益，对较深肤色的患者使用

时间应短，以减少引起色素沉着的风险[71]。

病毒相关性毛发发育不良

同义名： ■ 病毒相关性小棘毛发发育不良（viral-associated trichodysplasia spinulosa）■ 免疫抑制剂引起的病毒相关性毛发发育不良（viral-associated trichodysplasia of immunosuppression）■ 小棘毛发发育不良（trichodysplasia spinulosa）■ 环孢素诱发的毛囊营养不良（cyclosporine-induced follicular dystrophy）

　　病毒相关性毛发发育不良（viral-associated trichodysplasia）于 1995 年首先描述出现在器官移植接受者中，在药物诱导免疫抑制相关内容中显示最早与环孢素有关[72]。其潜在病因是小棘毛发发育不良相关的多瘤病毒[73]。肤色至粉红色的毛囊性丘疹和毛囊小棘好发于面中部（见图 130.8），常伴眉毛和睫毛脱失；面部以外皮损可伴发脱发。组织学上可见增大或膨胀的生长期毛囊有很多内毛根鞘细胞及大量毛透明蛋白颗粒。表面显微镜及光学显微镜下可以分辨针状体（针状体牵拉试验）[74]。如果不能减少免疫抑制剂用量，可以尝试外用西多福韦或他扎罗汀凝胶或口服缬更昔洛韦（Valganciclovir，900 mg，每天一次或两次）。

致谢

　　作者感谢已故的 A. Paul Kelly，MD. 对本章上一版的编写贡献。

　　　　　　　　（孙雯佳　邢小雪　范逍遥译　项蕾红审校）

参考文献

1. Luelmo-Aguilar J, Santandreu MS. Folliculitis: recognition and management. Am J Clin Dermatol 2004;5:301–10.
2. Ota T, Hata Y, Tanikawa A, et al. Eosinophilic pustular folliculitis (Ofuji's disease): indomethacin as a first choice of treatment. Clin Exp Dermatol 2001;26:179–81.
3. Ise S, Ofuji S. Subcorneal pustular dermatosis: a follicular variant? Arch Dermatol 1965;92:169–71.
4. Ofuji S, Ogino A, Horio T, et al. Eosinophilic pustular folliculitis. Acta Derm Venereol 1970;50:195–203.
5. Nervi SJ, Schwartz RA, Dmochowski M. Eosinophilic pustular folliculitis: a 40 year retrospect. J Am Acad Dermatol 2006;55:285–9.
6. Ofuji S. Eosinophilic pustular folliculitis. Dermatologica 1987;174:53–6.
7. Rajendran PM, Doler JC, Heaphy MR Jr. Eosinophilic folliculitis: before and after the introduction of antiretroviral therapy. Arch Dermatol 2005;141:1227–31.
8. Amerio P, Verdolini R, Proietto G, et al. Role of Th2 cytokines, RANTES and eotaxin, in AIDS-associated eosinophilic folliculitis. Acta Derm Venereol 2001;81:92–5.
9. Yokobayashi H, Sugaya M, Miyagaki T, et al. Analysis of serum chemokine levels in patients with HIV-associated eosinophilic folliculitis. J Eur Acad Dermatol Venereol 2013;27:e212–16.
10. Rosenthal D, LeBoit PE, Klumpp L, Berger TG. Human immunodeficiency virus-associated eosinophilic folliculitis. Arch Dermatol 1991;127:206–9.
11. Afonso JP, Tomimori J, Michalany NS, et al. Pruritic papular eruption and eosinophilic folliculitis associated with human immunodeficiency virus (HIV) infection: a histopathological and immunohistochemical comparative study. J Am Acad Dermatol 2012;67:269–75.
12. Ellis E, Scheinfeld N. Eosinophilic pustular folliculitis: a comprehensive review of treatment options. Am J Clin Dermatol 2004;5:189–97.
13. Lucky AW, Esterly NB, Heskel N, et al. Eosinophilic pustular folliculitis in infancy. Pediatr Dermatol 1984;1:202–6.
14. Ramdial PD, Morar N, Dlova NC, Aboobaker J. HIV-associated eosinophilic folliculitis in an infant. Am J Dermatopathol 1999;21:241–6.
15. Hernández-Martín Á, Nuño-González A, Colmenero I, Torrelo A. Eosinophilic pustular folliculitis of infancy: a series of 15 cases and review of the literature. J Am Acad Dermatol 2013;68:150–5.
16. Hitch JM, Lund HZ. Disseminate and recurrent infundibulo-folliculitis: report of a case. Arch Dermatol 1968;97:432–5.

17. Owen WR, Wood C. Disseminate and recurrent infundibulofolliculitis. Arch Dermatol 1979;115:174–5.
18. Mishima Y, Rudner E. Erythromelanosis follicularis faciei et colli. Dermatologica 1966;132:269–87.
19. Hodak E, Ingber A, Alcalay JT, David M. Erythromelanosis follicularis faciei in women. J Am Acad Dermatol 1996;34:714.
20. Sodaify M, Baghestani S, Handjani F, Sotoodeh H. Erythromelanosis follicularis faciei et colli. Int J Dermatol 1994;33:643–4.
21. Kim MG, Hong SJ, Son SJ, et al. Quantitative histopathologic findings of erythromelanosis follicularis faciei et colli. J Cutan Pathol 2001;28:160–4.
22. Kim WJ, Song M, Ko HC, et al. Topical tacalcitol ointment can be a good therapeutic choice in erythromelanosis follicularis faciei et colli. J Am Acad Dermatol 2012;67:320–1.
23. Friedman SJ. Lichen spinulosus. Clinicopathologic review of thirty five cases. J Am Acad Dermatol 1990;22:261–4.
24. Cohen SJ, Dicken CH. Generalized lichen spinulosus in an HIV-positive man. J Am Acad Dermatol 1991;25:116–18.
25. Rifkin A, Kurtin SB, Quitkin F, Klein DF. Lithium-induced folliculitis. Am J Psychiatry 1973;130:1018–19.
26. Kim SH, Kang JH, Seo JK, et al. Successful treatment of lichen spinulosus with topical tacalcitol cream. Pediatr Dermatol 2010;27:546–7.
27. Forman SB, Hudgins EM, Blaylock WK. Lichen spinulosus: excellent response to tretinoin gel and hydroactive adhesive applications. Arch Dermatol 2007;143:122–3.
28. Wechsler HL. Vitamin A deficiency following small-bowel bypass surgery for obesity. Arch Dermatol 1979;115:73–5.
29. Bleasal NR, Stapleton KM, Lee MS, Sullivan J. Vitamin A deficiency phrynoderma: due to malabsorption and inadequate diet. J Am Acad Dermatol 1999;41:322–4.
30. Winter H, Schissel D, Parry DAD, et al. An unusual Ala12Thr polymorphism in the 1A alpha-helical segment of the companion layer-specific keratin K6hf: evidence for a risk factor in the etiology of the common hair disorder pseudofolliculitis barbae. J Invest Dermatol 2004;122:652–7.
31. Lucas S. Bacterial diseases. In: Elder D, Elenitsas R, Johnson B, Murphy G, editors. Lever's histopathology of the skin. Philadelphia: Lippincott Williams & Wilkins; 2005. p. 465–78.
32. Smith EP, Winstanley D, Ross EV. Modified super-long pulse 810 nm diode laser in the treatment of

pseudofolliculitis barbae in skin types V and VI. Dermatol Surg 2005;31:297–301.
33. Alexis A, Heath CR, Halder RM. Folliculitis keloidalis nuchae and pseudofolliculitis barbae: are prevention and effective treatment within reach? Dermatol Clin 2014;32:183–91.
34. Xia Y, Cho S, Howard RS, Maggio KL. Topical eflornithine hydrochloride improves the effectiveness of standard laser hair removal for treating pseudofolliculitis barbae: a randomized, double-blinded, placebo-controlled trial. J Am Acad Dermatol 2012;67:694–9.
35. Herzberg AJ, Dinehart SM, Kerns BJ, Pollack SV. Acne keloidalis. Transverse microscopy, immunohistochemistry, and electron microscopy. Am J Dermatopathol 1990;12:109–21.
36. Glenn MJ, Bennett RG, Kelly AP. Acne keloidalis nuchae: treatment with excision and second intention healing. J Am Acad Dermatol 1995;33:243–6.
37. Esmat SM, Abdel Hay RM, Abu Zeid OM, Hosni HN. The efficacy of laser-assisted hair removal in the treatment of acne keloidalis nuchae; a pilot study. Eur J Dermatol 2012;22:645–50.
38. Shah GK. Efficacy of diode laser for treating acne keloidalis nuchae. Indian J Dermatol Venereol Leprol 2005;71:31–4.
39. Okoye GA, Rainer BM, Leung SG, et al. Improving acne keloidalis nuchae with targeted ultraviolet B treatment: a prospective, randomized, split-scalp comparison study. Br J Dermatol 2014;171:1156–63.
40. Callender VD, Young CM, Haverstock CL, et al. An open label study of clobetasol propionate 0.05% and betamethasone valerate 0.12% foams in the treatment of mild to moderate acne keloidalis. Cutis 2005;75:317–21.
41. Pillsbury DM, Shelley WB, Kligman AM. Dermatology. Philadelphia: WB Saunders; 1956.
42. Harrison BJ, Mudge M, Hughes LE. The prevalence of hidradenitis in South Wales. In: Marks R, Plewig G, editors. Acne and related disorders. London: Martin Dunitz; 1991. p. 365–6.
43. Mortimer PS, Lunniss PJ. Hidradenitis suppurativa. J R Soc Med 2000;93:420–2.
44. Barth JH, Kealey T. Androgen metabolism by isolated human axillary apocrine glands in hidradenitis suppurativa. Br J Dermatol 1991;125:304–8.
45. Von Der Werth JM, Williams HC, Raeburn JA. The clinical genetics of hidradenitis suppurativa revisited. Br J Dermatol 2000;142:947–53.
46. Wang B, Yang W, Wen W, et al. Gamma-secretase gene mutations in familial acne inversa. Science 2010;330:1065.
47. Pink AE, Simpson MA, Brice GW, et al. PSENEN and

NCSTN mutations in familial hidradenitis suppurativa (Acne Inversa). J Invest Dermatol 2011;131:1568–70.

48. Miskinyte S, Nassif A, Merabtene F, et al. Nicastrin mutations in French families with hidradenitis suppurativa. J Invest Dermatol 2012;132:1728–30.

49. Nomura Y, Nomura T, Sakai K, et al. A novel splice site mutation in NCSTN underlies a Japanese family with hidradenitis suppurativa. Br J Dermatol 2013;168: 206–9.

50. Pan Y, Lin MH, Tian X, et al. Gamma-secretase functions through Notch signaling to maintain skin appendages but is not required for their patterning or initial morphogenesis. Dev Cell 2004;7:731–43.

51. van der Zee HH, de Ruiter L, van den Broecke DG, et al. Elevated levels of tumour necrosis factor (TNF)-α, interleukin (IL)-1β and IL-10 in hidradenitis suppurativa skin: a rationale for targeting TNF-α and IL-1β. Br J Dermatol 2011;164:1292–8.

52. Grant A, Gonzalez T, Montgomery MO, et al. Infliximab therapy for patients with moderate to severe hidradenitis suppurativa: a randomized, double-blind, placebo-controlled crossover trial. J Am Acad Dermatol 2010;62:205–17.

53. Leslie KS, Tripathi SV, Nguyen TV, et al. An open-label study of anakinra for the treatment of moderate to severe hidradenitis suppurativa. J Am Acad Dermatol 2014;70:243–51.

54. van der Zee HH, Prens EP. Failure of anti-interleukin-1 therapy in severe hidradenitis suppurativa: a case report. Dermatology 2013;226:97–100.

55. Adams DR, Yankura JA, Fogelberg AC, Anderson BE. Treatment of hidradenitis suppurativa with etanercept injection. Arch Dermatol 2010;146:501–4.

56. Menis D, Maroñas-Jimenez L, Delgado-Marquez AM, et al. Two cases of severe Hidradenitis Suppurativa with failure of anakinra therapy. Br J Dermatol 2015;172:810–11.

57. Matusiak Ł, Bieniek A, Szepietowski JC. Soluble interleukin-2 receptor serum level is a useful marker of hidradenitis suppurativa clinical staging. Biomarkers 2009;14:432–7.

58. Schlapbach C, Hänni T, Yawalkar N, Hunger RE. Expression of the IL-23/Th17 pathway in lesions of hidradenitis suppurativa. J Am Acad Dermatol 2011;65:790–8.

58a. Giamarellos-Bourboulis EJ, Platzer M, Karagiannidis I, et al. HIgh copy numbers of beta-defensin cluster on 8p23.1, confer genetic susceptibility, and modulate the physical course of hidradenitis suppurativa/acne inversa. J Invest Dermatol 2016;136:1592–8.

59. Sparks MK, Kuhlman DS, Prieto A, Callen JP. Hypercalcemia in association with cutaneous squamous cell carcinoma. Occurrence as a late complication of hidradenitis suppurativa. Arch Dermatol 1985;121:243–6.

60. Braun-Falco M, Kovnerystyy O, Lohse P, Ruzicka T. Pyoderma gangrenosum, acne, and suppurative hidradenitis (PASH)–a new autoinflammatory syndrome distinct from PAPA syndrome. J Am Acad Dermatol 2012;66:409–15.

61. Weedon D. Skin pathology. Edinburgh: Churchill Livingstone; 1999. p. 390.

62. Jemec GBE, Hansen U. The histology of hidradenitis suppurativa. J Am Acad Dermatol 1996;34:994–9.

63. Gulliver WP, Jemec GB, Baker KA. Experience with ustekinumab for the treatment of moderate to severe hidradenitis suppurativa. J Eur Acad Dermatol Venereol 2012;26:911–14.

64. Verdolini R, Clayton N, Smith A, et al. Metformin for the treatment of hidradenitis suppurativa: a little help along the way. J Eur Acad Dermatol Venereol 2013;27:1101–8.

65. Brocard A, Knol AC, Khammari A, Dréno B. Hidradenitis suppurativa and zinc: a new therapeutic approach. A pilot study. Dermatology 2007;214:325–7.

66. Boer J, Jemec GB. Resorcinol peels as a possible self-treatment of painful nodules in hidradenitis suppurativa. Clin Exp Dermatol 2010;35:36–40.

67. Khoo AB, Burova EP. Hidradenitis suppurativa treated with Clostridium botulinum toxin A. Clin Exp Dermatol 2014;39:749–50.

68. Andino Navarrete R, Hasson Nisis A, Parra Cares J. Effectiveness of 5-aminolevulinic acid photodynamic therapy in the treatment of hidradenitis suppurativa: a report of 5 cases. Actas Dermosifiliogr 2014;105:614–17.

69. Bong JL, Shalders K, Saihan E. Treatment of persistent painful nodules of hidradenitis suppurativa with cryotherapy. Clin Exp Dermatol 2003;28:241–4.

70. Badawi A, Kashmar M. Treatment of trichostasis spinulosa with 0.5-millisecond pulsed 755-nm alexandrite laser. Lasers Med Sci 2011;26:825–9.

71. Elston DM, White LC. Treatment of trichostasis spinulosa with a hydroactive adhesive pad. Cutis 2000;66:77–8.

72. Izakovic J, Buchner SA, Duggelin M, et al. [Hair-like hyperkeratosis in patients with kidney transplants. A new cyclosporine side-effect]. Hautarzt 1995;46:841–6.

73. van der Meijden E, Janssens RW, Lauber C, et al. Discovery of a new human polyomavirus associated with trichodysplasia spinulosa in an immunocompromized patient. PLoS Pathog 2010;6:e1001024.

74. Lee JS-S, Frederiksen P, Kossard S. Progressive trichodysplasia spinulosa in a patient with chronic lymphocytic leukaemia in remission. Australas J Dermatol 2008;49:57–60.

75. Soyinka F, Laja AD. Keratosis circumscripta. A distinct dermatological entity or variant of psoriasis? Dermatologica 1978;156:341–50.

76. Shrank AB. Keratosis circumscripta. Arch Dermatol 1966;93:408–10.

77. Shams M, Blalock TW, Davis LS. Keratosis circumscripta: a unique case and review of the literature. Int J Dermatol 2011;50:1259–61.

78. Hazell M, Marks R. Follicular ichthyosis. Br J Dermatol 1984;111:101–9.

79. Sartorius K, Emtestam L, Jemec GBE, Lapins J. Objective scoring of hidradenitis suppurativa reflecting the role of tobacco smoking and obesity. Br J Dermatol 2009;161:831–9.

80. Gener G, Canoui-Poitrine F, Revuz JE, et al. Combination therapy with clindamycin and rifampicin for hidradenitis suppurativa: a series of 116 consecutive patients. Dermatology 2009;219:148–54.

81. Matusiak L, Bieniek A, Szepietowski JC. Acitretin treatment for hidradenitis suppurativa: a prospective series of 17 patients. Br J Dermatol 2014;171: 170–4.

82. Kimball AB, Okun MM, Williams DA, et al. Two phase 3 trials of adalimumab for hidradenitis suppurativa. N Engl J Med 2016;375:422–34.

83. Rose RF, Goodfield MJD, Clark SM. Treatment of recalcitrant hidradenitis suppurativa with oral ciclosporin. Clin Exp Dermatol 2006;31:154–5.

84. Porter ML, Kimball AB. Hidradenitis suppurativa scoring systems: can we choose just one? Cutis 2017;99:156–7.

第39章 外泌汗腺和顶泌汗腺疾病

Jami L. Miller

汗腺

外泌汗腺

要点
- 皮肤的表面不均匀地分布着200万～500万个外泌汗腺。
- 健康的人体，汗液中水分占99%。
- 出汗是由胆碱能神经支配的交感神经自主反射功能。

对人类来说，排汗对调节体温的动态平衡起到重要作用。人体主要通过两种途径来降低体温：皮肤血管舒张的辐射散热和汗液的蒸发散热。多数汗液是由外泌汗腺（eccrine sweat glands）分泌的，使热量从皮肤表面蒸发。人类和马是少有的通过分泌大量汗液影响体温调节的哺乳类动物。在以下内容中，如未特殊指明，"汗液（sweat）"用来指外泌汗腺及其分泌物。

人体皮肤内分布有200万～500万个外泌汗腺，但阴蒂、龟头、小阴唇、外耳道及唇红部位没有分布。外泌汗腺在解剖上与顶泌汗腺−毛囊皮脂腺附属器是分开的，通过皮肤镜可见外泌汗腺在手掌和足底的开口沿皮纹崤线分布。健康人体的外泌汗液有99%是水。一般成人每小时可分泌0.5升以上的汗液，而训练有素的运动员和适应了炎热气候的人们每小时可分泌3～4升的汗液[1]。训练有素者或已适应了环境者与一般人相比要更早开始排汗，并能更有效地保持钠、氯等电解质的平衡。男女对体温调节的控制相似，只有随年龄增长而轻微下降[2]。

排汗主要是由交感神经系统控制的一种反射功能。这些神经在解剖上属于交感神经但功能上属于类胆碱能神经（即主要神经末梢递质是乙酰胆碱，而不是去甲肾上腺素）。排汗的神经冲动（泌汗冲动）从下丘脑前部沿着网状脊髓束通路到达脊髓的相应水平，再经过交通支到达自主神经节，之后进入胆碱能交感神经元到达外分泌腺的分泌细胞。事实证明外分泌腺也存在肾上腺素能神经支配，但认为其

并无重要生理意义[3]。此外，一些药物（例如胆碱能兴奋剂）和局部受热可直接作用于分泌细胞，使汗腺分泌。

顶泌汗腺

人体的顶泌汗腺（apocrine sweat glands）主要分布在眼睑（莫尔氏腺，Moll's glands）、外耳道、腋窝、乳晕和乳头、脐周和肛门生殖器区域，特别是阴阜、阴唇、包皮、阴囊和肛周。妊娠五个月时的胎儿，顶浆腺体遍布全身，而在足月新生儿中，它们局限于上述部位。在非灵长类哺乳动物中，顶泌汗腺分布广泛，还可开口于毛囊皮脂腺单位。

顶浆分泌是一种缓慢的、类似于乳腺中乳汁形成的连续过程。分泌物是一种由脂质、蛋白质和性激素组成的油性液体。在皮肤表面或其附近，它与来自皮脂腺的皮脂混合并排入相同的毛囊皮脂腺单位。

多汗

要点
- 出汗过多。
- 原发性多汗是最常见的类型，典型受累部位是掌跖和（或）腋窝。
- 继发性多汗是由于某个潜在原因（如：遗传综合征，感染，肿瘤）或者药物引起，可以表现为局限性或泛发性。

大约有3%的美国人有多汗（hyperhidrosis）[4]。根据最广泛使用的分类系统，可将其分为原发性和继发性。其他分类系统根据其受支配的神经冲动来源将其分为：皮质性（情绪性）、下丘脑性（体温调节）、髓质性（味觉）、脊髓性和局部轴突反射性。

原发性多汗

同义名： ■ 原发性局灶性多汗症（primary focal hyperhidrosis）

要点

■ 主要受累的部位为掌跖和腋窝，面部亦可累及。
■ 多汗是由于大脑皮质刺激增加引起的，只在清醒的时候出现（白天）。
■ 患者在其他方面都很健康。
■ 近 80% 的患者都有多汗症的家族史。

原发性多汗，是多汗症最常见的类型，其定义为局部区域的排汗过多［通常在掌跖和（或）腋窝］，且与系统性疾病无关。不同种族的男女发病率无差异。表 39.1 列出了诊断标准[5]。约 60% ～ 80% 的患者有家族史[6]，表现为不完全外显性常染色体显性遗传。在患有原发性掌部多汗症的三个日本家系中，其基因位点被定位在染色体 14q 上[7]。

情绪紧张或压力可以使任何人分泌汗液。最常见于掌跖部、腋窝，也可见于面部（图 39.1），尤其是前额

表 39.1 原发性多汗症的诊断标准
1. 局限性、肉眼可见的多汗
2. 持续 6 个月以上
3. 没有明显的继发因素
4. 至少有以下 2 条：
• 双侧和对称的
• 影响日常生活
• 每周至少发作 1 次
• 发病年龄 < 25 岁
• 有家族史
• 症状在睡眠期间停止

（Adapted from Hornberger J，Grimees K，Naumann M，et al. Recognition，diagnosis and treatment of primary focal hyperhidrosis. J Am Acad Dermatol. 2004；51；274-86.）

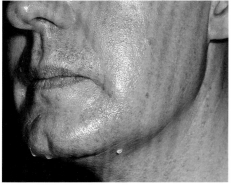

图 39.1 面部原发性皮质性（情绪性）多汗症。唇上皮肤、下颌轮廓、下巴可见明显汗滴（Reproduced from Hurley HJ. Hyperhidrosis. Curr Opin Dermatol. 1997；4；105-14. Philadelphia；Rapid Science Publishers.）

和上唇皮肤。性高潮后出汗也是由于情绪刺激引起[8]。

原发性多汗在临床上主要有两种形式：累及掌跖部和累及腋窝，两者可同时存在[1]，但通常以一个部位为主。掌跖多汗症经常在儿童时期发病，而腋窝多汗症则通常在青春期或青春期后发病。原发性多汗在寒冷和温暖的环境中均可发生。本病病程特点为慢性、持续性，不同年龄、疾病或生理状态的差别都不大。

掌跖多汗症是原发性多汗症最常见的形式（图 39.2），约占 50% ～ 60% 的患者[3-4]。整个掌跖部位及其边缘、指／趾尖和其远端背面的皮肤均有排汗。很显然这会对患者的生活质量造成影响。

腋窝多汗症是第二常见的原发性多汗症，约占 30% ～ 50% 的患者[4]。右侧腋窝通常比左侧泌汗更多（60：40）。特殊情况下，可以一侧腋窝多汗，而另一侧腋窝少汗或无汗。通常不伴有气味（腋臭）；过多的外泌汗液可能冲走或稀释了可产生气味的顶泌汗液和细菌。

继发性多汗

继发性多汗（secondary hyperhidrosis）系由其他系统性疾病引起或与之相关。可分为局限性或泛发性。其病因有很多，可以根据支配应答的神经冲动来源将

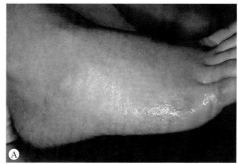

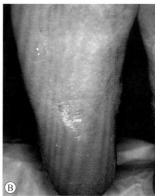

图 39.2 掌跖多汗症（原发性皮质性）。A、B. 足底皮肤因出汗而湿润发亮，还能看到汗滴（Courtesy，Jean L Bolognia，MD.）

其分为：皮质性、下丘脑性、髓质性、脊髓性或局限性。有些药物也和多汗症相关（表39.2）。

与皮质性（情绪性）多汗症有关的疾病

要点

- 几种累及掌跖部皮肤的角化及其他遗传性疾病都伴有掌跖多汗。
- 遗传性自主神经病的患者也可出现皮质性多汗症。

单独的掌跖部排汗主要是由于情绪或感觉刺激导致大脑皮质兴奋引起的。尽管异常角化和多汗之间的致病关联性并不完全清楚，但目前认为与遗传性掌跖角化病有关的掌跖部过度排汗本质上是皮质性的。掌跖角化症大多是伴恶臭的，很可能与汗液导致增厚的角质层发生浸渍及细菌降解角蛋白有关。其他累及掌跖部的遗传性疾病，例如单纯性大疱性表皮松解症，也可伴有掌跖多汗症。其他引起皮质性多汗症的原因在表39.3中列出。

下丘脑性（温度性）多汗症

要点

- 由于体温升高（如急性发热性疾病、淋巴瘤、慢性感染）或者下丘脑的直接刺激（如嗜铬细胞瘤、药物、毒素）引起。
- 可以是夜间（夜汗）或昼间。

包括体温调节在内的许多自主神经活动都由下丘脑支配。血液温度升高 0.5 °F 以上可以刺激下丘脑，引起血管扩张和全身排汗反应从而降低体温[3]。

发热性疾病是引起下丘脑性多汗最常见的病理状态。发热时，特别是体温在 39 ～ 40℃（102 ～ 104 °F）

表 39.2　可以刺激泌汗的药物	
直接发挥作用的胆碱能药物	
● 乙酰胆碱	● 抗口干症药物（见表45.5）
胆碱酯酶抑制剂	
● 抗阿尔茨海默症药物 * ● 抗胆碱能药物解毒剂	● 抗疟药
拟肾上腺素药物	
● 多巴胺 ● 肾上腺素 ● 异丙肾上腺素	● 去甲肾上腺素 ● 苯丙醇胺
抗糖尿病（降血糖）药物	
● 胰岛素	● 磺脲类
中枢神经系统（CNS）兴奋剂	
● 苯丙胺类药 ● 咖啡因	● 茶碱
抗抑郁药	
● 单胺氧化酶抑制剂（MAOIs）† ● 选择性 5- 羟色胺再吸收抑制剂（SSRIs）†	● 三环类抗抑郁药 †
抗精神病药	
退烧药	
阿片类药物	
其他药物	
● 血管紧张素转换酶（ACE）抑制剂 ● 氨氯地平 ● 托莫西丁 ● 右美沙芬 *·† ● 吐根制剂 ● 戊氧福林	● 磷酸二酯酶抑制剂（如西地那非） ● 西布曲明 ● 舒马普坦 † ● 曲马多 † ● 育亨宾
* 出汗过多很少见于正常药理剂量，通常提示有药物过量。 † 联合使用单胺氧化酶抑制剂（包括利奈唑胺和抗抑郁药）与三环类抗抑郁药、选择性 5- 羟色胺再吸收抑制剂、某些特定的阿片类药物和氨酸可以引起 5- 羟色胺综合征，表现为精神状态的改变，自主神经过度活跃（包括多汗）和神经肌肉功能异常	

表 39.3　皮质性（压力 / 情绪）多汗症的发病原因
原发性多汗症
继发性多汗症
角化异常性疾病
● 掌跖角化症   ● 先天性厚甲   ● 先天性鱼鳞病样红皮病和表皮松解性鱼鳞病
其他遗传性皮肤病
● 大疱表皮松解症：单纯性＞交界性   ● 网状色素性皮病   ● 先天性角化不良   ● 骨膜增生厚皮症（杵状指和指增粗，面部、头颅沟回状皮肤）   ● Apert 综合征（颅缝早闭，指畸形，严重痤疮；*FGFR2* 基因突变）   ● 甲–髌骨综合征
遗传性感觉和自主性神经病（HSANs）†
● 家族性自主神经功能障碍症［Riley-Day 综合征；HSAN Ⅲ型；脸部和躯干的斑状红斑伴发作性多汗症，泪液减少，体位性低血压，自主神经功能障碍危象（呕吐、高血压）］   ● 先天性自主神经功能失调伴广泛性痛觉丧失   ● 先天性感觉神经病（HSAN Ⅱ型）
† 也可以出现下丘脑（温度性）多汗症。 （Adapted from Moschella S, Hurley HV. Dermatology. Philadelphia: WB Saunders, 1992.）

及以上时，由于下丘脑泌汗中心受到抑制而导致无汗。退热期会有明显的出汗。淋巴瘤病和慢性感染（如结核）可表现为发作性体温调节性出汗，一般称为"盗汗"（实际上是在不易察觉的轻微发热后出现）。

下丘脑源性的泛发性出汗也可见于一些代谢性疾病和内分泌疾病（表 39.4）。糖尿病患者可以表现为少汗，也可表现为各种形式的多汗症。比如，多汗是胰岛素诱导的低血糖症（但不是糖尿病酮症酸中毒）的特征性表现，而在糖尿病周围神经病变的患者中可以发生躯干的代偿性多汗（见下文）。此外，糖尿病患者可能表现出味觉性多汗症，主要发生在面部和颈部。控制不佳的糖尿病患者会有头皮多汗，并且在血糖控制后其多汗症大多可以好转。

血管舒缩不稳定的疾病，如雷诺现象，自身免疫性结缔组织疾病，冻伤和其他寒冷性损伤以及交感反射性营养不良，可由于自主神经功能紊乱导致多汗[9]。血管收缩和泌汗神经冲动的同步释放，可引起"寒冷性多汗"，通常表现为手足部位皮肤浸渍、潮湿、紫染，即对称性发绀。

大脑皮质病变，如肿瘤、脓肿或脑血管意外，可引起对侧多汗症，其原因是由于调节下丘脑泌汗活性的大脑皮质的抑制效应减弱有关[10]。帕金森病也可出现下丘脑性泌汗，表现为脑炎后的"汗热病"。以单侧潮红和多汗且对侧无汗为特征的 Harlequin 综合征可能是由于外周或中枢神经系统（CNS）异常所致[11]。

嗜铬细胞发作性释放儿茶酚胺，可直接刺激下丘脑引起出汗[12]。暴露于有毒物质及药物也会导致下丘脑性多汗，一些作用于中枢神经系统的药物也会引起多汗的不良反应（见表 39.2）。其他下丘脑性多汗的原因可见表 39.4。

压力性和体位性多汗可由下丘脑皮质层刺激引起。改变体位或仰卧位时对一侧加压，可出现多种形式的多汗。如侧面多汗、水平半身多汗和交叉性半身多汗。面颈部或前臂特发性单侧局部多汗症为发作性疾病，它可由受热、情绪和味觉刺激激发[13]。

髓性（味觉性）多汗症

要点

- 口腔的味觉感受器是刺激出汗的冲动传入源头。
- 生理性的髓性多汗症最常由辛辣食物、酒精和柑橘类水果刺激诱发。
- 病理性的髓性多汗症由于出汗相关的神经受到破坏后与分泌唾液相关的神经异常连接所致；这种情况可由局部外伤或者腮腺病变（Frey 综合征），交感神经干损伤，中枢神经系统病变（如脑炎、脊髓空洞症等）引起。

表 39.4 下丘脑性多汗的发病原因

感染	肿瘤	内分泌性/代谢性	血管运动性	神经性	药物/毒物	其他
• 急性发热性疾病（退热期） • 结核病 • 布氏杆菌病 • 疟疾 • 亚急性细菌性心内膜炎 • 其他	• 淋巴瘤 • 嗜铬细胞瘤 * • 类癌综合征 *	• 甲状腺功能亢进 • 肢端肥大症 • 低血糖 • 肥胖 • 更年期 • 妊娠 • 卟啉病（急性间歇性） • 苯丙酮尿症 • 痛风	• 充血性心力衰竭[†] • 心肌缺血 • 雷诺现象 • 肢端发绀 • 冻伤 • 掌跖对称性青紫[‡] • 反射性交感神经营养障碍 • 自身免疫性结缔组织病（如类风湿性关节炎，SLE）	• 中枢神经系统肿瘤 • 脑血管意外 • 帕金森病 • 脑炎后 • 发作性自发性低体温多汗症[§] • 寒冷诱发的出汗综合征[‖] • 家族性自主神经异常[‡]	• 酒精中毒 • 戒酒或戒阿片类 • 汞中毒（肢端痛） • 慢性砷中毒 • 见表 39.2	• 代偿性多汗（如红痱，糖尿病神经病变，交感神经切除术）[¶] • 局限性单侧多汗（面、颈部、前臂）[‡] • POEMS 综合征 • 斑片状雀斑样痣综合征 • 线粒体病 • 压力和体位性多汗[‡]

* 通过儿茶酚胺（嗜铬细胞瘤）和 5- 羟色胺（类癌肿瘤，通常转移性）；见第 106 章。

[†] 患者有交感神经冲动，对热刺激的血管扩张反应受损，但保留出汗功能。

[‡] 也与皮质性多汗有关。

[§] 被认为是 Hines-Bannick 综合征或者 Shapiro 综合征（当伴有胼胝体发育不全时）。

[‖] 常染色体隐性遗传的编码细胞因子受体样因子 -1 和心肌营养素样细胞因子受体 -1 的基因突变；其他的特征包括面部畸形，屈曲性畸形（肘部、手指）和脊柱侧弯。

[¶] 代偿性多汗也是 Ross 综合征的一个特点（节段性无汗、泛发性反射消失和强直性瞳孔）。

SLE，系统性红斑狼疮。（Adapted from Moschella S，Hurley HV. Dermatology. Philadelphia；WB Saunders，1992.）

生理性髓性多汗

对于正常人来说，刺激味蕾的饮食都可能引起出汗，特别是面部。通常认为该过程由变异的反射弧来介导，来自味蕾感受器的传入冲动通过舌咽神经到达延髓核（因此术语叫"髓性"多汗），并非（或除了）引起通常的流涎反应，会引起排汗反应。摄入刺激性食物或饮料几分钟后，出汗和红斑最常见于上唇皮肤或脸颊。这种现象可以单侧或双侧出现，可短暂存在，或在进食刺激性食物或饮料时持续存在。出汗部位局部血管舒张导致的红斑，有时比较轻微。辛辣或刺激性的食物及饮料，如柑橘、酒精、调味品都可引起。多见于儿童和青年人，以及温暖的环境。亦有家族遗传倾向[14]。可以没有任何其他局部或全身症状、体征。味觉性多汗症的变异型可发生在糖尿病患者的面部。已报道的一些味觉性多汗症的少见类型可累及头皮和膝盖，已经证明这些排汗反应与中枢延髓性机制有关[15]。

病理性髓性多汗

由于神经损伤所致，在神经修复过程中，介导泌汗的神经纤维错与介导流涎的神经相连。正常情况下支配唾液腺的副交感神经的神经冲动被误送到汗腺，导致的结果就是流涎刺激引起了泌汗。值得注意的是，受累区域皮肤的体温调节性泌汗则相应减少。

腮腺组织在手术、外伤或其他疾病（如脓肿、带状疱疹）累及腮腺后约几周或几个月时可出现再生。在进食、饮水以及咀嚼动作产生唾液刺激时，这些患者可出现面颊和相邻颈部的血管舒张和多汗（图39.3）。出汗最常发生于耳颞神经的分布区域；有时还有单侧局限性疼痛[16]。

耳颞综合征（Frey 综合征）常在腮腺手术后出现，可见于约 40% 或以上的患者，不过多数患者并不一定

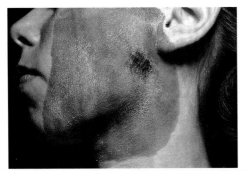

图 39.3 耳颞（Frey）综合征的味觉性出汗，腮腺手术后出现。 蓝黑区域表示有出汗。（淀粉–碘染色法）。唾液刺激引起排汗反应（Reproduced from Hurley HJ. Hyperhidrosis. Curr Opin Dermatol. 1997；4：105-14. Philadelphia：Rapid Science Publishers.）

察觉。也可见于新生儿（多由于产钳助产所致的腮腺区域损伤引起），表现为味觉性红斑，但一般无明显多汗，这常被误认为是食物过敏。味觉多汗症的另一种类型是鼓索综合征，表现为颌下腺的唾液刺激会引起下巴和下颌线部位的出汗。

丛集性头痛患者可有交感损伤，导致受累额部的体温调节性泌汗功能受损。在头痛发作期间，可出现流泪过多及同侧的多汗、潮红。这是由于副交感神经纤维（正常情况下支配泪腺）误连到汗腺和血管所致。Raeder 综合征患者[Horner 综合征（上睑下垂、瞳孔缩小 ± 无汗症）及单侧额颞部头痛]也可能出现眶上过度出汗（泪汗）。

任何可以损伤迷走神经和交感神经干（两者在胸腔内很靠近）的情况，都可引起病理性髓性多汗（表39.5）。在愈合过程中，来自迷走神经的类胆碱能纤维长入邻近的交感神经干，引起面部、颈部以及部分躯干、上肢的味觉性多汗。

在脊髓空洞症或脑炎患者中，偶尔会见到脸部和躯干上部的味觉性多汗。受累神经为舌咽神经和迷走神经。脑干病变可导致控制唾液分泌和泌汗的中央髓核发生变换，但没有其他病理性味觉性多汗症中出现的外周交感神经和副交感神经的交叉。

脊髓性（脊髓横断）多汗

要点

- 脊髓的病变可能导致受伤平面以下的体温调节性多汗缺失，或导致其他特殊类型多汗。
- 总体反射性出汗围绕在受伤平面周围出现。

任何破坏脊髓网状脊髓束的外伤或疾病都会影响泌汗反射（见表 39.5）。通常在受损平面以下的区域缺失体温调节性的泌汗反应。异常节段性泌汗可伴发其他自主性、感觉性和运动性改变。起病时间和持续时间均无法预测。可有出汗过多，患者的受累区域被汗液浸透。"总体反射性泌汗"开始于相应受损脊髓水平以下的皮肤区域。靠近横断水平的皮肤节段反应最强烈。总体反射泌汗在 $T_8 \sim T_{10}$ 水平以下发生横断时不会出现。

自主神经反射异常

要点

- 直接刺激（如电刺激、物理或药物诱发）交感神经轴突可以引起出汗。
- 在炎症性皮肤病中也可以出现。

表 39.5　引起继发性多汗症的其他原因。味觉性流泪（"鳄鱼泪"综合征）是由于面神经损伤后分泌泪液和唾液的自主神经换位所致

髓质（味觉性）	脊髓	轴突反射	异常的血管或者汗腺（非神经性）
• 生理性味觉性出汗	• 脊髓损伤	• 炎症性皮肤病	• 水源性掌跖角化病
• Frey 综合征	• 脊髓空洞症	• 药物（见表 39.2）	• 小汗腺痣
• 鼓索综合征	• 脊髓痨		• 外分泌腺血管球瘤错构瘤（图 39.5）
• 丛集性头痛			• Maffucci 综合征
• 交感神经切除术			• 动静脉瘘
• 交感神经干和迷走神经损伤（如肺癌，间皮瘤，甲状腺切除术，锁骨下动脉瘤）			• Klippel-Trenaunay 综合征
			• 血管球静脉畸形
• 脑炎			• 蓝色橡皮大疱样痣综合征
• 脊髓空洞症			• 冷红斑
			• 鼻红粒病
			• 胫前黏液性水肿

（Adapted from Moschella S，Hurley HV. Dermatology. Philadelphia：WB Saunders，1992.）

自主神经反射异常是一种综合征，可以出现在 T_6 或以上节段的脊髓损伤[17]。交感神经冲动发作性大量释放可引起受损横断水平以上多汗，并伴有头痛、高血压、面部潮红、心动过缓或心动过速，立毛和感觉异常。

用电和物理冲动直接刺激皮肤交感神经轴突或注射对自主神经节具有尼古丁样作用的药物可诱发直径 4 cm 内的区域出汗。炎症性皮肤病症（如银屑病、皮炎）所产生的介质也可引起局部多汗。P 物质和许多其他介质，包括激肽、多巴胺、前列腺素、血管紧张素和腺嘌呤，可能参与其中[18]。

代偿性多汗

要点

■ 在一个部位的无汗可能导致另一个部位的多汗。
■ 痱子、糖尿病神经病变和交感神经切除术是最常见的原因。

代偿性多汗症的现象体现了人体外泌汗腺的调节功能，某一个区域的汗腺为了代偿另一个区域的少汗或无汗而变得异常活跃。显然，为了代偿反应发生，所需要的无功能汗腺的数量存在一个阈值。产生无汗症的潜在病因或类型似乎也很重要。例如，代偿性多汗症不会继发于淋巴瘤产生的无汗症。

代偿性多汗在临床上常见于以下三种情况：

• 痱子：长时间或反复发作的红痱和深在性痱常常导致躯干大片区域出现无功能汗腺，从而引起面部代偿性多汗（图 39.4A），尤其是在热的环境或运动刺激下发生。

• 在糖尿病患者中，由于周围神经病和微血管病

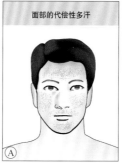

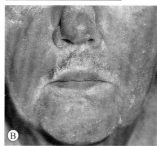

图 39.4　面部的代偿性多汗。A.图示为泛发痱患者的面部代偿性多汗部位。B.糖尿病患者的面部代偿性多汗（唇上和下颌）（淀粉 - 碘染色法）（Courtesy，Harry Hurley，MD.）

导致的自主神经系统紊乱常常引起受累皮肤的无汗或少汗，多见于腿部。由于腿部泌汗减少，患者躯干的体温调节性泌汗代偿性增加，背部尤其明显。另一种代偿性多汗的特征为味觉性，通常位于面颈部（图 39.4B），也可发生在有下肢周围神经病变的糖尿病患者中。

• 交感神经切除术后：颈胸交感神经切除术后可出现泌汗消失，常伴有躯干部的体温调节性多汗。切除交感神经的患者也可出现病理性味觉性多汗。

非神经性多汗

要点

- 直接刺激外分泌腺可以引起出汗。
- 刺激因素包括局部受热、药物和血管的肿瘤。

通过加热或药物直接刺激外分泌腺可引起局部出汗。即使失去神经支配的皮肤在加热时也会排汗[3]。表 39.5 概述了局部多汗症的其他非神经性原因，如外分泌腺血管球瘤错构瘤（图 39.5），在其血管性皮损上的外分泌腺活性增加。有一种少见疾病叫"冷红斑"，可累及皮肤和胃肠道，暴露于寒冷后产生局部皮肤红斑和剧烈疼痛，并伴有中央多汗。该病与其他以局部疼痛为临床特征的疾病（如血管球静脉畸形）一样，增加的血流或轴突反射（继发于疼痛）可能是这种出汗的发病机制。

多汗症的诊断

要点

- 区分原发性多汗和继发性多汗是非常重要的。
- 显色法和重量法可以证实并量化多汗症。

诊断多汗症的第一步是鉴别原发性多汗和继发性多汗。病史提示发病部位、时间和诱发因素。其他疾病史和用药史（包括非处方药物）也应记录。全面的系统回顾应该考虑到所有的继发因素。

不足以诊断为原发性多汗经典类型（见表 39.1）的患者应当根据完整的病史和体格检查对可能的病因进行进一步分析（见表 39.2 ~ 39.5）。同时需要实验室检查和影像学检查（表 39.6）。

表 39.6 继发性多汗的初步评估。进一步检查依赖于整体的检查结果和评估，见表 39.4	
实验室检查	疾病
血清电解质，尿素氮，肌酐	肾脏疾病（少见）
快速血糖水平和（或）HbA1c	糖尿病
甲状腺功能	甲状腺功能亢进
结核病皮试或血液检测（PPD，QFTB-G）	结核
X 线胸片	结核，肿瘤
全血细胞计数	感染
红细胞沉降率/C 反应蛋白	感染，肿瘤，炎症性疾病
抗核抗体	自身免疫性结缔组织病
尿儿茶酚胺 *	嗜铬细胞瘤

* 如果有提示性症状或体征（见第 106 章）。
PPD，结核菌素试验；QFTB-G，全血干扰素试剂检验

需要时可以进行汗液检测。掌跖多汗症的分级标准中，"轻度"为手掌或足跖潮湿看不到明显汗滴，"中度"的特征为指端有出汗，"重度"可见汗液滴下。腋窝多汗可通过衣物浸渍程度来测量。认为浸渍＜5 cm 为正常，5 ~ 10 cm 为轻度，10 ~ 20 cm 为中度，＞20 cm 为重度。

比色法如淀粉-碘及醌茜染色法可用来显示其出汗方式，也可显示所选区域内汗腺最活跃的部位[19]。淀粉-碘染色法将碘溶液（可用 3.5% 酒精溶液）涂于干净、已剃毛的皮肤表面待其干燥，然后将淀粉（可用玉米淀粉）刷在相应区域；出汗部位会变为蓝黑色（图 39.6）。也可用浸过淀粉和碘溶液的纸来做（图 39.7）。

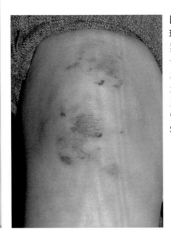

图 39.5 外分泌腺血管球瘤错构瘤。患者自 1 岁起大腿和膝盖上出现一群疼痛的粉紫罗兰色丘疹和斑块。伴有多汗，无多毛。组织学上，可见增多的小汗腺和小血管（Courtesy，Julie V Schaffer，MD.）

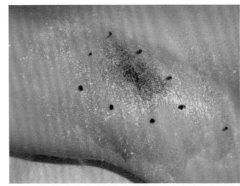

图 39.6 A 型肉毒毒素注射治疗腋窝多汗症时的治疗区域（淀粉-碘染色法）。蓝黑色区域代表出汗区域（黑点内）。患者用 A 型肉毒毒素（BTA）治疗，在该区域利用 10 ~ 15 个注射点总共注射 50 ~ 100 U（Courtesy，Alastair Carruthers，MD，and Jean Carruthers，MD.）

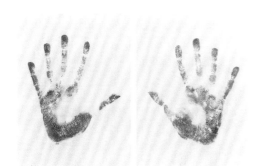

图 39.7　使用淀粉试纸−碘染色法来对手掌多汗症进行半定量评估。 通过淀粉−碘染色法可以直接验证手掌皮肤有无出汗，与图 39.6 中腋窝多汗症类似（Courtesy，Harry Hurley，MD.）

还有一些定量评估方法。比重法（通过称量滤纸在使用前后的重量）和蒸发法（通过仪器测量皮肤水蒸气丢失）可用来测定掌跖或腋窝部位所产生汗液的

多少[19]。红外热成像法也可用来评价汗腺功能，可比较不同部位甚至不同汗腺的功能。

多汗症的治疗

要点

■ 治疗多汗症的方法包括外用氯化铝、口服药物（抗胆碱能药物、α 或 β 肾上腺素阻滞剂，α₂ 肾上腺素能激动剂），BTA 注射，离子导入疗法（iontophoresis），生物反馈疗法和外科方法。

多汗症现有的治疗方法概括在表 39.7 中。非处方产品包括止汗剂和除臭剂；两者均含有气味遮蔽性香料，除臭剂内还含有抑菌剂。局部止汗剂中的主要活性成分铝盐，可以沉淀在汗管将其暂时阻塞，处方类止汗剂中这些盐的浓度则较高。因夜间出汗减少，应这时涂于干燥皮肤表面，加强药物渗透。连续使用三

表 39.7　多汗症的治疗。 外用药物的商品名举例：Xerac® AC，Drysol® 和 Driclor®［分别为 6.45%、20% 和 20% 六水氯化铝（AICI）］以及 Certain-Dri®（12% 氯化铝）一天两次

	治疗	频率和推荐剂量	副作用	使用时间	注解
一线治疗	外用药 6.25 ～ 20% 六水氯化铝 12% ～ 20% 氯化铝 铝锆盐	连续使用 3 ～ 5 晚，然后按需使用	烧灼感 刺激性接触性皮炎	每天	阻塞汗管 铝锆盐对腋窝多汗有效，对掌跖部无效
二线治疗	乙酰胆碱释放抑制剂，如肉毒杆菌毒素	每 4 ～ 6 个月	注射中不适感 注射部位肌肉无力	数月	阻止释放乙酰胆碱
	离子导入法	一周 2 ～ 3 次	治疗过程中不适	数天	阻塞汗管
	口服药 *	按需要		数小时	
	奥昔布宁	1.25 ～ 5 mg BID	最常见口干和尿潴留；可有意识混乱、精神状态下降		抗胆碱能药物
	格隆溴铵	1 ～ 2 mg BID			抗胆碱能药物
	可乐定	0.1 ～ 0.3 mg BID	低血压，反弹性高血压		α 2 肾上腺素激动剂
	普萘洛尔	10 ～ 40 mg BID	低血压，心动过缓，长时间使用会出现多汗		β 肾上腺素阻滞剂
	氯硝西泮	0.25 ～ 0.5 mg BID	镇静		抗焦虑
	热消融 　Nd：YAG 激光 　微波	不同	费用贵	数年	
三线治疗	脂肪抽吸术	一次或多次 **	费用贵	半永久到永久	
	局部切除	一次	瘢痕	永久	最后的方法
	交感神经切除术	一次	代偿性多汗 Horner 综合征	通常永久	

* 与局部疗法结合。

** 由于有新生的和遗漏的腺体，可能需要多次治疗

到五晚，之后每周使用一到两次，可抑制出汗。第二天清晨清洗上药部位。常见的不良反应有烧灼感和刺激性接触性皮炎，特别是在刮腋毛的女性且使用较高浓度铝盐制剂时会出现。

夜间出汗明显的患者在开始几次用药前1小时需使用抗胆碱能药物预处理（见下文）。这样可以减少出汗，以免局部用药被汗液冲走。局部醛类制剂如甲醛和戊二醛亦有效，但可能会发生过敏反应，导致与环境中的醛类（如乳液、肥皂、鞋子）出现交叉反应。

自来水离子导入疗法也有治疗效果，一周两到三次，每次20分钟以上。作用机制仍不清楚，可能与角质层汗管阻塞有关。不良反应较轻微，治疗过程中可出现皮肤刺痛。不推荐通过电离子导入法使用抗胆碱能药物治疗，因为药物可能会全身吸收且不良反应明显。

大多数患者口服抗胆碱能药物能减少出汗。常用的药物有奥昔布宁[20]及格隆溴铵[21]（推荐剂量见表39.7）。不过要控制多汗症常需要较大剂量，而这时常出现明显的不良反应如眼干、口干、失眠、精神状态改变（如意识模糊、幻觉）、心悸、癫痫发作、视物模糊、肠紊乱、尿潴留和高血压。

可乐定（一种 α_2 肾上腺素能激动剂，可减弱交感中枢）和酚苄明（一种 α 肾上腺素阻断剂）经报道有效[22-23]。潜在不良反应包括低血压、反跳性高血压、镇静作用、便秘、乏力和头痛。普萘洛尔，β 肾上腺素能阻滞剂，常用于治疗焦虑并可暂时改善多汗症，但长期使用也可导致多汗。

美国FDA已经批准将A型肉毒杆菌毒素（Onabotulinumtoxin A，BTA）用于治疗腋窝多汗症（见图39.6）；它对掌跖多汗症亦有效。BTA可通过阻止胆碱能神经元释放乙酰胆碱起效（见第159章）。注射部位的皮肤可有4～6个月近似无汗。其不良反应均为暂时性的。肌无力，较常累及手足部位的内附肌，一般2～5周可自行缓解。没有发现有代偿性多汗[24]。

其他治疗方法无效时可考虑外科治疗。可以通过掺钕钇铝石榴石（Nd：YAG）激光[24]或微波技术热解汗腺[25]。其他新的方法还包括分离术[26]、刮除术或脂肪抽吸术[27]。切除汗腺对腋窝多汗症通常有效，但腋窝皮肤全切后会留下显著瘢痕。局部手术治疗后不出现代偿性多汗。

交感神经切除术是掌跖多汗症患者的最终治疗手段，不过内镜手术的发展大大降低了手术风险。T_2～T_3 水平交感神经切除对手掌多汗症有效，腰椎区域交感神经切除对足跖多汗症有效。手术风险有

Horner 综合征、低血压和气胸。可出现躯干的代偿性多汗或味觉性面部泌汗[24]，而且多汗症可能逐渐复发。

少汗和无汗

要点

- 无法出汗是危及生命的状况。
- 引起出汗过少或者无汗的原因可能是中枢或者外周神经性的神经冲动传导障碍、汗腺异常或者药物的作用。

引起无汗症（anhidrosis）的三种主要疾病包括：①可扰乱从下丘脑前部到外泌汗腺的神经刺激的中枢性及神经源性疾病或药物；②外周（非神经性）汗腺本身病变；③先天性疾病。

中枢性及神经源性少汗

从大脑汗腺中心经过下行神经来到达汗腺过程中任意水平被打乱或中断都可以导致出汗减少或缺失。病因见表39.8。脑桥或延髓病变可导致患侧面颈部的单侧面部无汗。运送泌汗运动神经元下行到脊髓的神经束有交叉或不交叉的，故皮肤无汗症可以是患侧的也可是对侧的。

外周神经病和退行性神经病均可引起无汗。慢性直立性（体位性）低血压可能与汗腺的交感神经支配减弱有关，这类患者的晕厥发作不伴有出汗（不同于血管迷走性晕厥常见的出汗、苍白、恶心）。

Ross 综合征（Ross syndrome），表现为 Adie 综合

表 39.8　中枢性和神经源性多汗和少汗症的病因
● 下丘脑、脑桥或者髓质的肿瘤、梗死或者其他病变
● 脊髓的肿瘤和损伤
● Horner 综合征
● 变性综合征
－ 单纯性自主神经功能不全
－ 多系统萎缩（Shy-Drager 综合征）*
－ Ross 综合征（见本文）
● 自身免疫性自主神经病
● 先天性无痛无汗症
● 以下原因引起的外周神经病：
－ 糖尿病
－ 酗酒
－ 麻风
－ 淀粉样变（免疫球蛋白轻链和转甲状腺素蛋白型）
● 药物（见表39.9）
* 进行性自主神经功能异常、帕金森病和共济失调

征（强直性瞳孔以及深部腱反射消失）以及节段性无汗（常伴发代偿性多汗），也属于这类疾病。先天性无痛无汗症（congenital insensitivity to pain with anhidrosis）（遗传性感觉和自主神经障碍IV型）是一种少见的常染色体隐性遗传病，表现为反复发热（无汗所致）、自残（无痛症所致）以及智力缺陷。皮肤活检标本可显示外泌汗腺神经支配的缺失。

颈上神经节的破坏可引起 Horner 综合征，而选择性交感神经节阻断药物可导致局部无汗。扰乱自主神经节突触传递的药物会抑制出汗（表 39.9）。

外周无汗症

汗腺的先天性和获得性改变或功能紊乱可以导致出汗功能明显减退或缺失（表 39.10）。缺乏汗腺的 X 连锁的少汗性外胚层发育不良男性患者以及女性杂合子携带者均有明显出汗减少[28]。在患有鱼鳞病如板层状鱼鳞病的患者中，汗管阻塞可导致无汗症。

老年人的皮肤可能有汗腺萎缩，但总体上随着年龄增长仍能维持功能。皮肤的毒性或温度刺激以及一些炎症性和肿瘤性疾病可以破坏汗腺或导致汗腺萎缩，从而引起无汗（见表 39.10）。

无汗症的诊断

许多潜在疾病可引起热不耐受。在炎热环境中患者可由于"正常出汗"减少而出现如嗜睡、乏力或精神不集中等症状，为获得性少汗或无汗。与多汗症一样，详细询问病史可以提供诊断依据。需特别关注有无新的用药史、近期疾病史（如脑血管意外）、有无糖尿病史或其他慢性病史以及家族史（见表 39.8 ～ 39.10）。

从患者皮肤可能看不出无汗症的表现或严重程度，可以通过加热环境或者让患者运动来检测，但要避免加热过度。比色法或比重法（同多汗症）可用来检测出汗减少或缺失。局部皮内注射类胆碱能药物可刺激小范围皮肤出汗，因有不良反应的风险不能用于大面积皮肤。怀疑有外周神经病变的患者可通过皮内注射适当剂量的硫酸化烟碱或苦酸盐（如 0.001 mg）来检测其轴突反射性泌汗。

表 39.9　引起少汗症和无汗症的药物。 除非特别注明一般指系统用药

神经传导阻滞剂

● 烟碱乙酰胆碱受体拮抗剂（神经节阻滞剂）
  - 六烃己胺　　　　　　- 四乙胺
  - 美卡拉明　　　　　　- 三甲硫吩
● 毒蕈碱乙酰胆碱受体拮抗剂 *
  - 阿托品　　　　　　　- 奥昔布宁
  - 格隆溴铵　　　　　　- 东莨菪碱
● 钙通道阻滞剂
● α 肾上腺素能受体阻滞剂
  - 酚苄明（偶见少汗症）
  - 酚妥拉明[†]
● α₂ 肾上腺素能受体拮抗剂[‡]
  - 可乐定

小汗腺功能失调或破坏[§]

● 醛（外用）　　　　　● 托吡酯[¶]
● 铝盐（外用）　　　　● 镐盐（外用）
● 5- 氟尿嘧啶　　　　　● 唑尼沙胺[¶]
● 奎纳克林

---

* 抗精神病的药物（如酚噻嗪类）、三环类抗抑郁药和一些抗组胺药也可有抗胆碱能的作用，特别是在组方使用或大剂量应用时。
[†] 被认为通过抑制神经节传导从而减少出汗。
[‡] 来自中枢神经系统的交感传出冲动减少。
[§] 汗腺坏死也是昏迷性大疱的特征之一，最常见于巴比妥药物过量，也可见于其他药物引起的昏迷（见第 33 章）；汗鳞状上皮化生可能是由于化疗药物对汗腺的毒性作用造成的（如阿糖胞苷、阿霉素）。
[¶] 出汗减少是由于小汗腺碳酸酐酶异构抑制引起的。

表 39.10　外周原因所致汗腺异常引起的少汗症和无汗症

遗传性疾病

● 外胚叶发育不良
  - 少汗性外胚叶发育不良
  - 少汗性外胚叶发育不良伴免疫缺陷
  - Rapp-Hodgkin 综合征
  - Naegeli-Franceschetti-Jadassohn 综合征
● 色素失禁症
● Bazex-Dupré-Christol 综合征
● Fabry 病 *

汗腺破坏

● 肿瘤（如淋巴瘤）
● 烧伤
● 放疗
● 系统性硬化症（硬皮病）和硬斑病
● 干燥综合征[†]
● 移植物抗宿主病
● 慢性萎缩性肢端皮炎

汗腺阻塞

● 痱子
● 鱼鳞病（如板层状鱼鳞病）
● 银屑病
● 湿疹性皮肤病
● 疱病（如先天性 / 获得性大疱性表皮松解症）
● 汗孔角化症

---

* 也可以出现多汗症（自主神经功能异常相关）。
[†] 少汗症也可以由外周神经病引起

最后，几乎所有无汗症患者都应当对受累皮肤进行活检，以证实汗腺的异常。

无汗症的治疗

遗憾的是无汗症的治疗方法十分有限。引起体温过高的角化性疾病（如板层状鱼鳞病）应当积极治疗。应立即停用有伤害性药物，保持患者处于凉爽环境中以避免体温过高。对汗管阻塞性疾病来说，温和的表皮剥脱剂可能有效。使用含水喷瓶被证实有效。

外 / 顶泌汗腺汗液成分的异常与改变

要点

- 某些疾病（如囊性纤维化）可以导致汗液成分的异常。
- 外泌性臭汗症是由于角质层浸渍和细菌分解角蛋白所产生的。
- 顶泌性臭汗症与细菌降解顶泌汗液有关。
- 外泌汗腺色汗症是由于外源性的化学物质使汗液着色所致。
- 顶泌汗腺色汗症主要是内在原因。

外泌汗腺汗液成分异常，如电解质成分改变或存在其他异常成分，应被视作外泌汗腺功能异常。一些腺体功能紊乱并不伴有临床症状或体征，而另一些可能会引起确切的临床疾病。

这组疾病最显著的表现即汗液中电解质浓度的改变（表 39.11）。囊性纤维化为一种常染色体隐性遗传病，由囊性纤维化跨膜转运调节因子抗体（CFTR）突变所致，可累及机体所有的外分泌腺，引起如肺、胰腺外分泌部、小肠、肝等多个脏器功能障碍。囊性纤维化的患者小汗管重吸收电解质功能减退，导致汗液中钠、氯以及（较小程度）钾的丢失增加。检测汗液中 Cl^- 浓度增加（两个不同部位均 > 60 mEq/L）仍然是诊断该病最常用的方法（汗氯试验）。虽然囊性纤维化的患者在遇热时和药物刺激下仍能产生汗液，但他们在炎热环境中电解质的丢失增加也会带来系统风险。该疾病的另一个特征是外泌汗腺和其他外分泌腺对 β-肾上腺素激动剂的反应缺失或明显减弱，说明 CFTR 蛋为 Cl^- 通道，通过 β 肾上腺素能刺激活化。

患有大面积特发性皮肤钙质沉着症的患者可通过外泌汗腺排泄钙离子。严重的尿毒症患者可以在皮肤上产生"尿毒症霜"（由于高浓度的尿素）[29]。不过

表 39.11 影响汗液中电解质水平的系统性疾病
汗液中电解质水平升高 *
• 囊性纤维化
• 内分泌疾病
— 肾上腺功能不足（如 Addison 病或者先天性肾上腺增生）
— 黏液水肿
— 肾性尿崩症
• 家族性肝内胆汁淤积
• 营养不良
• 代谢性疾病
— 岩藻糖苷症
— 糖原贮积病 I 型
• 对热环境不能适应的个体
汗液中电解质浓度降低
• 内分泌疾病
— 醛固酮增多症
— Cushing 综合征
— 甲状腺毒症
• 低蛋白血症性水肿（如肝硬化或者肾病综合征）
* 汗液中电解质水平升高（可能会引起氯化物汗液试验的假阳性）也可出现在一些皮肤疾病如泛发性异位性皮炎、鱼鳞病样红皮病或者外胚叶发育不良

用透析常规治疗后，现在已很少见。尿毒症患者有汗腺缩小，不过其临床意义还不明确[30]。许多药物如阿片类、苯异丙胺、抗惊厥药、抗微生物制剂（如唑类抗真菌药、灰黄霉素）、化疗药物以及一些金属如铜和汞均可在汗液中排出[31-32]。

健康人体分泌的外泌汗腺和顶泌汗腺汗液都是无味的。外泌性臭汗症的产生是由于角质层浸渍，细菌分解角蛋白所致。气味可从足部和间擦部位散发出来，尤其是腹股沟区域。顶泌性臭汗症则是顶泌汗液被细菌降解成氨基酸和短链脂肪酸。臭汗症的类型见表 39.12。

氨基酸及其类似物或降解产物的异常分泌也可产生臭汗。可见于一些先天性代谢病[33]（见表 39.12）。一些食物如大蒜和芦笋也可引起外泌性臭汗症。

外泌汗腺汗液染色（外泌汗腺色汗症）常为外源性的，无色外泌汗腺汗液被着色原体如染料（例如衣物中带有的）、涂料、微生物所产色素（如毛孢子菌属或棒状杆菌属）或皮肤表面的其他有色化合物染色。铜矿工或工人常有蓝色或蓝绿色皮肤，是由于铜盐沉着在表面染色汗液所致。使用含晒黑产品可出现棕色汗液。血汗症（血性汗）仍不能科学解释。使用氯法齐明和利福平治疗的患者可出现红色汗。相反，顶泌汗腺色汗症通常为内源性的，是由于顶泌汗

表 39.12 臭汗症的类型
顶泌汗腺
● 腋臭（其他顶泌汗腺的区域没有异味）
外泌汗腺
● 角质源性
－ 脚掌
－ 间擦部位
● 代谢性
－ 苯丙酮尿症（"霉"味或者"鼠尿"味）
－ 枫糖尿病（"甜"味）
－ 甲硫氨酸腺苷基转移酶缺陷（"煮卷心菜"味）
－ 蛋氨酸吸收异常综合征［阿斯豪（oasthouse）综合征；"啤酒"味］
－ 三甲胺尿症（"臭鱼"味）*
－ 二甲基甘氨酸脱氢酶缺陷（"臭鱼"味）
－ 异戊酸酸血症（"汗脚"味）
● 外源性
－ 食物如大蒜、芦笋、咖喱
－ 药物如青霉素、溴剂
－ 化学物质如二甲基亚砜（DMSO）
* 吃海鱼、蛋、肾、肝后会加重

液排出大量脂褐素或被过度氧化所致。色汗症主要见于腋窝，认为其源于顶泌汗腺，可见于黑尿症，并可作为该病的首发症状，表现为患者的汗衫被排出的色素染色。

外泌汗腺中有诊断意义的显微镜下改变

在许多疾病中，外泌汗腺可有特征性的显微镜下表现，从细胞内包涵体和退行性变到腺体大小及其成分的改变。表 39.13 概括了其组织病理学特点，这在患者的诊断评价中常会被忽略。这些表现大部分在光镜下就能看到。电镜下在小汗管中可找到埃博拉病毒和严重急性呼吸综合征（SARS）病毒颗粒[34]。

汗液对皮肤疾病的影响

要点

■ 湿润的皮肤比干燥的皮肤渗透性更强。
■ 湿润的皮肤比干燥的皮肤更容易产生接触过敏。
■ 有些疾病会引出汗加重。

湿润皮肤比干燥皮肤的渗透性更强，而且汗液浸湿的皮肤更容易被接触性变应原致敏。出汗的皮肤更易吸收有毒药物。在汗液潴留综合征如痱子的发病机制中，汗液的浸渍作用是必不可少的早期步骤。渗透汗液的角蛋白被细菌分解可产生掌跖臭汗症和窝状角质松解症。汗液可软化皮肤，使得微生物进入皮肤并生长，引起屈侧念珠菌病、细菌性毛囊炎、大疱性脓疱病、浅部皮肤癣菌感染、花斑癣、疣以及传染性软疣的发生。出汗后 Grover 病、Darier 病以及 Hailey-Hailey 病可明显加重。一些系统药物如抗真菌药可通过外泌汗腺汗液排出，并通过汗管到达周围角质层，从而发挥抑菌作用。

外泌汗腺的其他疾病

痱子

要点

■ 汗液潴留是由于汗腺导管在不同水平的阻塞引起的。
■ 晶形粟粒疹（浅表导管堵塞）——清亮的水疱。
■ 红色粟粒疹（中间部位导管阻塞）——红色丘疹或者脓疱。
■ 深部粟粒疹（深部导管堵塞）——白色丘疹。
■ 在新生儿很常见（汗腺导管没有完全发育好），或者见于生活在炎热、湿润气候中的成人。
■ 移至凉爽的环境可自然缓解。

痱子（miliaria）是一组以小汗管阻塞为特征的外泌汗腺疾病。根据其从角质层到真皮-表皮连接处不同水平的汗管阻塞，共分为三型（表 39.14）。汗管阻塞导致汗管内汗液潴留，从而形成汗液潴留性水疱。

流行病学和发病机制

痱子常见于儿童，尤其是小汗管尚未发育完全的新生儿。可出现先天性白痱。生活或工作在炎热、潮湿环境中的成人也可出现。该病无种族或性别差异，也可见于老年人。未发现可引起痱子的系统性疾病。

出汗过多尤其是有衣物包裹出现角质层浸渍时可引起小汗管阻塞[28]，形成角质栓，引起阻塞。

临床特征

各种类型的痱子临床表现不同（见表 39.14）。白痱为小的、清亮、浅表的水疱（图 39.8），轻微摩擦即容易破裂。白痱患者无全身疾病风险。

痱子中最常见也最重要的是红痱，其特点是小的、

表 39.13　小汗腺具诊断意义的镜下改变。插图示 Lafora 病	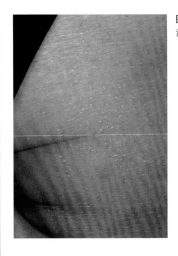
疾病	**镜下改变**
甲状腺功能减退	PAS 阳性，分泌细胞内淀粉酶消化抵抗的颗粒
淋巴瘤，多发性骨髓，中暑	分泌细胞或导管的空泡样变性
神经元蜡样质脂褐质沉积病	分泌细胞内胞质内含物
黏多糖累积病（如 Hurler、Hunter、Sanfilippo）和黏脂贮积病 酸性麦芽糖酶缺陷 肾上腺脑白质营养不良	分泌细胞膜周的空泡
神经鞘脂质沉积症（如 Fabry、Niemann-Pick、Sandhoff）	分泌细胞内的脂质包含物
Lafora 病	导管细胞外层 PAS 染色阳性的颗粒（见插图）
银质沉着病	外分泌腺基底膜的颗粒（暗视野）
13、18 或 21 三体	导管的差异：分泌部螺旋管的长度
埃博拉出血热 严重急性呼吸综合征（SARS）	汗腺导管管腔内的病毒颗粒
昏迷性大疱	分泌细胞和导管细胞坏死
尿毒症	汗腺体积缩小

（Inset, courtesy, Harry Hurley, MD.）

图 39.8　白痱。多发的浅在小水疱，疱液清亮

深部痱常无症状，只有伴发红痱的患者会有瘙痒感或烧灼感。当大量汗腺被阻塞失去功能时，患者可能出现严重的体温调节障碍，一般有面部的代偿性多汗（见图 39.4A），也可出现腋窝和腹股沟淋巴结肿大，并随痱子的消退而缓解。这些患者称为"热带性出汗不良"。

病理学

痱子活检可见汗管阻塞。各型痱子可看到不同水平的汗管角质阻塞：白痱为角质层；红痱为表皮中层或棘层；深部痱为真皮-表皮连接层。阻塞部位以下可看到汗液潴留性水疱。白痱无真皮炎症，而红痱有血管周围淋巴细胞浸润和明显血管舒张。深部痱可看到真皮-表皮连接或表皮内嗜酸性细胞阻塞汗管，临近表皮部位可见汗管周围淋巴细胞浸润以及轻度局灶性海绵水肿。

鉴别诊断

各型痱子均有典型临床表现，故诊断一般较容易。可通过细针穿刺水疱作简单诊断，可见所含的清亮汗液。在新生儿中，红痱需同新生儿中毒性红斑、新生儿头部脓疱病（可累及躯干上部及脸部）、念珠菌病以

非毛囊性红斑和丘疹，顶部可见针帽大的水疱（图 39.9A）。皮疹常为瘙痒性，有时有烧灼感。可在暴露于炎热环境后数天至数周起病。红痱可以为脓疱，尤其是在慢性、泛发患者。脓疱性痱是无菌性的，但可继发细菌感染。泛发的红痱可导致体温过高。

慢性或复发性红痱中，汗管阻塞可达更深层并导致深部痱[35]。由于其位置较深，深部痱汗液潴留在临床上表现为直径 1 ~ 3 mm 的白色丘疹。在出汗后几分钟开始出现，出汗停止后 1 ~ 2 小时开始消退。

表 39.14　痱子的三种类型				
类型	**阻塞的部位**	**皮损**	**患者人群**	**最常见部位**
白痱	角质层	非瘙痒性，清亮，易破的，1 mm 大小水疱	＜2 周的新生儿 炎热气候下儿童和成人	面部和躯干（图 39.8）
红痱	表皮中部	瘙痒性，红斑性，1 ~ 3 mm 丘疹 可有脓疱（脓疱性粟粒疹）	1 ~ 3 周的新生儿 炎热气候下儿童和成人	颈部和躯干上部（图 39.9）
深在痱	真皮-表皮连接	非瘙痒性，白色，1 ~ 3 mm	炎热环境中成人；红痱反复发作	躯干和四肢近端

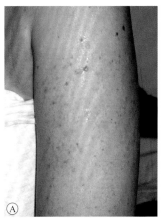

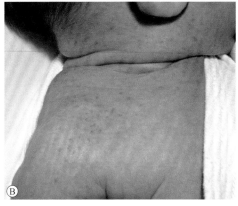

图39.9 红痱。多发红色非囊泡性丘疹和丘疱疹（图 A 为成年女性上肢，图 B 为新生儿颈部和躯干上部）。除明显出汗外，该女性近期有过度日晒而晒伤。值得注意的是，该新生儿的部分皮疹已变为脓疱（A, Courtesy, Jennifer Powers, MD; B, Courtesy, Julie V Schaffer, MD.）

及（非典型病例）其他新生儿水疱脓疱病鉴别（见表34.1）。成人红痱的鉴别诊断包括好发于汗管闭塞及出汗过度部位的疾病，如毛囊炎（正常菌群或金黄色葡萄球菌所致）、念珠菌病和 Grover 病。终止体力活动或高温环境暴露后，深在痱可在数小时内好转，可据此与其他丘疹性皮疹鉴别。

治疗

所有类型的痱子均需要将患者置于凉爽环境中几天至几周，从而停止出汗。阻塞汗管的角质栓逐渐脱落，恢复正常出汗功能。局部用羊毛脂可溶解深在痱的栓子。据报道，其他局部外用制剂（包括皮质激素和抗生素）以及口服抗生素、维 A 酸和维生素 A、维生素 C 也可用来治疗。

多发性汗腺脓肿

同义名：■ 葡萄球菌性汗腺周围炎（periporitis staphylogenes）

要点

■ 罕见的新生儿疾病。

■ 痱子的皮损感染可以形成脓肿。

■ 最常见于颈部、背部和臀部。

■ 可以有系统症状。

多发性汗腺脓肿（multiple sweat gland abscesses）为新生儿的一种罕见疾病，可能为痱子继发葡萄球菌感染所致。营养不良或虚弱的新生儿容易患病。

临床上为分布于枕部、颈部、背部和臀部皮肤的红斑丘疹、结节。一般为圆形或椭圆形的水肿性红斑，直径约 1～2 cm，无温热感、触痛或波动感。皮疹增大或增多时可出现淋巴管炎以及诸如发热、乏力等症状及体征。细菌涂片和培养可见金黄色葡萄球菌。镜下可见汗腺内脓肿形成。

鉴别诊断包括疖或痈以及新生儿皮下脂肪坏死。尽管暂无数据表明该疾病与免疫缺陷相关，但是反复感染（皮肤或皮肤外）的患儿需考虑有无原发性免疫缺陷病（如慢性肉芽肿病、高 IgE 综合征）。治疗时可考虑系统使用抗生素、纠正患儿营养状态以及去除痱子的发病因素。

嗜中性外泌汗腺炎

同义名：■ 化疗相关的小汗腺炎（chemotherapy-associated eccrine hidradenitis）■ 药物相关的小汗腺炎（drug-associated eccrine hidradenitis）

要点

■ 通常是化疗后出现。

■ 儿童和成人都可受累。

■ 躯干部可以发现经典的疼痛性的红斑丘疹和斑块。

■ 通常在几天或几周后消退。

流行病学和发病机制

嗜中性外泌汗腺炎（neutrophilic eccrine hidradenitis，NEH）为一种外泌汗腺疾病，儿童与成人均可患病，男性稍多。NEH 最初出现在接受阿糖胞苷＋蒽环类抗生素化疗的急性髓性白血病患者中，而该方案是目前临床中最常用的化疗方案。NEH 常在开始化疗后7～14 天发病，也可在使用博来霉素和环磷酰胺等其他化疗药物之后发病。常被认为是汗腺的细胞毒性病变（如汗腺排泄化疗药物的直接毒性作用）。

此外，NEH 也可见于 HIV 患者使用齐多夫定治疗后，以及粒细胞集落刺激因子或卡马西平治疗后。少数患者先出现 NEH，认为其预示有新发的恶性肿瘤（常为急性髓性白血病）或有复发。存在 NEH 的感染类型，大多数患者有免疫缺陷，病原体（如沙雷菌、肠杆菌、金黄色葡萄球菌、奴卡菌）可通过组织培养分离，但其不能通过光学显微镜及特殊染色来确定。最后，NEH 也可见于健康人群。

临床特征

临床上表现为躯干的红斑丘疹以及斑块，也可累及四肢和面部（图 39.10）。皮损为大小不等的多形性皮疹（如线性、环状、多形红斑样），部分可有紫癜（一般与血小板减少症有关）或脓疱。NEH 患者常伴有发热及化疗诱导的中性粒细胞减少。

病理学

组织病理学检查可见外泌汗腺的分泌细胞和汗管细胞内空泡变性（程度较轻）；末端汗管通常无这种改变。常伴有中性粒细胞炎性浸润（图 39.11），不过在化疗药诱导的中性粒细胞减少症中浸润可较稀少或为淋巴细胞浸润。有时可见小汗管立方上皮细胞的鳞状化生，如外泌汗腺鳞状导管化生。

鉴别诊断

临床上鉴别诊断包括原发性 Sweet 综合征和感染（如蜂窝织炎、细菌或真菌栓子）。一些化疗相关的 NEH 类型可见与外泌汗腺鳞状导管化生相同的组织病理学特征，如肢端感觉丧失性红斑和化疗相关的间擦部位的皮疹。我们将这一组疾病统称为化疗相关中毒性红斑（见第 21 章）。

治疗

NEH 的皮疹具有自限性，可在停用化疗药物后几

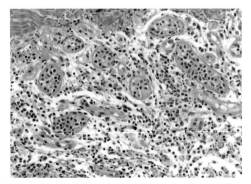

图 39.11 嗜中性外泌汗腺炎组织病理特点。外泌汗腺腺体和卷曲部周围可见中性粒细胞浸润；主要是分泌细胞发生退行性病变（Courtesy，Lorenzo Cerroni，MD.）

天至几周内消退，但在重复用药后可能复发[30]。由于 NEH 通常有发热和中性粒细胞减少症，常需经验性抗生素治疗直到排除感染可能。糖皮质激素可能会缩短皮损持续时间，一些患者可缓解疼痛。氨苯砜可有效治疗 NEH 并预防复发[37]。

特发性掌跖汗腺炎

同义名： ■ 掌跖部位外泌汗腺炎（palmoplantar eccrine hidradenitis）■ 复发性掌跖部位外泌汗腺炎（recurrent palmoplantar hidradenitis）

要点

- 主要发生在其他方面健康的儿童。
- 掌跖部位突然出现的疼痛性结节。
- 在几天到几周内自愈，但是可能复发。

特发性掌跖汗腺炎（idiopathic palmoplantar hidradenitis）主要见于儿童，与内在疾病史或用药史无关[38]。发病前常进行剧烈体育活动。其病理学机制可能为机械和温度创伤导致外泌汗腺破裂。

该病特点为足底和（较少见）手掌突然起病的多发、柔软、红斑性结节（图 39.12）。组织病理切片可见汗腺卷曲部的分泌细胞和导管周围的中性粒细胞浸润。浸润为明显的结节性，且可见中性粒细胞脓肿。鉴别诊断包括"假单胞菌性热足综合征"、脂膜炎（如结节性红斑）、冻疮和血管炎（如结节性多动脉炎）。一些学者提出"创伤性足底荨麻疹"一病，属于特发性掌跖汗腺炎一类。

常规约数天至数周可完全自行缓解，不过约半数患儿会有复发。

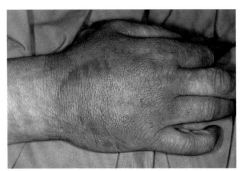

图 39.10 嗜中性外泌汗腺炎：手背部可见红色斑块（Courtesy，Jeffrey P Callen，MD.）

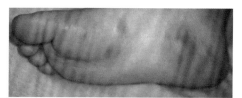

图 39.12　特发性掌跖汗腺炎：足底可见红斑性结节（Courtesy, Michael L Smith，MD.）

鼻红粒病

要点

- 鼻部多汗症伴有红斑的出现，也可以有丘疹和水疱。
- 这个过程可以延伸至双颊、下颌和上唇（译者注：此处与下面正文内容有冲突，按照正文内容，此处应为 cheeks，chin and upper lip，而不是 cheeks，lips and upper chin）。
- 初发年龄在 10 岁以前，通常在青春期后自愈。
- 常染色体显性遗传。

鼻红粒病（granulosis rubra nasi）是一种少见遗传病。常出现于儿童期早期（发病高峰期为 7 ～ 12 岁），但也可在青春期或成年期发病。其病因和发病机制仍不明。符合常染色体显性遗传方式。

开始表现为鼻尖多汗，可持续数年，之后出现特征性鼻部红斑；红斑可蔓延至面颊、下颌和上唇。整个红斑区域均出汗明显。小汗管开口处可形成丘疹、汗滴和水疱。囊性皮损少见，且鼻子触之较凉。可能有瘙痒，但无疼痛。常伴发原发性掌跖多汗，其外周循环不良出现冻疮或手足发绀。鼻红粒症常在青春期缓解，也可持续至成年期。

组织病理学上可见真皮血管和淋巴管扩张伴血管周围淋巴细胞浸润，以及汗管扩张（有时类似汗囊腺瘤）。表皮、结缔组织和毛囊皮脂腺正常且无异位性顶泌汗腺。未发现相关的系统疾病及实验室检查异常。

其鉴别诊断包括酒渣鼻、寻常痤疮、口周皮炎、冻疮样狼疮和红斑狼疮。治疗效果不佳，治疗方法仅限于使用干燥剂、注射肉毒素或外用他克莫司。不过值得庆幸的是，该病通常在青春期自行缓解。

剥脱性角质层分离

同义名： ■ 层板状出汗不良（lamellar dyshidrosis） ■ 复发性局灶性手掌脱屑（recurrent focal palmar peeling） ■ 层状出汗不良干燥症（dyshidrosis lamellosa sicca）

要点

- 手掌的浅表的脱屑，偶尔脚掌受累。
- 非炎症性的。
- 治疗可以用角质松解剂。

剥脱性角质层分离（keratolysis exfoliativa）较常见，一般无症状，为手掌及足跖（较少见）部位皮肤的浅表脱屑；通常在温热天气时加重，有时会出现多汗。剥脱性角质层分离可见于正常成人，可能存在掌跖处皮肤较厚的角质层轻度损伤。也可并发刺激性皮炎，部分病例可合并汗疱疹或与之类似。虽然多汗并不是常见的特征，但是浸渍也可能是致病原因之一。

临床上表现为不规则的环状或螺旋状鳞屑，直径约 2 ～ 15 mm（图 39.13）。发病时或之前并无水疱或丘疹，且皮损处无真菌。治疗效果不满意。局部外用尿素、乳酸铵或水杨酸（5% ～ 6%）等保湿剂和角质剥脱剂可能有效。局部皮质激素治疗无效，除非出现相关皮炎。

Grover 病（详见第 87 章）

顶泌汗腺疾病

Fox-Fordyce 病

同义名： ■ 顶泌汗腺粟粒疹（apocrine miliaria）

要点

- 由于顶泌汗腺导管的堵塞引起。
- 主要见于 15 ～ 35 岁的女性。
- 出现在腋下、肛门生殖器及乳晕等部位肤色的毛囊性丘疹。
- 可有剧烈的瘙痒。

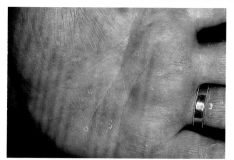

图 39.13　剥脱性角质层分离：手掌可见较小的环状领圈状鳞屑（Courtesy，Jean L Bolognia，MD.）

流行病学和发病机制

Fox-Fordyce 病（Fox-Fordyce disease）为顶泌汗腺的慢性、瘙痒性疾病。主要见于 15 ～ 35 岁之间的女性，通常在绝经期后可缓解。

Fox-Fordyce 病的病因仍不确切，但认为激素分泌在其发病中起重要作用。情绪和机械刺激也可能与发病有关。该病可在激光脱毛后出现[39]。

临床特征

Fox-Fordyce 病在临床上表现为腋窝（图 39.14）、生殖器周围、乳晕周围散在的半球形色皮毛囊性丘疹。大腿内侧、脐周和胸骨前区等部位较为少见。受累部位常可见毛发缺少，伴剧烈瘙痒。怀孕或口服避孕药可能会减轻瘙痒，而受热和情绪压力会使症状加重。

病理学

Fox-Fordyce 病的早期病理学表现为毛囊漏斗部角质栓，可阻塞顶泌汗管入口。从而导致顶泌汗腺汗液潴留，然后汗管在表皮水平破裂。可见表皮海绵水肿伴水疱形成。其他表现有毛囊周围和附属器周围炎症浸润，多为淋巴细胞，有时含组织细胞和嗜酸性粒细胞。

治疗

Fox-Fordyce 病的治疗十分困难。通常一线治疗方法为外用或皮损内使用糖皮质激素，但由于有发生皮肤萎缩的风险，其应用受到限制。局部外用钙调磷酸酶抑制剂可能会减轻瘙痒并改善皮肤外观。外用维 A

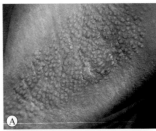
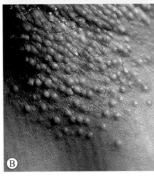

图 39.14　Fox-Fordyce 病。A、B. 腋窝处形态单一的肤色丘疹（Courtesy, Jean L Bolognia, MD.）

酸可减轻瘙痒，但对于其临床表现作用不大，并可能出现刺激。克林霉素洗剂每日两次外用也可减轻症状。口服避孕药治疗对部分女性有效，一些患者口服异维 A 酸可暂时缓解症状。物理治疗包括光疗、电灼及切除乳晕周围皮肤也可能有效。

（陶　莉　肖　青　王　轩译　项蕾红审校）

参考文献

1. Hurley HJ. The eccrine sweat glands: structure and function. In: Freinkel RK, Woodley DT, editors. The Biology of the Skin. New York: Parthenon Publications; 2001. p. 47–76.

2. Kenney LW, Munce TA. Aging and human temperature regulation. J Appl Physiol 2003;95: 2598–603.

3. Rothman S. Sweat secretion. In: Physiology and Biochemistry of the Skin. Chicago: Chicago University Press; 1954. p. 162–78.

4. Sutton DR, Kowalski JW, Glaswer DA, Stang PE. US prevalence of hyperhidrosis and impact on individuals with axillary hyperhidrosis: results from a national survey. J Am Acad Dermatol 2004;51:241–8.

5. Hornberger J, Grimes K, Naumann M, et al. Recognition, diagnosis and treatment of primary focal hyperhidrosis. J Am Acad Dermatol 2004;51:274–86.

6. Hurley HJ, Shelley WB. Axillary hyperhidrosis clinical features and local surgical management. Br J Dermatol 1966;78:127–41.

7. Higashimoto I, Yoshiura K, Hirakawa N, et al. Primary palmar hyperhidrosis locus maps to 14q11.2–q13. Am J Med Genet 2006;140:567–72.

8. Masters W, Johnson V. Human Sexual Response. Boston: Little, Brown & Co; 1966. p. 287, 291.

9. Schwartzman RJ, McLellan TL. Reflex sympathetic dystrophy. A review. Arch Neurol 1987;44:555–61.

10. Linder F. Über den Einfluss der Hirnrinde auf die Schweisssekretion (zur Frage der vegetativen Hempilagie). Dtsch Z Nervenheilkd 1947;157:86–94.

11. Willaert WI, Scheltinga MR, Steenhuisen SF, Hiel JA. Harlequin syndrome: two new cases and a management proposal. Acta Neurol Belg 2009;109:214–20.

12. Prout BJ, Wardell WM. Sweating and peripheral blood flow in patients with pheochromocytoma. Clin Sci 1969;36:109–20.

13. Sato K, Kang WH, Saga K, Sato KT. Biology of sweat glands and their disorders. II. Disorders of sweat gland function. J Am Acad Dermatol 1989;20:713–26.

14. Mailander JC. Heritable gustatory sweating. J Am Med Assoc 1967;201:203–5.

15. Mellinkoff J, Mellinkoff JL. Gustatory sweating of the left knee. J Am Med Assoc 1950;142:901–2.

16. Bloor K. Gustatory sweating and other responses after cervico-thoracic sympathectomy. Brain 1969;92: 137–46.

17. Pasquina RF, Houston RM, Belandres PV. Beta-blockade in the treatment of autonomic dysreflexia. A case report and review. Arch Phys Med Rehabil 1998;79:582–4.

18. Hokfelt T, Johansson O, Kellerth JO, et al. Immunohistochemical distribution of substance P. In: von Euler US, Pernow B, editors. Substance P. New York: Raven Press; 1977. p. 117–45.

19. Randall WC. Quantitation of the output of individual sweat glands and their response to stimulation. J Appl Physiol 1949;2:72–80.

20. LeWitt P. Hyperhidrosis and hypothermia responsive to oxybutynin. Neurology 1998;39:506–7.

21. Edick CM. Oral glycopyrrolate for the treatment of diabetic gustatory sweating. Ann Pharmacother 2005;39:1760.

22. Torch EM. Remission of facial and scalp hyperhidrosis with clonidine hydrochloride and topical aluminum chloride. South Med J 2000;93:68–9.

23. Manusov EG, Nadeau MT. Hyperhidrosis: a management dilemma. J Fam Pract 1989;28:412–15.

24. Letada PR, Landers JT, Uebelhoer NS, Shumaker PR. Treatment of focal axillary hyperhidrosis using a long pulsed Nd:YAG 1064 nm laser at hair reduction settings. J Drugs Dermatol 2012;11:59–63.

25. Lupin M, Hong HC, O'Shaughnessy KF. Long-term efficacy and quality of life assessment for treatment of axillary hyperhidrosis with a microwave device. Dermatol Surg 2014;40:805–7.

26. Connolly M, de Berker D. Management of primary hyperhidrosis: a summary of the different treatment modalities. Am J Clin Dermatol 2003;4:861–97.

27. Bechara FG, Sand M, Tomi NS, et al. Repeat liposuction-curettage treatment of axillary hyperhidrosis is safe and effective. Br J Dermatol 2007;157:739–43.

28. Frias JL, Smith DW. Diminished sweat pores in hypohidrotic ectodermal dysplasia. A new method for assessment. J Pediatr 1968;72:606–10.

29. Wenzel FG, Horn TD. Nonneoplastic disorders of the eccrine sweat glands. J Am Acad Dermatol 1998;38:1–17.

30. Cawley EP, Hoch-Legati C, Bond GM. The eccrine sweat glands of patients with uremia. Arch Dermatol 1961;84:889–97.

31. de la Torre R, Farre M, Navarro M, et al. Clinical pharmacokinetics of amphetamine and related substances: monitoring in conventional and nonconventional matrices. Clin Pharmacokinet 2004;43:157–85.

32. Cohn JR, Emmett EA. The excretion of trace elements in human sweat. Ann Clin Lab Sci 1978;8: 270–5.

33. Leopold DA, Preti G, Mozell MM, et al. Fish odor syndrome presenting as dysosmia. Arch Otolaryngol Head Neck Surg 1990;116:354–5.

34. Ding Y, He L, Zhang Q, et al. Organ distribution of severe acute respiratory syndrome (SARS) associated coronavirus (SARS-CoV) in SARS patients: implications for pathogenesis and virus transmission pathways. J Pathol 2004;203:622–30.

35. Kirk JF, Wilson BB, Chun W, Cooper PH. Miliaria profunda. J Am Acad Dermatol 1996;35:854–6.

36. Bachmeyer C, Aractingi S. Neutrophilic eccrine hidradenitis. Clin Dermatol 2000;18:319–30.

37. Bolognia JL, Cooper DL, Glusac EJ. Toxic erythema of chemotherapy: a useful clinical term. J Am Acad Dermatol 2008;59:524–9.

38. Simon M Jr, Cremer H, von den Driesch P. Idiopathic recurrent palmoplantar hidradenitis in children. Report of 22 cases. Arch Dermatol 1998;134:76–9.

39. Helou J, Maatouk I, Moutran R, Obeid G. Fox-Fordyce-like disease following laser hair removal appearing on all treated areas. Lasers Med Sci 2013;28: 1205–7.

第40章 自身免疫性结缔组织病患者的自身抗体

Jan P. Dutz, Heidi T. Jacobe, Richard D. Sontheimer, Stephanie Saxton-Daniels

要点

- 自身抗体在自身免疫性结缔组织病的诊断、治疗和预后判断中都有很重要的价值，关于这些抗体意义的解释取决于自身抗体和特殊的自身免疫性结缔组织病的类型。
- 经典的 ANA 检测仍是我们认识自身免疫性结缔组织病血清学的入门途径，而且了解其局限性对临床决断是十分重要的。
- 随着临床免疫学实验技术的进步，以及许多新的自身抗体的发现，使我们对原有血清学相关的临床意义有了重新的认识，因此有必要对当前的实验方法学的关键检测技术有基本的了解。
- 现在大都采用固相免疫技术（如：ELISA）来检测多种自身抗体。对其中若干自身抗体，包括抗 SSA/Ro 和抗双链（ds）DNA 抗体，采用这样的检测会导致自身抗体的特异性减低。
- 有些自身抗体的疾病特异性较高，有很大诊断价值。如抗 ds-DNA 和抗 Sm 抗体对于系统性红斑狼疮；抗 Mi-2 抗体对于经典的皮肌炎；抗 Jo-1 抗体对于抗合成酶抗体综合征；抗拓扑异构酶 I（Scl-70）、抗 RNA 多聚酶 III 和抗着丝点抗体对于不同临床类型的系统性硬化症；胞质型抗中性粒细胞胞质抗体（c-ANCA）对于韦格纳肉芽肿。然而，多数自身抗体与疾病的特异性无关。
- 少数自身抗体的血清滴度与自身免疫病的病情活动相关（如：系统性红斑狼疮的抗 ds-DNA 抗体和韦格纳肉芽肿的 c-ANCA），但多数情况下抗体的滴度与疾病活动度不相关。

引言

自身免疫性结缔组织病（autoimmune connective tissue disease，AI-CTDs）是一组多基因失衡导致的疾病，有异质性和重叠的临床特点。有时候自身免疫性结缔组织病也被称为"自身免疫性风湿病"。这些疾病的特点是免疫系统的失调，包括针对自身抗原的自身抗体的产生。自身免疫性结缔组织病患者的自身抗体常作用于对细胞代谢和分裂至关重要的组织成分。

当考虑自身免疫性结缔组织病的诊断时，最常检测的实验室指标是抗核抗体（ANA）。ANA，常被定义为针对细胞核成分的自身抗体，这些成分包括 DNA 和小核糖核蛋白（snRNP），可用免疫荧光抗核抗体（FANA）技术来检测。多种自身免疫性结缔组织病 ANA 滴度升高，如系统性红斑狼疮（SLE）、系统性硬化症（SSc）和皮肌炎（DM）。这些自身抗体反映了组织的炎症程度，但很少反映潜在的发病机制（ANCA 除外）。ANCA 作用于细胞质结构并有助于诊断系统性血管炎（见第24章）。

如使用得当，抗核抗体的临床检测可用于自身免疫性结缔组织病的诊断和治疗。为了充分利用自身抗体检测的临床应用价值，应熟悉一些目前采用的自身抗体的血清学检测方法及其与疾病的相关性。本章关注这两个方面，第41～45章则深入讨论各种类型的自身免疫性结缔组织病。多种自身抗原的分子特性及其临床意义汇总于表40.2～40.4。阐明这些自身抗体的存在及其含量与疾病诊断和预后之间的复杂关系是本章的目的。同时简要介绍与多种自身抗体实验室检测有关的临床应用基本原则（如敏感性和特异性）。循环免疫复合物和冷球蛋白的相关内容将在第4章、第23章和第24章进行讨论。

章节结构

虽然不同的自身免疫性结缔组织病有各自特有的临床表现，但也可有共同的表现。每种自身免疫性结缔组织病可有针对某一特定病症的自身抗体，有些自身抗体也可见于其他疾病。此外，一些患者可同时有多种不同的自身免疫性结缔组织病重叠的临床表现，这些患者也可表现出自身抗体的重叠（图40.1）。

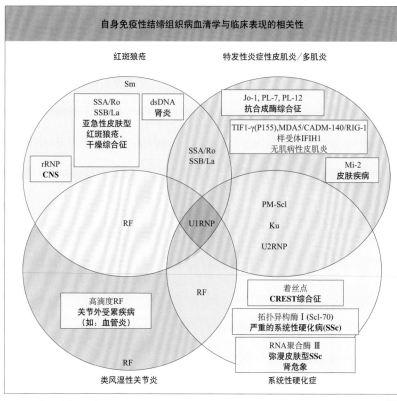

图40.1 自身免疫性结缔组织病血清学与临床表现的相关性。维恩（Venn）图展示了累及皮肤的原发性自身免疫性结缔组织病主要血清学与临床表现的相关性。有些自身抗体是特异的（方框中示相关临床疾病），有些自身抗体见于重叠发生的临床病变。高滴度抗U1RNP自身抗体可伴随所有四种自身免疫性结缔组织病的重叠特征发生，从而定义了混合性结缔组织病（MCTD）的概念。CADM，临床无肌病皮肌炎；IFIH1，干扰素引起的螺旋酶C域蛋白1；MDA5，黑色素瘤分化相关蛋白5；p155，155 kDa多肽；RF，类风湿因子；RNP，核糖核蛋白；TIF1-γ，转录中介因子1-γ

本章拟包括自身抗体检测应用的两个主要方面：

- ANA检测的历史和技术层面。
- 具有皮肤表现的自身免疫性结缔组织病的自身抗体。

历史沿革

通过回顾过去60年来自身抗体鉴定和测定方法学上的演变，可更好地了解该领域的历史[2]。1948年，在一个系统性红斑狼疮患者的骨髓中发现了吞噬了变性细胞核物质的多形核中性粒细胞。这就是后来著名的狼疮细胞现象并见于抗DNA抗体发生过程中。狼疮细胞的出现预示了系统性红斑狼疮的发生。大约十年后，使用间接免疫荧光显微技术（如FANA检测）可用以检测ANA，为系统红斑狼疮提供了更敏感的检测方法。

再一个十年后，Tan及其同事通过Ouchterlony双向免疫扩散技术鉴定并定义了与盐水可提取核抗原（extractable nuclear antigen，ENA）如细胞核核糖核蛋白（nuclear ribonucleoprotein，nRNP）、Sm、SSA/Ro和SSB/La反应的血清自身抗体[4]。不幸的是，Ouchterlony双向免疫扩散技术耗时而且费用高。然而，一种更高效的双向免疫扩散技术——对流免疫电泳，取代了低成本但特异性低的固相免疫测定法（如酶联免疫吸附法ELISA）（见下文）[5]。

Lerner和Steitz在1979年用免疫扩散和蛋白免疫印记明确了核糖核蛋白自身抗原家族nRNP和Ro：La的分子特性，从而开启从分子和基因学特性检测ANA的新纪元。基于这些发现就可通过固相免疫检测方法，如酶联免疫吸附技术（ELISA），采用多种纯化和（或）重组的自身抗原，更有效和经济地检测自身免疫性结缔组织病中的多种自身抗体。尽管相对经济和方便，ELISA和相关的免疫标记技术在检测ANA如抗SSA/Ro和抗dsDNA抗体时仍存在很多缺陷，尤其是灵敏度升高而特异性降低。新技术（如固相分析、蛋白质组微阵列、Luminex Xmap@技术）因能同时检测出指定患者所有相关的自身抗体，现在被更频繁地使用。了解用于检测和定量各种类型ANA的实际采用的免疫化学技术对于临床医生是有益的，但已超出本章内容范围。读者可以参考Griesmacher和Peichl的综述[6]。

FANA：经典的 ANA 检测方法

尽管其在自身免疫性结缔组织病的诊断和治疗中的作用仍存在争议，经典的 ANA 间接免疫荧光检测仍是临床上筛查系统性自身免疫病如 SLE 的最有效方法。应考虑到在解释 ANA 检测结果时存在一些潜在的隐患（表 40.1）。接下来将围绕 ANA 检测结果解释方面的关键问题进行讨论。

ANA 检测技术的重要性

顾名思义，ANA 检测是查找血清中能与哺乳动物细胞核（或细胞质）中自身抗原结合的抗体。检测结果会报告出核型和滴度。核型是形态学描述，反映出自身抗原的位置；滴度代表了识别出 ANA 核型的最后一个稀释度，1∶40 或更高会被考虑为阳性（见下文）。现在大部分临床实验室是用人肿瘤细胞系如 Hep-2 细胞的核为底物来检测 ANA。血清中特异性人免疫球蛋白（自身抗体）能与细胞底物中的核结合，用荧光素标记的抗血清，就可检测到自身抗体（图 40.2）。过去检测 ANA 是用鼠的细胞核为底物。该底物缺乏某些人类细胞核的自身抗原（如 SSA/Ro），因

此用鼠细胞核检测，有些 SLE 患者血清（特别当血清中含有大量抗 -Ro 自身抗体时）会出现阴性结果，特别是在以抗 SSA/Ro 抗体占优势的时候（例如 "ANA-阴性的 SLE"）。在特定的 SLE 患者 [特别是富含抗 SSA/Ro 自身抗体的相关疾病如亚急性皮肤型红斑狼疮（SCLE）和干燥综合征（SjS）]，该比例可达 15%。现在使用人肿瘤细胞系如 Hep-2 细胞作为底物后，仅 1%～2% 的 SLE 患者 ANA 阴性。因此 "ANA- 阴性 SLE" 主要是一个历史问题。

值得注意的，ANA 检测结果中，滴度的确定（患者血清系列稀释后仍能看到核荧光的稀释倍数）取决于实验室技师的主观结论。同一份血清样本，ANA 滴度结果会有两个试管稀释倍率的差异，这意味着一个 ANA 滴度为 1∶320 的血清样本在同一实验室同一时间点重复检测，可能出现 1∶160 或 1∶640 的不同滴度。尽管世界卫生组织已试图将 ANA 检测结果通过国际化单位系统进行标准化报告（如 1 IU 相当于 160 的滴度），但美国许多临床实验室仍继续使用滴度来报告 ANA 结果。最近新引进了一个自动化系统以减少差异并提高效率；但不报告核型，有时结果仅是阳性或阴性，不提供滴度。

"正常"和"异常"的 ANA 值

因为实验操作和解读方法的不同，对异常 ANA 滴度的定义也可能会产生很大的差异。现在很多实验室普遍使用商业化 ANA 试剂盒，通常 ANA 滴度 1∶40 就被视为异常，采纳如此低滴度的 ANA 为异常，说明用于筛查系统性自身免疫性结缔组织病的 ANA 的敏感性已得到提高。但是，使用如此低的 ANA 滴度作为分界点，会产生大量没有临床意义的 ANA 阳性检测结

表 40.1 抗核抗体检测结果解释的要点
• 检测和报告 ANA 的方法（如使用人类肿瘤细胞为底物会导致敏感性增加，但特异性降低）
• ANA 检测结果判断的主观性
• "正常"和"异常"ANA 滴度的界定
• 患者年龄
• 药物引起的 ANA
• ANA 可见于自身免疫性结缔组织病以外的疾病
• Sontheimer 推论和 Greenwald 狼疮法则

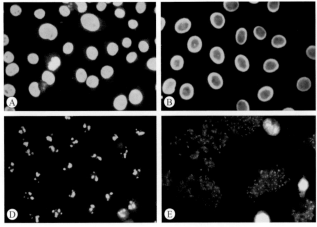

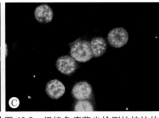

图 40.2 **间接免疫荧光检测抗核抗体**。使用 Hep-2 肿瘤细胞为底物，核免疫荧光分型包括：均质型（A）、周边型（B）、斑点型（C）、核仁型（D）、着丝点型（E）。图 E 表示的是染色体有丝分裂中期阻滞

果。例如，这降低了特异性。一些研究通过比较 SLE 患者和正常对照人群的 ANA 结果，指出使用人肿瘤细胞系作为底物检测 ANA，滴度 < 1 : 160 是没有多少临床意义的。比如，一项基于 15 个国家实验室工作的报告显示，健康人群的 ANA 阳性率（20 ～ 60 岁）在 1 : 80 滴度达 13.3%，1 : 160 滴度达 5.0%，1 : 320 滴度达 3.3%。老年人、SLE 患者家属、其他自身免疫病（如自身免疫性甲状腺疾病）患者，以及健康人群，ANA 滴度都可能异常升高。

ANA 的临床意义

免疫荧光核型

ANA 的检测中可以观察到不同的细胞核免疫荧光核型［如均质型（同义于弥漫型；图 40.2A），周边型（同义于核膜型；图 40.2B），斑点型（同义于颗粒型；图 40.2C），核仁型（图 40.2D）和着丝点型（同义于稀疏斑点型；图 40.2E）］。除了着丝点型外（见下文），其他核型与疾病的特异性关系不大，对患者治疗的指导价值也不大。而且，大部分商业实验室都会报告均质型和斑点型核型。因为这两种核型通常也可见于正常人和老年人，所以要设定更高的域值来确定具有临床意义的滴度（如≥1 : 160）。

着丝点（稀疏斑点）型（见图 40.2E）是一个例外，反映自身抗体与染色体着丝点多肽成分的结合（如 CENP-B）；该型抗体主要见于局限皮肤型系统性硬化症（表 40.4）患者。周边型（核膜型）提示存在抗 DNA 自身抗体，包括 dsDNA（SLE）。核仁型 ANA 是由针对核糖体 RNA 加工分子如核仁纤维蛋白（fibrillarin）的自身抗体引起的，提示患有系统性硬化症。而其他特异性抗体［如抗核纤层蛋白（lamins）自身抗体］也可与这一核型相关。高滴度的斑点型（颗粒型）ANA 可由多种抗体引起，包括能识别 Sm、RNP、SSA/Ro、SSB/La、Scl-70 和 RNA 多聚酶（RNAP）的自身抗体。总之，除 ANA 核型外，现今可以用特定的检测方法来识别针对细胞核和细胞质抗原的特异性自身抗体。

自身抗体检测的临床应用

深入讨论自身抗体实验室检测（例如敏感性、特异性、阳性预测值、阴性预测值）临床应用的文章随处可见[12]。总的来讲，临床应用分析的要点展示在图 40.3 中。当我们在考虑自身免疫病目前可用的各种实

实验室检测的临床应用		
	有疾病	**无疾病**
阳性结果	真阳性（TP）	假阳性（FP）
阴性结果	假阴性（FN）	真阴性（TN）

敏感性=TP/(TP+FN)
特异性= TN/(TN+FP)
阳性预测值= TP/(TP+FP)
阴性预测值= TN/(TN+FN)

图 40.3　实验室检测的临床应用（With permission from Ward MM. Laboratory testing for systemic rheumatic diseases. Postgrad Med. 1998；103：93-100.）

验室检测的成本-效益比时，应该时刻谨记这些原则。

ANA 检测是最常使用的诊断 SLE 的方法。在 SLE 患者中，其敏感性是 98%，特异性是 90%[13]。而在未经筛选的人群中，ANA 检测对 SLE 诊断的阳性预测值是 30% ～ 40%，而阴性预测值是 99%。因此，在总的医疗人群中，约有三分之二 ANA 阳性的人不是 SLE 患者，而 ANA 阴性则很少是 SLE。值得注意的是 ANA 阳性也见于很高比例的其他自身免疫性结缔组织病患者：如系统性硬化症（90%）、干燥综合征（70%）和特发性炎性皮肤肌肉病变（DM/PM）（40% ～ 65%）。ANA 阳性与很多临床合并症关系密切[14]，值得注意的是，一些临床常见的隐匿性系统性自身免疫病，如自身免疫性甲状腺炎、恶性贫血或艾迪生病，可出现阳性 ANA，而这些患者常伴发器官特异性自身免疫性皮肤病如白癜风和斑秃。

自身抗体在疾病诊断和病情活动监测中的临床价值

在日常医疗活动中，这些实验室检测可用来诊断自身免疫性结缔组织病、提供预后信息和监测不同时间点自身免疫性结缔组织病的系统活动程度[13]。例如抗 Sm 抗体对 SLE 诊断有高度特异性，故具有很好的诊断价值，然而患者外周血中不同时间点抗 Sm 抗体的绝对含量与 SLE 病情活动的相关性不是非常强，因此不能用来判断患者治疗的临床效果。同样，系列检测 ANA 滴度也不能用来监测 SLE 病情的活动。但有些抗体可用来诊断并可监测系统病变的活动情况，例如抗 dsDNA 抗体可用来监测狼疮肾炎，胞质型抗中性粒细胞胞质抗体（c-ANCA）可用来诊断监测肉芽肿性多血管炎的病情活动情况。举一提供预后信息的例子，抗 RNAP 抗体可以作为硬皮病发生肾危象的危险因子。

"Sontheimer 推论"和 Greenwald 狼疮法则

　　Rohert A Greenwald 建立过一个法则：一旦一个患者被诊断为 SLE，该患者随后出现的所有问题，不管对或是错，都可归咎于 SLE。我们的一位研究者（RDS）建立过一个针对 Greenwald 法则的推论：ANA 阳性的患者出现的所有问题，现在不能用其他的疾病解释，将自动归咎于 SLE[15]。有些患者有非狼疮样面部光感性皮炎（如玫瑰痤疮、多形性日光疹、光变态反应性接触性皮炎），同时又有 ANA 阳性，虽然怀疑，但最终却不是 SLE[16]。

光疗和 ANA 检测

　　正考虑接受光疗，特别是有任何潜在光敏状态的患者，进行 ANA 和抗 Ro 抗体的检测是一个经常碰到的问题。要排除累及多系统的自身免疫病如 SLE，需谨记一个原则，任何程度临床表现的 SLE，皮疹的发生都是对称的。易疲劳、不适和关节痛这类症状通常总是存在的。研究表明，光疗如 PUVA 或 NB-UVB 不会明显诱发 ANA 和其他自身免疫性结缔组织病自身抗体的出现[17]。因此，如果通过详细询问病史、系统回顾和体检，提示这些患者应优先选择光疗，此时 ANA 检测就没有必要，除非病史或查体提供一致的证据。

如何评价疑诊 SLE 患者 ANA 阳性的价值？

　　关于这个问题，不同学科的专家可能有不同答案。

　　皮肤科医生侧重于观察患者就诊时的皮肤损害，这有时会是自身免疫病（如慢性或亚急性皮肤型红斑狼疮）唯一的临床表现。与风湿科医生怀疑患者是 SLE 相比，皮肤科医生将采取更多方法评估患者由于 ANA 阳性而考虑其是或仅怀疑其为皮肤型红斑狼疮（图40.4）。

红斑狼疮相关的自身抗体

　　尽管与红斑狼疮相关的自身抗体已经超过 180 个[18]，但最常用的抗体如表 40.2 所示。此外，表中也列出了自身抗体的阳性率、临床相关的特异性和分子特性，其中分子特性在多篇综述中有深入的讨论[2, 6, 13, 19]。本章表中所列出的自身抗体的阳性率是在综合了多家不同横断面研究结果后的平均值，这些研究采用的是目前临床实验室最普及的检测方法（不幸的是，结果差异仍然很大）。此外，SLE 中的各种自身抗体又被划分为 SLE 特异和非特异的两类。

　　抗 Sm 和抗 dsDNA 自身抗体是特异和常见的指标，足够可以代表 SLE 11 项 ACR 修订的分类标准的一项（见表 41.4）。最新的系统性红斑狼疮国际合作组织（SLICC）制定的 SLE 分类标准也包含这些自身抗体（还有抗磷脂抗体）（见表 41.5）[20]。抗单链（ss）DNA 自身抗体也常见于红斑狼疮中，但对红斑狼疮并

图 40.4　怀疑皮肤型红斑狼疮患者的诊断流程。如图所推荐的是与皮肤科临床实践最为相关的诊断流程。CBC，全血细胞计数；LFTs，肝功能测定；PT，凝血酶原时间；PTT，部分凝血活酶时间；SCLE，亚急性皮肤型红斑狼疮

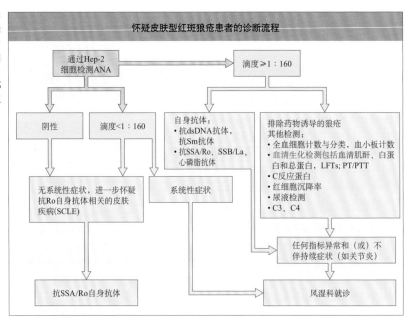

自身抗体 [†]	平均阳性率 [*]	分子特性	临床相关性
表 40.2　红斑狼疮相关的自身抗体			
对 SLE 高度特异			
dsDNA	60%	双链（天然）DNA	红斑狼疮肾炎，监测肾炎活动
Sm	10%～30% 的高加索人；30%～40% 的亚洲人和非洲裔美国人	RNP 剪接体（参与剪接前 mRNA 的核糖核蛋白颗粒）	
rRNP	7%～15%；40% 的亚洲人	核糖体 P 蛋白（与核糖体功能相关的蛋白）	红斑狼疮神经精神症状
对 SLE 低度特异			
ANA（最常见的免疫荧光核型：均质型和周边型）	99%		
ssDNA	70%	变性的 DNA	DLE 患者有发展为 SLE 的可能，也见于 RA、DM/PM、MCTD、SSc、SjS 和硬斑病
C1q	60%	补体的 C1q 片段	严重的 SLE，低补体性荨麻疹性血管炎综合征
PCNA	50%	与细胞增殖相关的多种蛋白复合体成分	—
U1RNP	50%	剪接体 RNP	与其他 AI-CTDs 重叠特征相关；MCTD（100%）
SSA/Ro	50%	hYRNP（对折叠错误的 RNA 分子起质控作用）	SCLE（75%～90%），新生儿红斑狼疮；先天性心脏传导阻滞（99%），SCLE-SjS 重叠，原发性 SjS（70%）；血管炎相关
SSB/La	20%	hYRNP	SCLE（30%～40%），SCLE-SjS 重叠，原发性 SjS（40%）；与 SSA/Ro 同时出现
心磷脂	50%	心磷脂，带负电荷的磷脂	反复的自发性流产，血小板较少，SLE 高凝状态（皮肤表现包括网状青斑、小腿溃疡、肢端坏死/溃疡、出血性皮肤坏死）；与原发性抗磷脂抗体综合征相关；临床表现与 IgG 型的抗心磷脂抗体相关性最强
β2 糖蛋白 I	25%	心磷脂抗体检测中心磷脂的一个重要辅因子	与 SLE 血栓形成以及原发性抗心磷脂抗体综合征高度相关
组蛋白	40%	组蛋白	药物引起的 SLE；RA、SLE、SSc 并发肺纤维化（与其他自身抗体同时出现）
类风湿因子	25%	IgG 的 Fc 段	无特异性
Ku	10%	DNA 尾段结合修复蛋白复合物	与 AI-CTDs 如 DM/PM、SSc 重叠发生
α-胞衬蛋白	10%	存在于嗜铬细胞周围，与分泌相关的肌动蛋白结合蛋白	SjS

* 依据临床免疫实验室最常用的检测方法得出的结果，这些结果是作者依据最新发表的数据的最佳估算。
† 依据阳性率从高到低排列。
AI-CTDs，自身免疫性结缔组织病；ANA，抗核抗体；DLE，盘状红斑狼疮；DM/PM，皮肌炎/多肌炎；IF，免疫荧光；LE，红斑狼疮；MCTD，混合结缔组织病；PCNA，增殖细胞核抗原；RA，类风湿关节炎；RNP，核糖核蛋白；SCLE，亚急性皮肤型红斑狼疮；SjS，干燥综合征；SLE，系统性红斑狼疮；SSc，系统性硬化症

不特异。抗 dsDNA 自身抗体滴度升高与 SLE 的病情活动呈正相关，特别是当伴有补体减低时。高滴度的抗 dsDNA 自身抗体反映发生狼疮肾炎的风险增加。然而因为现代检测技术的特点，从某种程度上降低了抗 dsDNA 自身抗体在临床运用的价值。常用的 ELISA 检测方法的优势在于检测低亲和力的抗 dsDNA 自身抗体（也可见于未患 SLE 的患者）。因此建议对所有用 ELISA 方法检测出抗 dsDNA 自身抗体阳性的样本，应该用另一种检测高亲和力抗 dsDNA 抗体的方法加以确认，如采用 Farr 放射免疫法或绿蝇短膜虫间接免疫荧光法（CLIFT）[21-22]。

抗 SSA/Ro 和抗 SSB/La 自身抗体最初认为是针对细胞质 RNP 的自身抗体，因此一直认为它们是针对细胞质的自身抗体。然而，随后研究表明与这两种自身抗体起反应的人细胞质 RNP（hYRNP）蛋白，既存在于细胞质也见于细胞核。Ro 和 La 蛋白是存在于同一个 RNP 颗粒中的自身抗原联合体，因此，针对其中一个自身抗原的自身免疫反应常累及另外一个自身抗原，这可解释为何在临床上检测其中一个自身抗体，另外一个自身抗体也常常同时被检测到。抗 SSA/Ro 自身抗体可以单独出现，而抗 SSB/La 自身抗体几乎不会在不伴发抗 SSA/Ro 自身抗体时单独出现。

值得注意的是，与抗 dsDNA 自身抗体的检测相似，也需了解核糖核蛋白自身抗体的检测方法，例如用于检测抗 SSA/Ro、抗 SSB/La、抗 U1RNP 和抗 Sm（如 ENA）的技术方法。最初这些自身抗体的检测是用 Ouchterlony 双向免疫扩散法检测，该方法检测的特异性高，但敏感性低。现在该检测方法已被固相免疫吸附实验如 ELISA 所取代（见上文）。ELISA 检测核糖核蛋白自身抗体的敏感性高但特异性相对低。因此，原来基于免疫扩散法检测抗 SSA/Ro、抗 SSB/La、抗 Sm 和抗 U1RNP 自身抗体所得出的与临床的相关性，用现在的 ELISA 方法检测已不再相关。

这个问题可以通过几个抗 SSA/Ro 和 SSB/La 自身抗体检测结果的研究来说明，皮肤科医生尤为关注的是该自身抗体与特发性和药物诱发的亚急性皮肤红斑狼疮、新生儿狼疮、干燥综合征的环形红斑和 SLE 的相关性。Lee 和他的同事[23]比较了 Ouchterlony 双向免疫扩散和 ELISA 两种方法对皮肤科医生感兴趣的不同疾病中针对天然型人类 SSA/Ro 抗原的自身抗体检测的敏感性。在未经筛选的 SLE 患者中，用 ELISA 检测抗 SSA/Ro 自身抗体的阳性率（50%），是免疫扩散法检测阳性率（25%）的两倍。在亚急性皮肤型红斑狼疮患者，ELISA 检测抗 SSA/Ro 自身抗体的阳性率是 90%，而免疫扩散法检测的阳性率仅为 65%～75%；在盘状红斑狼疮患者，ELISA 检测抗 SSA/Ro 自身抗体的阳性率是 60%，而免疫扩散法检测的阳性率小于 5%。在正常人群中，ELISA 检测抗 SSA/Ro 自身抗体的阳性率是 10%，而免疫扩散法检测的阳性率小于 0.3%。由此可见，ELISA 检测抗 SSA/Ro 自身抗体的敏感性更高，但特异性却较免疫扩散法低。

表 40.2 列出了一系列 SLE 患者中非特异性但临床相关的自身抗体。关于这组抗体的深入讨论可参考最近的几篇综述[6, 19]。

药物诱发的 ANA/SLE

很多药物（如：盐酸普鲁卡因胺、肼屈嗪、异烟肼、氯丙嗪、苯妥英钠、奎尼丁和甲基多巴）可以诱导 ANA 阳性和（或）药物引起的 SLE 综合征。皮肤科重要的药物米诺环素也列在其中。药物引起的 SLE 主要表现为骨骼肌肉症状（关节炎、关节痛和肌痛）和浆膜炎（胸膜炎和心包炎）。药物引起的 SLE 较皮肤受累明显减少。综合分析显示，仅有 25% 的肼屈嗪引起的 SLE 患者有"皮肤受累"，不到 5% 的盐酸普鲁卡因胺引起的 SLE 患者有"皮肤改变"，而 71% 特发性 SLE 患者有某种类型的皮肤改变[24]。抗组蛋白自身抗体是药物引起 ANA 和经典型药物引起 SLE（95%）的一个血清学标记。另外一些药物（如氢氯噻嗪、特比萘芬、地尔硫草、紫杉烷和灰黄霉素）也曾被报道可以引起抗 SSA/Ro 自身抗体的产生，以及亚急性皮肤型红斑狼疮皮损[25]，但抗组蛋白自身抗体在药物引起的 SCLE 并不出现。值得注意的是，特发性 SLE 患者可观测到抗组蛋白自身抗体。

肿瘤坏死因子抑制剂诱导产生的 ANA 和抗 dsDNA 抗体

越来越多疾病使用重组蛋白阻断肿瘤坏死因子（TNF）来治疗（见第 128 章）。这种形式的免疫调节治疗可诱导 ANA 和抗 dsDNA 抗体产生。然而这些自身抗体的临床意义不是很清楚，因为出现临床症状的自身免疫病的发生率相对较低。

在一项对 125 例银屑病患者进行肿瘤坏死因子抑制剂治疗的研究中，在平均接受了 8～20 个月治疗后，20% 接受依那西普（9/45）或阿达木单抗（9/47）、48% 接受英夫利昔（16/33）的患者新出现 ANA 阳性反应。每组 6% 的患者新发抗 dsDNA 阳性（总计 8/125）[25a]。这些患者的红斑狼疮临床表现并不明显。

英夫利昔和依那西普的主要自身抗体类型为IgM[26]。

在使用英夫利昔或依那西普治疗中，22个患者表现出红斑狼疮样综合征，皮损类型包括蝶形红斑（急性皮肤型红斑狼疮）、SCLE、DLE以及小血管炎和冻疮。其他一些发现包括静脉炎（有抗心磷脂抗体）、白细胞减少、血小板减少、浆膜炎和全身表现，如发热、体重减轻和乏力。关节炎较为常见，而肾损害罕见。

值得注意的是，所有的肿瘤坏死因子抑制剂都可能诱导ANA和抗dsDNA抗体、皮肤红斑狼疮、SLE或狼疮样综合征产生。通过分析一个法国药物数据库肿瘤坏死因子诱发红斑狼疮或狼疮样综合征的发生情况，评估报告显示，英夫利昔和阿达木单抗与依那西普的发生率比值为9～10：4[29]。有趣的是，在类风湿性关节炎和银屑病患者中，狼疮样抗体的产生与抗药物抗体（导致疗效降低）和1型干扰素的产生是相关联的[30]。超过1000例类风湿性关节炎患者接受ANA和抗dsDNA的连续测量，血清学结果无法预测出红斑狼疮和血管炎的发病[31]。然而，如上所述，血清学转换和药物丧失临床效果具有相关性。

综上所述，尽管自身抗体的产生较为普遍，但很少具有临床意义。因此，在缺乏临床体征和症状的情况下，不推荐在开始使用肿瘤坏死因子阻滞剂前对ANA进行筛查。

特发性炎症性皮肤肌肉病变相关的自身抗体

特发性炎症性皮肤肌肉病变（同义名：皮肌炎/多肌炎，特发性炎症性肌病，见第42章）患者检测到的自身抗体列于表40.3。相比较于红斑狼疮，这组疾病有许多特异性很高的自身抗体[32-34]，这些特异性自身抗体中有些抗体的滴度随病严重程度而相波动。值得注意的是，"特发性炎症性皮肤肌肉病变"包括仅有皮肤受累或以皮肤受累为主的一类皮肌炎，如临床无肌病性皮肌炎（如无肌病性皮肌炎和低肌病性皮肌炎）[35-36]。

TIF1-γ（p155）和MDA5/CADM-140/RIG-I样受体IFIH1

成年发病、临床无肌病性皮肌炎患者比经典型皮肌炎和多肌炎有更高的ANA阳性率（65%）。然而，直到最近，才对这些ANA的分子特异性进行了研究。

20%～30%经典型青少年或成年发病的皮肌炎患者有一种针对155 kDa多肽的自身抗体[37]。随后，发现该155 kDa多肽与转录中介因子1-γ（TIF1-γ）

是同一种物质。在成年发病的经典型皮肌炎患者，抗TIF1-γ抗体与内脏恶性肿瘤高发相关[38]。抗TIF1-γ抗体阳性的患者常有光暴露部位的弥漫性红斑、泛发性炎症性皮肤病和相对温和的肌病[34]；钙化不常见[39]。患者也会出现腭红斑（称为卵形斑）[40]、角化性掌丘疹、银屑病样皮损以及色素减退和毛细血管扩张性（红白相间）斑片[41]。

使用相同的免疫沉淀反应和免疫印迹方法，在成人日本裔临床无肌病性皮肌炎（CADM）和严重的间质性肺炎患者中观察到一种能识别140 kDa分子的自身抗体[42]。随后CADM-140抗原被发现与之前发现的两种基因产物相同。一种由干扰素引起的解螺旋酶C域蛋白1（IFIH1）和黑色素瘤分化相关蛋白5（MDA5）[43-44]。它作为一种天然免疫受体，在感知病毒核酸后激活系列抗病毒反应，包括诱导产生Ⅰ型干扰素。在一项回顾性研究中，对77位皮肌炎患者的血清样本进行了抗MDA5抗体检测[45]。10名（13%）抗MDA5抗体阳性的患者有更明显的临床症状，如皮肤溃疡、触痛性掌丘疹、口腔疼痛和溃疡、手肿胀、关节炎/关节痛和弥漫性脱发。识别出该亚型的患者在临床上是重要的，因为抗MDA5抗体与急进性肺间质病变密切相关，后者更易见于亚洲人[34]。基于系列对抗MDA5抗体滴度的分析，该自身抗体的水平可用于监测相关的肺间质病变和预测肺间质病变治疗后复发[46]。

抗TIF1-γ抗体和抗MDA5抗体都可用免疫沉淀法来检测[47]，该血清学检测的商业可用性是有限的。然而，最近开发出一种商业实验室更容易开展的检测抗MDA5抗体的酶联固相免疫测定法[48]。类似的免疫固相分析法也已用于抗TIF1-γ和抗Mi-2抗体检测（见下文）[49]。

Jo-1和Mi-2

抗Jo-1和抗Mi-2抗体是完备的肌炎特异性自身抗体，由于其阳性率太低，使其临床常规应用受到限制。抗Jo-1抗体是多种针对氨基酰转移RNA合成酶肌炎特异性自身抗体中的一种，该合成酶蛋白质翻译过程中向核糖体传递氨基酸（见表40.3）。这些"抗合成酶"抗体中的一个或多个与多数多肌炎和有些皮肌炎患者发生关节炎、雷诺现象和肺间质病变的发生风险增加有关。将具有这种临床-血清相关的综合表现的亚型称为"抗合成酶综合征"[50]。技工手皮损是该亚型中被最早描述的表现。但其随后也在其他皮肌炎亚型中被观察到，包括临床无肌病型皮肌炎[51]。

在有皮肌炎标志皮损（Gottron丘疹、Gottron征和

表 40.3　特发性炎症性皮肤肌肉病变（DM/PM）相关的自身抗体

自身抗原	平均阳性率 *	分子特性	临床相关性
对 PM/DM 高度特异			
p155	80%（临床无肌病型）；20%～30%（经典型）	转录中介因子 1-γ（TIF1-γ）	临床无肌病性皮肌炎；成人经典型皮肌炎，伴发恶性肿瘤危险性高；皮损广泛、黏膜皮肤累及，包括腭红斑（"卵形斑"）、银屑病样皮损、色素减退和毛细血管扩张斑（红白相间）
Mi-2	15%	解旋核蛋白	Gottron 丘疹 / 征、披肩征、甲皱毛细血管扩张、甲小皮增生 / 营养不良
Jo-1	20%	组氨酰 tRNA 合成酶	抗合成酶综合征
PL-7	5%	苏氨酰 tRNA 合成酶	抗合成酶综合征
PL-12	3%	丙氨酰 tRNA 合成酶	抗合成酶综合征
OJ	少见	异亮氨酰 tRNA 合成酶	抗合成酶综合征
EJ	少见	甘氨酰 tRNA 合成酶	抗合成酶综合征、可能与皮损发生率高相关
SRP	5%	信号识别颗粒（胞质内蛋白易位）	暴发性皮肌炎 / 多肌炎、心脏受累
Fer	少见	延伸因子 1-α	—
Mas	少见	小 RNA	—
MDA5/CADM-140	10%～15% 高加索人；10%～45% 成年亚洲人；5%（英国）～35%（日本）青少年	黑色素瘤分化相关蛋白 5（MDA5）/ 干扰素诱导的解螺旋酶 C 领域蛋白 1（IFIHI1）	临床无肌病性皮肌炎、急进型间质性肺病变、血管病变相关的皮肤溃疡、疼痛性掌丘疹、口腔疼痛与溃疡
NXP-2	1%～15% 成年人；20%～25% 青少年	核基质蛋白［MORC 家族 CW 型锌指 3（MORC3）］	在成人，与恶性肿瘤、皮下水肿和钙化相关；在青少年中，与严重肌病和钙化相关
对 PM/DM 低度特异			
ANA（最常见的免疫荧光核型：颗粒型，核仁型）	40%		临床无肌病性皮肌炎（65%）
ssDNA	40%	单链 DNA	SLE、SSc、局限性硬皮病
PM-Scl（PM-1）	10%	核糖体 RNA 加工酶	与 SSc 重叠
SSA/Ro（特别是 52 kDa Ro）	15%	hYRNP	与 SjS、SCLE、新生儿红斑狼疮 /CHB 和 SLE 重叠
U1RNP	10%	剪接体 RNP	与其他自身免疫性结缔组织病重叠
Ku	3%	DNA 尾段结合修复蛋白复合物	与 SSc 重叠
U2RNP	1%	剪接体 RNP	与 SSc 重叠

* 使用目前的检测技术。
ANA，抗核抗体；CADM，临床无肌病性皮肌炎；CHB，先天性心脏传导阻滞；DM/PM，皮肌炎 / 多肌炎；IF，免疫荧光；IFN，干扰素；LE，红斑狼疮；RNP，核糖核蛋白；SCLE，皮肤型红斑狼疮；SJS，干燥综合征；SLE，系统性红斑狼疮；SSc，系统性硬化症（Adapted from ref. 2.）

披肩征）的患者中，抗 Mi-2 抗体的发生率最高。抗信号识别颗粒（SRP）自身抗体较抗 Jo-1 和抗 Mi-2 更为少见。然而，当其出现时，提示具有伴发心脏累及和高死亡率的爆发性皮肌炎 / 多肌炎发生的风险。抗核基质蛋白 2（NXP-2）自身抗体与儿童的严重肌病和钙化密切相关[34, 39]；在成人，该抗体与皮下水肿、癌症发生和钙化发生风险增加相关[51a, 51b]。

表 40.3 也列出了其他一些在皮肌炎 / 多肌炎中可以查到的自身抗体；然而，这些抗体在该组疾病中不都是特异性的。因此，一些自身抗体出现在表 40.2 和表 40.4 中也就不足为奇了。

表 40.4 系统性硬化症（SSc）和硬斑病（局限性硬皮病）相关的自身抗体。 SSc 的标志性抗体用橘色标出。SSc 患者也可以产生另外的自身抗体，如可诱导内皮细胞凋亡的抗内皮细胞抗体，但非特异性；同样能诱导内皮细胞凋亡的表达于血管内皮细胞和成纤维细胞上的抗 NAG-2 抗体；与肺纤维化相关的抗 U11/U12 RNP 抗体（≤ 3% 的 SSc 患者）；更常见于硬斑病的抗拓扑异构酶 II α 抗体（一项研究，见于约 75% 的硬斑病患者）

自身抗原	SSc，所有的	SSc，弥漫皮肤型	SSc，局限皮肤型（也称为 CREST 综合征）	硬斑病（局限性硬皮病）
ANA（最常见的免疫荧光核型：颗粒型、核仁型、着丝点型）	95%*			40%
着丝点（CENP-B）		30%	80%（肺动脉高压）	
DNA 拓扑异构酶 I（旧称 Scl-70；解旋 DNA）		60%（肺纤维化、预后差）	15%	
原纤维蛋白 -1（细胞外基质微原纤维的主要成分）		5%	10%	30%
组蛋白	40%			35%[†]
类风湿因子	25%			25%
ssDNA	10% ～ 30%			50%（与疾病严重程度或活动度相关；最常见于带状硬斑病）
核仁纤维蛋白（U3RNP）	5%	内脏器官受累		
PM/Scl	5%	多肌炎，与 SSc 重叠		
RNA 多聚酶，尤其是 RNA 多聚酶 III	5% ～ 20%	45%（抗体滴度与皮肤受累和肾病的程度相关；与恶性肿瘤相关，特别是乳腺癌）	6%	
Th/To RNP（线粒体酶）（与局限性肺纤维化相关）		10%	20%	5%
钙蛋白酶抑制蛋白**	25%			
高迁移率蛋白（一种非组蛋白核小体蛋白）		30%	40%	
MMP1 和 3（退化 ECM 蛋白；阻止衰老的自身抗体）	50%	70%	33%	
PDGFR（表达于成纤维细胞）[§]	15% ～ 100%[§]			

* 使用目前的检测方法得出的平均值。
[†] 在带状硬斑病和泛发性硬斑病患者阳性率高。
** 钙依赖蛋白酶的内源性抑制剂，Calpain。
[§] 结果因研究而异；有证据表明抗体无法激活受体；多达 18% 的对照组可以产生该抗体。
ANA，抗核抗体；ECM，细胞外基质；HMG，高迁移率蛋白；IF，免疫荧光；NAG-2（tetraspan nobel antigen-2），四氢吡啶新抗原 -2；PDGFR，血小板衍生生长因子受体；RNP，核糖核蛋白（Adapted from ref 2.）

系统性硬化症（系统性硬皮病）和硬斑病（局限性硬皮病）相关的自身抗体

系统性硬化症（SSc）和硬斑病（见第43和44章）相关自身抗体见表40.4[1, 52-53]。系统性硬皮病主要的自身抗体包括针对以下抗原的抗体：①着丝点蛋白（CENP-B）；② DNA 解旋酶，拓扑异构酶 I（最初称Scl-70）；③ RNA 多聚酶（RNAP）。抗着丝点自身抗体与SSc中的局限皮肤型SSc（CREST综合征）关系最密切，而抗DNA拓扑异构酶 I 和RNAP自身抗体（抗Scl-70抗体）更常见于SSc中的弥漫皮肤型患者；抗RNAP自身抗体则与SSc患者合并肾危象风险增加有关[54]。然而如表所述，也可有抗体重叠出现的情况。例如，约30% 弥漫皮肤型SSc患者有抗 CENP-B 抗体，而其也可见于原发性胆汁性肝硬化。值得注意的是，现今SSc的分类标准是按患者是否具有抗着丝点抗体、抗拓扑异构酶 I 抗体或抗 RNA 多聚酶 III 自身抗体进行划分[55-56]。已知抗 RNA 多聚酶 III 自身抗体与内脏恶性肿瘤发生风险增加有关，并提示有副肿瘤性 SSc 的可能[57-59]。由于恶性肿瘤触发细胞免疫也会促进硬化的发生[58]。最后，如同其他自身免疫性结缔组织病，有些其他自身抗体（例如，抗组蛋白抗体，抗 ssDNA 抗体，抗 PM/Scl 抗体）也可见于SSc，但对该组疾病来说其特异性非常小。

SSc 和硬斑病临床重叠发生少见，一定程度的血清学重叠已有报道［例如，抗原纤维蛋白 1（fibrillin-1）抗体］。针对原纤维蛋白 1［需要与核仁纤维蛋白（fibrillarin）（U3RNP）区别］、组蛋白和ssDNA的自身抗体可见于30% ～ 50% 的硬斑病患者。如同典型的ANA，这些抗体更多见于泛发性硬斑病患者，如带状硬斑病和泛发性硬斑病。迄今，尚未确定有硬斑病特异性自身抗体，也未找到能反映该病病情活动性或提示预后的自身抗体。

累及皮肤的其他风湿病相关的自身抗体

有皮肤表现的其他风湿病患者所具有的自身抗体，见表40.5（见第 45 章）[1]。

表 40.5　累及皮肤的其他风湿病相关的自身抗体。涉及临床–血清学的更多资讯可参考其他文献[6, 11, 13, 60]

自身抗体	平均阳性率*	分子特性	临床相关性
类风湿关节炎			
类风湿因子	80%	IgG 的 Fc 段	**低滴度**：非特异性（正常老年人，SLE，SSc，MCTD，肿瘤，慢性感染，慢性炎症性肺病，慢性肝病，结节病，系统性血管炎）。**高滴度**：与侵蚀性、致残性 RA（25% ～ 90%）和 RA 关节外受累表现有关，如系统性血管炎（例如周围神经病和皮肤血管炎）；丙型肝炎病毒感染引起的混合性冷球蛋白血症（ II、III型：40% ～ 100%）；SjS
抗环瓜氨酸蛋白（CCP）抗体	70%	皮肤（如中间丝相关蛋白）和关节的瓜氨酸蛋白	RA 严重度增加，包括放射学显示的侵蚀性关节炎的进展；预测 RA 的病情变化
干燥综合征			
α - 胞衬蛋白	70%	一种肌动蛋白结合蛋白，见于嗜铬细胞周围，与分泌有关	对于 SjS 来说，其特异性比抗 SSA/Ro 抗体更强；也见于 SLE
SSA/Ro	60%	hYRNP	SLE，SCLE，新生儿红斑狼疮 /CHB
SSB/La	20%	hYRNP	SLE，SCLE，新生儿红斑狼疮 /CHB
混合性结缔组织病			
U1RNP†	100%‡	RNA 剪接体	雷诺现象，手肿胀与蜡肠指，多关节炎，肌炎，与肾炎发生呈负相关

* 使用目前的检测方法。

† 在 MCTD，与高滴度 ANA 和其他自身抗体缺乏有关。

‡ 根据诊断时的定义。

aAb, 自身抗体；CHB, 先天性心脏传导阻滞；LE, 红斑狼疮；MCTD, 混合性结缔组织病；RA, 类风湿性关节炎；RNP, 核糖核蛋白；SCLE, 亚急性皮肤型红斑狼疮；SJS, 干燥综合征；SLE, 系统性红斑狼疮；SSc, 系统性硬化症抗中性粒细胞胞质抗体（ANCA）是中性粒细胞特异性自身抗体的一个亚群。患者出现胞质型ANCA（cytoplasmic ANCA，c-ANCA）或核周型ANCA（perinuclear ANCA，p-ANCA），提示有系统性血管炎，临床诊断思路列于图40.5和40.6，其他与ANCA相关的疾病也归纳于表40.6。其他临床具体情况可见第24章。

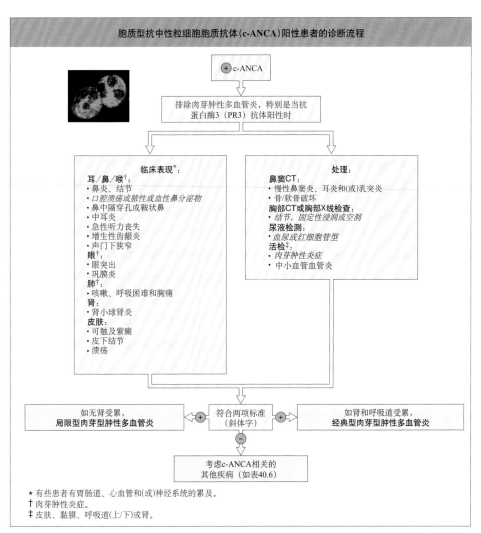

胞质型抗中性粒细胞胞质抗体(c-ANCA)阳性患者的诊断流程

（＋）c-ANCA

排除肉芽肿性多血管炎，特别是当抗蛋白酶3（PR3）抗体阳性时

临床表现*

耳/鼻/喉†：
- 鼻炎、结节
- 口腔溃疡或脓性或血性鼻分泌物
- 鼻中隔穿孔或鞍状鼻
- 中耳炎
- 急性听力丧失
- 增生性齿龈炎
- 声门下狭窄

眼†：
- 眼突出
- 巩膜炎

肺†：
- 咳嗽、呼吸困难和胸痛

肾：
- 肾小球肾炎

皮肤：
- 可触及紫癜
- 皮下结节
- 溃疡

处理：

鼻窦CT：
- 慢性鼻窦炎、耳和(或)乳突炎
- 骨/软骨破坏

胸部CT或胸部X线检查：
- 结节，固定性浸润或空洞

尿液检测：
- 血尿或红细胞管型

活检‡：
- 肉芽肿性炎症
- 中小血管血管炎

如无肾受累，**局限型肉芽型肿性多血管炎** ← 符合两项标准（斜体字）（＋）→ 如肾和呼吸道受累，**经典型肉芽型肿性多血管炎**

（－）

考虑c-ANCA相关的其他疾病（如表40.6）

★ 有些患者有胃肠道、心血管和(或)神经系统的累及。
† 肉芽肿性炎症。
‡ 皮肤、黏膜、呼吸道(上/下)或肾。

图40.5　胞质型抗中性粒细胞胞质抗体（c-ANCA）阳性患者的诊断流程（Courtesy，Julie V Schaffer，MD. Photomicrograph from Wiik AS，Fritzler MJ. Laboratory tests in rheumatic disorders. In：Hochberg MC，Silman AJ，Smolen JS，et al.（eds）. Rheumatology，4th edn. London：Mosby Elsevier；2008.）

图 40.6 核周型抗中性粒细胞胞质抗体（p-ANCA）阳性患者的诊断流程。白三烯抑制剂的使用（见第130章）与嗜酸性肉芽肿性多血管炎（EGPA；Churg-Strauss 综合征）的发病有关。这是否意味着能将之前漏诊的 EGPA 还原真相仍存在着争议。6项EGPA 分类标准中满足任何4项或4项以上时可以诊断为EGPA，敏感性为85%，特异性为99.7%（Courtesy, Julie V Schaffer, MD. Photomicrograph from Wiik AS, Fritzler MJ. Laboratory tests in rheumatic disorders. In：Hochberg MC, Silman AJ, Smolen JS, et al.（eds）. Rheumatology, 4th edn. London：Mosby Elsevier；2008.）

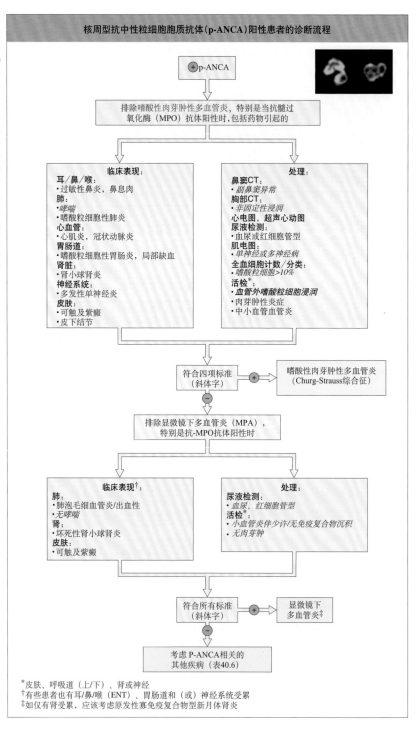

核周型抗中性粒细胞胞质抗体(p-ANCA)阳性患者的诊断流程

⊕ p-ANCA

排除嗜酸性肉芽肿性多血管炎，特别是当抗髓过氧化酶（MPO）抗体阳性时,包括药物引起的

临床表现：
耳/鼻/喉：
·过敏性鼻炎，鼻息肉
肺：
·*哮喘*
·嗜酸粒细胞性肺炎
心血管：
·心肌炎，冠状动脉炎
胃肠道：
·嗜酸粒细胞性胃肠炎，局部缺血
肾脏：
·肾小球肾炎
神经系统：
·多发性单神经炎
皮肤：
·可触及紫癜
·皮下结节

处理：
鼻窦CT：
·*副鼻窦异常*
胸部CT：
·*非固定性浸润*
心电图，超声心动图
尿液检测：
·血尿或红细胞管型
肌电图：
·*单神经或多神经病*
全血细胞计数/分类：
·*嗜酸粒细胞>10%*
活检*：
·*血管外嗜酸粒细胞浸润*
·肉芽肿性炎症
·中小血管血管炎

符合四项标准（斜体字） ⊕→ 嗜酸性肉芽肿性多血管炎（Churg-Strauss综合征）

⊖

排除显微镜下多血管炎（MPA），特别是抗-MPO抗体阳性时

临床表现†：
肺：
·肺泡毛细血管炎/出血性
·无哮喘
肾：
·环死性肾小球肾炎
皮肤：
·可触及紫癜

处理：
尿液检测：
·*血尿，红细胞管型*
活检：
·小血管炎伴少许/无免疫复合物沉积
·无肉芽肿

符合所有标准（斜体字） ⊕→ 显微镜下多血管炎‡

⊖

考虑 P-ANCA相关的其他疾病（表40.6）

*皮肤、呼吸道（上/下）、肾或神经
†有些患者也有耳/鼻/喉（ENT）、胃肠道和（或）神经系统受累
‡如仅有肾受累，应该考虑原发性寡免疫复合物型新月体肾炎

表 40.6　抗中性粒细胞胞质抗体（ANCA）相关的其他疾病

	ANCA 的类型 *	主要抗原 †	处置
炎性肠病			
溃疡性结肠炎（50%～70%）>克罗恩病（20%～40%）	P > C	过氧化氢酶，BPI，α-烯醇酶，LF，CG，HMG1/2 > MPO，PR3	结肠镜检查
自身免疫性肝病			
自身免疫性肝炎（1 型；80%）、原发性硬化性胆管炎（70%）>原发性胆汁性肝硬化（30%）	P > C	肌动蛋白，HMG1/2	LFTs、ANA、抗平滑肌抗体、抗线粒体抗体检测
自身免疫性结缔组织病			
系统性红斑狼疮、类风湿关节炎、系统性硬化症（20%～30%）>干燥综合征、皮肌炎、反应性关节炎、复发性多软骨炎、抗磷脂抗体综合征	P > C	MPO，PR3，BPI，CG，LF，溶菌酶，HMG1/2	ANA 谱、RF、抗心磷脂抗体检测
药物引起的血管炎 / 红斑狼疮 / 肝炎			
丙硫氧嘧啶（20%）、米诺环素>左旋咪唑、柳氮磺胺吡啶	P > C	MPO > PR3，弹性蛋白酶	皮肤活检、ANA 谱、LFTs、停用相关药物
肼屈嗪、青霉胺>别嘌呤醇 ‡	P	MPO，弹性蛋白酶	
肿瘤坏死因子抑制剂	P，C	MPO，PR3	
大剂量静脉注射免疫球蛋白	C	—	
其他皮肤和（或）系统性血管炎 §			
混合性冷球蛋白血症、白塞病、副肿瘤性疾病	P > C	可变	皮肤活检、冷球蛋白检测、乙型肝炎和丙型肝炎病毒检测、排除恶性肿瘤
过敏性紫癜、血栓闭塞性脉管炎	P > C	可变	
其他肾小球肾炎			
抗 GBM 抗体相关的（30%）>免疫复合物介导的（15%）>链球菌感染后	P	MPO	尿酸、尿素氮 / 肌酐检测、ASO 检测、肾活检
感染			
呼吸道感染（细菌 / 分枝杆菌 / 真菌）、肠炎、牙周炎、艾滋病病毒、细小病毒 B19、疟疾、麻风	P，C	MPO，其他	微生物培养、血清学检测、超声心动图
盘尾丝虫病	P	防御素	
丙型肝炎病毒感染	P，C	CG，BPI，MPO	血清学检测
亚急性细菌性心内膜炎、着色真菌病和侵袭性阿米巴病	C	PR3	
胆管纤维化（80%）	C > P	BPI	汗液实验
高 γ 球蛋白血症	P，C	—	血清蛋白电泳

* C-ANCA 常是非特异性的；此外，有些实验室的免疫荧光检测不能鉴别 C-ANCA（非典型）与非典型 ANCA。

† P-ANCA 的抗原特异性常不局限于 MPO，其他如：LF、弹性蛋白酶、CG、溶菌酶、BPI、HMG1/2、α-烯醇酶、过氧化氢酶、肌动蛋白、防御素；C-ANCA（非典型）的抗原特异性不局限于 PR3，其他如：BPI、溶菌酶或多种抗原。

‡ 其他与 P-ANCA 阳性相关的药物的个案报道有西咪替丁、氨噻肟头孢菌素、苯妥英和异维 A 酸。

§ 尽管主要与 c-ANCA 相关，但 5%～50% 的肉芽肿性多血管炎患者有 p-ANCA 阳性；同样，尽管主要与 p-ANCA 相关，但仍有 5%～30% 的嗜酸性肉芽肿性多血管炎患者和约 25%～30% 的显微镜下多血管炎患者有 c-ANCA 阳性；据报道 ANCA 也与不明原因的白细胞破碎性血管炎和未分类的血管炎相关。

Ab，自身抗体；ANA，抗核抗体；ASO，抗链球菌溶血素 O；BPI，杀菌性 / 通透增加性蛋白；C，细胞质［C-ANCA 或 C-ANCA（非典型）］；CG，组织蛋白酶 G；GBM，肾小球基底膜；HMG1/2，高迁移率非组蛋白染色体蛋白组群；LF，乳铁蛋白；LFTs，肝功能检查；MPO，髓过氧化物酶；P，核周（P-ANCA）；RF，类风湿因子；UA，尿液检测（Courtesy，Julie V Schaffer，MD.）

（杨 骥译　李 明审校）

参考文献

1. Goldblatt F, O'Neill SG. Clinical aspects of autoimmune rheumatic diseases. Lancet 2013;382:797–808.
2. Sontheimer RD, McCauliffe DP, Zappi E, Targoff I. Antinuclear antibodies: clinical correlations and biologic significance. Adv Dermatol 1992;7:3–52, discussion 53.
3. Hargraves MM, Richmond H, Morton R. Presentation of two bone marrow elements; the tart cell and the L.E. cell. Proc Staff Meet Mayo Clin 1948;23:25–8.
4. Fritzler MJ, Chan EK. Dr Eng M. Tan: a tribute to an enduring legacy in autoimmunity. Lupus 2017;26:208–17.
5. Phan TG, Ng WW, Bird D, et al. High-quality, cost-effective strategy for detection of autoantibodies to extractable nuclear antigens. Clin Diagn Lab Immunol 2001;8:471–4.
6. Griesmacher A, Peichl P. Autoantibodies associated with rheumatic diseases. Clin Chem Lab Med 2001;39:189–208.
7. Nossent H, Rekvig OP. Antinuclear antibody screening in this new millennium: farewell to the microscope? Scand J Rheumatol 2001;30:123–6, discussion 127–8.
8. Americal College of Rheumatology. Position Statement: methodology for testing of antinuclear antibodies, Available from: <http://www.rheumatology.org/Portals/0/Files/Methodology of Testing Antinuclear Antibodies Position Statement.pdf>; 2009.
9. Kavanaugh A, Tomar R, Reveille J, et al. Guidelines for clinical use of the antinuclear antibody test and tests for specific autoantibodies to nuclear antigens. American College of Pathologists. Arch Pathol Lab Med 2000;124:71–81.
10. Meroni PL, Bizzaro N, Cavazzana I, et al. Automated tests of ANA immunofluorescence as throughput autoantibody detection technology: strengths and limitations. BMC Med 2014;12:38.
11. Tan EM, Feltkamp TE, Smolen JS, et al. Range of antinuclear antibodies in "healthy" individuals. Arthritis Rheum 1997;40:1601–11.
12. Slater CA, Davis RB, Shmerling RH. Antinuclear antibody testing. A study of clinical utility. Arch Intern Med 1996;156:1421–5.
13. Donald F, Ward MM. Evaluative laboratory testing practices of United States rheumatologists. Arthritis Rheum 1998;41:725–9.
14. Shiel WC Jr, Jason M. The diagnostic associations of patients with antinuclear antibodies referred to a community rheumatologist. J Rheumatol 1989;16:782–5.
15. Sontheimer RD. Greenwald's law of lupus: the Sontheimer amendment. J Rheumatol 1993;20:1258–9.
16. Black AA, McCauliffe DP, Sontheimer RD. Prevalence of acne rosacea in a rheumatic skin disease subspecialty clinic. Lupus 1992;1:229–37.
17. Honarmand AR, Balighi K, Lajevardi V, et al. Effect of narrow-band ultraviolet B phototherapy on production of antinuclear antibodies. J Dermatol 2012;39:733–4.
18. Yaniv G, Twig G, Shor DB, et al. A volcanic explosion of autoantibodies in systemic lupus erythematosus: a diversity of 180 different antibodies found in SLE patients. Autoimmun Rev 2015;14:75–9.
19. Egner W. The use of laboratory tests in the diagnosis of SLE. J Clin Pathol 2000;53:424–32.
20. Petri M, Orbai AM, Alarcon GS, et al. Derivation and validation of the Systemic Lupus International Collaborating Clinics classification criteria for systemic lupus erythematosus. Arthritis Rheum 2012;64:2677–86.
21. Agmon-Levin N, Damoiseaux J, Kallenberg C, et al. International recommendations for the assessment of autoantibodies to cellular antigens referred to as anti-nuclear antibodies. Ann Rheum Dis 2014;73:17–23.
22. Pisetsky DS. Anti-DNA antibodies–quintessential biomarkers of SLE. Nat Rev Rheumatol 2016;12:102–10.
23. Lee LA, Roberts CM, Frank MB, et al. The autoantibody response to Ro/SSA in cutaneous lupus erythematosus. Arch Dermatol 1994;130:1262–8.
24. Rubin R. Drug-induced lupus. In: Wallace DJ, Hahn BH, editors. Dubois' Lupus Erythematosus. Philadelphia: Lippincott Williams & Wilkins; 2007. p. 870–900.
25. Laurinaviciene R, Sandholdt LH, Bygum A. Drug-induced cutaneous lupus erythematosus: 88 new cases. Eur J Dermatol 2017;27:28–33.

25a. Bardazzi F, Odorici G, Virdi A, et al. Autoantibodies in psoriatic patients treated with anti-TNF-α therapy. J Dtsch Dermatol Ges 2014;12:401–6.
26. De Rycke L, Baeten D, Kruithof E, et al. Infliximab, but not etanercept, induces IgM anti-double-stranded DNA autoantibodies as main antinuclear reactivity: biologic and clinical implications in autoimmune arthritis. Arthritis Rheum 2005;52:2192–201.
27. De Bandt M, Sibilia J, Le Loet X, et al. Systemic lupus erythematosus induced by anti-tumour necrosis factor alpha therapy: a French national survey. Arthritis Res Ther 2005;7:R545–51.
28. Wetter DA, Davis MD. Lupus-like syndrome attributable to anti-tumor necrosis factor alpha therapy in 14 patients during an 8-year period at Mayo Clinic. Mayo Clin Proc 2009;84:979–84.
29. Moulis G, Sommet A, Lapeyre-Mestre M, Montastruc JL. Is the risk of tumour necrosis factor inhibitor-induced lupus or lupus-like syndrome the same with monoclonal antibodies and soluble receptor? A case/non-case study in a nationwide pharmacovigilance database. Rheumatology (Oxford) 2014;53:1864–71.
30. Ishikawa Y, Fujii T, Ishikawa SK, et al. Immunogenicity and lupus-like autoantibody production can be linked to each other along with type i interferon production in patients with rheumatoid arthritis treated with infliximab: a retrospective study of a single center cohort. PLoS ONE 2016;11:e0162896.
31. Takase K, Horton SC, Ganesha A, et al. What is the utility of routine ANA testing in predicting development of biological DMARD-induced lupus and vasculitis in patients with rheumatoid arthritis? Data from a single-centre cohort. Ann Rheum Dis 2014;73:1695–9.
32. Hamaguchi Y, Kuwana M, Hoshino K, et al. Clinical correlations with dermatomyositis-specific autoantibodies in adult Japanese patients with dermatomyositis: a multicenter cross-sectional study. Arch Dermatol 2011;147:391–8.
33. Pinal-Fernandez I, Casciola-Rosen LA, Christopher-Stine L, et al. The prevalence of individual histopathologic features varies according to autoantibody status in muscle biopsies from patients with dermatomyositis. J Rheumatol 2015;42:1448–54.
34. Fujimoto M, Watanabe R, Ishitsuka Y, Okiyama N. Recent advances in dermatomyositis-specific autoantibodies. Curr Opin Rheumatol 2016;28:636–44.
35. Euwer RL, Sontheimer RD. Amyopathic dermatomyositis (dermatomyositis sine myositis). Presentation of six new cases and review of the literature. J Am Acad Dermatol 1991;24:959–66.
36. Sontheimer RD. Would a new name hasten the acceptance of amyopathic dermatomyositis (dermatomyositis sine myositis) as a distinctive subset within the idiopathic inflammatory dermatomyopathies spectrum of clinical illness? J Am Acad Dermatol 2002;46:626–36.
37. Targoff IN, Mamyrova G, Trieu EP, et al. A novel autoantibody to a 155-kd protein is associated with dermatomyositis. Arthritis Rheum 2006;54:3682–9.
38. Kaji K, Fujimoto M, Hasegawa M, et al. Identification of a novel autoantibody reactive with 155 and 140 kDa nuclear proteins in patients with dermatomyositis: an association with malignancy. Rheumatology (Oxford) 2007;46:25–8.
39. Valenzuela A, Chung L, Casciola-Rosen L, Fiorentino D. Identification of clinical features and autoantibodies associated with calcinosis in dermatomyositis. JAMA Dermatol 2014;150:724–9.
40. Bernet LL, Lewis MA, Rieger KE, et al. Ovoid palatal patch in dermatomyositis: a novel finding associated with anti-TIF1gamma (p155) antibodies. JAMA Dermatol 2016;152:1049–51.
41. Fiorentino DF, Kuo K, Chung L, et al. Distinctive cutaneous and systemic features associated with antitranscriptional intermediary factor-1gamma antibodies in adults with dermatomyositis. J Am Acad Dermatol 2015;72:449–55.
42. Sato S, Hirakata M, Kuwana M, et al. Autoantibodies to a 140-kd polypeptide, CADM-140, in Japanese patients with clinically amyopathic dermatomyositis. Arthritis

Rheum 2005;52:1571–6.
43. Sato S, Hoshino K, Satoh T, et al. RNA helicase encoded by melanoma differentiation-associated gene 5 is a major autoantigen in patients with clinically amyopathic dermatomyositis: Association with rapidly progressive interstitial lung disease. Arthritis Rheum 2009;60:2193–200.
44. Nakashima R, Imura Y, Kobayashi S, et al. The RIG-I-like receptor IFIH1/MDA5 is a dermatomyositis-specific autoantigen identified by the anti-CADM-140 antibody. Rheumatology (Oxford) 2010;49:433–40.
45. Fiorentino D, Chung L, Zwerner J, et al. The mucocutaneous and systemic phenotype of dermatomyositis patients with antibodies to MDA5 (CADM-140): a retrospective study. J Am Acad Dermatol 2011;65:25–34.
46. Matsushita T, Mizumaki K, Kano M, et al. Anti-MDA5 antibody level is a novel tool for monitoring disease activity in rapidly progressive interstitial lung disease with dermatomyositis. Br J Dermatol 2017;176:395–402.
47. Hoshino K, Muro Y, Sugiura K, et al. Anti-MDA5 and anti-TIF1-gamma antibodies have clinical significance for patients with dermatomyositis. Rheumatology (Oxford) 2010;49:1726–33.
48. Sato S, Murakami A, Kuwajima A, et al. Clinical utility of an enzyme-linked immunosorbent assay for detecting anti-melanoma differentiation-associated gene 5 autoantibodies. PLoS ONE 2016;11:e0154285.
49. Fujimoto M, Murakami A, Kurei S, et al. Enzyme-linked immunosorbent assays for detection of anti-transcriptional intermediary factor-1 gamma and anti-Mi-2 autoantibodies in dermatomyositis. J Dermatol Sci 2016;84:272–81.
50. Imbert-Masseau A, Hamidou M, Agard C, et al. Antisynthetase syndrome. Joint Bone Spine 2003;70:161–8.
51. Ang CC, Anyanwu CO, Robinson E, et al. Clinical signs associated with an increased risk of interstitial lung disease: a retrospective study of 101 patients with dermatomyositis. Br J Dermatol 2017;176:231–3.
51a. Albayda J, Pinal-Fernandez I, Huang W, et al. Dermatomyositis patients with anti-nuclear matrix protein-2 autoantibodies have more edema, more severe muscle disease, and increased malignancy risk. Arthritis Care Res (Hoboken) 2017; doi: 10.1002/acr.23188.
51b. Rogers A, Chung L, Li S, et al. The cutaneous and systemic findings associated with nuclear matrix protein-2 antibodies in adult dermatomyositis patients. Arthritis Care Res (Hoboken) 2017; doi: 10.1002/acr.23210.
52. Maddison PJ. Autoantibodies and clinical subsets: relevance to scleroderma. Wien Klin Wochenschr 2000;112:684–6.
53. Gabrielli A, Avvedimento EV, Krieg T. Scleroderma. N Engl J Med 2009;360:1989–2003.
54. Nihtyanova SI, Parker JC, Black CM, et al. A longitudinal study of anti-RNA polymerase III antibody levels in systemic sclerosis. Rheumatology (Oxford) 2009;48:1218–21.
55. van den Hoogen F, Khanna D, Fransen J, et al. 2013 classification criteria for systemic sclerosis: an American College of Rheumatology/European League against Rheumatism collaborative initiative. Arthritis Rheum 2013;65:2737–47.
56. Pope JE, Johnson SR. New classification criteria for systemic sclerosis (scleroderma). Rheum Dis Clin North Am 2015;41:383–98.
57. Shah AA, Rosen A, Hummers L, et al. Close temporal relationship between onset of cancer and scleroderma in patients with RNA polymerase I/III antibodies. Arthritis Rheum 2010;62:2787–95.
58. Joseph CG, Darrah E, Shah AA, et al. Association of the autoimmune disease scleroderma with an immunologic response to cancer. Science 2014;343:152–7.
59. Shah AA, Casciola-Rosen L. Cancer and scleroderma: a paraneoplastic disease with implications for malignancy screening. Curr Opin Rheumatol 2015;27:563–70.
60. Ward MM. Laboratory testing for systemic rheumatic diseases. Postgrad Med 1998;103:93–100.

第41章 红斑狼疮

Lela A. Lee, *Victoria P. Werth*

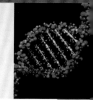

同义名/变种： ■ 盘状红斑狼疮（discoid lupus eryth-ematosus）：一种慢性皮肤型红斑狼疮亚型 ■ 深在性狼疮（lupus profundus）：也称狼疮性脂膜炎 ■ 肿胀性红斑狼疮（lupus erythematosus tumidus）：肿胀性狼疮（tumid lupus）

要点

- 皮肤红斑狼疮有许多种类，划分的依据从某种程度上取决于炎症浸润的部位和深度。
- 急性皮肤型红斑狼疮主要累及表皮和真皮上部，通常伴有活动性全身性疾病。
- 亚急性皮肤型红斑狼疮也主要累及表皮和真皮上部，大部分患者在其病程中有光敏感和抗SSA/Ro自身抗体；大部分患者没有显著的系统（肾、中枢神经系统或心肺）受累。
- 盘状红斑狼疮皮损累及表皮、真皮上、下部和皮肤附属器结构，可形成瘢痕，大部分患者临床上没有显著的全身表现。
- 肿胀性红斑狼疮累及真皮但没有突出的表皮受累，皮损消退后不留瘢痕。
- 狼疮性脂膜炎累及皮下组织，由于脂肪萎缩，可以导致外形毁损的凹陷性瘢痕。

引言

红斑狼疮是一种常侵袭皮肤的多系统疾病。皮损可导致伤残，许多情况下，可提示内科疾病。

历史

18世纪中期，Cazenave首先使用"红斑狼疮"一词[1]。Cazenave等帮助明确了红斑狼疮和一种皮肤结核的变种——寻常狼疮的区别。由于Hutchinson、Osler和Jadassohn参与的部分观察工作，使人们认识到红斑狼疮皮肤损害可能伴有严重的体内病变，包括关节炎、肾炎、浆膜炎、血细胞减少和神经系统疾病。在1964年及此后的数年，Dubois发展了红斑狼疮的病谱概念，

谱系范围从孤立的皮肤损害到危及生命的多器官受累。Gilliam也提出了该病作为谱系性皮肤病的概念，1979年，他和Sontheimer、Thomas一起，分类并命名了现在被称为"亚急性皮肤型红斑狼疮"的亚型[2]。这一描述实质上等同于1981年Maddison、Provost和Reichlin报告的"ANA阴性"红斑狼疮（见第40章）[3]。

重大的诊断方面的进展包括1948年Hargraves、Richmond和Morton发现的狼疮细胞现象；1957年Friou确认的ANA；1963年Burnham、Neblett和Fine描述的狼疮带试验以及多位研究者发现的狼疮特定的临床表现与特异性的自身抗体的联系[4-6]。关于皮肤病变，1981年Weston等发现抗Ro（也被称为抗SSA）自身抗体与新生儿红斑狼疮的联系[7]和1982年Sontheimer等发现该抗体与亚急性皮肤型红斑狼疮的联系[8]分别是重要的里程碑。

1894年Payne应用抗疟药奎宁治疗皮肤红斑狼疮。20世纪50年代末，合成的抗疟药成为主要的治疗方法。20世纪中期，开始系统使用糖皮质激素和其他免疫抑制剂。

流行病学

系统性红斑狼疮（systemic lupus erythematosus，SLE）是一种常见的具有较高发病率和死亡率的疾病。狼疮最强的危险因素是性别：患SLE妇女的数量超过男性，至少为6:1[9]。因为系统性红斑狼疮最常见于妇女育龄期，激素可能影响对狼疮的易感性。与性激素在疾病表达中的重要性一致，狼疮很少见于青春期前的儿童。对于只有皮肤损害的患者，女性与男性的比值似乎低一些（大概3:1），但仍然是女性占优势。

种族也是一种主要的危险因素，在某些人群中的作用几乎同性别一样强。非洲裔美国妇女SLE的患病率是高加索裔美国妇女的4倍（4/1000:1/1000）[9]。而且非洲裔美国患者有发病较早，死亡率较高的倾向。一项来自美国德克萨斯州、阿拉巴马州和波多黎各587名多种族系统性红斑狼疮患者的长期队列研究发现，非洲裔美国患者和来自德克萨斯州的西班牙裔患者的病情比高加索裔美国患者或来自波多黎各的西班牙裔患者更严重[10]。欧洲高加索人与生活在美国的高加索

人有相似的狼疮发病率。而且亚洲人和拉丁美洲人狼疮的发病率也都与高加索裔美国人相似。

以人群为基础的研究表明，患皮肤红斑狼疮但不合并系统性红斑狼疮的患者数量与仅有系统性红斑狼疮的患者数量几乎一样多，突显了皮肤病变在红斑狼疮中的重要性[11-12]。

发病机制

皮肤红斑狼疮的发病机制复杂，涉及遗传和环境因素的相互作用。后者包括紫外线辐射、药物、吸烟和可能的病毒感染。这种相互作用引起细胞因子、趋化因子复杂的炎症级联反应及驻留在皮肤内和趋化至皮肤的炎症细胞的反应。一般来说，表皮基底细胞损伤和真皮上部淋巴细胞显著浸润的苔藓样的组织反应，是皮肤红斑狼疮大部分亚型的特征，牵涉到角质形成细胞、内皮细胞和皮肤树突状细胞活化及Ⅰ型干扰素产物，其后 CD4$^+$和 CD8$^+$细胞毒 T 细胞趋化和活化。最终结果是细胞毒性角质形成细胞损伤。

能影响总体的免疫反应性的基因包括其蛋白产物涉及 B 细胞和 T 细胞功能、固有免疫、免疫复合物清除、凋亡、泛素化、DNA 甲基化或细胞黏附的基因[13]。除了未知功能的基因，所有这些基因种类，都在系统性红斑狼疮患者或动物模型中以某种方式发挥作用（表41.1，见第 4 章）。

基于家系的遗传背景和特定的基因突变促成皮肤红斑狼疮的临床异质性。例如，在北欧系和南欧系患者中光敏感和盘状红斑狼疮的发生率不同[14]，而亚急性皮肤型红斑狼疮与 HLA-B8-DR3 扩展的单倍体型（包括 TNF2）及 C2 和 C4 缺乏有关[15]。先前认为与系统性红斑狼疮有关的基因，例如 TYK2、IRF5 和 CTLA4，也有增加发生盘状红斑狼疮和亚急性皮肤型红斑狼疮的风险[16]，而编码 DNA 核酸外切酶的 TREX1 基因突变，与家族性冻疮样红斑狼疮有关[17]。后者核酸外切酶功能障碍导致干扰素刺激性核酸的堆积。

自身抗体在亚急性皮肤型红斑狼疮和新生儿红斑狼疮发病中确有作用，在这两种亚型中常观察到抗 SSA/Ro（更明确的，即抗 SSA/Ro60 和抗 SSA/Ro52）和抗 La 自身抗体（见第 40 章）；在新生儿狼疮病例，这些抗体通过胎盘进入胎儿体内。阻断 SSA/Ro60 或 SSA/Ro52 的功能可能使人对这些疾病易感。值得注意的是，SSA/Ro60 在紫外线辐射后的细胞生存中起重要作用，可能通过结合到错误折叠的非编码 RNA，使之降解；缺乏 SSA/Ro60 的小鼠可发生狼疮样综合征[18]。已知 SSA/Ro52 在

表 41.1 与系统性红斑狼疮相关的基因。关于这些蛋白产物功能的详细信息，见 www.genecards.org。相关性最强的基因用粗体字标注	
B 和 T 细胞功能	**HLA-DR**—主要组织相容性复合物，Ⅱ型
	BLK—B 淋巴样酪氨酸激酶
	BANK1—B 细胞支架蛋白（有锚蛋白重复）1
	CTLA4—细胞毒性 T 细胞抗原 4
	FCGR2B—IgG 的 Fc 段低亲和力Ⅱb 受体（CD32）
	LYN v-yes-1—Yamaguchi 肉瘤病毒相关癌基因同源物
	IKZF1—Ikaros 锌指蛋白
	PTPN22—蛋白酪氨酸磷酸酶，非受体型 22（淋巴样的）
	STAT4—信号转导和转录激动剂 4
	PDCD1—程序性细胞死亡 1
	IRAK1—白介素 1 受体相关激酶 1
	ETS1—v-ets 骨髓成红细胞增多症病毒 E26 癌基因同源物 1
	TNFSF4—肿瘤坏死因子（配体）超家族成员 4
	IL21—白介素 21
天然免疫	**IRF5**—干扰素调节因子 5
	TNFAIP3—肿瘤坏死因子 α 诱导蛋白 3
	SPP1—分泌磷蛋白 1（骨桥蛋白）
	TREX1—三级修复核酸外切酶 1（见正文）
	TYK2—酪氨酸激酶 2
	IRAK1—见上
	STAT4—见上
	RASGRP3—RAS 胍基释放蛋白
	SLC15A4—溶质运载蛋白家族 15 成员 4
免疫复合物清除	FCGR3A—IgG 的 Fc 段低亲和力Ⅲa 受体（CD16a）
	FCGR3B—IgG 的 Fc 段低亲和力Ⅲb 受体（CD16b）
	CRP—C 反应蛋白，穿透素相关
	ITGAM—整合素 αM（补体成分 3 受体 3 亚单位；CD11b）
	C4A—补体成分 4A
	C4B—补体成分 4B
	C2—补体成分 2
	C1Q—补体成分 1，q 亚成分
凋亡	ATG5—自噬相关 5 同源物
	STAT4—见上
泛素化	UBE2L3—泛素结合酶 E2L 3
	TNFAIP3—肿瘤坏死因子 α 诱导蛋白 3
	TNIP1—TNFAIP3 相互作用蛋白 1
DNA 甲基化	MECP2—甲基 CpG 连接蛋白 2（Rett 综合征）
细胞黏附	ITGAM—见上

炎症中有调节作用，可使干扰素调节因子 3（IRF3）和 IRF8 降解[19]，因此，针对 SSA/Ro52 的抗体可能有促炎症作用。此外，免疫复合物形成后，这些自身抗体通过活化免疫系统的蛋白质和细胞导致疾病发生。

虽然 UVB 在光诱导的皮肤改变中作用更强，UVB 和 UVA 辐射都可加重皮肤红斑狼疮[20]。紫外线辐射诱导凋亡，引起细胞和核抗原的转位[21]，可能也存在凋亡细胞清除减少[22]。此外，紫外线辐射可使角质形成细胞产生 SSA/Ro 增多[23]。

紫外线辐射可诱导产生一些促炎症细胞因子，包括肿瘤坏死因子（TNF）α、白介素（IL）1、干扰素 γ、高迁移率族蛋白 B1（high-mobility group box 1，HMGB1）和白介素 18[24-26]。皮肤内抗菌肽表达上调，濒死的中性粒细胞（dying neutrophils）释放胞外诱捕网（extracellular traps，ETs），这些诱捕网由 DNA、组蛋白和胞质蛋白网格组成（图 41.1）[27-28]。角质形成细胞受到紫外线辐射后，产生复杂的趋化因子阵列，包括趋化因子 C-C 基序（C-C motif）配体（CCL）5、CCL20、CCL22 和趋化因子 C-X-C 基序配体 8（CXCL8）。值得注意的是，皮肤红斑狼疮皮损内这些趋化因子增加，可能导致白细胞募集至皮肤[29]。这些效应需要黏附分子，包括内皮细胞活化（ICAM-1、VCAM-1 和 E 选择素表达增加）和基底细胞表面 ICAM-1 产生[30-31]。

干扰素是另一种在皮肤红斑狼疮发病机制中起作用的细胞因子。干扰素分泌增多由下列因素引起：凋亡细胞结合到巨噬细胞上的 Fc γ 受体；病毒病原体、DNA、RNA 或免疫复合物结合到浆细胞样树突状细胞上的 Toll 样受体；以及编码干扰素途径蛋白的单核苷酸基因多态性（SNPs）[32]。值得注意的是，皮肤型红斑狼疮患者的皮肤内可观测到干扰素上调的蛋白表达增加，包括趋化因子 CXCL9 和 CXCL10（见图 41.1）[29, 33]。干扰

素 α 进一步促进单核细胞向浆细胞样树突状细胞分化，而该细胞是干扰素 α 和 β 高效的生产者，如此形成一个放大回路[34]。皮肤红斑狼疮皮损内浆细胞样树突状细胞（CD123+）和髓样树突状细胞数量增多[33, 35]。表皮和真皮树突状细胞能捕获角质形成细胞来源的抗原，在皮肤引流淋巴结内把这些抗原提呈给 CD8+ T 细胞[36]。因其他医学情况接受干扰素 α 治疗的患者发生皮肤红斑狼疮，是干扰素 α 作用的确凿的证据。系统性红斑狼疮患者干扰素增多，这种情况也见于盘状红斑狼疮和亚急性皮肤型红斑狼疮患者外周血单个核细胞，但不见于肿胀性红斑狼疮[37]。

干扰素上调的趋化因子能募集 CXCR3 阳性 CD4+ 和 CD8+ T 细胞及不成熟的浆细胞样树突状细胞至皮肤，有助于皮肤红斑狼疮特征性的界面浸润的形成[29, 38]。此外，通过干扰素 α 产物，浆细胞样树突状细胞驱动了 T 细胞活化和扩增。也有证据表明，皮肤红斑狼疮各亚型皮肤内存在颗粒酶 B 和 TIA1（多聚 A 结合蛋白）两种涉及凋亡的细胞毒性颗粒相关蛋白，尽管这种情况在亚急性皮肤型红斑狼疮中少一点，表明在亚急性皮肤型红斑狼疮中 CD8+ T 细胞较少[38]。在播散性瘢痕性盘状红斑狼疮患者，检测到大量循环 CCR4+ 细胞毒性 T 细胞[39]。一项研究发现皮肤红斑狼疮患者皮肤 Foxp3+ CD4+CD25+调节性 T 细胞数量减少，而血中不少，已知 Treg 细胞能下调免疫反应[40]。

整合关于皮肤红斑狼疮几种亚型发病机制的当前理论的图示见图 41.1。在提出的模型中，对紫外线辐射的反应触发角质形成细胞产生细胞因子、趋化因子及抗菌肽的产生和内皮细胞活化，因此启动免疫反应。在遗传和环境危险因素重叠作用下，发生复杂的级联反应，包括树突状细胞活化、干扰素释放、T 细胞活化和趋化因子产生；正反馈回路最终导致苔藓样组织反应。

临床特征

皮肤型红斑狼疮——三个主要类型

分类

最常用的红斑狼疮皮肤损害的分类是 James Gilliam 博士提出的[41]。他先根据组织病理学是否存在界面皮炎，把红斑狼疮皮损分为组织病理特异性和非特异性两大类，然后又把其中的组织病理特异性皮损进一步分为急性皮肤型红斑狼疮、亚急性皮肤型红斑狼疮和慢性皮肤型红斑狼疮（图 41.2）。选择这种术语是基于这三种独特的皮肤型红斑狼疮在临床上是常见的：急性皮肤型

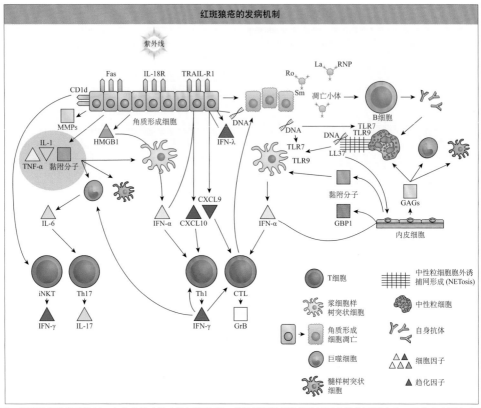

图 41.1 红斑狼疮的发病机制。 在有光敏感的皮肤红斑狼疮，紫外线辐射触发细胞因子和趋化因子产生，天然免疫蛋白合成，中性粒细胞外诱捕网形成和细胞凋亡，导致 DNA 释放。其苔藓样组织反应是复杂级联反应，包括树突状细胞活化、干扰素释放、趋化因子产生和 T 细胞活化的最终结果。CTL，细胞毒性 T 细胞；CXCL，趋化因子（C-X-C 基序）配体；GAGs，黏多糖；GBP1，鸟苷酸结合蛋白 1；GrB，颗粒酶 B；HMGB1，高迁移率族蛋白 1；IL，白介素；iNKT 细胞，恒定自然杀伤 T 细胞；LL-37，抗菌肽；mDC，髓样树突状细胞；MMPs，基质金属蛋白酶；pDC，浆细胞样树突状细胞；RNP，核糖核蛋白；Th，T 辅助细胞；TLR，Toll 样受体；TNF，肿瘤坏死因子；TRAIL-R1，肿瘤坏死因子相关凋亡诱导配体受体 1（Adapted from Achtman JC, Werth VP. Pathophysiology of cutaneous lupus erythematosus. Arthritis Res Ther 2015；17：182.）

红斑狼疮（acute cutaneous lupus erythematosus，ACLE）常表现为暂时性的颊部红斑；盘状红斑狼疮（discoid lupus erythematosus，DLE）皮损经常长期存在，炎症明显，可导致永久性毁损性瘢痕；亚急性皮肤型红斑狼疮（subacute cutaneous lupus erythematosus，SCLE）皮损不会萎缩或形成瘢痕，光敏感持续时间比 ACLE 久也是其特征。经典的慢性皮肤型红斑狼疮还包括不常见的肿胀性红斑狼疮、狼疮性脂膜炎和冻疮样红斑狼疮（见图 41.2），尽管这几个病的特征性皮损经常缺乏界面皮炎，特别是肿胀性红斑狼疮。

迄今还没有对不同类型皮肤型红斑狼疮的病情活动的持续时间进行过正式的研究，每种亚型其病情活动持续时间有相当大的变动范围。SCLE 患者的皮损也可呈

慢性复发性病程，而 DLE 或肿胀性红斑狼疮皮损，由于病情缓解或有效的疾病控制，持续时间相对较短。实际上一些权威专家已提出将肿胀性红斑狼疮从慢性皮肤型红斑狼疮类型中去掉，使其自成一类——间歇性皮肤红斑狼疮[42]。除了这些争论，Gilliam 的分类纲要已证明在不同类型皮肤型红斑狼疮分组中是实用的，是迄今皮肤型红斑狼疮分类的基础，其依据是皮损形态和组织病理学（图 41.3）。下面将首先讨论皮肤型红斑狼疮的三种主要类型，其余类型列于图 41.2。

盘状红斑狼疮

盘状损害是红斑狼疮最普通的皮肤表现之一，最常见于面部、头皮和耳部（图 41.4），但也可有更广泛的分布（图 41.5）。盘状损害仅见于颈部以下，而同时

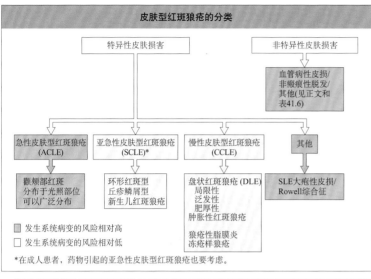

图 41.2 皮肤型红斑狼疮的分类。基于 Gilliam 和 Sontheimer 最初提出的分类系统[41]

图中文字：

皮肤型红斑狼疮的分类

特异性皮肤损害　非特异性皮肤损害

血管病性皮损/非瘢痕性脱发/其他(见正文和表41.6)

急性皮肤型红斑狼疮(ACLE)　亚急性皮肤型红斑狼疮(SCLE)*　慢性皮肤型红斑狼疮(CCLE)　其他

颧颊部红斑分布于光照部位可以广泛分布

环形红斑型丘疹鳞屑型新生儿红斑狼疮

盘状红斑疮(DLE)局限性泛发性肥厚性肿胀性红斑狼疮狼疮性脂膜炎冻疮样狼疮

SLE大疱性皮损/Rowell综合征

■ 发生系统病变的风险相对高
□ 发生系统病变的风险相对低

*在成人患者，药物引起的亚急性皮肤型红斑狼疮也要考虑。

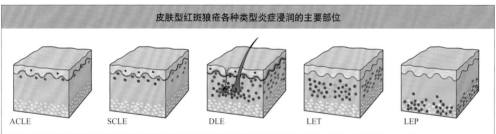

图中文字：皮肤型红斑狼疮各种类型炎症浸润的主要部位

ACLE　SCLE　DLE　LET　LEP

图 41.3 皮肤型红斑狼疮各种类型炎症浸润的主要部位。皮肤型红斑狼疮的类型有：急性皮肤型红斑狼疮（ACLE）、亚急性皮肤型红斑狼疮（SCLE）、盘状红斑狼疮（DLE）、肿胀性红斑狼疮（LET）和狼疮性脂膜炎（LEP）；后三种类型属于慢性皮肤型红斑狼疮（见图41.2）。炎症浸润的主要部位如下：真皮浅层，ACLE 和 SCLE；真皮浅、深层和皮肤附属器周围，DLE；真皮浅层和深层，LET；皮下脂肪层，LEP。最终诊断需要临床与病理结合

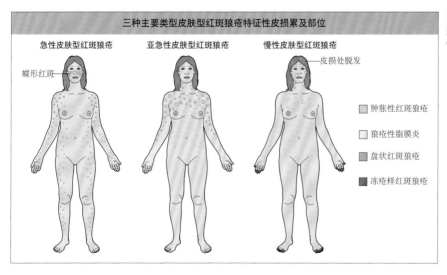

图 41.4 三种主要类型皮肤型红斑狼疮特征性皮损累及部位

图中文字：

三种主要类型皮肤型红斑狼疮特征性皮损累及部位

急性皮肤型红斑狼疮　亚急性皮肤型红斑狼疮　慢性皮肤型红斑狼疮

蝶形红斑

皮损处脱发

■ 肿胀性红斑狼疮
□ 狼疮性脂膜炎
■ 盘状红斑狼疮
■ 冻疮样红斑狼疮

颈部以上没有皮损的情况是少见的。有时盘状损害发生在黏膜表面，包括唇部、鼻黏膜、结膜和生殖器黏膜。

有些盘状损害的患者其皮损按光照部位分布，日光曝露似乎在皮损发生中起作用。可是许多患者的盘状损害在皮肤遮光部位，日光曝露与皮疹发生没有明确的联系。

盘状损害有形成瘢痕的可能，随着时间的推移，大部分患者显现出毁损性瘢痕。活动性损害炎症明显，真皮浅层和深层都有显著的炎性细胞浸润。因此，活动性皮损触之通常比周围未受累皮肤更加肥厚和坚实。皮肤附属器显著受累，通常可观察到毛囊角栓和瘢痕性脱发。持续时间久的皮损常见遗留的色素沉着异常，

典型的表现为中心区域色素减退，周边区域色素沉着（图41.6），有时可见白癜风样色素脱失。偶尔，鳞状细胞癌可见于陈旧性盘状损害。

出现盘状损害的患者可能伴有关节痛，但随着时间的推移，这些患者中只有10%～20%最后符合SLE的分类标准（见下文）[12, 43-46]。这些患者多数是符合了分类标准中皮肤黏膜的条目，而不是严重的内脏疾病的条目[46]，并且大多数患者在5年内发生病情的转化。有泛发性（播散性）盘状损害的患者发展成SLE的危险性较高[44-45]。

肥厚性DLE是DLE少见的种类，具有特征性的是盘状损害表面或边缘覆有厚痂。角化过度性皮损常

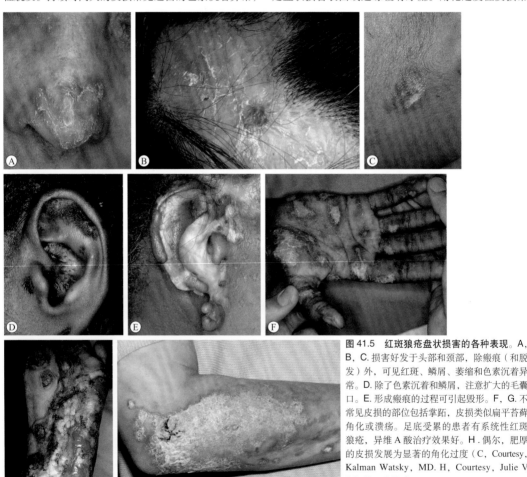

图41.5　红斑狼疮盘状损害的各种表现。A，B，C.损害好发于头部和颈部，除瘢痕（和脱发）外，可见红斑、鳞屑、萎缩和色素沉着异常。D.除了色素沉着和鳞屑，注意扩大的毛囊口。E.形成瘢痕的过程可引起毁形。F，G.不常见皮损的部位包括掌跖，皮损类似扁平苔藓角化或溃疡。足底受累的患者有系统性红斑狼疮，异维A酸治疗效果好。H.偶尔，肥厚的皮损发展为显著的角化过度（C，Courtesy，Kalman Watsky，MD. H，Courtesy，Julie V Schaffer，MD.）

突起于臂部伸侧（见图41.5H），但面部和躯干上部也可受累。其他部位也常同时有典型的盘状损害。

亚急性皮肤红斑狼疮

SCLE患者都具有光敏感特点，其皮损常见于日光曝露部位。须注意的是面中部皮肤通常不受累，而面部侧面、躯干上部和上肢伸侧却常受累（图41.7，见图41.4）[47]。有些患者的病情可能较轻，仅在日光照射后出现少数小的鳞屑性斑片。

SCLE皮损可呈环形，具有凸起的粉红色边缘，中央消退（图41.8）或呈慢性银屑病样或湿疹样丘疹鳞屑性表现。SCLE皮损组织病理特征是有相对稀疏的

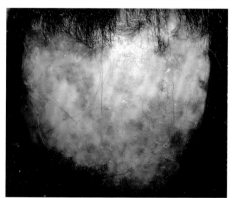

图41.6　有色素沉着异常和瘢痕性脱发的盘状红斑狼疮（DLE）皮损。色素减退常发生在皮损中央，周围有色素沉着。注意12点部位毛囊开口处角栓。通过毛发检查，除毛囊角栓外，还可见毛囊红点（见第69章）（Courtesy，Kalman Watsky，MD.）

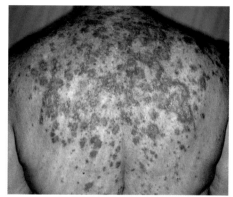

图41.7　亚急性皮肤型红斑狼疮（SCLE）。背部很多环状红色斑块，其中一些有白色鳞屑。注意其曝光部位分布（Courtesy，Kathryn Schwarzenberger，MD.）

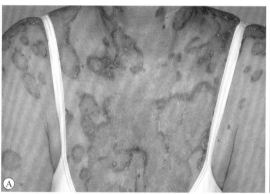

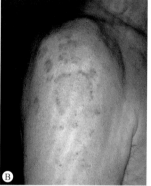

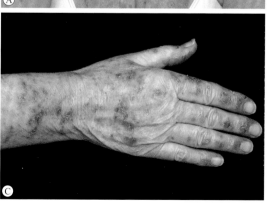

图41.8　亚急性皮肤型红斑狼疮（SCLE）。皮损常见于躯干上部和上肢光曝露部位。环状皮损的边缘有鳞屑痂（A）或由多个丘疹组成（B）。C.注意肢体远端部位皮损的鳞屑，近端指间关节表面相对未受累（C，Courtesy，Lorenzo Cerroni，MD.）

浅表的炎细胞浸润，因而，这些皮损至少是可触及的。皮损常导致色素沉着异常或色素减退，但不发生瘢痕和皮肤萎缩的后遗症。

在 20% ～ 30% 的 SCLE 患者，疾病发生与药物有关（表 41.2）。第一种与 SCLE 发生相关的药物是氢氯噻嗪，但随后报道诱导或加重 SCLE 的药物至少有 100 种[48]。瑞典一项以人群为基础的研究发现，特比萘芬、肿瘤坏死因子（TNF）抑制剂、抗癫痫药和质子泵抑制剂是最常相关的药物（依次减少）[49]。一旦停药，皮损可消退，也可能不消退。

大约 1/3 至 1/2 的 SCLE 患者满足 4 条或以上的 SLE 分类标准[43]。偶尔有患者会出现包括肾炎在内的明显的内脏疾病[43]。鉴于抗 SSA/Ro 自身抗体除 SCLE 之外还与干燥综合征有关，一些患者有两种病变的特征并不令人惊讶。一些患者可能有干燥综合征严重的内脏表现，诸如肺和神经系统病变。

从理解狼疮发病机制的立场来看，SCLE 的一个重要特征是它与抗 SSA/Ro 自身抗体有密切的联系（见

表 41.2 药物引起的亚急性皮肤型红斑狼疮（SCLE）的相关药物

更常见 / 高风险 *
　特比萘芬
　噻嗪类利尿剂（例如氢氯噻嗪）
　TNFα 抑制剂
　质子泵抑制剂（例如兰索拉唑、潘妥拉唑、奥美拉唑）
　钙通道阻滞剂（例如地尔硫䓬、硝苯地平、维拉帕米）
　抗癫痫药（例如卡马西平）
　紫杉烷类（例如多西紫杉醇、紫杉酚）
　血小板抑制剂（例如噻氯匹定）
不常见 *
　ACE 抑制剂（例如依那普利、赖诺普利）
　β 受体阻滞剂
　多柔比星
　干扰素 α 和 β
　来氟米特
　雷尼替丁
　HMG-CoA 还原酶抑制剂（他汀类药物）

* 如果截至 2016 的文献中有超过 10 例报道或参考文献 49 中提到相对危险大于等于 2.0，把药物归类为更常见或高风险。
如果有 3 ～ 10 例报道，且相对危险小于 2.0，把药物归类为不常见。
ACE，血管紧张素转换酶

第 40 章）。虽然研究者关于 SCLE 患者抗 SSA/Ro 自身抗体阳性率的观点不同，但大多数患者（大的系列研究大约 70% 阳性，变动范围在 60% ～ 100%）有抗 SSA/Ro 抗体[47, 50]。

急性皮肤型红斑狼疮

双侧面颊部红斑的出现（"蝶形皮损"；图 41.9）是 ACLE 的典型表现。这些皮损持续时间短，多在日光曝露之后发生，消退后不留瘢痕（但有时有色素沉着异常）。其与抗 dsDNA 抗体和狼疮肾炎的相关性已被提出，并似乎是可能的，尽管一些有面颊部皮疹的患者既没有抗 dsDNA 抗体，也没有狼疮肾炎。出现该类型皮损的患者必须进行仔细检查以了解是否有内脏病变。

皮损形态从轻微的红斑到严重的水肿。毛细血管扩张、糜烂、色素沉着异常和表皮萎缩的存在（如皮肤异色病）有助于 ACLE 颊部红斑与普通的面部皮疹，如脂溢性皮炎、红斑毛细血管扩张型酒渣鼻鉴别。偶尔也有丘疹发生，并可产生鳞屑（见图 41.9C）。皮损持续时间从数小时到数周。面部，特别是颊部最常受累，而鼻唇沟通常不受累；有时损害分布更广（图 41.10，见图 41.4）。当皮损发生在手部，指关节伸面通常不受累。ACLE 患者也常有口腔溃疡。

狼疮患者发生的多形红斑样皮损被称为 Rowell 综合征[51]。红斑狼疮患者偶尔也产生与中毒性表皮坏死松解症（toxic epidermal necrolysis，TEN）或重症多形红斑相似的急性皮损（见下文）。这些皮损有时见于 ACLE 或 SCLE 的严重类型。

皮肤型红斑狼疮三种主要亚型不是彼此排他的。有些患者有不止一种皮损。

皮肤型红斑狼疮——其他类型

（见图 41.2）

肿胀性红斑狼疮

有的皮肤型红斑狼疮患者出现坚实的红色斑块，但没有鳞屑或毛囊角栓。尽管表皮看来在疾病进程中未受累，真皮除了黏蛋白沉积，还有严重的血管周围和附属器周围炎性细胞浸润。肿胀性红斑狼疮（lupus

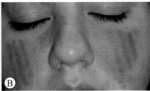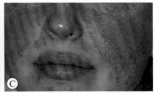

图 41.9　急性皮肤型红斑狼疮（ACLE）。面部红斑，常称为"蝶形红斑"，表现多样（A），水肿性（B）或有鳞屑（C）。存在小的糜烂有助于临床鉴别诊断（A, Courtesy, Kalman Watsky, MD.）

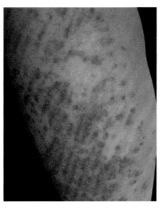

图 41.10 急性皮肤型红斑狼疮 (ACLE)。患者除面部，臂部也有 ACLE 皮损

erythematosus tumidus）损害可能与见于红斑狼疮患者的"荨麻疹性斑块"相似。但这些固定的斑块不应与荨麻疹性血管炎相混淆（见第 24 章）。一些作者描述损害最常出现在面部，但其也常见于躯干（图 41.11）。形态学上肿胀性红斑狼疮损害与 Jessner 淋巴细胞浸润的损害相似，但皮损中央可以消退（见第 121 章）；一些人认为 Jessner 淋巴细胞浸润与肿胀性红斑狼疮或者密切相关或者就是同一种疾病[52]。

肿胀性红斑狼疮患者伴发 SLE 的比率很低，血清学异常相对少见，且皮损内免疫球蛋白沉积的比率也很低，因而难于确定肿胀性狼疮实际上是红斑狼疮的一个亚型还是一种独立的疾病。可是有其他特定类型皮肤红斑狼疮的患者存在肿胀性红斑狼疮损害则支持把肿胀性红斑狼疮归入皮肤型红斑狼疮的分类。已报道肿胀性红斑狼疮的多数患者可通过光试验诱导出该病[53]。其损害消退后不留瘢痕或萎缩。

狼疮性脂膜炎

脂肪组织严重的炎症导致硬结性斑块，并可引起局部毁损和凹陷。狼疮性脂膜炎（lupus panniculitis）损害的分布具有特点，主要出现在面部、头皮、上臂（图 41.12）、躯干上部、乳房、臀部和股部（见图 41.4）。一些患者脂膜炎皮损表面有盘状损害，在这些患者，此时的病变有时也被称为深在性红斑狼疮。关于狼疮性脂膜炎的进一步讨论见第 100 章。

冻疮样红斑狼疮

冻疮样红斑狼疮（SLE 冻疮；图 41.13）由红色或暗紫红色丘疹和斑块组成，分布在足趾、手指，有时在鼻部、肘部、膝部和小腿。寒冷，特别是潮湿寒冷的气

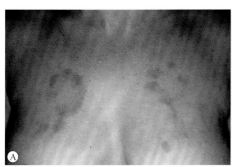
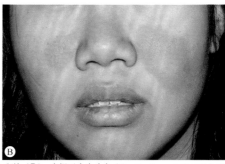

图 41.11 肿胀性红斑狼疮。胸部淡红色环状斑块（A）和面部粉紫色斑块（B）。皮损无表皮改变（B，Courtesy, Julie V Schaffer, MD.）

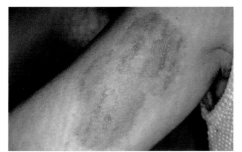

图 41.12 狼疮性脂膜炎。上臂红色斑块。损害可消退遗留脂肪萎缩

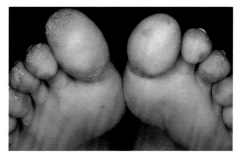

图 41.13 冻疮样红斑狼疮。足趾紫罗兰色斑块，部分带有鳞屑。如果有这种疾病的家族史，可以考虑存在编码 DNA 核酸外切酶的 TREX1 或编码在固有免疫反应中起作用的宿主限制性核酸酶 SAMHD1 基因突变的可能性

候可引发或加重损害。这些损害可能表现为普通的冻疮与红斑狼疮并存（见第 88 章），尽管随着时间的推移，损害可以显现出肉眼和显微镜下与盘状损害一致的外观。

TREX1（见上文）或 *SAMHD1* 杂合突变可导致儿童期发病的家族型冻疮样红斑狼疮[54]。受累的个体可能有关节痛和抗核抗体阳性，但除此以外不发生内脏疾病。这些相同的基因，以及 *ADAR1*、*IFIH1* 和 *RNASEH2A/B/C* 基因的突变，会引起 Aicardi-Goutieres 综合征，一种以复发性无菌性发热、进行性发育延迟和冻疮样红斑狼疮为特征的主要为常染色体隐性遗传的自身炎症性疾病（见表 45.7）。这 7 种基因的突变导致核苷酸堆积，例如 dsDNA 和 RNA：DNA 双螺旋。

盘状红斑狼疮 / 扁平苔藓重叠综合征

对盘状红斑狼疮 / 扁平苔藓重叠综合征已有描述，具有两种病变的皮损特点（见第 11 章）。

新生儿红斑狼疮（NLE）

新生儿红斑狼疮（neonatal lupus erythematosus，NLE）是 SCLE 的一种亚型，可发生在其母亲有抗 SSA/Ro 自身抗体的婴儿。患新生儿红斑狼疮的婴儿的 SCLE 样损害在组织学上与成人 SCLE 损害相同，并与抗 SSA/Ro 自身抗体有密切的联系。事实上，几乎 100% 的患新生儿红斑狼疮的婴儿有抗 SSA/Ro 自身抗体[55]，也有报道存在抗 U1RNP 自身抗体。和成人 SCLE 不同，NLE 皮损好发于面部，尤其是眶周部位和头皮（图 41.14）。在 NLE 中光敏感非常普通，但日光曝露不是皮损形成必需的，皮损可能在出生时即存在。典型的新生儿狼疮的皮肤损害消退后没有瘢痕，尽管色素沉着异常可能持续多个月，且一些儿童有残

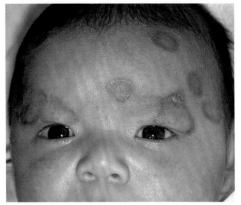

图 41.14　新生儿红斑狼疮。 前额和头皮环状红色斑块。注意其与环形红斑型亚急性皮肤型红斑狼疮类似（Courtesy，Julie V Schaffer，MD.）

留的毛细血管扩张。

有 NLE 皮肤损害的婴儿也可有内脏病变。主要的皮外发现是先天性心脏传导阻滞（合并或不合并心肌病）、肝胆疾病和血细胞减少，特别是血小板减少。心脏传导阻滞到出生时几乎就存在了，出生后很少发展。小部分有心脏传导阻滞的婴儿并存临床有意义的心肌病。心肌病通常在新生儿期就已明显，但也可能要数月后才变得明显。NLE 心脏病变的死亡率大约为 20%，约 2/3 的儿童需要安装起搏器[56]。

肝胆疾病和血细胞减少，特别是血小板减少，出生时可能存在，或可能在出生后最初的几个月里发生[57]。肝胆疾病严重程度不一，妊娠期间或新生儿期可表现为肝衰竭，在出生后最初的几周表现为高胆红素血症，或出生后第 2 ～ 3 个月表现为转氨酶轻度升高。还有脑积水、微血管病性溶血和弥散性血管内凝血的报道。

尽管大部分皮肤型 NLE 患儿没有显著的内脏受累，仍建议对其进行系统评估和提供专业咨询（表 41.3）

大疱性损害

在红斑狼疮的临床背景下，出现大疱性损害可能有几个原因。有时，大疱或结痂损害是由于 ACLE 或 SCLE 皮损（见 41.8A）内基底细胞损伤剧烈引起的，DLE 也可能出现。很少情况下，类似重症多形红斑或中毒性表皮坏死松解（TEN）那样很重的急性皮损也

表 41.3　皮肤型新生儿红斑狼疮（NLE）婴儿的系统评估。 在有特征性的皮肤损害的情况下，通过母亲自身抗体检测（抗 SSA/Ro 自身抗体）+ / —婴儿自身抗体检测（抗 SSA/Ro 抗体、抗 RNP 抗体）可确立诊断；如果皮肤损害不典型，可能需要组织学检查

初始和其后的评估直到 6 ～ 9 月龄

病史、系统回顾和体格检查： 检查包括生长和头围的监测 *；频率取决于系统受累的程度

实验室检查： 心电图 + / —超声心动图、全血细胞计数分类及血小板计数、肝功能检测；如果初始的检测正常，婴儿没有体征或症状，那么每 2 ～ 3 个月重复检测一次，2 ～ 3 次（否则更频繁）

家庭咨询和协助看护： 其后怀孕有生育新生儿红斑狼疮患儿的风险，母亲和孩子有发展为自身免疫性结缔组织病的风险

预防性治疗： 有心脏受累新生儿红斑狼疮患儿的母亲可考虑在其后的怀孕期间服羟氯喹

长期考虑

病史和体格检查： 每个儿科医师都应定期检查

实验室检查： 如果正常或恢复正常，且孩子保持健康，不需要进一步检查

患自身免疫性结缔组织病的风险如青春期 / 成人

* 有报道，巨头 / 脑积水和斑点状软骨发育不良（点状骨骺）是 NLE 可能的表现。

可发生在 ACLE 或 SCLE 皮损的基础上，并可从头部发生（图 41.15）。出现在 ACLE 和 SCLE 皮损内的水疱和多形红斑样及 TEN 样皮肤红斑狼疮符合红斑狼疮特异性皮肤损害的分类要求。

SLE 大疱性皮损或大疱性 SLE 这一术语是用来描述符合 SLE 分类标准的患者的获得性水疱性皮损的。这种皮损由水疱和大疱组成的，组织病理学常类似疱疹样皮炎，真皮乳头内可见以中性粒细胞为主的细胞浸润和微脓疡（图 41.16）[58]。一些患者的临床和组织学特征可能类似大疱性类天疱疮或获得性大疱性表皮

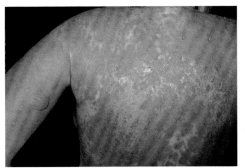

图 41.15　急性红斑狼疮中毒性表皮坏死松解症样皮损。这种表现也被归类于急性凋亡性全表皮松解综合征（ASAP）的一种类型

松解症。常常在基底膜带发现免疫反应物，在一些患者已检测到针对Ⅶ型胶原的抗体[59]。由于有针对基底膜带成分的自身抗体，这种皮损表明系红斑狼疮与自身免疫性大疱病并存。也有若干红斑狼疮患者出现其他自身免疫性大疱病的病例报告（见参考文献 60）。

系统性红斑狼疮

红斑狼疮是可能累及多器官的疾病，尽管就个体而言，常常只有一个或几个器官明显受累。最常受累的器官和系统是关节、皮肤、血液、肾、中枢神经系统及胸膜和心包膜。许多经典的与狼疮有关的内脏器官表现已包括在 SLE 分类标准中（表 41.4 和 41.5），

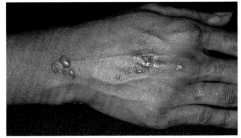

图 41.16　系统性红斑狼疮的大疱性皮损。针对Ⅶ型胶原的自身抗体引起的水疱和大疱可见于有系统病变的患者

表 41.4　美国风湿病学学会（ACR）1997 年更新的 1982 年修订的 SLE 分类标准 * [71-72]

标准	定义
1. 颧颊部红斑	颧颊部固定的红斑，平于或高出皮面，一般不累及鼻唇沟
2. 盘状红斑	隆起的红斑上覆黏着性角化性鳞屑，有毛囊角栓；陈旧性皮损可见萎缩性瘢痕
3. 光敏感	日晒后出现的非正常反应引起的皮损，通过询问患者病史或医师观察了解
4. 口腔溃疡	口腔或鼻咽溃疡，通常无痛，由医师观察到
5. 关节炎	非侵蚀性关节炎累及两个或两个以上周围关节，特点为压痛、肿胀或积液
6. 浆膜炎	①胸膜炎：有确切胸痛、胸膜摩擦音或胸腔积液 或 ②心包炎：心电图异常、心包摩擦音或有心包积液
7. 肾损害	①持续性蛋白尿 > 0.5 g/d 或 > ＋＋＋（不能做定量时） 或 ②细胞管型：可以是红细胞、血红蛋白、颗粒状、小管状或混合型
8. 神经系统异常	①抽搐：非药物或已知的代谢紊乱，如尿毒症、酮症酸中毒或电解质紊乱所致 或 ②精神病：非药物或已知的代谢紊乱，如尿毒症、酮症酸中毒或电解质紊乱所致
9. 血液学异常	①溶血性贫血伴网织红细胞增多 或 ②白细胞减少：至少 2 次测定 < 4000/mm³ 或 ③淋巴细胞减少：至少 2 次测定 < 1500/mm³ 或 ④血小板减少：< 100 000/mm³，除外药物影响

表 41.4　美国风湿病学学会（ACR）1997 年更新的 1982 年修订的 SLE 分类标准 *[71-72]（续表）

标准	定义
10. 免疫学异常	①抗 dsDNA 抗体阳性，针对天然 DNA 或 ②抗 Sm 抗体阳性 或 ③抗磷脂抗体阳性： a. 抗心磷脂抗体 IgG 或 IgM 水平异常； b. 狼疮抗凝物阳性（标准法）或 c. 梅毒血清试验假阳性至少 6 个月，并经梅毒螺旋体制动试验（Treponema pallidum immobilization）或荧光螺旋体抗体吸收试验证实（FTA-ABS）
11. 抗核抗体	任意时间免疫荧光（或相当于该法的其他试验）抗核抗体检测滴度异常，并排除"药物性狼疮"综合征

* 提出的分类以 11 条标准为基础。为了识别临床研究中的患者，任何观察时段，符合上述 11 条标准中的任意 4 条或 4 条以上，同时或相继出现，即可诊断为 SLE。
ECG，心电图；Sm，Smith；WBC，白细胞

表 41.5　系统性红斑狼疮国际临床协作组（SLICC）分类系统——临床和免疫学标准[73]。标准是累加的，且不需要同时存在

临床标准

1. 急性皮肤型红斑狼疮，包括：
   - 狼疮颧颊部红斑（如果是颧颊部盘状损害则不计）
   - SLE 的中毒性表皮坏死松解症表现
   - 光敏感性狼疮皮损，无皮肌炎
   - 大疱性红斑狼疮
   - 斑丘疹样狼疮皮损

   或

   亚急性皮肤型红斑狼疮［非硬结性银屑病样和（或）环形多环形皮损，消退后不留瘢痕，偶尔有炎症后色素沉着异常或毛细血管扩张］

2. 慢性皮肤型红斑狼疮，包括：
   - 典型的盘状皮损
     局限型（颈部以上）
     泛发型（颈部以上和以下都累及）
   - 肥厚性（疣状）红斑狼疮
   - 黏膜型红斑狼疮
   - 狼疮性脂膜炎（深在性）
   - 肿胀性红斑狼疮
   - 冻疮样红斑狼疮
   - 盘状红斑狼疮 / 扁平苔藓重叠

3. 口腔溃疡 *：上腭、颊部、舌或鼻部溃疡 *

4. 非瘢痕性脱发 **

5. 滑膜炎累及两个或以上关节，以肿胀或积液为特征
   或 2 个或以上关节压痛，且晨僵至少持续 30 分钟

6. 浆膜炎
   - 典型的胸膜炎超过 1 天或胸膜腔积液或胸膜摩擦音
   - 典型的心包疼痛（仰卧时疼痛，坐位前倾时改善）超过 1 天或心包积液或心包摩擦音或心电图示心包炎 \#

7. 肾
   尿蛋白与肌酐比（或 24 小时尿蛋白）相当于 500 mg 蛋白 /24h 或有红细胞管型

8. 神经系统
   - 抽搐
   - 精神病
   - 多发性单神经炎 \#\#
   - 脊髓炎
   - 周围或脑神经病变 §
   - 急性精神混乱状态 §§

9. 溶血性贫血

10. 白细胞减少（< 4000/mm³，至少一次）¶或淋巴细胞减少（< 1000/mm³，至少一次）¶¶

11. 血小板减少（< 100 000/mm³，至少一次）¶¶¶

表 41.5 系统性红斑狼疮国际临床协作组（SLICC）分类系统——临床和免疫学标准[73]。标准是累加的，且不需要同时存在（续表）

免疫学标准

1. ANA 水平超过实验室参考范围

2. 抗 dsDNA 抗体水平超过实验室参考范围（或用 ELISA 检测，超过参考范围 2 倍）

3. 抗 Sm：存在针对 Sm 核抗原的抗体

4. 用任一下列方法证实的抗磷脂抗体阳性
   - 狼疮抗凝物检测结果阳性
   - 快速血浆反应素检测结果假阳性
   - 中或高滴度抗心磷脂抗体（IgA、IgG 或 IgM）
   - 抗 β2 糖蛋白 I 检测结果阳性（IgA、IgG 或 IgM）

5. 补体低：C3 降低、C4 降低、CH50 降低

6. 直接 Coombs 试验示无溶血性贫血

* 无其他原因，诸如血管炎、白塞病、感染（疱疹病毒）、炎性肠病、反应性关节炎和酸性食物。
** 弥漫性头发变稀或脆性增加，可见断发，无其他原因，诸如斑秃、药物、铁缺乏和雄激素源性脱发。
\# 无其他原因，诸如感染、尿毒症和 Dressler 心包炎。
\#\# 无其他已知原因，如原发性血管炎。
§ 无其他已知原因，如原发性血管炎、感染和糖尿病。
§§ 无其他原因，包括中毒性 / 代谢性原因、尿毒症、药物。
¶ 无其他已知原因，如 Felty 综合征、药物和门脉高压。
¶¶ 无其他已知原因，如糖皮质激素、药物和感染。
¶¶¶ 无其他已知原因，如药物、门脉高压和血栓性血小板减少性紫癜。
抗 dsDNA，抗双链 DNA；ANA，抗核抗体；ELISA，酶联免疫吸附实验；SLE，系统性红斑狼疮

这些分类标准中的条目对考虑有哪些内脏器官受累有提示作用（例如非侵蚀性关节炎、溶血性贫血、白细胞减少、淋巴细胞减少、血小板减少、蛋白尿、尿细胞管型、癫痫发作、精神障碍、胸膜炎和心包炎）。应该记住的是，之所以选择这些全身特征作为分类标准是由于其在鉴别 SLE 与其他风湿病中的价值。它们不一定是 SLE 最常见的全身特征，当然也不涵盖 SLE 可能发生的器官累及的所有项目。体征和症状，如发热、体重降低、乏力、肌痛和淋巴结病都非常常见，虽然是非特异性的，但对于有皮肤损害的患者，这些表现是提示患者 SLE 可能性大的有用指标。虽然 ACLE 是与全身性疾病相关性最强的皮肤亚型，但任何类型皮肤型红斑狼疮患者都可能发生内脏损害。

非特异性皮肤损害

血管损害常见于红斑狼疮患者，特别是有全身病变的患者（表 41.6）。这些损害包括雷诺现象（见第43 章）、网状青斑、掌红斑和甲襞毛细血管扩张。由血管炎引起的紫癜、荨麻疹性丘疹或溃疡也可发生，也可能出现类似 Degos 病的皮肤梗死或白色萎缩。对于有皮肤型红斑狼疮的患者，如有任何一种上述表现，应考虑有全身病变。网状青斑、血栓形成、溃疡和类似 Degos 病的损害，每一种都与抗磷脂抗体相关[61]（见第 23 章）。网状青斑伴有缺血性中枢神经系统疾病称为 Sneddon 综合征（见第 23 章），而抗磷脂综合征

表 41.6 提示系统性红斑狼疮诊断的皮肤表现（非特异性）。这些是其他自身免疫性结缔组织病的皮肤表现，有这些表现者发生重叠综合征可能性增加

弥漫性非瘢痕性脱发
雷诺现象
甲襞（甲周）毛细血管扩张和红斑
血管炎
   - 荨麻疹性血管炎
   - 小血管性血管炎（例如可触及的紫癜）
   - 结节性多动脉炎样皮损
   - 溃疡
抗磷脂抗体综合征的皮肤表现
   - 网状青斑
   - 溃疡
   - 手足发绀
   - 白色萎缩样皮损
   - Degos 样皮损
   - 青斑样血管病
掌红斑
丘疹结节性黏蛋白病
Sweet 综合征样嗜中性皮病

表型则称为 Hughes 综合征[62]。

脱发常是瘢痕性盘状损害的结果，但非瘢痕性弥漫性脱发可见于有系统损害的患者。有报道显示，与普通的群体相比，红斑狼疮患者发生斑秃的可能性增加[63]。

指端硬化、钙质沉着和类风湿结节这些常见于系统性硬化症或类风湿性关节炎的表现，也可见于某些

红斑狼疮患者，尽管有这些表现的患者中许多可能有重叠综合征，而不是经典的红斑狼疮。发生在红斑狼疮患者的其他皮肤发现包括红斑肢痛症、丘疹结节性黏蛋白病（Gold；见第46章）和皮肤松垂（见第99章）。值得注意的是，大约75%的丘疹结节性黏蛋白病患者合并SLE。偶尔，真皮黏蛋白沉积可引起眶周水肿。Sweet综合征样表现也可见于SLE患者，这种情况有数个名称，除了简单的Sweet综合征合并SLE，还包括嗜中性皮病伴红斑狼疮和非大疱性嗜中性红斑狼疮（non-bullous neutrophilic LE）。

SLE患者有比系统性硬化症或皮肌炎患者更微细的甲襞毛细血管异常。明显扩张、扭曲的毛细血管和典型的无血管区都不是SLE的特征性甲襞表现。

病理学

组织病理学

皮肤型红斑狼疮的组织学发现很大程度上取决于其亚型（图41.17，见图41.3）。ACLE、SCLE、盘状损害、肿胀性红斑狼疮和狼疮性脂膜炎的特征性组织

图41.17 皮肤红斑狼疮的组织学特征。 A. 急性皮肤型红斑狼疮显示轻微的界面皮炎，基底细胞液化变性，真皮浅层稀疏的淋巴样细胞浸润。B. 亚急性皮肤型红斑狼疮有更明显的界面皮炎和血管周围炎症。C. 盘状红斑狼疮显示局灶性界面皮炎和真皮全层致密的血管周围淋巴样细胞浸润。D. 狼疮性脂膜炎，皮下脂肪小叶内有显著的炎症细胞浸润。真皮内也存在血管周围和附属器周围淋巴细胞浸润。E. CD123（浆细胞样树突状细胞）免疫组化染色的模式和密度有助于皮肤红斑狼疮（包括狼疮性脂膜炎）与其他疾病鉴别（Courtesy，Lorenzo Cerroni，MD.）

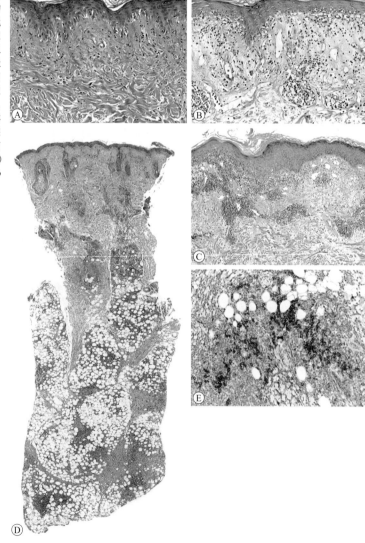

学发现列于表 41.7。但是实践中，多种临床亚型的组织学发现可发生重叠，特别是 ACLE、SCLE 和盘状损害。皮肤型红斑狼疮一些更具特征性的组织学特点是基底细胞损害（也被称为液化变性、水肿性改变或界面皮炎）、淋巴组织细胞炎性浸润以及主要出现在盘状红斑狼疮的附属器周围炎症、毛囊角栓和瘢痕。在 ACLE 皮损中，真皮改变相对难以捉摸，然而基底细胞损害可能是显著的。在 SCLE，表皮改变和真皮浅层淋巴细胞浸润是常见的。与盘状红斑狼疮相反，SCLE 皮损倾向于没有或几乎没有角化过度、基底膜增厚、附属器周围炎症细胞浸润、毛囊角栓、真皮深层浸润或瘢痕[64-65]。肿胀性狼疮有显著的真皮黏蛋白沉积和

淋巴细胞浸润，没有表皮改变。狼疮性脂膜炎皮下脂肪层的改变是最显著的，可能有 DLE 的改变叠加其上[66]。有时，皮肤型红斑狼疮出现模拟嗜中性皮病的以中性粒细胞为主的浸润。

典型的皮肤型红斑狼疮的炎症细胞浸润包含产生干扰素的浆细胞样树突状细胞，其在诱发皮损中起作用。一种浆细胞样树突状细胞的标记——CD123 免疫组化染色，被用来作为区别皮肤型红斑狼疮与其他炎症性疾病（例如扁平毛发苔藓、多形性日光疹）和皮肤淋巴瘤的一种方法。尽管 CD123 染色阳性对红斑狼疮不是特异性的，且其敏感性和特异性还需要最后确定[67]，但染色的模式和强度可能有助于红斑狼疮与其他疾病区别。

皮损处的抗体沉积

皮肤免疫反应沉积物检查称为直接免疫荧光检查（direct immunofluorescence，DIF）。皮损处 DIF 不能取代常规组织学染色方法用以确立皮肤红斑狼疮的诊断。但是，对于常规组织病理学不能明确的病例，DIF 在确诊方面可能具有价值。

皮肤红斑狼疮最独特的 DIF 发现是抗体沉积真皮-表皮连接处和毛囊周围。沉积物典型的是颗粒状的，主要由 IgG 和（或）IgM 组成（图 41.18），尽管偶尔也可见到 IgA。另外，也可见到补体蛋白沉积物。一些研究者报道，在 SCLE，颗粒状 IgG 和 IgM 沉积物主要见于表皮内而不是真皮-表皮连接处[65]。有迹象表明表皮沉积物是由于抗 SSA/Ro 自身抗体直接沉积在皮肤内[68]。

在 ACLE、SCLE 和 DLE 的活动性皮损中，大部

组织学发现	急性皮肤型红斑狼疮	亚急性皮肤型红斑狼疮	红斑狼疮盘状损害	肿胀性红斑狼疮	狼疮性脂膜炎 *
基底细胞液化变性	++	++	+		+/-
凋亡的角质形成细胞	+	++	+		+/-
角化过度	-	-/+	+		-
表皮萎缩	+	++	+/-		+/-
毛囊皮脂腺萎缩	-	-	+		-
毛囊角栓	-	-	++		-
基底膜带增厚	+/-	+	++		-
真皮上部淋巴细胞浸润	+	+	++	++	+/-
真皮下部淋巴细胞浸润	-	-	++	++	+
皮下组织淋巴细胞浸润	-	-	+/-	+/-	++
附属器周围淋巴细胞浸润	-	+	++	+	+/-
真皮水肿	+	+	+/-	++	+/-
真皮黏蛋白	+	+	+	++	+
真皮纤维化	-	-	+/-	-	-
局灶性出血	+	-	+/-	-	-

表 41.7 **皮肤红斑狼疮特征性的组织学发现**。该表只是一个概括的总览。不是每一个皮损存在每个特点，有些特点提示可能是非特征性的，不同亚型之间存在重叠

* 可能有叠加其上的盘状红斑狼疮
[-]，非特有表现；[+ / -]，可能在一些皮损存在的特征；[+]，常常存在的特征；[+ +]，可能持续存在的特征

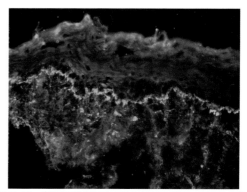

图 41.18 **皮肤红斑狼疮的直接免疫荧光检查**。皮损处皮肤，真皮-表皮连接处有颗粒状 IgM 沉积物。真皮-表皮连接处抗体沉积物是皮肤红斑狼疮皮损和 SLE 患者无皮损处最独特的免疫组织学发现（Courtesy，Janet Fairley，MD.）

分病例皮损处 DIF 阳性。一般来说，DIF 阳性支持皮肤红斑狼疮的诊断，但 DIF 阴性并不能排除诊断。已注意到在成熟的、活动性皮损，DIF 最可能阳性。在肿胀性红斑狼疮，DIF 常常是阴性或非特异性的。在狼疮性脂膜炎，DIF 可显示真皮血管周围的免疫反应物，但真皮-表皮连接处颗粒状沉积物不是一直存在。

表面正常皮肤的抗体沉积

表面正常皮肤真皮-表皮连接处的抗体沉积物与系统病变有密切关系。典型的抗体沉积物是颗粒状的，有时被称为"狼疮带"，抗体沉积物检查被称为"狼疮带试验"。因为有些作者使用术语"狼疮带"表示在真皮-表皮连接处的抗体沉积物，不管接受试验的是表面正常的还是皮损处皮肤，而其他作者只将"狼疮带"用来表示在表面正常皮肤内的抗体沉积物，因而造成该术语应用混乱。已经有人提出如果使用这个术语，研究者须在前面加形容词"皮损的"或"非皮损的"修饰词语，如此讨论的主题也就清楚了[43]。

亮度微弱、间断的沉积物可见于未患狼疮者，包括健康成年人，特别是位于慢性日光曝露部位的皮肤。由于这个原因，除非免疫反应沉积物显示强而连续的荧光，否则许多研究者并不认为非皮损处狼疮带试验呈阳性。如果检查日光曝露部位皮肤，非皮损处狼疮带试验阳性可出现在 3/4 或更多的 SLE 患者，而遮光部位皮肤，非皮损处狼疮带试验阳性可见于大约一半的 SLE 患者[69]。非皮损处狼疮带试验阳性不常见于非 SLE 患者，但在有其他自身免疫病的患者，也可有非皮损处狼疮带试验阳性的例子。

在大多数病例中，临床评估和特异性自身抗体血清学试验已提供了所需的信息，因而非皮损处狼疮带试验就不是必需的了。对于临床表现或实验室检查结果不典型的病例，非皮损处狼疮带试验可能有诊断价值。

鉴别诊断

皮肤红斑狼疮的鉴别诊断在很大程度上取决于其亚型变化。一些主要类型的鉴别诊断列于表 41.8。

在对有皮损的患者进行分析时，一般来说，皮损活检标本的 HE 染色最有诊断价值。皮肤红斑狼疮的诊断思路见图 41.19。在偶然的情况下，对于已知的 SLE 患者，面部出现短暂的像是 ACLE 的皮损，临床医师可能放弃活检，因为此时得到非特异性结果以及面部留下需要整容的瘢痕的可能性大。因而，诊断树呈现的诊断流程不一定都在每种情况下都要严格遵循，这只是一般的总

表 41.8　皮肤红斑狼疮亚型的鉴别诊断。X 连锁慢性肉芽肿性疾病的男性患儿的母亲和干燥综合征患者有类似环状 SCLE 的环状红斑；移植物抗宿主病患者会发生 SCLE 样皮损

急性皮肤型红斑狼疮 / 颧颊部红斑

- 酒渣鼻（包括糖皮质激素诱发的）
- 脂溢性皮炎（特别是光敏感型）
- 日晒伤
- 药物引起的光敏感（光毒性和光变态反应性）
- 皮肌炎
- 丹毒
- 红斑型和落叶型天疱疮
- 皮炎——特应性，接触性和光接触性

亚急性皮肤型红斑狼疮

- 银屑病
- 皮肤癣菌病，包括难辨认癣
- 光苔藓样药疹（photolichenoid drug eruption）
- 多形性日光疹
- 环状肉芽肿
- 图案状红斑（例如离心性环状红斑）
- 皮炎——特应性、接触性和光接触性
- 落叶型天疱疮

盘状红斑狼疮

- 面部盘状病变（facial discoid dermatosis）
- 面癣、头癣、体癣、花斑癣（花斑糠疹）
- 扁平苔藓和毛发扁平苔藓
- 结节病
- 面部肉芽肿
- 双相真菌感染、寻常狼疮
- 毛囊黏蛋白沉积（黏蛋白脱发）
- 当皮损单发，非黑素瘤皮肤癌

肿胀性红斑狼疮

- Jessner 淋巴细胞浸润 *
- 多形性日光疹
- 皮肤淋巴样增生（皮肤假性淋巴瘤）
- 网状红斑性黏蛋白病 **

狼疮性脂膜炎

- 其他脂膜炎（见第 100 章）

* 一些专家认为 Jessner 淋巴细胞浸润和肿胀性红斑狼疮是同一种疾病。
** 一些专家认为网状红斑性黏蛋白病和肿胀性红斑狼疮是同一种疾病

的看法，对于每一位患者都要有个体化考虑。

在评估有皮损的患者是否存在系统病变方面，皮肤科医师能获得有针对性的病史，进行皮肤检查以寻找可能具有系统疾病（例如血管炎皮损）的征象，进行血和尿检验以寻找血液或肾脏病的证据，并进行 ANA 和 SLE 特异性自身抗体检测（表 41.9）。许多临床医师也检测红细胞沉降率和补体水平。针对 dsDNA、Sm 和核糖体 P 的自身抗体对于 SLE 是比较特异的，提示患系

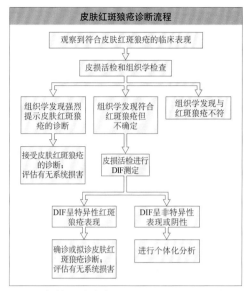

皮肤红斑狼疮诊断流程

观察到符合皮肤红斑狼疮的临床表现

↓

皮损活检和组织学检查

组织学发现强烈提示皮肤红斑狼疮的诊断 ｜ 组织学发现符合红斑狼疮但不确定 ｜ 组织学发现与红斑狼疮不符

接受皮肤红斑狼疮的诊断；评估有无系统损害 ｜ 皮损活检进行DIF测定

DIF呈特异性红斑狼疮表现 ｜ DIF呈非特异性表现或阴性

确诊或拟诊皮肤红斑狼疮诊断；评估有无系统损害 ｜ 进行个体化分析

图 41.19 皮肤红斑狼疮诊断流程。该流程用以指导诊断，但应注意个体化。例如，皮损活检做直接免疫荧光（DIF）可与常规组织学检查同时进行。如果已知患者有 SLE，有时不甚确定的组织学发现也有意义。确诊还是拟诊有时带有主观因素

表 41.9　SLE 的评估
病史和系统回顾
体格检查
● 特异性皮肤损害（见表 41.4 和 41.5）
● 非特异性皮肤损害（见表 41.6）
● 淋巴结肿大、关节炎
实验室检测
● ANA 筛查（抗 dsDNA 抗体、抗 Sm 抗体）
● 尿分析
● 全血细胞计数加分类、血小板计数
● 化学检验（血尿素氮、血肌酐）
● 红细胞沉降率、C 反应蛋白
● 补体水平（C3、C4）
● 抗磷脂抗体
ANA，抗核抗体；BUN，血尿素氮；CBC，全血细胞计数；CRP，C 反应蛋白；ds，双链；ESR，红细胞沉降率；Sm，Smith

统疾病的可能性较大（见第 40 章）。如果 ANA 阴性，对于鉴别诊断是有帮助的，因为 ANA 阴性的 SLE 患者是少见的。有皮肤损害的患者 ANA 常呈阳性，但 ANA 阳性既不是系统疾病，也不是红斑狼疮的标示。ANA 阳性可见于许多其他疾病患者（见第 40 章），甚至见于正常人。大约 1/3 正常人有滴度 1∶40，13% 有滴度 1∶80，5% 有滴度 1∶160 的 ANA 阳性[70]。

在多数情况下，作出 SLE 的诊断是基于患者的临床表现是否能满足 SLE 分类标准中的 4 项或更多项（见表 41.4）[71-72]。应该注意的是，风湿病学家制订的分类标准主要是用以帮助将 SLE 患者与其他风湿病患者进行区别。特别是在 SLE 分类标准的研究中，大多数对照者是类风湿性关节炎患者。系统性红斑狼疮国际临床协作组（SLICC）制定了一个新的分类标准，

除了一些血清学和临床表现方面的变化，还包括更广泛的皮肤红斑狼疮表现（见表 41.5）[73]。两套分类标准都不能作为临床判断的替代，例如，不具备 4 项或更多指标的患者仍可能是 SLE，相反，符合 4 项标准的患者也可能不是 SLE。

SLE 分类标准强调必须排除药物引起的系统性红斑狼疮。后者呈现红斑狼疮样系统病变，包括关节痛、肌痛、胸膜炎和发热，但没有肾炎和中枢神经系统疾病（表 41.10）。

治疗

局部治疗

局部或皮损内注射糖皮质激素是主要治疗方法（表 41.11）。该方法安全性高、疗效迅速。尽管局部皮肤的副作用不能避免，但可避免内用糖皮质激素的大部分全身性副作用。为了有效，局部常选用强效糖皮质激素，面部盘状损害外用强效糖皮质激素，是面部外用强效糖皮质激素少数适应证之一。应指导患者了

表 41.10　药物引起的亚急性皮肤型红斑狼疮（DI-SCLE）和药物引起的系统性红斑狼疮（DI-SLE）之间典型的区别				
疾病	最常见的相关药物	皮肤表现	系统表现	相关的自身抗体
DI-SCLE	见表 41.2	SCLE	通常没有，有时关节痛	抗 SSA/Ro 抗体
DI-SLE	肼屈嗪、普鲁卡因胺、异烟肼、奎尼丁、甲基多巴、氯丙嗪、米诺环素、TNFα 抑制剂 *	通常缺如可有颧颊部或光照部位红斑	浆膜炎（关节痛、胸膜炎、心包炎）发热、体重下降、肌痛不发生肾炎和中枢神经系统疾病	抗组蛋白抗体 **抗 dsDNA 抗体（有报道使用 TNFα 抑制剂引起）
* TNFα 抑制剂与 DI-SCLE 和 DI-SLE 相关（也与药物引起的盘状红斑狼疮相关）。				
** 由于抗组蛋白抗体常见于典型的 SLE 和其他自身免疫性结缔组织病患者，因此该抗体对于 DI-SLE 不是特异性的				

表 41.11 皮肤红斑狼疮的治疗 Rx

表 41.11 皮肤红斑狼疮的治疗。 循证支持的关键：（1）前瞻性对照试验；（2）回顾性研究或大样本病例系列研究；（3）小样本病例系列研究或个例报道

局部治疗

日光防护（2）
局部和皮损内应用糖皮质激素（2）
局部应用钙调磷酸酶抑制剂（2）
局部应用维 A 酸类制剂（3）

系统抗疟治疗

羟氯喹［成人 200 mg，口服，每日 1～2 次；最多可用至 6.5 mg/（kg·d）（理想体重）］（2）§
氯喹［成人 125～250 mg，口服，每日 1 次；最多可用至 3.5～4 mg/（kg·d）（理想体重）］（2）§
米帕林（100 mg，口服，每日 1 次）（2）
羟氯喹或氯喹和米帕林联合应用（2）

抗疟药治疗无效皮肤病变的系统治疗

维 A 酸类（例如阿维 A、异维 A 酸）（2）
沙利度胺（50～100 mg，口服，每日 1 次，用于消除皮损；如有必要，25～50 mg，口服，每日 1 次至每周 2 次，用于维持治疗）*（2）
来那度胺（3）
氨苯砜（主要用于 SLE 大疱性皮损）（2）
免疫抑制剂（例如吗替麦考酚酯、硫唑嘌呤、甲氨蝶呤）（2）
柳氮磺胺吡啶（2）
系统应用糖皮质激素（3）

* 与抗疟药同用，因为后者可降低血栓形成风险。
§ 2016 年，美国眼科学会推荐羟氯喹的最大剂量小于等于 5 mg/（kg·d）（实际体重），氯喹的最大剂量小于等于 2.3 mg/（kg·d）（实际体重）[75a]

解关于治疗的风险和益处，用药限于皮损部位并需对皮肤副作用进行监测。尤其对于活动性盘状损害和肿胀性红斑狼疮损害，皮损内注射曲安西龙，可以非常有效，常用浓度为 4～5 mg/ml。当皮损活动的时候，可以每月重复注射。也有新型局部免疫调节剂（例如他克莫司）用于皮损有效的报道。

系统治疗

抗疟药治疗皮肤红斑狼疮的历史已超过半个世纪，但迄今仍是系统治疗的金牌药。由于通常耐受良好，硫酸羟氯喹是最常使用的抗疟药。氯喹和米帕林（麦帕克林）是替代药物。对硫酸羟氯喹疗效差的患者，可以选用米帕林[74]。米帕林可使皮肤变黄，尽管它不总是如此。硫酸羟氯喹的剂量通常是 200 mg，每日 1 次或 2 次。有报道如果剂量不超过 6.5 mg/（kg·d）（理想体重），眼部毒性很少出现[75]。氯喹的常用剂量为 125～250 mg/d，而眼毒性最小化的剂量应不超过 3.5～4 mg/（kg·d）（理想体重）[75]。2016 年，美

国眼科学会推荐羟氯喹的最大剂量小于 5 mg/（kg·d）（实际体重），氯喹的最大剂量小于 2.3 mg/（kg·d）（实际体重）[75a]。大多数人认为米帕林不引起眼毒性。对于应用硫酸羟氯喹或氯喹的患者，应该由有抗疟药眼毒性知识的医师定期进行眼部检查。

抗疟药起效较慢。可能需要两到三个月才能取得满意的功效，有时需要更多个月才能取得最大疗效。因而对于刚开始治疗皮肤红斑狼疮的患者，在用抗疟治疗的同时，局部或皮损内用药也应同时进行。但是有些患者对单用抗疟治疗或米帕林与硫酸羟氯喹或氯喹联合治疗都疗效不好。

对抗疟药疗效差的疾病常常对其他治疗也不起反应。因此，如果治疗带来的潜在益处值得冒风险，有必要寻找更好的疗法。对抗疟药疗效差的患者可选择包括口服维 A 酸类、沙利度胺或来那度胺、免疫抑制剂如吗替麦考酚酯、硫唑嘌呤或甲氨蝶呤、阿普斯特、乌司奴单抗、柳氮磺胺吡啶和全身使用糖皮质激素[76]。氨苯砜除用于罕见的 SLE 大疱性皮疹有效外，疗效不佳。维 A 酸类和沙利度胺都是强力致畸药，用于有生育能力的妇女有些困难。沙利度胺常会引起周围神经病变。由于这个原因，一些临床医师提倡使用低剂量或间歇给药的方式以使沙利度胺的毒性最小化。来那度胺是沙利度胺的衍生物，可使难治性皮肤红斑狼疮病情得到改善，发生周围神经病变的风险也小。

贝利木单抗和利妥昔单抗对 DLE 患者的疗效都令人失望，对 SCLE 患者的疗效参半，提示至少 DLE，其潜在的发病机制不依赖于 B 细胞或者利妥昔单抗清除调节性 B 细胞可能是有害的[77-78]。将来，其他免疫反应调节剂例如托珠单抗（抗 IL-6R）、anifrolumab（抗 IFNα 受体）[78a] 和乌司奴单抗或 Janus 激酶（JAK）抑制剂可能在皮肤红斑狼疮治疗中起作用。

系统性红斑狼疮患者如没有主要器官受累（例如有潜在威胁生命的内脏器官受累），病情较轻时的治疗包括非甾体抗炎药，而病情中、重度时常采用糖皮质激素和免疫抑制剂（例如吗替麦考酚酯、硫唑嘌呤、甲氨蝶呤和来氟米特）治疗。主要器官受累程度轻，主要用糖皮质激素治疗，如果中、重度受累，常推荐环磷酰胺冲击疗法单用或合用糖皮质激素冲击疗法。顽固性疾病可采用免疫反应调节剂（生物疗法）[79]。近期更全面的综述见参考文献 80。

辅助治疗

对于许多患者，日光防护是治疗的重要部分，因为日光能加重或启动皮损的发生。对于其他人，日光

防护对于癌症预防是重要的，尤其对于色素减少的皮肤或者是慢性盘状损害，皮肤癌发生的风险可能更高。对于接受免疫抑制剂治疗的患者，癌症预防也是必要的。最后，有报道日光曝露可加重 SLE 患者的系统疾病。因此，强调日光防护的重要有很多理由，即便对于其皮肤损害不是由日光曝露引起或加重的人也要强调。

曝光的皮肤处应每日使用遮光剂，如光敏感严重或日照强烈或时间久，应更经常使用。推荐使用广谱、高 SPF 值的遮光剂（见第 132 章）。某些病例，增加物理性遮光剂如二氧化钛或氧化锌也有效。强调衣物防护也是重要的，因为合适的衣物防护常比遮光剂有更显著的作用。躲避日光甚至比防光化学品和衣物更有效。正午的日光 UVB 强度高，许多患者对其紫外线辐射易感。因为 UVA 整天大量存在，并能穿透某些种类

的玻璃窗，因此最大限度减少 UVA 辐射更加困难。对于大多数红斑狼疮患者，对其进行遮光剂和防护衣物恰当使用和有效躲避日光方式的教育是重要的。应密切关注维生素 D 和钙摄入。

对于某些患者，美容遮瑕是最有帮助的治疗干预（见第 153 章）。尤其是在病情活动性减低但皮损处留有色素沉着异常的情况下，对色素沉着或色素减退处进行美容遮瑕可能是最好的方法。

在皮肤红斑狼疮患者中观察到比预期更多的吸烟者，而且吸烟者可能有更广泛的皮肤病变，更容易发生治疗耐受。因此，对某些个体，戒烟是一种有益的辅助治疗。

（高 地译 李 明审校）

参考文献

1. Cazenave PLA. Lupus erythemateux (erytheme centrifuge). Ann Malad Peau Syph 1851;3:297–9.
2. Sontheimer RD, Thomas JR, Gilliam JN. Subacute cutaneous lupus erythematosus: a cutaneous marker for a distinct lupus erythematosus subset. Arch Dermatol 1979;115:1409–15.
3. Maddison PJ, Provost TT, Reichlin M. Serological findings in patients with "ANA-negative" systemic lupus erythematosus. Medicine (Baltimore) 1981;60:87–94.
4. Tan EM, Kunkel HG. Characteristics of a soluble nuclear antigen precipitating with sera of patients with systemic lupus erythematosus. J Immunol 1966;96:464–71.
5. Clark G, Reichlin M, Tomasi TB. Characterization of a soluble cytoplasmic antigen reactive with sera from patients with systemic lupus erythematosus. J Immunol 1969;102:117–22.
6. Mattioli M, Reichlin M. Characterization of a soluble nuclear ribonucleoprotein antigen reactive with SLE sera. J Immunol 1971;107:1281–90.
7. Franco HL, Weston WL, Peebles C, et al. Autoantibodies directed against sicca syndrome antigens in the neonatal lupus syndrome. J Am Acad Dermatol 1981;4:67–72.
8. Sontheimer RD, Maddison PJ, Reichlin M, et al. Serologic and HLA associations in subacute cutaneous lupus erythematosus, a clinical subset of lupus erythematosus. Ann Intern Med 1982;97:664–71.
9. Ruo V, Hochberg MC. The epidemiology of systemic lupus erythematosus. In: Wallace DJ, Hahn BH, editors. Dubois' Lupus Erythematosus. 6th ed. Philadelphia: Lippincott, Williams & Wilkins; 2002. p. 65–83.
10. Uribe AG, McGwin G Jr, Reveille JD, Alarcón GS. What have we learned from a 10-year experience with the LUMINA (Lupus in Minorities; Nature vs. Nurture) cohort? Where are we heading? Autoimmun Rev 2004;3:321–9.
11. Durosaro O, Davis MD, Reed KB, Rohlinger AL. Incidence of cutaneous lupus erythematosus, 1965–2005: a population-based study. Arch Dermatol 2009;145:249–53.
12. Grönhagen CM, Fored CM, Granath F, Nyberg F. Cutaneous lupus erythematosus and the association with systemic lupus erythematosus: a population-based cohort of 1088 patients in Sweden. Br J Dermatol 2011;164:1335–41.
13. Moser KL, Kelly JA, Lessard CJ, et al. Recent insights into the genetic basis of systemic lupus erythematosus. Genes Immun 2009;10:373–9.
14. Chung SA, Tian C, Taylor KE, et al. European population substructure is associated with mucocutaneous manifestations and autoantibody production in systemic lupus erythematosus. Arthritis Rheum 2009;60:2448–56.
15. Provost TT, Arnett F, Reichlin M. Homozygous C2 deficiency, lupus erythematosus, and anti-Ro (SSA) antibodies. Arthritis Rheum 1983;26:1279–82.
16. Järvinen TM, Hellquist A, Koskenmies S, et al. Tyrosine kinase 2 and interferon regulatory factor 5 polymorphisms are associated with discoid and subacute cutaneous lupus erythematosus. Exp Dermatol 2010;19:123–31.
17. Rice G, Newman WG, Dean J, et al. Heterozygous mutations in TREX1 cause familial chilblain lupus and dominant Aicardi-Goutieres syndrome. Am J Hum Genet 2007;80:811–15.
18. Xue D, Shi H, Smith JD, et al. A lupus-like syndrome develops in mice lacking the Ro 60-kDa protein, a major lupus autoantigen. Proc Natl Acad Sci USA 2003;100:7503–8.
19. Higgs R, Ni Gabhann J, Ben Larbi N, et al. The E3 ubiquitin ligase Ro52 negatively regulates IFN-beta production post-pathogen recognition by polyubiquitin-mediated degradation of IRF3. J Immunol 2008;181:1780–6.
20. Kochevar IE. Action spectrum and mechanisms of UV radiation-induced injury in lupus erythematosus. J Invest Dermatol 1985;85:140s–143s.
21. Casciola-Rosen LA, Anhalt G, Rosen A. Autoantigens targets in systemic lupus erythematosus are clustered in two populations of surface structures on apoptotic keratinocytes. J Exp Med 1994;179:1317–30.
22. Kuhn A, Herrmann M, Kleber S, et al. Accumulation of apoptotic cells in the epidermis of patients with cutaneous lupus erythematosus after ultraviolet irradiation. Arthritis Rheum 2007;54:939–50.
23. Oke V, Vassilaki I, Espinosa A, et al. High Ro52 expression in spontaneous and UV-induced cutaneous inflammation. J Invest Dermatol 2009;129:2000–10.
24. Werth VP, Zhang W. Wavelength-specific synergy between ultraviolet radiation and interleukin-1 alpha in the regulation of matrix-related genes: mechanistic role for tumor necrosis factor-alpha. J Invest Dermatol 1999;113:196–201.
25. Wang D, Drenker M, Eiz-Vesper B, et al. Evidence for a pathogenetic role of interleukin-18 in cutaneous lupus erythematosus. Arthritis Rheum 2008;58:3205–15.
26. Popovic K, Ek M, Espinosa A, et al. Increased expression of the novel proinflammatory cytokine high mobility group box chromosomal protein 1 in skin lesions of patients with lupus erythematosus. Arthritis Rheum 2005;52:3639–45.
27. Kreuter A, Jaouhar M, Skrygan M, et al. Expression of antimicrobial peptides in different subtypes of cutaneous lupus erythematosus. J Am Acad Dermatol 2011;65:125–33.
28. Villanueva E, Yalavarthi S, Berthier CC, et al. Netting neutrophils induce endothelial damage, infiltrate tissues, and expose immunostimulatory molecules in systemic lupus erythematosus. J Immunol 2011;187:538–52.
29. Meller S, Winterberg F, Gilliet M, et al. Ultraviolet radiation-induced injury, chemokines, and leukocyte recruitment: an amplification cycle triggering cutaneous lupus erythematosus. Arthritis Rheum 2005;52:1504–16.
30. Norris P, Poston RN, Thomas DS, et al. The expression of endothelial leukocyte adhesion molecule-1 (ELAM-1), intercellular adhesion molecule-1 (ICAM-1), and vascular cell adhesion molecule-1 (VCAM-1) in experimental cutaneous inflammation: a comparison of ultraviolet B erythema and delayed hypersensitivity. J Invest Dermatol 1991;96:763–70.
31. Bennion SD, Middleton MH, David-Bajar KM, et al. In three types of interface dermatitis, different patterns of expression of intercellular adhesion molecule-1 (ICAM-1) indicate different triggers of disease. J Invest Dermatol 1995;105:71s–79s.
32. Ronnblom L, Eloranta ML, Alm GV. The type I interferon system in systemic lupus erythematosus. Arthritis Rheum 2006;54:408–20.
33. Farkas L, Beiske K, Lund-Johansen F, et al. Plasmacytoid dendritic cells (natural interferon-alpha/beta-producing cells) accumulate in cutaneous lupus erythematosus lesions. Am J Pathol 2001;159:237–43.
34. Siegal FP, Kadowaki N, Shodell M, et al. The nature of the principal type 1 interferon-producing cells in human blood. Science 1999;284:1835–7.
35. Jabbari A, Suarez-Farinas M, Fuentes-Duculan J, et al. Dominant Th1 and minimal Th17 skewing in discoid lupus revealed by transcriptomic comparison with psoriasis. J Invest Dermatol 2014;134:87–95.
36. Waithman J, Allan RS, Kosaka H, et al. Skin-derived dendritic cells can mediate deletional tolerance of class I-restricted self-reactive T cells. J Immunol 2007;179:4535–41.
37. Braunstein I, Klein RS, Okawa J, et al. The interferon-regulated gene signature is elevated in subacute cutaneous lupus erythematosus and discoid lupus erythematosus and correlates with the cutaneous lupus area and severity index score. Br J Dermatol 2012;166:971–5.
38. Wenzel J, Zahn S, Mikus S, et al. The expression pattern of interferon-inducible proteins reflects the characteristic histological distribution of infiltrating immune cells in different cutaneous lupus erythematosus subsets. Br J Dermatol 2007;157:752–7.
39. Wenzel J, Henze S, Worenkamper E, et al. Role of chemokine receptor CCR4 and its ligand thymus- and activation-regulated chemokine CCL17 for lymphocyte recruitment in cutaneous lupus erythematosus. J Invest Dermatol 2005;124:1241–8.
40. Franz B, Fritzsching B, Riehl A, et al. Low number of regulatory T cells in skin lesions of patients with cutaneous lupus erythematosus. Arthritis Rheum 2007;56:1910–20.
41. Gilliam JN, Sontheimer RD. Distinctive cutaneous

subsets in the spectrum of lupus erythematosus. J Am Acad Dermatol 1981;4:471–5.

42. Specker C, Schneider M. Relationship between cutaneous and systemic lupus erythematosus. In: Kuhn A, Lehmann P, Ruzicka T, editors. Cutaneous Lupus Erythematosus. Berlin: Springer-Verlag; 2005. p. 177–86.

43. Black DR, Hornung CA, Schneider PD, Callen JP. Frequency and severity of systemic disease in patients with subacute cutaneous lupus erythematosus. Arch Dermatol 2002;138:1175–8.

44. Callen JP. Chronic cutaneous lupus erythematosus. Clinical, laboratory, therapeutic, and prognostic examination of 62 patients. Arch Dermatol 1982;118:412–16.

45. Millard LG, Rowell NR. Abnormal laboratory test results and their relationship to prognosis in discoid lupus erythematosus: a long-term follow-up study of 92 patients. Arch Dermatol 1979;115:1055–8.

46. Wieczorek IT, Propert KJ, Okawa J, Werth VP. Systemic symptoms in the progression of cutaneous to systemic lupus erythematosus. JAMA Dermatol 2014;150:291–6.

47. Sontheimer RD. Subacute cutaneous lupus erythematosus. Clin Dermatol 1985;3:58–68.

48. Lowe GC, Henderson CL, Grau RH, et al. A systematic review of drug-induced subacute cutaneous lupus erythematosus. Br J Dermatol 2011;164:465–72.

49. Grönhagen CM, Fored CM, Linder M, et al. Subacute cutaneous lupus erythematosus and its association with drugs: a population-based matched case-control study of 234 patients in Sweden. Br J Dermatol 2012;167:296–305.

50. Lee LA, Roberts CM, Frank MB, et al. The autoantibody response to Ro/SSA in cutaneous lupus erythematosus. Arch Dermatol 1994;130:1262–8.

51. Rowell NR, Beck JS, Anderson JR. Lupus erythematosus and erythema multiforme-like lesions. Arch Dermatol 1963;88:176–80.

52. Weber F, Schmuth M, Fritsch P, et al. Lymphocytic infiltration of the skin is a photosensitive variant of lupus erythematosus: evidence by phototesting. Br J Dermatol 2001;144:292–6.

53. Kuhn A, Richter-Hintz D, Oslislo C, et al. Lupus erythematosus tumidus – a neglected subset of cutaneous lupus erythematosus: report of 40 cases. Arch Dermatol 2000;136:1033–41.

54. Tüngler V, Silver RM, Walkenhorst H, et al. Inherited or de novo mutation affecting aspartate 18 of TREX1 results in either familial chilblain lupus or Aicardi-Goutières syndrome. Br J Dermatol 2012;167:212–14.

55. Lee LA, Frank MB, McCubbin VR, et al. The autoantibodies of neonatal lupus erythematosus. J Invest Dermatol 1994;102:963–6.

56. Buyon JP, Hiebert R, Copel J, et al. Autoimmune-associated congenital heart block: demographics, mortality, morbidity and recurrence rates obtained from a national neonatal lupus registry. J Am Coll Cardiol 1998;31:1658–66.

57. Lee LA. The clinical spectrum of neonatal lupus. Arch Dermatol Res 2009;301:107–10.

58. Hall RP, Lawley TJ, Smith HR, et al. Bullous eruption of systemic lupus erythematosus. Dramatic response to dapsone therapy. Ann Intern Med 1982;97:165–70.

59. Gammon WR, Briggaman RA. Bullous SLE: a phenotypically distinctive but immunologically heterogeneous bullous disorder. J Invest Dermatol 1993;100:285–345.

60. Yell JA, Wojnarowska F. Bullous skin disease in lupus erythematosus. Lupus 1997;6:112–21.

61. Englert HJ, Hawkes CH, Boey ML, et al. Degos' disease: association with anticardiolipin antibodies and the lupus anticoagulant. Br Med J (Clin Res Ed) 1984;289:576.

62. Frances C, Piette JC. Cutaneous manifestations of Hughes syndrome occurring in the context of lupus erythematosus. Lupus 1997;6:139–44.

63. Werth VP, White WL, Sanchez MR, et al. Incidence of alopecia areata in lupus erythematosus. Arch Dermatol 1992;128:368–71.

64. Bangert JL, Freeman RG, Sontheimer RD, Gilliam JN. Subacute cutaneous lupus erythematosus and discoid lupus erythematosus. Comparative histopathologic findings. Arch Dermatol 1984;120:332–7.

65. David-Bajar KM, Bennion SD, DeSpain JD, et al. Clinical, histologic, and immunofluorescent distinctions between subacute cutaneous lupus erythematosus and discoid lupus erythematosus. J Invest Dermatol 1992;99:251–7.

66. Sanchez NP, Peters MS, Winkelmann RK. The histopathology of lupus erythematosus panniculitis. J Am Acad Dermatol 1981;5:673–80.

67. Brown TT, Choi E-Y, Thomas DG, et al. Comparative analysis of rosacea and cutaneous lupus erythematosus: histopathologic features, T-cell subsets, and plasmacytoid dendritic cells. J Am Acad Dermatol 2014;71:100–7.

68. Lee LA, Gaither KK, Coulter SN, et al. Pattern of cutaneous immunoglobulin G deposition in subacute cutaneous lupus erythematosus is reproduced by infusing purified anti-Ro (SSA) autoantibodies into human skin-grafted mice. J Clin Invest 1989;83:1556–62.

69. David-Bajar KM, Davis BM. Pathology, immunopathology, and immunohistochemistry in cutaneous lupus erythematosus. Lupus 1997;6:

145–57.

70. Tan EM, Feltkamp TE, Smolen JS, et al. Range of antinuclear antibodies in "healthy" individuals. Arthritis Rheum 1997;40:1601–11.

71. Tan EM, Cohen AS, Fries JF, et al. The 1982 revised criteria for the classification of systemic lupus erythematosus. Arthritis Rheum 1982;25:1271–7.

72. Updating the American College of Rheumatology revised criteria for the classification of systemic lupus erythematosus. American College of Rheumatology website. <http://www.rheumatology.org/Portals/0/Files/1997%20Update%20of%201982%20Revised.pdf>.

73. Petri M, Orbai AM, Alarcón GS, et al. Derivation and validation of the Systemic Lupus International Collaborating Clinics classification criteria for systemic lupus erythematosus. Arthritis Rheum 2012;64:2677–86.

74. Chang AY, Piette EW, Foering KP, et al. Response to antimalarial agents in cutaneous lupus erythematosus: a prospective analysis. Arch Dermatol 2011;147:1261–7.

75. Ochsendorf FR. Antimalarials. In: Kuhn A, Lehmann P, Ruzicka T, editors. Cutaneous Lupus Erythematosus. Berlin: Springer-Verlag; 2005. p. 347–72.

75a. Marmor MF, Kellner U, Lai TY, et al. Recommendations on Screening for Chloroquine and Hydroxychloroquine Retinopathy (2016 Revision). Ophthalmology 2016;123(6):1386–94.

76. Callen JP. Management of cutaneous lupus erythematosus. In: Kuhn A, Lehmann P, Ruzicka T, editors. Cutaneous Lupus Erythematosus. Berlin: Springer-Verlag; 2005. p. 437–44.

77. Vital EM, Whittmann M, Edward S, et al. Brief report: responses to rituximab suggest B cell-independent inflammation in cutaneous systemic lupus erythematosus. Arthritis Rheumatol 2015;67:1586–91.

78. Hofmann SC, Leandro MJ, Morris SD, Isenberg DA. Effects of rituximab-based B-cell depletion therapy on skin manifestations of lupus erythematosus–report of 17 cases and review of the literature. Lupus 2013;22:932–9.

78a. Furie R, Khamashta M, Merrill JT, et al. Anifrolumab, an anti-interferon-alpha receptor monoclonal antibody, in moderate to severe systemic lupus erythematosus. Arthritis Rheumatol 2017;69:376–86.

79. Dall'Era M, Wofsy D. Systemic lupus erythematosus clinical trials – an interim analysis. Nat Rev Rheumatol 2009;5:348–51.

80. Okon LG, Werth VP. Cutaneous lupus erythematosus: diagnosis and treatment. Best Pract Res Clin Rheumatol 2013;27:391–404.

第42章 皮肌炎

Joseph L. Jorizzo, *Ruth Ann Vleugels*

同义名： ■ 皮肌炎（dermatomyositis）■ 特发性炎症性肌病（idiopathic inflammatory myopathies）■ 特发性炎症性皮肤肌肉病变（idiopathic inflammatory dermatomyopathies）

要点
- 病因不明的自身免疫性结缔组织病，发病年龄在儿童和成人呈双峰状分布。
- 四肢近端伸肌炎症性肌病的临床表现和实验室检查异常。
- 头皮、眶周及肢体伸侧皮肤明显的曝光部位分布的紫红色皮肤异色症样皮损，甲襞毛细血管扩张和指关节表面的紫红色丘疹。
- 皮肤活检标本组织病理学表现为界面皮炎伴黏蛋白沉积，受累肌肉活检标本显示淋巴细胞性肌炎。
- 存在肌肉病变时，治疗包括全身应用糖皮质激素或合用免疫抑制剂，除难治性肌炎、系统累及或伴有进展期恶性肿瘤的患者外，一般预后良好。
- 针对皮肌炎皮疹的治疗尤为困难，且与疾病严重程度相关。

引言

特发性炎症性肌病包括皮肌炎、多发性肌炎和包涵体肌炎。皮肌炎（dermatomyositis）是一种可能由自身免疫紊乱引起的疾病，表现为对称性四肢近端伸肌的炎症性肌病和特征性皮损。以前认为多发性肌炎和皮肌炎具有相同的疾病进程但仅有肌肉病变，然而已有证据表明二者发病机制具有显著差异。在多发性肌炎发病过程中，活化的 CD8$^+$ T 淋巴细胞克隆性增殖，作用于表达 MHC I 类抗原的肌细胞，通过穿孔素途径导致肌细胞坏死。皮肌炎则不同，有证据表明自身抗原激活体液免疫，补体沉积于毛细血管，导致其坏死和缺血[1]。由于是最近才发现这些发病机制的不同，而以前往往是将皮肌炎和多发性肌炎病例合并研究，这就使得对这些数据的分析变得困难。

皮肌炎患者的年龄分布呈双峰状，即成人型和幼年型。多达 1/4 的成人患者可能伴有潜在的恶性肿瘤。幼年型皮肌炎患者发生恶性肿瘤的风险不会增加，但是伴发小血管炎及皮肤钙质沉积的概率增加。有一种皮肌炎亚型，仅有皮肤表现而无客观的肌肉炎症的证据，称为无肌病性皮肌炎，既往称为无肌炎性皮肌炎。皮肌炎的诊断对于皮肤科医生来说有重要意义，因为皮肌炎是一种严重但可治疗的多系统疾病，与红斑狼疮相比有不同的治疗方法和预后。由于皮肤病变一般会发生在恶性肿瘤相关症状之前，皮肤科医生可以帮助其他科室医生在早期发现成人患者中合并的恶性肿瘤。

历史

多发性肌炎和皮肌炎被临床医生知晓已有超过 100 年的历史。尽管第一例皮肌炎合并恶性肿瘤的成年患者在 20 世纪初期就已有记载，但二者的联系直到 20 世纪 40 年代才被提出。1975 年，Bohan 和 Peter 提出了普遍认可的关于该病诊断的临床标准，从而对该病的认识向前迈进了一大步[2-3]。在过去的 15 年中，人们普遍接受了无肌病性皮肌炎这种仅有皮肤表现的皮肌炎亚型。因此，Sontheimer 提出了包括无肌病性皮肌炎在内的修订版特发性炎症性肌病的分类[4]，肌肉症状不再作为确定诊断的必需条件（表 42.1）[5]。根据最新的流行病学研究，约有 20% 皮肌炎患者无临床肌肉病变[6]。

流行病学

皮肌炎是一种相对少见的疾病，可发生于世界各地。成人患者中女性患病率为男性的两至三倍。不同人种中，皮肌炎的发病率从百万分之二到百万分之九不等[6-8]，而且有增加趋势，这可能是由于检查频度增加、诊断水平提高和报道增多[6, 9-11]。

发病机制

已经明确皮肌炎发生于遗传易感个体，是由外界

表 42.1　修订版特发性炎症性皮肤肌肉病变的分类。根据该组疾病的皮损和肌肉症状按相同权重进行分类标示

皮肌炎（DM）

　成人型
　　经典型 DM
　　合并恶性肿瘤的经典型 DM
　　重叠其他结缔组织病的经典型 DM
　　临床无肌病性皮肌炎 *
　　　无肌病性皮肌炎
　　　低肌病性皮肌炎

　幼年型
　　经典型 DM
　　临床无肌病性皮肌炎 *
　　　无肌病性皮肌炎
　　　低肌病性皮肌炎

多发性肌炎
　单纯多发性肌炎
　重叠其他结缔组织病的多发性肌炎

包涵体肌炎

---

* 成人型和幼年型无肌病性皮肌炎、低肌病性皮肌炎可进一步分类为疑似和确诊病例。疑似是指有皮肤活检证实的典型的皮肌炎皮损而无肌无力且肌浆酶正常 ≥ 6 个月，确诊是指 ≥ 24 个月

Adapted from Sontheimer RD. Would a new name hasten the acceptance of amyopathic dermatomyositis(dermatomyositis sine myositis）as a distinctive subset within the idiopathic inflammatory dermatomyopathies spectrum of clinical illness？ J Am Acad Dermatol. 2002；46；626-36.

因素（例如恶性肿瘤、药物、感染性物质）触发，由免疫介导所引起的。表 42.3 列举了一些支持这个论点的证据[12-36]。患者血清中常存在抗核抗体以及其他肌炎特异性抗体，总结于表 42.4 [29, 37-38]。抗合成酶抗体直接针对细胞质抗原，所以抗核抗体检测可能阴性。抗合成酶抗体阳性的患者常有重叠综合征。抗合成酶综合征特指具有这些自身抗体、发热、侵蚀性多关节炎、"技工手"、雷诺现象和间质性肺病变的患者[39]。

临床特征

皮肤表现

　　皮肌炎特异性皮损包括 helitrope 征和 Gottron 丘疹（图 41.1）。前者指主要见于眼睑和眶周皮肤的紫红色

表 42.3　皮肌炎发病机制

遗传学 [12-14]

- 单卵双生发病
- 相关的人白细胞抗原（HLA）
  - HLA-DR3 和 B8（幼年型皮肌炎）
  - HLA-DR52（有抗 Jo-1 抗体的患者）
  - HLA-DR7 和 DRw53（有抗 Mi-2 抗体的患者）
  - HLA-B14 和 B40（成人皮肌炎重叠综合征患者）
  - HLA-DRB1*15021（日裔幼年型皮肌炎患者）
- TNF-α 308A 等位基因多态性

细胞免疫 / 凋亡 [15-21]

- 皮肤和肌肉的组织病理学发现（CD8$^+$淋巴细胞）
- 小鼠淋巴细胞介导的实验性肌炎
- UVB 照射后角质形成细胞中 Ki-67 和 p53 表达增加
- 肌细胞中 CD40 表达增加
- 血循环中 CD54（ICAM-1）阳性淋巴细胞减少
- T 细胞上的 Fas 配体和肌细胞上的 Fas 受体
- 受累肌肉组织中 MHC Ⅰ类分子表达增加
- 受累肌肉组织中 COX-1、COX-2 和 5-LOX mRNA 表达增加

体液免疫 [22, 24, 31-33]

- 与自身免疫病相关（桥本甲状腺炎，Graves 病，重症肌无力，1 型糖尿病，原发性胆汁性肝硬化，疱疹样皮炎，白癜风及其他自身免疫性结缔组织病）
- 肌炎特异性自身抗体（见表 42.4）
- 干扰素通路上调和补体活化
- 肌内膜处活化的补体片段沉积（C5b ~ C9）

感染性因素 [23-24]

- 季节变化
- 针对氨酰基 -tRNA 合成酶的小 RNA 病毒底物
- 能诱导鼠肌炎的大肠埃希杆菌、肌蛋白和小 RNA 病毒衣壳蛋白都与 Jo-1 有同源性氨基酸序列
- 低 γ 球蛋白血症患者的埃可病毒感染
- 科萨奇病毒 -9 引起的肌炎

药物及疫苗因素 [25-26, 34-36]

- 羟基脲，降脂药（他汀类＞吉非罗齐），TNF-α 抑制剂，非甾体抗炎药，环磷酰胺，检查点抑制剂（如伊普利单抗），BCG 疫苗，D- 青霉胺；1 例关于刀夫唑嗪的报道（治疗 BPH 的 α 受体阻滞剂），阿替卡因，依托泊苷，干扰素 α -2b，吐根（重复暴露），奥美拉唑，苯妥英，磺胺乙酰钠滴眼液，呋氟尿嘧啶，特比萘芬，唑来膦酸

恶性肿瘤相关（成人） [27-30]

- 抗转录中介因子 1γ（TIF-1γ）抗体
- 抗核基质蛋白（NXP-2）抗体
- 在一项研究中，至少 80% 的肿瘤相关性皮肌炎患者有抗 TIF-1γ 抗体或抗 NXP-2 抗体

BCG, 卡介菌；BPH, 良性前列腺增生；ICAM, 细胞内黏附分子；TNF, 肿瘤坏死因子

表 42.2　皮肌炎临床亚型的人口统计及其相关发现

	临床亚型			
	成人经典型皮肌炎[6]	成人临床无肌病性皮肌炎[9]	幼年经典型皮肌炎[10]	幼年临床无肌病性皮肌炎[11]
患者数	20	291	120	38
平均年龄（岁）	51.9	50	7.7	10.5
检出恶性肿瘤	6/20（30%）	41/291（14%）	0/120（0%）	0/38（0%）
性别比例（女：男）	3：1	3：1	2.2：1	3：2

表 42.4　成人型和幼年型皮肌炎（DM）血清自身抗体。自身抗原 CADM-140 后来被发现与干扰素诱导解旋酶 C 域蛋白 1（IFIH1）和黑色素瘤分化相关基因 5（MDA5）这两个先前已发现的基因产物相同

自身抗体	靶抗原功能	临床特征	自身抗体发生率，%	
			成人型 DM	幼年型 DM
抗氨酰基 -tRNA 合成酶［如抗 Jo-1（组氨酰），抗 PL-7（苏氨酰），见第 40 章］	胞质内蛋白合成	抗合成酶综合征（肌炎，技工手，侵蚀性多关节炎，发热，雷诺现象，间质性肺病变高发生率）	大于 20	1～3
抗 SRP	蛋白易位	急性坏死性肌病（严重肌无力，高 CK），顽固难治	5	< 1
抗 Mi-2	解旋酶转录	成人型和幼年型 DM（特点是皮损，肌肉病变较轻且疗效好）	15	< 10
抗 TIF-1γ（p155）	细胞增殖，凋亡，固有免疫	成人型 DM 患者的肿瘤相关性肌炎；成人型和幼年型 DM 患者泛发性皮损；手掌过度角化性丘疹，银屑病样皮损，毛细血管扩张性红白斑，上颚卵圆形斑	80（无肌病型）20～40（经典型）	～ 25
抗 NXP-2（p140）	核转录，RNA 代谢	成人型 DM 患者肿瘤相关性肌炎；成人型和幼年型 DM 患者伴有钙化；周围水肿，肌痛，吞咽困难，皮肤病变轻	10～20	～ 25
抗 SAE	转录后修饰	成人型 DM；可呈无肌病性皮肌炎表现	5	NA
抗 MDA-5（CADM-140）	固有免疫	皮肤溃疡见于甲皱部位、Gottron 丘疹和（或）Gottron 征、口腔溃疡，显著脱发，临床无肌病性皮肌炎，间质性肺病变包括急进型	5～20	NA

amyo，无肌病；CADM-140，临床无肌病性皮肌炎抗体，140 kD；CK，肌酸激酶；NA，无；NXP-2，核基质蛋白 2；SAE，小泛素样修饰物活化酶；SRP，信号识别分子；TIF-1γ，转录中介因子 1γ。注意：研究表明自身抗体发生率因种族 / 人种的不同而存在差异（Adapted from refs. 29, 38, 38a, 38b, and 38c.）

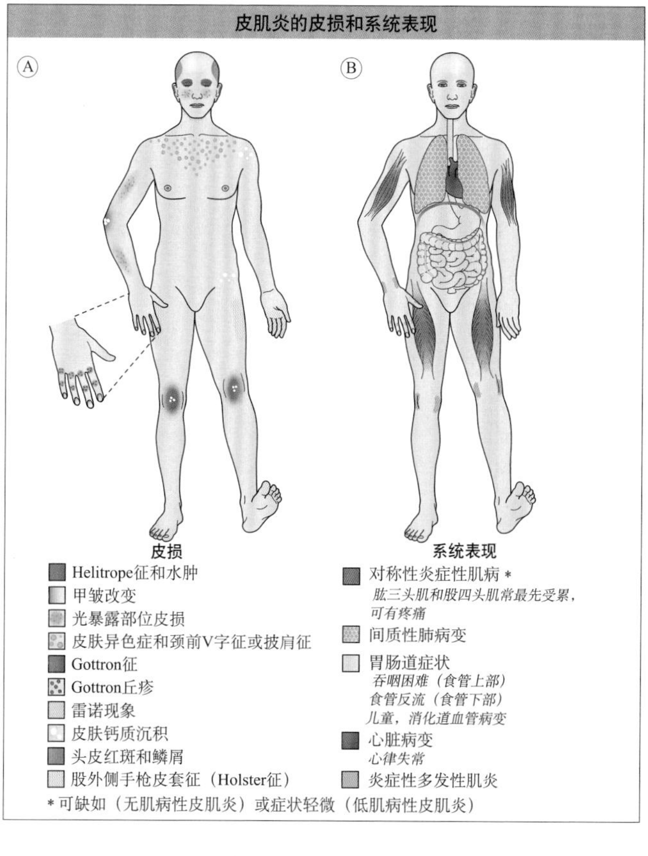

皮肌炎的皮损和系统表现

Ⓐ 皮损

Ⓑ 系统表现

皮损
- ■ Helitrope 征和水肿
- □ 甲皱改变
- ▨ 光暴露部位皮损
- ▨ 皮肤异色症和颈前 V 字征或披肩征
- ■ Gottron 征
- ▨ Gottron 丘疹
- □ 雷诺现象
- □ 皮肤钙质沉积
- □ 头皮红斑和鳞屑
- □ 股外侧手枪皮套征（Holster 征）

系统表现
- ■ 对称性炎症性肌病 *
  肱三头肌和股四头肌常最先受累，可有疼痛
- ■ 间质性肺病变
- □ 胃肠道症状
  吞咽困难（食管上部）
  食管反流（食管下部）
  儿童，消化道血管病变
- ■ 心脏病变
  心律失常
- ■ 炎症性多发性肌病

* 可缺如（无肌病性皮肌炎）或症状轻微（低肌病性皮肌炎）

图 42.1　皮肌炎的皮损和系统表现。A. 皮损。B. 系统表现。甲皱改变包括毛细血管袢扩张、毛细血管缺失、甲小皮增生和甲小皮粗糙

斑片，可伴有水肿（图 42.2）。helitrope 征红斑颜色可以很淡，可仅有眼睑轻度红斑，也可在轻、重度红斑之间转换。有些患者可有面部弥漫性红斑或累及鼻唇沟的面中部红斑（图 42.3）。

皮肌炎的皮损在肢体伸侧表现明显，包括肘、膝、掌指关节、近远端指间关节伸侧（指关节膨出部；图 42.4A）。当指关节膨出处丘疹出现继发性苔藓样变时，称之为 Gottron 丘疹（Gottron's papules）（图 42.4B、C）；肘和（或）膝关节处累及称作 Gottron 征（Gottron's sign）（图 42.5）。

皮肌炎最具有诊断价值的皮疹是皮肤异色症样皮损。该皮损既可见于皮肌炎，又可见于系统性红斑狼疮。前者皮损呈紫红色，后者则多为红色。然而，对于 I、II 型皮肤光反应类型的皮肌炎患者，皮肤异色症可表现为粉红色而非纯紫色。光暴露部位的皮肤异色症样皮损在皮肌炎有非常典型的特征，通常发生在上胸部（**颈前 V 字征**）和上背部（**披肩征**）。皮肤异色症也可发生于非曝光部位，如股外侧（**手枪皮套征**）（holster 征）。如临床医师忽视了皮肤异色症样皮损，

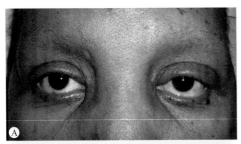

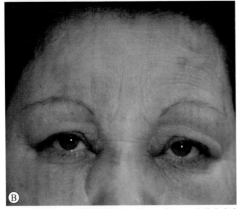

图 42.2 皮肌炎——眼睑水肿和 heliotrope 征。 A. 上睑炎症表现为轻微的色素沉着着，累及鼻梁两侧和颊部。眼眉脱落系由化疗引起。B. 发际线、前额下方、上睑、颊部出现特征性紫红色斑块；鼻根及眼睑水肿明显（B，Courtesy，Jean L Bolognia，MD.）

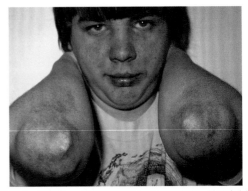

图 42.3 皮肌炎——面部受累明显。 为紫红色斑。易误诊为银屑病、接触性皮炎，如果像这位患者一样面部受累明显，易误诊为急性皮肤型红斑狼疮

皮肌炎肘膝部发育成熟、表面有着银色细薄鳞屑的斑块偶尔会被误诊为银屑病。

皮肌炎皮损常伴剧烈瘙痒（图 42.6），严重影响患者生活质量[40]。值得注意的是，瘙痒有时是皮肌炎有别于红斑狼疮的一个特征。

另一个诊断皮肌炎的临床要点是甲皱改变。甲小皮营养不良很有特征性（如粗糙的甲小皮和甲小皮增生），表现为甲皱毛细血管襻扩张兼有毛细血管缺失（图 42.7）。如果忽视了光暴露部位和甲皱部位的改变，皮肌炎皮损就会被误诊为其他具有皮肤异色症样皮损的疾病，如皮肤 T 细胞淋巴瘤。通常，皮肤科专家能够注意到光暴露部位的皮损，但会将其诊断为光敏性药疹或红斑狼疮。

幼年型皮肌炎患者皮肤钙质沉积发生率高，占儿童皮肌炎患者的 25% ～ 70%[7, 41]，这与诊断延误、使用糖皮质激素延迟和（或）疾病进展和治疗抵抗有关。除皮外，钙质还可以沉积在深筋膜和肌间结缔组织内。病变表现为质硬、不规则的丘疹或结节，偶可排出白垩样物质（见第 50 章）。皮损好发于外伤性部位，如肘、膝（图 42.8），也可发生在其他各处，疼痛且导致功能障碍。

除此之外，皮肤表现还包括头皮的皮肤异色症样皮损和鳞屑（常伴非瘢痕性脱发）、向心性鞭形红斑（图 42.9A）、皮肤糜烂和溃疡（图 42.9B，表 42.5）等[42-44]。王型（Wong-type）皮肌炎是皮肌炎的一个亚型，亚洲人种多见，皮疹类似毛发红糠疹[45]。由于重叠综合征发生率较高，在皮肌炎患者中寻找其他自身免疫性结缔组织病的皮肤表现也很重要。

患者也可以仅有典型皮肤表现而没有肌肉症状。

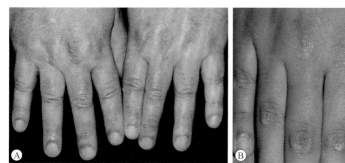
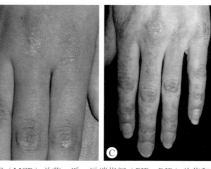

图 42.4 皮肌炎——Gottron 丘疹。A. 虽只有几处 Gottron 丘疹，但掌指（MCP）关节、近、远端指间（PIP、DIP）关节和甲皱近端出现明显的炎症性紫红色斑。注意甲小皮粗糙。**B.** DIP、PIP、MCP 关节（指关节膨出处）出现细小的扁平丘疹（苔藓样），该患儿被误诊为寻常疣。**C.** 多发的紫红色苔藓样丘疹相互融合，累及指间皮肤（A，Courtesy，Kalman Watsky，MD；B，Courtesy，Julie V Schaffer，MD.）

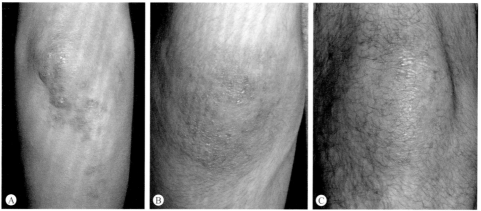

图 42.5 皮肌炎——Gottron 征。（A）肘部紫红色丘疹。（B）肘部淡粉红色斑块。（C）膝部淡粉红色斑块。肘部一些丘疹顶部扁平（苔藓样），有的覆有白色鳞屑。这些肘膝处的斑块易误诊为银屑病（B，C，Courtesy，Julie V Schaffer，MD.）

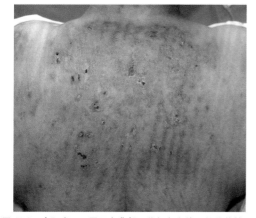

图 42.6 皮肌炎——累及上背部。紫红色斑块，部分伴鳞屑，表皮剥脱提示伴有剧烈瘙痒。还可见红色线状抓痕（Courtesy，Jean L Bolognia，MD.）

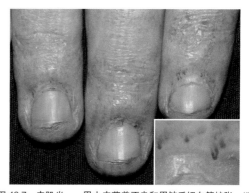

图 42.7 皮肌炎——甲小皮营养不良和甲皱毛细血管扩张。近端甲皱甲小皮粗糙，毛细血管襻扩张，其间有血管缺如（插入图）。手指萎缩、毛细血管扩张和色素减退（Courtesy，Julie V Schaffer，MD.）

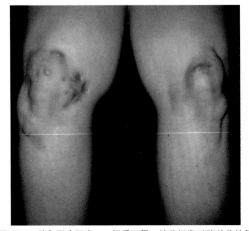

图 42.8　幼年型皮肌炎——钙质沉积。结节好发于膝关节伸侧表面，导致关节活动度降低

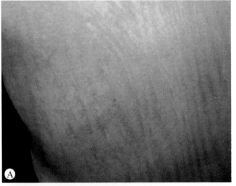

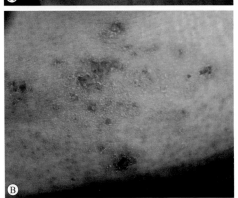

图 42.9　皮肌炎——少见皮肤表现。A. 背部鞭状红斑。B. 皮肤糜烂和溃疡

经过仔细评估和长期观察，这些患者中的一些患者仅有皮肤疾病（无肌病性皮肌炎），另一些患者可进一步发展为经典型皮肌炎（有肌肉疾病）或低肌病性

表 42.5　皮肌炎皮肤表现。见图 42.1	
常见	**少见**
Helitrope 征（图 42.2）	皮肤糜烂或溃疡（图 42.9B）
眼睑水肿（图 42.2）	鞭状红斑（图 42.9A）
Gottron 丘疹（图 42.4）	痛性掌丘疹
Gottron 征（图 42.5）	角化过度性掌丘疹
曝光部位皮肤异色症（包括面部红斑、披肩征、颈前 V 字征）（图 42.3 和 42.6）	剥脱性红皮病
	毛发红糠疹样皮损（Wong 型）
头皮皮肤异色症和鳞屑	水疱大疱性损害
非瘢痕性脱发	肘膝部脓疱疹
甲皱襞改变（包括甲小皮粗糙、甲小皮增生、甲襞毛细血管扩张*）（图 42.7）	上颚卵圆形斑
	牙龈毛细血管扩张
	脂膜炎
Holster 征（股外侧皮肤异色症）	脂肪萎缩（尤其是幼年型皮肌炎）
银屑病样皮损	小血管炎（尤其是幼年型皮肌炎）
皮肤钙质沉积（尤其是幼年型皮肌炎）（图 42.8）	
*毛细血管袢扩张其间有血管缺如。PRP，毛发红糠疹	

（hypomyopathic）皮肌炎（无肌无力但有明确的实验室检查或影像学检查异常）[46]。有文献比较了经典型皮肌炎和无肌病性皮肌炎患者的临床特点[9]，尤其是二者在恶性肿瘤发生风险上的不同。尽管普遍认为经典型皮肌炎患者发生恶性肿瘤风险更高，但也有多项研究观察到在无肌病性皮肌炎患者也观察到恶性肿瘤发生。无肌病性皮肌炎患者发生急进性肺病变已有报道。因此，无论有无肌肉累及，都建议排查恶性肿瘤及评估肺是否受累。

系统性疾病

皮肌炎患者皮肤表现常见于肌肉症状之前；但其肌肉症状在临床上与多发性肌炎患者的无法区分。肌病累及四肢近端肌群，尤其是伸肌群（肱三头肌和股四头肌），一般对称发生。随着疾病进展，所有肌群均可受累。此时患者不能完成简单的动作，如梳头或在坐位时抬起双脚。病情进一步进展，受累肌群可有触痛。肌肉受累的患者常有不适或乏力。

肌力的分级应该建立在对肌群的一系列检查之上（例如右和左肱三头肌 3/5，右和左股四头肌 4/5，等等）。肌力测定还有其他更正规的办法，比如用一种手提式拉力检测器[47]。其他简易测试比如测定 30 秒内患者手臂上提 1 kg 重物的次数，或（双手交叠）从座位站起的次数。尽管进展期肌病患者也可以出现环咽部肌肉功能的障碍和随之产生的吞咽起始阶段的困难，确实出现吞咽困难时仍应及时检查是否重叠有系统性硬化症。食管末端受累表现为胃食管反流性疾病。

肺部病变见于大约 15% ～ 30% 的皮肌炎患者，常表现为弥漫性肺间质纤维化，与类风湿关节炎或者系统性硬化症患者相类似[48]。症状包括干咳和进行性呼吸困难。一项美国研究观察到，无肌病性皮肌炎和经典型皮肌炎患者间质性肺病变发生率无明显差异[49]。所有成年患者均需行包括一氧化碳弥散功能（DLCO）在内的肺功能检查[49]。对于 DLCO 数值减低的患者则需进行肺高分辨 CT 检查。

对于东亚人来说，尽管没有肌肉疾病，抗 MDA5（CADM）抗体阳性的患者发生急进性肺病变的风险性高且预后不良（见表 42.4）[50-51]。而且，最近有一例 MDA5 抗体相关皮肤−肺综合征发生于非亚洲人的病例报道[52]，患者手掌有触痛的丘疹和原发于肘、指关节背面和甲周的皮肤溃疡[53]。

肺部受累也是抗合成酶综合征的一个特征[39]。约 70% 抗 Jo-1 抗体阳性的患者出现肺部疾病，急性呼吸窘迫综合征（ARDS）是潜在的并发症。与其他肌肉疾病不同，皮肌炎累及肺时对糖皮质激素治疗不敏感并因此预后不良。

心脏病变通常症状不明显，如果发生，多表现为心律失常或传导阻滞[54]。对于皮肌炎患者，通常未能对其可能发生的心脏病变进行细致检查，对肌病的积极治疗也会掩盖心脏病变真实的发病情况。在一项回顾性分析中观察到，心脏受累已成为无恶性肿瘤的皮肌炎患者导致死亡的最重要影响因素[55]。其他导致愈后差的非肿瘤性因素还包括高龄、病情进展、肌无力出现 24 个月后才进行初始治疗、作出诊断前症状持续时间久、肺病变、吞咽困难和躯干部弥漫性皮损[56]。

对于皮肌炎患者，应进行全面的系统回顾，包括有无关节炎、胃肠道疾病、肺病变、心脏病变以及雷诺现象等其他临床表现的分析。这些临床表现和（或）系统症状的存在提示有重叠其他结缔组织病，尤其是系统性红斑狼疮、类风湿关节炎和系统性硬化症的可能。一项皮肤科的病例研究显示，成人皮肌炎患者有 19% 的概率重叠其他结缔组织病[57]。

恶性肿瘤

据报道成年皮肌炎患者内脏恶性肿瘤的患病率从低于 10% 到高于 50% 不等；最可能的数据约为 15% ～ 25%。恶性肿瘤发生于成年型皮肌炎患者（经典型和无肌病性），与幼年型皮肌炎或者多发性肌炎患者无关。泌尿生殖系统恶性肿瘤（特别是卵巢癌）和直肠癌尤为常见[58-59]，鼻咽癌则好发于东南亚人群[60]。其他常见的恶性肿瘤包括乳房、肺、胃、胰腺和淋巴瘤（包括非霍奇金淋巴瘤）[59]。3 年后发生恶性肿瘤的风险将降至正常[28, 59, 61]。

Callen 建议在这种情况下最好的处理办法是时刻保持警惕，经常和全面地进行病史采集、系统回顾、彻底的体格检查和实验室筛查[62]。最近他还提倡恶性肿瘤筛查应包括进行胸、腹和盆腔 CT 检查和女性经阴道盆腔超声检查（表 42.6）[61]。近期，许多肌炎相关自身抗体被阐明（见表 42.4），抗 TIF-1γ 抗体与恶性肿瘤高发有关[30]。事实上，近期发现超过 80% 的伴恶性肿瘤的皮肌炎患者有抗 TIF-1γ（转录中介因子 1γ）抗体或抗 NXP-2（核基质蛋白 -2）抗体阳性[29]。

从长期生存率来说，如预期所料，伴发癌症的皮肌炎患者生存率低于幼年型皮肌炎或非癌症相关的成人肌病[55]。

病理学

皮肌炎患者的皮肤活检切片的特征性改变非常细微（图 42.10），可见表皮萎缩、界面皮炎、基底细胞液化变性及色素失禁；真皮可见基质黏蛋白沉积和少许淋巴细胞浸润。在某些病例中，胶体铁染色可以帮助黏蛋白显色。皮肌炎组织病理学改变可能与红斑狼疮难以鉴别。Gottron 丘疹病理上呈界面皮炎改变，但有棘层肥厚、角化过度而没有表皮萎缩[63]。

肌肉活检切片也有特征性改变。典型改变为 II 型肌纤维萎缩、坏死、再生和中央肌膜肥大，淋巴细胞分布于肌束周围和血管周围[64]。临床医生请外科医生采集肌肉标本最好取肱三头肌而不是三角肌，因为后者通常仅在疾病后期才出现病变。另一种观点认为要依据 MRI 结果选择活检部位（见下文），尤其对于肌肉受累轻的患者。

鉴别诊断和评估

对有肌无力而无皮损的患者（如多发性肌炎）进行详细鉴别诊断已经超出了皮肤科的范畴。有典型皮损的患者应行皮肤活检以确诊皮肌炎，需要注意的是皮肤型红斑狼疮可以有类似组织病理学表现（图 42.11）。表 42.7 总结了对皮肌炎进行鉴别诊断时需要了解的皮肤表现。皮肌炎皮损严重度指数（DSSI）和升级版具有皮损的皮肌炎皮损范围和严重度指数（CDASI）这两种皮肌炎评估方法，可用于评估皮肌炎

表 42.6　皮肌炎患者评估。 CA125 筛查卵巢原发癌症，CA19-9 筛查胰腺和胆道癌症

病史和体格检查	
● 病史，包括诱因（见表 42.3）、先前恶性肿瘤病史和系统回顾	
● 体格检查：皮肤、肌肉、详细的全身查体，成年人应包括乳房、骨盆（女性）、睾丸、前列腺（男性），直肠检查（男女均需）；东南亚患者需考虑全面的耳鼻喉检查	
实验室评估	
皮肤	● 皮肤活检
肌肉	● 血清肌酸激酶，血清醛缩酶，有时查尿肌酸[†]
	● 肌电图（EMG）；肌肉活检；MRI 或 U/S（如果肌电图或肌肉活检阴性或不明显；如果特异性皮损和组织学检查相一致，MRI 将越来越多地代替 EMG 和肌肉活检）
肺	● 包括 CO 弥散在内的肺功能检测（PFTs）
	● 如果 PFTs 异常，肺高分辨 CT 检查
心脏	● 心电图（EKG）
	● 如果有症状，心脏超声和（或）Holter 检查
食管	● 如肌肉累及和食管症状，钡餐或食管测压
一般检查	● 完整的血细胞计数，全面的代谢检测，包括空腹葡萄糖和血脂[‡]水平，自身抗体谱检测
肿瘤筛查（成人）[§,¶]	● 尿常规，粪隐血
	● 血清前列腺特异性抗原（PSA）（男性）
	● 血清 CA125（女性）
	● 血清 CA19-9（男女）
	● 钼靶检查，巴氏脱落细胞涂片检查，经阴道盆腔 U/S（女性）
	● 胸部、腹部、盆腔 CT 检查
	● 结肠镜，如果年龄较大、有缺铁性贫血、粪隐血阳性或消化道症状时采用
	● 胃镜，如果结肠镜检查阴性且存在缺铁性贫血、粪隐血阳性或消化道症状时采用
如计划长期系统性应用皮质类固醇激素	● DEXA 骨密度检测（见第 125 章）

[†] 肌炎还需检测丙氨酸氨基转移酶（AST）、天冬氨酸氨基转移酶（ALT）、乳酸脱氢酶（LDH）、儿童患者连续监测 LDH 也很重要。
[‡] 空腹血糖血脂检测对儿童尤其重要。
[§] 肿瘤筛查需在初诊时及其后三年内每年检查一次；病史和体格检查应更频繁。
[¶] 还考虑检测血清蛋白和免疫固定电泳。
CO，一氧化碳；CT，计算机断层扫描；DEXA，双能 X 线吸收测定法；ENT，耳鼻喉；MRI，磁共振成像；U/S，超声

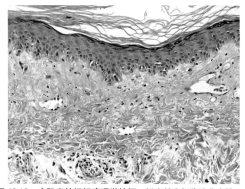

图 42.10　皮肌炎的组织病理学特征。 轻度基底细胞液化变性，真皮血管扩张，少许淋巴细胞浸润（皮肤异色症样改变）（Courtesy, Lorenzo Cerroni, MD.）

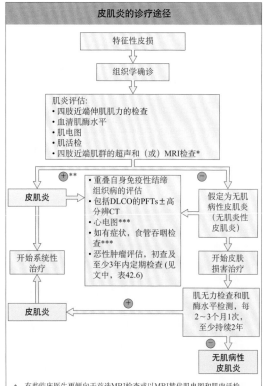

* 有些临床医生更倾向于首选 MRI 检查或以 MRI 替代肌电图和肌肉活检。
** 亚临床肌炎（某些学者更喜欢"低肌病性皮肌炎"这种说法）患者可发展或不发展为临床典型的皮肌炎。
*** 有肌炎证据的患者

图 42.11　皮肌炎的诊疗途径。 儿童患者的诊疗途径与成年人类似，但没有恶性肿瘤评估一项。此外，由于儿童间质性肺病发生风险低，如果没有症状，无需行肺部检查。表 42.1 列出了无肌病性皮肌炎"疑似"和"确诊"的定义，但"疑似"患者以后很少出现肌病。PFTs，肺功能测定

皮损的严重程度，可对以后临床试验进行疗效评估提供帮助[65-66]。

　　一旦从组织病理学得到确诊，就要开始寻找肌肉病变和（或）相关系统性病变（见表 42.6），因为这些

表 42.7　皮肌炎的鉴别诊断
系统性红斑狼疮*
医生可能观察到甲襞毛细血管扩张和曝光部位的皮肤异色症样皮损，但却忽略了肌无力、heliotrope 征、肌炎的伸肌分布特点、瘙痒和紫红色皮损（图 42.3） 当患者为无肌病性皮肌炎，具有光敏感皮损而且没有肌无力时最易引起误诊
银屑病
有累及肘、膝部的丘疹鳞屑性的皮损可误诊为银屑病。此外，Gottron 丘疹、伸肌表面皮肤和头皮也可有银屑病样鳞屑
空气传播的或变应性接触性皮炎
眼睑水肿和继发于瘙痒的苔藓样变在皮肌炎患者中比较明显；如果是皮炎还可累及其他部位
光敏性药疹
曝光部位分布
皮肤 T 细胞淋巴瘤
皮肤异色症样皮损常开始于间擦部位而不是头皮、面部和肢体伸面
特应性皮炎
常见于儿童，医生因关注瘙痒和继发性苔藓样变而误诊
系统性硬化症*
有相似的甲襞毛细血管扩张，但色素异常很不相同；手部水肿是系统性硬化症的早期体征
旋毛虫病
患者有肌肉疼痛、眶周水肿，但无其他特征
曝光部位的多中心性网状组织细胞增生病
坚实的丘疹有明确的组织学特征。患者无皮肌炎相关的甲皱改变
*重叠综合征患者（红斑狼疮、系统性硬化症）也可有这些表现

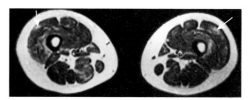

图 42.12　皮肌炎患者股部近端 T2 加权 MR 影像。注意增强的信号密度主要见于伸肌（白色箭头）。信号增强与炎症有关

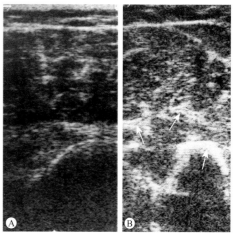

图 42.13　肱三头肌的超声影像。A. 正常（对照）肱三头肌横断面超声图像。B. 皮肌炎患者受累肱三头肌超声图像。可见间质回声增强（箭头示）。图中所示的肱三头肌是皮肌炎肌肉活检的常见取材部位，通常疾病晚期才有三角肌受累

病变存在与否决定了治疗方案的不同。肌炎评估应包括：四肢近端伸侧肌群和其他肌群（包括颈屈肌）的肌力测定、血清肌酶水平测定、肌电图检查和（或）肱三头肌活检。四肢近端肌肉 MRI（图 42.12）或超声检查（图 42.13）常优先或替代了肌肉活检，后者更适用于有典型皮损者。正常肌酶水平的患者需定期随访，因为这些患者可能会有潜在的肌肉病变，可发展为经典型皮肌炎，但也可停留在无肌病性皮肌炎阶段（见图 42.11）[46]。

除了需要立即治疗以阻止病情迅速进展以外，系统性治疗前需要检查有无基础疾病，包括：肺部疾病（部分可根据自身抗体谱预测；见表 42.4）、心脏疾病、有症状的食管疾病（钡餐或食管测压）以及是否重叠

其他自身免疫性结缔组织病。成年患者每年需排查恶性肿瘤并持续至少 3 年（见表 42.6），依据临床表现有时检查更需频繁。每隔 4～6 个月应详细询问病史及症状，进行完整的体格检查。成人无肌病性皮肌炎患者也需进行类似的恶性肿瘤和相关肺部疾病的评估。

肌酸激酶（creatine kinase，CK）和醛缩酶是经典的肌酶，需检测其基础值并在整个治疗期间定期复查。天冬氨酸和丙氨酸氨基转氨酶以及乳酸脱氢酶也常升高，因其也可从损伤肌肉组织中释放。据检测 95% 的皮肌炎患者病程中会出现 CK 水平升高[8]。一些血清 CK 水平正常的患者可有尿肌酸升高，但该指标不进行常规检查。肌红蛋白是另一种由受损肌肉释放的蛋白质，在有轻度肌病的患者血清中可以检测到。尿液中检测到肌红蛋白需要引起关注，极少情况下，严重的肌红蛋白尿可导致急性肾衰竭。

肌电图（EMG）对于皮肌炎患者是一项敏感但非特异性的检查。超过 90% 的经典型皮肌炎患者有异常 EMG 表现。在没有典型皮损的情况下，肌肉活检是明

确诊断和排除其他炎症性肌炎的重要手段。外科医生因为方便常选择三角肌作为取材部位，然而这块肌肉多数情况下在疾病晚期才会受累；因此，应指示外科医师直接选择肱三头肌进行肌肉活检。

肌肉MRI（见图42.12）和超声（见图42.13）检查是该病敏感的检测手段，对患者病情评估均有重要作用。这两项检查都可用来确定肌肉活检的适当部位[46]。超声检查较便宜且可反复操作。MRI可能是肌病最敏感的检测方法，但价格较贵[46, 67]。最近的研究显示MRI对评估儿童软组织改变有作用，这种改变可能发生于钙质沉积之前[67]。

治疗

表42.8总结了皮肌炎患者的治疗方案。和一些少见皮肤病一样，皮肌炎相关缺乏双盲、安慰剂对照的临床验证研究。皮肤科所做的病例随访显示，75%～85%的患者应用糖皮质激素治疗24～48个月后，缓慢减量，可使肌病症状消失，无需继续治疗[57]。儿科患者的长期随访也证实了这个结论[41, 68]。肌肉病变和皮肤病变对治疗的反应明显不同[57]。已有的治疗对皮肤病变来说疗效较差，很多患者仍有持续的皮疹和瘙痒，尤其是头皮部位，当肌肉病变得到控制后，此点就成为主要主诉。积极的局部和系统治疗［如使用抗疟药和（或）每周用甲氨蝶呤］都不能很好地缓解皮肤病变。除了有进展性恶性肿瘤的成年患者，糖皮质激素治疗儿童和成人皮肌炎均预后良好，尤其是与未使用糖皮质激素治疗的年代高达50%的死亡率相比[41]。

皮肌炎的治疗必须考虑到系统性治疗时肌肉病变和皮肤病变对治疗反应的不一致性。肌肉受累的检查必须很全面，即使是在血清肌酶正常的患者。一旦确诊有肌肉病变，就要开始系统性应用糖皮质激素治疗，初始剂量要使肌炎得到控制［如通常用泼尼松1 mg/（kg·d）］。仅有皮肤表现的患者治疗见下文，需每隔2～3个月重复进行临床肌肉检查和肌酶检测（如常规的CK和醛缩酶）。

如果血清CK和醛缩酶水平轻微升高，而且糖皮质激素应用较早，病情一般经2～4周得到迅速控制。以后激素逐渐减量，6个月后减至初始剂量的一半。如果病情继续进展，肌酶水平增高（如CK＞1000 U/L）时，疾病较难控制，需糖皮质激素冲击治疗或泼尼松每日剂量＞1 mg/kg，并早期使用非激素药物，如每周给予小剂量甲氨蝶呤。一些临床医生将泼尼松剂量分开（早上半量、晚上半量），但这样可能使副作用增加。经

表42.8 皮肌炎的治疗方案。循证医学要点：（1）前瞻性对照研究；（2）回顾性研究或大样本研究；（3）小样本或单个病例报道
系统治疗
口服泼尼松：1 mg/（kg·d），6个月后减量至初量的50%，2～3年停药（1）
也可用冲击治疗，每日分次服用或隔日服用（2）
甲氨蝶呤：5～25 mg，每周1次口服、皮下注射或肌注（2）
硫唑嘌呤：2～3 mg/（kg·d），口服（3）
其他：
大剂量IVIg（每月2 g/kg）（1）
吗替麦考酚酯（1 g，每日两次，口服）（1）
环磷酰胺冲击治疗（每月0.5～1.0 g/m² 静脉注射）（2）
苯丁酸氮芥（4 mg/d，口服）（2）
环孢素［3～5 mg/（kg·d），口服］（2）
利妥昔单抗（375 mg/m²，静脉输注，每周1次×4周）（2）
他克莫司［0.12 mg/（kg·d），口服］（2）
西罗莫斯（5 mg/d×2周，2 mg/d×2周，然后1 mg/d，口服）（3）
TNF-α 抑制剂（例如，英夫利昔单抗，依那西普）（3）*
氟达拉滨（3）
造血干细胞移植（3）
血浆置换（3）†
皮肤损害
防晒，包括使用遮光剂（高SPF、包括针对UVA防护）和衣物遮挡（3）
外用糖皮质激素（3）
外用他克莫司（3）
羟氯喹（200 mg，每日两次口服；皮肌炎患者药疹发生率增加）或氯喹（250 mg，每日1次口服）（2）
羟氯喹（200 mg，每日两次）或氯喹（250 mg，每日1次口服），加上盐酸米帕林（100 mg，每日1次口服）（3）
小剂量每周应用甲氨蝶呤（5～15 mg，每周1次，口服、皮下注射或肌内注射）（2）
吗替麦考酚酯（3）
大剂量IVIg（每月2 g/kg）（1）
维A酸类（3）
氨苯砜（3）
沙利度胺（3）
来氟米特（3）
抗雌激素药（例如，三苯氧胺、阿那曲唑）
TNF-α 抑制剂（例如，英夫利昔单抗、依那西普）（3）*
利妥昔单抗（3）
口服他克莫司（3）
托法替尼（3）

*有报道可引起药物性皮肌炎或导致皮肌炎患者病情反复。因此，大部分专家建议避免此类药物在皮肌炎患者使用。

†双盲实验显示无疗效。

IVIg，静脉注射免疫球蛋白；SPF，防晒因子

6 ～ 8 个月，可尝试将泼尼松剂量减至 0.5 mg/（kg·d），早晨一次顿服。

患者在治疗过程中另一重要方面是要注意遵循一般保健原则并预防骨质疏松（见第 125 章）。这需要在内科或儿科医师指导下对患者进行联合纵向随看。成人患者需要经常（每隔 4 ～ 6 个月持续至少 3 年）进行完整的体格检查排查恶性肿瘤。

幼年型皮肌炎患儿使用免疫抑制剂治疗期间，儿科医生每年至少随访两次以便监测疾病发展。除此之外，高甘油三酯血症和胰岛素抵抗等脂肪代谢障碍和代谢异常，已成为日益增加的幼年型皮肌炎患者的潜在并发症[69-70]。

当肌病存在时，也有研究支持使用非激素疗法（特别是严重的或难治的情况下），包括静脉注射免疫球蛋白[71-72]、甲氨蝶呤[73]、硫唑嘌呤[74]、吗替麦考酚酯[75-76]、苯丁酸氮芥[77]、环磷酰胺冲击治疗[78-79]、环孢素（也用于肺病变）[80]、利妥昔单抗[81-82]、他克莫司[83-84]、西罗莫斯[85]、英夫利昔单抗[86]、氟达拉滨[87]和造血干细胞移植[88]。需要注意的是，有报道指出 TNF-α 抑制剂可引起药疹或使原有皮肌炎加重。因此，很多学者建议避免对皮肌炎患者应用此类药物。

迄今为止，共有两项针对皮肌炎的随机对照研究，一项应用静脉输注丙种球蛋白，显示对肌肉和皮肤疾病均有改善[72]；另一项应用利妥昔单抗治疗肌肉病变，结果未能达到第一、第二期预计目标。这可能和实验设计存在潜在关联，但试验中 83% 的患者肌肉病变得到改善、而且是未用激素达到的结果。在这项实验中，没有一个关于疾病活动的核心指标是皮肤特异性的，也没有使用已经验证的皮肤评分，因此没有观测到有皮疹改善[89]。一项安慰剂对照实验显示血浆置换或淋巴细胞除去法对于治疗皮肌炎无效[90]。对于严重或难治的皮肌炎患儿常采用静脉注射丙种球蛋白[91]。

理疗对于改善肌力和耐力也很重要[92]。运动和康复治疗的疗效已被证实，即使在病情活动期，也不会导致肌炎加重[93]。

皮肌炎皮肤病变很难治疗，并非所有患者其肌肉病变消失后皮肤病变也会消失。有皮肤病变但没有活动性肌肉病变的患者不必系统使用糖皮质激素作为主要治疗药物，常需采用不同的治疗方法。因此，无肌病性皮肌炎的治疗与经典型皮肌炎差异很大，不常规系统性使用糖皮质激素。

对于皮疹的治疗，有一些轶闻、病例报道和回顾性研究支持外用糖皮质激素、他克莫司[94]、抗疟药[95-96]（单用或联合治疗，疗效不像用于皮肤型红斑狼疮那样具有戏剧性）、每周小剂量的甲氨蝶呤、吗替麦考酚酯[97]、静脉注射丙种球蛋白[72, 98-99]、氨苯砜[100]、托法替尼[100a]、沙利度胺[101]以及表 42.8 列出的其他药物。需要注意的是，皮肌炎患者与红斑狼疮患者相比，羟氯喹引起药疹的风险较高[102]。虽然羟氯喹仍然作为一线治疗药物，但治疗前需提醒患者存在的风险。部分用羟氯喹引发皮肤反应的患者却可以用氯喹治疗[102]。

抗疟药是皮肌炎常用药物，其他还有甲氨蝶呤、吗替麦考酚酯，其次还有静脉注射丙种球蛋白用于难治性皮肤型皮肌炎[103]。然而，没有临床研究能证实某一种治疗有效。最近有一篇关于该治疗观点的较详细的文献综述已经发表[103]。

皮肤钙质沉积可用地尔硫䓬和（或）手术治疗[104]；其他治疗包括小剂量华法林、双膦酸盐、丙磺舒、秋水仙素、TNF 抑制剂、氢氧化铝、硫代硫酸钠和体外冲击波碎石术（electric shock wave lithotripsy, ESWL）。皮肤钙沉积的治疗通常极具挑战性，早期并积极治疗幼年型皮肌炎似乎可降低其发生风险[41]。

（申晨译 李明审校）

参考文献

1. Dalakas MC, Hohlfeld R. Polymyositis and dermatomyositis. Lancet 2003;362:971–82.
2. Bohan A, Peter JB. Polymyositis and dermatomyositis (first of two parts). N Engl J Med 1975;292:344–7.
3. Bohan A, Peter JB. Polymyositis and dermatomyositis (second of two parts). N Engl J Med 1975;292:403–7.
4. Sontheimer RD. Cutaneous features of classical dermatomyositis and amyopathic dermatomyositis. Curr Opin Rheumatol 1999;11:475–82.
5. Sontheimer RD. Would a new name hasten the acceptance of amyopathic dermatomyositis (dermatomyositis sine myositis) as a distinctive subset within the idiopathic inflammatory dermatomyopathies spectrum of clinical illness? J Am Acad Dermatol 2002;46:626–36.
6. Bendewald MJ, Wetter DA, Li X, Davis MD. Incidence of dermatomyositis and clinically amyopathic dermatomyositis: a population-based study in Olmsted County, Minnesota. Arch Dermatol 2010;146:26–30.
7. Dalakas MC. Polymyositis, dermatomyositis and inclusion-body myositis. N Engl J Med 1991;325:1487–98.
8. Jorizzo JL. Dermatomyositis: practical aspects. Arch Dermatol 2002;138:114–16.
9. Gerami P, Schope JM, McDonald L, et al. A systematic review of adult-onset clinically amyopathic dermatomyositis (dermatomyositis sine myositis): a missing link within the spectrum of the idiopathic inflammatory myopathies. J Am Acad Dermatol 2006;54:597–613.
10. McCann LJ, Juggins AD, Maillard SM, et al. The Juvenile Dermatomyositis National Registry and Repository (UK and Ireland) – clinical characteristics of children within the first 5 yr. Rheumatology (Oxford) 2006;45:1255–60.
11. Gerami P, Walling HW, Lewis J, et al. A systematic review of juvenile-onset clinically amyopathic dermatomyositis. Br J Dermatol 2007;157:637–44.
12. Goldstein R, Duvic M, Targoff IN, et al. HLA-D region genes associated with autoantibody responses to histidyl-transfer RNA synthetase (Jo-1) and other translation-related factors in myositis. Arthritis Rheum 1990;33:1240–8.
13. Werth VP, Callen JP, Ang G, Sullivan KE. Associations of tumor necrosis factor alpha and HLA polymorphisms

with adult dermatomyositis: implications for a unique pathogenesis. J Invest Dermatol 2002;119:617–20.

14. Tomono N, Mori M, Nakajima S, et al. HLA-DRB1*15021 is the predominant allele in Japanese patients with juvenile dermatomyositis. J Rheumatol 2004;31:1847–50.

15. Miller FW, Love LA, Barbieri SA, et al. Lymphocyte activation markers in idiopathic myositis: changes with disease activity and differences among clinical and autoantibody subgroups. Clin Exp Immunol 1990;81:373–9.

16. Pablos JL, Santiago B, Galindo M, et al. Keratinocyte apoptosis and p53 expression in cutaneous lupus and dermatomyositis. J Pathol 1999;188:63–8.

17. O'Gorman MR, Bianchi L, Zaas D, et al. Decreased levels of CD54 (ICAM-1)-positive lymphocytes in the peripheral blood in untreated patients with active juvenile dermatomyositis. Clin Diagn Lab Immunol 2000;7:693–7.

18. Sugiura T, Kawaguchi Y, Harigai M, et al. Increased CD40 expression on muscle cells of polymyositis and dermatomyositis: role of CD40-CD40 ligand interaction in IL-6, IL-8, IL-15, and monocyte chemoattractant protein-1 production. J Immunol 2000;164:6593–600.

19. Civatte M, Schleinitz N, Krammer P, et al. Class I MHC detection as a diagnostic tool in noninformative muscle biopsies of patients suffering from dermatomyositis (DM). Neuropathol Appl Neurobiol 2003;29:546–52.

20. Li CK, Varsani H, Holton JL, et al. MHC Class I overexpression on muscles in early juvenile dermatomyositis. J Rheumatol 2004;31:605–9.

21. Studynkova JT, Kuchen S, Jeisy E, et al. The expression of cyclooxygenase-1, cyclooxygenase-2 and 5-lipoxygenase in inflammatory muscle tissue of patients with polymyositis and dermatomyositis. Clin Exp Rheumatol 2004;22:395–402.

22. Targoff IN. Autoantibodies. In: Wortman RL, editor. Clinical Disorders of Skeletal Muscle. Philadelphia: Lippincott, Williams & Wilkins; 2000. p. 268–9.

23. Pachman LM, Litt DL, Rowley AH, et al. Lack of detection of enteroviral RNA or bacterial DNA in magnetic resonance imaging-directed muscle biopsies from twenty children with active untreated juvenile dermatomyositis. Arthritis Rheum 1995;38:1513–18.

24. Dalakas MC, Pezeshkpour GH, Gravell M, Sever JL. Polymyositis associated with AIDS retrovirus. JAMA 1986;256:2381–3.

25. Flendrie M, Vissers WH, Creemers MC, et al. Dermatological conditions during TNF-alpha-blocking therapy in patients with rheumatoid arthritis: a prospective study. Arthritis Res Ther 2005;7:R666–76.

26. Seidler AM, Gottlieb AB. Dermatomyositis induced by drug therapy: a review of case reports. J Am Acad Dermatol 2008;59:872–80.

27. Sigurgeirsson B, Lindelof B, Edhag O, Allander E. Risk of cancer in patients with dermatomyositis or polymyositis. A population-based study. N Engl J Med 1992;326:363–7.

28. Chow WH, Gridley G, Mellemkjaer L, et al. Cancer risk following polymyositis and dermatomyositis: a nationwide cohort study in Denmark. Cancer Causes Control 1995;6:9–13.

29. Fiorentino DF, Chung LS, Christopher-Stine L, et al. Most patients with cancer-associated dermatomyositis have antibodies to nuclear matrix protein NXP-2 or transcription intermediary factor 1γ. Arthritis Rheum 2013;65:2954–62.

30. Trallero-Araguas E, Rodrigo-Pendas JA, Selva-O'Callaghan A, et al. Usefulness of anti-p155 autoantibody for diagnosing cancer-associated dermatomyositis: a systematic review and meta-analysis. Arthritis Rheum 2012;64:523–32.

31. Higgs BW, Liu Z, White B, et al. Patients with systemic lupus erythematosus, myositis, rheumatoid arthritis and scleroderma share activation of a common type I interferon pathway. Ann Rheum Dis 2011;70:2029–36.

32. Wong D, Kea B, Pesich R, et al. Interferon and biologic signatures in dermatomyositis skin: specificity and heterogeneity across diseases. PLoS ONE 2012;7:e29161.

33. Basta M, Dalakas MC. High-dose intravenous immunoglobulin exerts its beneficial effect in patients with dermatomyositis by blocking endomysial deposition of activated complement fragments. J Clin Invest 1994;94:1729–35.

34. Magro CM, Schaefer JT, Waldman J, et al. Terbinafine-induced dermatomyositis: a case report and literature review of drug-induced dermatomyositis. J Cutan Pathol 2008;35:74–81.

35. Tong PL, Yu LL, Chan JJ. Drug-induced dermatomyositis after zoledronic acid. Australas J Dermatol 2012;53:e73–5.

36. Sheik Ali S, Goddard AL, Luke JJ, et al. Drug-associated dermatomyositis following ipilimumab therapy: a novel immune-mediated adverse event associated with cytotoxic T-lymphocyte antigen 4 blockade. JAMA Dermatol 2015;151:195–9.

37. Sontheimer RD, McCauliffe DP, Zappi E, Targoff I. Antinuclear antibodies: clinical correlations and biologic significance. Adv Dermatol 1992;7:3–52.

38. Gunawardena H, Betteridge ZE, McHugh NJ. Myositis-specific autoantibodies: their clinical and pathogenic significance in disease expression. Rheumatology (Oxford) 2009;48:607–12.

38a. Fiorentino DF, Kuo K, Chung L, et al. Distinctive cutaneous and systemic features associated with antitranscriptional intermediary factor-1gamma antibodies in adults with dermatomyositis. J Am Acad Dermatol 2015;72:449–55.

38b. Bernet LL, Lewis MA, Rieger KE, et al. Ovoid palatal patch in dermatomyositis: A novel finding associated with Anti-TIF1gamma (p155). JAMA Dermatol 2016;152:1049–51.

38c. Rogers A, Chung L, Li S, et al. The cutaneous and systemic findings associated with nuclear matrix protein-2 antibodies in adult dermatomyositis patients. Arthritis Care Res 2017;doi:10.1002/acr.23210.

39. Oddis CV, Medsger TA Jr, Cooperstein LA. A subluxing arthropathy associated with the anti-Jo-1 antibody in polymyositis/dermatomyositis. Arthritis Rheum 1990;33:1640–5.

40. Hundley JL, Carroll CL, Lang W, et al. Cutaneous symptoms of dermatomyositis significantly impact patients' quality of life. J Am Acad Dermatol 2006;54:217–20.

41. Fisler RE, Liang MG, Fuhlbrigge RC, et al. Aggressive management of juvenile dermatomyositis results in improved outcome and decreased incidence of calcinosis. J Am Acad Dermatol 2002;47:505–11.

42. Kasteler JS, Callen JP. Scalp involvement in dermatomyositis. Often overlooked or misdiagnosed. JAMA 1994;272:1939–41.

43. Chao YY, Yang LJ. Dermatomyositis presenting as panniculitis. Int J Dermatol 2000;39:141–4.

44. Quecedo E, Febrer I, Serrano G, et al. Partial lipodystrophy associated with juvenile dermatomyositis: report of two cases. Pediatr Dermatol 1996;13:477–82.

45. Wong KO. Dermatomyositis: a clinical investigation of twenty-three cases in Hong Kong. Br J Dermatol 1969;81:544–7.

46. Stonecipher MR, Jorizzo JL, Monu J, et al. Dermatomyositis with normal muscle enzyme concentrations. A single-blind study of the diagnostic value of magnetic resonance imaging and ultrasound. Arch Dermatol 1994;130:1294–9.

47. Stoll T, Bruhlmann P, Stucki G, et al. Muscle strength assessment in polymyositis and dermatomyositis: evaluation of the reliability and clinical use of a new, quantitative, easily applicable method. J Rheumatol 1995;22:473–7.

48. Tazelaar HD, Viggiano RW, Pickersgill J, Colby TV. Interstitial lung disease in polymyositis and dermatomyositis. Clinical features and prognosis as correlated with histologic findings. Am Rev Respir Dis 1990;141:727–33.

49. Morganroth PA, Kreider ME, Okawa J, et al. Interstitial lung disease in classic and skin-predominant dermatomyositis: a retrospective study with screening recommendations. Arch Dermatol 2010;146:729–38.

50. Sato S, Hoshino K, Satoh T, et al. RNA helicase encoded by melanoma differentiation-associated gene 5 is a major autoantigen in patients with clinically amyopathic dermatomyositis: association with rapidly progressive interstitial lung disease. Arthritis Rheum 2009;60:2193–200.

51. Koga T, Fujikawa K, Horai Y, et al. The diagnostic utility of anti-melanoma differentiation-associated gene 5 antibody testing for predicting the prognosis of Japanese patients with DM. Rheumatology (Oxford) 2012;51:1278–84.

52. Chaisson NF, Paik J, Orbai AM, et al. A novel dermato-pulmonary syndrome associated with MDA-5 antibodies: report of 2 cases and review of the literature. Medicine (Baltimore) 2012;91:220–8.

53. Fiorentino D, Chung L, Zwerner J, et al. The mucocutaneous and systemic phenotype of dermatomyositis patients with antibodies to MDA5 (CADM-140): a retrospective study. J Am Acad Dermatol 2011;65:25–34.

54. Askari AD, Huettner TL. Cardiac abnormalities in polymyositis/dermatomyositis. Semin Arthritis Rheum 1982;12:208–19.

55. Danko K, Ponyi A, Constantin T, et al. Long-term survival of patients with idiopathic inflammatory myopathies according to clinical features: a longitudinal study of 162 cases. Medicine (Baltimore) 2004;83:35–42.

56. Iorizzo LJ, Jorizzo JL. The treatment and prognosis of dermatomyositis: an updated review. J Am Acad Dermatol 2008;59:99–112.

57. Dawkins MA, Jorizzo JL, Walker FO, et al. Dermatomyositis: a dermatology-based case series. J Am Acad Dermatol 1998;38:397–404.

58. Marie I, Hatron PY, Levesque H, et al. Influence of age on characteristics of polymyositis and dermatomyositis in adults. Medicine (Baltimore) 1999;78:139–47.

59. Hill CL, Zhang Y, Sigurgeirsson B, et al. Frequency of specific cancer types in dermatomyositis and polymyositis: a population-based study. Lancet 2001;357:96–100.

60. Huang YL, Chrn YJ, Lin MW, et al. Malignancies associated with dermatomyositis and polymyositis in Taiwan: a nationwide population-based study. Br J Dermatol 2009;161:854–60.

61. Callen JP. Collagen vascular diseases. J Am Acad Dermatol 2004;51:427–39.

62. Callen JP. Myositis and malignancy. Curr Opin Rheumatol 1994;6:590–4.

63. Hanno R, Callen JP. Histopathology of Gottron's papules. J Cutan Pathol 1985;12:389–94.

64. Schwarz HA, Slavin G, Ward P, Ansell BM. Muscle biopsy in polymyositis and dermatomyositis: a clinicopathological study. Ann Rheum Dis 1980;39:500–7.

65. Carroll CL, Lang W, Snively B, et al. Development and validation of the Dermatomyositis Skin and Severity Index. Br J Dermatol 2008;158:345–50.

66. Yassaee M, Fiorentino D, Okawa J, et al. Modification of the cutaneous Dermatomyositis Disease Area and Severity Index, an outcome instrument. Br J Dermatol 2010;162:669–73.

67. Kimball AB, Summers RM, Turner M, et al. Magnetic resonance imaging detection of occult skin and subcutaneous abnormalities in juvenile dermatomyositis. Implications for diagnosis and therapy. Arthritis Rheum 2000;43:1866–73.

68. Collison CH, Sinal SH, Jorizzo JL, et al. Juvenile dermatomyositis and polymyositis: a follow-up study of long-term sequelae. South Med J 1998;91:17–22.

69. Huemer C, Kitson H, Malleson PN, et al. Lipodystrophy in patients with juvenile dermatomyositis – evaluation of clinical and metabolic abnormalities. J Rheumatol 2001;28:610–15.

70. Bingham A, Mamyrova G, Rother KI, et al. Predictors of acquired lipodystrophy in juvenile-onset dermatomyositis and a gradient of severity. Medicine (Baltimore) 2008;87:70–86.

71. Dalakas MC. Controlled studies with high-dose intravenous immunoglobulin in the treatment of dermatomyositis, inclusion body myositis, and polymyositis. Neurology 1998;51(6 Suppl. 5):S37–45.

72. Dalakas MC, Illa I, Dambrosia JM, et al. A controlled trial of high-dose intravenous immune globulin infusions as treatment for dermatomyositis. N Engl J Med 1993;329:1993–2000.

73. Al-Mayouf S, Al-Mazyed A, Bahabri S. Efficacy of early treatment of severe juvenile dermatomyositis with intravenous methylprednisolone and methotrexate. Clin Rheumatol 2000;19:138–41.

74. Bunch TW. Prednisone and azathioprine for polymyositis: long-term followup. Arthritis Rheum 1981;24:45–8.

75. Gelber AC, Nousari HC, Wigley FM. Mycophenolate mofetil in the treatment of severe skin manifestations of dermatomyositis: a series of 4 cases. J Rheumatol 2000;27:1542–5.

76. Majithia V. Harisdangkul V. Mycophenolate mofetil (CellCept): an alternative therapy for autoimmune inflammatory myopathy. Rheumatology (Oxford) 2005;44:386–9.

77. Sinoway PA, Callen JP. Chlorambucil. An effective corticosteroid-sparing agent for patients with

recalcitrant dermatomyositis. Arthritis Rheum 1993;36:319–24.

78. Riley P, Maillard SM, Wedderburn LR, et al. Intravenous cyclophosphamide pulse therapy in juvenile dermatomyositis. A review of efficacy and safety. Rheumatology (Oxford) 2004;43:491–6.

79. al-Janadi M, Smith CD, Karsh J. Cyclophosphamide treatment of interstitial pulmonary fibrosis in polymyositis/dermatomyositis. J Rheumatol 1989;16:1592–6.

80. Kobayashi I, Yamada M, Takahashi Y, et al. Interstitial lung disease associated with juvenile dermatomyositis: clinical features and efficacy of cyclosporin A. Rheumatology (Oxford) 2003;42: 371–4.

81. Levine TD. Rituximab in the treatment of dermatomyositis: an open-label pilot study. Arthritis Rheum 2005;52:601–7.

82. Oddis CV, Reed AM, Aggarwal R, et al. Rituximab in the treatment of refractory adult and juvenile dermatomyositis and adult polymyositis: a randomized, placebo-phase trial. Arthritis Rheum 2013;65:314–24.

83. Martin Nalda A, Modesto Caballreo C, Arnal Guimeral C, et al. Efficacy of tacrolimus (FK-506) in the treatment of recalcitrant juvenile dermatomyositis: study of 6 cases. Med Clin (Barc) 2006;127:697–701.

84. Matsubara S, Kondo K, Sugaya K, Miyamoto K. Effects of tacrolimus on dermatomyositis and polymyositis: a prospective, open, non-randomized study of nine patients and a review of the literature. Clin Rheumatol 2012;31:1493–8.

85. Nadiminti U, Arbiser JL. Rapamycin (sirolimus) as a steroid-sparing agent in dermatomyositis. J Am Acad Dermatol 2005;52(2 Suppl. 1):17–19.

86. Hengstman GJ, van den Hoogen FH, Barrera P, et al. Successful treatment of dermatomyositis and polymyositis with anti-tumor-necrosis-factor-alpha: preliminary observations. Eur Neurol 2003;50:10–15.

87. Adams EM, Pucino F, Yarboro C, et al. A pilot study: use of fludarabine for refractory dermatomyositis and polymyositis, and examination of endpoint measures. J Rheumatol 1999;26:352–60.

88. Saccardi R, Di Gioia M, Bosi A. Haematopoietic stem cell transplantation for autoimmune disorders. Curr Opin Hematol 2008;15:594–600.

89. Chung L, Genovese MC, Fiorentino DF. A pilot trial of rituximab in the treatment of patients with dermatomyositis. Arch Dermatol 2007;143:763–7.

90. Miller FW, Leitman SF, Cronin ME, et al. Controlled trial of plasma exchange and leukapheresis in polymyositis and dermatomyositis. N Engl J Med 1992;326:1380–4.

91. Stringer E, Bohnsack J, Bowyer SL, et al. Treatment approaches to juvenile dermatomyositis (JDM) across North America: The Childhood Arthritis and Rheumatology Research Alliance (CARRA) JDM Treatment Survey. J Rheumatol 2010;37:1953–61.

92. Alexanderson H, Stenstrom CH, Lundberg I. Safety of a home exercise programme in patients with polymyositis and dermatomyositis: a pilot study. Rheumatology (Oxford) 1999;38:608–11.

93. De Salles Painelli V, Gualano B, Artioli GG, et al. The possible role of physical exercise on the treatment of idiopathic inflammatory myopathies. Autoimmun Rev 2009;8:355–9.

94. Hollar CB, Jorizzo JL. Topical tacrolimus 0.1% ointment for refractory skin disease in dermatomyositis: a pilot study. J Dermatolog Treat 2004;15:35–9.

95. Ang GC, Werth VP. Combination antimalarials in the treatment of cutaneous dermatomyositis: a retrospective study. Arch Dermatol 2005;141:855–9.

96. Woo TY, Callen JP, Voorhees JJ, et al. Cutaneous lesions of dermatomyositis are improved by hydroxychloroquine. J Am Acad Dermatol 1984;10:592–600.

97. Gelber AC, Nousari HC, Wigley FM. Mycophenolate mofetil in the treatment of severe skin manifestations of dermatomyositis: a series of 4 cases. J Rheumatol 2000;27:1542–5.

98. Bounfour T, Bouaziz JD, Bézier M, et al. Clinical efficacy of intravenous immunoglobulins for the treatment of dermatomyositis skin lesions without muscles disease. J Eur Acad Dermatol Venereol 2014;28:1150–7.

99. Femia AN, Eastham AB, Lam C, et al. Intravenous immunoglobulins for refractory cutaneous dermatomyositis: a retrospective analysis from an academic medical center. J Am Acad Dermatol 2013;69:654–7.

100. Cohen JB. Cutaneous involvement of dermatomyositis can respond to dapsone therapy. Int J Dermatol 2002;41:182–4.

100a. Kurtzman DJB, Wright NA, Lin J. Tofacitinib citrate for refractory cutaneous dermatomyositis: An alternative treatment. JAMA Dermatol 2016;152:944–5.

101. Stirling DI. Thalidomide and its impact in dermatology. Semin Cutan Med Surg 1998;17:231–42.

102. Pelle MT, Callen JP. Adverse cutaneous reactions to hydroxychloroquine are more common in patients with dermatomyositis than in patients with cutaneous lupus erythematosus. Arch Dermatol 2002;138:1231–3.

103. Femia AN, Vleugels RA, Callen JP. Cutaneous dermatomyositis: an updated review of treatment options and internal associations. Am J Clin Dermatol 2013;14:291–313.

104. Balin SJ, Wetter DA, Andersen LK, Davis MD. Calcinosis cutis occurring in association with autoimmune connective tissue disease: the Mayo Clinic experience with 78 patients, 1996-2009. Arch Dermatol 2012;148:455–62.

第43章

系统性硬化症（硬皮病）及相关疾病

M. Kari Connolly

系统性硬化症

同义名： ■ 系统性硬化症（systemic sclerosis）■ 硬皮病（scleroderma）■ 进行性系统性硬化症（progressive systemic sclerosis）
皮肤受累分型： ■ 弥漫皮肤型（diffuse）■ 局限皮肤型（limited）（包括 CREST 综合征）

要点

■ 一种病因未明少见的自身免疫性结缔组织病。
■ 其特征是对称性手指、手和面部皮肤变硬，并可泛发。
■ 雷诺现象常见，并常出现手指溃疡。
■ 常累及内脏器官如肺、胃肠道、心脏和肾。
■ 肺累及为首要致死原因。监测肺部病变非常重要。
■ 系统性硬化症内脏损伤的治疗已有很大进展，但对皮肤硬化仍无满意疗法。

引言

系统性硬化症（systemic sclerosis，SSc）是一种病因不明的自身免疫性结缔组织病（autoimmune connective tissue disease，AI-CTD），累及皮肤、血管及内脏器官[1]。系统性硬化症这个病名旨在表达此病有系统累及的特征，临床上分为两个主要亚型：**局限皮肤型**（cutaneous limited）与**弥漫皮肤型**（cutaneous diffuse）。局限皮肤型 SSc 皮肤纤维化局限于手指、手和面部。弥漫皮肤型 SSc 皮肤弥漫性硬化，通常始于手指和手，渐延及前臂、上肢、面部、躯干及下肢。对称性广泛皮肤硬化的鉴别诊断包括泛发性硬斑病（generalized morphea）、嗜酸性筋膜炎（eosinophilic fasciitis）、硬化性黏液水肿（scleromyxedema）、肾源性系统性纤维化（nephrogenic systemic fibrosis）、硬肿症和慢性移植物抗宿主病（GVHD）（表 43.1）。

历史

最早关于 SSc 的临床记载见于 1754 年，描述了一位年轻的意大利女性皮肤出现进行性硬化[1]。仅凭临床描述，很难判断她是真正患有 SSc，还是患有其他硬皮病样疾病，如硬肿症。

流行病学

SSc 见于世界各地各种族人群。在美国，此病的年发病率与患病率分别约为 20 例 /100 万人和 275 例 /100 万[2]。女性患者人数是男性的 3～4 倍。虽然 SSc 也可见于儿童与老年人，但主要发病年龄在 35～50 岁。黑色人种发病年龄较早，并更有可能为弥漫皮肤型[2]。大约 1.5% 的 SSc 患者有 1 名或 1 名以上一级亲属患病，也就是说其家族成员患 SSc 的风险是普通人群的 10～15 倍[1]。SSc 使患者寿命明显缩短，10 年生存率低于 70%[1]。提示预后不良的因素有：男性、黑色人种、确诊时年龄大、确诊时有内脏器官累及（尤其是肺受累）、皮肤硬化累及躯干以及红细胞沉降率增高[1]。

发病机制

SSc 的发病机制未明。其皮肤与内脏器官主要的致病性改变是血管功能异常、免疫活化伴自身抗体产生以及以胶原和其他细胞外基质蛋白的沉积为特点的组织纤维化（图 43.1）[3-5]。

血管异常

SSc 发病的早期就有血管的异常改变[5]。血管的受累范围可从近端甲襞毛细血管到大的肺动脉。电子显微镜观察到在皮肤硬化早期（纤维化之前）就发生了血管内皮细胞的损伤，如血管周围的渗出及水肿[6]。内皮细胞活化导致黏附分子的表达增加，并使血循环中的炎性细胞在此聚集。SSc 患者皮肤组织中血管内皮生长因子（vascular endothelial growth factor，VEGF）及其受体（VEGFR）均表达增加[5]。

环绕血管的平滑肌细胞也受到影响，并改变了缩血管因子（如寒冷、内皮素）和舒血管因子（如一氧化氮）对血管的作用。血管的结构异常如血管内膜增生会导致管腔闭塞，继发低氧，进而导致促纤维化细

表 43.1　系统性硬化症与部分以皮肤硬化为特点的疾病的主要临床与实验室表现

	系统性硬化症	硬斑病	嗜酸性筋膜炎	硬肿症	硬化性黏液性水肿	肾源性系统性纤维化	慢性移植物抗宿主病
主要临床分类	● 局限型 ● 弥漫型	● 斑块状硬斑病 ● 带状硬斑病 ● 泛发性硬斑病		● 感染后型（Ⅰ型） ● 单克隆丙种球蛋白病相关型（Ⅱ型） ● 糖尿病相关型（Ⅲ型）			● 硬化样苔藓型 ● 硬斑病样型 ● 硬皮病样型 ● 筋膜炎型
雷诺现象	＋＋	－				－	－
对称性硬化	＋＋ *	－斑块状和带状 ±泛发性	＋＋ *	＋＋	＋＋	＋	＋
手指硬化	＋＋	－					
面部累及	＋	－斑块状与泛发性 ＋带状（面部偏侧萎缩）	－	±Ⅰ型和Ⅱ型 －Ⅲ型	＋	－	±
系统累及	＋＋	－斑块状 ±带状累及头部（眼，中枢神经系统）	＋		＋＋	＋	＋
抗核抗体	＋＋	±泛发性与带状 －斑块状					
抗着丝点抗体	＋局限皮肤型	－					
抗拓扑异构酶Ⅰ（Scl-70）抗体	＋弥漫皮肤型						
抗 RNA 聚合酶Ⅲ抗体	＋弥漫皮肤型						
单克隆丙种球蛋白病	－		±	＋Ⅱ型	＋＋		
自愈		＋＋斑块状 ＋泛发性 ±带状		＋＋Ⅰ型 ±Ⅱ型和Ⅲ型		±†	

* 可能先于水肿阶段。
† 肾功能改善。
＋＋，几乎总是；＋，常见；±，有时；－，罕见或少见（Courtesy，Vincent Falanga，MD.）

系统性硬化症发病机制：内皮细胞、白细胞和成纤维细胞之间的相互作用

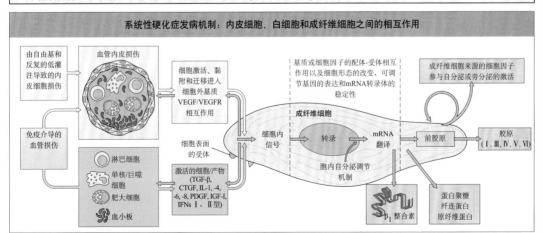

图 43.1　系统性硬化症发病机制：内皮细胞、白细胞和成纤维细胞之间的相互作用。系统性硬化症的遗传易感基因位点包括染色体 15q（包含原纤蛋白 -1 基因）的一个区域以及 STAT4 的多态性和 CTGF 的启动子。CTGF，结缔组织生长因子；IFN，干扰素；IGF，胰岛素样生长因子；PDGF，血小板源生长因子；TGF，转化生长因子；VEGF，血管内皮生长因子；VEGFR，VEGF 受体（Adapted from Hochberg MC，Silman AJ，Smolen JS，et al（eds）. Rheumatology，3rd edn. Edinburgh：Mosby，2003.）

胞因子的合成、成纤维细胞活化和胶原合成[7]。雷诺现象和手指溃疡由可逆的血管痉挛和不可逆的动脉损伤引起，后者常伴有血管内膜增殖和管腔阻塞。硬皮病肾危象和肺动脉高压则是大血管此种异常的临床表现。

免疫失调

SSc 患者产生特异性自身抗体（见第 40 章），这些抗体具有提示诊断与预后的价值[1, 8]。尤其是抗着丝点抗体、抗拓扑异构酶 I 和抗 RNA 聚合酶 III，这三种自身抗体结合了 SSc 的相关组织，而抗 U3RNP（抗核仁纤维蛋白）抗体、抗 Th/To 抗体、抗 U1RNP 抗体、抗 PM-Scl 抗体和抗 -Ku 抗体也有类似的作用[5, 8]。不过后者相对罕见，并在重叠综合征中发挥作用。

这些自身抗体的一个直接致病作用的依据就是含有拓扑异构酶 I（topoisomerase I）自身抗体的复合物与成纤维细胞表面结合时，具有刺激单核细胞黏附与活化的作用。此外，来自 SSc 患者血清的抗内皮细胞抗体可诱导内皮细胞凋亡。一项研究表明，SSc 患者血清中含有抗血小板衍生生长因子（platelet-derived growth factor，PDGF）受体的自身抗体，并具有诱导正常人成纤维细胞表达 I 型胶原的作用[9]。然而，随后两项研究无法证实该发现[10]。

在纤维化发生之前，SSc 患者的皮肤及肺组织就观察到有 T 细胞和 B 细胞的淋巴细胞浸润。在皮疹处检测到的寡克隆 T 细胞扩增，提示有抗原驱动反应。T 细胞表现出 Th2 优势增殖，伴有促纤维化细胞因子合成增多，如白介素（interleukin，IL）-4 和 IL-13。SSc 患者也存在幼稚 B 细胞增多与慢性活化，但记忆 B 细胞的数量减少。

最近观察到固有免疫系统以及 I（α，β）型和 II（γ）型干扰素参与 SSc 的发病过程，Th17 细胞和 IL-17 也参与了 SSc 的发病过程。在 SSc 患者的血液和皮肤中观察到有浆细胞样树突状细胞的数量增加[11]。在 5 个大型队列的全蛋白质组分析中观察到，与对照相比，血液循环中的趋化因子 CXCL4 显著升高，且升高的程度与肺疾病的发生和进展相关[11]。由此，这些研究认为 CXCL4 可以作为一种生物标志物，用于监测 SSc 患者肺部疾病的进展。不过，这一观点仍有待前瞻性研究验证。

细胞外基质失调

硬化是 SSc 组织损伤最终的共同结局。胶原蛋白、蛋白聚糖、纤连蛋白、原纤维蛋白和黏附分子（如 β_1- 整合素）过多沉积，屏蔽了细胞因子和生长因子（见图 43.1）。值得注意的是转化生长因子 β

（transforming growth factor β，TGF-β）和结缔组织生长因子（connective tissue growth factor，CTGF），后者由 TGF-β 诱导，负责维持胶原蛋白的合成。

考虑到 SSc 复杂的细胞外基质改变[12]，成纤维细胞和肌成纤维细胞都成为了研究的重点。有研究表明，SSc 成纤维细胞存在固有缺陷，使其可形成自分泌环，或对生长因子高度敏感。另一种可能是 SSc 成纤维细胞具有正常的表型，但其所处的微环境异常，该微环境所含有的生长因子和缺血介质增多。SSc 胶原的积聚主要是由于合成增加，而非降解减少。

临床特征

分类和诊断标准

1980 年美国风湿病学会（American College of Rheumatology，ACR）发表了初步的 SSc 分类标准，2013 年得到进一步更新（表 43.2）[13]。该分类标准拟订时确保了参与研究的患者群体具有确切的标准和同质性，这在非特异性和重叠症状可能导致分类错误的风湿病中显得尤其重要。因此，用于群体的分类标准比用于单个患者的诊断标准要求更为严格。尽管如此，在本书中，我们将交替使用两者。

表 43.2 2013 年美国风湿病学会（ACR）/ 欧洲抗风湿病联盟（EULAR）系统性硬化症分类标准。总分是由各项积分累积而成（只计算最高分）。如总分≥ 9 分，则可归类为 SSc

项目	亚项	权重 / 得分
双手手指皮肤增厚并累及掌指关节的近端（充分条件）	—	9
手指皮肤增厚或硬化（只计算较高分）	手指肿胀或	2
	手指硬化（近侧指间关节近端至掌指关节）	4
指尖病变（只计算较高分）	指尖溃疡或	2
	指尖凹陷性瘢痕	3
毛细血管扩张	—	2
甲皱襞毛细血管异常	—	2
肺动脉高压或间质性肺病变（最高得分为 2）	—	2
		2
雷诺现象	—	3
SSc 相关自身抗体（最高得分为 3）	抗着丝点抗体	3
	抗 Scl-70 抗体	3
	抗 RNA 聚合酶 III 抗体	3

From Van den Hoogen F, Khanna D, Fransen J, et al. 2013 classification criteria for systemic sclerosis. Arthritis Rheum. 2013；65：2737-47.

在 2013 年 SSc 分类标准中，对称性掌指或跖趾关节近端皮肤硬化是唯一的主要标准，藉此可确诊 SSc（9 分）[13]。如果患者不符合此主要标准，则可通过其他七个次要标准来诊断 SSc（见表 43.2）。与较早的标准相比，2013 年的标准具有更高的敏感性（91%）和特异性（92%）[13]。

按皮肤累及的程度，有两种主要的临床亚型：**局限皮肤型 SSc（lcSSc）**和**弥漫皮肤型 SSc（dcSSc）**（见图 43.2）[1]。弥漫皮肤型 SSc 的皮肤硬化除了累及四肢的远端和近端，还累及躯干和面部；当硬化只局限于四肢远端和面部，则为局限皮肤型 SSc[1]。尽管这两种亚型均可有系统性累及，但内脏器官累及的形式和程度却不同（表 43.3）。一般来说，弥漫皮肤型 SSc 往往内脏器官受累较早（在发病 5 年内），预后差[1]。而局限皮肤型 SSc 累及内脏器官较晚，预后较好。

CREST 综合征（CREST syndrome）的命名有助于描述局限皮肤型 SSc 患者中特殊一群的临床表现：钙质沉着（calcinosis）、雷诺现象（Raynaud phenomenon）、食管

图 43.2 **系统性硬化症（SSc）的临床分型**（Courtesy, Karynne O Duncan, MD.）

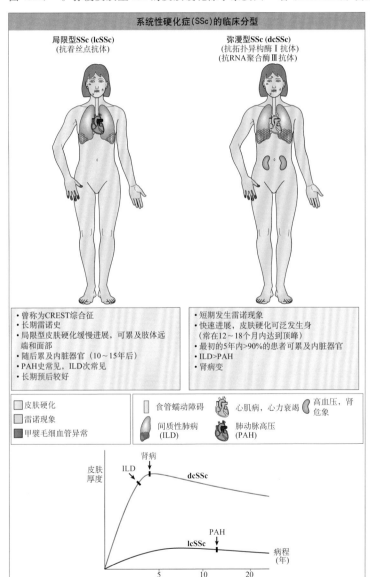

表 43.3　弥漫皮肤型和局限皮肤型 SSc 临床表现和实验室检查特点比较

	弥漫皮肤型 SSc（%）	局限皮肤型 SSc（%）
雷诺现象	90	99
手指肿胀	95	90
肌腱摩擦音	70	5
关节疼痛	98	80
近端肌无力	80	60
钙质沉着	20	40
丛状毛细血管扩张症 *	60	90
食管蠕动障碍	80	90
小肠受累	40	60
间质性肺病变	70	35
肺动脉高压	10	30
心肌病	15	10
肾危象	20[†]	1
干燥综合征	15	35
抗核抗体	90	90
抗着丝点抗体	5	40
抗 Scl-70 抗体	20	5
抗 RNA 聚合酶 III 抗体	10	1
总生存率（5 年）	80	90
总生存率（10 年）	70	80

* 此外，90% 以上的 SSc 患者可见甲襞毛细血管异常。
[†] 随血管紧张素转化酶（ACE）抑制剂的使用而减少。
Adapted from Pauling JD, McHugh N. The clinical aspects on autoantibodies. In：Varga J, Denton CP, Wigley FM（eds）. Scleroderma：from pathogenesis to comprehensive management. New York：Springer Science ＋ Business Media LLC 2012：209-25

累及（esophageal involvement）、手指硬化（sclerodactyly）和毛细血管扩张（telangiectasia）。因许多局限皮肤型 SSc 患者并未具备 CREST 综合征的全部 5 个特征，故命名为局限皮肤型 SSc 更为恰当。少数情况下，患者具有特征性的内脏器官累及、雷诺现象、异常的甲襞

图 43.4　SSc 患者双手指尖凹陷性瘢痕（Courtesy，Kalman Watsky, MD.）

毛细血管改变和阳性的血清学发现，但无皮肤硬化，称作无皮肤硬化的系统性硬化症（systemic sclerosis sine scleroderma，ssSSc）。其临床表现与局限皮肤型 SSc 患者相似。

皮肤表现

许多 SSc 患者早期皮肤水肿（水肿期），其特点为手指凹陷性水肿（图 43.3）。指尖凹点也是特征性表现（图 43.4）。接着皮肤硬化、绷紧、发亮（硬化期）。最后皮肤逐渐萎缩变薄（萎缩期）。手指可有屈曲挛缩和溃疡（图 43.5），面部受累则可以导致喙状鼻、口裂缩小和面具貌。

在 SSc 患者除纤维化以外，还有许多其他皮肤改变。皮肤硬化区域通常出现**色素沉着**（dyspigmentation），有些患者甚至出现弥漫性色素沉着，在日晒区域和受压部位更显著。"硬皮病白斑"的特征是局部皮肤的色素减退，但毛囊周围皮肤不累及，这条线索有诊断价值，称为"盐和胡椒"征（图 43.6）。在浅静脉表面的皮肤上，色素也可能保留。"硬皮病白斑"最常见于躯干上部与面部中央，并可见于硬化或非硬化的皮肤。

毛细血管扩张（Telangiectasias）在局限皮肤型 SSc 患者中十分常见，但也可见于弥漫皮肤型患者（见表 43.3）。毛细血管扩张最常见于面部、唇部与手掌，这些毛细血管扩张是丛状或方形（见图 43.7）。甲

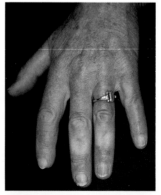

图 43.3　系统性硬化症早期水肿期。注意两个手指的凹陷性水肿表现（Courtesy，Jean L Bolognia, MD.）

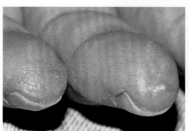
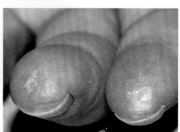

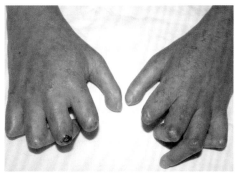

图 43.5　弥漫皮肤型系统性硬化症患者晚期。注意患者指间关节屈曲挛缩畸形、不能伸直、手指硬化、第三指近端指间关节表面溃疡形成

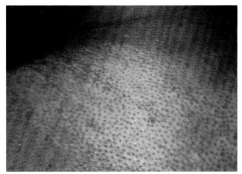

图 43.6　"盐和胡椒"征。系统性硬化症患者皮肤白斑，毛囊部留有色素沉着（Courtesy，Joyce Rico，MD.）

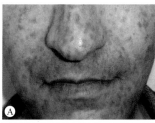

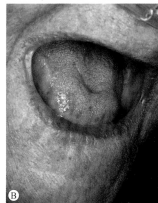

图 43.7　系统性硬皮病患者丛状（方形）毛细管扩张。（A）局限皮肤型系统性硬化症患者，而另一位（B）患者有弥漫性色素沉着和间质性肺病变（B，Courtesy，Jean L Bologna，MD.）

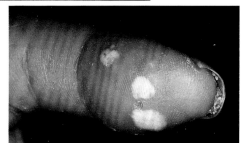

图 43.8　系统性硬化症患者手指皮肤钙质沉积

襞近端的毛细血管异常见于 90% 以上的 SSc 患者，并有助于诊断 SSc[14]。使用眼底镜或皮肤镜可以帮助观察异常的甲襞毛细血管。独特的毛细血管缺失与管袢增粗是 SSc 的特征性改变。

皮肤钙质沉着（calcinosis cutis）常见于四肢，通常靠近关节并位于其远端（图 43.8）。因出汗减少，皮肤常干燥，瘙痒明显。皮肤硬化区毛发减少，但也不尽然，也可能出现多毛症，尤其在疾病恢复阶段。皮肤改变给 SSc 患者带来很大困扰。总的来说，SSc 患者非常苦恼他们的皮肤改变。在一项针对 300 名 SSc 患者的问卷调查中发现面部累及和口裂缩小是患者最担忧的问题[15]。

雷诺现象（Raynaud phenomenon）以发作性的指动脉痉挛为特点，导致手指在寒冷刺激后相继出现变白、变紫、变红的颜色变化[15a]。雷诺现象分为两大类（表 43.4）。**原发性雷诺现象**（Raynaud disease，雷诺病）主要见于青春期少女或青年女性，并与任何潜在疾病无关[16]。原发性雷诺现象常见，估计累及

3%～5% 的人群。相反，**继发性雷诺现象**并不常见，并与潜在疾病有关，包括 SSc（图 43.9，表 43.5）。鉴别原发性与继发性雷诺现象的路径见图 43.10。

皮肤溃疡（cutaneous ulcers）是 SSc 患者常见的表现（图 43.11）。指尖的溃疡很可能因缺血导致，而指间关节伸面的溃疡可能因持续受外伤而趋于不愈（见图 43.5）。皮肤溃疡也可见于钙化的部位，溃疡可致骨髓炎甚至截肢（自行离断或外科干预）。

皮肤以外的特点

大部分 SSc 患者有内脏器官累及（表 43.6），这是导致该病病情严重、病死率高的原因[1, 17]。偶尔，SSc 患者的内脏器官累及早于明显可见的皮损的出现。最累及的器官是胃肠道、肺、心和肾。需要注意的是，该病的首要死因不再是肾衰竭，现已被肺部疾病所替

表 43.4　原发性和继发性雷诺现象的临床表现和实验室检查特点

特点	原发雷诺现象	继发雷诺现象
性别	女：男＝20：1	女：男＝4：1
发病年龄	青春期	大于 25 岁
发作频率	通常少于 5 次/天	5～10＋次/天
诱发因素	寒冷，情绪紧张	寒冷
缺血损伤	无	有
毛细血管镜检查异常	无	＞95%
其他血管舒缩现象	有	有
抗核抗体	阴性/低滴度	90%～95%
抗着丝点抗体	阴性	30%～40%
抗 Scl-70（拓扑异构酶Ⅰ）抗体	阴性	20%～30%
抗 RNA 聚合酶Ⅲ抗体	阴性	10%～20%
体内血小板激活	阴性	＞75%

（Adapted from Pauling JD, McHugh N. The clinical aspects on autoantibodies. In: Varga J, Denton CP, Wigley FM（eds）. Scleroderma: from pathogenesis to comprehensive management. New York: Springer Science＋Business Media LLC 2012: 209-25.）

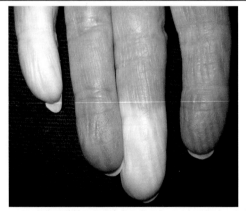

图 43.9　早期系统性硬化症患者雷诺现象。两个手指处于变白相，示指处于发绀相（Courtesy, Jeffrey P Callen, MD.）

表 43.5　雷诺现象的鉴别诊断。副肿瘤性肢端血管综合征，也可表现为雷诺现象和手足发绀、坏疽，可见于多种实体肿瘤患者（例如肺、卵巢癌）

结构性血管病

大动脉和中动脉

胸廓出口综合征
头臂干疾患（动脉粥样硬化和 Takayasu 动脉炎）
Buerger 病（血栓闭塞性脉管炎）*
拐杖压迫

小动脉与细动脉

系统性硬化症
系统性红斑狼疮
皮肌炎
重叠综合征
冻伤
震动病（手、臂震动综合征，小鱼际锤头综合征）
化疗（博来霉素，长春新碱，顺铂，卡铂）
聚氯乙烯病
砷中毒

血管正常——异常血液成分

冷球蛋白血症（单克隆或混合性）
冷纤维蛋白原血症
冷凝集素血症
骨髓增生性疾病（例如特发性血小板增多症）

血管正常——异常血管收缩

原发性（特发性）雷诺现象
药物引起（麦角新碱，溴隐亭，干扰素，雌激素，环孢素，拟交感神经药物，可乐定，可卡因，尼古丁）
腕管综合征
嗜铬细胞瘤
类癌综合征
反射性交感神经营养不良
其他血管痉挛病（偏头痛，变异性心绞痛）

* 也可影响小动脉。
（Adapted from Hochberg MC, Silman AJ, Smolen JS, et al（eds）. Rheumatology, 3rd edn. Edinburgh: Mosby, 2003. © Elsevier 2003.）

代。SSc 患者肺损害有两种主要类型[1, 17]。第一种是间质性肺病变（interstitial lung disease, ILD）；第二种肺损害是肺动脉高压（pulmonary arterial hypertension, PAH）。对间质性肺病变与肺动脉高压进行筛查见表 43.6。

自身抗体

　　自身抗体的检测对明确 SSc 诊断是有帮助的（见第 40 章）。大部分患者的抗核抗体（antinuclear antibodies, ANA）滴度增高[1, 8]，并且核仁型与小斑点型对 SSc 具有相对特异性。抗着丝点抗体阳性的患者更可能患局限皮肤型 SSc、肢端溃疡和 PAH[1]。抗拓扑异构酶Ⅰ（topoisomerase Ⅰ, Scl 70）抗体阳性的患者更可能患弥漫皮肤型 SSc，合并间质性肺病变进而发生肺纤维化的危险增大[1]。抗 RNA 聚合酶Ⅲ抗体阳性的患者病情更易发生急进性进展、弥漫性皮肤病变和肾损害[1]。

病理学

　　组织学上，皮肤硬化部位的特征是真皮层与皮

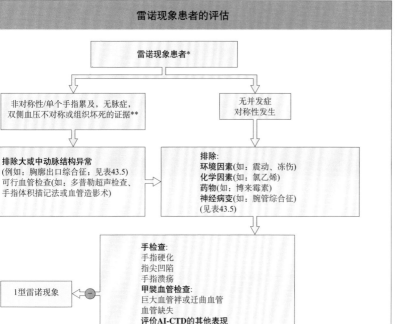

图 43.10　雷诺现象患者的评估

雷诺现象患者的评估

雷诺现象患者*

非对称性/单个手指累及，无脉症，双侧血压不对称或组织坏死的证据**

无并发症对称性发生

排除大或中动脉结构异常
（例如：胸廓出口综合征；见表43.5）
可行血管检查（如：多普勒超声检查、手指体积描记法或血管造影术）

排除：
环境因素（如：震动、冻伤）
化学因素（如：氯乙烯）
药物（如：博来霉素）
神经病变（如：腕管综合征）
（见表43.5）

手检查：
手指硬化
指尖凹陷
手指溃疡
甲襞血管检查：
巨大血管袢或迂曲血管
血管缺失
评价AI-CTD的其他表现
抗核抗体测试(ANA) §

1型雷诺现象　—

不能达到AI-CTD诊断标准

抗拓扑异构酶Ⅰ抗体阳性
抗着丝点抗体阳性
抗RNA聚合酶抗体阳性
或ANA核仁型
和（或）
系统性硬化症的临床特点

抗RNP、SSA/SSB，Sm或dsDNA抗体阳性
和（或）
其他AI-CTD的临床特点

取决于临床考虑，评估/随访AI-CTD或其他系统性疾病的症状及体征（见表43.5）

2型雷诺现象并有系统性硬化症

2型雷诺现象合并有其他AI-CTD

* 定义为有对寒冷敏感的病史，寒冷刺激后出现阵发性变白，变紫或二者并存。
** 也考虑进行微血管阻塞综合征的检查（如：冷球蛋白血症）。
§ 合并有自身免疫性结缔组织病（autoimmune connective tissue disease，AI-CTD）的阳性预测值约为30%。
RNP,核糖核蛋白，Sm, Smith; ds,双链

下组织胶原致密或透明化、胶原过度沉积、汗腺和毛囊皮脂腺萎缩、皮下脂肪缺失和稀疏的淋巴细胞浸润（图43.12）。皮肤附属器的结构，特别是汗腺，可能被过度沉积的胶原"包围"。不同亚型SSc无法通过组织病理区分[18]。

SSc患者的直接免疫荧光检查通常为阴性。虽然血管内皮细胞损伤可发生在皮肤血管，但这些仅见于超微结构水平[6]；同时，也可观察到基底膜成倍增厚。需注意的是，在终末期，硬化部位在组织学上与其他以胶原沉积为特点的疾病不能区分，例如硬斑病（其早期较SSc有更活跃的炎症细胞浸润）。

鉴别诊断

SSc的主要鉴别诊断见表43.1。具有硬皮病样表现的疾病中其他疾病的鉴别诊断见表43.7[19]。值得注意的是，慢性移植物抗宿主病（GVHD）可以同时有肺（闭塞性细支气管炎）和胃肠道受累。部分SSc患者也有另一种自身免疫性结缔组织病（AI-CTD）的特征，如重叠综合征。局限性硬皮病（硬斑病）将在第

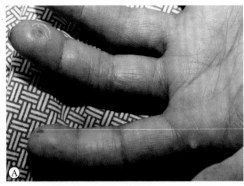
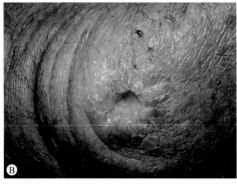

图 43.11　系统性硬皮病患者的皮肤溃疡。溃疡好发于肢端（A）；肘部溃疡（B）。注意图 A 示指近端和中指末节指腹的翼状胬肉中有钙质沉着（A，Courtesy，Kalman Watsky，MD；B，Courtesy，Joyce Rico，MD.）

表 43.6　系统性硬化症患者内脏器官损害——筛查及治疗。最初的筛查项目用黑体标示		
内脏器官	筛查方法 *	治疗建议
肺 *		
• 间质性肺病变（ILD）	• **肺功能检查（DLCO，肺活量和肺容积）** • **高分辨 CT** • 支气管肺泡灌洗、肺活检	• 免疫抑制剂（如环磷酰胺、吗替麦考酚酯） • 肺移植
• 肺动脉高压（PAH）	• **心脏超声检查** • **血清 N-Tpro-BNP 检测** • 右心导管检查	• 氧疗 • 抗凝 • 内皮素受体拮抗剂（如波生坦） • 磷酸二酯酶抑制剂（如西地那非） • 前列环素类似物（如依前列醇） • 前列环素受体激动剂（如塞乐西帕） • 肺移植
肾		
• 肾危象 • 高血压	• **密切监测血压** • BUN/Cr • **尿检**	• 早期应用血管紧张素转化酶抑制剂有治疗作用但不能预防
心		
• 纤维化 / 限制型心肌病 • PAH 继发心力衰竭	• 超声心动图	• 血管紧张素转化酶抑制剂
胃肠道		
• 食管蠕动障碍 • 小肠受累	• 全消化道钡餐检查 • 食管测压法 • 消化道内镜检查	• 质子泵抑制剂 • 促胃肠动力剂（如昂丹司琼）
* ILD 和 PAH 早期阶段，患者可无症状，需早期诊断和治疗；咳嗽、劳力性呼吸困难、呼吸短促是典型的晚期症状。 BUN，血尿素氮；Cr，肌酐；CT，计算机断层扫描；DLCO，肺一氧化碳弥散量；N-Tpro-BNP，N- 末端 b 型钠尿肽		

44 章硬斑病样疾病中讨论。

治疗

　　SSc 的治疗具有挑战性。治疗着重在受累的内脏器官（表 43.6），但遗憾的是，多数治疗对皮肤硬化和其他皮肤表现尚无明显疗效（表 43.8）[1, 20]。

雷诺现象

　　雷诺现象的一线治疗主要是行为疗法，教导患者保暖和戒烟，最大限度减少发作频率及程度[21]。

　　二线治疗以药物为主，首选血管扩张剂[16]。其中钙通道阻滞剂（如硝苯地平、氨氯地平）应用最广泛

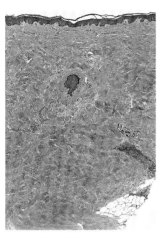

图 43.12　系统性硬化症的组织学特点。 真皮层可见致密的硬化区，皮肤附属器结构减少，残存的皮肤附属器被胶原"包围"。还可见血管周围稀疏的淋巴细胞浸润（Courtesy，Ronald P Rapini，MD.）

（见表 43.8）。血管紧张素 II 受体拮抗剂（如氯沙坦）也可能有效，也可联合使用上述两种药物。最近发现具有增强一氧化氮介导的血管舒张作用的磷酸二酯酶 5 抑制剂（例如西地那非、他达拉非）也已用于临床[22]。但须注意使用血管扩张剂不能过度，否则会降低全身血压。另外，钙通道阻滞剂可能加重胃食道反流病变，引起外周水肿。若因低血压不能耐受这些药物，选择性 5-羟色胺再摄取抑制剂（如氟西汀）可能是一种选择[21]。

理论上，口服抗血小板药物（如低剂量的阿司匹林、氯吡格雷）和（或）己酮可可碱片可能会使血液流向受到损伤的肢端部位。生物反馈治疗亦可能有效。目前正在探索使用 HMG-CoA 还原酶抑制剂（"他汀类药物"）作为一种血管保护疗法，其效果也许会更安全

表 43.7　硬皮病样疾病的鉴别诊断。 与系统性硬化症有类似临床表现的疾病称为硬皮病样疾病，而那些与硬斑病类似的则称为硬斑病样疾病（见第 44 章）

疾病	临床特征
黏蛋白沉积症	
• 硬肿病	上背部、颈部和面部皮肤硬化；有时累及内脏器官（见第 46 章）
• 硬化性黏液水肿	蜡状丘疹（常呈线性排列）；弥漫性皮肤硬化，好发面部、躯干上部、手臂和股部；单克隆免疫球蛋白病；累及神经、胃肠道和肺（见第 46 章）
免疫源性	
• 慢性硬皮病样移植物抗宿主病 *	各种皮肤硬化，起初如斑块型硬斑病或深部硬斑病，以后可泛发；嗜酸性筋膜炎（见第 52 章）
• 嗜酸性筋膜炎	四肢对称性皮肤硬化，呈"假蜂窝织炎"表现，但不累及手足（见正文）
• 泛发性硬斑病 *	硬化斑块可融合并扩大累及躯干、四肢大部分区域（见第 44 章）
• 成纤维细胞性风湿病	指（趾）端硬化；手部纤维化结节
• 重叠综合征	指（趾）端硬化；肌炎；关节炎
副肿瘤性	
• POEMS 综合征	四肢皮肤硬化（见第 114 章）
• 淀粉样变性（原发全身性）†	弥漫性皮肤硬化，好发面部、四肢远端和躯干（见第 47 章）
• 类癌综合征	下肢皮肤硬化（见表 53.2）
• 副肿瘤性硬皮病样综合征	与系统性硬化症相似，但发病年龄更大，与单克隆免疫球蛋白病、毛细胞白血病、实体肿瘤（如乳腺癌、肺癌）相关
肿瘤性	
• 铠甲状癌 *	胸壁转移癌引起的硬皮样铠甲状改变（常见于乳腺癌）（见第 122 章）
代谢性	
• 糖尿病性手关节病变	手皮肤增厚、活动受限（见表 53.4）
• 迟发性皮肤卟啉病 *,‡	光曝露部位的硬斑病样皮损（见第 49 章）
神经源性	
• 交感神经反射性营养不良 *	四肢疼痛、皮温低、肿胀，最终出现皮肤硬化（见第 6 章）
• 脊髓损伤	受累区域的皮肤硬化

表 43.7 硬皮病样疾病的鉴别诊断。与系统性硬化症有类似临床表现的疾病称为硬皮病样疾病，而那些与硬斑病类似的则称为硬斑病样疾病（见第 44 章）（续表）

疾病	临床特征
毒素介导	
• 肾源性系统性纤维化 *	与暴露于含有钆的造影剂有关（新发病例已经罕见）（见正文）
• 嗜酸细胞增多性肌痛综合征	与摄入 L- 色氨酸相关（美国，1989）（见正文）
• 毒油综合征 *	与摄入毒油相关（西班牙，1981）（见正文）
• 矽肺	与职业相关如采矿工作（见正文）
药物或化学物质引起（见正文）	
• 博来霉素 *	肢端硬化，雷诺现象，肺纤维化（较常见，通常不与皮肤病变同时出现）
• 紫杉烷类药物	下肢水肿，之后硬化；肢端硬化；罕有肺纤维化
• 氯乙烯，氯化烃类 *	肢端硬化，肢端纤维性丘疹结节，雷诺现象，肢端骨质溶解；肺纤维化
静脉功能不全	
• 脂性硬皮病 *	下肢呈树皮样硬化并有红褐色色素沉积；可累及脂膜（见第 100 章）
遗传病	
• 限制性皮肤病 §	全身皮肤变紧、变薄；关节挛缩；*LMNA* 或 *ZMPSTE24* 突变
• 早老症（Hutchinson-Gilford syndrome，progeria）	躯干下部、臀部、股部皮肤硬化；*LMNA* 突变（见第 63 章）
• Werner 综合征	四肢远端皮肤硬化、变紧；*RECQL2* 突变（见第 63 章）
• 皮肤僵硬综合征 *	臀部及股部的皮肤、筋膜纤维化，伴有髋关节挛缩；*FBN1* 突变（见正文）
• 苯丙酮尿症	臀部及股部的皮肤硬化伴髋关节挛缩；*PAH* 突变（见第 63 章）
• MONA（多中心的骨溶解、结节、关节病）	皮肤增厚的部位叠加有色素沉着和多毛症；手足部皮下结节；肢端肿胀；*MMP2* 突变
• Weill-Marchesani syndrome	背部和四肢伸侧硬化，不累及颜面；也被称为 GEMSS 综合征（青光眼，晶状体移位，球形晶状体，关节僵硬，短肢畸形）；*FBN1* 突变
• 原发性肥厚性骨关节病（厚皮性骨膜病）	四肢远端和面部皮肤增厚，前额皱纹；皮脂溢出、杵状指；*HPGD* 突变
• 共济失调性毛细血管扩张症	面部皮肤硬化、细紧；*ATM* 基因突变（见第 60 章）
• Huriez 综合征	指端硬化；手足背皮肤萎缩；掌跖角化（见第 58 章）
• H 综合征	色素沉着和硬化区的多毛症（主要见于躯干下部和四肢远端）；感觉神经性耳聋，矮小，心脏异常，肝脾肿大，阴囊肿物，促性腺激素过多性性腺功能减退，抗体阴性的胰岛素依赖型糖尿病，面部毛细血管扩张；编码核苷转运体 hENT3 的基因 *SLC29A3* 突变

* 可与硬斑病样疾病重叠发生，见表 44.1。
† 原发性皮肤淀粉样变性也可同时见于系统性硬化症和泛发性硬斑病患者。
‡ 也可见于先天性红细胞生成性卟啉病和肝红细胞生成性卟啉病。
§ 出生时呈硬皮病样改变

且易耐受[23]。

皮肤溃疡

手指皮肤溃疡治疗困难，患者痛苦。其治疗方法包括上述治疗雷诺现象的方法。详细地调查患者的职业、娱乐爱好情况对于明确危险因素、损伤来源和寒冷刺激情况很重要。基于两个随机对照临床试验，波

生坦（bosentan），一种口服内皮素受体拮抗剂，在欧洲而非美国，已证实可用来预防 SSc 患者新发肢端溃疡[24]。一项随机双盲临床试验显示，口服伊洛前列素（iloprost）（前列环素类似物）对阻止肢端新发溃疡的疗效令人失望[25]。但在静脉注射时，其可有效减轻肢端溃疡并能促进愈合[26]。少数针对皮下用前列环

表 43.8　系统性硬化症的皮肤特征及治疗策略	
皮肤特征	治疗策略
皮肤硬化	• 局部治疗（见第 44 章） • UV 光疗法（见第 44 章） • D- 青霉胺 * • 米诺环素 ** • 甲氨蝶呤（无 ILD）†, ‡ • 吗替麦考酚酯（有 ILD）
雷诺现象 （图 43.9、 43.10）	一线治疗 • 避免寒冷 • 手足保暖 • 戒烟 二线治疗 • 钙通道阻滞剂（如硝苯地平缓释片 30 mg，1 日 1 ～ 2 次，氨氯地平每日 2.5 ～ 10 mg） 三线治疗（尤其是伴发溃疡） • 磷酸二酯酶 5 抑制剂（如西地那非、他达拉非） • α 肾上腺素阻滞剂（如哌唑嗪） • 血管紧张素 II 受体阻滞剂（如氯沙坦） • 内皮素受体拮抗剂（如波生坦） 四线治疗 • 5- 羟色胺再摄取抑制剂（如氟西汀）
皮肤溃疡 （图 43.11）	• 避免过度清创 • 湿润，非黏附敷料 • 上述治疗雷诺现象的方法 • 低剂量的阿司匹林或氯吡格雷 • 静脉注射前列腺素类药物（如依前列醇）
皮肤钙质 沉着 （图 43.8）	• 低剂量华法林 • 钙通道阻滞剂 • 硫代硫酸钠
毛细血管 扩张 （图 43.7）	• 激光治疗适用于血管病变

* 已不常用。
** 疗效不明显。
† 甲氨蝶呤诱发的肺炎可能与系统性硬化症相关的间质性肺病变在影像上混淆。
‡ 需关注糖皮质激素系统使用可能会增加发生肾危象的风险；低剂量使用会较安全（如泼尼松每日 < 10 mg）。
ILD，间质性肺病；UV，紫外光。

素类似物曲前列环素的研究表明其也可能是有效的。对于其他难治病例，也可以考虑神经阻滞和交感神经切除术。

在 SSc 的患者中，使用封闭性敷料对溃疡进行自溶性清创术比手工清创更加安全。总的来说，湿性水胶体辅料比起干敷料或湿-干敷料，可提供更好的伤口愈合环境。酶促清创药物（如胶原酶）和局部应用生长因子（如 PDGF 凝胶，血小板源生长因子凝胶）已

经在一部分 SSc 患者中使用。皮肤替代品或移植物也可用于刺激创面和减少伤口疼痛。诸如硝酸甘油这类的局部血管扩张剂也可试用，因其易于应用且系统性副反应很小。然而，仍缺乏关于其有效性的循证医学的证据[21]。

皮肤硬化

在 SSc 早期，皮肤和皮下组织水肿迅速发展。但在皮肤硬化和萎缩期，皮肤病变进展缓慢，即使不治疗，也有逐步自愈倾向。遗憾的是，目前仍缺乏能在短期内敏锐检测到 SSc 患者皮肤硬化变化的客观、定量的测量方法。评估 SSc 皮肤受累程度的传统方法是修订后的 Rodnan 皮肤评分法[1]。尽管其测量结果可信，但是仍不理想，对短期内的皮肤微小改变不灵敏。一种应运而生的测量工具硬度计，可能更适合用来评估 SSc 患者的皮肤硬化及硬度情况[27]。超声波和激光也已被用来测量皮肤硬化。

一般来说，局部治疗和光疗对硬斑病有效（见第44 章）[28]，对部分 SSc 患者也有效。关于系统用药，一项应用 D- 青霉胺治疗弥漫皮肤型 SSc 的临床试验显示，低剂量组和高剂量组疗效无差别，目前该药已很少使用[29]。尽管一项初步的研究显示米诺环素对皮肤硬化有效，但是随后一项更大样本量的研究却未能证实其疗效[30]。甲氨蝶呤（MTX）对合并肌炎和炎性关节炎的 SSc 患者有效。然而，一项包括 71 名早期 SSc 患者的随机、安慰剂对照临床试验观察到，MTX（疗程 1 年）有一定疗效，但其与安慰剂的疗效差别尚未达到统计学意义[31]。尽管如此，基于其在硬斑病[28]中的作用，有必要对不伴有间质性肺病变的患者给予3 ～ 6 个月的 MTX 治疗（见表 43.8）。

吗替麦考酚酯（mycophenolate mofetil，MMF）常规应用于 SSc 患者间质性肺病变的治疗（见下文）。在一些患者，也能改善早期的皮肤硬化[32]。然而，对于早期弥漫皮肤型 SSc，使用 MMF（每日 2 ～ 3 g），服药 6 ～ 12 个月的经验性治疗方法仍未达成共识。正如预期的那样，该药剂量可能需要根据副作用而调整，特别是要参考血细胞减少和胃肠道症状（见第130 章）。MMF 与 MTX 联合用药，可用于严重的、快速进展的皮肤硬化，但需要密切监测用药。西罗莫司（sirolimus）是一种 mTOR 抑制剂，可用于肾移植排斥反应，亦可作为 SSc 的替补药物。由于其具有一定的改善血管畸形的作用，并具有抗纤维化作用，现已用于移植物抗宿主病的治疗。

还尝试过很多其他系统用药治疗 SSc，但最终大

多数都是无效的[33]。一项小型研究显示抗 TGF-β1 抗体也无效[1]。从组织学上看，在 12 个月的伊马替尼治疗后，弥漫皮肤型 SSc 的皮肤厚度下降[34]。

其他皮肤并发症

皮肤钙质沉着是一个严重的并发症，目前无有效的治疗方法。低剂量华法林能减轻与钙沉积有关的炎症反应。虽然有个别关于钙通道阻滞剂治疗钙质沉着有效的病例报告，但在更大样本量的研究中却未观察到类似结果。静脉内和皮损内注射硫代硫酸钠（sodium thiosulfate）用以治疗由于钙化而引起的溃疡，一些报告表明它可以局部改善皮肤钙质沉着引起的溃疡[33]。在某些情况下，可能需要手术切除钙沉积。也有报道采用体外冲击波碎石治疗此病。毛细血管扩张可用美容方法，采用治疗血管损害的脉冲染料激光治疗。

内脏器官累及

表 43.6 概述了内部器官受累及的相关治疗措施。关于这些治疗方法更详细的内容可以查看相关文献[1, 17]。应用血管紧张素转换酶抑制剂（ACEI）治疗 SSc 肾危象使该病治疗状况大为改观[1]。

一些研究表明环磷酰胺或 MMF 对 SSc 肺间质病变有效[1]。例如，一项前瞻性随机对照临床试验显示口服环磷酰胺（每日 1～2 mg/kg，疗程 1 年）相比安慰剂来说，有一定的疗效[35]。然而，环磷酰胺有严重的副作用，包括血细胞减少、出血性膀胱炎和患膀胱癌的危险性增高等（见第 130 章）。与环磷酰胺相比，MMF 具有更高的安全性，一项大型多中心随机对照临床试验表明，两种药物在 SSc 肺间质性病变的治疗上具有相同的疗效，而且 MMF 有更好的耐受性和安全性[35a]。

针对肺动脉高压的治疗也有一定的进展，尤其是口服血管活性药物。其中部分药物也用来治疗雷诺现象和肢端溃疡[1]。这些药物包括内皮素受体拮抗剂波生坦（bosentan）[36]、司他生坦（sitaxsentan）和安贝生坦（ambrisentan）以及磷酸二酯酶 5 抑制剂西地那非（sildenafil）和他达拉非（tadalafil）。前列环素类似物伊洛前列腺素（吸入）、前列环素（静脉注射）、曲前列环素（皮下注射）和前列环素受体激动剂塞乐西帕（selexipag）也已批准用于 SSc 肺动脉高压患者的治疗，但不再是唯一的或一线治疗手段[1]。另一种选择是肺移植，与没有自身免疫性结缔组织病的患者相比，移植后 SSc 患者的生存率和发生急性排异反应、闭塞性支气管炎的风险是相似的[37]。

目前，正在研究系统性的免疫调节剂如静脉注射

丙种球蛋白和利妥昔单抗的治疗有效性[1]。妥珠单抗（tocilizumab）是一种白细胞介素 6 受体抑制剂，对治疗 SSc 患者的皮肤纤维化无效[37a]。小样本的研究观察到伊马替尼（imatinib）是一个有前景的药物但还有待进一步研究[38]。"环磷酰胺或干细胞移植治疗硬皮病试验"比较了环磷酰胺与自体造血干细胞移植（HSCT）这两种治疗方法，有助于确定二者的相对安全性和疗效[38a]。经过了第一年的高死亡率之后，自体造血干细胞移植患者有更好的长期无复发的生存率。

嗜酸性筋膜炎

同义名： ■ Shulman 综合征（Shulman's syndrome）■ 伴嗜酸性粒细胞增多的弥漫性筋膜炎（diffuse fascitis with eosinophilia）

历史

1975 年，Shulman 首次报道了嗜酸性筋膜炎（eosinophilic fasciitis），他描述该病为一种纤维化疾病，起病迅速，四肢呈木样硬化，伴外周血嗜酸粒细胞增多[39]。

临床特征

约 30% 的嗜酸性筋膜炎患者在出现临床症状之前曾有重体力活动史。最初的表现包括受累肢体水肿与疼痛，并迅速进展为纤维化、浅凹或"假性蜂窝组织炎"样外观（图 43.13）。损害呈对称分布，但通常不累及手、足与面部。"手套征"是指在硬化的皮肤处静脉下陷而表现出的线状凹陷。

实验室检查异常表现包括红细胞沉降率增高、高γ球蛋白血症和外周血嗜酸粒细胞增多[40]。如果患者已经接受了糖皮质激素治疗，则后者可能不会出现。

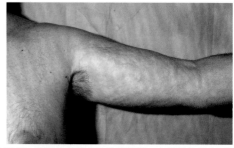

图 43.13 嗜酸性筋膜炎的临床特征。上臂硬化伴有凹陷或"假性蜂窝织炎"样外观，也可被形容为波纹或皱褶样改变（Courtesy, Edward Cowen, MD.）

抗核抗体阴性，补体水平正常。有报道本病可合并全血细胞减少症、贫血、血小板减少症、骨髓增生性疾病与单克隆 γ 球蛋白症。一些研究者认为合并嗜酸性筋膜炎与不明原因贫血的患者应进行骨髓活检以排除血液系统恶性肿瘤。慢性 GVHD 患者也可合并嗜酸性筋膜炎（见第 52 章）。

病理学

组织学表现为深筋膜增厚，可达正常厚度 10 至 50 倍（图 43.14）。在筋膜和筋膜下的肌肉，淋巴细胞和浆细胞呈斑片状浸润。可见嗜酸性粒细胞和肥大细胞，真皮纤维化也是其特点[41]。

治疗

一旦通过筋膜活检和（或）MRI（见图 52.9）检查确诊了嗜酸性筋膜炎，应及时治疗以保留患者的运动功能，防止关节挛缩。初始治疗多采用口服糖皮质激素（如每日用泼尼松 1 ～ 2 mg/kg）。常在治疗开始数周内即可观察到治疗反应，数月后可观察到临床症状的改善。如果患者能够耐受糖皮质激素的治疗，泼尼松剂量可在 6 ～ 24 个月内逐渐减量。如果疗效不满意，可单独使用羟氯喹、环孢素、氨苯砜、甲氨蝶呤、PUVA 或英夫利昔单抗，或与泼尼松联合使用。也可以考虑 UVA1 单独照射或与口服维甲酸联合治疗。

肾源性系统性纤维化

同义名：■ 肾源性纤维化性皮病（nephrogenic fibrosing dermopathy）

历史

2000 年，肾源性系统性纤维化（nephrogenic systemic fibrosis，NSF）首例患者被报道，这是累及皮肤和内脏器官的硬皮病样疾病鉴别诊断中一个相对较新的病种（见表 43.1）[42]。几乎所有病例都接触过用于医学成像的钆基造影剂，绝大多数患者在接触时都有急性肾损伤或严重的慢性肾功能不全[43]。除了加强警告之外，FDA 在 2010 年还指出，三种成像对比剂 gadopentetate dimeglumine（Magnevist®）、钆（Omniscan™）和 gadoversetamide（OptiMARK™）——在急性肾损伤或慢性严重肾病患者中是禁忌的。

流行病学与发病机制

NSF 最常见于中年人，但也见于儿童与老年人，

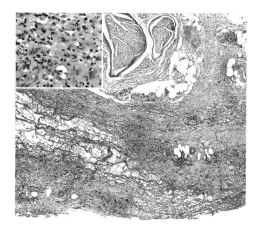

图 43.14　嗜酸性筋膜炎的组织学特征。深筋膜和皮下组织间隔增厚，伴淋巴细胞、浆细胞和嗜酸性粒细胞（插图）的炎性浸润（Courtesy，Luis Requena，MD.）

没有性别与种族差异。因为认识到肾功能障碍和暴露于含钆为基础的造影剂之间的因果关系，每年新病例的数量明显减少。虽然在 NSF 患者的受累组织中存在钆的证据是不可否认的，但是纤维化发生的机制仍不为人知，可能与循环纤维细胞有关。

临床特征

NSF 表现为对称分布于四肢和躯干的增厚硬化斑块，呈图案状（图 43.15）。斑块呈红色或色素沉着样，并有不规则扩展边缘，如"阿米巴"样外观。肢体皮疹互相融合常导致关节挛缩。此病常伴有明显的疼痛，活动受限。除皮肤表现外，还有巩膜黄色斑块和累及心、肺、骨骼肌的系统性纤维化。

病理学

因为病变可沿纤维间隔延伸至皮下组织，故诊断需取深层组织活检（图 43.16）。组织学特点包括增厚的胶原束杂乱排列和真皮成纤维细胞样细胞增加，后者 CD34 与 I 型原胶原染色阳性。NSF 也可观察到血管增生、黏蛋白沉积与树突状细胞数量增加。但没有明显的淋巴浆细胞浸润或弹力纤维缺失。可见骨上皮化生。通过能量色散谱仪（energy dispersive spectroscopy），在受累组织中可以检测到钆粒子[44]。

治疗

糖皮质激素和其他免疫抑制剂对于 NSF 的疗效不佳。有零星报道伊马替尼、西罗莫司、UVA1 光疗法、体外光化学疗法、光动力疗法、血浆置换、大剂量静

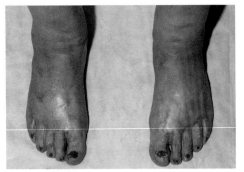

图 43.15 肾源性系统性纤维化（NSF）的临床表现。橘褐色硬化斑块，左足一处斑块有"阿米巴"样外缘（Courtesy，Edward Cowen，MD.）

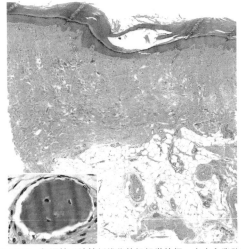

图 43.16 肾源性系统性纤维化的组织学特征。真皮和脂肪间隔胶原增生，细胞结构增多。成束的细胞 CD34 和 I 型原胶原染色阳性。骨化生（"骨样小体"）是一条诊断线索（插图）（Courtesy，Lorenzo Cerroni，MD.）

脉注射免疫球蛋白和停用促红细胞生成素对患者有效。有肾移植改善 NSF 患者肾功能的报道。

皮肤僵硬综合征

同义名： ■ 先天性筋膜发育不良（congenital fascial dystrophy）

历史

1971 年，Esterly 和 McKusick 首次描述了皮肤僵硬综合征（stiff skin syndrome）[45]。

流行病学

此病可为先天性或在童年早期发病。有家族性发病的报道。

发病机制

皮肤僵硬综合征是由于编码原纤维蛋白 1（*FBN1*）基因的杂合子产生突变。在受影响的筋膜中存在巨大的"类似于石棉的"胶原纤维，这反映了细胞外基质中胶原蛋白和氨基葡聚糖的排列紊乱。

临床特征

皮肤僵硬综合征的特点是皮肤与皮下组织出现如"岩石般坚硬"的硬化与增厚，最常见于臀部和股部，不累及腹股沟的褶皱部位是其特点[46]。手、足不受累。在受累区域常有轻度多毛。关节活动受限导致特征性的髋膝关节屈曲与站立时明显的腰椎前凸，而且患者体形较矮。此病可稳定或缓慢进展，未观察到有内脏器官异常表现。也有单侧受累的报道，一些患者可有硬肿病、深部硬斑病和线状肢骨纹状肥大性硬皮病的表现。

病理学

组织学检查显示筋膜明显增厚，透明样变，不伴炎症细胞浸润。在其上的真皮中，可有或无增厚的胶原纤维束与黏蛋白沉积。

治疗

皮肤僵硬综合征病情进展缓慢，尚无有效治疗方法。物理治疗有助于预防进行性关节挛缩。

外源性物质引起的硬皮病样综合征

暴露于药物、化学品以及其他外源性物质可导致皮肤与其他部位的硬化（见表 43.7）[19]。

毒油综合征

1981 年，在西班牙有超过 25 000 人患上毒油综合征（toxic oil syndrome），其中 600 人死亡，约 300 人终生残废。原因是摄入降解的苯胺与加工过的菜籽油，而导致遗传易感个体发生的特异免疫反应。人类毒油综合征以麻疹样皮疹与流感样症状例如发热、头痛起病；半数患者有外周血嗜酸性粒细胞增多。炎症进而累及中枢神经系统、肺及唾液腺。皮损或者消退，演化成为扁平苔藓样皮损，或进展为硬斑病样或硬皮病样皮损。

嗜酸性粒细胞增多-肌痛综合征

1989 年，受污染的 L- 色氨酸制剂导致 "嗜酸性粒细胞增多-肌痛综合征（eosinophilia-myalgia syndrome）" 爆发，在美国超过 1500 人患病，并导致至少 30 人死亡。在疾病的急性阶段以严重的肌痛、发热、呼吸困难、水肿、斑疹和外周血嗜酸性粒细胞增多为特征。尽管已停止 L- 色氨酸的摄入，仍有近半数患者继续进入慢性阶段，表现为四肢弥漫性、深在性硬皮病样硬化（不累及肢端）以及进行性周围神经病变和肌肉病变。

药物引起的硬皮病样综合征

许多药物，特别是博来霉素和紫杉烷类药物（见表 43.7），可导致类似 SSc 的皮肤硬化与肺纤维化。与硬皮病样病变相关的另外一些药物包括其他化疗药如顺铂、卡铂、托泊替康、吉西他滨（gemcitabine）（尤其是下肢）以及麦角生物碱、L-5- 羟色胺＋／－卡比多巴、食欲抑制剂和可卡因。

化学试剂引起的硬皮病样综合征

暴露于某些有机化学试剂可导致类似 SSc 的临床表现（见表 43.7）。与毒油综合征和嗜酸性粒细胞增多-肌痛综合征呈急性病程不同的是，暴露于氯乙烯（常见于用聚合单体清洗高压灭菌器的工人）、有机溶剂（例如三氯乙烯、三氯乙烷、四氯乙烯）、杀虫剂或环氧树脂常引起慢性进行性硬化。该病起始于隐匿的肢端硬化与雷诺现象（尤其是暴露于氯乙烯），但也可出现硬斑病样斑块和纤维结节。常出现肢端骨质溶解、肝毒性与肺部累及。另外，患者常伴有乏力、体重减轻、关节疼痛与肌痛。自身抗体检测阴性，去除暴露因素后病情停止进展或缓解。

硅沉着病（矽肺、矽肺病）

硅的职业暴露者例如矿工与翻沙工，患 SSc 的概率比普通人群高近 20 倍。来自德国的一项流行病学调查显示，有 3/4 的典型男性 SSc 患者曾暴露于硅尘工作环境中，其平均暴露时间是 14 年，从首次暴露到发病平均时间是 24 年。石英通过呼吸和经皮吸入，而硅沉着病（silicosis）由直径小于 5 μm 的颗粒引起。一旦吸收，硅不能再从人体排出。虽然硅能引起非特异性的促炎症反应与促纤维化作用，但是 HLA 与 TNF-α 亚型的关联提示病情进展仍需要有特异性的事先存在的免疫表型。与矽肺病相关的 SSc 在临床、血清学和免疫学上与特发性 SSc 无法区分。硅暴露也与其他自身免疫性结缔组织病的发生相关，包括干燥综合征、SLE 和类风湿性关节炎。

（姜　莹译　李　明审校）

参考文献

1. Boin F, Wigley FM. Clinical features and treatment of scleroderma. In: Firestein GS, Budd RC, Gabriel SE, et al., editors. Kelley's Textbook of Rheumatology. 9th ed. Philadelphia: Elsevier/Saunders; 2012. p. 1366–403.
2. Mayes MD, Lacey JV Jr, Beebe-Dimmer J, et al. Prevalence, incidence, survival, and disease characteristics in a large US population. Arthritis Rheum 2003;48:2246–55.
3. Katsumoto TR, Whitfield ML, Connolly MK. The pathogenesis of systemic sclerosis. Ann Rev Pathol 2011;6:509–37.
4. Varga J. Overview: pathogenesis integrated. In: Varga J, Denton CP, Wigley FM, editors. Scleroderma: From Pathogenesis to Comprehensive Management. New York: Springer Science+Business Media LLC; 2012. p. 163.
5. Gabrielli A, Avvedimento EV, Krieg T. Scleroderma: mechanisms of disease. N Engl J Med 2009;360:1989–2003.
6. Prescott RJ, Freemont AJ, Jones CJ, et al. Sequential dermal microvascular and perivascular changes in the development of scleroderma. J Pathol 1992;166: 255–63.
7. Falanga V, Zhou L, Yufit T. Low oxygen tension stimulates collagen synthesis and COL1A1 transcription through the action of TGF-β1. J Cell Physiol 2002;191:42–50.
8. Pauling JD, McHugh N. The clinical aspects on autoantibodies. In: Varga J, Denton CP, Wigley FM, editors. Scleroderma: From Pathogenesis to Comprehensive Management. New York: Springer Science+Business Media LLC; 2012. p. 209–25.
9. Baroni SS, Santillo M, Bevilacqua F, et al. Stimulatory autoantibodies to the PDGF receptor in systemic

sclerosis. N Engl J Med 2006;354:2667–76.
10. Classen JF, Henrohn D, Rorsman F, et al. Lack of evidence of stimulatory autoantibodies to platelet-derived growth factor receptor in patients with systemic sclerosis. Arthritis Rheum 2009;60:1137–44.
11. Van Bon L, Affandi AJ, Broen J, et al. Proteome-wide analysis and CXCL4 as a biomarker in systemic sclerosis. N Engl J Med 2014;370:433–43.
12. Sargent JL, Milano A, Bhattacharyya S, et al. A TGFbeta-responsive gene signature is associated with a subset of diffuse scleroderma and increased disease severity. J Invest Dermatol 2010;130:694–705.
13. Van den Hoogen F, Khanna D, Fransen J, et al. 2013 classification criteria for systemic sclerosis. Arthritis Rheum 2013;65:2737–47.
14. Grassi W, Medico PD, Izzo F, Cervini C. Microvascular involvement in systemic sclerosis: capillaroscopic findings. Semin Arthritis Rheum 2001;30:397–402.
15. Paquette D, Falanga V. The psychosocial dimensions of scleroderma: a survey. Arthritis Rheum 2000;43: 1522.
15a. Wigley FM, Flavahan NA. Raynaud's phenomenon. N Engl J Med 2016;375:556–65.
16. Wigley FM. Raynaud's phenomenon. N Engl J Med 2002;347:1001–8.
17. Mayes MD, Varga J, Buch MH, Seibold JR. Systemic sclerosis. In: Klippel JH, Stone JH, Crofford LJ, White PH, editors. Primer on the Rheumatic Diseases. 13th ed. New York: Springer Verlag; 2008. p. 343–62.
18. Weedon D. Disorders of collagen. In: Weedon's Skin Pathology. 3rd ed. Edinburgh: Churchill Livingstone Elsevier; 2010. p. 304–16.
19. Jablonska S, Blaszczyk M. Differential diagnosis of systemic sclerosis-like disorders. In: Clements PJ, Furst DE, editors. Systemic Sclerosis. 2nd ed. Philadelphia:

Lippincott Williams & Wilkins; 2004. p. 99–119.
20. Ramos-Casal M, Fonollosa-Pia V, Brito-Zerón P, Sisó-Almirall A. Targeted therapy for systemic sclerosis: How close are we? Nat Rev Rheumatol 2010;6: 269–78.
21. Wigley FM, Herrick AL. Raynaud's phenomenon. In: Varga J, Denton CP, Wigley FM, editors. Scleroderma: From Pathogenesis to Comprehensive Management. New York: Springer Science+Business Media LLC; 2012. p. 313–29.
22. Fries R, Shariat K, von Wilmowsky H, Bohm M. Sildenafil in the treatment of Raynaud's phenomenon resistant to vasodilatory therapy. Circulation 2005;112:2980–5.
23. Ladak K, Pope JE. A review of the effects of statins in systemic sclerosis. Semin Arthritis Rheum 2016;45:698–705.
24. Korn JH, Mayes M, Matucci Cerinic M, et al. Digital ulcers in systemic sclerosis: prevention by treatment with bosentan, an oral endothelin receptor antagonist. Arthritis Rheum 2004;50:3985–93.
25. Belch JJ, Capell HA, Cooke ED, et al. Oral iloprost as a treatment for Raynaud's syndrome: a double-blind multicentre placebo-controlled study. Ann Rheum Dis 1995;54:197–200.
26. Wigley FM, Wise RA, Seibold RJ, et al. Intravenous iloprost infusion in patients with Raynaud phenomenon secondary to systemic sclerosis. Ann Intern Med 1994;120:199–206.
27. Falanga V, Bucalo B. Use of a durometer to assess skin hardness. J Am Acad Dermatol 1993;29:47–51.
28. Fett N, Werth VP. Update on morphea: part II. Outcome measures and treatment. J Am Acad Dermatol 2011;64:231–42.
29. Clements PJ, Furst DE, Wong WK, et al. High-dose versus low-dose D-penicillamine in early diffuse systemic

sclerosis: analysis of a two-year, double-blind, randomized, controlled clinical trial. Arthritis Rheum 1999;42:1194–203.

30. Mayes MD, O'Donnell D, Rothfield NF, et al. Minocycline is not effective in systemic sclerosis: results of an open-label multicenter trial. Arthritis Rheum 2004;50:553–7.

31. Pope JE, Bellamy N, Seibold JR, et al. A randomized, controlled trial of methotrexate versus placebo in early diffuse scleroderma. Arthritis Rheum 2001;44:1351–8.

32. Mendoza FA, Nagle SJ, Lee JB, et al. A prospective observational study of mycophenolate mofetil treatment in progressive diffuse cutaneous systemic sclerosis of recent onset. J Rheumtol 2012;39:1241–7.

33. Starr Sherber N. Evaluation and management of skin disease. In: Varga J, Denton CP, Wigley FM, editors. Scleroderma: From Pathogenesis to Comprehensive Management. New York: Springer Science+Business Media LLC; 2012. p. 503–23.

34. Spiera RF, Gordon JK, Mersten JN, et al. Imatinib mesylate (Gleevec) in the treatment of diffuse cutaneous systemic sclerosis: results of a 1-year, phase IIa, single-arm, open-label clinical trial. Ann Rheum Dis 2011;70:1003–9.

35. Tashkin DP, Elashoff R, Clements PJ, et al.

Cyclophosphamide versus placebo in scleroderma lung disease. N Engl J Med 2006;354:2655–66.

35a. Taskin DP, Roth MD, Clements PJ, et al. Mycophenolate mofetil versus oral cyclophosphamide in scleroderma-related interstitial lung disease (SLSII): A randomized controlled, double-blind, parallel group trial. Lancet Respir Med 2016;4:708–19.

36. Rubin LJ, Badesch DB, Barst RJ, et al. Bosentan therapy of pulmonary artery hypertension. N Engl J Med 2002;346:896–903.

37. Sottile PD, Iturbe D, Katsumoto TR, et al. Outcomes in systemic sclerosis-related lung disease after transplantation. Transplantation 2013;95:975–80.

37a. Khanna D, Denton CP, Jahreis A, et al. Safety and efficacy of subcutaneous tocilizumab in adults with systemic sclerosis (faSScinate): a phase 2, randomized, controlled trial. Lancet 2016;387:2630–40.

38. Chung L, Fiorentino DF, Benbarak MJ, et al. Molecular framework for response to imatinib mesylate in systemic sclerosis. Arthritis Rheum 2009;60:584–91.

38a. Van Laar JM, Farge D, Sont JK, et al. Autologous hematopoietic stem cell transplantation vs intravenous pulse cyclophosphamide in diffuse cutaneous systemic sclerosis: a randomized clinical trial. JAMA 2014;311:2490–8.

39. Shulman LE. Diffuse fasciitis with eosinophilia:

a new syndrome? Trans Assoc Am Physicians 1975;88:70–86.

40. Lakhanpal S, Ginsburg WW, Michet CJ, et al. Eosinophilic fasciitis: clinical spectrum and therapeutic response in 52 cases. Semin Arthritis Rheum 1998;17:221–31.

41. Barnes L, Rodnam GP, Medsger TA, Short D. Eosinophilic fasciitis. A pathologic study of twenty cases. Am J Pathol 1979;96:493–517.

42. Cowper SE, Robin HS, Steinberg SM, et al. Scleromyxedema-like cutaneous diseases in renal-dialysis patients. Lancet 2000;356:1000–1.

43. Marckmann P, Skov L, Rossen K, et al. Nephrogenic systemic fibrosis: suspected causative role of gadodiamide used for contrast-enhanced magnetic resonance imaging. J Am Soc Nephrol 2006;17:2359–62.

44. High WA, Ayers RA, Chandler J, et al. Gadolinium is detectable within the tissue of patients with nephrogenic systemic fibrosis. J Am Acad Dermatol 2007;56:21–6.

45. Esterly NB, McKusick VA. Stiff skin syndrome. Pediatrics 1971;47:360–9.

46. Lu T, McCalmont TH, Frieden IJ, et al. The stiff skin syndrome: case series, differential diagnosis of the stiff skin phenotype, and review of the literature. Arch Dermatol 2008;144:1351–9.

第44章　硬斑病和硬化性苔藓

Martin Röcken、*Kamran Ghoreschi*

硬斑病（morphea）和硬化性苔藓（lichen sclerosus）同为炎症性皮肤病，两者却最终发展为截然不同的皮肤硬化模式。硬斑病主要是真皮的炎症，也可发展至皮下组织。硬化性苔藓最多见于外生殖器黏膜，也见于生殖器以外的部分，可累及表皮和真皮。尽管硬斑病可引起关节挛缩和皮下肌肉萎缩，但一般来说，硬斑病是没有内脏器官累及的。不过，有一小部分累及头部的带状硬斑病患者会有视觉或神经系统累及，称为进行性颜面偏侧萎缩（Parry-Romberg syndrome）。虽然硬斑病和硬化性苔藓可以同时发生于同一患者，但由于二者不同的疾病特征，仍分别进行叙述，只是对两者的治疗一起讨论。

硬斑病

同义名/亚型： ■ 局限性硬皮病（localized scleroderma）■ 局限性硬皮病（circumscribed scleroderma）■ 斑块状硬斑病（plaque-type morphea）■ 带状硬斑病-带状硬皮病（liner morphea-linear sclerosus）■ 刀劈状硬斑病-刀劈状硬皮病（morphea en coup de sabre-sclerodrma en coup de sabre）■ 深部硬斑病（deep morphea-morphea profunda）

要点

■ 不对称硬化性肿块，一般直径 2 ~ 15 cm。
■ 活动性皮损可有淡紫色边界、中央有色素减退斑，非活动性皮损常出现色素沉着。
■ 硬化可深达脂肪层或其下结构（如：筋膜、肌肉、骨），引起功能丧失。
■ 除了罕见的累及头部的带状硬斑病会引起视觉和神经症状，通常不伴有系统性病变。
■ 通常进展数年后消退。但带状硬斑病常持续存在。

引言

硬斑病（morphea）是一种临床表现独特的炎性疾病，主要累及真皮和皮下脂肪，最后形成瘢痕样硬化。尽管硬斑病和系统性硬皮病都有小血管改变、炎症浸润并最终发生的结构变化相同，但两种疾病有各自的特点，很容易从临床上加以区分。硬斑病皮损为非对称性，斑片状或带状分布；而系统性硬皮病则表现为起于手指和手、进行性进展至前臂的对称性硬化［局限皮肤型 SSc（limited cutaneous SSc，lcSSc）］，或表现为对称性进展的皮肤硬化，累及躯干和四肢近端［弥漫皮肤型 SSc（diffuse cutaneous SSc，dcSSc）］。虽然泛发性硬斑病可能有类似早期弥漫型系统性硬皮病的表现，但后者可能出现雷诺现象、指硬化、胃肠道和肺部受累，从这些临床表现可区分硬斑病与系统性硬皮病。不过，对深部硬斑病与嗜酸性筋膜炎的鉴别则更有难度。

硬斑病发生疼痛、皮肤硬化和关节僵直的可能性很大。约 10% 的硬斑病患者的硬化会导致挛缩、生长延缓甚至肢体变细，导致长期的功能缺陷[1]。

历史

公元前 400 年，希波克拉底（Hippocrates）首次提到一种皮肤增厚的疾病。硬皮病（scleroderma）一词是由希腊字母 skleros（坚硬或硬化）以及 derma（皮肤）衍生而来。在 1753 年，意大利医生 Carlo Curzio 首次描述一位年轻妇女患有泛发性皮肤硬化。1847 年，法国医生 Gintrac 将本病命名为"硬皮病"。1854 年，Thomas Addison 首次详细描述了硬斑病，称之为 Alibert 瘢痕综合征。1924 年，Matsui 描述了硬皮病典型的组织病理学改变。1930 年，O'Leary 和 Nomland 对系统性硬皮病和硬斑病两者的特点进行了详细描述。

流行病学

虽然人们对硬斑病有全面和长时间的认识，但是几乎没有以人群为基础的研究报道。其中最好的研究之一是来自明尼苏达州 Olmsted 郡的一份研究报告，登记了 1960—1993 年间的所有患者[2]。在此期间，该病的年发病率为 27/ 百万人口。这项研究同时显示，56% 的患者为斑块型硬斑病，20% 呈带状，13% 呈泛发性，11% 为深部硬斑病[2]。

硬斑病的患病率（每百万人口中患者人数）随年龄增长而增加，在 18 岁年龄段患病率为每百万人口 500 名，80 岁时则达到每百万人口 2200 名[1]。除带状硬斑病无性别倾向外，女性比男性更易患病（2.6：1）。已发表的硬斑病发病率和患病率有可能低于实际，原因可能在于其主要依靠临床识别和诊断。

硬斑病很少危及生命，在 Olmsted 郡的研究中发现，硬斑病患者生存率和普通人群无明显差异[2]。不过，仍有 11% 患者会出现明显残疾。特别值得注意的是出现残疾的人群主要发生在带状硬斑病中，而且将近 2/3 患者在 18 岁之前发病[1-2]。

发病机制

除以下几种情况之外，自身抗体在硬斑病患者和正常人之间的阳性率没有区别：① 抗单链 DNA（ssDNA）、抗拓扑异构酶 Ⅱ α、抗磷脂、抗原纤维蛋白 -1 和抗组蛋白的抗体（AHA）在硬斑病的阳性率增高（见第 40 章）；② 高滴度抗核抗体（ANA）见于儿童带状硬斑病患者及成人泛发性硬斑病患者。带状硬斑病患者的抗 ssDNA 抗体和 AHA 可能与其发生功能障碍的风险增加有关[3]。

单个皮损的组织学和免疫组织学改变均不能用以区别硬斑病和系统性硬皮病。多数临床病理回顾显示，这两种疾病可能由不同因素触发起病。但是，触发之后硬化的发生似乎经过了同样的过程。由此推论，导致系统性硬皮病的发病因素，也同样参与了硬斑病的发病过程，所以在此一起讨论。

目前认为，皮肤的硬化过程涉及三个主要的紧密联系因素：血管损害、T 细胞活化以及成纤维细胞合成变性的结缔组织成分（图 44.1）[4]。

血管改变

硬皮病后期一个明显特征是毛细血管数量减少。系统性硬皮病的研究显示缺氧引起微血管损害很早出现，甚至可能是最初的表现。血管内皮细胞可以对各种刺激做出应答，包括血管内皮生长因子（VEGF）、血小板源生长因子（PDGF）和转化生长因子 β（TGF-β）（见第 102 章）。内皮细胞活化的标记物（如：可溶性黏附分子，VEGF）在系统性硬皮病患者的血清中增高。形态学改变主要是影响毛细血管和小动脉。系统性硬皮病早期改变包括黏附分子表达和血管内皮肿胀，随之而来的是基底膜的增厚及内膜增生。

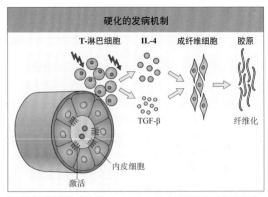

图 44.1　硬化的发病机制。硬化的形成过程涉及三方面因素：血管损伤、淋巴细胞活化和结缔组织合成的变化。IL，白介素；TGF，转化生长因子

我们推测硬斑病早期可能发生类似改变。

T 细胞衍生的细胞因子调控成纤维细胞功能

E Carwile Leroy 开创性地从硬化组织中分离出成纤维细胞并进行体外培养，观察到其产生的胶原（Ⅰ、Ⅱ、Ⅲ型）及其他细胞外基质蛋白的数量增加。成纤维细胞经数次传代后，仍能维持这种表型数周。由此引发了一个问题，即硬斑病的发生是否起源于先天或获得性成纤维细胞胶原代谢紊乱。今天，大量数据支持胶原产生异常是直接由周边细胞决定的。尤其是 T 细胞，具有影响成纤维细胞胶原合成的能力，而且 T 细胞是常规存在的，至少在疾病早期，在血管周围，尤其是在进展期硬化损害的边缘都可见到（见图 44.1）。

T 细胞衍生因子，尤其是白介素 -4（IL-4）、IL-13 和 TGF-β 均可诱导胶原和其他细胞外基质蛋白的合成增加。IL-4 由 CD4$^+$ T 辅助细胞 2 型（Th2）产生（见第 4 章），可以直接促进 TGF-β 的产生[5]。另一方面，干扰素可以显著抑制胶原蛋白和其他细胞外基质蛋白的合成，这一过程与 Th1 细胞相关[5]。Th1 分化也可通过转录因子 STAT4 参与 IL-12 的信号通路表达。值得注意的是，有研究指出转录因子 STAT4 的多态性（如：rs7574865）与系统性硬皮病，尤其是局限皮肤型的易感性相关[6]。其他与 SSc 相关的易感基因位点包括免疫相关基因（如：CD247，IRF5，HLA 区域）[7] 和编码结缔组织生长因子（CTGF）基因的启动子[8]。

最近发现 SSc 患者的循环血液中，趋化因子配体 CXCL4（由浆细胞样树突状细胞分泌）显著升高[9]。升高的 CXCL4 水平与肺纤维化的高发生率和皮肤纤

维化急剧进展密切相关[9]。此外，CXCL4 还可以促进 Th2 细胞分泌细胞因子 IL-4 和 IL-13，并且能够抗血管生成。

IL-4 是诱导 T 细胞分化为 Th2 表型的最强有力的因子（图 4.10）[10]。由于 IL-4 刺激成纤维细胞合成病理性胶原和诱导嗜酸性粒细胞募集，因此认为由产生 IL-4、IL-13 和 TGF-β 的细胞主导的免疫应答在皮肤硬化起始阶段发挥了重要作用。这个理论得到以下临床和实验资料的支持：

- 对硬化皮损进展性炎症边缘进行原位杂交分析，观察到 IL-4 表达显著增加。
- 已经证明 Th2 相关的 IL-13 和 IL-33 能够促进小鼠的皮肤纤维化，早期用抗 IL-4 抗体治疗进展期硬皮病小鼠可阻止硬皮病进展。
- 系统应用维甲酸通过与 TGF-β 信号通路相互作用，可使成纤维细胞减少病理性胶原的合成，并且能够改善慢性移植物抗宿主病（GVHD）患者的皮肤硬化[11-12]。
- CXCL4 能活化 Th2 细胞，与 SSc 发病关系密切，因此被认作是 SSc 的生物标志物[9]。

另一治疗硬斑病的方法是将 Th2 型反应转换到 Th1 型反应。但一系列以安慰剂作对照的临床研究显示，用 Th1 产生的细胞因子 IFN-γ 或 IFN-α 治疗硬斑病无效[13]。未来也许会有更有效的 Th2 型反应抑制剂可有助于预防或改善皮肤硬化。

最近，观察到细胞内信号蛋白在硬皮病成纤维细胞和对照组成纤维细胞有很多不同。例如，前者 p38

丝裂原诱导蛋白激酶（MAPK）呈活化状态，并且 Ha-Ras 蛋白与活性氧簇（ROS）表达水平更高。这些发现加之来自动物研究的数据表明，皮肤纤维化与促氧化因子之间存在联系。以上研究结果支持缺氧和氧化应激是皮肤硬化发病机制中的关键因素。

动物模型和基因学

目前，用来研究硬皮病发病机制最好的动物模型是紧皮（tight skin，TSK）小鼠（图 44.2）。原纤维蛋白 1 基因部分片段的复制可能导致 TSK 小鼠皮肤和内脏胶原合成增多和集聚。与硬斑病和系统性硬皮病一样，TSK 小鼠不仅真皮层胶原的沉积增加，而且胶原纤维长度缩短，羟脯氨酸含量也增加。此外，TSK 小鼠有高滴度抗拓扑异构酶 I 和原纤维蛋白 1 抗体，分别与系统性硬皮病和硬斑病患者相似。一个主要的区别是 TSK 小鼠的血管未受累。这个区别表明，皮肤的硬化可以在血管完全正常的情况下发生[14]。通过骨髓细胞移植，该表型可从患病小鼠转移到正常同源性小鼠（见图 44.2）。

TSK 小鼠的成纤维细胞 IL-4 受体 α 的表达增加，将 TSK 小鼠与对 IL-4 不应答，或有 TGF-β 产生缺陷基因背景的小鼠逆代杂交，可阻止 TSK 小鼠皮肤的硬化。而且，这种逆代杂交使小鼠的胶原纤维长度、皮肤厚度和羟脯氨酸含量恢复正常，并阻止抗拓扑异构酶 I 抗体的形成（图 44.2）[14]。在该硬皮病小鼠模型中，促进 Th1 型反应或针对 PDGF 受体活性的靶向干预措施（如伊马替尼）减少了真皮的厚度和纤维化程

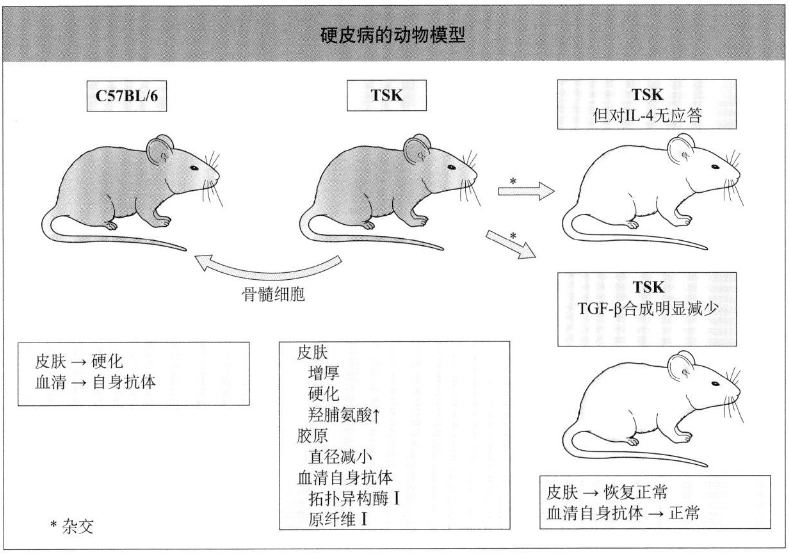

图 44.2 **硬皮病的动物模型**。通过骨髓细胞将硬皮病的基因型从患病动物（TSK 小鼠）移植至同种健康小鼠（C57BL/6）。TSK 小鼠与对 IL-4 不产生应答或仅合成极少量 TGF-β 的小鼠的杂交二代小鼠无皮肤硬化，也不产生自身抗体。TSK，紧皮小鼠。IL，白介素；TGF，转化生长因子

硬皮病的动物模型

C57BL/6　　TSK　　TSK 但对 IL-4 无应答

骨髓细胞

皮肤 → 硬化
血清 → 自身抗体

皮肤
增厚
硬化
羟脯氨酸↑
胶原
直径减小
血清自身抗体
拓扑异构酶 I
原纤维 I

TSK
TGF-β 合成明显减少

皮肤 → 恢复正常
血清自身抗体 → 正常

*杂交

度[15]。目前将改善实验研究中皮肤纤维化的最新研究重点集中在血小板源血清素[16]、β干扰素、TGF-β[17]和Janus激酶[18]的作用。

除了表型的相似外，许多资料显示，与TSK小鼠表型相关的基因位点同样与罹患硬皮病存在联系。在人类，这个易感基因位点在15号染色体长臂上，该区域包含原纤维蛋白1基因，该基因与皮肤僵硬综合征有关[19]。

触发事件

人们设计了很多免疫性和代谢性研究以了解系统性硬皮病，但其是否也能解释局限性、非对称性皮肤炎症反应和硬化仍有疑问。硬斑病和系统性硬皮病主要的区别因素是触发事件不同。皮肤的局部刺激可激发硬斑病，但是系统性硬皮病需要系统性损伤才能激发。可能激发硬斑病的局部刺激因素包括机械性创伤、注射、疫苗接种[20]和X线照射。

这些问题引发了对潜在刺激原及与硬斑病和系统性硬皮病有类似临床表现的疾病的研究。其中博氏疏螺旋体感染在疾病发病中的潜在作用被深入研究，从一些硬斑病患者皮肤中分离出博氏疏螺旋体也支持这一推测。然而，大规模的研究未能证实这一观察结果[21]。因此，这个理论被放弃了。

临床特征

硬斑病可以分为以下几类：斑块状硬斑病、带状硬斑病、泛发性硬斑病和其他少见的类型（如深部硬斑病、点滴状硬斑病、结节性硬斑病）。也有一些炎症综合征导致硬斑病样的表浅或深部皮肤硬化（硬斑病样疾病，见下文）。通常硬斑病患者无雷诺现象或者内脏器官受累。少数带状硬斑病患者可累及筋膜、肌肉和骨组织，偶尔头部带状硬斑病患者还可出现眼部和神经系统症状。极少数特定的硬斑病患者通过X线或闪烁扫描术能发现有轻微的肺纤维化或轻度食管运动障碍。临床上，相关内脏器官的损伤仅见于一些特殊类型的假性硬皮病患者（见第43章）。

斑块状硬斑病

斑块状硬斑病（plaque-type morphea）是最常见的类型。起病隐匿，典型皮疹呈轻微隆起的红色或者紫色轻度水肿性斑块，呈离心性扩大（图44.3）。一般无症状，因此经常不为患者注意。进展期皮损中央开始出现硬化，类似瘢痕样组织。随着硬化深度的进展，

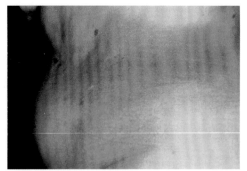

图44.3　躯干部早期斑块状硬斑病。早期皮损表现为红色水肿性斑块

皮肤逐渐变硬。皮损中央呈白色，有光泽，周边有紫色或淡紫色环（图44.4A）。成熟皮损处通常见炎症后色素沉着取代白色硬化（图44.4B）。

皮肤结构如头发和汗腺常缺如。有些患者自觉瘙痒，可能与局部皮肤干燥所致。一旦淡紫色环消失，

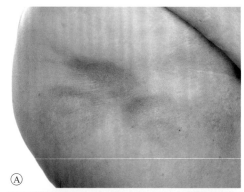

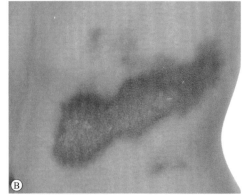

图44.4　斑块状硬斑病。A.硬化性斑块，有着特征性淡紫色晕，组织学检查能区分活检标本是来自有炎症的皮损边缘还是硬化的中心区域（图44.12）。B.大型界限分明的色素沉着性斑块，中央凹陷；躯干是斑块状硬斑病好发部位

这个皮损的进展也将随之停止。尽管皮损的炎症边缘很难界定，特别是在带状硬斑病患者，但它却是疾病活动性的重要指标。

硬斑病斑块常见于躯干部，直径一般在 2 ～ 15 cm，可多发、不对称，但也有显著变异。个别皮损面积可以显著扩大，也可以保持稳定不变。

硬斑病病程多变。多数患者的进展期约为 3 ～ 5 年，之后进入停滞期并能最终自发消退。然而遗留皮肤萎缩和色素沉着是常见的。很少有患者在 5 年后复发。

变异类型

依据硬斑病的不同表现，给予其特定命名。这些名称不代表真正的独立疾病，而是反映不同形态学特征、分布形式或受累深度等。多数硬斑病患者的皮损没有分布规律。但有些患者，皮损呈单侧分布，沿皮区或 Blaschko 线分布。

- 点滴状硬斑病（guttate morphea）：此型硬斑病表现为多发、相对表浅、钱币状的斑块，虽然皮损相对较小，也可有深部硬化。
- Pasini 和 Pierini 皮肤萎缩（atrophoderma of Pasini and Pierini）：有些医师认为 Pasini 和 Pierini 皮肤萎缩是一种表浅变异型斑块状硬斑病，而另一些医师则认为此病是应与发育成熟的硬斑病相鉴别的一种独立疾病（见第 99 章）。色素沉着斑在躯干后部最常见；偶尔，皮损沿 Blaschko 线分布（Moulin 带状皮肤萎缩）。
- 深部硬斑病（deep morphea）：是一种炎症和硬化主要累及真皮深部、皮下脂肪甚至其下结构（如筋膜）的病变（图 44.5A）。皮损一般为单个或数个硬化的深部斑块，可导致皮肤的活动受限。最终皮损可能钙化，导致营养不良性皮肤钙化。因为皮损硬化部位较深，有的皮损的表现与嗜酸性筋膜炎相似（图 44.5B，详见第 43 章）。
- 结节性或瘢痕疙瘩样硬斑病（nodular or keloidal morphea）：真皮的炎症导致皮肤增厚，形成瘢痕样结节（图 44.6）或条状斑块。临床上很难与硬化的瘢痕鉴别。
- 大疱性硬斑病（bullous morphea）：罕有患者，特别是皮肤硬化的部位伴有弥漫、快速进展的水肿和淋巴液的阻滞形成淋巴囊肿，进而出现大疱，称为大疱性硬斑病。该型通常见于泛发性硬斑病和硬皮病样或硬斑病样移植物抗宿主病，但很少见于斑块状硬斑病。大疱性硬斑病应与机

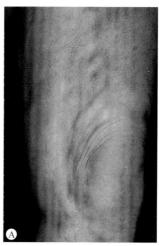

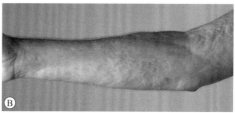

图 44.5 深部硬斑病和嗜酸性筋膜炎的比较。A. 注意深部硬斑病股部受累皮肤呈"假性蜂窝织炎"样表现。B. 嗜酸性筋膜炎的纤维化位置也很深，临床表现与深部硬斑病相似，此患者有嗜酸性筋膜炎样的慢性移植物抗宿主病，也叫慢性移植物抗宿主病相关的筋膜炎（B, Courtesy, Edward Cowen, MD.）

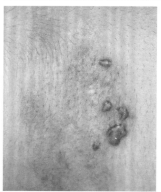

图 44.6 结节性（瘢痕疙瘩状）硬斑病。在色素沉着的斑块中出现隆起、坚实的粉红色丘疹结节（Courtesy, Jean L Bolognia, MD.）

械性水疱相鉴别，后者可能发生在斑块的中央，继发于表皮-真皮连接处的机械性损伤。

带状硬斑病和 Parry-Romberg 综合征

就发病年龄、分布、临床转归及血清学表现而言，带状硬斑病（linear morphea）不同于斑块状硬斑病。刀劈状硬斑病（morphea en coup de sabre）是发生在前额和头皮的带状硬斑病。颜面偏侧萎缩或 Parry-Romberg 综合征（Parry Romberg syndrome）可能是带状硬斑病中一种非常严重的临床类型，但它也可能是不止一种疾病的临床表型。表现为皮下脂肪逐渐减少，

但很少或几乎无硬化发生（图44.7）。整个三叉神经分布区，包括眼睛和舌头都会受到累及。

带状硬斑病最初表现为带状红色（炎性）条带，更为多见的是起初为斑块状硬斑病样皮损，一系列斑块纵形延伸，连接后形成瘢痕样条带（图44.8）。该条带将严重影响受累肢体的活动。带状硬斑病有侵及皮下筋膜、肌肉和肌腱的倾向。不仅导致肌肉无力，而且使肌肉和筋膜缩短，从而影响关节的运动。当带状硬斑病的累及范围越过关节时，会导致关节运动幅度降低和功能损害[22]。部分患者，受累皮损呈块状而非带状，导致肢体进行性萎缩，类似于面部硬斑病的Parry-Romberg亚型。带状硬斑病可以经历较长的静止期后进入活动期。

刀劈状硬斑病是发生在头部的带状硬斑病（图44.9）。皮损一般发于单侧，从前额延伸到额部头皮。起初可为线条状斑，近似深红色葡萄酒的染色，也可为一排融合的小斑块。偏正中位置分布最常见。与斑块状硬斑病类似，初始皮损周围绕以不连续的淡紫色环，可纵向延伸到眉毛、鼻部甚至颊部。炎症消退后留下带状、无毛发生长的裂隙，一些患者皮损以硬化为主，而另一些患者皮损以萎缩为主。

刀劈状硬斑病也可能累及其下方的肌肉和骨结构。少数情况下，炎症和硬化进展累及脑膜甚至脑组织，形成癫痫发作的潜在病灶[22a]。

泛发性硬斑病

泛发性硬斑病（generalized morphea）像斑块状硬斑病一样在躯干部隐匿发生。除了不断扩大这一特点外，单一皮损很难与典型的斑块状硬斑病鉴别。如同弥漫型系统性硬皮病，多数斑块快速融合，波及几乎整个躯干，通常仅乳头不受累（图44.10）。这些硬化

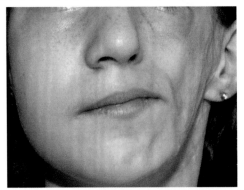

图44.7　Parry-Romberg综合征。单侧硬化和皮下脂肪缺失，导致面部不对称（Courtesy，Lorenzo Cerroni，MD.）

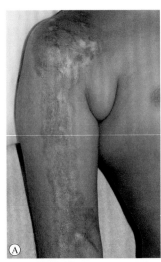

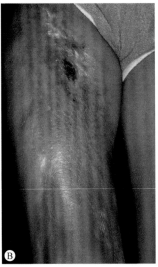

图44.8　一侧肢体的带状硬斑病。A.上臂的带状硬斑病，可见到色素沉着和色素减退，大部分带状硬斑病患者为单侧受累。B.皮损呈明显的炎症期改变，硬斑中有溃疡。需鉴别的疾病包括带状肢端纹状肥大，该病常合并潜在的蜡样带状骨肥厚（A，Courtesy，Julie V Schaffer，MD.）

可能累及肢体末端至手部（最初呈水肿状）。当皮肤硬化进展时，可因皮肤收缩导致功能缺陷，甚至因胸廓运动受损和肋间肌炎症，而引起呼吸困难。尽管积极治疗是值得推荐的，但因疗效不佳，常导致疾病持续存在。

儿童期的硬斑病

20%硬斑病患者为儿童和青少年。在这一年龄段，斑块状硬斑病的男女患病比率大概是1：2，平均发病年龄为7岁[23]。而带状硬斑病2/3的患者发病年龄在18岁以下。可导致受损肢体生长停滞。因此，如不治疗，带状硬斑病可能不仅引起关节运动幅度降低，也可因单侧发育不全引起永久性的肢体不对称（图44.11）。

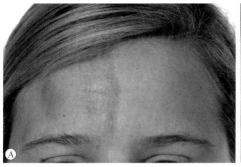
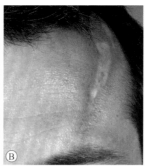

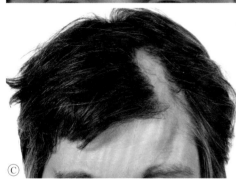

图 44.9　**刀劈状硬斑病**。见于额部，带状硬化斑片和萎缩，通常位于中线一侧而非正中。A.同时有色素沉着、色素减退以及轻度皮肤凹陷。B.明显的带状凹陷、硬化斑片。C.带状硬斑病累及头皮，呈瘢痕样秃发。注意"孤立发束"（lonely hairs），见于多种瘢痕样秃发

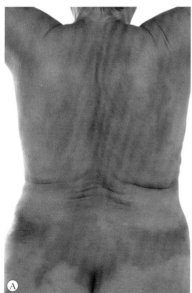

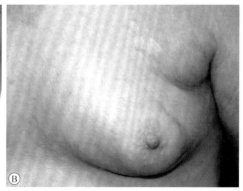

图 44.10　**泛发性硬斑病**。A.躯干多发性色素沉着斑块，趋于融合。B.乳房周围受累，中央部位不受累，是一种典型的分布形式（B，Courtesy，Luis Requena，MD.）

　　儿童残毁性全硬化性硬斑病和成人泛发性硬斑病类似。多在 14 岁前开始发病，由于皮下肌肉萎缩和关节挛缩持续存在，可导致终生严重残疾。这些疾病从躯干部发展至手部和足部。可发生牙周萎缩，但食管和肺仅轻微受累。很难与系统性硬皮病相鉴别。

　　重要的是，在一项大型多中心的儿童硬斑病的研究中，85% 的患者为带状硬斑病或 Parry-Romberg 综合征，22% 的患者有皮外受累，主要是关节（11%）、

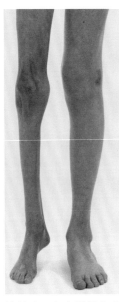

图 44.11 右下肢泛发性带状硬斑病导致发育不全。除了明显的发育不全,还有膝关节部位硬化和屈曲挛缩

浆细胞和肥大细胞(图 44.12A)。

在病程后期,炎症浸润减轻,除了一些皮下脂肪区域外,炎症最后完全消失。表皮外观基本正常,但是表皮突消失,真皮-表皮连接处变平。真皮和皮下组织上部不再水肿。毛细血管和小血管数目明显减少,很多结构被均质化胶原束取代,胶原束之间间隙狭窄。在这个时期,表现为嗜伊红染色深染的胶原纤维束在真皮网状层致密排列,且平行于表皮真皮结合部(图 44.12B)。小汗腺萎缩,并被限制在增厚的真皮层中。皮下组织呈均质化和透明化。

深部硬斑病主要累及皮下组织深部。炎症期后,广泛的硬化和透明化累及其下的筋膜。深部硬斑病患者必有皮下筋膜受累,通常见于带状和泛发性硬斑病患者。在这些患者中,筋膜甚至其下的肌肉(常常形成空泡)在硬化进程中受累,特征性表现是胶原纤维束取代了已分化的组织。

神经(4%)和眼损害(2%)[23]。神经和眼损害多见于头皮和面部带状硬斑病或 Parry-Romberg 综合征的患者。

实验室检查

除了泛发性和带状硬斑病外,硬斑病没有明显的实验室检测异常。红细胞沉降率和血清蛋白水平多为正常。嗜酸性粒细胞可增多,特别是在疾病早期活动期。高滴度 ANA 或抗单链 DNA 和抗组蛋白抗体可见于 40%~80% 带状和泛发性硬斑病患者,但不常见于成年斑块状硬斑病患者(见上文),而常见于线状和泛发性硬斑病患者。约 40% 儿童和青少年硬斑病患者 ANA 滴度升高[23]。

病理学

硬斑病的组织学表现取决于两个因素:取样处所处的疾病阶段和范围(边缘呈炎症期或中央呈硬化期)和疾病累及的深度。大多数情况下,形态学改变在真皮和皮下脂肪的交界处最明显。组织标本必须包含皮下脂肪,标明活检标本取自皮损具有炎症的边缘或者中央具有纤维化的部位很重要。

在皮损具有炎症的边缘,在光镜下血管改变相对分散。血管壁内皮肿胀和水肿。毛细血管和小动脉周围浸润细胞主要为 CD4[+] T 细胞,有时有嗜酸性粒细胞、

硬斑病样(和硬皮病样)炎症综合征

一些疾病的特征是肢端硬化和雷诺现象(例如,继发于接触博来霉素、聚氯乙烯或环氧树脂的硬化),与局限皮肤型系统性硬皮病(lcSSc)有类似临床表现(例如,硬皮病样或假性硬皮病),另一些疾病表现为局限性斑块,与硬斑病表现类似(例如,硬斑病样)。前者将在第 43 章讨论,后者在下文讨论,详见表 44.1。也有一些临床疾病兼有硬皮病样和硬斑病样的临床表现,例如慢性 GVHD。

尽管许多炎症性疾病最终都导致表浅或深部的皮肤硬化,但这些皮损改变与硬斑病之间的真正关系仍然不清楚。嗜酸性粒细胞在血液中增多或在组织中浸润为一些此类疾病的前兆或与这些疾病相关。嗜酸性粒细胞的浸润可能是由于未知病因,如嗜酸性筋膜炎,抑或是一种对毒性损伤和抗原刺激的免疫反应,如 L- 色氨酸综合征(嗜酸细胞增多性肌痛综合征)、毒油综合征或异体造血干细胞移植后出现的 GVHD。最近,由于发现某些外源性药物、化学试剂、内源性代谢物或 X 线放射损伤局部组织仅使一部分个体出现皮肤硬化,这提示特定的代谢产物和对这些复合物的先天性和获得性免疫反应决定了个人罹患硬皮病的易感性。

- **皮肤脂膜硬化**:慢性静脉功能不全伴随的慢性缺氧可引起皮下组织硬化,多见于下肢,将在第 100 章讨论。

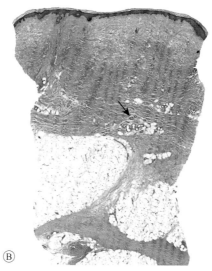

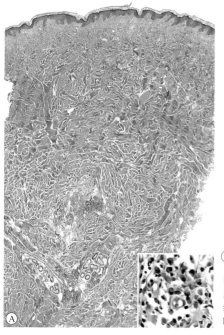

图 44.12　硬斑病的病理学特征。A. 炎症边缘区，真皮层增厚，血管和汗腺周围见淋巴细胞和浆细胞浸润（插图）；B. 中央硬化区，整个真皮层显著纤维化，延伸至脂肪层，胶原束增厚，汗腺受到挤压（箭头）（A，Courtesy，Lorenzo Cerroni，MD.）

- **维生素 K_1 注射（Texier 病）**：注射脂溶性维生素 K_1 偶尔可引起局限性深部嗜酸性筋膜炎，很难与深部硬斑病鉴别。消退后可有真皮和（或）皮下组织萎缩。
- **疫苗接种引起的硬斑病**：已有报道在儿童和成人肌内接种疫苗的部位可发生斑块型或深部硬斑病。但由于病例数量有限，尚不能确定是否是抗原、佐剂或注射创伤引发的炎症纤维化[24]。
- **硅酮或石蜡注射或植入**：重建外科手术中硅酮植入物的泄露以及局部注射硅酮或液体石蜡，医美处置在软组织中的填充剂，可能导致慢性炎症，引起局部的硬斑病样硬化。有人认为这些物质可能激发系统性疾病，如系统性硬皮病、嗜酸性筋膜炎或混合性结缔组织病，但 meta 分析结果未能证实这种假设。
- **卟啉病**：在成人，迟发性皮肤卟啉病患者在紫外线照射部位如面部、无发头皮、手背或上胸部等暴露部位可出现硬斑病样硬化。除了真皮血管周围有 PAS 阳性沉积物外，组织学和电子显微镜检查结果均与硬斑病类似。其他罕见的卟啉症也会导致暴露在紫外线下的部位的瘢痕样改变（见第 49 章）。
- **放射引起的硬斑病**：放射引起的硬斑病的特征是在放射部位甚至其周围发生明显的硬化、红斑及色素变化。放射引起的硬斑病的发病率为 1/500，主要发生在乳腺癌放疗过程中。放射引起硬斑病的预期风险因素仍不清楚，硬斑病可能发生在放射治疗数年后。除了放射性皮炎的表现外，组织病理显示血管周围和皮下组织炎症，以及真皮纤维化和胶原沉积。
- **肾源性系统性纤维化**：该病将在第 43 章详细讨论。
- **慢性移植物抗宿主病**：慢性移植物抗宿主病表现可类似于硬斑病、硬化性苔藓和嗜酸性筋膜炎（见第 52 章）。

鉴别诊断

除了前文讨论过的其他硬斑病样或硬皮病样疾病，硬斑病最需要鉴别的疾病是系统性硬皮病（见第 43 章）。皮损呈非对称性，无雷诺现象，无肺及食管受累是硬斑病的特征。其他常见需鉴别的疾病是硬化性苔藓和瘢痕疙瘩。但前者可与硬斑病同时存在。掌腱膜挛缩（Dupuytren 挛缩）和屈曲指——一种良性的第四和第五指尺侧偏斜，在临床上要与带状硬斑病鉴别。

硬肿病引起弥漫性木板样硬化，特别是上背部和

表 44.1　硬斑病样皮损的鉴别诊断
硬斑病（斑块状，带状，泛发性＊或深部＊）
慢性移植物抗宿主病＊
硬化性苔藓（可与硬斑病同时存在）
皮肤脂肪硬化症（脂性硬皮病）（lipodermatosclerosis）＊
注射部位硬化†
● 维生素 K_1（Texier 病）或维生素 B_{12}
● 硅或石蜡植入物
● 干扰素 - β
● 格拉替雷（Glatiramer）
● 恩夫韦地（Enfuvirtide）
● 博来霉素（皮损内治疗）
● 阿片样物质（例如喷他佐辛、凯托米酮、美沙酮）
● 接种疫苗
化学物质 / 毒素暴露
● 芳香族／氯化碳氢化合物（如皮肤接触苯或甲苯）＊
● 肾源性系统性纤维化（可能由含钆造影剂引起）＊
● 毒油综合征（据史料）＊
放射线引起的硬斑病
卟啉病（迟发性皮肤卟啉病，肝红细胞生成性卟啉病，先天性红细胞生成性卟啉病）＊
Muckle-Wells 综合征＊
Winchester 综合征＊
皮肤僵硬综合征（stiff skin syndrome）＊
带状肢端纹状肥大
反射性交感神经营养不良＊
硬斑病样结节病
先天性硬化性黑素细胞痣
副肿瘤性硬皮病样综合征＊
皮肤转移癌（如胸廓皮肤转移癌）
＊与硬皮病样疾病重叠的部分见表 43.7；尤其是深部硬斑病与嗜酸性筋膜炎的表现可相似。
† 系统用药发生硬斑病样皮损相关的药物包括：博来霉素、紫杉类（如紫杉醇、多烯紫杉醇）、溴隐亭、乙琥胺、丙戊酸．食欲抑制剂和青霉胺

颈部。肢端对称性绷紧和硬化可见于胰岛素依赖性糖尿病合并手关节病患者，也可描述为蜡样皮肤和僵硬的关节。在儿童，早老综合征需要与 Parry-Romberg 综合征鉴别，但后者是单侧发生。其他需要鉴别的硬皮病样疾病（如硬化性黏液水肿）见表 43.7。

硬化性苔藓

同义名： ■ 硬化萎缩性苔藓（lichen sclerosus et atrophicus）■ 女阴干枯症（kraurosis vulvae）■ 闭塞性干燥性龟头炎（balanitis xerotica obliterans），阴茎硬化性苔藓（lichen sclerosus of the penis）

要点

■ 硬化的、象牙白色的扁平丘疹和斑块，伴表皮萎缩，黏膜外部位有毛囊角栓。

■ 常见于妇女和男性外生殖器，外生殖器以外的皮肤少见。

■ 可引起阴道口瘢痕或包茎。

■ 可发生严重的瘙痒。

■ 无系统性病变。

引言

硬化性苔藓（lichen sclerosus）是一种主要累及真皮浅层或黏膜下、具有典型临床特征的炎性疾病，晚期形成象牙白色瘢痕样萎缩。在非生殖器部位，硬化性苔藓可伴瘙痒、破坏外观。外生殖器处硬化性苔藓可引起外阴干燥和严重的持续性瘙痒，常导致进行性萎缩和功能受损。包茎和阴道口瘢痕为最常见的并发症。

历史

1887 年 Francois Henri Hallopeau 报道的 1 例 "萎缩性扁平苔藓"（"lichen plan atrophique"），是对硬化性苔藓的首次描述。1892 年 Ferdinand Jean Darier 报道了硬化萎缩性苔藓的典型的病理改变。Unna、Westberg、von Zumbusch 及其他人在不同病例报道中详细阐述硬化性苔藓的临床特点[25]。这导致不同病名的应用，如 "白点病" "白色苔藓"，也使文献检索变得复杂。August Breisky 首次描述了女性外生殖器部位的硬化性苔藓，称之为外阴干枯症。四十年后，Alfred Stühmer 描述了阴茎龟头的硬化性苔藓，称之为闭塞性干燥性龟头炎。如今，外阴疾病国际研究学会提出 "硬化性苔藓" 这个名称，并被广泛使用[26-27]。

流行病学

硬化性苔藓相对少见，准确的发病率尚不清楚。所有年龄段均可发病，无种族特异性。不同研究报道的女性和男性患病比率变化很大（从 10：1 到 1：1）[26-27]。无论男女，至少 85% 患者病变发生于肛门生殖区部位。完善的流行病学调查主要集中在女阴病变。

对成年硬化性苔藓的研究显示，该病是有症状的女阴疾病中最常见的疾病之一。在两项大型研究中，有症状的女阴疾病中的 13% ～ 19% 诊断为硬化性苔藓。对女性而言，发病的峰值年龄在 50 ～ 60 岁，第二个发病高峰期是 8 ～ 13 岁的女孩。青春期前期患女阴疾病的女孩，硬化性苔藓的发生率和成人相似。生殖器以外的硬化性苔藓儿童少见。在男孩和成年男性，硬化性苔藓常常导致包茎，青春期前期因为包茎行包皮环切术的男孩有 14% 被诊断为本病。另一项研究显示，357 名因男性外生殖器皮肤疾病就诊的患者中，14% 患有硬化性苔藓[28]。

最近一项回顾性研究表明，斑块状硬斑病和泛发性硬斑病患者中有很高的比例伴发硬化性苔藓[29]，这种共存现象提示两种疾病具有共同的诱因或易感因素。

发病机制

如同大多数炎症性疾病，遗传因素与硬化性苔藓发病有关，硬化性苔藓可发生于同卵双生抑或异卵双生的双胞胎。另外，在一个相对大型的研究中，观察到 MHC- Ⅱ 类抗原 HLA-DQ7 与本病相关。这个区域与器官特异性自身免疫病患病风险增高相关，也进一步说明了该区域可能存在硬化症的易感基因。尽管炎症可能是硬化性苔藓起始和进展的必要因素，随后的硬化的发生机制仍然只是推测。

除了抗细胞外基质蛋白 -1（ECM-1）自身抗体，在患者血清中未发现与疾病发生风险或疾病活动相关的特异性免疫指标。80% 硬化性苔藓患者 IgG 型抗ECM-1 自身抗体阳性[30]。而且，硬化性苔藓女性患者比男性患者更容易伴发自身免疫病（尤其是自身免疫性甲状腺病）和 ANA 阳性[31]。

氧化应激在硬化性苔藓发病中可能起作用，这基于在皮损中观察到表皮基底细胞层发生脂质过氧化反应、DNA 和蛋白出现氧化性损伤。

临床特征

硬化性苔藓常见于肛门生殖器部位，较少累及生殖器以外的皮肤。口腔、手掌及足底较少发生硬化性苔藓。在口腔内，颊黏膜或舌下部可见最大直径为 5 mm 的淡蓝色丘疹，这些丘疹可渐形成表浅瘢痕样萎缩或糜烂。

生殖器以外皮肤硬化性苔藓除了干燥和瘙痒，一般无其他症状。皮损主要发生在躯干和四肢近端（图 44.13）。好发部位包括颈部、肩、腕关节的屈侧、机械性创伤部位或者持续受压的部位（例如肩或髋部）。

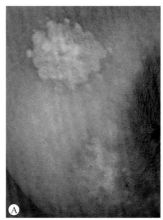

图 44.13 硬化性苔藓。（A）乳房有光泽的象牙白色斑块；（B）下背部。乳房部位可见点滴状卫星样皮损

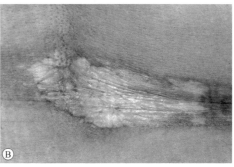

眼睑周围和头皮较少累及。

疾病早期较少见到外生殖器以外部位的皮疹。硬化性苔藓的单一皮损起初为多角形、淡蓝色、有光泽、微隆起的毛囊性丘疹，这些丘疹可扩大、融合成大的斑块，数周内进展为瘢痕样萎缩。大多数患者皮疹表现为轻微硬化的瘢痕样丘疹和斑块，通常呈象牙色，表面有光泽和（或）皱缩。偶尔，皮损呈粉红色或淡紫罗兰色。在持续受压部位，可出现羊皮纸样外观。

皮损进一步发展，可见毛细血管扩张或毛囊角栓（图 44.14A）。真皮-表皮交界面变平，导致真皮-表皮连接处脆性增加。其结果是硬化性苔藓偶尔会发生大疱，且具有出血倾向（图 44.14B）。

在女性，该病常累及外生殖器和肛门周围，形成外观似 "8" 字的图形（见第 73 章）。虽然疾病可无症状，但可引起严重的瘙痒和疼痛。这些症状可相当严重，进而导致排尿困难，性交困难，或排便时疼痛（儿童常表现为便秘）。硬化性苔藓初发时常呈轻微隆起的红斑，边界清楚，可有轻度糜烂。之后受累皮损有光泽，干燥，出现色素减退和硬化，可出现裂隙，尤其是会阴部（图 44.15）。萎缩不仅累及表皮，而且可引起阴唇特别是小阴唇和阴蒂严重的皱缩。严重时，

图 44.14　硬化性苔藓。A. 一位慢性移植物抗宿主病患者背部硬化性苔藓斑块上的毛囊口堵塞。B. 背部大型斑块周围见出血性大疱（A，Courtesy，Jean L Bolognia，MD；B，Courtesy，Luis Requena，MD.）

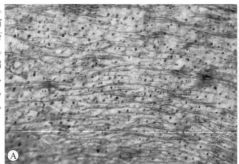

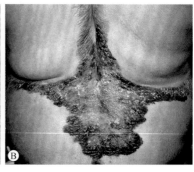

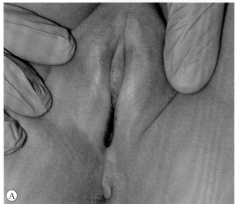

图 44.15　外阴硬化性苔藓。A. 特征性象女阴表现，一位女童会阴和肛周累及。可见对称性象牙白色斑块，周边为菲薄的粉红色边缘，肛周见一锥形突出物。B. 肛周硬化性苔藓，色素减退斑块，6 点钟部位见条形糜烂（皮肤有裂痕），会阴中央有裂隙（A，Courtesy，A Hernández-Martín，MD.）

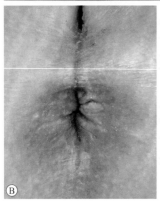

可出现外阴闭塞，以致无法性交。

肛门与生殖器部位的硬化性苔藓的皮损中常出现紫癜样皮损，该皮损有助于临床诊断。然而，局部合并糜烂的出血可被误诊为性虐待（见第 90 章）。因此需要仔细询问病史和检查，必要时需组织病理学检查以明确诊断。

男性儿童和成人，后天包茎或者反复发生的龟头炎，是最早的表现，较少累及肛门周围。瘙痒和疼痛较常见。在龟头和包皮内侧，硬化性苔藓初发时皮损边界清楚，有时呈淡蓝红色皮损，偶有糜烂。这种炎症有发展为萎缩性白色硬化性瘢痕的倾向（图 44.16）。组织收缩引起勃起疼痛，晚期可出现排尿困难和尿道堵塞。未作包皮环切的男性患者如包皮受累，硬化性苔藓常常导致包茎（包皮难以缩回暴露龟头），并有发生嵌顿包茎（当包皮回缩到龟头后面，不能再恢复的原先的位置）的危险，后者需要泌尿科紧急处置。许多男性儿童和成人患者首诊的原因是包茎影响包皮复位，在这种情况下，诊断应依靠组织病理检查。疾病进展可致龟头溃疡难以愈合。虽然包皮环切术是一线治疗方案，但复发性硬化性苔藓可以发生在包皮环切的部位。

外生殖器硬化性苔藓是否为癌前期病变一直有争论。至少有两种因素，使得对已有资料的解释和比较变得复杂：一种因素是有些患者在肿瘤发生前接受过 X 线照射治疗；另一种因素是肿瘤发生前有过因 HPV 感染导致的不典型增生。因此很难根据已有的资料建立有效的 meta 分析研究。很多资料表明外阴硬化性苔藓本质上不是癌前期病变，但是近期一项 507 名女阴硬化性苔藓患者参与的前瞻性队列研究表明，不规律局部应用糖皮质激素治疗的患者中有 5% 发生了鳞状细胞癌（SCC）或外阴上皮内瘤变（vulvar

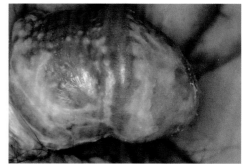

图 44.16　阴茎硬化性苔藓（闭塞性干燥性龟头炎）。注意皮损处象牙白色糜烂和瘢痕

intraepithelial neoplasia，VIN），而规律局部应用糖皮质激素治疗的患者则没有发生，此项研究平均随访时间为 4.7 年[26-27, 32-33]。黑子和黑素细胞痣可能出现在硬化性苔藓的部位，主要是生殖器部位的硬化性苔藓，组织学上它们与持续性（复发）黑素细胞痣相似，因此易与黑色素瘤混淆[33a]。

病理学

硬化性苔藓有特异性的病理表现。初期，主要是真皮浅层水肿并有淋巴细胞呈带状浸润（图 44.17A）。表皮变薄，角化过度，以及基底层空泡变性。在毛囊开口处角化过度尤为明显，可发生毛囊角栓。基底层空泡变性和表皮突变平易诱发水疱形成，可为血疱。早期最重要的改变发生在真皮浅层，局部淡染，起初是水肿引起，过后是真皮中胶原均质化引起（图44.17B）。弹力纤维减少是硬化性苔藓的典型表现，硬斑病无此表现。均质化的真皮乳头层可出现表皮下裂

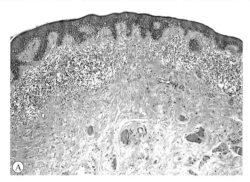

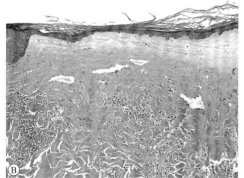

图 44.17　硬化性苔藓的组织学特征。 A. 早期皮损，真皮浅层淋巴细胞带状浸润，表皮-真皮连接处空泡变性，真皮乳头层轻度均质化。B. 晚期皮损，角化过度，表皮变薄，真皮上部均质化，真皮乳头透明样变性和硬化，毛细血管扩张，间质内淋巴细胞浸润（Courtesy, Lorenzo Cerroni, MD.）

隙和出血。

在疾病早期，沿透明带的炎症细胞浸润特别明显，包括淋巴细胞（CD3$^+$、CD4$^+$、CD8$^+$）、巨噬细胞和肥大细胞。在陈旧皮损，单核细胞浸润明显减少或稀疏，片状单核细胞岛分散在透明样变性的真皮层。超微结构研究发现胶原纤维缩短。

鉴别诊断

发生于外生殖器以外的硬化性苔藓最需要鉴别诊断的疾病是硬斑病；而发生于女孩和男孩外生殖器部位的硬化性苔藓最需要鉴别诊断的疾病是性虐待。在成人，外生殖器部位的硬化性苔藓与糜烂性扁平苔藓或 Queyrat 增殖性红斑很相似（详见第 73 章），通常需要做组织病理检查加以排除。活检可排除恶性转变，特别是合并潜在致癌性 HPV-16 或 HPV-18 感染的硬化性苔藓。在组织学上，硬化性苔藓相关的假性上皮瘤样增生必须与 SCC 进行鉴别。对于有同种异体造血干细胞移植史的患者，提示患有慢性 GVHD，该病从临床表现和组织病理学都与硬斑病或硬化性苔藓难以鉴别（图 44.14A）。

硬斑病和硬化性苔藓的治疗

硬化性苔藓和硬斑病的治疗方法很多（表 44.2）。其中大多为单一或有限病例的观察，偶有大样本研究，但绝大多数研究未设对照组。设计合理的随机对照研究罕见。meta 分析表明一些治疗方法较成熟，且大部分患者收到良好效果，但有些治疗只对少数患者有效。

目前主要的问题就是缺乏对硬斑病和硬化性苔藓的不同治疗方案的疗效的标准化评估。曾有研究尝试设计一项可重复的硬斑病的疾病严重程度评分[34]。此外，用 20 MHz 的超音波测量或组织学观察治疗前后单一斑块的改变也是有益处的。

光疗

1994 年，首次报道光疗治疗硬斑病[35]。从那以后，至少 30 篇文章证实其有效[36-37]。由于光疗的属性，不能进行安慰剂对照研究。尽管如此，光疗的有效性几乎少有人质疑。因为未经治疗的硬斑病患者自然进程大约 3 ～ 5 年，之后进入数年缓慢的消退期。小部分患者可发生更快速的自发性改善[1]。而接受光疗的患者，临床进程则明显不同。如果患者进行 30 ～ 36 次亚红斑量沐浴后 PUVA 治疗（bath PUVA therapy）或

表 44.2　硬斑病和硬化性苔藓的治疗。外用超强效皮质类固醇激素的临床试验主要是在患有女阴硬化性苔藓的女性患者中进行

治疗措施		硬斑病		硬化性苔藓	
		疗效	证据等级	疗效	证据等级
局部治疗	外用皮质类固醇激素	＋	3	＋＋＋（超强效）	1
	皮损内注射皮质类固醇激素	＋	3	＋＋	1
	外用钙调磷酸酶抑制剂	＋（早期皮损）	2	＋＋	1
	咪喹莫特	＋	2	无经验	
	维生素 A 衍生物	＋	3	＋	2
	维生素 D 衍生物	＋	3	＋	3
	睾酮	无经验		0	1
	孕酮	无经验		0	1
	皮损内注射干扰素-γ	0	1	无经验	
系统用药	青霉素	＋＋（约 5% 患者）	3	无经验	
	羟基-/氯喹	无经验		＋	3
	皮质类固醇激素	＋	3	＋	3
	维生素 A 衍生物（如阿维 A）	＋	3	＋	1
	维生素 D 衍生物	0	1	＋	3
	环孢素	0	3	无经验	
	青霉胺	＋＋	3	无经验	
	甲氨蝶呤	＋＋	2	无经验	
	甲氨蝶呤加糖皮质激素冲击	＋＋＋	2	＋	2
光疗	口服光化学疗法	＋＋	3	＋	3
	沐浴后光化学疗法	＋＋＋	2	＋＋	3
	涂霜后光化学疗法	＋	3	＋	3
	UVA1	＋＋＋	2	＋＋	3
	光动力疗法	0－＋	3	＋	3
	体外光置换疗法	＋	3	无经验	
其他	CO₂ 激光	无经验		＋＋	3
	外科手术	所选患者		所选患者	
	物理治疗	重要			

＋＋＋，显效；＋＋，有效；＋，轻度有效；0，低效或无效。基于循证医学支持：（1）前瞻性对照研究，（2）回顾性研究或大样本研究；（3）小样本研究或个例报道

30 ～ 60 J/cm² 的 UVA1 治疗，则至少 60% 患者的硬斑会完全消退或得到显著改善[38-39]（图 44.18）。

光疗，特别是用 UVA1，可使所有皮肤类型[40]得到改善和持续缓解。但也有报道光疗治愈后硬斑病斑块可有复发，但这主要是由于在开始光疗前病程较长。UVA1 光疗的剂量（中、高）似乎与复发的风险无关[41]。

光化学疗法和 UVA1 照射都可以诱导基质金属蛋白酶 1 表达，这种胶原酶可减少皮肤中前胶原和胶原含量。可通过组织病理学或 20 MHz 超声波测量皮肤厚度和密度来客观地评价硬斑病的消退[37, 42-43]。除了深在性硬斑病，这两种光疗对几乎所有类型硬斑病均有效，但对于泛发性带状硬斑病和残毁性全硬化性硬斑病的治疗经验不多，但以上任一种光疗对这些亚型也有效[44]。

光化学疗法中主要是用沐浴后 PUVA 治疗[10, 45]。几乎不用涂霜后 PUVA（cream PUVA）或系统性 PUVA 治疗[44]。

另一个尚未解决的问题是 UVA1 治疗的理想剂量。大部分初始研究表明低剂量（20 ～ 30 J/cm²）和中剂量（40 ～ 70 J/cm²）治疗的有效率相似。但有一项使用了 20 MHz 超声波测量硬斑病皮肤厚度而非临床评估的研究则发现中剂量（70 J/cm²）UVA1 的疗效优于低剂量（20 J/cm²）[42]。与这些报道一致，我们观察到采用 36 次 30 J/cm² 或 50 ～ 60 J/cm² UVA1 治疗的硬斑病患者，大部分患者的皮损得到显著改善[38]。重要的是，治疗有效的患者在治疗结束后其硬化程度仍可进一步改善。因此，即使硬化没有完全改善，36 次光疗后可以中断治疗。仅带状硬斑病除外，它需要达到 60 次治疗。

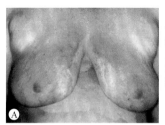

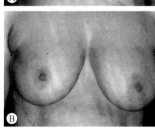

图 44.18　硬斑病的光疗。躯干部播散性硬斑病，乳房中央部位未累及。（A）沐浴后 PUVA 光化学治疗前；（B）治疗后

对一种模式光疗无反应的患者，更换另一种模式的光疗也可能有效。例如，患者在 4 个月内用一种模式的光疗无效后（如沐浴后 PUVA），应该更换新一轮另一种模式的光疗（如 UVA1）。光疗法与低剂量的系统应用维甲酸类药物联合使用可以使硬皮病样 GVHD 患者和斑块型硬斑病患者受益[10, 46]。与 UVA1 或沐浴后 PUVA 治疗的明显疗效相比，NB-UVB 对硬斑病则没有明显疗效[47]。

关于硬化性苔藓的光疗经验不多。通过对少数生殖器外硬化性苔藓患者的治疗观察，涂霜后 PUVA 治疗或 UVA1 治疗可以改善少数患者的皮损，外生殖器部位的硬化性苔藓患者也有相似的结果报道。例如，一项初步的研究表明，10 例外生殖器外硬化性苔藓患者经过连续 40 次低剂量 UVA1（20 J/cm^2）治疗，临床上得到改善[48]。但是，多数资料提示，对于生殖器外硬化性苔藓，其光疗疗效不如硬斑病。对于某些泛发性生殖器外硬化性苔藓患者，如果外用糖皮质激素无效，光疗可作为其另一种治疗选择，并需积累更多经验。

体外光化疗法（extracorporeal photophoresis）的结果不一，相关的花费高，创伤大。因此 UVA1 和光化学疗法较之有明显优势。虽然光动力疗法治疗外阴硬化性苔藓的前瞻性研究初步表明其可明显缓解症状，但在最近的研究中没有发现类似的结果。

局部治疗

皮质类固醇激素

回顾性和前瞻性研究清楚地证明，局部用超强效皮质类固醇激素治疗外生殖器硬化性苔藓有显著疗效[49-50]。在大部分这类研究中是外用 0.05% 丙酸氯倍

他索霜 12 周。临床改善得到了组织病理证实。在所有年龄组和不同性别患者，氯倍他索治疗外生殖器硬化性苔藓均是安全和有效的。几乎所有的外阴硬化性苔藓患者局部外用超强效皮质类固醇激素均有效，其中 20% 患者可完全清除。然而，有可能会复发。

即使长期和持续性使用氯倍他索霜也未发现有明显的副作用。因此，对于硬化性苔藓，局部使用皮质类固醇激素已成为一线治疗方法，这也包括儿童患者。曲安奈德皮损内注射可用来替代外用皮质类固醇激素。值得注意的是，外阴鳞状细胞癌主要发生在没有经过治疗或不规范治疗的患者。在一项 507 名女性外阴硬化性苔藓患者外用皮质类固醇激素治疗的前瞻性研究中，规律遵医嘱治疗的患者发生鳞状细胞癌或外阴上皮内瘤变的概率为 0%，而依从性差的患者上述两种病变的发生率是 5%，粘连和瘢痕的发生率分别是 3.5% 和 40%[33]。

局部用皮质类固醇激素治疗硬斑病的有效性仍有争议。在表浅活动性皮损，局部用超强效皮质类固醇激素可能减轻炎症。皮损边缘内注射曲安奈德也可减轻或阻止疾病进展，但无循证医学资料支持。局部使用皮质类固醇激素对缓解硬化无效。

钙调磷酸酶抑制剂和咪喹莫特

大环内酯类免疫抑制剂吡美莫司（1% 霜剂）和他克莫司（0.1% 软膏）已用于局部治疗外阴硬化性苔藓，并具有一定的疗效。不过，对于生殖器外硬化性苔藓，在外用钙调磷酸酶抑制剂后，人们也担心可能会增加发生 SCC 或激活人乳头瘤病毒（HPV）的风险。在随机双盲对照试验中，与外用吡美莫司和他克莫司相比，丙酸氯倍他索乳膏治疗外阴硬化性苔藓更加有效[49-50]。在硬斑病的治疗中，有些病例用他克莫司软膏治疗有效，特别是早期炎性皮损[51]。5% 咪喹莫特霜对斑块型硬斑病治疗有效[52]。不过，仍需大样本对照研究证实。

维生素衍生物

用维生素 D 和维生素 A 衍生物治疗硬斑病仍在研究中。体外，钙泊三醇可抑制培养的成纤维细胞增殖，局部使用 0.005% 卡泊三醇软膏已用来治疗硬斑病。个别报道称局部使用维生素 A 和维生素 D 衍生物可使外阴硬化性苔藓和硬斑病得到改善，但以上观察仍需要随机对照研究来证实。

激素

多年来，常局部使用睾酮或孕酮制剂治疗外生殖器硬化性苔藓。与局部应用超强效皮质类固醇激素比

较，尚无证据表明这些药物有效。对照性临床研究表明，这些激素制剂对硬化性苔藓无效。一研究显示，2% 丙酸睾酮软膏的疗效甚至低于凡士林软膏。

系统治疗

免疫抑制剂

甲氨蝶呤（儿童用量：每周 0.3 ~ 0.7 mg/kg；成人用量：每周 15 ~ 20 mg）常有助于治疗具有潜在毁损或致残的硬斑病类型。例如，刀劈状硬斑病或其他类型的带状硬斑病（特别是累及范围大或跨关节部位的）以及泛发型硬斑病[55]。一项随机安慰剂对照试验表明，儿童和青少年硬斑病患者每周使用甲氨蝶呤共一年时间，所有患者从最初有疗效算起，与安慰剂组相比，治疗组有一半的复发率[56]。值得注意的是，治疗组与对照组在前三个月都接受了口服泼尼松（每日 1 mg/kg，最高 50 mg/ 日）治疗。这些患者的长期随访报告显示，甲氨蝶呤组（65 名患者）中有 73%（48 名患者）达到临床缓解[57]。一项包含 9 个儿童的研究表明，甲氨蝶呤与每月糖皮质激素冲击（30 mg/kg 每月3 天）联合治疗可使临床活动、进展并有潜在致残的硬斑病患者的临床症状得以改善[58]。另一项前瞻性研究证实了甲氨蝶呤（每周 15 mg）联合大剂量静脉内注射甲泼尼龙冲击（1 g/ 日，每月连续 3 天）治疗严重的成年患者有效[59]。并提供了为期 3 年的标准化联合治疗方案[60]。

单纯口服皮质类固醇激素（甲泼尼龙或泼尼松每日 1 ~ 2 mg/kg）在硬斑病炎症期有效，尤其是在快速进展的带状或毁损性硬斑病患者，但是皮质类固醇激素不能改善已经形成的硬化，并且在停药后疾病可能会反跳。另一方面，环孢素未被证明对硬斑病有效。此外，环孢素不应与光疗联合应用。而甲氨蝶呤和皮质类固醇激素均可与 UVA1 或沐浴后 PUVA 结合使用。

虽然对于硬化性苔藓通常不推荐系统应用免疫抑制剂，但对一部分顽固不化、泛发的病例仍可使用。在这一小部分患者中，大剂量糖皮质激素静脉冲击治疗合并小剂量甲氨蝶呤口服治疗，可使病情得以改善[61]。

青霉素及其衍生物

有一些成人和儿童的病例报道，长期用青霉素或青霉胺治疗硬斑病或系统性硬皮病，可使病情缓解[62]。一些研究报道显示，青霉素 30×10^6 IU/ 日治疗 3 ~ 4 周对 5% 的患者有效。另外，先前青霉素治疗有效而之后复发的患者，再次用青霉素仍然有效。青霉胺与青霉素疗效相似，但是因为有潜在的严重副作用故较

少应用。

对于硬化性苔藓，青霉素、其他抗生素以及青霉胺都无效。

维生素衍生物

口服维生素 A 衍生物阿维 A 酯、异维 A 酸或阿维 A 酯（剂量 10 ~ 50 mg/ 日）治疗硬斑病、硬化性苔藓或硬皮病样移植物抗宿主病是有效的[10-11, 63-64]。重要的是，需经数月后才有效。

骨化三醇（1,25- 二羟维生素 D_3）有明显的抗炎作用，它对成纤维细胞生长和 TGF-β 都有调节作用[65]。尽管有病例报道其对硬斑病有效，但双盲、安慰剂对照临床研究并没有证实口服骨化三醇对硬斑病有效[66]。

细胞因子、TNF-α 抑制剂和多激酶抑制剂

IFN-γ 和 IFN-α 可抑制体外培养的成纤维细胞异常合成胶原，因此这两种细胞因子已被试用于治疗硬斑病。但是对照研究未能证实这两种细胞因子对逆转皮肤硬化有效[13]。TNF-α 是否在硬斑病和系统性硬皮病有致病作用目前尚不清楚。虽然 TNF 抑制剂可以改善 SSc 患者的炎性关节炎，但并不改善皮肤硬化[67-68]。

生长因子如 TGF-β 和 PDGF 在皮肤硬化的发病中起作用，因此成为潜在的治疗靶点。因为在系统性硬皮病小鼠模型中，甲磺酸伊马替尼（imatinib mesylate）作为 PDGF 受体的多激酶抑制剂，治疗系统性硬皮病小鼠模型有效，因此，在系统性硬皮病患者也进行了尝试[69]。然而，在 II 期随机对照试验中，伊马替尼未能改善系统性硬皮病患者的皮肤纤维化[70]。目前，一种针对 TGF-β 的多肽抑制剂正在进行临床试验。这是一种 JAK2 抑制剂，已经在皮肤硬化模型中进行了测试[18]。

手术

持续性挛缩的患者，有必要进行整形手术。同样，带状和刀劈状硬斑病患者也可能需要外科修复。自体脂肪移植已成功用于 Parry-Romberg 综合征。

包皮环切术可作为生殖器硬化性苔藓所致的包茎或包皮嵌顿的治疗选项，疗效显著[71]。

物理治疗

危及运动功能的硬斑病患者应强制其进行专业而长期的物理治疗。

（姜 莹译 李 明审校）

参考文献

1. Mayes MD. Classification and epidemiology of scleroderma. Semin Cutan Med Surg 1998;17:22–6.
2. Peterson LS, Nelson AM, Su WP, et al. The epidemiology of morphea (localized scleroderma) in Olmsted County 1960–1993. J Rheumatol 1997;24:73–80.
3. Dharamsi JW, Victor S, Aguwa N, et al. Morphea in adults and children cohort III: nested case-control study–the clinical significance of autoantibodies in morphea. JAMA Dermatol 2013;149:1159–65.
4. Abraham DJ, Varga J. Scleroderma: from cell and molecular mechanisms to disease models. Trends Immunol 2005;26:587–95.
5. Röcken M, Racke M, Shevach EM. IL-4-induced immune deviation as antigen-specific therapy for inflammatory autoimmune disease. Immunol Today 1996;17:225–31.
6. Rueda B, Broen J, Simeon C, et al. The STAT4 gene influences the genetic predisposition to systemic sclerosis phenotype. Hum Mol Genet 2009;18:2071–7.
7. Radstake TR, Gorlova O, Rueda B, et al. Genome-wide association study of systemic sclerosis identifies CD247 as a new susceptibility locus. Nat Genet 2010;42:426–9.
8. Fonseca C, Lindahl GE, Ponticos M, et al. A polymorphism in the CTGF promotor region associated with systemic sclerosis. N Engl J Med 2007;357:1210–20.
9. van Bon L, Affandi AJ, Broen J, et al. Proteome-wide analysis and CXCL4 as a biomarker in systemic sclerosis. N Engl J Med 2014;370:433–43.
10. Ghoreschi K, Thomas P, Breit S, et al. Interleukin-4 therapy of psoriasis induces Th2 responses and improves human autoimmune disease. Nat Med 2003;9:40–6.
11. Marcellus DC, Altomonte VL, Farmer ER, et al. Etretinate therapy for refractory sclerodermatous chronic graft-versus-host disease. Blood 1999;93:66–70.
12. Ghoreschi K, Thomas P, Penovici M, et al. PUVA-bath photochemotherapy and isotretinoin in sclerodermatous graft-versus-host disease. Eur J Dermatol 2008;18:667–70.
13. Hunzelmann N, Anders S, Fierlbeck G, et al. Double-blind, placebo-controlled study of intralesional interferon gamma for the treatment of localized scleroderma. J Am Acad Dermatol 1997;36:433–5.
14. McGaha T, Saito S, Phelps RG, et al. Lack of skin fibrosis in tight skin (TSK) mice with targeted mutation in the interleukin-4R alpha and transforming growth factor-beta genes. J Invest Dermatol 2001;116:136–43.
15. Akhmetshina A, Venalis P, Dees C, et al. Treatment with imatinib prevents fibrosis in different preclinical models of systemic sclerosis and induces regression of established fibrosis. Arthritis Rheum 2009;60: 219–24.
16. Dees C, Akhmetshina A, Zerr P, et al. Platelet-derived serotonin links vascular disease and tissue fibrosis. J Exp Med 2011;208:961–72.
17. Gerber EE, Gallo EM, Fontana SC, et al. Integrin-modulating therapy prevents fibrosis and autoimmunity in mouse models of scleroderma. Nature 2013;503:126–30.
18. Dees C, Tomcik M, Palumbo-Zerr K, et al. JAK-2 as a novel mediator of the profibrotic effects of transforming growth factor β in systemic sclerosis. Arthritis Rheum 2012;64:3006–15.
19. Loeys BL, Gerber EE, Riegert-Johnson D, et al. Mutations in fibrillin-1 cause congenital scleroderma: stiff skin syndrome. Sci Transl Med 2010;2:1–10.
20. Torrelo A, Suárez J, Colmenero I, et al. Deep morphea after vaccination in two young children. Pediatr Dermatol 2006;23:484–7.
21. Weide B, Schittek B, Klyscz T, et al. Morphoea is neither associated with features of *Borrelia burgdorferi* infection, nor is this agent detectable in lesional skin by polymerase chain reaction. Br J Dermatol 2000;143: 780–5.
22. Piram M, McCuaig CC, Saint-Cyr C, et al. Short- and long-term outcome of linear morphoea in children. Br J Dermatol 2013;169:1265–71.

22a. Tollefson MM, Witman PM. En coup de sabre morphea and Parry-Romberg syndrome: a retrospective review of 54 patients. J Am Acad Dermatol 2007;56: 257–63.

23. Zulian F, Vallongo C, Woo P, et al. Localized scleroderma in childhood is not just a skin disease. Arthritis Rheum 2005;52:2873–81.
24. Torrelo A, Suárez J, Colmenero I, et al. Deep morphea after vaccination in two young children. Pediatr Dermatol 2006;23:484–7.
25. Unna PG. Karenblattförmige Sklerodermie. Lehrbuch der speziellen path Anatomie. Berlin: A Hirschwald; 1894. p. 112.
26. Meffert JJ, Davis BM, Grimwood RE. Lichen sclerosus. J Am Acad Dermatol 1995;32:393–416.
27. Powell JJ, Wojnarowska F. Lichen sclerosus. Lancet 1999;353:1777–83.
28. Mallon E, Hawkins D, Dinneen M, et al. Circumcision and genital dermatoses. Arch Dermatol 2000;136:350–4.
29. Kreuter A, Wischnewski J, Terras S, et al. Coexistence of lichen sclerosus and morphea: a retrospective analysis of 472 patients with localized scleroderma from a German tertiary referral center. J Am Acad Dermatol 2012;67:1157–62.
30. Oyama N, Chan I, Neill SM, et al. Autoantibodies to extracellular matrix protein 1 in lichen sclerosus. Lancet 2003;362:118–23.
31. Kreuter A, Kryvosheyeva Y, Terras S, et al. Association of autoimmune diseases with lichen sclerosus in 532 male and female patients. Acta Derm Venereol 2013;93:238–41.
32. Hu B, Castillo E, Harewood L, et al. Multifocal epithelial tumors and field cancerization from loss of mesenchymal CSL signaling. Cell 2012;149:1207–20.
33. Lee A, Bradford J, Fischer G. Long-term management of adult vulvar lichen sclerosus: A prospective cohort study of 507 women. JAMA Dermatol 2015;151:1061–7.

33a. Carlson JA, Mu XC, Slominski A, et al. Melanocytic proliferations associated with lichen sclerosus. Arch Dermatol 2002;138:77–87.

34. Arkachaisri T, Vilaiyuk S, Torok KS, et al. Development and initial validation of the localized scleroderma skin damage index physician global assessment of disease damage: a proof-of-concept study. Rheumatology (Oxford) 2010;49:373–81.
35. Kerscher M, Volkenandt M, Meurer M, et al. Treatment of localised scleroderma with PUVA bath photochemotherapy. Lancet 1994;343:1233.
36. Kerscher M, Dirschka T, Volkenandt M. Treatment of localised scleroderma by UVA1 phototherapy. Lancet 1995;346:1166.
37. Kerscher M, Meurer M, Sander C, et al. PUVA bath photochemotherapy for localized scleroderma. Evaluation of 17 consecutive patients. Arch Dermatol 1996;132:1280–2.
38. Ghoreschi K, Röcken M. Phototherapy of sclerosing skin diseases. Dermatology 2002;205:219–20.
39. Zwischenberger BA, Jacobe HT. A systematic review of morphea treatments and therapeutic algorithm. J Am Acad Dermatol 2011;65:925–41.
40. Jacobe HT, Cayce R, Nguyen J. UVA1 phototherapy is effective in darker skin: a review of 101 patients of Fitzpatrick skin types I-V. Br J Dermatol 2008;159:691–6.
41. Vasquez R, Jabbar A, Khan F, et al. Recurrence of morphea after successful ultraviolet A1 phototherapy: A cohort study. J Am Acad Dermatol 2014;70:481–8.
42. Sator PG, Radakovic S, Schulmeister K, et al. Medium-dose is more effective than low-dose ultraviolet A1 phototherapy for localized scleroderma as shown by 20-MHz ultrasound assessment. J Am Acad Dermatol 2009;60:786–91.
43. Gruss C, Reed JA, Altmeyer P, et al. Induction of interstitial collagenase (MMP-1) by UVA-1 phototherapy in morphea fibroblasts. Lancet 1997;350:1295–6.
44. Scharffetter-Kochanek K, Goldermann R, Lehmann P, et al. PUVA therapy in disabling pansclerotic morphoea of children. Br J Dermatol 1995;132:830–1.
45. Lüftl M, Degitz K, Plewig G, Röcken M. Psoralen bath plus UV-A therapy. Possibilities and limitations. Arch Dermatol 1997;133:1597–603.
46. Ozdemir M, Engin B, Toy H, Mevlitoglu I. Treatment of plaque-type localized scleroderma with retinoic acid and ultraviolet A plus the photosensitizer psoralen: a case series. J Eur Acad Dermatol Venereol 2008;22: 519–21.
47. Kreuter A, Hyun J, Stücker M, et al. A randomized controlled study of low-dose UVA1, medium-dose UVA1, and narrowband UVB phototherapy in the treatment of localized scleroderma. J Am Acad Dermatol 2006;54:440–7.
48. Kreuter A, Gambichler T, Avermaete A, et al. Low-dose ultraviolet Al phototherapy for extragenital lichen sclerosus: results of a preliminary study. J Am Acad Dermatol 2002;46:251–5.
49. Goldstein AT, Creasey A, Pfau R, et al. A double-blind, randomized controlled trial of clobetasol versus pimecrolimus in patients with vulvar lichen sclerosus. J Am Acad Dermatol 2011;64:e99–104.
50. Funaro D, Lovett A, Leroux N, et al. A double-blind, randomized prospective study evaluating topical clobetasol propionate 0.05% versus topical tacrolimus 0.1% in patients with vulvar lichen sclerosus. J Am Acad Dermatol 2014;71:84–91.
51. Kroft EB, Groeneveld TJ, Seyger MM, et al. Efficacy of topical tacrolimus 0.1% in active plaque morphea: randomized, double-blind, emollient-controlled pilot study. Am J Clin Dermatol 2009;10:181–7.
52. Pope E, Doria AS, Theriault M, et al. Topical imiquimod 5% cream for pediatric plaque morphea: a prospective, multiple-baseline, open-label pilot study. Dermatology 2011;223:363–9.
53. Cattaneo A, De Marco A, Sonni L, et al. Clobetasol vs. testosterone in the treatment of lichen sclerosus of the vulvar region. Minerva Ginecol 1992;44:567–71.
54. Sideri M, Origoni M, Spinaci L, Ferrari A. Topical testosterone in the treatment of vulvar lichen sclerosus. Int J Gynaecol Obstet 1994;46:53–6.
55. Seyger MM, van den Hoogen FH, van Vlijmen-Willems IM, et al. Localized and systemic scleroderma show different histological responses to methotrexate therapy. J Pathol 2001;193:511–16.
56. Zulian F, Martini G, Vallongo C, et al. Methotrexate treatment in juvenile localized scleroderma: a randomized, double-blind, placebo-controlled trial. Arthritis Rheum 2011;63:1998–2006.
57. Zulian F, Vallongo C, Patrizi A, et al. A long-term follow-up study of methotrexate in juvenile localized scleroderma (morphea). J Am Acad Dermatol 2012;67:1151–6.
58. Uziel Y, Feldman BM, Krafchik BR, et al. Methotrexate and corticosteroid therapy for pediatric localized scleroderma. J Pediatr 2000;136:91–5.
59. Kreuter A, Gambichler T, Breuckmann F, et al. Pulsed high-dose corticosteroids combined with low-dose methotrexate in severe localized scleroderma. Arch Dermatol 2005;141:847–52.
60. Torok KS, Arkachaisri T. Methotrexate and corticosteroids in the treatment of localized scleroderma: a standardized prospective longitudinal single-center study. J Rheumatol 2012;39:286–94.
61. Kreuter A, Tigges C, Gaifullina R, et al. Pulsed high-dose corticosteroids combined with low-dose methotrexate treatment in patients with refractory generalized extragenital lichen sclerosus. Arch Dermatol 2009;145:1303–8.
62. Falanga V, Medsger TA Jr. D-penicillamine in the treatment of localized scleroderma. Arch Dermatol 1990;126:609–12.
63. Samsonov VA, Gareginian SA. Tigazon in the therapy of patients with circumscribed scleroderma. Vestn Dermatol Venerol 1990;11:17–20.
64. Bousema MT, Romppanen U, Geiger JM, et al. Acitretin in the treatment of severe lichen sclerosus et atrophicus of the vulva: a double-blind, placebo-controlled study. J Am Acad Dermatol 1994;30: 225–31.
65. Oyama N, Iwatsuki K, Satoh M, et al. Dermal fibroblasts are one of the therapeutic targets for topical application of 1 alpha, 25-dihydroxyvitamin D3: the possible involvement of transforming growth factor-beta induction. Br J Dermatol 2000;143: 1140–8.
66. Hulshof MM, Bouwes Bavinck JN, Bergman W, et al. Double-blind, placebo-controlled study of oral calcitriol for the treatment of localized and systemic scleroderma. J Am Acad Dermatol 2000;43:1017–23.
67. Denton CP, Engelhart M, Tvede N, et al. An open-label pilot study of infliximab therapy in diffuse cutaneous systemic sclerosis. Ann Rheum Dis 2009;68:1433–9.
68. Phumethum V, Jamal S, Johnson SR. Biologic therapy for systemic sclerosis: a systematic review. J Rheumatol 2011;38:289–96.
69. Chung L, Fiorentino DF, Benbarak MJ, et al. Molecular framework for response to imatinib mesylate in systemic sclerosis. Arthritis Rheum 2009;60:584–91.
70. Prey S, Ezzedine K, Doussau A, et al. Imatinib mesylate in scleroderma-associated diffuse skin fibrosis: a phase II multicentre randomized double-blinded controlled trial. Br J Dermatol 2012;167:1138–44.
71. Kulkarni S, Barbagli G, Kirpekar D, et al. Lichen sclerosus of the male genitalia and urethra: surgical options and results in a multicenter international experience with 215 patients. Eur Urol 2009;55:945–54.

第45章 其他风湿病和自身炎症性疾病

Dan Lipsker, Marco Gattorno

尽管本章的所有疾病均为系统性炎症性疾病，按发病机制仍分为两大类：一大类与固有免疫系统异常相关，如全身性幼年特发性关节炎（Still 病）和遗传性自身炎症性疾病；另一大类为自身免疫介导的组织损害，包括类风湿性关节炎和干燥综合征在内，特点是存在自身反应性抗原特异性 T 细胞和特征性自身抗体。

全身性幼年特发性关节炎（Still 病）

同义名： ■ 幼年特发性关节炎（juvenile idiopathic arthritis, JIA）：幼年类风湿关节炎（juvenile rheumatoid arthritis, JRA），幼年慢性关节炎（juvenile chronic arthritis）

要点

■ 幼年特发性关节炎主要分为全身型、多关节炎型（类风湿因子阳性或阴性）和少关节炎型。
■ 全身型幼年特发性关节炎也称为 Still 病，其特点为弛张型高热、淋巴结病、肝脾肿大、暂时性红色斑疹与丘疹（常伴随发热出现，并可伴有同形反应）和关节炎。

引言

幼年特发性关节炎（juvenile idiopathic arthritis, JIA）分为七个主要类型（表 45.1）[1]，包括全身型、类风湿因子（rheumatoid factor, RF）阳性多关节炎型、RF 阴性多关节炎型和少关节炎型等。全身型 JIA（systemic-onset JIA, sJIA）也称为 Still 病，以伴随弛张热发生的易消退的红色皮疹为特征。其他类型较少出现皮肤表现，尽管 RF 阳性的多关节炎型 JIA 可出现类风湿结节和其他可见于类似成人类风湿关节炎的皮疹的表现（见下文）。几乎所有银屑病性关节炎患者有皮肤和（或）甲银屑病（见第 8 章）。

历史

1897 年，英国儿科医师 George Still 首次描述了一种与发热、淋巴病和器官肿大相关的儿童慢性关节炎。

流行病学

JIA 是儿童最多见的风湿性疾病，在儿童（标准为年龄 ≤ 16 岁）总的患病率估计为 0.2‰ ~ 1‰[2]。sJIA 占所有 JIA 的 15% ~ 20%，从婴儿期至青春期的任何时间均可发生，平均发病年龄为 6 岁，男、女两性的发病率相同；其他类型 JIA 则大多以女性易发。有报道伴 *LACC1* 突变的单基因遗传型 sJIA，该基因的蛋白产物可调节巨噬细胞代谢[2a]。

发病机制

近来对于 sJIA 发病机制的认识提示，把 sJIA 归类为自身炎症性疾病优于归类为自身免疫性疾病。本病的炎症特点来自于激活固有免疫反应，而非适应性免疫，后者的特征是抗原特异性、淋巴细胞驱动的免疫反应（见第 4 章）。白介素（IL）-1 的过度产生可能在 sJIA 的发病机制中起重要作用。当健康人的外周血单个核细胞（PBMCs）暴露于 sJIA 患者的血清时，固有炎症因子 IL-1α 和 IL-1β 的基因表达上调（其他固有免疫基因也上调）[3]。值得注意的是，应用 IL-1 拮抗剂（例如阿那白滞素、列洛西普、卡纳单抗）能显著降低部分 sJIA 患者的疾病活动度（见下文）[4]。

IL-1 的过度产生可能是由于炎症小体的激活[5]（见图 4.2）和（或）负责产生钙结合蛋白 S100A8、S100A9 和 S100A12 的半胱天冬酶 -1 下游替代分泌通路的失调。这些钙结合蛋白是在中性粒细胞和单核细胞激活过程中被分泌出来的[6]。sJIA 患者的血清有异常升高的 S100A8、S100A9 和 S100A12，这些蛋白促进内皮细胞和白细胞产生炎症。

在 sJIA 发病和复发时，血管内皮细胞表达白细胞黏附分子，导致血管周围中性粒细胞和活化的单核细胞浸润，后者分泌促炎症因子如肿瘤坏死因子 -α（TNF-α）、IL-1 和 IL-6[6]。sJIA 的许多临床特点可以用以上细胞因子的效应来解释。例如，IL-1 刺激骨髓粒系细胞生成，激活下丘脑的体温调节功能而引起发热。sJIA 患者长期过度表达 IL-6 增加了破骨细胞生成、降低成骨细胞活性。IL-6 也刺激肝细胞，诱导急性相反应物如 C 反应蛋白的产生[7]。

表 45.1　幼年特发性关节炎的分型。以往该病被称为幼年类风湿关节炎。附着点炎指肌肉附着位置的炎症。对于所有类型，均需年龄小于 16 岁、至少有一个关节的炎症持续 6 周以上才可作出诊断

全身型（15%～20%）(Still 病)	**诊断要点** • 弛张型高热：每日发生 ≥ 2 周并且有每日发热记录 ≥ 3 天 • 至少有以下一项：易消退的皮疹，全身淋巴结病，肝脾肿大，浆膜炎 • 对称性多关节炎>少关节炎（20% 为侵蚀性）* **其他要点** • 白细胞增多伴随中性粒细胞增多、贫血（通常严重）、血小板增多、ESR 升高、铁蛋白升高和 C 反应蛋白升高 • 偶有心肌炎、肺炎、前葡萄膜炎（＜1%）、中枢神经系统受累和巨噬细胞活化综合征（约 10%）；罕见淀粉样变性 • ＞95% 患者 RF 和 ANA 阴性
RF 阴性的多关节炎型（15%）	• 3～9 岁 • 最初 6 个月＞5 个关节受累 • 手足小关节>膝、腕、踝关节；侵蚀性关节炎（15%） • RF 阴性；ANA 阴性
RF 阳性的多关节炎型（5%）	• 10～16 岁 • 最初 6 个月 ≥ 5 个关节受累 • 关节受累：手足小关节受累>膝、腕、踝关节；侵蚀性关节炎（＞50%） • 类风湿结节，低热，轻度贫血，体重下降 • RF 阳性（100%）；在最初 6 个月至少 2 次检测，间隔至少 3 个月；ANA 阳性（70%）
少关节炎型（50%） • Ⅰ型–大多数 • Ⅱ型–少数	• 最初 6 个月 ≤ 4 个关节受累† • 关节受累：膝关节>踝、腕关节，常为不对称性 • Ⅰ型：1～8 岁；葡萄膜炎 30%～50%；ANA 阳性 60%；RF 阴性 • Ⅱ型：9～16 岁；HLA-B27；RF 阴性；ANA 阴性
附着点炎相关关节炎（5%～10%）	• 关节炎和附着点炎 或 • 关节炎或附着点炎加≥以下 2 项：骶髂关节压痛 / 腰骶炎性疼痛，HLA-B27，一级或二级亲属的家族性 HLA-B27 相关疾病，急性前葡萄膜炎，男孩 6 岁后发生关节炎
银屑病性关节炎（约 5%）	• 关节炎和银屑病 或 • 关节炎且≥以下 2 项：指/趾炎，甲凹点，甲剥离，≥1 名一级亲属的银屑病家族史 • 其他特点：前葡萄膜炎，ANA 阴性
其他关节炎	• 儿童不明原因关节炎持续≥6 周，不符合任何类别或符合超过一个类别

* 可能延迟数月或数年发生。
† 持久性少关节炎亚型累及关节从不超过 4 个，然而泛发性少关节炎亚型在患病最初 6 个月后共累及 ≥ 5 个关节。
ANA，抗核抗体；ESR，红细胞沉降率；RF，类风湿因子

临床特征

　　每日高热（通常体温高于 38.9℃）多在下午晚些时候或傍晚出现，是 sJIA 的特点，且往往是多关节受累。sJIA 最常累及的关节是膝、踝和髋关节，其次为手部小关节；一部分患者可能发展为破坏性关节炎，表现与在 RF 阳性多关节炎型 JIA 患者中见到的侵蚀性关节炎相似（见表 45.1）。

　　90% 具有急性发热表现的 sJIA 患者发生皮疹，皮疹常先于或与关节痛同时出现。尽管关节炎通常在病程的最初几个月就已发生，但有将近 1/4 患者，皮疹先于关节炎出现，偶尔先于关节损害数年出现。典型皮疹为暂时性、不痒、红斑样，伴随发热出现（图

45.1A）。皮疹好发于腋下和腰部，经常可看到继发于同形反应的线性皮损。其他不常见的皮疹包括持续性斑块（分布也可为线状）（图 41.5B）以及眶周水肿和眼睑红斑[8]。应用甲氨蝶呤治疗的 sJIA 患者可见到好发于肢体伸侧面的类风湿结节样损害[9]。sJIA 其他系统的特征见表 45.1。尽管 sJIA 无特异性实验室检测异常，但常见白细胞增多、粒细胞增多、血小板增多、肝酶升高、红细胞沉降率升高和多克隆丙种球蛋白病；ANA 和 RF 很少出现。血清铁蛋白水平在发生巨噬细胞活化综合征（MAS）时升高更显著（见下文）。

　　共有 10% 的 sJIA 儿童患者可能发生严重和潜在致死的并发症，即巨噬细胞活化综合征（macrophage

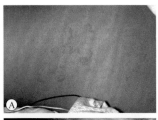

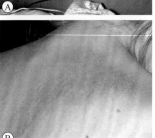

图 45.1　全身性幼年特发性关节炎（Still 病）。A. 一名儿童易消退的粉红色丘疹和有固定形状的斑块。B. 上背部持久存在的线状粉褐色斑块（B, Courtesy, Julie V Schaffer, MD.）

activation syndrome，MAS），它的特点是发热、血细胞减少、肝功能异常、凝血障碍、低纤维蛋白原血症、高三酰甘油血症和血清铁蛋白水平显著升高（见表91.1）。发生 MAS 的 sJIA 患者也可出现血清 IL-18 水平升高和 NK 细胞溶解功能低下。

病理学

暂时性皮疹的组织学特征包括血管周围和间质内以中性粒细胞为主的混合性细胞浸润，这在自身炎症性疾病（见下文）也可见到，被称为"嗜中性荨麻疹性皮病"[10]。主要位于表皮浅层的多少不等的角化不良细胞是其典型表现。

鉴别诊断

暂时性皮疹伴发热、关节炎需与风湿热、荨麻疹性血管炎、血清病样反应和遗传性间歇性发热综合征相鉴别（表 45.2）。风湿热的特征性皮疹是环形红斑

表 45.2　遗传性周期性发热综合征					
	家族性地中海热（FMF）	高免疫球蛋白 D 血症伴周期性发热综合征（HIDS）	TNF 受体相关周期性综合征（TRAPS*）	Cryopyrin 相关周期性综合征（CAPS）		
				Muckle-Wells 综合征（MWS）	家族性寒冷性自身炎症综合征（FCAS†，1 和 2）	新生儿多系统炎症性疾病（NOMID）（婴儿慢性神经系统、皮肤和关节综合征，CINCA）
种族	西班牙和葡萄牙犹太人，阿拉伯人，土耳其人，意大利人，亚美尼亚人	以荷兰人为主，北欧人	任何种族	任何种族	任何种族	任何种族
遗传	常染色体隐性	常染色体隐性	常染色体显性	常染色体显性	常染色体显性	常染色体显性
基因	MEFV	MVK‡	TNFRSF1A	NLRP3（CIAS1）	NLRP3（CIAS1）；NLRP12	NLRP3（CIAS1）
染色体	16p13.3	12q24	12p13	1q44	1q44	1q44
蛋白质	Pyrin	甲羟戊酸激酶	肿瘤坏死因子（TNF）受体 -1A	Cryopyrin	Cryopyrin；monarch-1	Cryopyrin
发作持续时间	1～3 天	3～7 天	常 > 7 天	1～2 天	数分钟～3 天	持续性 + 复发性
皮肤黏膜损害	丹毒样红斑、水肿	红色斑疹和水肿性丘疹，可伴瘙痒；偶有口腔和阴道溃疡	红色斑片和水肿性斑块（常为环状或匐行性）；后期呈瘀斑样；口腔溃疡罕见	荨麻疹样丘疹和斑块	寒冷引起的荨麻疹样丘疹和斑块	荨麻疹样丘疹和斑块；偶有口腔溃疡
皮损分布	好发于小腿、足	泛发于面部、躯干和四肢	向肢体远侧移行伴潜在的肌痛；可能更泛发	泛发于面部、躯干和四肢	四肢 > 躯干和面部	泛发于面部、躯干和四肢
腹痛和浆膜炎	腹膜炎 > 胸膜炎 > 心包炎	腹痛，但浆膜炎罕见	腹膜炎 > 胸膜炎和心包炎	腹痛，但浆膜炎罕见	罕见	罕见

表45.2 遗传性周期性发热综合征（续表）	家族性地中海热（FMF）	高免疫球蛋白D血症伴周期性发热综合征（HIDS）	TNF受体相关周期性综合征（TRAPS*）	Cryopyrin相关周期性综合征（CAPS）		
				Muckle-Wells综合征（MWS）	家族性寒冷性自身炎症综合征（FCAS†, 1和2）	新生儿多系统炎症性疾病（NOMID）（婴儿慢性神经系统、皮肤和关节综合征，CINCA）
肌肉骨骼表现	单关节炎＞运动诱发的肌痛	关节痛＞少关节炎＞肌痛	游走性肌痛＞关节痛＞单关节炎	肌痛（肢体切割痛）、关节痛＞大关节的少关节炎	关节痛＞肌痛	骨骺和髌骨过度生长，关节炎，致畸性关节病
眼部发现	少见	少见	眶周水肿，结膜炎；葡萄膜炎罕见	结膜炎，巩膜外层炎，视神经盘水肿	结膜炎	结膜炎，葡萄膜炎，视神经盘水肿，失明
神经系统发现	罕见无菌性脑膜炎	头痛	头痛	感觉神经性听力损害；头痛	头痛	感觉神经性听力损害；无菌性脑膜炎；癫痫发作
其他临床发现	急性阴囊肿胀；脾肿大	颈部淋巴结病（LAN），肝脾肿大（HSM）	阴囊痛；脾肿大，偶有淋巴结病（LAN）			淋巴结病（LAN），肝脾肿大（HSM）；异形面容–额部隆起，突眼
淀粉样变性	M694V纯合子最常见	罕见	约15%病例	约25%病例	少见	晚期并发症
典型皮损的真皮炎症细胞浸润	中性粒细胞	中性粒细胞和（或）淋巴细胞；常见轻度血管炎	淋巴细胞，单核细胞和少数中性粒细胞	中性粒细胞和（或）淋巴细胞（稀少）	中性粒细胞（血管周围）	中性粒细胞（血管周围＋皮肤附属器周围）
皮肤血管炎	白细胞碎裂性血管炎/Henoch-Schönlein紫癜（LCV/HSP）（5%～10%），结节性多动脉炎（PAN）（约1%）	白细胞碎裂性血管炎/Henoch-Schönlein紫癜（LCV/HSP）	淋巴细胞性小血管炎（罕见）			
实验室异常§	浆膜腔积液中C5a抑制剂水平低下	血清高IgD‖（＞100 IU/ml）和IgA1；发作时尿出现甲羟戊酸；淋巴细胞甲羟戊酸激酶水平低下	血清可溶性TNF受体-1水平低下（发作间期＜1 ng/ml）			
治疗	秋水仙碱预防；NSAIDs，TNF抑制剂，沙利度胺，草药制剂	糖皮质激素用于急性发作；阿那白滞素；TNF抑制剂（如：依那西普）；辛伐他汀	糖皮质激素；TNF抑制剂（如：依那西普）	糖皮质激素；IL-1/IL-1受体拮抗剂：利那西普、卡那单抗、阿那白滞素	IL-1/IL-1受体拮抗剂	IL-1/IL-1受体拮抗剂

* 包括家族性爱尔兰热。
† 也称为家族性寒冷性荨麻疹。
‡ 等位基因突变伴甲羟戊酸尿症的特点除了周期性发热和HIDS其他特征外，还有畸形、精神运动性阻滞、进行性小脑共济失调。
§ 可进行遗传学分析以确诊。
‖ IgD水平有时正常；IgD水平升高也可见于家族性地中海热（FMF）和TNF受体相关的周期热综合征（TRAPS）
（Courtesy, Julie V Schaffer, MD.）

（见第 19 章）和荨麻疹样损害；风湿热结节则不常见。荨麻疹性血管炎患者可有关节痛和发热，但是荨麻疹损害持续存在超过 24 小时，消退时通常遗留紫癜或炎症后色素沉着斑。近期复发的皮损组织学检查显示白细胞碎裂性血管炎。

此外，需要考虑的疾病还包括其他自身免疫性结缔组织病、白血病（在外周血出现具有诊断意义的异常表现之前可有发热、骨骼肌不适症状）和其他恶性疾病（如淋巴瘤）以及感染（如细小病毒 B19、疟疾和鼠咬热）。

治疗

sJIA 的病程和预后变化较大。大约 40% ～ 50% 患者，关节炎可完全消失。但是，大约一半儿童患者可能呈慢性病程，包括持久性关节炎、全身性并发症如巨噬细胞活化综合征（见上文）、肝炎、心包炎和少见的淀粉样变（见表 45.1）。患者症状持续超过 6 个月则预后更差。

对轻度关节病或关节外疾病可采用非甾体抗炎药（NSAIDs）治疗。病情中度或重度患者需要系统应用糖皮质激素，也可用辅助药物如甲氨蝶呤。TNF-α 抑制剂，或作为辅助治疗，或作为单一治疗，应用已增多。但是，这些制剂对于 sJIA 患者的疗效不及其他类型 JIA[11]。通常不需要使用强效的糖皮质激素助减药物或免疫调节剂如阿巴西普、硫唑嘌呤和来氟米特[11]。sJIA 儿童患者也可应用沙利度胺，它抑制与 sJIA 发热和全身不适相关的细胞因子（如 TNF-α 和 IL-6）的活性。此外，IL-1 受体拮抗剂［如阿那白滞素（anakinra）、利那西普（rilonacept）和卡那单抗（canakinumab）］和 IL-6 受体拮抗剂［如托珠单抗（tocilizumab）］在临床试验中已显现对 sJIA 患者的疗效[11-15]，因此可能成为一线治疗药物。对于药物联合治疗失败的儿童，造血干细胞移植已获得过成功[11]。

成人 Still 病

同义名：■ 成人中的 Still 病（Still disease in the adult）■ 成人 Still 病（adult Still disease）

要点

■ 特征性的表现为通常在下午晚些时候出现的复发性弛张高热。
■ 伴随发热出现无症状性斑疹，呈鲑鱼肉色，并经常出现同形反应。
■ 关节炎与之后发生的腕关节强直是其特点。

引言

成人 Still 病（adult-onset Still disease）是一种严重的致人虚弱的全身性疾病，通常较难诊断。绝大部分患者有皮疹，是该病最独特的表现。

流行病学

成人 Still 病主要累及年纪较轻的成年人，大多数患者于 30 岁之前发病，60 岁以后发病罕见。女性发病率略高于男性。

发病机制

成人 Still 病病因不明，但其潜在的发病机制可能与 sJIA 的发病机制相似（见上文）。该病与一些 HLA 抗原相关，包括 HLA-B14、-B17、-B18、-B35、-Bw35、-Cw4、-DR2、-DR7、-DR4 和 -Dw6，这提示患者存在遗传背景[16]。有假说认为不同的感染原可在具有遗传易感的个体诱发这种反应性疾病，感染原包括病毒（风疹病毒、流行性腮腺炎病毒、埃可病毒 7、巨细胞病毒、EB 病毒、副流感病毒、甲型流感病毒、柯萨奇病毒 B4、腺病毒、人类疱疹病毒 6、细小病毒 B19、乙型肝炎病毒和丙型肝炎病毒）和细菌（肺炎支原体、肺炎衣原体、小肠结肠炎耶尔森菌 3 和 9、流产布鲁氏菌和博氏疏螺旋体）[16]。但是，至今为止，未能持续一致分离到任何一种感染原。

近来更多的研究关注 Th1 型细胞因子在成人 Still 病发病中的作用。值得注意的是，本病患者血清 IL-2、IL-6、IL-18、TNF-α 和 IFN-γ 水平升高[16]。

临床特征

本病往往伴有前驱症状：咽痛、关节痛和肌痛常见。发热是本病的主要特征，通常高于 39℃ 并呈弛张热型，于下午晚些时候或傍晚发生，数小时消退。皮疹为暂时性、无症状，伴随发热高峰出现，最常见且具有特征性的是鲑鱼肉样粉红色斑疹（图 45.2A），好发于受压部位，并可出现同形反应。尽管躯干最常受累，四肢包括掌跖也可出现皮疹。在一组中国台湾成人 Still 病患者中，超过半数患者还可见到紫色至红棕色、鳞屑性、持久存在的丘疹和斑块[17]。罕见持续性眼睑肿胀性红斑和鞭状红斑[18]。

关节炎发生于 65% ～ 100% 的患者，最常累及膝、腕和踝关节，但其他关节亦可受累。通常表现为对称性关节炎，大多数患者最终发展为伴随发热高峰出现的关节痛。成人 Still 病关节炎的一个特征是腕骨强直，这导致腕关节轻微疼痛但活动受限。相似的关节强直

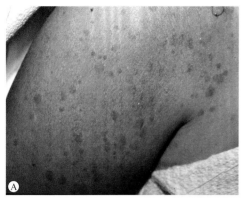

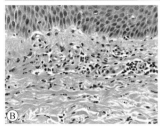

图 45.2　成人 Still 病。A. 伴随发热高峰出现的多发性粉红色斑疹和荨麻疹样丘疹。该患者血清铁蛋白显著升高。B. 组织学特点为血管周围和间质存在中性粒细胞和淋巴细胞混合浸润（A，Courtesy，Diane Davidson，MD. B，Courtesy，Lorenzo Cerroni，MD.）

可发生在近端和远端指（趾）间关节和颈椎，掌指关节通常不受累。

患者可能有肝肿大，但脾肿大较少见。肺（胸膜炎、胸腔积液、肺纤维化、肺动脉高压）、心脏（心包炎、心肌炎、心脏压塞）和肾（肾炎）受累罕见。

成人 Still 病的实验室检测结果与 sJIA 相似，包括 C 反应蛋白、红细胞沉降率和血小板计数测定值升高。常见白细胞增多、贫血和肝功能异常。血清铁蛋白水平通常显著升高，有时 > 4000 mg/ml，而且铁蛋白水平可能与疾病活动度相关[16]；循环糖化铁蛋白水平低下（低于铁蛋白的 20%）是其特征。ANA 和 RF 为阴性或低滴度。

病理学

皮疹的组织病理学检查与幼年特发性关节炎（见上文）无法区别，可见间质和血管周围以中性粒细胞为主的混合细胞浸润（图 42.2B）[10]。

鉴别诊断

成人不明原因发热（至少 3 周内有数次发热 > 38.3℃或住院超过 1 周仍不能明确诊断）应考虑到成人 Still 病的可能。鉴别诊断与 sJIA 相似（见上文）。此外，成人反复发热、关节痛和荨麻疹皮损还应考虑 Schnitzler 综合征（见第 18 章）。除了不伴瘙痒的荨麻疹，该综合征患者有反复发热、骨痛（下肢、髂部和椎体的骨肥大所致）和单克隆 IgM 丙种球蛋白血症。该综合征有 15% 患者有血管性水肿，10% ～ 15% 患者有淋巴浆细胞性恶性肿瘤[19]。组织学特征与成人 Still 病相似，如嗜中性荨麻疹性皮病[10]，但中性粒细胞浸润可能更为致密。

治疗

尽管大剂量阿司匹林或 NSAIDs 对一些患者有效，大多数患者仍需要口服糖皮质激素（如泼尼松 40 ～ 60 mg/d）以控制急性全身症状。当糖皮质激素减药困难时，甲氨蝶呤是最常用的二线药物。如同 sJIA 一样，也可用能抑制 IL-1 受体或 IL-6 受体的生物制剂（托珠单抗）治疗[20-21]。有报道 TNF-α 抑制剂对该病有效，特别是对有严重慢性多关节病的患者。此外，有报道利妥昔单抗能改善难治性成人 Still 病病情[21a]。

复发性多软骨炎

同义名： ■ 萎缩性多软骨炎（atrophic polychondritis）
■ 系统性软骨软化（systemic chondromalacia）

要点

■ 显著的临床特征是耳的软骨部分红斑、肿胀和疼痛，继以软骨破坏。

■ 其他表现包括鼻软骨炎（可导致鞍鼻畸形）和胸部正中关节炎。

■ 最严重的并发症由眼、肾和呼吸道受累而引起；一些患者发展为骨髓增生异常综合征。

引言

复发性多软骨炎（relapsing polychondritis）是一种少见的、可能由自身免疫反应引起的、主要累及软骨结构的炎症性疾病。通常依据以下标准诊断：①在耳、鼻或喉气管软骨这 3 个部位中有 2 处组织学确诊为软骨炎；或②上述一处确诊为软骨炎，加以下至少两项特征：眼炎症、前庭功能受损、听力下降和血清阴性关节炎。25% ～ 30% 的复发性多软骨炎患者合并其他自身免疫病，也有合并骨髓增生异常综合征。皮肤表现可为最早出现的病征，早期诊断和治疗能避免晚期并发症（例如升主动脉炎、肾小球肾炎）发生。

历史

本病最初由 Jaksch-Wartenhorst 于 1923 年描述，称为"多软骨病"。后来依据其反复发作的性质，重新命名为"复发性多软骨炎"。

流行病学

复发性多软骨炎最常见于高加索人种，但也见于其他种族。80% 患者在 20 ～ 60 岁之间发病，男女发病率相当。

发病机制

尽管本病病因不明，发病机制可能与针对 II 型胶原的免疫反应相关[22]。但是，仅不到一半患者的循环中存在针对 II 型胶原的抗体，且还有报道患者体内存在针对 IX 和 XI 胶原的抗体[22]。这些抗体在诊断、预后或监测疾病活动性或治疗反应中的临床价值尚不清楚。即便如此，已有报道患有复发性多软骨炎的母亲可将该病传给新生儿（过后患儿在婴儿期恢复），从而支持抗体介导的发病机制。matrilin-1，一种位于耳、中隔、气管和胸骨软骨的软骨基质蛋白，其抗体也可能在本病所见到的免疫应答中起作用[22]。此外，该病与 HLA-DR4 呈正相关，但是器官受累的程度与 HLA-DR6 呈负相关。

临床特征

最显著的临床特征是**耳软骨**部分红斑、肿胀和疼痛，耳垂不受累（图 45.3）。症状持续数天至数周，可侵犯外耳道，危害听力。慢性炎症导致软骨结构破坏，使耳失去支撑、产生瘢痕。病程中，90% 患者发生听觉受损；而在 25% 患者，听觉损害为其首发体征。

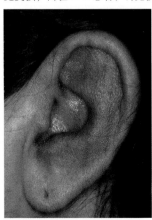

图 45.3 复发性多软骨炎。耳部红斑、肿胀、耳垂不受累（Courtesy, Kalman Watsky, MD.）

高达 70% 患者将最终发生**鼻**软骨炎，慢性损害导致鞍状鼻畸形。症状包括疼痛、鼻塞、结痂、鼻溢液、鼻出血和嗅觉损害。典型的鼻软骨炎复发少于耳软骨炎，鞍状鼻畸形在男性更为多见[23]。

呼吸道软骨（喉、气管、支气管）和（或）肋骨软骨关节受累见于 50% 患者，且可能是最严重的并发症。症状和体征包括咳嗽、声音嘶哑、气道阻塞、呼吸困难、哮鸣、喉或气管表面的颈前部触痛。并发症包括呼吸道阻塞或塌陷、连枷胸以及继发性肺部感染。

关节炎很常见（50% ～ 80% 患者），在三分之一患者为其首发症状。少或多关节型关节炎表现为复发性、游走性、非对称性和非侵蚀性，可累及任何关节，但膝关节、掌指关节和近端指间关节最常受累，胸锁关节和胸骨柄关节也可受累。

眼部炎见于约 65% 的患者，实质上可累及眼的任何组分，导致结膜炎、巩膜炎、角膜溃疡、葡萄膜炎或视神经炎[23]。

复发性多软骨炎患者可有多种反应性**皮损**[24]，包括口腔溃疡、小血管炎、环状荨麻疹样斑块、网状青斑、Sweet 综合征（淋巴细胞性）、持久性隆起性红斑和结节性红斑。它们均非本病特异性，某些皮损易与本病同时发生或源自与本病共存的疾病。皮肤小血管炎和（或）黏膜溃疡增加了相关骨髓增生异常综合征发生的可能性（见第 24 章）。此外，有报道复发性多软骨炎与白塞病重叠发生，称为口、生殖器溃疡和软骨炎（MAGIC）综合征[25]。

较少见的系统性损害包括**听觉前庭**损害、**心血管**疾病（主动脉炎、瓣膜功能失调、心包炎、传导系统异常、心肌炎）、**肾**功能受损（肾小球肾炎、肾小球硬化、小管间质性疾病）和**神经系统**后遗症（颅神经麻痹、中枢或外周神经系统血管炎）。

病理学

本病组织病理表现为软骨正常腔隙结构破坏，起初伴中性粒细胞浸润，后期为淋巴细胞或浆细胞浸润。晚期，软骨被肉芽组织和纤维化组织替代。

鉴别诊断

在早期炎症期，红斑、疼痛可被误诊为丹毒或蜂窝织炎。感染性软骨炎、创伤性软骨炎、肉芽肿性多血管炎（Wegener 肉芽肿）、小血管炎和先天梅毒与复发性多软骨炎的软骨破坏表现相似，需要鉴别（表 45.3）。

治疗

尽管传统观点认为复发性多软骨炎病情严重、

死亡率高，但仍是可治疗的疾病（8年生存率可达95%）。在治疗开始前，应该对患者全身疾病作综合评估，包括PET扫描，因为系统性损害需要更积极的治疗。最常见的死亡原因是肺炎、系统性血管炎、气道塌陷和肾衰竭[23]。

初始治疗可用泼尼松［0.5～1 mg/（kg·d）；如果有内脏受累表现，给予更高剂量］，能减轻急性发作、减少复发次数并降低复发严重程度。非甾体抗炎药和秋水仙碱可用于减轻发热、耳软骨炎和关节痛。也可用氨苯砜（50～150 mg/d）。羟基氯喹和免疫抑制剂（例如甲氨蝶呤、环孢素、硫唑嘌呤、环磷酰胺和吗替麦考酚酯）单独应用或联合糖皮质激素应用有不同疗效。最近，有应用英夫利昔单抗和IL-1受体拮抗剂（阿那白滞素）成功治疗本病的报道。IL-6受体拮抗剂托珠单抗对主动脉受累的患者有益[26, 26a]。在炎症控制后，有时也应用外科手术修复破坏的软骨结构。

干燥综合征

同义名： ■ Sicca综合征（Sicca syndrome）

要点
- 这种自身免疫病主要影响分泌腺。
- 最常见的特征是口干、眼干和关节炎。
- 皮肤表现包括干燥、瘀点、紫癜（可触及或不可触及）、荨麻疹性血管炎和环状红斑。
- 严重并发症包括B细胞淋巴瘤，尤其是MALT（黏膜相关淋巴样组织）型淋巴结外边缘区淋巴瘤、周围神经病变、肺间质纤维化和系统性血管炎。
- 患者常有其他自身免疫性疾病，特别是类风湿性关节炎和红斑狼疮。
- 预后不良因素包括血管炎、低补体血症、冷球蛋白血症和（或）腮腺肿大

引言

干燥综合征（Sjögren syndrome，SjS）是一种自身免疫病，主要影响分泌腺，特别是泪腺和唾液腺。除了外分泌腺功能损害，自身免疫介导的多器官损伤可使患者产生一系列系统损害的表现。由于起病隐匿，最初症状无特异性，诊断该病可能有困难。该综合征黏膜皮肤表现突出，可以为最早出现的病征。SjS可以为原发性疾病或伴发于其他自身免疫病（继发型SjS），后者包括类风湿关节炎、SLE和硬皮病。

历史

SjS最初由Hadden于1888年描述。但直到1933年Henrik Sjögren才描述了干燥性角结膜炎、口干和关节炎三联征。在过去几十年内，对于SjS的诊断标准一直有争论并被修改，目前应用最多的是美国风湿病学会（ACR）2016年的SjS分类标准（表45.4）[27]。

表 45.4　美国风湿病学学会（ACR）/ 欧洲抗风湿病联盟（ELAR）2016 年原发性干燥综合征分类标准	
原发性 SjS 该分类标准适用于任何符合纳入标准 *、没有任何排除标准 ^，且以下项目的权重总分 ≥ 4	
标准	权重 / 分数
唇腺局灶性淋巴细胞涎腺炎且病灶积分 ≥ 1 病灶 /4 mm²**	3
抗 SSA/Ro 抗体阳性	3
至少一侧眼染色积分 ≥ 5（或 van Bijsterveld 积分 ≥ 4）^^, §	1
至少一侧眼 Schirmer 试验 ≤ 5 mm/5 min^^	1
未刺激唾液腺总流速 ≤ 0.1 ml/min^^, §§	1

* 纳入标准适用于任何具有至少一项眼干或口干症状的患者，即对下问题至少有一项回答为阳性：①是否有每日持续、苦恼的干眼超过 3 个月？②眼内是否反复出现沙石感？③每天使用泪液替代物超过 3 次？④是否每日有口干超过 3 个月？⑤是否需要频繁摄入液体辅助吞咽干性食物或依据欧洲抗风湿病联盟的 SjS 疾病活动度问卷被疑诊为 SjS（至少一项阳性）。

^ 排除标准包括先前已诊断为以下疾病：①头颈部放射治疗史；②丙型肝炎活动性感染（经 PCR 确诊）；③ AIDS；④结节病；⑤淀粉样变性；⑥移植物抗宿主病；⑦ IgG4 相关疾病。

** Per Daniels 等制订的标准[27a]，由有经验的病理学家操作。

^^ 服用胆碱能药物的患者应该在停药足够时间后进行试验，以确保结果真实。

§ Per Witcher 等的评分标准[27b] 和 van Gijsterveld 评分标准[27c]。

§§ Per Navazesh 和 Kumar 等制订的标准[27d]。

源自参考文献 27

流行病学

尽管 SjS 最常见于 40 至 50 岁，但是也有儿童患病的报道。该综合征女性与男性患病率之比为 9:1，男性患者病程较和缓、腺体外表现较少。SjS 是最常见的自身免疫病之一，人群患病率约为 0.3% ~ 0.6%[28]。原发性 SjS 的总死亡率与正常人群无差别[28]。

发病机制

正如其他自身免疫病，环境因素可能在遗传易感宿主促发炎症，导致本病特征性的自身免疫表现。在 SjS，针对腺体上皮、树突状细胞和（或）基质细胞的内源性刺激可能启动淋巴细胞浸润和异常信号发生。腺体感染病毒后可能通过 Toll 样受体刺激固有免疫系统，通过分子模拟引起腺体细胞的自身免疫性破坏[29]。在不同人群中，EB 病毒、柯萨奇病毒、人类 T 细胞嗜淋巴细胞病毒 1（HTLV-1）和丙型肝炎病毒都曾被怀疑是致病病毒[28, 30]，然而尚未一致或重复检测到其中任何一种可以作为主要致病因素的病毒。Ⅰ型和Ⅱ型干扰素基因表达上调，可能与抗 SSA/Ro 或抗 SSB/La 抗体和 hYRNA 的复合体所致的病毒感染和永生化相关。也有

报道 SjS 患者有 Th17/IL-23 系统活化[31]。

SjS 患者血清 B 细胞活化因子（BAFF）水平升高。BAFF 可能使自身反应性 B 细胞逃脱凋亡并具有自身免疫潜能。SjS 患者常有高丙种球蛋白血症和识别 SSA/Ro 和（或）SSB/La 的自身抗体；出现这些自身抗体增加了可见于 SjS 患者和 SLE 患者的亚急性皮肤狼疮样药疹和皮肤小血管炎的风险。在浸润唾液腺的淋巴细胞中，共刺激分子 CD40 和 CD40 配体（CD154）水平升高，编码抗细胞凋亡蛋白 bcl-2 和 bcl-x 的基因表达增加，这有可能在唾液腺边缘区 B 细胞淋巴瘤的发生中起作用。

临床特征

SjS 最突出的特点是黏膜干燥，特别是眼、口腔和阴道。泪腺的破坏引起角结膜干燥，患者可感到眼干、异物感、疼痛或畏光。应该由眼科医生作客观检查证实泪液生成减少（如 Schirmer 试验），并评估角膜表面的完整性（如丽萨安绿染色、荧光染色、玫瑰红染色）（表 45.4）[29]。在 Schirmer 试验中，将一张 Whatman 纸条折叠置于下眼睑 5 分钟，如果泪膜的水性成分迁移 ≤ 5 mm，则存在泪腺功能障碍。干眼症的并发症包括角膜炎、角膜变薄和溃疡以及反复感染[29]。

大、小唾液腺的破坏引起口干，可表现为口唇干燥、疼痛和烧灼感。患者可能有吞咽困难或谈话时需要频繁摄入液体。体检时可发现舌下腺缺乏涎腺池，唾液混浊黏稠。尽管大唾液腺（腮腺和下颌下腺）可暂时增大（约 20% 患者），但这些唾液腺持续肿大或淋巴结病则需立即评估以排除淋巴瘤。需注意的是，SjS 患者淋巴瘤的发生率约是一般人群的 20 倍[32]。这些 B 细胞淋巴瘤通常为结外的，可起源于唾液腺和泪腺。

对于因唾液腺功能障碍引起的口干，可采用唾液腺闪烁显像、唾液流量测定或腮腺造影来评估唾液腺功能，但是这些检查仍未被普遍采用。此外，唾液腺活检易行而且是 SjS 重要的诊断依据（见表 45.4）。念珠菌过度生长可导致传染性口角炎或鹅口疮，当患者突然疼痛加剧时应该怀疑其发生。常会有龋齿，特别是在沿牙龈边缘处，因而讲究口腔卫生和经常进行牙科检查很重要。由于唾液 pH 值升高中和胃酸，SjS 患者可能有更严重的胃食管反流性疾病或胃气管反流（模仿上呼吸道感染），故应该积极处置反流[29]。

阴道干燥在患者中常见，因为许多患者处于围绝经期或绝经后，其产生原因可能是多样的。症状包括干燥、烧灼感和（或）性交困难。念珠菌感染和细菌过度生长是常见的并发症。

干燥是最常见的皮肤症状，通常表现为皮肤瘙痒。其他皮肤表现包括可触及和不可触及的紫癜（图45.4）、荨麻疹性血管炎、结节性红斑、结节状淀粉样变性和 Sweet 综合征。有报道环形红斑损害，类似亚急性皮肤型红斑狼疮或肿胀性红斑狼疮，主要见于日本的 SjS 患者。是否这些患者为红斑狼疮合并 SjS 仍存在争议。30% 的原发性 SjS 患者有雷诺现象，它可早于干燥症状数年出现。

由于血管炎的发生与合并系统损害和死亡率的危险性升高相关，故它是 SjS 最重要的皮肤表现[33]。有皮肤小血管炎的患者可表现为可触及的紫癜或荨麻疹损害，可伴随低补体血症，也可血补体正常（见第24章）。一些患者出现色素性紫癜皮损（毛细血管炎）或出血斑，表现与 Waldenström 高丙种球蛋白血症性紫癜一致（见第22章）。值得注意的是，许多具有后一诊断的患者存在自身免疫性结缔组织病的证据（包括SjS）。出现紫癜的患者需排除冷球蛋白血症。有血管炎、冷球蛋白血症和（或）低补体血症患者的死亡率升高，且发生 B 细胞淋巴瘤的风险增高[32]。

腺体外和皮肤外损害因受累组织不同表现各异，可累及肺（间质性肺炎，通常为亚临床性）、肾（间质性肾炎、肾小管功能障碍）、骨髓、周围和中枢神经系统（周围神经病变、短期记忆丧失、抑郁、免疫介导的听力受损及多发性硬化样表现）[29]。关节炎是常见表现，通常为多关节性、非侵蚀性、慢性和进行性，可不对称发生。最常受累的关节为膝、踝关节。

正如上文讨论的，SjS 患者发生 B 细胞淋巴瘤的风险增高[32]。这种淋巴瘤常源于结外（如唾液腺、泪腺）且往往为 MALT 型边缘区淋巴瘤[34]。

实验室发现

原 发 性 SjS 与 抗 SSA/Ro 抗 体（约 60% ～ 80%）

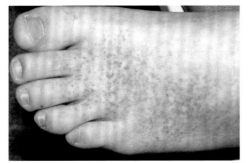

图 45.4 一名干燥综合征患者的高球蛋白血症性紫癜。紫癜性斑疹和微隆起的丘疹与先前受累部位遗留的含铁血黄素混合存在（Courtesy, Julie V Schaffer, MD.）

和抗 SSB/La 抗体（约 40% ～ 60%）有关。继发性 SjS 患者可存在其他抗体，取决于其特定的自身免疫性结缔组织病（见第 40 章）。

SjS 患者的其他常见实验室异常表现包括红细胞沉降率升高、高丙种球蛋白血症和 RF 阳性。

病理学

为确诊 SjS，常进行小唾液腺活检，在 4 mm² 唾液腺组织发现一个或多个炎症细胞聚集灶（≥ 50 个淋巴细胞）符合该病分类标准条件之一（见表 45.4）。常见B、T 细胞混合存在（CD4∶CD8 比例正常）。

SjS 相关的血管病可见色素性紫癜样皮损、皮肤小血管炎、冷球蛋白血症性血管炎和荨麻疹性血管炎的典型组织病理学表现，但是上述组织学表现均非 SjS 的特异性表现。

鉴别诊断

老年人常有干燥症状，部分是由于年龄相关的分泌腺萎缩。口干是具有抗胆碱能性药物的常见副作用，也可由先前遭受辐射、唾液腺结石和慢性病毒感染引发。眼干可以是眼玫瑰痤疮（见第 37 章）、泪腺浸润（如结节病、淀粉样变性）、放疗、雌激素缺乏和维生素 A 缺乏的症状之一。眼干也可能反映了瞬目功能受损（例如帕金森病）或预示黏膜（瘢痕性）类天疱疮的发生。此外，慢性移植物抗宿主病患者可同时有眼干和口干症状。

病程早期，可能很难将 SjS 与其他自身免疫性结缔组织病相鉴别。关节痛和肌痛主诉常为非特异性的。因为在症状出现前 50% 唾液腺已被破坏，干燥症状可能不是最初突出的主诉。SjS/ 红斑狼疮重叠综合征的患者可能面对诊断上的挑战。他们通常为抗 Ro 抗体阳性，可有突出的皮肤表现，也可无症状，但可分娩出新生儿红斑狼疮患儿（抗 Ro 抗体与亚急性皮肤型红斑狼疮与新生儿红斑狼疮相关；见第 41 章）。

治疗

对 SjS 患者绝大多数临床表现的治疗为对症处理。可以用不含防腐剂的人工泪液和润滑膏治疗干眼症。手术置入泪小管栓以封闭鼻泪管可能增加眼部泪膜积聚。家用加湿器可帮助缓解干眼症状。环孢素（0.05%）滴眼液可能有效，但可能需数月才见效。表45.5 概括了口干的治疗。

皮肤干燥可外涂润肤剂。人工润滑剂可能改善阴道干燥。要经常监测和治疗念珠菌和细菌过度生长；

表 45.5　口干患者指导

一般措施

避免吸香烟、雪茄	● 吸烟加剧干燥
减少摄入咸、辣和酸性食物	● 这些食物加剧口干、引起刺激
限制碳水化合物包括糖的摄入	● 这些食物或饮料增加患龋齿的风险
避免酸性（低 pH 值）饮料	● 例如：可乐（pH2.6），草药茶（pH 不定，但可低至 2.5～3），咖啡（pH5） ● 可用饮料：黑茶（pH5.7～7），自来水（pH7）
减少摄入乙醇和咖啡因	● 可加剧干燥
避免过多啜饮	● 可减少黏液膜
避免非处方的抗组胺药和抗充血剂	● 进一步减少唾液产生
每日两次使用碳酸氢钠漱口液 *	● 其缓冲液功能能有止痛效应 ● 可能改善味觉障碍 ● 能减少口腔念珠菌感染倾向
卧室夜间使用加湿器	● 增加环境空气湿度

唾液替代品（口腔湿润剂）

● 包含木糖醇、羟乙基纤维素、甘油和山梨糖醇；应不含乙醇并含有氟或磷酸钙
● 基于患者喜好尝试不同产品，因为其在味道、黏性、润滑感、功效持久期上不同

喷雾，如 Biotene® 口腔湿润喷雾，Oasis® 口干湿润喷雾	● 说话前使用，日间谈话时作为辅助
溶液，如 Salivart® 口腔湿润剂，唾液替代物™（Roxane）	● 进食前使用以助吞咽、形成食物丸
凝胶，如 Biotene® 口腔平衡凝胶	● 入睡时用
含片，如 Xylimelts®，ACT® 口干含片	● 夜间用

唾液替代物-催涎剂

局部用

无糖 **、无酸含木糖醇的口香糖或糖块	● 不应含柠檬、桔子或柠檬酸 ● 例如可用 Biotene® 口干口香糖 ● Recaldent®- 口香糖，可增加再矿化，如 Trident Xtra Care®
水果干片	● 例如，桃干片

系统使用 †

● 约 50% 的患者有效
● 在 8～12 周判断疗效；此时剂量可增加
● 不适于肺病患者（如哮喘、GVHD 引起的闭塞性细支气管炎），闭角型青光眼

毛果芸香碱（Salagen®）	● 每日 3 次，每次 5 mg
西美维林（Evoxac®）	● 每日 3 次，每次 30 mg

牙齿护理

含去垢剂（如 SLS）、增白剂或调味的牙膏若引起烧灼感，应避免使用	● 增白牙膏有摩擦剂，有刺激性 ● 可使用的牙膏：Biotene® PBF 口干氟化物牙膏
避免应用含过氧化氢的商业化漱口液	● 可使用的漱口液：Biotene® 口干漱口液；过饱和磷酸钙漱口液，如 NeutraSal®，Caphosol®
避免应用含有乙醇或苯酚的杀菌漱口液	● 可使用的抗菌漱口液：不含乙醇的葡萄糖酸氯己定漱口液，USP 0.12%（GUM®）
专业口腔清洁	● 每年 3～4 次
局部用氟化物	● 氟化物漱口液，如 ACT® 口干全能漱口液 ● 氟化物凝胶刷（也可用于口盘，每天 5 分钟），如 PreviDent® 5000
再矿化制剂，如 Seal-Rite™	● 牙医用

* 一杯自来水里加半茶匙碳酸氢钠。
** 并非全无糖，因为可能含有果糖。
† 对干眼也有帮助。
GVHD，移植物抗宿主病；SLS，月桂醇硫酸钠（Courtesy, Alison Bruce, MD.）

预防性使用阴道抗真菌制剂是一种选择。绝经后妇女，阴道内或系统应用雌激素替代疗法能减轻症状。

一般而言，免疫抑制剂仅用于皮肤血管炎或有神经系统和内脏器官损害的患者。有严重内脏表现的患者，系统应用糖皮质激素、羟氯喹和非激素的免疫抑制剂（如甲氨蝶呤、硫唑嘌呤和吗替麦考酚酯）。总的来说，尚未证实 TNF-α 抑制剂非常有效[29]。使用抗CD20 抗体利妥昔单抗致 B 细胞耗竭的疗效不一[35-36]。一例具有低级别淋巴瘤、皮肤溃疡、冷球蛋白血症和过表达 BAFF 的患者，使用抗贝利木单抗（抗 BAFF 抗体）后接续用利妥昔单抗的序贯治疗，病情改善[37]，这个病例值得研究。

混合性结缔组织病

同义名： ■ 未分化结缔组织病（undifferentiated connective tissue disease） ■ Sharp 综合征（Sharp's syndrome）

要点

- 混合性结缔组织病（mixed connective tissue disease, MCTD）作为一种独立疾病出现是有争议的，因为患者常有与系统性硬化症、多发性肌炎、类风湿性关节炎和系统性红斑狼疮的不同组合相重叠的临床和血清学特点。
- 主要的疾病特征包括：高滴度 IgG 型抗 U1 核糖核蛋白（U1 ribonuclear protein, U1 RNP）抗体、雷诺现象、手肿胀或手指硬化、肌炎、食管蠕动障碍和关节炎。
- 与 SLE 相比，肾损害发生率较低而肺损害发生率较高。
- 肺动脉高压是最严重的并发症。

引言

混合性结缔组织病（MCTD）是否为一独立疾病仍有争议。但是，MCTD 用于标记一群具有某些特定血清学和临床表现的患者，却几乎没有争议。这些患者具有高滴度抗 U1RNP 抗体以及在其他自身免疫性结缔组织病能观察到的特定临床表现，包括关节炎、肺动脉高压、食管蠕动下降、肌炎、肢端肿胀和全身不适。随时间推移，一些 MCTD 患者的表现变得更符合典型的 SLE 或系统性硬化症。

历史

Sharp 等[38] 在 1972 年首次描述了 MCTD，包括其临床特点和针对一种可提取性核抗原的抗体。

流行病学

MCTD 女性患者远较男性多见（9∶1），大多数患者在 20 ～ 30 岁发病。MCTD 确切的发病率不清，主要是因为一些作者不认为其是独立的疾病。人们相信"经典的"MCTD 是自身免疫性结缔组织病中最少见的疾病。过去认为 MCTD 的预后比 SLE 好，但是对MCTD 患者长期的评估发现其预后较 SLE 患者更差。MCTD 最主要的死因是肺动脉高压[39-40]。

发病机制

尽管发病机制不明，有迹象表明存在针对 U1RNP 的免疫应答[41]。U1RNP 在促成前 mRNA 转化为 mRNA 的剪接作用中起重要作用。U1RNP 分子由 3 种与 U1RNA 相关的多肽（U1-A，U1-C，U1-70 kDa）以及一系列常见的多重 RNA 剪接分子蛋白组成，后者包括 U1 剪接体 RNA、Smith（Sm）和剪接因子（SR 蛋白）。虽然 IgG 型抗 U1RNP 抗体可见于红斑狼疮、系统性硬化症和多发性肌炎患者，但在 MCTD 患者中滴度较高。能够被 MCTD 患者血清识别的另一种独特的自身抗原为 hnRNP-A2，它是剪接体的另一种成分。值得注意的是，抗 EB 病毒和巨细胞病毒的抗体与 U1RNP 成分有交叉反应，提示先前暴露于这些病毒引发的分子模拟可能参与产生针对 U1RNP 的自身免疫反应过程。基因研究显示 HLA-DR4、-DR1、DR2 和 I 类 MHC 多肽相关序列 A（MICA）与 MCTD 患者相关[42]。

临床特征

MCTD 患者常有突出的皮肤表现，包括雷诺现象和肢端水肿性红斑。雷诺现象通常为早期的表现，最终几乎所有患者均会发生；可见到"碎冰锥"样肢端梗死甚至肢端坏疽。患者甲周常有毛细血管扩张并有血管缺失区。由于真皮胶原沉积增加和水肿，手部和手指触诊可有硬皮样和绷紧感。也可见到皮肤钙质沉着。

除了肢体远端的硬皮病样改变，患者常出现躯干上部和肢体近端的皮肤异色症样损害。但通常不像系统性硬化症患者那样出现面部、躯干上部或肢体的弥漫性累及。MTCD 患者亦可出现在临床和病理上难以与急性 SLE（例如颧部皮疹）或亚急性皮肤型红斑狼疮相区别的光敏感和皮损，也可能发生皮肤小血管炎和青斑样血管病[43]。还有报道可出现皮肤黏蛋白沉积、类风湿结节和口腔-生殖器黏膜损害如口腔溃疡和鼻中隔穿孔[43]。

MCTD 患者常出现炎性肌病，但少见皮肌炎特异性损害如 Gottron 丘疹、眶周 Heliotrope 斑和头皮红斑、鳞屑。50% ～ 70% 的 MCTD 患者有关节痛或多发性关节炎，通常发生在病程早期[43]。关节炎的程度可以从轻度到侵蚀性。

肺动脉高压是 MCTD 患者最严重的并发症（见于多达 25% 的患者），且它可能与抗磷脂抗体和血清 NT-proBNP（N 端脑钠肽前体）水平升高相关[44]。也可发生肺纤维化，通常程度较轻，和肺动脉高压一样，早期通常无症状。胸膜炎和心包炎见于 60% 患者[45]。需定期进行肺部体检、胸片、高分辨率 CT、心脏超声和肺功能检查。常见食管蠕动障碍，见于高达 85% 的患者，可无症状，但大多表现为反流性食管炎和吞咽困难。

病理学

MCTD 的组织病理学无特异性。皮损类型决定其组织学表现。总体上，当临床上具有类似急性或亚急性皮肤型 LE、白细胞碎裂性血管炎或青斑样血管病的皮损时，其组织病理也会有这些疾病的特点。

鉴别诊断

需要与 MCTD 鉴别的疾病主要包括系统性硬化症、SLE、皮肌炎 / 多发性肌炎和重叠综合征。一些起初被诊断为 MCTD 的患者，经过一段时间，可能发展为具有上述某一疾病临床和血清学优势的状况，这时需要更正诊断。MCTD 缺乏低补体血症、抗 dsDNA 抗体和抗 Sm 抗体有助于与 SLE 鉴别，而较严重的关节炎和肌炎有助于 MCTD 与系统性硬化症鉴别。炎性肌病的肌炎通常较 MCTD 的肌炎更严重，且 MCTD 常见的典型的食管下段蠕动障碍在前者不常见。

治疗

对 MCTD 患者的治疗目标是控制症状和维持功能。治疗应该针对特定器官损害和疾病严重程度而进行。对于肺动脉高压患者，在处理肺部并发症方面需要有经验的肺科医师或风湿科医师进行全程随访与诊治。

总体上，MCTD 的表现常与 LE 或多发性肌炎重叠，例如浆膜炎、皮损、关节炎和肌炎，通常用糖皮质激素治疗有效，但是对硬皮病样特征如雷诺现象和肺动脉高压通常无效[46]。局部用糖皮质激素和系统用抗疟药通常对红斑狼疮样皮损有效。对于雷诺现象，除了非药物治疗（避寒、戴手套；见第 43 章），可采

用血管扩张剂。对于严重系统受累，有不同的治疗方法，包括使用免疫抑制剂（例如甲氨蝶呤、环孢素、硫唑嘌呤、吗替麦考酚酯和环磷酰胺）、血浆置换和自体外周血干细胞移植。由于尚无大规模前瞻性研究，已有研究大多是基于个例或少数病例，故很难评估上述治疗的疗效。

类风湿关节炎的关节外表现

> **要点**
> ■ 除了毁形性关节炎，患者可出现类风湿结节、坏疽性脓皮病和中小血管血管炎。
> ■ 其他皮肤表现包括类风湿性嗜中性皮病（rheumatoid neutrophilic dermatitis）和栅栏状嗜中性和肉芽肿性皮炎（palisaded neutrophilic and granulomatous dermatitis）。

前言

类风湿关节炎（rheumatoid arthritis，RA）是一种全身性疾病，主要表现为炎症性关节炎，但可有许多皮肤表现（见表 53.1）。一些皮肤表现可对诊断提供线索，如发生类风湿血管炎，表明病情严重。

流行病学

RA 很常见，在美国，发生于 1% ～ 3% 的成人，女性患者较男性多 2 ～ 3 倍。尽管本病可发生于任何年龄，但是发病高峰在 30 ～ 55 岁。

发病机制

RA 的病因不明，如同其他自身免疫病，其发病可能与固有免疫和获得性免疫反应之间的复杂的相互作用有关。一种假说认为，在临床前期，如在关节症状发生之前，出现黏膜炎症[47]。最初关节滑膜中的细胞外基质成分与 Toll 样受体结合，诱发炎症反应（TNF-α、IL-6、趋化因子和血管生成因子增加），使抗原提呈细胞成熟。淋巴样特异性蛋白酪氨酸磷酸酶为 T 细胞活化的负性调节剂，编码该酶的 PTPN22 基因存在功能的多态性，导致患者对 RA、JIA 以及其他自身免疫病如 SLE、Graves 病和 1 型糖尿病（可能通过破坏胸腺负性选择或调节性 T 细胞）的易感性升高。值得注意的是，RA 调节性 T 细胞数量减少，Th17 细胞也被认为参与了发病[48]。

RA 也与 HLA-DR1 和 -DR4 相关。HLA-DRB1 享有等位基因表位，是 RA 的一个极为重要的遗传危险

因素，它主要通过促进针对瓜氨酸蛋白（见于皮肤和关节）的抗体产生从而诱导发病。这些抗体是 RA 特异性、具有预测性的血清标志抗体，在自身免疫性关节炎动物模型中，可与滑膜结合，加重组织损伤。许多感染物质，包括由 EB 病毒和大肠杆菌产生的特殊蛋白，因分子模拟 HLA-DRB1 * 0401 高变异区或诱导抗瓜氨酸蛋白抗体［通过检测抗环瓜氨酸肽（抗 CCP）抗体来测定］产生也被认为在本病的发病中起一定作用。

临床特征

类风湿结节

20%RA 患者有类风湿结节，见于有中、高滴度 RF（IgG、IgM 或 IgA）的患者。即使不是全有，但大多数有类风湿结节并且血清学阴性的 RA 患者被证实有皮下环状肉芽肿或其他组织学上表现为栅栏状肉芽肿的疾病（见第 93 章）。类风湿结节为坚实、半活动性丘疹结节，最常发生于关节周围的伸侧面（图 45.5），常为易于受压或创伤的部位。结节直径从数厘米至 5 厘米，一般无异常症状，有时结节有触痛或自觉痛，特别是合并创伤或溃疡时。类风湿结节也可发生于内脏器官。

速发性类风湿结节病的特点是突然出现多发类风湿结节（图 45.6），通常由首次应用甲氨蝶呤治疗触发，也可见于首次应用 TNF-α 抑制剂后。在一些患者，则由系统应用糖皮质激素减量诱发。甲氨蝶呤也能诱发丘疹样皮损，其组织学表现涵盖间质性环状肉芽肿和间质性肉芽肿性皮炎（见第 93 章）[49]。

类风湿性血管炎

类风湿性血管炎（rheumatoid vasculitis）是发生在

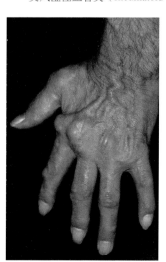

图 45.5 类风湿关节炎和类风湿结节。图示关节周围部位正常肤色结节（Courtesy，Kalman Watsky，MD.）

RA 晚期的一种少见并发症，只见于 2% ～ 5%RA 患者，但在尸检中 1/3 RA 患者可见到血管炎表现。典型的类风湿性血管炎发生于具有高滴度 RF、类风湿结节和具有侵蚀性关节炎的患者。血管炎可累及大小不同的血管，累及小血管时，临床表现为可触及或不可触及的紫癜；累及中等血管时，表现为结节、溃疡、坏死性网状青斑和（或）肢端梗死[50]。全身表现包括神经病变、脑梗死、巩膜炎、牙槽炎、心脏炎、肠溃疡和蛋白尿。

当怀疑类风湿性血管炎时，应该结合临床、病理和血清学结果进行评估。例如对溃疡活检，应取垂直于溃疡边缘的契状组织，包括周围的非溃疡皮肤和溃疡的基底。同时患有 RA 和中等大小血管炎的患者中，有高达 40% 的患者存在外周神经病变（亚临床型或临床型），通常表现为多发性单神经炎，在有泛发皮肤损害的患者，该病变发生率更高。因此，假如通过多处、深部的皮肤活检仍无法明确血管炎诊断时，可进行神经传导检查继以腓神经或肌肉活检（图 45.7）。由于该病的致死率可能高达 40%[51]，因此，须积极治疗。

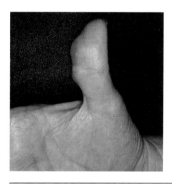

图 45.6 一位类风湿关节炎患者由甲氨蝶呤诱发的类风湿结节病（Courtesy，Jean L Bolognia，MD.）

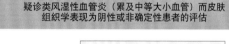

疑诊类风湿性血管炎（累及中等大小血管）而皮肤组织学表现为阴性或非确定性患者的评估

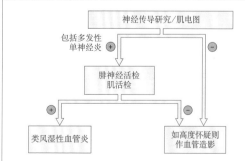

神经传导研究/肌电图

包括多发性
单神经炎 ⊕   ⊖

腓神经活检
肌活检

⊕   ⊖

类风湿性血管炎   如高度怀疑则作血管造影

图 45.7 疑诊类风湿性血管炎（累及中等大小血管）而皮肤组织学表现为阴性或非确定性患者的评估

Bywaters 损害

Bywaters 损害包括甲襞血栓和指趾远端尤其是指腹的紫癜样丘疹（见图 53.4）。组织学表现为小血管白细胞碎裂性血管炎。一般而言，这些损害与系统性血管炎不相关。

Felty 综合征

Felty 综合征代表了一种不常见但却严重的血清学阳性 RA 亚型，以粒细胞减少、脾肿大和难治性小腿溃疡（常位于胫前）为特征。患者易发生皮肤和全身感染，常规治疗困难，患者发生淋巴瘤和白血病的风险增高。这些溃疡可能由多种原因引起，如继发于坏疽性脓皮病（pyoderma gangrenosum，PG）、中等大小血管炎（尽管组织学上常无法确诊为血管炎）、静脉高压、神经病变，或可能为栅栏状嗜中性和肉芽肿性皮炎（PNGD）的溃疡型表现[52]。

嗜中性皮病

在 RA 患者可见到皮肤无菌性中性粒细胞浸润。主要疾病为坏疽性脓皮病、Sweet 综合征和类风湿性嗜中性皮病（见第 26 章和第 53 章），但是它们之间可能存在重叠，故通常使用"嗜中性皮病（neutrophilic dermatosis）"这一名称。PG 在 RA 患者的发病率高于普通人群。皮损可位于下肢（图 45.8），较少见的部位有腹部和面部。

类风湿性嗜中性皮炎（也称类风湿性嗜中性皮病）在临床和组织学上类似 Sweet 综合征，见于严重的、通常为血清学阳性的 RA 患者。皮疹为红色荨麻疹样丘疹和斑块，无自觉症状，持续时间久，偶尔发生破溃。损害对称分布，多见于前臂伸侧和手部，也可见于其他部位。

其他

RA 患者也可发生持久性隆起性红斑（见第 24 章）和栅栏状嗜中性和肉芽肿性皮炎（PNGD）（见第 93 章）以及由治疗关节炎的药物诱发的一些皮肤副反应

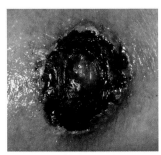

图 45.8 一位类风湿关节炎患者的坏疽性脓皮病。下肢慢性复发性溃疡（Courtesy, Carlos H Nousari, MD.）

（见表 53.1）。在应用甲氨蝶呤的 RA 患者，EB 病毒相关的淋巴增生性疾病可能累及皮肤。

病理学

典型的类风湿结节位于真皮深层或皮下组织，由中央区强嗜酸性纤维素及其外周的栅栏状排列的组织细胞层和肉芽组织构成（图 45.9）。急性和早期损害常有明显的白细胞碎裂性血管炎和（或）间质内嗜中性粒细胞浸润。

坏疽性脓皮病、Sweet 综合征和小、中、大血管炎的组织学变化在第 24 章和第 26 章讨论。当类风湿性血管炎累及中等大小血管时，组织学上与结节性多动脉炎难以区分。直接免疫荧光显示，类风湿性血管炎患者的中小血管有明显的 IgM 和 C3 沉积，而结节性多动脉炎患者，IgM 和 C3 在血管沉积的信号较弱并稀疏，并且仅限于中等大小血管。

鉴别诊断

尽管类风湿结节与栅栏状嗜中性和肉芽肿性皮炎

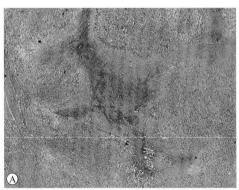

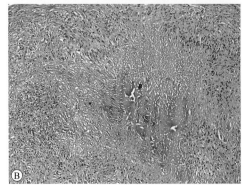

图 45.9 类风湿结节的组织学特征。A. 大而不规则的渐进性坏死区被周围栅栏状组织细胞包绕。B. 渐进性坏死和具有细长核的栅栏状组织细胞的细节（Courtesy, Lorenzo Cerroni, MD.）

在组织学上有一些共同特点，但后者皮损多形性更明显，有丘疹、斑块而不仅是关节周围正常肤色结节。由于临床和组织学表现上的相似性，皮下环状肉芽肿可被误诊为类风湿结节。但是，皮下环状肉芽肿患者其他方面健康且通常为儿童。有时，痛风石可被误诊为类风湿结节。

皮肤血管炎的鉴别诊断在第 24 章有详细讨论。特别的是，由于都存在关节炎、RF 和补体激活，类风湿性血管炎可与混合性冷球蛋白血症混淆。但是，前者 RF 滴度显著较高，C3 和 C4 水平都低下；而冷球蛋白血症患者 C4 水平低下而 C3 水平相对正常。Bywaters 损害可类似脓毒栓塞、创伤性损害，较少情况下与冻疮类似。

正如先前所提到的，类风湿性嗜中性皮病很像 Sweet 综合征，但也可被误诊为荨麻疹或荨麻疹性血管炎。RA 和 Felty 综合征的溃疡包含不同病因，包括坏疽性脓皮病、类风湿性血管炎、浅表性溃疡性类风湿渐进性坏死（见第 53 章）和继发性抗磷脂综合征，以及感染（特别是使用免疫抑制剂的患者）、淋巴瘤（特别是血管中心性亚型）和血栓栓塞性疾病。

对具有栅栏状坏死性肉芽肿和可疑风湿性疾病患者组织学表现的评估见图 45.10。

治疗

RA 的治疗目的在于改善症状、预防终末期器官损害。针对关节病变的治疗可能使一些相关的皮肤表现得到改善，但其他皮损（如类风湿结节）常持续存在。类风湿结节可以被切除，但常复发。皮损内注射糖皮质激素可能缩小结节，但不会使结节完全消失。类风湿性嗜中性皮病可口服糖皮质激素或抗中性粒细胞药物如氨苯砜或秋水仙碱治疗，而 Felty 综合征可采用重组粒细胞集落刺激因子（G-CSF）和（或）脾切除治疗。

累及中、大血管的类风湿性血管炎病情进展快并可危及生命，故需积极治疗。可静脉应用甲泼尼龙（500 ～ 1500 mg/d×3 天），继以泼尼松［1 mg/(kg·d)］加环磷酰胺（每日或每月应用）和血浆置换治疗。

较轻病例，包括累及小血管的类风湿性血管炎，可用硫唑嘌呤和吗替麦考酚酯；甲氨蝶呤对 RA 的这类并发症并不总是有效。尽管有报道在 RA 患者应用 TNF-α 抑制剂治疗后发生血管炎，但亦有很多报道表明这类药物对类风湿性血管炎有益[50, 52]。也有些报道提及利妥昔单抗可改善类风湿性血管炎[50, 52]。如果潜在的 RA 得到稳定、长期的控制，类风湿性血管炎不太会复发。

对于 RA 相关坏疽性脓皮病的治疗，全身应用糖皮

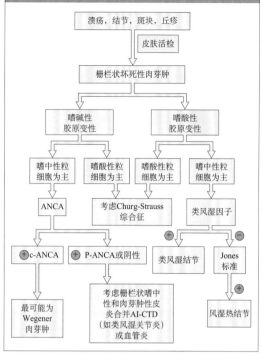

图 45.10　对存在栅栏状坏死性肉芽肿和可疑风湿性疾病患者的评估。诊断风湿热的 Jones 标准见第 19 章。AI-CTD，自身免疫性结缔组织病

质激素和环孢素非常有效。也有应用 TNF-α 抑制剂取得极好疗效的报道。第 26 章对其他疗法进行了总结。

炎性关节炎的治疗包括非甾体抗炎药、系统用小剂量糖皮质激素、能改善病情的抗风湿病药（如羟氯喹、来氟米特、甲氨蝶呤和柳氮磺胺吡啶）和生物免疫调节剂（如 TNF 抑制剂、阿巴西普和托珠单抗）。

自身炎症性疾病

要点

■ 与固有免疫系统异常激活相关的单基因性疾病，特征是反复发热和多器官发生炎症；如同关节、眼、浆膜一样，皮肤也常被累及。

■ 该病群包括遗传性周期性发热综合征、IL-1 受体拮抗剂（DIRA）缺陷、由异常 IL-36 或 CARD14 信号异常导致的脓疱型银屑病，以及干扰素病变。

- 皮损多变，表现从一过性荨麻疹性丘疹、无菌性脓疱到坏疽性脓皮病和冻疮样损害。
- 可见到炎性体产生的 IL-1 增多，IL-1 拮抗剂如阿那白滞素、利那西普、卡那单抗对其中多种疾病有效。
- 复杂疾病如 Schnitzler 综合征、全身型幼年特发性关节炎（Still 病）和红斑狼疮有共同的发病机制和临床特点。

自身炎症性疾病包含与固有免疫系统异常激活相关的单基因炎症性疾病[53]，它与自身免疫病不同，后者的特点是适应性免疫系统的失调，表现为自身抗体形成、T 细胞介导的组织破坏。即便如此，自身炎症性疾病仍可见到某种程度的自身免疫性或免疫缺陷[54]。

作为一个整体，自身炎症性疾病的特征是反复发热和多器官炎症。这些表现似乎无诱因，经常累及皮肤、关节、眼和浆膜。这些组织常有无菌性中性粒细胞浸润。皮损表现不一，包括无菌性脓疱、一过性荨麻疹性丘疹、溃疡、网状青斑和冻疮样损害（表 45.6；

见表 45.2）[53]。重要的是需了解这些少见病与更常见的多基因疾病如脓疱型银屑病和冻疮之间有显著的重叠。在鉴别诊断时考虑到这些病，尤其是在疾病早期或治疗抵抗时，通常有利于启动更特异的治疗。

表 45.7 概括了多种单基因性自身炎症性疾病的要点，尤其是皮损。部分这类疾病的遗传基础近几年才被描述，所以皮肤科医生可能对其不熟悉。值得注意的是，表 45.6 展示的这类疾病的病理生理过程中的重要部分，以及冷吡啉相关的周期性综合征（cryopyrin-associated periodic syndromes，CAPS；见表 45.2），都包含了 IL-1 的过度活化。可以是过度产生 IL-1（如CAPS）或对 IL-1 的抑制缺陷（如 DIRA，见图 45.12）。这为 IL-1 拮抗剂包括阿那白滞素、利那西普、卡那单抗对本病的疗效提供了依据（表 45.13）。

组织学上，患者皮肤浸润可从真皮内肉芽肿（Blau 综合征）到表皮脓疱（DIRA、CARD14 诱导的脓疱型银屑病）。遗传性周期性发热综合征（见表45.2）患者的特征是"嗜中性荨麻疹性皮病"；一过性荨麻疹性丘疹的活检标本显示真皮血管周围和间质的

表 45.6　遗传性自身炎症性疾病的皮肤表现。本章讨论的疾病用斜体表示。遗传性自身炎症性疾病的详细内容见表 45.2 和 45.7		
皮肤和组织学特点	遗传性自身炎症性疾病	有相似表现的散发或组合疾病
一过性斑丘疹 / 荨麻疹损害，通常有真皮中性粒细胞浸润（嗜中性荨麻疹性皮病）	CAPS	● Schnitzler 综合征（第 18 章） ● 成人 Still 病 ● 全身型幼年特发性关节炎（sJIA；Still 病）
溃疡，真皮内无菌性中性粒细胞浸润 *（坏疽型脓皮病）	PAPA 综合征 **	坏疽型脓皮病-特发性及与相关疾病伴发（如溃疡性结肠炎）（第 26 章）
脓疱（无菌性）	DIRA DITRA PAPA 综合征 ** CAMPS	泛发性脓疱型银屑病 疱疹样脓疱病 SAPHO 综合征（第 26 章） 暴发性痤疮
水肿性斑块，真皮内无菌性中性粒细胞浸润	Majeed 综合征	Sweet 综合征-特发性或与相关疾病伴发（如急性髓性白血病）（第 26 章）
网状青斑伴结节	ADA2 缺陷	Sneddon 综合征 散发结节性多动脉炎
紫罗兰色斑块，类似冻疮、皮肤型红斑狼疮或皮肌炎，眶周水肿、红斑	蛋白酶体相关自身炎症综合征 /CANDLE 综合征 /Nakajo-Nishimura 综合征	红斑狼疮 皮肌炎

* 未治疗的损害。
** PASH（坏疽性脓皮病，痤疮和化脓性汗腺炎）和 PAPASH（化脓性关节炎、坏疽性脓皮病、痤疮和化脓性汗腺炎）综合征被认为是 PAPA 综合征的变体；写此书时 PASH 和 PAPASH 综合征的单基因基础尚未阐明。
ADA，腺苷脱氨酶；CAMPS，CARD-14 介导的脓疱型银屑病；CANDLE，伴脂肪萎缩和体温升高的慢性非典型嗜中性皮病；CAPS，冷吡啉相关周期性综合征；DIRA，IL-1 受体拮抗剂缺陷；DITRA，IL-36 受体拮抗剂缺陷；PAPA，化脓性关节炎、坏疽性脓皮病和痤疮；SAPHO，滑膜炎、痤疮、脓疱病、骨肥大和骨炎。

表 45.7　具有皮肤表现的遗传性自身炎症性疾病举例。经典的遗传性周期性发热综合征的概括见表 45.2。大多数这类疾病也有反复发热和急性期反应物升高

疾病	突变基因（基因）的蛋白产物	遗传模式	主要种族	发病年龄	临床特点	治疗
DIRA（白介素 -1 受体拮抗剂缺陷）	白介素 -1 受体拮抗剂（*IL1RN*）	AR	波多黎各人，巴西人，黎巴嫩人，纽芬兰人，荷兰人	新生儿	红斑区脓疱，外观类似脓疱型银屑病（图 45.11A）无菌性溶骨性损害新生儿窘迫	IL-1 拮抗剂，如阿那白滞素、利那西普、卡那单抗，常有显著疗效
DITRA（白介素 -36 受体拮抗剂缺陷）*	白介素 -36 受体拮抗剂（*IL36RN*）	AR	突尼斯人；黎巴嫩人	儿童期至成人期；孕期可复发	红斑区脓疱，外观类似泛发性脓疱型银屑病（图 45.11B）	维甲酸 IL-1 拮抗剂 – 对脓疱的疗效好于丘疹鳞屑性损害苏金单抗
CAMPS（CARD-14 介导的脓疱型银屑病）*	含半胱天冬酶招募结构域，成员 14（*CARD14*）	AD	高加索人	儿童早期	泛发性脓疱型银屑病 *CARD-14* 突变也见于家族性毛发红糠疹 *CARD-14* 是银屑病易感基因（PSORS2）	未知
ADAM17 缺失 / 新生儿发生的炎症性皮肤病和肠病	ADAM 金属肽酶结构域 17（*ADAM17*）	AR	未知	新生儿	红皮病型银屑病和泛发脓疱短发、质硬的睫毛和眉毛甲肥厚、甲沟炎腹泻，常为血性；吸收不良	未知
PAPA（化脓性关节炎、坏疽性脓皮病和痤疮）综合征	脯氨酸-丝氨酸-苏氨酸磷酸酶交联蛋白 1（*PSTPIP1*）	AD	欧洲北部	儿童期	坏疽性脓疱病（见图 26.13）针刺反应严重痤疮儿童早期复发性、疼痛性、无菌性关节炎	TNF 抑制剂 IL-1 拮抗剂糖皮质激素
IL-10/IL-10R 缺陷	白介素 -10（*IL-10*）白介素 -10 受体 α 和 β（*IL10RA*，*IL10RB*）	AR	土耳其人，黎巴嫩人	新生儿	毛囊炎，主要伴 IL-10R 缺陷严重的婴儿期（很早发生）小肠结肠炎	异体 HSCT（病例报道）
Blau 综合征（家族性幼年性系统性肉芽肿病）	核苷酸结合寡聚化结构域（NOD）包含 2/ 半胱天冬酶招募结构域家族（CARD），成员 15（*NOD2/CARD15*）	AD	未知	儿童期	很多细小丘疹（图 45.11C）真皮肉芽肿性浸润葡萄膜炎早发、对称性、肉芽肿性多关节炎	糖皮质激素 TNF 抑制剂（如英夫利昔单抗）MTX, CSA IL-1 拮抗剂
PLAID（PLCG2 相关抗体缺陷和免疫失调）	磷脂酶 C，γ2（*PLCG2*）	AD	种族多样	婴儿期至儿童早期	家族性寒冷性自身炎症综合征（FCAS）-3 冷空气诱发 / 蒸发冷却诱发的荨麻疹和血管性水肿部分患者的非感染性皮肤肉芽肿复发性感染，抗体缺陷，自身免疫	未知

表 45.7　具有皮肤表现的遗传性自身炎症性疾病举例。经典的遗传性周期性发热综合征的概括见表 45.2。大多数这类疾病也有反复发热和急性期反应物升高（续表）

疾病	突变基因（基因）的蛋白产物	遗传模式	主要种族	发病年龄	临床特点	治疗
APLAID（自身炎症和 PLCG2 相关抗体缺陷和免疫失调）	磷脂酶 C，γ2（PLCG2）	AD	迄今一个家族	儿童早期	表现多变，从类似大疱性表皮松解性水疱到类似蜂窝织炎的红色斑块 眼部炎症 间质性肺炎 小肠结肠炎 轻度免疫缺陷	治疗困难
ADA2 缺陷	腺苷脱氨酶 2（CECR1）	AR	格鲁吉亚犹太人，德国人，土耳其人，高加索人	婴儿期至成人期	童年起病的结节性多动脉炎 网状青斑（图 45.11D） 早发卒中 肝脾肿大 低丙种球蛋白血症 淋巴细胞减少症	TNF 抑制剂 异体 HSCT
Ⅰ型干扰素病变						
SAVI [STING（干扰素基因激活剂）相关婴儿期起病的血管病变]	跨膜蛋白 173（TMEM173）	AD	欧洲人，土耳其人	婴儿期早期	肢端（指趾、耳、鼻）梗死、溃疡、坏疽 骨吸收伴指趾包括甲的缺失（图 45.11E） 肢端紫罗兰色斑块 鼻中隔穿孔 间质性肺病 干扰素信号增强	糖皮质激素和改善病情的抗风湿药疗效差或无效 JAK 抑制剂
Aicardi-Goutières 综合征（AGS）**/家族性冻疮样狼疮（FCL）	AGS 或 FCL 的 3′ 修复核酸外切酶 1（TREX1）、包含 SAM 和 HD 结构域的蛋白 1（SAMHD1）；AGS 的 RNA 特异性腺苷脱氨酶（ADAR1），解旋酶 C 结构域 1 诱导的干扰素（IFIH1）和核糖核酸酶 H2 的 A、B 或 C 亚基（RNASEH2A/B/C）	AR >> AD（AGS）AD（FCL）	种族多样	新生儿期或婴儿期（AGS）至儿童期（FCL）	手、足、耳部冻疮样皮损（图 45.11F） 关节炎（FCL） 白质脑病和进行性迟发性脑病（AGS） 干扰素信号增强	难以治疗
蛋白酶体相关自身炎症性综合征 / CANDLE（伴脂肪萎缩和体温升高的慢性非典型嗜中性皮病）/Nakajo-Nishimura 综合征	蛋白酶体亚基 β 型 -8（PSMB8）	AR	日本人，西班牙人，德系犹太人，高加索人	婴儿期	紫罗兰色斑块，可以呈环形、冻疮样损、眼睑水肿和红斑 真皮髓系浸润–不成熟至成熟细胞 部分脂肪肌肉萎缩，关节挛缩 基底神经节钙化（图 45.11G）	没有明确有效的治疗 JAK 抑制剂

* 已报道脓疱型银屑病的其他单基因型自身炎症性类型，与 AP1S3 突变相关。

** 也可能源于其他基因的突变，包括核糖核酸酶 H2 亚基 A-C（RNASEH2A-C）、RNA 特异性腺苷脱氨酶（ADAR）和解旋酶 C 结构域 1 诱导的干扰素（IFIH1）。

CSA，环孢素；DMARDS，改善病情的抗风湿药；HSCT，造血干细胞移植；MTX，甲氨蝶呤；IFN，干扰素；JAK，Janus 激酶

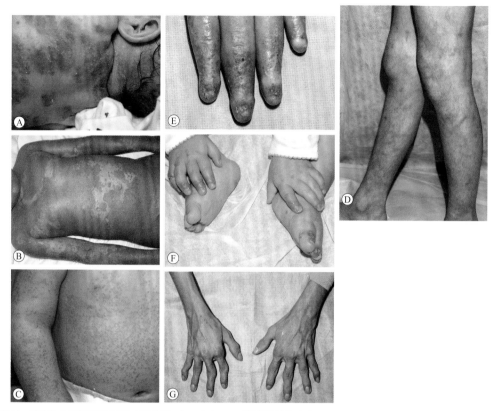

图 45.11　遗传性自身炎症性疾病的皮肤表现。A. 一名有 IL-1 受体拮抗剂缺陷（DIRA）婴儿的环形红色斑块上散布脓疱；注意其与脓疱型银屑病的相似点。**B.** 一名 IL-36 受体拮抗剂缺陷（DITRA）儿童广泛分布的银屑病样斑块，边缘有脓疱。**C.** 一名患 Blau 综合征的 1 岁男孩，全身广泛分布无数小的、粉红至棕褐色扁平丘疹，组织学上可见浸润性肉芽肿。**D.** 一名腺苷脱氨酶 2（ADA2）缺陷患者的网状青斑。**E.** 起病于婴儿期的 STING（干扰素基因激活剂）相关血管病变（SAVI）的特征为肢端紫罗兰色斑块和指趾骨吸收伴甲缺失；患者可能被诊断为 Aicardi-Goutières 综合征、抗磷脂抗体综合征或血管炎。**F.** Aicardi-Goutières 综合征伴有冻疮样皮损。**G.** 伴脂肪营养不良和体温升高的慢性不典型嗜中性皮病（CANDLE）综合征有关节畸形（如天鹅颈畸形）和类似于皮肌炎的覆盖在掌指关节表面的薄的粉色斑块

中性粒细胞浸润[10]，可见到白细胞碎裂，但无血管壁纤维素样变性。正如表 45.6 概括的，嗜中性荨麻疹性皮病也见于复杂的疾病如 Schnitzler 综合征（见第 18 章）、全身型幼年特发性关节炎或成人 Still 病（见上文）和一些系统性红斑狼疮患者[55-56]。

这组自身炎症性疾病仍在扩展，其中一些已被归于嗜中性皮病类疾病，如白塞病，已开始被认识到与本组疾病有相似的病理生理学过程。

致谢

作者感谢 Jennie T.Clarke 医生对本章上一版的贡献。

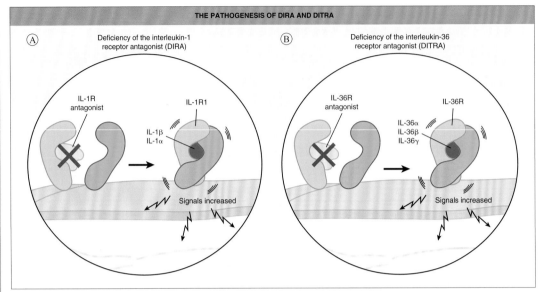

Fig. 45.12 The pathogenesis of DIRA (deficiency of interleukin-1 receptor [IL-1R] antagonist) and DITRA (deficiency of interleukin-36 receptor [IL-36R] antagonist). **A** Loss of the IL-1R antagonist leads to unopposed proinflammatory signaling by IL-1α and IL-1β in patients with DIRA. **B** In DITRA, loss of the IL-36R antagonist results in analogous unchecked signaling by IL-36α, IL-36β, and IL-36γ at the IL-36R. *Reproduced from Cowen EW, Goldbach-Mansky R. DIRA, DITRA, and new insights into pathways of skin inflammation. What's in a name? Arch Dermatol. 2012;148:381–4.*

由于授权限制，本图片保留英文

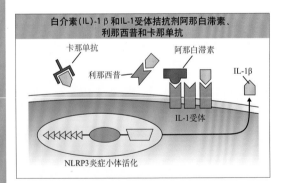

图 45.13　白介素（IL）1β 和 IL-1 受体拮抗剂阿那白滞素、利那西普和卡那单抗。阿那白滞素是 IL-1 受体的一种拮抗剂。利那西普是一种 IL-1 的阻滞剂（IL-1 Trap）。卡那单抗是抗 IL-1β 的一种单克隆抗体。关于 NLRP3 炎性小体的细节见图 4.2。NLRP3，含有核苷酸寡聚化结构域（NOD）样受体家族 *pyrin* 结构域的蛋白 3

（朱鹭冰译　李　明审校）

参考文献

1. Petty RE, Southwood TR, Baum J, et al. Revision of the proposed classification criteria for juvenile idiopathic arthritis: Durban, 1997. J Rheumatol 1998;25:1991–4.
2. Andersson GB. Juvenile arthritis: who gets it, where and when? A review of current data on incidence and prevalence. Clin Exp Rheumatol 1999;17:367–74.
2a. Wakil SM, Monies DM, Abouelhoda M, et al. Association of a mutation in LACC1 to a monogenic form of systemic juvenile idiopathic arthritis. Arthritis Rheumatol 2015;67:288–95.
3. Pascual V, Allantaz F, Patel P, et al. How the study of children with rheumatic diseases identified interferon-α and interleukin-1 as novel therapeutic targets. Immunol Rev 2008;223:39–59.
4. Gattorno M, Piccini A, Lasigliè D, et al. The pattern of response to anti-interleukin-1 treatment distinguishes two subsets of patients with systemic-onset juvenile idiopathic arthritis. Arthritis Rheum 2008;58:1505–15.
5. Sidiropoulos PI, Goulielmos G, Voloudakis GK, et al. Inflammasomes and rheumatic diseases: evolving concepts. Ann Rheum Dis 2008;67:1382–9.
6. Frosch M, Roth J. New insights in systemic juvenile idiopathic arthritis – from pathophysiology to treatment. Rheumatology 2008;47:121–5.
7. De Benedetti F, Martini A. Targeting the interleukin-6 receptor: a new treatment for systemic juvenile idiopathic arthritis? Arthritis Rheum 2005;52:687–93.
8. Prendiville JS, Tucker LB, Cabral DA, Crawford RI. A pruritic linear urticarial rash, fever, and systemic inflammatory disease in five adolescents: adult-onset Still disease or systemic juvenile idiopathic arthritis sine arthritis? Pediatr Dermatol 2004;21:580–8.
9. Falcini F, Taccetti G, Ermini M. Methotrexate-associated appearance and rapid progression of rheumatoid nodules in systemic-onset juvenile rheumatoid arthritis. Arthritis Rheum 1997;40:175–8.
10. Kieffer C, Cribier B, Lipsker D. Neutrophilic urticarial dermatosis: a variant of neutrophilic urticaria strongly associated with systemic disease. Report of 9 new cases and review of the literature. Medicine (Baltimore) 2009;88:23–31.
11. Hayward K, Wallace CA. Recent developments in anti-rheumatic drugs in pediatrics: treatment of juvenile idiopathic arthritis. Arthritis Res Ther 2009;11:216.
12. Nigrovic PA, Mannion M, Prince FHM, et al. Anakinra as first-line disease-modifying therapy in systemic juvenile idiopathic arthritis: report of forty-six patients from an international multicenter series. Arthritis Rheum 2011;63:545–55.
13. Vastert SJ, de Jager W, Noordman BJ, et al. Effectiveness of first-line treatment with recombinant interleukin-1

receptor antagonist in steroid-naive patients with new-onset systemic juvenile idiopathic arthritis: results of a prospective cohort study. Arthritis Rheumatol 2014;66:1034–43.

14. Ruperto N, Brunner HI, Quartier P, et al. Two randomized trials of canakinumab in systemic juvenile idiopathic arthritis. N Engl J Med 2012;367:2396–406.

15. De Benedetti F, Brunner HI, Ruperto N, et al. Randomized trial of tocilizumab in systemic juvenile idiopathic arthritis. N Engl J Med 2012;367:2385–95.

16. Efthimiou P, Georgy S. Pathogenesis and management of adult-onset Still's disease. Semin Arthritis Rheum 2006;36:144–52.

17. Lee JY, Yang CC, Hsu MM. Histopathology of persistent papules and plaques in adult-onset Still's disease. J Am Acad Dermatol 2005;52:1003–8.

18. Ciliberto H, Kumar MG, Musiek A. Flagellate erythema in a patient with fever. JAMA Dermatol 2013;149:1425–6.

19. Lipsker D. The Schnitzler syndrome. Orphanet J Rare Dis 2010;5:38.

20. Giampietro C, Ridene M, Lequerre T, et al. Anakinra in adult-onset Still's disease: long-term treatment in patients resistant to conventional therapy. Arthritis Care Res (Hoboken) 2013;65:822–6.

21. Ortiz-Sanjuán F, Blanco R, Calvo-Rio V, et al. Efficacy of tocilizumab in conventional treatment-refractory adult-onset Still's disease: multicenter retrospective open-label study of thirty-four patients. Arthritis Rheumatol 2014;66:1659–65.

21a. Belfeki N, Smiti Khanfir M, Said F, et al. Successful treatment of refractory adult onset Still's disease with rituximab. Reumatismo 2016;68:159–62.

22. Arnaud L, Mathian A, Haroche J, et al. Pathogenesis of relapsing polychondritis: a 2013 update. Autoimmun Rev 2014;13:90–5.

23. Letko E, Zafirakis P, Baltatzis A, et al. Relapsing polychondritis: a clinical review. Semin Arthritis Rheum 2002;31:384–95.

24. Frances C, el Rassi R, Laporte JL, et al. Dermatologic manifestations of relapsing polychondritis. A study of 200 cases at a single center. Medicine (Baltimore) 2001;80:173–9.

25. Firestein GS, Gruber HE, Weisman MH, et al. Mouth and genital ulcers with inflamed cartilage: MAGIC syndrome. Am J Med 1985;79:65–72.

26. Stael R, Smith V, Wittoek R, et al. Sustained response to tocilizumab in a patient with relapsing polychondritis with aortic involvement: a case based review. Clin Rheumatol 2015;34:189–93.

26a. Mathian A, Miyara M, Cohen-Aubart F, et al. Relapsing polychondritis: A 2016 update on clinical features, diagnostic tools, treatment and biological drug use. Best Pract Res Clin Rheumatol 2016;30:316–33.

27. Shiboski CH, Shiboski SC, Seror R, et al; International Sjögren's Syndrome Criteria Working Group. 2016 American College of Rheumatology/European League Against Rheumatism classification criteria for primary Sjögren's syndrome: A consensus and data-driven methodology involving three international patient cohorts. Ann Rheum Dis 2017;76:9–16.

27a. Daniels TE, Cox D, Shiboski CH, et al. Associations between salivary gland histopathologic diagnoses and phenotypic features of Sjögren's syndrome among 1,726 registry participants. Arthritis Rheum 2011;63:20121–30.

27b. Whitcher JP, Shiboski CH, Shiboski SC, et al. A simplified quantitative method for assessing keratoconjunctivitis sicca from the Sjögren's Syndrome International Registry. Am J Ophthalmol 2010;149:405–15.

27c. Van Bijsterveld OP. Diagnostic tests in the Sicca syndrome. Arch Ophthalmol 1969;82:10–14.

27d. Navazesh M, Kumar SK. Measuring salivary flow: challenges and opportunities. J Am Dent Assoc 2008;139(Suppl.):35S–40S.

28. Delaleu N, Jonsson MV, Appel S, Jonsson R. New concepts in the pathogenesis of Sjögren's syndrome. Rheum Dis Clin North Am 2008;34:833–45.

29. Fox RI, Liu AY. Sjögren's syndrome in dermatology. Clin Dermatol 2006;24:393–413.

30. Croia C, Astorri E, Murray-Brown W, et al. Implication of Epstein-Barr virus infection in disease-specific autoreactive B cell activation in ectopic lymphoid structures of Sjögren's syndrome. Arthritis Rheumatol 2014;66:2545–57.

31. Nguyen CQ, Hu MH, Li Y, et al. Salivary gland tissue expression of interleukin-23 and interleukin-17 in Sjögren's syndrome: findings in humans and mice. Arthritis Rheum 2008;58:734–43.

32. Nishishinya MB, Pereda CA, Muñoz-Fernández S, et al. Identification of lymphoma predictors in patients with primary Sjögren's syndrome: a systematic literature review and meta-analysis. Rheumatol Int 2015;35:17–26.

33. Ramos-Casals M, Anaya JM, Garcia-Carrasco M, et al. Cutaneous vasculitis in primary Sjögren syndrome: classification and clinical significance of 52 patients. Medicine (Baltimore) 2004;83:96–106.

34. Voulgarelis M, Moutsopoulos HM. Mucosa-associated lymphoid tissue lymphoma in Sjögren's syndrome: risks, management, and prognosis. Rheum Dis Clin North Am 2008;34:921–33.

35. Coca A, Sanz I. B cell depletion in lupus and Sjögren's syndrome: an update. Curr Opin Rheumatol 2009;21:483–8.

36. Devauchelle-Pensec V, Mariette X, Jousse-Joulin S, et al. Treatment of primary Sjögren syndrome with rituximab: a randomized trial. Ann Intern Med 2014;160:233–42.

37. De Vita S, Quartuccio L, Salvin S, et al. Sequential therapy with belimumab followed by rituximab in Sjögren's syndrome associated with B-cell lymphoproliferation and overexpession of BAFF: evidence for long-term efficacy. Clin Exp Rheumatol 2014;32:490–4.

38. Sharp GC, Irvin WS, Tan EM, et al. Mixed connective tissue disease: an apparently distinct rheumatic disease syndrome associated with a specific antibody to an extractable nuclear antigen (ENA). Am J Med 1972;52:148–59.

39. Lundberg IE. The prognosis of mixed connective tissue disease. Rheum Dis Clin North Am 2005;31:535–47.

40. Szodoray P, Hajas A, Kardos L, et al. Distinct phenotypes in mixed connective tissue disease: subgroups and survival. Lupus 2012;21:1412–22.

41. Tani C, Carli L, Vagnani S, et al. The diagnosis and classification of mixed connective tissue disease. J Autoimmun 2014;48–49:46–9.

42. Yoshida K, Inoue H, Komai K, et al. Mixed connective tissue disease is distinct from systemic lupus erythematosus: study of major histocompatibility complex class I polypeptide-related sequence A and HLA gene polymorphisms. Tissue Antigens 2013;81:44–5.

43. Pope JE. Other manifestations of mixed connective tissue disease. Rheum Dis Clin North Am 2005;31:519–33.

44. Gunnarsson R, Andreassen AK, Molberg Ø, et al. Prevalence of pulmonary hypertension in an unselected, mixed connective tissue disease cohort: results of a nationwide, Norwegian cross-sectional multicentre study and review of current literature. Rheumatology (Oxford) 2013;52:1208–13.

45. Ungprasert P, Wannarong T, Panichsillapakit T, et al. Cardiac involvement in mixed connective tissue disease: a systematic review. Int J Cardiol 2014;171:326–30.

46. Ortega-Hernandez O-D, Shoenfeld Y. Mixed connective tissue disease: an overview of clinical manifestations, diagnosis and treatment. Best Pract Res Clin Rheumatol 2012;26:61–72.

47. Demoruelle MK, Deane KD, Holers VM. When and where does inflammation begin in rheumatoid arthritis? Curr Opin Rheumatol 2014;26:64–7.

48. Furst DE, Emery P. Rheumatoid arthritis pathophysiology: update on emerging cytokine and cytokine-associated cell targets. Rheumatology (Oxford) 2014;53:1560–9.

49. Goerttler E, Kutzner H, Peter HH, Requena L. Methotrexate-induced papular eruption in patients with rheumatic diseases: a distinctive adverse cutaneous reaction produced by methotrexate in patients with collagen vascular diseases. J Am Acad Dermatol 1999;40:702–7.

50. Radic M, Martinovic Kaliterna D, Radic J. Overview of vasculitis and vasculopathy in rheumatoid arthritis–something to think about. Clin Rheumatol 2013;32:937–42.

51. Sayah A, English JCIII. Rheumatoid arthritis: a review of the cutaneous manifestations. J Am Acad Dermatol 2005;53:191–209.

52. Turesson C, Matteson EL. Vasculitis in rheumatoid arthritis. Curr Opin Rheumatol 2009;21:35–40.

53. Shwin KW, Lee CR, Goldbach-Mansky R. Dermatologic manifestations of monogenic autoinflammatory diseases. Dermatol Clin 2017;35:21–38.

54. Almeida de Jesus A, Goldbach-Mansky R. Monogenic autoinflammatory diseases: concept and clinical manifestations. Clin Immunol 2013;147:155–74.

55. Gusdorf L, Bessis D, Lipsker D. Lupus erythematosus and neutrophilic urticarial dermatosis: a retrospective study of 7 patients. Medicine (Baltimore) 2014;93:e351.

56. Lipsker D, Saurat J-H. Neutrophilic cutaneous lupus erythematosus. At the edge between innate and acquired immunity? Dermatology 2008;216:283–6.

第46章　黏蛋白病

Franco Rongioletti

要点

- 皮肤黏蛋白病是异常数量的黏蛋白在皮肤中沉积的一组疾病。
- 皮肤黏蛋白病的发病机制尚不清楚。
- 皮肤黏蛋白病分为两类：①原发性皮肤黏蛋白病，黏蛋白沉积是主要的组织学特点，导致临床上特征性皮损；②继发性黏蛋白病，黏蛋白沉积仅是一种伴发的表现。
- 原发性皮肤黏蛋白病可进一步分为变性-炎症型（可以是真皮或毛囊性）及错构瘤-肿瘤型。
- 伴发的疾病包括副蛋白血症（硬化性黏液水肿、硬肿病）、糖尿病（硬肿病）、甲状腺疾病（胫前黏液水肿、黏液水肿）以及自身免疫结缔组织病（红斑狼疮、皮肌炎）。

表 46.1　酸性氨基葡聚糖（黏多糖）的染色特点

组织学染色	酸性氨基葡聚糖（黏多糖）	
	非硫酸化（透明质酸*）	硫酸化（硫酸类肝素、硫酸皮肤素、硫酸软骨素）†
胶样铁	⊕	⊕
阿申蓝		
pH 2.5	⊕	⊕
pH 0.5	⊖	⊕
甲苯胺蓝的异染性		
pH 4.0	⊕	⊕
pH<2.0	⊖	⊕
PAS‡	⊖	⊖
透明质酸酶敏感性	⊕	⊖

* 本章讨论的疾病中的主要氨基葡聚糖；未与蛋白核心结合。
黏多糖病（如 Hunter 综合征、Hurler 综合征）中主要氨基葡聚糖；
† 与蛋白核心结合（蛋白多糖）。
‡ 染色中性的黏多糖

引言

皮肤黏蛋白病（mucinoses）是异常数量的黏蛋白在皮肤中广泛或局限沉积的一组疾病[1]。

黏蛋白是真皮细胞外基质的一种成分，正常由成纤维细胞产生少量黏蛋白。黏蛋白是一种酸性氨基葡聚糖（acid glycosaminoglycans，以往称酸性黏多糖类物质）构成的胶样无定形混合物，它是由多种重复的多糖单位组成的复合糖（见第 95 章）。酸性氨基葡聚糖可黏附在一个蛋白核心（蛋白聚糖单体）的两侧，如同硫酸皮肤素和硫酸软骨素；也可是游离的，如同透明质酸。透明质酸是皮肤黏蛋白最重要的成分。

黏蛋白能吸附自身体重 1000 倍的水分，在维持真皮盐和水分平衡中起主要的作用。在常规组织学切片中，分离胶原束间的蓝染物或真皮内空白的间隙很好地表明有黏蛋白的沉积。黏蛋白可以用特殊染色如阿申蓝、胶样铁或甲苯胺蓝显示（表 46.1）。此外，黏蛋白 PAS 染色阴性，通常对透明质酸酶敏感。以无水乙醇（不是福尔马林）固定活检标本可更容易检出黏蛋白。最近，已可使用单克隆抗体检测硫酸类肝素蛋白聚糖[2]。另一项替代的方法是利用生物素化的透明质酸（HA）结合蛋白和亲和素-过氧化物酶蛋白相互作用进行检测。

为何黏蛋白在一些个体的皮肤中异常积聚，其原因尚不清楚。特定的"血清因子"，如免疫球蛋白和（或）细胞因子能促进上调氨基葡聚糖的合成[4]。实际上，在皮肤黏蛋白病相关的疾病中，如硬化性黏液水肿、Graves 病相关的胫前黏液水肿和红斑狼疮的丘疹结节黏蛋白沉积病，可有血清免疫球蛋白（单克隆或多克隆）水平的升高及循环自身抗体。然而，即使洗脱了硬化性黏液水肿患者的 IgG 副蛋白或 Graves 病相关胫前黏液水肿患者的自身抗体，这些患者的血清仍可刺激黏蛋白的产生。循环中的细胞因子，如白介素（IL）-1、TNF 和 TGF-β，已知能刺激皮肤中氨基胺糖的合成，在黏蛋白过度沉积中起作用。而黏蛋白正常分解代谢的减少则是造成过度沉积的又一个原因。

本章讲述以皮肤黏蛋白异常沉积为特征的一类疾病，这些黏蛋白主要由透明质酸组成（图 46.1）。黏多糖病（mucopolysaccharidoses，MPS）主要沉积的皮肤黏蛋白为硫酸皮肤素或硫酸类肝素（如 Hunter 综合征），将在第 48 章中讲述。

分类

皮肤黏蛋白病可分为：原发性，即黏蛋白沉积是导致临床特征性皮损的主要组织学特点（表 46.2）；

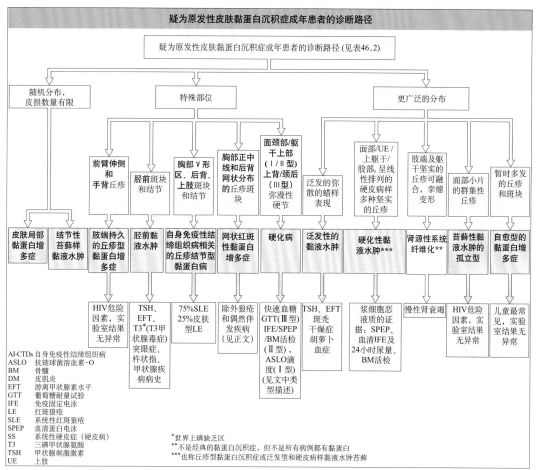

图 46.1 疑为原发性皮肤黏蛋白沉积症成年患者的诊断路径

继发性, 即黏蛋白仅代表一种伴发的组织学表现 (表 46.3)。原发性黏蛋白病可再分为变性-炎症型及错构瘤-肿瘤型。前者根据黏蛋白沉积的部位可进一步细分为真皮型或毛囊型 (见表 46.2)。

原发性变性——炎症型黏蛋白病

皮肤黏蛋白病

硬化性黏液水肿

同义名: ■ 丘疹性黏蛋白沉积症 (papular mucinosis) ■ 泛发型和硬皮病型黏液水肿性苔藓 (generalized and sclerodermoid lichen myxedematosus) ■ Arndt-Gottron 综合征 (Arndt-Gottron syndrome)

引言及定义

硬化性黏液水肿 (scleromyxedema) 是一种慢性特发性疾病, 特点为多数坚实丘疹和发硬的区域, 这是由于皮肤黏蛋白的沉积, 伴真皮胶原增多所致[4]。几乎所有患者有单克隆丙种球蛋白病, 部分患者可能有系统性表现, 甚者是致死性[5]。本病须与局限型硬化性黏液水肿区别, 后者皮肤是唯一的受累部位 (表 46.4)。偶有患者临床表现不典型, 介于硬化性黏液水肿和局限性黏液水肿性苔藓之间 ("非经典型", 见下文)。

历史

尽管 Dubreuilh 在 1906 年、Reitman 在 1908 年第一次对硬化性黏液水肿作了描述, 但直到 1953 年, Montgomery 和 Underwood 才把这种疾病与硬皮病和泛发型黏液水肿区别开。一年后, Gottron 和他的同事将泛发

表46.2　原发性皮肤黏蛋白病的分类
变性-炎症型黏蛋白病
真皮型
硬化性黏液水肿*
局限性黏液水肿性苔藓
● 孤立丘疹型[†]
● 肢端持久性丘疹性黏蛋白沉积症[†]
● 婴儿皮肤黏蛋白沉积症
● 结节型
自愈型皮肤黏蛋白沉积症
● 少儿型
● 成人型
硬肿病
● 非糖尿病型（Ⅰ型和Ⅱ型）
● 糖尿病型（Ⅲ型）
伴甲状腺功能改变的黏蛋白病
● 局限性（胫前）黏液水肿
● 泛发型黏液水肿
网状红斑性黏蛋白沉积症
与自身免疫结缔组织疾病相关的丘疹结节性黏蛋白增多症（红斑狼疮最常见）
皮肤局灶性黏蛋白沉积症
指／趾黏液囊肿（黏液样囊肿）
其他黏蛋白病
毛囊型
毛囊黏蛋白病（Pinkus）
荨麻疹样毛囊黏蛋白沉积症
错构瘤-肿瘤型黏蛋白病
黏蛋白痣
（血管）黏液瘤
* 也包括泛发性和硬皮病样黏液水肿性苔藓或丘疹性黏蛋白病。
[†] 也见于HIV感染患者

表46.3　组织学有黏蛋白沉积的疾病（继发性黏蛋白增多症）
表皮的黏蛋白增多症
● 基底细胞癌
● 罕见：鳞状细胞癌，角化棘皮瘤，寻常疣，脂溢性角化，蕈样肉芽肿
真皮的黏蛋白增多症
● 环状肉芽肿
● 红斑狼疮、皮肌炎≫硬皮病
● 间质性肿瘤（如黏液肉瘤、黏液性脂肪母细胞瘤、DFSP）
● 神经肿瘤（如神经纤维瘤、小叶神经黏液瘤）
● 上皮肿瘤（如基底细胞癌、外泌汗腺腺癌）
● 其他肿瘤（如皮肤转移癌，眼睑黏液癌）
● 肥厚型瘢痕
● 罕见：慢性GVHD，对干扰素的皮肤反应，遗传性进行性黏蛋白性组织细胞增多症
毛囊性黏蛋白增多症
● 蕈样肉芽肿（其他T细胞淋巴瘤）
● 湿疹性皮肤病
● 罕见：红斑狼疮，虫咬（包括发生在CLL基础上），依马替尼（imatinib）的不良反应，家族性网状内皮细胞增多症
CLL，慢性淋巴细胞白血病；DFSP，隆突性皮肤纤维肉瘤；GVHD，移植物抗宿主病

表46.4　硬化性黏液水肿与局限性黏液水肿性苔藓的诊断标准	
硬化性黏液水肿	**局限性黏液水肿性苔藓变型**
泛发丘疹和硬皮病样皮损	丘疹［或结节和（或）丘疹融合成的斑块］
显微镜下三联表现（黏蛋白沉积、成纤维细胞增生，纤维化）	黏蛋白沉积，伴不同程度的成纤维细胞增生
单克隆丙种球蛋白病	无单克隆丙种球蛋白病
无甲状腺疾病	无甲状腺疾病

性和硬化性的类型命名为"硬化性黏液水肿"。1963年第一次描述了硬化性黏液水肿伴发单克隆 γ 球蛋白病。

流行病学和发病机制

硬化性黏液水肿十分少见，中年人好发，无男女性别差异。硬化性黏液水肿的发病机制尚不清楚。伴发的单克隆 γ 球蛋白病在本病中的意义尚存争论。大多数患者有浆细胞病，副蛋白的水平与本病的程度和进展均无相关性。此外，虽然硬化性黏液水肿患者的血清在体外试验中可增强成纤维细胞的增殖，但从含副蛋白血清中纯化的免疫球蛋白却不能，提示循环中除副蛋白外的其他因子在发病机制中起作用。在自体造血干细胞移植后，硬化性黏液水肿临床上出现缓解，提示骨髓是这些循环因子的来源之一。最后，伴随皮内注射透明质酸凝胶或乳房硅胶植入术后，皮肤肉芽肿反应发生的硬化性黏液水肿提示其可能为一种自身免疫现象[5]。

临床特征

在硬化性黏液水肿中，表现为多数密集排列、直径2～3 mm坚实的蜡样丘疹，皮疹广泛，呈对称分布。最常受累的部位是头颈部、躯干上部、手、前臂、和大腿（图46.2）。丘疹常排列成明显的线状，周围的皮肤质硬有光泽，如硬皮病样外观，眉间易受累形成纵行沟状条纹，严重的可形成狮面脸（图46.3A）。纵行沟也可以发生在躯干和四肢上，被称为"Shar-Pei 征"（图46.3B）。

受累区也可见到红斑、水肿及褐色改变，瘙痒并不少见。黏膜和头发不受累。随着疾病进展，红斑和浸润性斑块可使皮肤变硬、趾指端硬化以及口和关节的活动度变小。在近端指间关节伸侧面可见边缘隆起的中央凹陷（由于皮肤增厚），此现象称之为"多纳圈征象"。一般无硬皮病患者中所看到的皮肤毛细血管扩张及钙沉着。

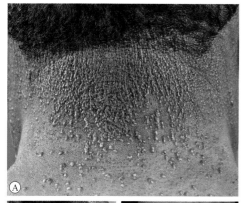

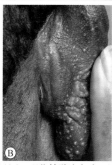

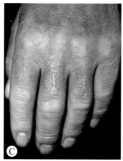

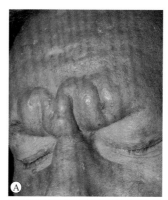

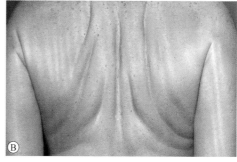

图 46.2 硬化性黏液水肿。A、B. 多数单一形态的坚实皮色至粉色丘疹，呈线状排列，后颈部最明显。C. 皮肤有时可以变得有光泽及硬化，像硬皮病一样的外光，但是线状排列的坚实性小丘疹是诊断的线索（A，B，Courtesy，Edward Cowen，MD；C，Courtesy，Lorenzo Cerroni，MD.）

硬化性黏液水肿几乎总是伴有副蛋白血症。单克隆丙种（γ）球蛋白病通常为 IgG，轻链常为 λ 链。在骨髓活检标本可以有轻度的浆细胞增多，但仅有不足 10% 硬化性黏液水肿的患者发展为多发性骨髓瘤。硬化性黏液水肿的患者可有许多内脏（包括肌肉、神经系统、风湿性、肺部、肾和心血管）的表现，如由于肌炎可致吞咽困难和近端肌力减弱、中枢神经系统病变可致无法解释的昏迷、周围神经病变、关节病变、腕管综合征、限制性或阻塞性肺疾病以及硬皮病样的肾疾病，这些症状可与皮肤表现同时或之后发生[5]。虽然主要的感觉神经病变主要发生在老年男性，并且呈隐匿性发作，但是皮肤-神经综合征是一种潜在的危及生命的脑病，本综合征伴随皮疹的加重突然发生，有流感一样的前驱症状，发热和癫痫发作，最终发生不明原因的昏迷。

病理学

硬化性黏液水肿以显微镜下三联症为特点[6]：

- 网状真皮中、上层广泛的黏蛋白沉积；
- 胶原沉积的增多；
- 成纤维细胞显著增生，呈不规则排列（图 46.4）。

表皮可正常或由于下方黏蛋白的压力和纤维化而变薄，毛囊可萎缩，浅表血管周围轻微的淋巴细胞及浆细胞浸润。弹性纤维呈碎片状并且数量减少。最近，有人报道了间质环状肉芽肿的病理模式[7]。黏蛋白可充填在心血管壁、肾实质、胰腺、肾上腺、神经以及淋巴结中。在皮肤-神经综合征中，尸检结果对阐明其潜在的发病机制并没有提供帮助。

鉴别诊断

硬化性黏液水肿主要应与硬皮病（系统性硬化症）和硬肿病作鉴别诊断。呈线性排列的丘疹是黏液水肿性苔藓的一个临床标志，有助于鉴别诊断。还应注意与其他有硬皮病样表现的疾病（见第 43 章）作鉴别。值得注意的是，在肾功能不全的患者可发生肾源性系统性纤维化，活检标本中可见到黏蛋白，但患者面部不受累（硬化性黏液水肿面部常受累），也没有副蛋白血症。硬化性黏液水肿和局限性苔藓性黏液水肿的诊断标准总结见表 46.4。出现"狮面脸"的皮肤病见表 46.5。

治疗

目前推荐治疗方法仍然是基于个案报道和一些开

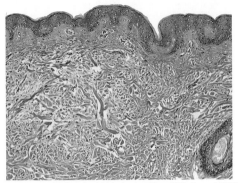

图 46.4 硬化性黏液水肿的组织病理学。纤维化、不规则排列、增生的成纤维细胞及在网状真皮中上层胶原间的黏蛋白沉积（Courtesy, Lorenzo Cerroni, MD.）

表 46.5 **狮面脸相关的皮肤疾病。**狮面脸也可见于骨 Paget 病、慢性淋巴细胞白血病（B-cell chronic lymphocytic leukemia, B-CLL）的患者
硬化性黏液水肿
麻风
利什曼病
皮肤淋巴瘤（T 细胞淋巴瘤，极少 B 细胞淋巴瘤）
慢性光化性皮炎的光线型
类网织细胞增生症型（B 细胞淋巴瘤的特异性皮肤表现）
系统性淀粉样变性
脂质蛋白沉积症
肥大细胞增多症（结节性）
结节病
多中心网状组织细胞增生症
进行性结节性组织细胞增生症
骨膜增生性厚皮病
(Inset, courtesy, Joyce Rico, MD.)

放性小规模病例研究。过去，采用美法仑（melphalan）的每月疗法，主要针对浆细胞的异常增生。这种烷化剂可产生一些临床缓解，但它能引起恶性血液病和败血症的发生，30% 的患者死亡与此有关[8]。其他化疗药物，如环磷酰胺、甲氨蝶呤、苯丁酸氮芥、2- 氯脱氧腺苷等，疗效一般，而副作用明显。

免疫球蛋白，单独或联合应用系统药物（见下文）广泛认为是局限性或系统性黏蛋白病以及皮肤-神经综合征的一线治疗药物[9-10]。虽然有报道免疫球蛋白治疗后可获得长期的缓解，但是疗效通常不持久，需要长期维持用药。沙利度胺（或来那度胺）和（或）系统性糖皮质激素以及多发性骨髓瘤的标准治疗方案是二线治疗药物，通常与免疫球蛋白联用[11-12]。自体 HSCT 为三线治疗，尤其适应于那些毁容、残疾或病重的患者[13]。移植后防止复发可用硼替佐米联合地塞

米松治疗[14]。

其他治疗方法，如 PUVA、UVA1、系统用维 A 酸类、环孢素、电子束照射、血浆置换、体外光化学疗法等治疗手段疗效不一。发音困难和流感样的症状预示患者可能发生危及生命的昏迷，应当立即收入院作密切观察。偶有病情自发改善和临床缓解的报道，甚至在患病 15 年以后[4]。

黏液水肿性苔藓（局限型）

引言

在局限性黏液水肿性苔藓（localized variants of lichen myxedematosus）中，患者仅在少数部位［通常是上下肢和（或）躯干］出现小的坚实的蜡样丘疹（或结节和丘疹相互融合形成的斑块）。本病仅皮肤受累，不伴有硬肿病、副蛋白血症、系统受累或甲状腺疾病（见图 46.1）[4]。大部分皮肤科医生把黏液水肿性苔藓等同于局限性、仅限于皮肤的疾病，这种潜在困惑的根源是历史上曾将黏液水肿称为"弥漫性/广泛性和硬皮病样黏液水肿性苔藓"。

局限性黏液水肿性苔藓可分为四种亚型：

- 孤立丘疹型
- 肢端持久型丘疹黏蛋白症
- 婴儿皮肤黏蛋白病
- 纯结节型

局限性黏液水肿性苔藓可与 HIV 感染、暴露于有毒性的油或 L 型色氨酸以及 HCV 病毒感染伴发。

流行病学

局限性黏液水肿性苔藓各型准确的发病率和流行情况并不清楚。

临床特征

孤立丘疹型局限性黏液水肿性苔藓以 2 ～ 5 mm 大小的丘疹、数目从几个到几百个不等、对称分布在四肢和躯干为特点[15]（图 46.5）。受累的皮肤触之不硬，面部不受累。皮损缓慢进展，无系统受累。皮损很少自发缓解。还没有证据表明可发展至硬化性黏液水肿。

Rongioletti 等[16]在 1986 年第一次描述了**肢端持久型丘疹黏蛋白沉积症**，皮损为多发的象牙色至皮色的丘疹，主要分布在手背和前臂远端伸侧（图 46.6）。至今已确诊了 20 例，患者中以女性占多数（女：男 = 3 : 1）。还有一些拟诊病例，但不能达到它的诊断标准。皮损持续存在，无系统受累[17]。

婴儿皮肤黏蛋白沉积症（又称婴儿丘疹性黏蛋白沉积症）是 Lum 在 1980 年首次描述。皮损为坚实的

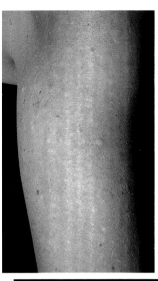

图 46.5　局限性黏液水肿性苔藓——孤立丘疹型。上肢持续存在的白色丘疹

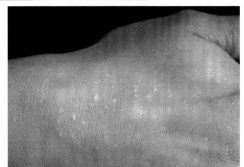

图 46.6　肢端持久型丘疹黏蛋白沉积症。手背皮色的丘疹

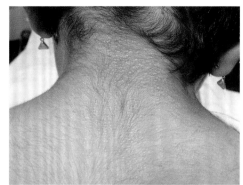

图 46.7　婴儿皮肤黏蛋白沉积症。一个年轻女孩颈后的肤色丘疹

乳白色丘疹，分布在上臂（特别是肘部）和躯干[4]。该型不伴发系统症状，也不会自行缓解。至今报道的少数患者中，至少有两个在出生时就有线形分布的皮损，可能归类为黏蛋白痣更确切。

结节型黏液水肿性苔藓以四肢和躯干多发性结节为特征，间有少许或无丘疹。

HIV 感染患者的**局限性黏液水肿性苔藓**，已在 HIV 阳性的同性恋或吸毒的男性患者有报告。大多数表现为四肢和躯干的孤立丘疹型黏液水肿性苔藓，其余表现为肢端持久型丘疹黏蛋白病。所有患者在黏液水肿性苔藓出现前感染了 HIV，大多数患者具有高丙种球蛋白血症。仅两例有副蛋白血症。值得注意的是，大约 10% 的 HIV 感染者有单克隆丙种球蛋白病，其与黏蛋白沉积的关系尚不清楚。没有一例由于黏蛋白沉积导致内脏受累[19]。

中毒综合征（"toxic" syndromes）的局限性黏液水肿性苔藓。由于黏蛋白沉积造成多发性丘疹，临床表现与孤立型黏液水肿性苔藓类似，见于毒油综合征和 L- 色氨酸相关的嗜酸细胞增多–肌痛综合征的患者。尽管这两种疾病在流行病学及历史发生上不相关，但毒油综合征（20 世纪 80 年代早期，由于摄入掺有次品菜籽油而导致的疾病，发生于西班牙）和 L- 色氨酸相关的嗜酸细胞增多–肌痛综合征（与含 L- 色氨酸的产品污染有关，此类产品于 20 世纪 80 年代晚期用作镇静剂）有许多相同的临床特点，除黏蛋白性丘疹外，都可有全身症状、外周血嗜酸细胞增多、色素沉着和硬皮病样表现[20]。通常在疾病发作后 1 ～ 5 个月，主要在四肢出现直径 1 ～ 5 mm 白色或皮色的丘疹。当停止暴露于毒性物质后，皮损可缓慢地消退。

局限性黏液水肿性苔藓和 HCV 感染。据主要来自日本的报道，黏液水肿性苔藓与 HCV 感染导致的慢性肝炎有相关性[21]，但这种相关性需要更多的研究证实。

不典型黏液水肿性苔藓。少数黏液水肿性苔藓患者具有不典型的特征，或特征介于硬化性黏液水肿和局限性黏液水肿性苔藓之间[4]。包括无单克隆丙种球蛋白病的硬化性黏液水肿患者，以及有单克隆丙种球蛋白病和（或）有系统症状的局限性黏液水肿性苔藓的患者。前者可能是因为仅对其进行了血清蛋白电泳（SPEP）检测，而未对其进行 SPEP 加血清和尿液的免疫固定电泳（IFE）检测；而 IFE 是一种更敏感的检测方法。

病理学

局限性黏液水肿性苔藓病理改变比硬化性黏液水肿更缺乏特异性。在网状真皮的中上层有黏蛋白的沉积，数量不等的成纤维细胞增生，纤维化不显著甚至缺如。在肢端持久型丘疹黏蛋白症，黏蛋白主要聚集在网状真皮的上部（表皮下带有少量），并且成纤维细胞数量没有增加。在婴儿皮肤黏蛋白沉积症中，黏蛋白位置表浅，好似被表皮覆盖[6]。

鉴别诊断

皮肤的组织病理学检查有助于区别局限性黏液水肿性苔藓与许多其他有相似临床表现的丘疹性皮损，如丘疹性环状肉芽肿，淀粉样变，胶样粟丘疹，传染性软疣，丘疹型弹性纤维溶解症和发疹型胶原瘤。很重要的是要将这些病与硬化性黏液水肿及皮肤黏蛋白增多症区分开来，它们可发生在自身免疫性结缔组织病中（见下文）。

治疗

局限性黏液水肿性苔藓不需要治疗，保持观察病情即可。局部应用糖皮质激素，吡美莫司或他克莫司可能有一些益处[15]。一例伴 HIV 感染的患者在口服异维 A 酸后完全缓解。本病可以自然缓解[22]，甚至在 HIV 感染的病例中亦可自然缓解[19]。

自愈性皮肤黏蛋白沉积症

自愈性皮肤黏蛋白沉积症（self-healing cutaneous mucinosis）曾认为是局限性黏液水肿性苔藓的一种亚型，目前认为，将其归类为原发性皮肤黏蛋白沉积症的一种特殊罕见类型更为合适[23]。本病最初的报告仅发生在儿童，年龄从 1 岁到 15 岁之间[2]。后来，在成人中也观察到相同的病例，然而，作者认为某些成年病例实际上是自然缓解的局限性黏液水肿性苔藓[24]。

本病临床表现的特点：①急性发生的多发性丘疹，有时融合成线状浸润性斑块，见于面颈部、头皮、腹部和股部；②关节周围和面部的黏蛋白皮下结节，伴有眶周水肿（图 46.8）。可伴有系统性症状，如发热、关节痛和肌肉压痛，但没有观察到副蛋白血症、骨髓

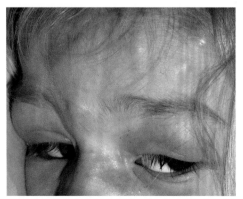

图 46.8 自愈性皮肤黏蛋白沉积症。粉红色至肤色的表皮和皮下结节，并有眶周水肿（Courtesy, Drs Hansgeorg Müller and Heinz Kofler.）

浆细胞增多症和甲状腺功能减退症。皮疹在 1～8 个月后可以自然缓解为其特点，并因此而得名。组织学上，丘疹性皮损示真皮有黏蛋白沉积，伴轻度炎症和成纤维细胞数量稍微增加。结节性皮损则为真皮深层黏蛋白的沉积，伴纤维硬化、成纤维样细胞及神经节样细胞的显著增生，类似于增生性筋膜炎[23]。

硬肿病

> **同义名：**■ Buschke 成人硬肿病（scleredema adultorum of Buschke）■ 糖尿病性硬肿病（scleredema diabeticorum）

引言

硬肿病（scleredema）是由于真皮增厚及黏蛋白沉积引起的身体上部对称性、弥漫性硬化。

历史

虽然公认硬肿病由 Buschke 首先描述，但最原始的描述可以追溯到 1876 年的 Pitford。1970 年认识到本病与糖尿病相关[23]。

流行病学与发病机制

硬肿病是一种少见的疾病，可累及所有种族。与糖尿病相关的硬肿病多见于男性，而其他的则多见于女性。胶原不可逆的糖化及对胶原酶降解的抵抗可导致胶原的聚积。此外，胰岛素的过度刺激、微血管的破坏和缺氧可增加胶原和黏蛋白的合成。链球菌的超敏反应（Ⅰ型）、淋巴管的损伤和副蛋白血症（Ⅱ型）也起到一定的作用。

临床特征

虽然有建议将硬肿病简单地分为伴糖尿病和不伴糖尿病两种，但一般是将硬肿病分为三型[25]。第一型主要发生在儿童和中年女性。发病前有发热、全身乏力和上呼吸道或下呼吸道感染（通常为链球菌感染）。面颈部皮肤突然变硬，之后发展至躯干和上肢近端。面部无表情，由于舌和咽部受累，张口和咀嚼困难。这种类型常可自发缓解。

第二型与第一型有相同的临床特点，但起病更隐匿，且没有前驱疾病。病程持续数年。这种类型常与单克隆丙种球蛋白病伴发[25]。

第三型主要发生在伴胰岛素依赖型糖尿病肥胖的中年男性（糖尿病性硬肿病）。发病隐匿，病程持续。常在颈项和背部见到红斑和硬化（图 46.9），呈橘皮样改变。在伴有手关节病变的患者，肢体末端的皮肤可呈蜡状，这可能是由于胶原蛋白糖基化增加所致。

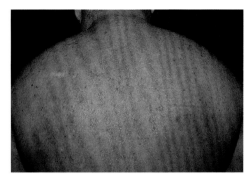

图 46.9　糖尿病伴发的硬肿病。上背部弥漫性硬化，其上为红斑

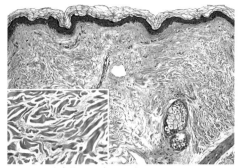

图 46.10　硬肿病的组织病理学特征。轻度分离的胶原束以及正常的皮肤细胞结构。插图：黏蛋白沉积于胶原束之间（Courtesy, Lorenzo Cerroni, MD.）

偶有皮损发生在局限部位（如眶周皮肤）的报道[26]。所有这三型的系统性表现可有浆膜炎、肌炎、构音障碍（讷吃）、吞咽困难、腮腺炎和眼肌及心肌的异常（如眼肌麻痹、充血性心力衰竭），但并不常见。已报道可伴发自身免疫性疾病（如类风湿性关节炎、干燥综合征、原发性胆汁性肝硬化、皮肌炎），内脏肿瘤（如恶性胰岛素瘤、胆囊癌、良性肿瘤、垂体肾上腺皮质瘤[27]）以及 HIV 感染[19]。除活动受限外，硬肿病患者的一般状况通常良好。感染后的硬肿病在 6～24 个月内可以消退，伴发糖尿病或单克隆丙种球蛋白病的硬肿病则病程慢性而持续。当内脏受累时，偶可致死。

病理学

硬肿病的主要病理变化是真皮网状层的增厚，大的胶原束彼此分离，空隙内为沉积的黏蛋白，导致真皮像开窗一般（图 46.10）。成纤维细胞数目没有增加，但弹力纤维数量减少。有时黏蛋白沉积很少，需要多次活检取材或用未固定的冰冻切片染色才能发现。血管周围可有稀疏的淋巴细胞浸润。直接免疫荧光常为阴性，有报告在真皮–表皮连接可见 IgG 和 C3 沉积。黏蛋白也可沉积在骨骼肌和心脏处。

鉴别诊断

硬肿病易与硬皮病混淆，但硬肿病无雷诺现象，肢端不受累，亦无毛细血管扩张。硬化性黏液水肿的患者除有皮肤硬化以及病理学上有成纤维细胞的增殖外，通常还可见呈线性排列的坚实丘疹。根据临床表现，一般能与其他类型皮肤黏蛋白病予以区分。本病还应与有硬皮病样表现的其他疾病鉴别（见第 43 章）。由于皮损上有红斑，偶可将伴糖尿病的硬肿病误诊为蜂窝织炎（误诊者通常不是皮肤科医生）。

治疗

链球菌感染相关的硬肿病有自限性，没有必要治疗。糖尿病或单克隆丙种球蛋白病伴发的硬肿病的处理较困难，且无特效治疗。光疗法，特别是 UVA1 和 PUVA 是一线治疗，因为它能刺激成纤维细胞合成胶原酶，从而加强硬化组织的降解[28]。对于与浆细胞病相关的硬肿病，硼替佐米，一种通常用于治疗骨髓瘤的蛋白酶体抑制剂可能有效[29]。某些糖尿病相关的硬肿病患者通过严格的血糖控制，可使病情得到改善。

系统性和皮损内注射糖皮质激素、皮损内注射透明质酸酶、抗生素、甲氨蝶呤、环孢素，环磷酰胺冲击治疗加口服糖皮质激素、他莫昔芬、别嘌呤醇[30]都有过尝试，结果不一。电子束放疗，静滴丙种球蛋白[31]，体外光化学疗法也有报道。对于活动受限或呼吸困难的患者，可采用超声波按摩和物理治疗。激进的治疗应仅限于有致残性或有系统表现的患者。

伴甲状腺功能改变的黏蛋白病

局限性（胫前）黏液水肿

定义

局限性或胫前黏液水肿（localized or pretibial myxedema）以黏蛋白沉积导致胫部皮肤硬化为特征。常与甲状腺功能亢进，特别是与 Graves 病伴发，但也可在甲状腺疾病治疗后出现。

流行病学和发病机制

Graves 病患者中，女性是男性的 7 倍，通常在三四十岁时发病。胫前黏液水肿是 Graves 病的特征之一，其他还有甲状腺肿、眼球突出、甲状腺性杵状指，以及识别甲状腺刺激激素（TSH）受体的甲状腺刺激免疫球蛋白。总的说来，1%～5% 的 Graves 病患者可见胫前黏液水肿，但伴球突出的则有高达 25% 的患者可见胫前黏液水肿[32]。它也可见于 Graves 病治疗后发生甲状腺功能减退的患者。在少见情况下，局限性黏液水肿可发生于无甲状腺毒症的桥本甲状腺炎患者，甚至甲状腺功能正常者。

血清因子（与甲状腺刺激免疫球蛋白无关）可能刺激成纤维细胞产生黏蛋白。已发现从下肢真皮来源的成纤维细胞比身体其他部位来源的成纤维细胞对这种血清因子更为敏感。胰岛素样生长因子、创伤和由于黏蛋白造成的淋巴管阻塞可能也起到作用[32]。

临床特征

局限性黏液水肿表现为红色至皮色、有时紫褐色或黄色的蜡样质硬的结节或斑块，呈特征性的橘皮样外观（图 46.11）。皮损通常位于小腿的前外侧或足部。局限性黏液水肿也可表现为胫部或足部弥漫的非凹陷性水肿，可发展为象皮肿。本病偶可累及面部、肩部、上肢、下腹部、瘢痕或供体移植的部位。大的斑块常有疼痛和瘙痒。多毛和多汗则限于胫前黏液水肿的皮肤。

除上述表现外，患者一般情况良好。由于黏蛋白结缔组织包埋腓神经，可引起足下垂或背屈不能。

病理学

大量的黏蛋白沉积在网状真皮内，引起胶原束分离，真皮增厚[6]。在表皮下可见正常胶原带。在血管周围和附属器周围有淋巴细胞和肥大细胞浸润，还可见大的星形成纤维细胞。弹力纤维数量减少。除乳头状瘤病和表皮增生外，常有角化过度。

鉴别诊断

胫前黏液水肿除了与慢性单纯性苔藓、肥厚性扁平苔藓鉴别外，还应该与淋巴水肿、脂肪水肿、肥胖相关的淋巴水肿黏蛋白病相鉴别。在后者中，半透明

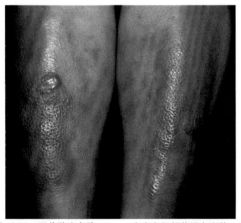

图 46.11　胫前黏液水肿。 Graves 病患者胫部紫褐色斑块，呈橘皮样外观

的丘疹、木样硬化的斑块，以及偶尔可见的小水泡可出现于甲状腺功能正常、病态肥胖者的胫前，这类患者常有显著的下肢水肿。组织病理学见黏蛋白沉积位于真皮乳头层表面以及脉管周围，此外，还可见表皮萎缩（以表皮突消失的方式）、垂直走向的毛细血管以及含铁血黄素沉积[33]。

治疗

皮质激素，无论是封包或皮损内注射（如曲安奈德 10 ～ 40 mg/ml）均为一线治疗[32]。对于严重的象皮肿，药物治疗，包括免疫球蛋白、利妥昔单抗、血浆透析、奥曲肽，有时还可结合外科治疗，均证明有效[34-35]。但皮肤移植后一般会复发。压力袜、梯度空气压缩疗法对伴随淋巴水肿的病例有用。去除风险因素包括肥胖和抽烟。对甲状腺功能亢进的治疗并不能改善皮肤的损害，且局限性黏液水肿常在治疗后出现。局限性黏液水肿平均 3.5 年后可自行消退。

泛发性黏液水肿

定义

泛发性黏液水肿（generalized myxedema）是严重甲状腺功能减退的一个表现，黏蛋白沉积在真皮，导致皮肤呈蜡样。

发病机制

泛发性黏液水肿是由于甲状腺素数量或功能的缺乏。黏蛋白沉积的原因可能是黏蛋白降解受损，而不是合成增多。

临床特征

甲状腺功能减退症可以是先天的（后遗症为呆小病），或青少年或成年发病。

先天性甲状腺功能减退症在新生儿中的发病率为 1∶5000，可出现以侏儒症、精神发育迟滞以及系统和皮肤表现为特征的综合征。嗜睡、便秘、进食困难、肌张力减退、持续性黄疸和呼吸窘迫都提示甲状腺功能减退症这个诊断。然而，三分之一以上的婴儿并无症状。眶周组织和舌、唇、手以及生殖器可出现水肿。皮肤干、冷、苍白。甲和头发干燥、脆，可有片状脱发。出现锁骨垫有诊断意义。

青少年甲状腺功能减退症发生在以往甲状腺功能正常的儿童中。临床特点包括身材矮小、身体和智力发育异常、性成熟滞后、在校表现不佳。肩部和上背可出现多毛。

成人甲状腺功能减退症是本病最常见的形式。好发于 40 ～ 60 岁的女性，常为自身免疫性疾病（通常是

桥本甲状腺炎）或甲状腺功能亢进（通常是 Graves 病）治疗后的结果，罕见由脑垂体或下丘脑疾病所致。在少见的情况下，某些食物（例如生白菜）含有能抑制甲状腺吸收碘的抑制剂，如果大量摄入，可导致黏液水肿。

初始症状隐匿，包括精神和行动呆滞、体重增加、便秘、腿痛性痉挛、食欲不佳和怕冷。面部缺乏表情。眼睑、唇、舌和手水肿，鼻增宽（图 46.12），声音嘶哑、含糊不清。皮肤苍白、寒冷、呈蜡样且干燥；不出汗而导致获得性鱼鳞病或皲裂性湿疹。由于胡萝卜素黄皮病而导致手掌和足跖发黄。头发和甲干燥、脆，常见弥漫的非瘢痕性脱发；眉毛外侧 1/3 脱落。可出现四肢紫癜，指尖蓝色毛细血管扩张，伤口愈合延迟以及黄色瘤。系统性表现包括心脏增大、巨结肠或肠道梗阻、类似阿尔茨海默尔的精神症状、浆膜炎、腕管综合征及面神经麻痹[36]。

病理学

黏蛋白主要沉积在血管周围和毛囊周围，延至胶原束，并可延伸到皮下脂肪和神经。成纤维细胞数目不增多，但弹力纤维减少。黏蛋白沉积于大脑可引起精神症状。

诊断和鉴别诊断

根据临床表现应怀疑本病，结合循环中低水平的游离 T_4 可确诊。血清 TSH 水平高考虑是原发性甲状腺功能减退症，血清 TSH 水平低则为继发性甲状腺功能减退症。黏液水肿似乎并不发生在继发性甲状腺功能减退症患者中。

治疗

早期治疗对患甲状腺功能减退症的新生儿智力发育很关键，对青少年型和成人型而言早期治疗也十分重要。应在出生后 2~4 天内检测血清 T_4 和（或）TSH 水平，在出生后 2 周内开始治疗。通常给予甲状腺素后症状消退，停药后复发。在适当的治疗后，甚至头发脱落的区域会再长出头发来。如果不治疗，患者可能会死于"黏液水肿性昏迷"。

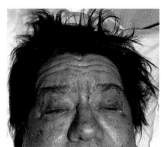

图 46.12 甲状腺功能减退症成年患者的泛发性黏液水肿。 面部水肿，缺乏表情，头发干燥

网状红斑性黏蛋白病

同义名： ■ 斑块样皮肤黏蛋白病（plaque-like cutaneous mucinosis）■ 网状红斑性黏蛋白综合征（reticular erythematous mucinosis syndrome）■ 中线黏蛋白病（midline mucinosis）

引言和定义

网状红斑性黏蛋白病（reticular erythematous mucinosis，REM）是一种在后背或前胸中线部位的持久性、红斑丘疹或斑块样皮损为特点的疾病。丘疹常呈网状或网状构型。本病与肿胀性 LE 有重叠[37-38]。

历史

Steigleder 和他的同事在 1974 年命名了"网状红斑性黏蛋白病"。然而，相似的病例最初在 1960 年时就已报道了，当时 Perry 和他的同事描述了三例有斑块样皮肤黏蛋白病的患者。有些作者认为这两个病是相同的，而另有些作者认为这两个病是一个疾病谱的连续[37]。

流行病学和发病机制

REM 是一种罕见的疾病，常见于中年妇女，男性和儿童也有发生。在全世界范围内都有发病。很多因素可激发或加重本病，包括热、流汗、口服避孕药、怀孕、放疗等。对于 REM 是否是一种光敏性疾病尚在讨论中。因有家族性，提示本病有遗传倾向。

在皮损部位的内皮细胞和周细胞（pericyte）内可发现有管网状包涵体。尽管这些包涵体在病毒感染时发生，它们也可由高水平的干扰素产生，并且见于 LE 的内皮细胞中。REM 患者的成纤维细胞对外源性 IL-1 的刺激表现出异常的过度反应。

临床特征

斑块样皮肤黏蛋白病和 REM 可能是同一罕见综合征的不同临床表现。在后背或前胸中部，粉红色至红色的斑疹和丘疹融合成网状、环状（图 46.13）或斑块样的损害。可有轻度瘙痒，有时皮损可扩展到腹部。日光曝露可加重皮损，但也有报道其对疾病恢复有益。激发性的光试验［UVA 和（或）UVB］有时能再现 REM 皮损。一般来说，REM 无系统累及，也无实验室检查的异常。然而，有报道自身免疫性疾病（例如 LE），甲状腺功能减退症，较常见的内脏恶性肿瘤患者可伴发 REM[37]。

病理学

表皮正常，在真皮上部间质内可见少量黏蛋白的沉积。有时伴有血管周围和毛囊周围 T 细胞的浸润[6]。可见血管扩张。直接免疫荧光通常是阴性的，偶在真

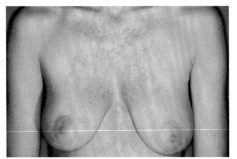

图 46.13　网状红斑性黏蛋白沉积症。 前胸中央和上腹部成群的粉红色丘疹，呈网状形态，表面无改变（Courtesy, Lorenzo Cerroni, MD.）

皮-表皮连接处有 IgM、IgA 和 C3 的颗粒状沉积[38]。

鉴别诊断

在 LE 盘状皮损的活检标本中，表皮受累，真皮-表皮连接处有 IgG 和 C3 沉积。在 Jessner 淋巴细胞浸润中，如果有真皮黏蛋白，是比较轻微的。肿胀性 LE 在显微镜下与 REM 难以区别。两种疾病都可见真皮血管周围以 CD4+ T 细胞为主的淋巴细胞浸润和真皮黏蛋白增加。在 REM 中，黏蛋白和淋巴细胞大多在真皮浅层，而且淋巴细胞分布较弥散。在肿胀性 LE 中，浆细胞样树突状细胞呈簇集状分布，而在 REM 中，浆细胞样树突状细胞不但数目较少，而且常呈单个分布[38]。一些作者将 REM 和肿胀性 LE 以及皮肤型 LE 视为同一疾病谱的变异型。脂溢性皮炎和花斑癣也累及胸部中央，但它们都有鳞屑，临床上可以鉴别，同样，融合性网状乳头瘤病也可从临床上作出鉴别。

治疗

羟氯喹或氯喹常常有效，皮损可在 4 ～ 8 周内消退。其他治疗如局部和系统使用糖皮质激素、局部应用钙调磷酸酶抑制剂、口服抗组胺药、四环素、环孢素和 UVB 照射以及脉冲染料激光的效果不一。尽管有加重的风险，有报道用 UVA1 或 UVB 照射治疗得以改善的病例[37]。皮损可以自然消退，甚至在 15 年以后。

与自身免疫性结缔组织病相关的丘疹结节性黏蛋白沉积症

同义名（当伴发 LE 时）： ■皮肤狼疮黏蛋白沉积症（cutaneous lupus mucinosis）■（系统性）红斑狼疮的丘疹结节性黏蛋白沉积症［papulonodular mucinosis in（systemic）lupus erythematosus］■ Gold 丘疹和结节性黏蛋白沉积症（papular and nodular mucinosis of Gold）

继发于黏蛋白沉积形成的丘疹、结节和斑块可伴随，甚至先于自身免疫性结缔组织病发生，最常见的是 LE，偶尔为皮肌炎或硬皮病。1.5% 的 LE 患者发生皮肤狼疮黏蛋白沉积症（cutaneous lupus mucinosis）[38]。在日本，以男性发病为主。皮损为无症状、皮色、有时呈红色 0.5 ～ 2 cm 的丘疹和结节（图 46.14）；偶可融合成大的斑块。切线方向照光可便于发现皮损。其他特点包括中央凹陷和色素沉着。后背、胸部 V 形区、上肢是最常见的受累部位。仅有少数病例报道丘疹结节在日光曝露后爆发。

皮肤狼疮黏蛋白沉积症可先于 LE 发生或同时发生。在某些患者中，临床过程与潜在疾病的活动性有关。大约 75% 出现丘疹和结节性黏蛋白沉积症的 LE 患者都有系统受累，主要是肾和关节的受累。少数患者仅有皮肤受累，常为盘状 LE 或亚急性皮肤型 LE。

组织学上，黏蛋白在真皮的上中层富集，但可累及皮下脂肪，有时可伴有轻度的血管周围淋巴细胞浸润，缺乏 LE 的表皮改变，但在真皮-表皮连接处有免疫球蛋白和（或）C3 呈线状或颗粒状沉积。

皮肌炎的皮损在组织学上常有真皮黏蛋白，罕见由于黏蛋白沉积而出现红斑结节和斑块。后者主要出现在躯干[39]，且常发生于肌炎之后。丘疹和结节性黏蛋白沉积症也可伴随系统性硬化症发生。

治疗

丘疹和结节性黏蛋白沉积症的治疗与 LE 和皮肌炎相同，即外用遮光剂，局部外用糖皮质激素，以及口服抗疟药物。对于上述治疗反应不佳的患者，可系统使用糖皮质激素。皮损内注射糖皮质激素对减小大的结节和斑块是有效的。

皮肤局灶性黏蛋白沉积症

皮肤局灶性黏蛋白沉积症（cutaneous focal mucinosis）表现为直径小于 1 cm 的肤色丘疹或结节，无自觉症状[40a]。皮损可发生在身体或口腔的任何部位。皮肤局灶性黏

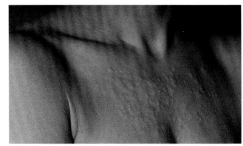

图 46.14　红斑狼疮患者的丘疹结节性黏蛋白沉积症。 肤色的丘疹和结节导致胸部凹凸不平的外观

蛋白病好发于成年人，偶与甲状腺疾病（无黏液水肿）、REM 或硬化性黏液水肿相关。创伤可能是一个诱发因素[41]。诊断依靠组织病理学。

组织学上，黏蛋白可见于真皮的中上层，皮下脂肪层极少，可见裂隙样空腔，但无囊肿。有纺锤形或星形、波形蛋白阳性的成纤维细胞[41]。此外，可观察到小量真皮树突状细胞，它们部分ⅩⅢ a 因子阳性，部分 CD34 阳性。无弹力纤维和网状纤维，但毛细血管数量是正常的。

皮肤局灶黏蛋白沉积症是结缔组织对非特异性刺激产生的一种分泌黏液的反应，应与指/趾黏液囊肿和血管黏液瘤相鉴别，后两者是真正的肿瘤。皮肤局灶性黏蛋白沉积症可通过外科切除，切除后很少复发。

指/趾黏液囊肿（黏液囊肿）在第 110 章讨论。

其他黏蛋白病

其他变性-炎症性皮肤黏蛋白病难以归入上面描述的黏蛋白病中。

皮肤黏蛋白神经病仅有一例描述，是一位腿部有网状青斑和感觉过敏的年轻男性。肥大的（洋葱样的）真皮内神经被黏蛋白包裹[1]。

非典型结节性黏液水肿（Jadassohn-Dosseker）可能为结节性的苔藓样黏液水肿[1]。

家族型"丘疹黏蛋白沉积症"也曾有报道，但它们是一种独立的疾病还是局限性苔藓样黏液水肿的家族性形式尚不清楚[42]。

继发性皮肤黏蛋白病的要点见表 46.3。

原发性毛囊黏蛋白病

黏蛋白在毛囊上皮内聚积可见于两个特征性的原发疾病：Pinkus 毛囊黏蛋白病和荨麻疹样毛囊黏蛋白病。毛囊黏蛋白沉积症（follicular mucinosis）认为是一种组织学的副现象（即：继发性黏蛋白沉积症），最常与皮肤型 T 细胞淋巴瘤（特别是蕈样肉芽肿病和 Sézary 综合征）或其他皮肤疾病（如异位性皮炎；见表 46.3）伴发。

毛囊黏蛋白沉积症

同义名： ■ 黏蛋白性脱发（alopecia mucinosa）■ 毛囊黏蛋白沉积症（mucinosis follicularis）■ Pinkus 毛囊黏蛋白沉积症-良性原发型（Pinkusfollicular mucinosis-benign primary form）

历史、流行病学和发病机制

1957 年由 Pinkus 首先描述了这种不常见的炎性疾病，其好发于儿童和三四十岁的成人。为何真皮型

黏蛋白选择性地沉积在上皮结构中还远未研究清楚。病原学上，虽然认为黏蛋白来源于毛囊角质形成细胞，也有人提出了细胞介导的免疫机制，包括对持续性抗原如金黄色葡萄球菌的反应[43]。

临床特征

原发性毛囊黏蛋白沉积症是本病一种特发性的良性形式，明显与淋巴瘤不相关[43]。患者多为儿童或年轻人，呈急性或亚急性发病。临床以一个或几个粉红色的斑块为特征，这些斑块常由群集的毛囊性丘疹组成。皮损可伴有鳞屑，且限于面部（图 46.15A）和头皮，并伴有秃发。也可表现为丘疹结节（图 46.15B）、环形斑块、毛囊炎、毛囊性棘刺和痤疮样皮损[43]。毛囊黏蛋白沉积症的第二种类型，有如下特征：①分布更广泛，包括四肢、躯干和面部（图 46.15C）；②斑块更大或更多；③病程慢性；④发病年龄稍大[41]。本病认为是一种伴发异位性皮炎或皮肤 T 细胞淋巴瘤的继发性毛囊黏蛋白沉积症，而不是一种原发性疾病。

病理学

黏蛋白聚集在毛囊上皮或皮脂腺内，引起角质形成细胞分离（图 46.15D）。进一步发展，毛囊变成含有黏蛋白、炎症细胞和变性角质形成细胞的囊样空隙。毛囊周围和毛囊内可见淋巴细胞、组织细胞和嗜酸性粒细胞浸润[6]。

鉴别诊断

鉴别原发性毛囊黏蛋白沉积症与伴毛囊黏蛋白沉积症的蕈样肉芽肿是很困难的[6]，没有一个简单、可靠的标准。有些作者质疑原发性毛囊黏蛋白沉积症的存在，并认为本病是一种惰性的局限性皮肤 T 细胞淋巴瘤[41]。有些作者则支持原发性毛囊黏蛋白沉积症的存在，理由包括患者年龄较轻，头颈部单发或数量有限的皮损，可自然缓解，组织学上无亲表皮性，亦无非典型的淋巴细胞。对 T 细胞克隆基因重排的检测似乎无助于鉴别这两种疾病[43]。

治疗

无特异性的治疗。对原发性毛囊黏蛋白沉积症，由于很多病例在 2～24 个月内可以自然缓解，因此推荐随访并观察。糖皮质激素局部外用、皮损内注射和系统性应用、抗疟药[45]、光疗法（PUVA、UVA1）、米诺环素、氨苯砜、吲哚美辛、口服异维 A 酸、干扰素 α-2b、矫形电压放射是有效的。对第二种类型，要治疗潜在的疾病。对疑为原发性毛囊黏蛋白沉积症的患者，若皮损持续或日渐扩展，则建议要注意检查及

图 46.15　毛囊黏蛋白沉积症。A. 年轻男孩面部由多个毛囊性丘疹构成的粉红色斑块。B. 儿童面颊上的肤色丘疹。C. 老年人腿部群集的毛囊性丘疹与红色斑块，注意伴毛发脱落。以往活检的部位有血痂。D. 毛囊黏蛋白沉积症的组织学（A 患者）。黏蛋白（纤细的）沉积于毛囊上皮内（A，D，Courtesy，Lorenzo Cerroni，MD；B，Courtesy，Julie V Schaffer，MD.）

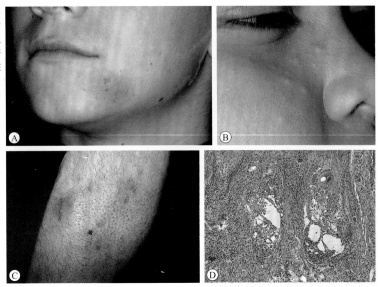

评估是否为皮肤 T 细胞淋巴瘤。

荨麻疹样毛囊黏蛋白沉积症

荨麻疹样毛囊黏蛋白沉积症（urticaria-like follicular mucinosis）罕见，主要发生在中年人。表现为头颈部在红斑、脂溢基础上的瘙痒性荨麻疹样丘疹或斑块。随着皮损的缓解，红斑仍可持续数周。皮损可发生在有毛的部位，但无毛囊角栓，亦无脱发。荨麻疹样毛囊黏蛋白沉积症病程从数月到 15 年不等，其间皮损轻时重。不伴发系统性疾病。对自然光的反应不一致，小部分病例是有效的。

如原发性毛囊黏蛋白沉积症所见，毛囊内可见充满黏蛋白的囊腔。真皮上层的血管和毛囊周围有淋巴细胞和嗜酸性粒细胞浸润。目前仅有一例患者直接免疫荧光可见血管 C3 沉积。本病预后良好。根据有限的病例报道，抗疟药和氨苯砜治疗有效[46]。

原发性错构瘤——肿瘤黏蛋白病

虽然在多种皮肤肿瘤（如基底细胞癌和神经纤维瘤）的间质中可见黏蛋白沉积，但仅在黏蛋白痣和（血管）黏液瘤中黏蛋白的沉积是组织学上的一个特征性改变。

黏蛋白痣

黏蛋白痣（mucinous nevus）是一种良性的错构瘤，可为先天性或获得性，通常由呈单侧线状痣样分布的斑块构成[47]。组织学上，在真皮上层可见弥漫的黏蛋白沉积，在黏蛋白沉积区域内无胶原纤维和弹力纤维。表皮正常或角化亢进，表皮突延长呈棘皮病样，如同表皮痣。近年来认为本病是一种复合错构瘤，兼具表皮痣和蛋白聚糖型结缔组织痣的特征。黏蛋白痣的细胞成分由 CD34 + 成纤维细胞和很少量的因子ⅩⅢa 阳性的树突状细胞组成。

浅表（血管）黏液瘤

浅表（血管）黏液瘤［superficial（angio）myxoma］，也叫皮肤黏液瘤，是一种获得性的良性肿瘤，常为结节状，直径 1～5 cm。好发于躯干、头颈以及生殖器，偶可位于肢端[48]。本肿瘤可以单发，不伴有任何系统异常，也可以多发。当为多发时，可以是 Carney 综合征（皮肤黏液瘤、心脏黏液瘤、多发性雀斑样痣、多发性蓝痣、内分泌活动过度）的一种表现。

组织学上，皮肤黏液瘤呈分叶状，以真皮和皮下组织内黏蛋白基质为特征，并有形状各异的成纤维细胞、肥大细胞和一些胶原纤维及网状纤维。可见到奇异的多核细胞和规则的有丝分裂象。基质细胞为平滑肌肌动蛋白（SMA）阳性和因子ⅩⅢ阴性[49]。黏液瘤需与皮肤局灶性黏蛋白病相鉴别，后者反应性的皮损通常 ＜1 cm，组织学上难以对其定义，且无上皮成分，黏蛋白沉积于真皮中而非皮下组织中。（血管）黏液瘤是真正的肿瘤，虽然是良性的，但如果切除不完全会复发。

（张　庆　廖洁月译　张桂英校　陆前进审）

参考文献

1. Rongioletti F. Mucinoses. In: Rongioletti F, Smoller BR, editors. Clinical and Pathological Aspects of Skin Diseases in Endocrine, Metabolic, Nutritional and Deposition Disease. New York: Springer; 2010. p. 146–7.

2. Warner TF, Wrone DA, Williams EC, et al. Heparan sulphate proteoglycan in scleromyxedema promotes FGF-2 activity. Pathol Res Pract 2002;198:701–7.

3. Neudecker BA, Stern R, Mark LA, Steinberg S. Scleromyxedema-like lesions of patients in renal failure contain hyaluronan: a possible pathophysiological mechanism. J Cutan Pathol 2005;32:612–15.

4. Rongioletti F, Rebora A. Updated classification of papular mucinosis, lichen myxedematosus, and scleromyxedema. J Am Acad Dermatol 2001;44:273–81.

5. Rongioletti F, Merlo G, Cinotti E, et al. Scleromyxedema: a multicenter study of characteristics, comorbidities, course, and therapy in 30 patients. J Am Acad Dermatol 2013;69:66–72.

6. Rongioletti F, Rebora A. Cutaneous mucinoses: microscopic criteria for diagnosis. Am J Dermatopathol 2001;23:257–67.

7. Rongioletti F, Cozzani E, Parodi A. Scleromyxedema with an interstitial granulomatous-like pattern: a rare histologic variant mimicking granuloma annulare. J Cutan Pathol 2010;37:1084–7.

8. Dinneen AM, Dicken CH. Scleromyxedema. J Am Acad Dermatol 1995;33:37–43.

9. Blum M, Wigley FM, Hummers LK. Scleromyxedema: a case series highlighting long-term outcomes of treatment with intravenous immunoglobulin (IVIG). Medicine (Baltimore) 2008;87:10–20.

10. Rey JB, Luria RB. Treatment of scleromyxedema and dermatoneuro syndrome with intravenous immunoglobulin. J Am Acad Dermatol 2009;60:1037–41.

11. Guarenti I, Sebastiani V, Pinto G. Successful treatment of scleromyxedema with oral thalidomide. Int J Dermatol 2013;52:631–2.

12. Brunet-Possenti F, Hermine O, Marinho E, et al. Combination of intravenous immunoglobulins and lenalidomide in the treatment of scleromyxedema. J Am Acad Dermatol 2013;69:319–20.

13. Donato ML, Feasel AM, Weber DM, et al. Scleromyxedema: role of high-dose melphalan with autologous stem cell transplantation. Blood 2006;107:463–6.

14. Cañueto J, Labrador J, Román C, et al. The combination of bortezomib and dexamethasone is an efficient therapy for relapsed/refractory scleromyxedema: a rare disease with new clinical insights. Eur J Haematol 2012;88:450–4.

15. Rongioletti F, Zaccaria E, Cozzani E, Parodi A. Treatment of localized lichen myxedematosus of discrete type with tacrolimus ointment. J Am Acad Dermatol 2008;5:530–2.

16. Rongioletti F, Rebora A, Crovato F. Acral persistent papular mucinosis: a new entity. Arch Dermatol 1986;122:1237–9.

17. Harris JE, Purcell SM, Griffin TD. Acral persistent papular mucinosis. J Am Acad Dermatol 2004;51:982–8.

18. Podda M, Rongioletti F, Greiner D, et al. Cutaneous mucinosis of infancy: is it a real entity or the paediatric form of lichen myxoedematosus (papular mucinosis). Br J Dermatol 2001;144:590–3.

19. Rongioletti F, Ghigliotti G, De Marchi R, et al. Cutaneous mucinoses and HIV infection. Br J Dermatol 1998;139:1077–80.

20. Rongioletti F, Rebora A. Cutaneous toxic mucinoses. J Am Acad Dermatol 1992;26:789–90.

21. Banno H, Takama H, Nitta Y, et al. Lichen myxedematosus associated with chronic hepatitis C. Int J Dermatol 2000;39:212–14.

22. Kwon OS, Moon SE, Kim JA, Cho KH. Lichen myxedematosus with rapid spontaneous regression. Br J Dermatol 1997;136:295–6.

23. Kofler H, Lipsker D, Maurer H, et al. Self-healing juvenile cutaneous mucinosis: challenging diagnosis and management. J Dtsch Dermatol Ges 2014;12:815–17.

24. Sperber BR, Allee J, James WD. Self-healing papular mucinosis in an adult. J Am Acad Dermatol 2004;50:121–3.

25. Rongioletti F, Kaiser F, Cinotti E, et al. Scleredema. A multicentre study of characteristics, comorbidities, course and therapy in 44 patients. J Eur Acad Dermatol Venereol 2015;29:2399–404.

26. Ioannidou D, Krasagakis K, Stefanidou MR, et al. Scleredema adultorum of Buschke presenting as periorbital edema: a diagnostic challenge. J Am Acad Dermatol 2005;52(Suppl.):41–4.

27. Oyama N, Togashi A, Kaneko F, Yamamoto T. Two cases of scleredema with pituitary-adrenocortical neoplasms: an underrecognized skin complication. J Dermatol 2012;39:1–3.

28. Kroft EB, de Jong EM. Scleredema diabeticorum case series: successful treatment with UV-A1. Arch Dermatol 2008;144:947–8.

29. Szturz P, Adam Z, Vaškú V, et al. Complete remission of multiple myeloma associated scleredema after bortezomib-based treatment. Leuk Lymphoma 2013;54:1324–6.

30. Lee FY, Chiu HY, Chiu HC. Treatment of acquired reactive perforating collagenosis with allopurinol incidentally improves scleredema diabeticorum. J Am Acad Dermatol 2011;65:e115–17.

31. Eastham AB, Femia AN, Velez NF, et al. Paraproteinemia-associated scleredema treated successfully with intravenous immunoglobulin. JAMA Dermatol 2014;150:788–9.

32. Fatourechi V. Thyroid dermopathy and acropachy. Best Pract Res Clin Endocrinol Metab 2012;26:553–65.

33. Rongioletti F, Donati P, Amantea A, et al. Obesity-associated lymphedematous mucinosis. J Cutan Pathol 2009;36:1089–94.

34. Heyes C, Nolan R, Leahy M, Gebauer K. Treatment-resistant elephantiasic thyroid dermopathy responding to rituximab and plasmapheresis. Australas J Dermatol 2012;53:e1–4.

35. Dhaille F, Dadban A, Meziane L, et al. Elephantiasic pretibial myxoedema with upper-limb involvement, treated with low-dose intravenous immunoglobulins. Clin Exp Dermatol 2012;37:307–8.

36. Burman KD, McKinley-Grant L. Dermatologic aspects of thyroid disease. Clin Dermatol 2006;24:247–55.

37. Rongioletti F, Merlo V, Riva S, et al. Reticular erythematous mucinosis: a review of patients' characteristics, associated conditions, therapy and outcome in 25 cases. Br J Dermatol 2013;169:1207–11.

38. Shekari AM, Ghiasi M, Ghasemi E, Kani ZA. Papulonodular mucinosis indicating systemic lupus erythematosus. Clin Exp Dermatol 2009;34:558–60.

39. Tan E, Tan SH, Ng SK. Cutaneous mucinosis in dermatomyositis associated with a malignant tumor. J Am Acad Dermatol 2003;48(Suppl. 5):S97–100.

40. Van Zander J, Shaw JC. Papular and nodular mucinosis as a presenting sign of progressive systemic sclerosis. J Am Acad Dermatol 2002;46:304–6.

40a. Kuo KL, Lee LY, Kuo TT. Solitary cutaneous focal mucinosis: A clinicopathological study of 11 cases of soft fibroma-like cutaneous mucinous lesions. J Dermatol 2017;44:335–8.

41. Kempf W, Von Stumberg B, Denisjuk N, et al. Trauma-induced cutaneous focal mucinosis of the mammary areola: an unusual presentation. Dermatopathology (Basel) 2014;1:24–8.

42. Scheidegger EP, Itin P, Kempf W. Familial occurrence of axillary papular mucinosis. Eur J Dermatol 2005;15:70–2.

43. Rongioletti F, De Lucchi S, Meyes D, et al. Follicular mucinosis: a clinicopathologic, histochemical, immunohistochemical and molecular study comparing the primary benign form and the mycosis fungoides-associated follicular mucinosis. J Cutan Pathol 2010;37:15–19.

44. Cerroni L, Fink-Puches R, Bäck B, Kerl H. Follicular mucinosis: a critical reappraisal of clinicopathologic features and association with mycosis fungoides and Sézary syndrome. Arch Dermatol 2002;138:182–9.

45. Schneider SW, Metze D, Bonsmann G. Treatment of so-called idiopathic follicular mucinosis with hydroxychloroquine. Br J Dermatol 2010;163:420–3.

46. Cinotti E, Basso D, Donati P, et al. Urticaria-like follicular mucinosis: four new cases of a controversial entity. J Eur Acad Dermatol Venereol 2013;27:e435–7.

47. Cobos G, Braunstein I, Abuabara K, et al. Mucinous nevus: report of a case and review of the literature. JAMA Dermatol 2014;150:1018–19.

48. Misago N, Mori T, Yoshioka H, Narisawa Y. Digital superficial angiomyxoma. Clin Exp Dermatol 2007;32:536–8.

49. Satter EK. Solitary superficial angiomyxoma: an infrequent but distinct soft tissue tumor. J Cutan Pathol 2009;36(Suppl. 1):56–9.

第 **47** 章　　**淀粉样变**

Richard W. Groves

同义名： ■ 原发性系统性淀粉样变（primary systemic amyloidosis），即 AL 型淀粉样变（AL amyloidosis）
■ 继发性系统性淀粉样变（secondary systemic amyloidosis），即 AA 型淀粉样变（AA amyloidosis）

亚型： ■ 原发性皮肤淀粉样变（primary cutaneous amyloidosis），包括斑状淀粉样变（macular amyloidosis）、摩擦性淀粉样变（friction amyloidosis）、苔藓性淀粉样变（lichen amyloidosis, lichen amyloidosus）、双相性淀粉样变（biphasic amyloidosis）、异色性淀粉样变（dyschromic amyloidosis）、结节性淀粉样变（nodular amyloidosis）

要点

- 淀粉样蛋白的性质特点包括刚果红染色阳性，在偏振光下呈绿色双折射光，特征性的原纤维超微结构，以及在 X 线晶体衍射下呈反平行 β 折叠层片结构。
- 原发性皮肤淀粉样变的三种主要表现：
  - 斑状淀粉样变：融合性或波纹状色素沉着，好发于后背及上臂。
  - 苔藓性淀粉样变：色素沉着性丘疹，常呈波纹样，分布于四肢伸侧及后背。
  - 结节性淀粉样变：蜡样、肤色至粉黄色结节。
- 双相性淀粉样变同时具有斑状淀粉样变和苔藓性淀粉样变的特点。
- 斑状淀粉样变和苔藓性淀粉样变中淀粉样蛋白为角质细胞来源，而在结节性淀粉样变中淀粉样蛋白则由免疫球蛋白轻链组成，并通常伴有浆细胞浸润。
- 原发性系统性淀粉样变（AL）中 30% ～ 40% 患者有皮肤黏膜损害，表现为蜡样丘疹结节或斑块、瘀斑、挤压性紫癜以及巨舌；其中巨舌合并腕管综合征是该病的一种典型表现。
- 在缺乏特异性皮肤黏膜损害的情况下，可抽吸腹部脂肪检查，因为很多原发性系统性淀粉样变患者可检测到淀粉样蛋白沉积。
- 一旦确诊为原发性系统性淀粉样变，就应评估系统的受累情况。

引言

淀粉样变（amyloidosis）并非一种单一疾病；确切地说，它是指一类疾病，这类疾病具有的共同特征是在组织中存在一种异常沉积于细胞外的纤维状蛋白质物质，即淀粉样蛋白[1]。淀粉样蛋白沉积物可以出现在一系列疾病中，如浆细胞病、阿尔茨海默病、家族性多发性神经病及原发性皮肤苔藓样淀粉样变。

淀粉样蛋白本身不是单一的化学物质，目前已知有多种类型的淀粉样蛋白。然而，无论来源、致病机制或原发疾病，淀粉样物质都具有某些共同的染色性质和理化性质，例如反平行 β 折叠层片结构[2]。

皮肤科医生可能见到两种临床类型的淀粉样变：①原发性皮肤淀粉样变，常见；及②系统性淀粉样变的皮肤表现，少见（图 47.1）。

历史

1854 年，Virchow 首先提出"淀粉样蛋白"这一名词[3]。他认为此物质与淀粉或纤维素相似，因为它与淀粉一样，先以碘、再加稀硫酸后染色呈蓝色。1928 年，Gutmann 首次报道一例具有苔藓性淀粉样变临床特征的患者，1930 年，Freudenthal 将其命名为"苔藓样淀粉样变"（lichen amyloidosus）[3]。

流行病学

由于系统性淀粉样变常被漏诊或误诊，以至于对于该疾病至今尚无精确的流行病学数据[4]。在美国，每年原发性系统性淀粉样变的新发病例大约有 1275 ～ 3200 例[4]；随着血清游离轻链检测方法的广泛应用，该病的检出率将随之增加。1980 年以来，由于更好地控制炎症反应，类风湿性关节炎相关的继发性系统性淀粉样变的发生率有显著下降[5-6]。

原发性皮肤淀粉样变常见于东南亚国家，包括新加坡、中国台湾及泰国[7]。苔藓性淀粉样变在华裔中更常见，斑状淀粉样变也常见于中美及南美国家，特别是赤道附近地区[8]。总体来说，斑状淀粉样变和苔藓性淀粉样变在Ⅲ型和Ⅳ型皮肤光类型的人群中更为常见。

分类

淀粉样变在临床上分为系统型（泛发型）和器官

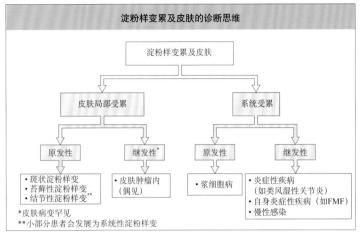

淀粉样变累及皮肤的诊断思维

图 47.1　淀粉样变累及皮肤的诊断思维。 FMF，家族性地中海热（familial Mediterranean fever）

局限型（局限型）。前者病变累及多个器官系统，后者病变限于单个器官，如皮肤（表 47.1）。在局限型中，淀粉样蛋白沉积在其合成部位或邻近区域，但在系统型中，淀粉样前体蛋白被分泌至循环中，进而沉积在较远的部位[9]。淀粉样变亦可根据特殊的前体蛋白进行分类（表 47.2；见下一部分）。

表 47.1　淀粉样变的临床分类

局限型（器官局限型）淀粉样变

皮肤
- 原发：斑状 *、苔藓状 *、双相的 *、色素异常性、结节状
- 继发：偶见于多种皮肤肿瘤内（如皮肤纤维瘤、皮内痣、脂溢性角化症、附属器肿瘤、基底细胞癌、鲍恩病、汗孔角化症）；PUVA 治疗后

内分泌
- 甲状腺髓样癌、胰岛素瘤、2 型糖尿病

大脑
- 阿尔茨海默病

系统型淀粉样变

原发性系统性淀粉样变（AL ≫ AH 淀粉样蛋白）
- 浆细胞病（更为常见）
- 多发性骨髓瘤相关的

继发性系统性淀粉样变（反应性；AA 淀粉样蛋白）
- 慢性炎症（如类风湿性关节炎、化脓性汗腺炎）
- 慢性感染（如结核病、麻风）

转甲状腺素蛋白相关淀粉样变（转甲状腺素蛋白淀粉样蛋白 **）
- 家族性淀粉样多神经病（TTR 突变）
- 家族性淀粉样心肌病（TTR 突变）
- 野生型转甲状腺素蛋白相关淀粉样变 / 老年性系统性淀粉样变 / 老年性心脏淀粉样变性

ALect2 淀粉样变（白细胞趋化因子 2）

更多分型详见表 47.2

* 可见于 Sipple 综合征患者。

** 转甲状腺素蛋白是甲状腺的一种血清转运蛋白，也是由肝、脉络丛和眼合成的视黄醇结合蛋白[9]；原位肝移植是治疗遗传性转甲状腺素蛋白相关淀粉样变的有效方法[35]

发病机制

淀粉样蛋白的主要成分是原纤维蛋白；次要成分是淀粉样蛋白 P 成分、葡糖氨基聚糖类和载脂蛋白 E。淀粉样蛋白 P 是一种来源于血清淀粉样蛋白 P 蛋白（serum amyloid P protein，SAP）的糖蛋白，对淀粉样蛋白有特殊的钙依赖性亲和力。现识别出约 30 种不同的淀粉样原纤维蛋白及其前体，包括：淀粉样蛋白轻链（amyloid light chains，AL），包含免疫球蛋白轻链；相关淀粉样蛋白（amyloid-associated，AA），由肝合成的急性期蛋白组成；Aβ 淀粉样蛋白，发现于阿尔茨海默病的脑部病变中；转甲状腺素蛋白相关（transthyretin-associated，ATTR），存在于某些家族性淀粉样变（突变型）和老年性系统性淀粉样变（野生型）中[9]。每一种蛋白均对应于一种特殊的前体蛋白[10]；所有的淀粉样前体蛋白最初均为可溶性蛋白，经过集聚、聚合、原纤维形成的改变过程后，最终以不可溶性淀粉样蛋白的形式沉积于组织中的细胞外间质。

这个转变过程在不同类型淀粉样变中有所差别。原发性系统性淀粉样变中，免疫球蛋白轻链可变区内特定位置的氨基酸置换可以降低其稳定性，使其易于转化为淀粉样原纤维蛋白。同样，转甲状腺素蛋白基因的突变也显著地改变了转甲状腺素蛋白的稳定性，使其易于形成淀粉样蛋白[2, 4]。这些相对惰性的淀粉样原纤维蛋白积聚于重要脏器，导致器官的压力性萎缩及功能障碍。

原发性皮肤淀粉样变确切的发病机制尚未阐明，

表 47.2　淀粉样变的化学分型。除 Aβ、AApoA Ⅱ、ACal 和 ALect2，其余均报道在受累皮肤或临床未受累皮肤内发现淀粉样蛋白沉积

前体蛋白	淀粉样蛋白	临床表现
Aβ 前体蛋白	Aβ	阿尔茨海默病、衰老
（载脂蛋白）血清 AA*	AA	继发性系统性淀粉样变（见表 47.1）、遗传性周期性发热综合征（比如家族性地中海热、Muckle-Wells 综合征、TRAPS；详见第 45 章）
血清载脂蛋白 A Ⅰ	AApoA Ⅰ	遗传性载脂蛋白 AI 相关性淀粉样变；受累的皮肤及器官与突变位置有关
血清载脂蛋白 A Ⅱ	AApoA Ⅱ	家族性肾脏淀粉样变
β₂- 微球蛋白	Aβ₂M	长期血液透析
降钙素	ACal	甲状腺髓样癌
半胱氨酸蛋白酶抑制剂 C	ACys	遗传性半胱氨酸蛋白酶抑制剂 C 型淀粉样血管病†
凝溶胶蛋白	AGel	家族性淀粉样变，芬兰型
免疫球蛋白重链（极罕见）‡	AH	原发性系统性淀粉样变
角蛋白	Aker	原发性（局限性）皮肤淀粉样变
免疫球蛋白轻链	AL	原发性系统性淀粉样变（合并浆细胞病§ ≫ 合并多发性骨髓瘤），原发性皮肤结节性淀粉样变
胰岛素	AIns	胰岛素反复注射部位的坚实结节
白细胞趋化因子 2	ALect2	进行性肾功能不全和肝受累；好发于墨西哥裔美国人
转甲状腺素蛋白	ATTR	转甲状腺素蛋白淀粉样变：①家族性淀粉样多神经病（TTR 突变）；②家族性淀粉样心肌病（TTR 突变）；③野生型转甲状腺素蛋白相关淀粉样变 / 老年性系统性淀粉样变 / 老年性心脏淀粉样变性
角化粒素	—	头皮单纯性少毛症

* 肝合成的淀粉样蛋白相关蛋白。

† 在临床变现正常的皮肤中检测到沉积物，故可先于临床症状诊断疾病（脑出血）。

‡ 更常见的是重链以非淀粉样蛋白形式的沉积，称为重链沉积病，有时合并获得性皮肤松弛症。

§ 单克隆丙种球蛋白病，进展取决于风险因素（如非 IgG 副蛋白）。

（Adapted from ref. 10.）

可能与长期摩擦、遗传易感性、EB 病毒感染和环境因素有关。其发病的前体蛋白目前尚未完全明确，但人们普遍认为斑状及苔藓样原发性皮肤淀粉样变的淀粉样蛋白来源于角质形成细胞。这个观点得到超微结构研究和免疫反应的证实，前者发现存在活角质形成细胞向淀粉样蛋白转变的过渡型物质结构；后者则发现直接抗基底层角蛋白单克隆抗体免疫反应为阳性。纤丝学说提出，角质形成细胞张力丝经丝状变性后脱落到真皮层，并可能经组织细胞和成纤维细胞修饰作用后形成淀粉样物质。另一种理论则认为基底层角质形成细胞分泌前体蛋白后，在真皮-表皮连接处形成淀粉样物质。这个理论同样也得到了超微结构和基底膜抗原研究的证实，后者发现淀粉样蛋白沉积物中存在 Ⅳ 型胶原及层粘连蛋白[11]。用抗人 IgG、IgM 及 IgA 抗体对皮肤淀粉样蛋白沉积物进行染色，结果呈阳性，但这种染色认为是免疫球蛋白的非特异性吸收所致，并不表明其为前体蛋白。已证实载脂蛋白 E4、半乳糖 -7 和肌动蛋白与原发性皮肤淀粉样蛋白沉积物有关，该蛋白可能由表皮角质形成细胞在局部合成[12-13]。原发性皮肤淀粉样变中观察到小纤维神经病变，这可能与伴随的瘙痒症状有关[13a]。

结节性淀粉样变中抗角蛋白抗体染色呈阴性。淀粉样蛋白沉积物由免疫球蛋白轻链组成，提示其类似于原发性系统性淀粉样变的皮肤损害，均为浆细胞来源。因此，在病因上结节性淀粉样变与斑状淀粉样变或苔藓性淀粉样变差别很大[11]。据推测，结节性淀粉样变的免疫球蛋白轻链由局部产生，而在伴皮肤损害的系统性淀粉样变中，免疫球蛋白轻链则来自体循环。

淀粉样蛋白性质

淀粉样蛋白在 H&E 染色切片中呈无定型、含裂隙的嗜伊红团块（图 47.2 及表 47.3）。刚果红染色后在光镜下呈橘红色，在偏振光下则呈双折射绿色荧光（图 47.3A）。其他异染特性也可用于检测淀粉样蛋白沉积物，如结晶紫、甲基紫、PAS、黏胶纤维红染色、宝塔红、Dylon（棉染料塔红 No.9）染色及硫代黄素素 -T（图 47.3B）[11]。AA（非 AL）淀粉样蛋白暴露于高锰酸钾溶液后可失去对刚果红的亲和力。

电镜下，淀粉样蛋白呈不分枝、不吻合的蛋白丝，宽约 7 ～ 10 nm（见图 47.2）。X 线晶体衍射及红外分光镜下可见特征性的反平行 β 折叠层片构型（图 47.4）。这些特征在所有类型的淀粉样蛋白中都是一致的，与临床表现和化学成分无关[11]。人们认为反平行 β 折叠层片构型是淀粉样蛋白具有嗜刚果红和双折光

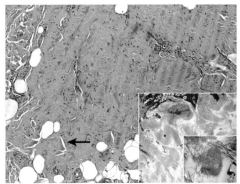

图 47.2 皮肤内淀粉样蛋白沉积的组织学特征。以结节性淀粉样变为例，H&E 染色下在真皮中的团块状沉积呈嗜伊红、无结构形，内有裂隙（箭头所指）。电子显微镜下可见簇状的纤丝状沉积（＊所示）及直径 7～10 nm 的不分枝状原纤维（插图所示）（Courtesy，Lorenzo Cerroni，MD and St John's Institute of Dermatology.）

表 47.3 用于鉴定淀粉样蛋白的组织学方法[2]
● H&E 染色切片中呈均匀透明的嗜伊红沉积物（图 47.2）
● 结晶紫异染特性
● 碱性刚果红染色阳性
● 刚果红染色后在偏振光下呈苹果绿双折射，二色性（图 47.3A）
● 电子显微镜下可见原纤维结构（图 47.2）
● 硫代黄素 T 染色后在紫外荧光显微镜下呈亮绿色（图 47.3B）
● 抗淀粉样蛋白 P 成分抗体染色
● 抗特异性前体蛋白抗体染色［如角蛋白（图 47.3C）］

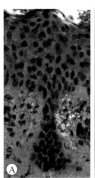 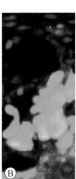 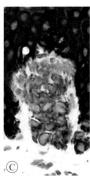

图 47.3 用特殊染色鉴定苔藓性淀粉样变中真皮乳头内淀粉样蛋白的沉积。A. 刚果红染色后在偏振光下呈双折射绿色荧光；颜色可从黄绿色到蓝绿色不等。B. 在硫代黄素 T 染色后用紫外荧光显微镜观察淀粉样蛋白沉积呈亮绿色。C. 免疫组化染色呈角蛋白阳性（MNF116，一种广谱抗角蛋白抗体）（A，B，Courtesy，St John's Institute of Dermatology；C，Courtesy，Jennifer McNiff，MD.）

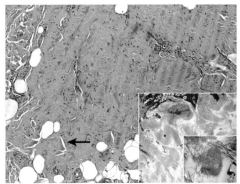

淀粉样蛋白纤丝特征性反平行 β 折叠层片构型

图 47.4 淀粉样蛋白纤丝特征性反平行 β 折叠层片构型。此为 X 线晶体衍射下淀粉样蛋白的结构示意图。成对的纤丝呈反向平行构型，蓝色实性方块代表刚果红染色时染料结合的部位（Adapted from Cooper JH. Selective amyloid staining as a function of amyloid composition and structure：histochemical analysis of the alkaline Congo red，standardized toluidine blue，and iodine methods. Lab Invest. 1974；31：232-8.）

的原因。

通过利用针对淀粉样原纤维蛋白（如免疫球蛋白轻链、转甲状腺素蛋白、AA 淀粉样蛋白）的抗体进行免疫组化染色，可以对淀粉样蛋白进行分型，获得更加准确的诊断（图 47.3C），然而这些免疫组化染色仍有局限性。为能精确识别包括 AL、ATTR 及 ALect2 在内的淀粉样蛋白，可在福尔马林固定后的石蜡包埋组织或皮下脂肪细针吸入物中行串联质谱法（tandem mass spectrometry，MS/MS）分析（见表 47.2）[14]。

原发性（局限性）皮肤淀粉样变

原发性皮肤淀粉样变的淀粉样蛋白沉积于皮肤中，无其他内脏器官受累（见表 47.1）。最常见的类型为斑状淀粉样变、苔藓性淀粉样变及双相性淀粉样变。

临床特征

原发性皮肤淀粉样变（primary cutaneous amyloidosis）传统上分为斑疹型（斑状淀粉样变）、丘疹型（苔藓性淀粉样变）及结节型（结节性淀粉样变），但前两类（斑疹型和丘疹型）实际上代表了临床谱的两个终端。在某些患者甚至是某些皮损中，同时存在上述两型的表现，称之为"双相性淀粉样变"[15-16]。淀粉样变因其瘙痒及皮损外观，对患者生活质量产生很大影响[17]。

斑状淀粉样变（macular amyloidosis）患者往往自觉瘙痒，但也可无自觉症状。皮肤表现为色素沉着斑，既可是融合性的，也可呈"波纹状"，后者在牵拉皮肤时更加明显。本型好发于上背部，尤其是肩胛区，其次是四肢伸侧。偶可见线状或痣样皮损（图 47.5B）。斑状淀粉样变多见于 20 ～ 30 岁的成年人，女性较男性更多见[1, 18]。双相性淀粉样变则可在色素沉着斑的基础上可看到细小丘疹。

"摩擦性淀粉样变"（friction amyloidosis）一词是指患者因长期使用尼龙刷、毛巾及其他粗糙物品摩擦局部而导致斑状或苔藓样皮损产生。斑状淀粉样变与感觉异常性背痛色素型在临床表现上有明显重叠，均为肩胛区的瘙痒导致局部摩擦及搔抓（见第 6 章）。

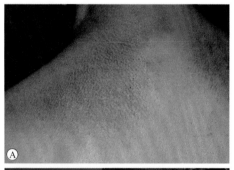

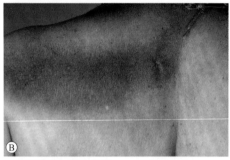

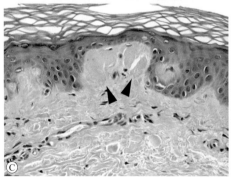

图 47.5　斑状淀粉样变。A. 斑状淀粉样变的典型波纹状色素沉着斑。B. 偶可见皮损呈线性加重。C. 组织学上，真皮乳头内可见淀粉样蛋白沉积（箭头所指）以及噬黑素细胞；需注意淀粉样沉积的特征性裂隙。这些沉积物可能很细微（C，Courtesy, Lorenzo Cerroni，MD.）

苔藓性淀粉样变（lichen amyloidosis）是原发性皮肤淀粉样变中最常见的一型，皮损表现为持久性、瘙痒性斑块，好发于胫前或其他四肢伸侧，如大腿伸侧或前臂（图 47.6）[10, 15]。早期皮损为孤立、质硬、鳞屑性、肤色或色素沉着性丘疹，之后可融合成斑块，常呈波纹状或脊状。皮损初期常为单侧分布，后逐渐呈双侧对称性分布[15]。

肛门、骶骨部皮肤淀粉样变是一种特殊类型的原发性皮肤淀粉样变，主要表现为肛门、骶骨部色素沉着斑及苔藓化，此类患者往往在其他部位有苔藓性淀粉样变或双相性淀粉样变皮损[15-16]。有报道大疱性损害可出现在苔藓性淀粉样变的形成期，但更多地是与系统性淀粉样变相关。异色性淀粉样变（dyschromic amyloidosis）是一种罕见变异型，表现为色素沉着基础上的点状白斑，常与斑状淀粉样变或苔藓性淀粉样变的典型皮损同时存在（见第 67 章）。

有研究认为斑状淀粉样变和（或）苔藓性淀粉样变可能与自身免疫性结缔组织疾病［如系统性硬皮病（图 47.7）、红斑狼疮、皮肌炎］和原发性胆汁性肝硬化相关。报道发现一名患者在其皮温较高区域（如沿大的浅静脉走行路径上）出现散在的苔藓性淀粉样变样皮损，提示体内淀粉样原纤维蛋白的形成可能呈温度依赖性[19]。

家族性斑状淀粉样变及家族性苔藓性淀粉样变均少见。由 RET 癌基因突变所致的 Sipple 综合征（见下文）是该类型淀粉样变的代表之一。此外，研究发现部分家族性原发局限性皮肤淀粉样变患者体内肿瘤抑制素 M 受体 β（oncostatin M receptor β，OSMR β）或白介

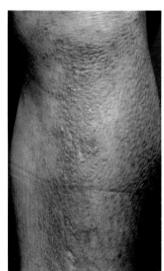

图 47.6　苔藓性淀粉样变。胫前大量形态单一的丘疹。波纹状外观侧面最为明显

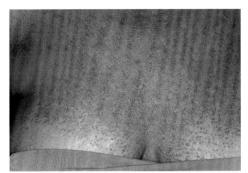

图 47.7　系统性硬皮病合并原发性皮肤淀粉样变。 大量丘疹，部分呈网格样排列

素 13 受 体 α 亚 基（alpha subunit of the interleukin-31 receptor，IL-13RA）的编码基因存在突变。OSMR β 是 OSM Ⅱ 型受体和 IL-31 受体的组成部分，其配体分别为 OSM 和 IL-31；IL-31 RA 与 OSMR β 结合形成 IL-31 受体。值得注意的是，IL-31 已证实在瘙痒性皮肤病（如皮炎、结节性痒疹）中发挥重要作用，且奈莫珠单抗（nemolizumab，一种抗 IL-31RA 抗体）可有效缓解特应性皮炎患者的瘙痒症状[22a]。在这些家族性原发局限性皮肤淀粉样变患者体内，IL-31 信号通路受单核细胞趋化因子 1（monocyte chemoattractant protein 1，MCP-1）影响[23]。也有报道指出原发性皮肤淀粉

样变合并先天性厚甲、先天性角化不良和家族性掌跖角化病[1]。

结节性淀粉样变（nodular amyloidosis）罕见，表现为单发或多发蜡样光泽的结节或浸润性斑块，可见于躯干或四肢（图 47.8 A、B）。在该类型皮肤淀粉样变的沉积物中已证实有免疫球蛋白 γ 轻链与 β₂ 微球蛋白，且认为二者是由沉积物附近的浆细胞合成（图 47.8D）[24]。对两名患者的基因重排研究显示在皮肤结节性皮损内有分泌淀粉样蛋白的浆细胞单克隆株，但没有证据说明此克隆株在患者骨髓中增殖[25-26]。干燥综合征（Sjögren's syndrome）可能与皮肤或肺部结节性淀粉样变相关。

有报道结节性淀粉样变可转变为系统性淀粉样变，因此，有必要对此类患者长期随访。但最近的观察研究提出转变概率仅为 7% 左右，显著低于之前提出的 50%。在一项 23 年的临床随访中，虽然 40% 的患者在发病时有副球蛋白血症，但在随访期间其球蛋白水平保持稳定，15 例患者中仅有 1 例发展至系统性病变[27]。另一项对 16 例结节性淀粉样变患者的类似研究发现，发病无明显的性别差异，皮损大多分布于肢端，仅有 1 例患者随后死于系统性淀粉样变[28]。

病理学

在斑状淀粉样变和苔藓性淀粉样变中，淀粉样蛋

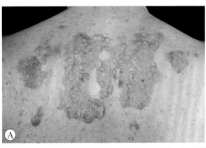

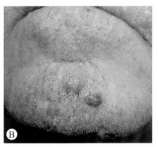

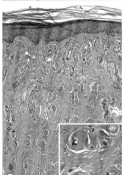

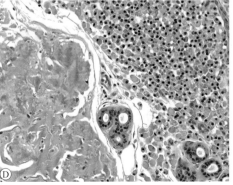

图 47.8　结节性淀粉样变。 A、B. 背部和下颏的坚实蜡样斑块及结节。颜色可从肤色到粉黄色到紫罗兰色不等。C. 组织学上，淀粉样蛋白广泛沉积在真皮及血管周围。D. 可合并有浆细胞浸润（D，Courtesy，Lorenzo Cerroni，MD.）

白仅沉积于真皮上部，特别是真皮乳头（图47.5C）。在苔藓性淀粉样变中，乳头内大片的沉积物使真皮乳头扩张，挤压了二侧延长的表皮突。上方表皮呈现慢性摩擦的特征，如棘层肥厚、致密的正角化过度。两种类型淀粉样变中均可见真皮血管周围噬黑素细胞和稀疏淋巴组织细胞浸润。抗角蛋白抗体（如MNF116）有助于这两型原发性皮肤淀粉样变的诊断（见图47.3C）。

相反，结节性淀粉样变的淀粉样蛋白弥漫地沉积于真皮、皮下及血管壁中（图47.8C）。血管周围可见浆细胞的浸润（见图47.8D）[27]。针对免疫球蛋白轻链沉积的免疫染色检查有助于结节性淀粉样变的诊断。如前所述，这些浆细胞可能是单克隆的，最近有人提出，一些原发性皮肤结节性淀粉样变（结节性淀粉样瘤）可能是皮肤边缘区淋巴瘤的特殊变型[28a]。

鉴别诊断

原发性皮肤淀粉样变的诊断主要依据其临床形态学及皮肤淀粉样物质沉积的组织学表现（见表47.3）。

斑状淀粉样变与感觉异常性背痛的皮损形态有许多相似之处，后者亦可见上背部呈波纹状色素沉着，但组织病理检查只有散在的噬黑素细胞，而无淀粉样蛋白沉积物。若斑状淀粉样变的皮损广泛且融合，则需与炎症后色素沉着相鉴别。另外，还要与花斑糠疹、萎缩性扁平苔藓、持久性色素异常性红斑（灰皮病）以及药物引起的色素沉着进行鉴别。

对于苔藓性淀粉样变，首先应注意与慢性单纯性苔藓（lichen simplex chronicus，LSC）和肥厚性扁平苔藓（lichen planus，LP）鉴别。这两种疾病均以慢性瘙痒性斑块为特点，皮损常位于胫前，组织学上均存在角化过度、棘层肥厚及轻至中度的淋巴组织细胞炎性浸润，但没有淀粉样蛋白沉积物。慢性单纯性苔藓的苔藓样变常常显著，而肥厚性扁平苔藓则表现为紫红色斑块，组织学可见基底细胞空泡变性及炎症细胞苔藓样浸润。除此之外，还应与丘疹性黏蛋白病、胫前黏液性水肿、单纯性或结节性痒疹、结节型类天疱疮、念珠状红苔藓、胶样粟丘疹及痒疹性大疱性表皮松解症相鉴别。

结节性淀粉样变与原发性系统性淀粉样变的皮肤损害相似，应注意除外系统性病变（见上文）。临床上，与之鉴别的疾病还包括皮肤淋巴瘤、皮肤淋巴组织增生（假性淋巴瘤）、胫前黏液性水肿、结节病、环状肉芽肿、网状组织细胞增生症及面部肉芽肿，以上疾病均有其特征性的组织病理学改变，鉴别并不困难。

治疗

迄今为止，针对斑状淀粉样变或苔藓性淀粉样变尚无疗效确切或根治的方法（表47.4）。治疗目标在于阻断患者"痒—抓—痒"的循环。应告诉患者，慢性摩擦和搔抓。比如用毛巾、尼龙刷长期摩擦皮肤可能诱发或加重病患。强效糖皮质激素局部外用在某种程度上能缓解症状，尤其是对轻症患者，封包或结合使用弱效的角质溶解剂，如水杨酸（特别是苔藓性淀粉样变）可提高治疗效果。将封闭性敷料，如水胶体敷料或浸有氧化锌的纱布用于受累部位，放置数周至数月可用于来防止搔抓，但复发率高。根据病例报告，局部外用钙调磷酸酶抑制剂可起辅助治疗作用。

一项对苔藓性淀粉样变的研究比较了局部外用皮质激素与UVB光疗或局部PUVA光疗的疗效，结果显示无论是哪种形式的光疗，对于瘙痒程度及皮损的粗糙度，其评分都有更多的改善，而局部PUVA能够更显著地减轻瘙痒[29]。对累及四肢的苔藓性淀粉样变皮损，皮肤磨削术有很好的治疗效果，其疗效可持续至少5年以上：磨削术可将表皮、部分真皮乳头及淀粉样蛋白去除，然后通过附属器结构进行表皮再生修复[30]。CO_2激光和铒激光治疗也证实对部分斑状淀粉样变和苔藓性淀粉样变患者有效[31-32]。

阿维A（每日0.5 mg/kg）可以明显改善瘙痒症状，并使皮损变平，还可改善色素沉着[33]。一项初步试验显示小剂量环磷酰胺（50 mg/d）可以有效改善苔藓性淀粉样变引起的瘙痒和皮疹[34]。但应注意上述系统用药的副作用（见第126和130章），用药前应权衡利弊。

手术、冷冻、电灼及CO_2激光均可用于治疗结节性淀粉样变，但常见局部复发[30]，也可用环磷酰胺治疗（见上文）[34]。未来可能的治疗方案包括应用试

表47.4　斑状淀粉样变及苔藓性淀粉样变的治疗	Rx
局部应用强效糖皮质激素，包括封包治疗（2）	
局部应用钙调磷酸酶抑制剂（3）	
皮损内注射糖皮质激素（3）	
封闭性辅料（如水胶体辅料）或薄膜（如氧化锌浸渍薄膜）（3）	
UVB光疗（2）	
PUVA光疗（2）	
系统应用维A酸类药物（2）	
皮肤磨削术（2）	
CO_2激光治疗（2）	
小剂量环磷酰胺（3）	
环孢素（3）	

证据支持：（1）前瞻性对照试验；（2）大样本或回顾性研究；（3）小样本研究或个例报道。PUVA：补骨脂素＋UVA；UVB：紫外线B（ultraviolet B）

验性新药 CPHPC，以清除普遍存在的淀粉样蛋白 P，及应用特异性抗体的免疫疗法，以促进淀粉样蛋白的清除[35-36]。

继发性皮肤淀粉样变

继发性皮肤淀粉样变（secondary cutaneous amyloidosis）中淀粉样蛋白沉积的临床表现不明显，可在各种皮肤肿瘤的组织病理学检查中检测到，如皮肤纤维瘤、皮内痣、脂溢性角化症、毛母质瘤、毛发上皮瘤、汗腺肿瘤、基底细胞癌、Bowen 病及汗孔角化症等[1]。有人认为淀粉样蛋白沉积物可能仅代表了一种组织学表象，没有实际的临床意义。还有报道指出继发性皮肤淀粉样变可继发于 PUVA 治疗后。

系统性淀粉样变

原发性系统性淀粉样变

原发性系统性淀粉样变（primary systemic amyloidosis）是一种潜在的浆细胞病的表现，尽管患者常不符合多发性骨髓瘤的诊断标准（如高钙血症、溶骨性病变；见第 119 章）。原纤维蛋白由 AL 蛋白组成，后者由免疫球蛋白轻链组成，其中 75%～80% 为 λ 型。

临床特征

原发性系统性淀粉样变累及多个器官。早期临床表现多样，无特异性，包括乏力、体重下降、感觉异常、呼吸困难及直立性低血压所致晕厥发作[4, 37]。

在口腔，淀粉样蛋白沉积表现为软橡皮样肿胀或黏膜浸润，常见出血性损害。舌呈均匀增大，质硬（图 47.9A），或舌面可见出血性丘疹、斑块或大疱（图 47.9B）；后者颜色可从半透明到黄-棕色不等。唾液腺浸润可导致口干症。

轻微创伤后可见局部瘀点、紫癜和瘀斑，特别是在眼睑、颈部、腋窝以及肛门生殖器区（由于血管壁淀粉样蛋白浸润所致；图 47.10）。另外，还有特征性的眶周紫癜（"浣熊眼"征），可由咳嗽、Valsalva 手法或直肠镜下直肠活检检查诱发，轻捏或揉搓皮肤后亦可出现（即挤压性紫癜）。

临床上，大约 25% 原发性系统性淀粉样变患者可出现明显的皮肤损害。淀粉样蛋白的皮肤浸润表现为蜡状、半透明或紫癜样丘疹（图 47.11）、结节以及类似结节样淀粉样变的斑块。其次，在指尖掌侧和掌侧出现光滑的红斑性蜡状浸润。此外，在面颈部、头皮和肛门生

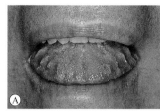

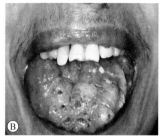

图 47.9 原发性系统性淀粉样变。A. 巨舌及舌缘的齿痕。B. 舌面的丘疹结节；有些呈紫色，有些则为半透明黄色（B, Courtesy, Dennis Cooper, MD.）

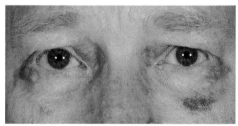

图 47.10 原发性系统性淀粉样变。分布于眶周的紫色和黄褐色斑块（Courtesy, Joyce Rico, MD.）

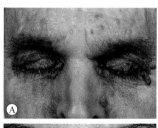

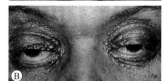

图 47.11 原发性系统性淀粉样变。A. 面部蜡样半透明丘疹。部分丘疹颜色呈黄色至黄褐色不等。B. 部分蜡样丘疹已变成紫色，因与皮肤本身色素沉着颜色相似而更难鉴别（与图 47.10 相比）。眶周是受累的特征性部位（A, Courtesy, Jean L Bolognia, MD；B, Courtesy, Judith Stenn, MD.）

殖器区域，可以看到直径为几毫米的光滑肤色丘疹。

比较少见的是，弥漫性皮肤浸润可形成浸润性硬皮样外观，累及头皮则表现为回状颅皮样皱襞，伴脱发。本病的首发表现也可以是大疱性损害，特别是类似于迟发性皮肤卟啉症及获得性大疱性表皮松解症的出血性大疱。另外，淀粉样蛋白沉积物位于血管周围

及甲床和甲母质可出现扁平苔藓样甲营养不良，表现为甲纵向隆起及变薄。极少数患者有获得性肢端皮肤松弛症。巨舌与腕管综合征为本病的典型表现，一旦出现就应完善淀粉样变的相关研究检查。

原发性系统性淀粉样变的其他症状和体征依受累器官不同而异。肾受累时可出现蛋白尿、低蛋白血症及水肿，即肾病综合征。心脏受累可导致限制型心肌病和充血性心力衰竭，引起呼吸困难、肝大、双下肢和骶前水肿。自主神经及感觉神经病变也较常见。感觉神经多呈双侧对称性受累，自主神经受累则可出现体位性低血压、性功能障碍及胃肠蠕动紊乱（比如胃轻瘫）。肝受累表现为肝肿大，多由淀粉样蛋白浸润或充血性心力衰竭所致。

在 80% ~ 90% 的原发性系统性淀粉样变患者中，通过直肠黏膜活检或腹部皮下脂肪抽吸可发现淀粉样蛋白沉积物，因前者有潜在出血的风险，故多采用后者来检测。牙龈或舌活检亦可发现淀粉样蛋白，但临床未受累的情况下，其敏感性很低。此外，骨髓穿刺活检亦可用于检测淀粉样蛋白沉积物。由于淀粉样蛋白沉积物中均含有淀粉样蛋白 P［来自血清淀粉样蛋白（SAP）］。利用放射性碘标记 SAP，进行 SAP 显像检测（主要在美国以外）可以定位淀粉样蛋白和监测病情，此法无创且灵敏度较高。评估治疗效果更容易的方法是检测血清中游离的免疫球蛋白轻链。

对于疑诊为原发性系统性淀粉样变患者的诊断路径和对确诊患者的评估可详见图 47.12。

病理学

原发性系统性淀粉样变的皮损特点是淀粉样蛋白沉积于真皮及皮下组织内，亦可累及外泌汗腺周围及血管壁内（图 47.13）。偶尔，在淀粉样蛋白沉积物附近可见产生淀粉样蛋白浆细胞的特异性浸润。

鉴别诊断

蜡样丘疹的鉴别诊断包括丘疹性黏蛋白沉积症、结节性淀粉样变和类脂质蛋白沉积症。若皮疹主要在面部，还应注意与附属器肿瘤鉴别（见第 111 章）。当皮肤呈弥漫浸润时，应考虑硬皮病样相关疾病的鉴别（见第 43 章）。

治疗

本病预后差，未接受治疗的中位生存时间约 13 个月 [37]，特别是有心脏受累时。其治疗与多发性骨髓瘤类似，包括美法仑和系统应用糖皮质激素 [4, 38-39]。目前，对于心脏受累轻微的较年轻患者可先给予大剂量美

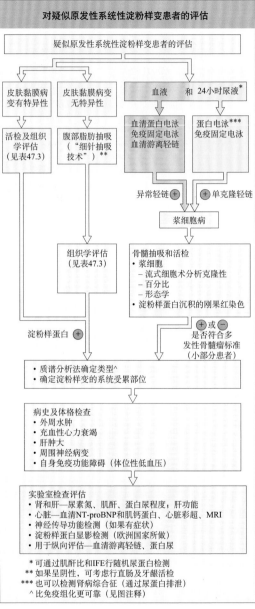

图 47.12 对疑似原发性系统性淀粉样变患者的评估。由于淀粉样蛋白是由免疫球蛋白轻链形成的，所以血液或尿液中轻链的异常［例如血液中浓度增加或比率异常，尿液的免疫固定电泳（IFE）阳性］是诊断所必需的。考虑到可能误诊老年患者心脏内野生型 ATTR 沉积，或不明原因的单克隆丙种球蛋白患者肾和肝内 ALect2 沉积，质谱分析法变得越来越常规。NT-proBNP，N 端脑钠肽前体

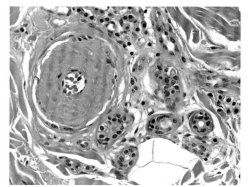

图 47.13 原发性系统性淀粉样变的组织学特征。 淀粉样蛋白沉积于血管周围（Courtesy, Lorenzo Cerroni, MD.）

法仑，之后行自体外周血干细胞移植。在一项为期 8 年的随访研究中，40% 接受移植的患者达到血液学完全缓解，并且生存期延长；即使未能达到血液学完全缓解的患者，其生存期也有所延长，器官功能有所改善[40]。对于老年患者或者有心脏受累者，治疗可单独使用新的靶向药物（如来那度胺、泊马度胺、硼替佐米、达雷木单抗），或联合系统应用糖皮质激素及美法仑。

根据受累脏器及所出现症状给予相应的支持治疗；肾病综合征和充血性心力衰竭应给予利尿治疗及相关的抗心律失常处理。神经病变及胃肠功能紊乱予以对症治疗。

继发性系统性淀粉样变

继发性系统性淀粉样变（secondary systemic amyloidosis）是感染性或非感染性的严重慢性炎症性疾病的合并症之一，如肺结核、瘤型麻风、类风湿性关节炎及强直性脊柱炎。该病亦可见于化脓性汗腺炎、营养不良性大疱性表皮松解症、泛发型银屑病、慢性脓疱性银屑病、硬皮病、皮肌炎和系统性红斑狼疮患者。继发性系统性淀粉样变以淀粉样 A 蛋白（amyloid A protein，AA 蛋白）的沉积为特征，这是一种特殊的非免疫球蛋白，前体是一种由肝合成的急性期反应蛋白，在炎症过程中具有调节脂蛋白代谢的作用。该病主要侵犯肾、肝、脾、肾上腺和心脏，很少累及皮肤（虽然抽吸皮下脂肪偶尔可见到淀粉样蛋白）[1]。

成功治疗原发感染性或炎症性疾病能够控制本病的进展。有报道系统应用免疫抑制剂（"生物制剂"）如 TNF-α 抑制剂治疗类风湿性关节炎和强直性脊柱炎合并继发性淀粉样变能够获得较好的临床疗效，患者急性期反应物及尿蛋白均明显降低[41]。一项临床对照

研究发现伊罗地塞（eplodisate）可减缓 AA 型淀粉样变患者肾功能的丧失。有趣的是，这种口服药物是不影响淀粉样蛋白的产生，却通过改变淀粉样蛋白的构象结构起治疗作用[42]。

血液透析相关性淀粉样变

血液透析相关性淀粉样变见于长期透析的肾衰竭患者，因 β_2 微球蛋白排泄减少所致。透析过程中 β_2 微球蛋白不能透过透析膜，故长期存留于血循环中，并极易沉积在滑膜组织中。该病的主要临床表现为腕管综合征、骨囊肿以及破坏性脊椎关节病[4]。偶可见皮肤损害，通常表现为皮下结节[43-44]。随着透析膜的不断改进，发病率在逐渐降低。

遗传性淀粉样变

原发性（局部）皮肤淀粉样变的遗传基础已讨论过（见上文）。表 47.1 和 47.2 列出了更多的遗传性淀粉样变，包括与自身炎症性疾病相关的淀粉样变（见第 45 章）。

家族性淀粉样变，芬兰型

芬兰型家族性淀粉样变极为罕见，是由编码凝溶胶蛋白的基因发生突变所致。该病表现为特征性三联征，包括角膜格状营养不良、脑神经病变和皮肤表现。后者包括皮肤松弛性变化和皮肤脆性增加[45]。

Muckle-Wells 综合征

Muckle-Wells 综合征在儿童早期可表现为家族性荨麻疹（见第 18 和 45 章）。症状包括周期性发热、四肢刺痛、荨麻疹发作和随时间推移的渐进性感音性聋。还可能表现为相关的 AA 型淀粉样肾病（见表 45.2）[46]。

家族性地中海热

家族性地中海热（familial Mediterranean fever，FMF）是一种常染色体隐性遗传病，特征表现为每次持续 1 至 2 天的反复发热，伴反复发作的自限性疼痛性胸膜炎、腹膜炎或滑膜炎（详见第 45 章）。本病好发于特定种族，包括阿拉伯人、西班牙系犹太人及亚美尼亚人。皮肤损害表现为关节部位、小腿及足背部的丹毒样红斑、小血管炎及非特异性紫癜样皮损[47]。FMF 的发病与热蛋白（pyrin）编码基因的突变有关，该蛋白对 NLRP3/cryopyrin 炎症引起调节作用（见图 4.2）。秋水仙碱治疗本病可抑制 AA 淀粉样蛋白沉积，防止多浆膜炎的发生。

Sipple 综合征或多发性内分泌腺瘤（MEN）2A 型

Sipple 综合征（Sipple syndrome）是一种常染色体显性遗传病，表现为甲状腺髓样癌、嗜铬细胞瘤及

甲状旁腺功能亢进三联征（见第 63 章）。血清降钙素水平升高提示甲状腺滤泡旁 C 细胞（分泌降钙素）的增生或癌变。多发性内分泌性腺瘤 2A 型（multiple endocrine neoplasia type 2A，MEN 2A）多伴有上背部瘙痒性色素沉着改变，有的医生将此描述为感觉异常性背痛、斑状淀粉样变或苔藓性淀粉样变。本病的不寻常之处在于发病年龄小，多在 10 岁之前。其皮肤表现有助于系统性疾病的早期诊断，提示进行预防性甲状腺切除术[48]。最近，一项对 10 组 MEN 2A 家庭的研究发现，苔藓性淀粉样变的发生率为 36%；出现皮肤淀粉样变的患者的 RET 原癌基因第 634 号密码子均发生了特异性基因突变[49]。

头皮单纯性少毛症

头皮单纯性少毛症是一种不常见的常染色体显性遗传病，患者出生时头发正常，但到 30 ～ 40 岁时几乎全部头发都逐渐脱落。眉毛、胡子和腋毛、指甲及牙齿均发育正常。编码角化粒素（corneodesmosin，一种在表皮和内根鞘中表达的糖蛋白）基因的突变会导致截短蛋白。截短蛋白沉积可使无定形的淀粉样蛋白聚集并沉积于毛囊和真皮乳头周围[50]。

X 连锁网状色素病（Partington 淀粉样变）

Partington 及其同事发现了一个患 X 连锁遗传疾病的家系，其中成年女性表现为线性条纹状色素沉着，成年男性则为皮肤网状斑点样褐色色沉，皮损活检均可见真皮中淀粉样蛋白沉积（仅见于成人而非儿童）。女性仅出现皮肤损害，而男性可有反复发作的呼吸道感染、角膜营养不良及畏光（见第 67 章）。斑状淀粉样变中淀粉样蛋白沉积物呈角蛋白阳性，但其他内脏器官中不存在淀粉样蛋白沉积物[51]。在某些家系中已检测出 POLA1 基因突变，该基因定位于 X 染色体 p22 上，主要编码 DNA 聚合酶 α1 的催化亚基。这种突变还与促炎基因（比如 NF-κB）的激活及 I 型干扰素的增加有关。

附录

串联质谱（MS/MS），以准确识别淀粉样蛋白：梅奥诊所医学实验室，罗彻斯特，明尼苏达州，美国。田纳西大学健康科学中心，诺克斯维尔，田纳西州，美国。

（谭怡忻译　周英校　陆前进审）

参考文献

1. Breathnach SM. Amyloid and amyloidosis. J Am Acad Dermatol 1988;18:1–16.
2. Buxbaum J. The amyloidoses. Mt Sinai J Med 1996;63:16–23.
3. Wong CK. Amyloid. History and modern concepts. Clin Dermatol 1990;8:1–6.
4. Falk RH, Comenzo RL, Skinner M. The systemic amyloidoses. N Engl J Med 1997;337:898–909.
5. Glenner GG. Amyloid deposits and amyloidosis. the beta-fibrilloses (first of two parts). N Engl J Med 1980;302:1283–92.
6. Immonen K, Finne P, Grönhagen-Riska C. A marked decline in the incidence of renal replacement therapy for amyloidosis associated with inflammatory rheumatic diseases – data from nationwide registries in Finland. Amyloid 2011;18:25–8.
7. Tan T. Epidemiology of primary cutaneous amyloidoses in southeast Asia. Clin Dermatol 1990;8:20–4.
8. Ollague W, Ollague J, Ferretti H. Epidemiology of primary cutaneous amyloidoses in South America. Clin Dermatol 1990;8:25–9.
9. Buxbaum JN, Tagoe CE. The genetics of the amyloidoses. Annu Rev Med 2000;51:543–69.
10. Sipe JD, Benson MD, Buxbaum JN, et al. Amyloid fibril protein nomenclature: 2010 recommendations from the nomenclature committee of the International Society of Amyloidosis. Amyloid 2010;17:101–4.
11. Hashimoto K, Ito K, Taniguchi Y, et al. Keratin in cutaneous amyloidosis. Clin Dermatol 1990;8:55–65.
12. Furumoto H, Hashimoto Y, Muto M, et al. Apolipoprotein E4 is associated with primary localized cutaneous amyloidosis. J Invest Dermatol 2002;119:532–3.
13. Miura Y, Harumiya S, Ono K, et al. Galectin-7 and actin are components of amyloid deposit of localized cutaneous amyloidosis. Exp Dermatol 2013;22:36–40.
13a. Tey HL, Cao T, Nattkemper LA, et al. Pathophysiology of pruritus in primary localized cutaneous amyloidosis. Br J Dermatol 2016;174:1345–50.
14. Solomon A, Murphy CL, Westermark CL, et al. Misclassification of amyloidosis is unwarranted. Blood 2006;108:776–7.

15. Wang WJ. Clinical features of cutaneous amyloidoses. Clin Dermatol 1990;8:13–19.
16. Wang WJ, Chang YT, Huang CY, et al. Clinical and histopathological characteristics of primary cutaneous amyloidosis in 794 Chinese patients. Zhonghua Yi Xue Za Zhi (Taipei) 2001;64:101–7.
17. Fang S, Shen X, Chen AJ, et al. Health-related quality of life in patients with primary cutaneous amyloidosis. PLoS ONE 2015;10:e0120623.
18. Rasi A, Khatami A, Javaheri SM. Macular amyloidosis: an assessment of prevalence, sex, and age. Int J Dermatol 2004;43:898–9.
19. Parsi K, Kossard S. Thermosensitive lichen amyloidosis. Int J Dermatol 2004;43:925–8.
20. Arita K, South AP, Hans-Filho G, et al. Oncostatin M receptor-beta mutations underlie familial primary localized cutaneous amyloidosis. Am J Hum Genet 2008;82:73–80.
21. Lin M, Lee D, Liu T, et al. Novel IL31RA gene mutation and ancestral OSMR mutant allele in familial primary cutaneous amyloidosis. Eur J Hum Genet 2010;18:26–32.
22. Tanaka A, Lai-Cheong JE, van den Akker PC, et al. The molecular skin pathology of familial primary localized cutaneous amyloidosis. Exp Dermatol 2010;19:416–23.
22a. Ruzicka T, Hanifin JM, Furue M, et al. Anti-interleukin-31 receptor A antibody for atopic dermatitis. N Engl J Med 2017;376:826–35.
23. Shiao YM, Chung HJ, Chen CC, et al. MCP-1 as an effector of IL31 signaling in familial primary cutaneous amyloidosis. J Invest Dermatol 2013;133:1375–8.
24. Fujimoto N, Yajima M, Ohnishi Y, et al. Advanced glycation end product-modified beta2-microglobulin is a component of amyloid fibrils of primary cutaneous nodular amyloidosis. J Invest Dermatol 2002;118:479–84.
25. Grünewald K, Sepp N, Weyrer K, et al. Gene rearrangement studies in the diagnosis of primary systemic and nodular primary localized cutaneous amyloidosis. J Invest Dermatol 1991;97:693–6.
26. Hagari Y, Mihara M, Hagari S. Nodular localized

cutaneous amyloidosis: detection of monoclonality of infiltrating plasma cells by polymerase chain reaction. Br J Dermatol 1996;135:630–3.
27. Woollons A, Black MM. Nodular localized primary cutaneous amyloidosis: a long-term follow-up study. Br J Dermatol 2001;145:105–9.
28. Moon AO, Calamia KT, Walsh JS. Nodular amyloidosis: review and long-term follow-up of 16 cases. Arch Dermatol 2003;139:1157–9.
28a. Walsh NM, Lano IM, Green P, et al. AL amyloidoma of the skin/subcutis: Cutaneous amyloidosis, plasma cell dyscrasia or a manifestation of primary cutaneous marginal zone lymphoma? Am J Surg Pathol 2017;41:1069–76.
29. Jin AG, Por A, Wee LK, et al. Comparative study of phototherapy (UVB) vs. photochemotherapy (PUVA) vs. topical steroids in the treatment of primary cutaneous lichen amyloidosis. Photodermatol Photoimmunol Photomed 2001;17:42–3.
30. Wong CK. Amyloid treatment. Clin Dermatol 1990;8:108–11.
31. Esmat SM, Fawzi MM, Gawdat HI, et al. Efficacy of different modes of fractional CO$_2$ laser in the treatment of primary cutaneous amyloidosis: a randomized clinical trial. Lasers Surg Med 2015;47:388–95.
32. Anitha B, Mysore V. Lichen amyloidosis: novel treatment with fractional ablative 2,940 nm Erbium: YAG laser treatment. J Cutan Aesthet Surg 2012;5:141–3.
33. Hernandez-Nunez A, Dauden E, Moreno de Vega MJ, et al. Widespread biphasic amyloidosis: response to acitretin. Clin Dermatol 2001;26:256–9.
34. Tong PL, Walker WA, Glancy RJ, et al. Primary localized cutaneous nodular amyloidosis successfully treated with cyclophosphamide. Australas J Dermatol 2013;54:e12–15.
35. Hirschfield GM, Hawkins PN. Amyloidosis: new strategies for treatment. Int J Biochem Cell Biol 2003;35:1608–13.
36. Pepys MB, Herbert J, Hutchinson WL, et al. Targeted pharmacological depletion of serum amyloid P component for treatment of human amyloidosis.

Nature 2002;417:254–9.
37. Kyle RA, Gertz MA. Primary systemic amyloidosis: clinical and laboratory features in 474 cases. Semin Hematol 1995;32:45–59.
38. Kyle RA, Gertz MA, Greipp PR, et al. A trial of three regimens for primary amyloidosis: colchicine alone, melphalan and prednisone, and melphalan, prednisone, and colchicine. N Engl J Med 1997;336:1202–7.
39. Skinner M, Anderson J, Simms R, et al. Treatment of 100 patients with primary amyloidosis: a randomized trial of melphalan, prednisone, and colchicine versus colchicine only. Am J Med 1996;100:290–8.
40. Skinner M, Sanchorawala V, Seldin DC, et al. High-dose melphalan and autologous stem-cell transplantation in patients with AL amyloidosis: an 8-year study. Ann Intern Med 2004;140:85–93.
41. Fernandez-Nebro A, Tomero E, Ortiz-Santamaria V, et al.

Treatment of rheumatic inflammatory disease in 25 patients with secondary amyloidosis using tumor necrosis factor alpha antagonists. Am J Med 2005;118:552–6.
42. Dember LM, Hawkins PN, Hazenberg BPC, et al. Eprodisate for the treatment of renal disease in AA amyloidosis. N Engl J Med 2007;356:2349–60.
43. Shimizu S, Yasui C, Yasukawa K, et al. Subcutaneous nodules on the buttocks as a manifestation of dialysis-related amyloidosis: a clinicopathological entity. Br J Dermatol 2003;149:400–4.
44. Uenotsuchi T, Imafuku S, Nagata M, et al. Cutaneous and lingual papules as a sign of beta 2 microglobulin-derived amyloidosis in a long-term hemodialysis patient. Eur J Dermatol 2003;13:393–5.
45. Kiuru-Enari S, Keski-Oja J, Haltia M. Cutis laxa in hereditary gelsolin amyloidosis. Br J Dermatol 2005;152:250–7.

46. Muckle TJ. The 'Muckle-Wells' syndrome. Br J Dermatol 1979;100:87–92.
47. Majeed HA, Quabazard Z, Hijazi Z, et al. The cutaneous manifestations in children with familial Mediterranean fever (recurrent hereditary polyserositis). A six-year study. Q J Med 1990;75:607–16.
48. Kousseff BG. Multiple endocrine neoplasia 2 (MEN 2)/ MEN 2A (Sipple syndrome). Dermatol Clin 1995;13:91–7.
49. Verga U, Fugazzola L, Cambiaghi S, et al. Frequent association between MEN 2A and cutaneous lichen amyloidosis. Clin Endocrinol (Oxf) 2003;59:156–61.
50. Caubet C, Bousset L, Clemmensen O, et al. A new amyloidosis caused by fibrillar aggregates of mutated corneodesmosin. FASEB J 2010;24:3416–26.
51. Partington MW, Prentice RS. X-linked cutaneous amyloidosis: further clinical and pathological observations. Am J Med Genet 1989;32:115–19.

第48章 沉积性疾病

Sven R. Quist, Jennifer Quist, Harald P. Gollnick

引言

皮肤沉积性疾病是原发性内源性物质沉积在真皮或皮下组织所致的一组异质性疾病。可以有局部或全身的皮肤表现，而且皮肤改变有时是沉积性疾病最早的症状。应用免疫组化等特殊染色的方式对皮损进行组织学检查是非常有用的诊断工具（表48.1）。此外，为了实现精确诊断可采用特异性的酶学检查或基因突变分析。

本章主要内容包括痛风、假性痛风、类脂蛋白沉积症、胶样粟丘疹和黏多糖沉积症。其他沉积性疾病，如丘疹性黏蛋白沉积症、淀粉样变性、卟啉症和皮肤钙质沉着症将在第46～50章讨论。

痛风

同义名: ■尿酸结晶性关节病（urate crystal arthropathy）■足痛风（podagra）■尿酸盐沉积性疾病（urate deposition disease）

要点

- 痛风（gout）是一种代谢性疾病，其潜在的异常是高尿酸血症。
- 在有些部位可出现单钠尿酸盐形成的针样结晶物沉积，最常见于皮肤（如痛风石）和关节。
- 当用偏振光检查新鲜的滑膜液标本和痛风石时，结晶状物为负双折射性。
- 在常规固定的组织切片中，可在真皮和皮下组织内见到含有针样裂隙的无定形沉积物。

引言

痛风是一种代谢性疾病，由单钠尿酸盐（尿酸的离子化形式）形成的针样结晶物从过饱和的液体中沉积到组织中所致。临床表现包括痛风性关节炎、结缔组织中结晶的沉积（痛风石）、尿酸性肾结石和肾损害[1-2]。

流行病学

痛风是最常见的由结晶引起的关节炎，在过去的几十年内，它的发病率似有所增长。40～50岁年纪的男性最易患病。男女患病的比例是9∶1，大多数女性痛风患者发生于绝经后。多达4%的成年人患有痛风，而其中20%的患者有痛风家族史[2-3]。

发病机制

痛风是过度饱和的体液中析出的尿酸盐结晶沉积的结果。尿酸是嘌呤的最终代谢产物。当机体尿酸产生增加或肾不能充分将其排出时，就会导致高尿酸血症（表48.2）。

尿酸盐结晶能激活NLRP3炎症小体（见图4.2）并刺激单核细胞和巨噬细胞合成促炎症细胞因子白介素-1β[4]。接着中性粒细胞的迁移和活化以及补体的激活将启动恶性循环。中性粒细胞摄取的结晶可诱发细胞损伤和溶酶体漏出，引起进一步的炎症和组织损伤。

临床特征

典型的痛风患者常为中老年男性，这些人可能有痛风的家族史。危险因素包括：肥胖，过度饮酒，肾功能不全和某些药物，最常见的是利尿剂。痛风的自然病程包括4个临床阶段[1]：①无症状性高尿酸血症；②急性痛风性关节炎；③间歇发作的痛风（发作间隔随病程逐渐变短）；④慢性痛风石性痛风。

急性痛风性关节炎

痛风最常见的症状是持续时间6～12小时的严重的关节痛，伴有关节触痛、红肿和皮温升高。初次发作通常是单关节受累，但高达40%的患者可表现为多关节受累[5]。75%的患者有第一跖趾关节受累（即足痛风），其次易受累及的关节包括膝关节、踝关节和足关节，较少受累的为手部关节、腕关节和肘关节。急性发作期可出现发热等系统症状。当肿胀消退时，皮肤为青紫色，随后出现脱屑。

慢性痛风石性痛风

尿酸盐在皮肤的沉积称为"痛风石"，通常在初次发病后平均10年出现。痛风石表现为真皮或皮下组织中坚实的丘疹、结节或梭形肿胀。其外形或光滑或为多小叶形（图48.1），颜色可为肤色、黄白色至红色（图48.2）。皮损表面可有溃疡，有物质排出；这些

表 48.1　皮肤沉积性疾病的组织学特征			
疾病	显微镜下所见	组化染色	特殊处理
痛风	伴有针样裂隙的无定形物质在真皮内沉积，周围绕有巨噬细胞 偏振光 / 新鲜标本可见细小的针样结晶状物；负双折射性	20% 硝酸银溶液：尿酸盐结晶为黑色，周围组织为黄色 De Galantha 染色：结晶为棕黑色	保存结晶最好的固定液：乙醇基质（卡诺依液）
类脂蛋白沉积症	无定形团块或成层的透明蛋白样物质 在真皮乳头毛细血管周围和附属器周围也可见	含有 IV 型胶原和层粘连蛋白，PAS 染色阳性和淀粉酶耐受 ⊕阿申蓝，透明质酸酶敏感 苏丹 III（＋/－） 刚果红（通常－）	使用 抗 ECM-1 抗体的直接免疫荧光评估蛋白表达
胶样粟丘疹（成人型）	无定形嗜酸性物质结节 人为的裂隙 日光弹力纤维变性	与淀粉样物质染色类似（但不是所有的病例） ⊕刚果红 ⊕硫磺素 T ⊕结晶紫	
黏多糖病	成纤维细胞内颗粒 汗腺和毛囊外层根鞘中有大的空泡化细胞（gargoyle cells）	成纤维细胞内颗粒： ⊕甲苯胺蓝和吉姆萨 ⊕阿申蓝 ⊕胶样铁（见表 46.1）	无水乙醇固定优于福尔马林（当组织学表现不支持临床诊断时考虑）
黏蛋白病，如丘疹性黏蛋白病、硬肿病、胫前黏液性水肿（第 46 章）	在胶原和各种增殖的成纤维细胞间有黏蛋白	⊕甲苯胺蓝 ⊕阿申蓝 ⊕胶样铁（见表 46.1）	无水乙醇固定优于福尔马林
淀粉样变（第 47 章）	真皮内破碎的，无定形的淡嗜酸性物质	⊕刚果红 ⊕硫磺素 T ⊕结晶紫	电镜检查需用戊二醛
褐黄病（第 67 章）	腊肠或香蕉样棕色 / 黄色 / 橘色结构	亚甲基蓝或甲酚紫染色为黑色	
皮肤钙沉积症（第 50 章）	不规则的深嗜碱性团块 不同程度肉芽肿性炎症	⊕冯库萨（von Kossa） ⊕茜素红（更特异）	可能断裂成小的片段 可能需先用脱钙溶液处理
卟啉症，尤其是 EPP（第 49 章）	血管周围可见细小的嗜酸性纤维样物质组成的环；在慢性损害中也可见致密的均质化物质沉积	PAS 染色阳性和淀粉酶耐受 BMZ 组成成分（IV 型胶原）免疫组化染色	
BMZ，基底膜带；ECM-1，细胞外基质蛋白 1；EPP，红细胞生成性原卟啉病			

物质可以是含有白色点状尿酸盐的清亮液体，也可以是稠密的白垩样物质。

痛风石最常见于关节表面的皮肤和耳轮。少见的部位有眼、鼻、喉、胸和心脏瓣膜。痛风石出现在不到 10% 的痛风患者中，并且随着诊断和治疗技术的提高，痛风石的发生率在下降。当血尿酸水平恢复正常后，根据痛风石位置和部位的不同，可以发生完全、部分或轻度消退[2, 6]。

尿液中尿酸水平上升可导致尿酸性肾石病。而且，当尿酸在肾小管和集合管沉积时，可能引起急性肾衰竭。后者最常见于肿瘤溶解综合征。当对那些快速分裂的、对化疗敏感的肿瘤如白血病和淋巴瘤进行化疗时，可出现肿瘤溶解综合征。

痛风的首次诊断常在急性关节炎发作时做出，诊断建立在关节液穿刺检查中发现尿酸结晶的基础上。常伴有高尿酸血症，但单独的高尿酸血症不足以确诊痛风。急性发作期其余的异常实验室检查结果还包括白细胞计数升高（血液和关节液）和 ESR 升高。

当用偏振光显微镜检查时，通过对相关的"红色盘"补偿器轴心进行校准，针形尿酸结晶的颜色可从黄色变为蓝色，例如它们表现出负双折射性。在反复发作的患者中，受累关节的放射学检查常表现为凿空样（punched out）侵蚀，伴有硬化性悬突样边缘，但是无骨赘形成。检查 24 小时尿液中的尿酸含量可以确定患者是否有患肾结石的风险（见表 48.2）。

病理学

痛风结节主要的组织学特点是真皮和皮下组织

表 48.2 高尿酸血症的分类	
尿酸生成过多	● 原发性特异性
	● 过多摄入含嘌呤饮食和肥胖
	● 核苷酸周转增快
	－ 高分化淋巴瘤（如 Burkitt 淋巴瘤）和骨髓瘤
	－ 骨髓增殖性疾病，尤其是急性髓系白血病
	－ 肿瘤溶解综合征
	－ 溶血
	－ 银屑病（重度）
	● ATP 降解加速
	－ 酗酒
	－ 严重的肌肉劳损
	● 次黄嘌呤-鸟嘌呤磷酸核糖基转移酶缺陷（Lesch-Nyhan Syndrome）
	● 磷酸核糖焦磷酸酶合成酶过度活跃
尿酸排泄减少	● 原发性特异性
	● 肾功能不足
	● 管状尿酸再吸收增加（如利尿剂、脱水）
	● 摄入药物（如环孢素＞他克莫司、吡嗪酰胺，低剂量水杨酸）
	● 中毒（如铅所致肾损伤）
	● 其他，如乳酸酸中毒、高血压、甲状旁腺功能亢进、甲状腺功能减退症

ATP，腺苷三磷酸

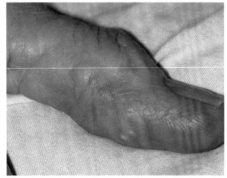

图 48.1　手指痛风石沉积物形成多叶形外观。 在黄白色区域切一个小口，用显微镜检查排出的物质有助于床旁诊断

中存在无定形物质的沉积。这些沉积物含有针样裂隙（代表溶解的尿酸结晶），周围有组织细胞、多核巨细胞和淋巴细胞浸润（图 48.3）。偶可出现继发的钙化，甚至骨化。

为了保存结晶物，活检标本需要放置于乙醇固定液中，如 Carnoy 液。在普通光或偏振光下，可见到细小的针样结晶表面有明亮可折射的棕色的鞘。当切片用 20% 硝酸银溶液染色时，结晶为黑色，周围组织为黄

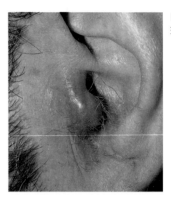

图 48.2　耳屏痛风石红斑说明周围有炎症反应

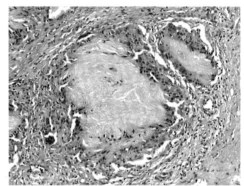

图 48.3　痛风石组织学特点。 真皮内无定形、非细胞性物质沉积。沉积物周围环绕组织细胞和多核巨细胞（Courtesy, Lorenzo Cerroni，MD.）

色，而用 De Galantha 染色时，结晶为棕色至黑色[7]。

鉴别诊断

急性痛风性关节炎的鉴别诊断包括假性痛风（见下文）、骨关节炎、银屑病性关节炎、反应性关节炎（即以前的 Reiter 病）和化脓性关节炎。化脓性关节炎破坏性强，所以即使患者曾经确诊为痛风，亦要考虑化脓性关节炎的可能。在关节穿刺液中找到负双折射性针样结晶可以诊断痛风，而革兰氏染色和细菌培养阴性可排除化脓性关节炎。有时，患者被误诊为蜂窝织炎。

皮肤痛风石的鉴别诊断包括黄瘤病、类风湿结节和皮肤钙沉着。用偏振光检查流出的液体或白垩样物质可以帮助临床诊断。通过超声检查可见痛风石中央有清晰的空隙，而类风湿结节中央为高回声区[6]。

治疗

对于急性痛风，可在发作的 24 小时内口服短效的非甾体抗炎药（NSAIDs），只要症状持续存在，就可

摄入最高安全剂量的药物，比如连续数天服用吲哚美辛 50 mg，每天 3 次。禁忌证包括消化性溃疡，肾功能不全和抗凝状态[6-8]。

秋水仙碱，一种秋番红花的衍生物，已用于治疗痛风数百年。这种药能缓解疼痛和肿胀，并预防下次发作。秋水仙碱通过和微管结合，可以抑制中性粒细胞中吞噬的尿酸盐结晶运送至溶酶体中。秋水仙碱还可以干扰白细胞的迁移、趋化和附着。对于没有服用强效 CYP3A4 抑制剂的肾功能正常的患者，美国食品药品管理局（FDA）推荐的秋水仙碱治疗急性痛风发作的口服剂量为 1.2 mg，1 小时后再服用 0.6 mg。低剂量的 NSAIDs 和秋水仙碱（0.6 mg/ 次，一天两次）都能用于预防痛风发作。秋水仙碱的副作用列于表 130.10。当使用 NSAIDs 和秋水仙碱无效或存在药物禁忌证时，可关节内注射或系统使用糖皮质激素 1 ～ 3 周[6-8]。

黄嘌呤氧化酶抑制剂别嘌呤醇和非布司他能阻断尿酸合成，是治疗慢性痛风的基础用药。而在痛风急性发作时，应迅速采用有效的抗炎治疗。别嘌呤醇的不良反应包括腹泻、血小板减少、肝炎和皮疹，皮疹形态多样，可以是荨麻疹或皮肤红斑，甚至 Stevens-Johnson 综合征 / 中毒性表皮坏死松解症（SJS/TEN）。HLA-B＊58：01 阳性的个体患严重皮肤不良反应的风险大大增加，包括 SJS/TEN 和 DRESS。注意，这个基因位点在中国汉族人、韩国人和泰国人中最常见。非布司他的主要副作用包括肝酶升高和心血管栓塞[9]。这两种药物都存在药物相互作用，比如和硫唑嘌呤相互作用（见图 130.4）。促进尿酸排泄的药物，比如口服丙磺舒，可作为肾功能正常、没有肾结石的患者的二线用药。总之，推荐将血清尿酸浓度维持在≤ 6 mg/dl。一种新药，雷西那德（lesurinad），可选择性抑制尿酸的重吸收。

减少摄入富含嘌呤的食物［如内脏器官（心、肝）、鱼］和酒精、减重[6]，对某些患者有益[6]。对有可能发生肿瘤溶解综合征者，可静脉给予拉布立酶（rasburicase），它能将尿酸转变为更可溶的尿囊素。对于慢性复发性痛风的患者，在传统治疗的基础上，已获批准每月两次注射有相同作用机制的药物，聚乙二醇重组尿酸酶（pegloticase），它可改善痛风石。白介素 -1 阻断剂（如 anakinra，canakinumab）可用于治疗对其他治疗方案不敏感的反复急性发作的痛风，但这项适应证目前尚未获得 FDA 的批准（见图 45.13）。

假性痛风

同义名： ■ 软骨钙质沉着病（chondrocalcinosis）■ 焦磷酸钙病（calcium pyrophosphate disease）■ 钙痛风（calcium gout）

要点

- 假性痛风是一种由于二水焦磷酸钙（calcium pyrophosphate dihydrate，CPPD）在关节沉积导致的关节炎。
- 最常影响患有骨关节炎老年患者的膝关节和其他大关节。
- 在关节穿刺液中，可以见到菱形 CPPD 结晶，在偏振光下呈轻微的正双折射性。

假性痛风由于临床上与痛风有时难以区分，直至 1962 年才确定它是一个独立的疾病[10]。当二水焦磷酸钙（CPPD）（由一种存在于骨关节炎软骨囊泡中的催化酶——烟酰胺腺嘌呤二核苷酸磷酸水解酶产生）在关节液中形成结晶，并导致摄取了结晶的中性粒细胞裂解，就会引起假性痛风。虽然假性痛风常与骨关节炎相关，但也与代谢异常如甲状旁腺功能亢进和血色病有关。

假性痛风的症状包括受累关节间断发作的疼痛和肿胀，最常见的受累关节为膝关节、腕关节和肩关节。假性痛风症状的出现通常较痛风更隐匿。有时候关节外 CPPD 沉积（砂粒体型假性痛风）可表现为关节上方坚硬的皮下结节，最常见于头部（尤其是颞下颌关节）、颈部和四肢远端的关节[11]。

显微镜下，CPPD 结晶比尿酸盐结晶要短，而且外形常为长菱形。在砂砾性假性痛风患者的真皮层可见菱形结晶和钙沉积灶。用无水乙醇伊红染料（non-aqueousalcoholic eosin stain，NAES）染色的标本在偏振光显微镜下证实了假性痛风中的 CPPD 结晶状物为正双折射[12]，与痛风中的尿酸盐结晶的负双折射性和肿瘤钙质沉着中的钙化羟膦灰石结晶的无双折射性不同。假性痛风急性阶段的治疗与痛风是相同的[11]。对合并有慢性肾病的患者，可考虑使用抗 IL-1 β 抗体卡那津单抗（canakinumab）（见图 45.13）[13]。

类脂蛋白沉积症

同义名： ■ 皮肤黏膜透明变性（hyalinosis cutis et mucosae）■ Urbach-Wiethe 病（Urbach-Wiethe disease）

要点

- 一种罕见的常染色体隐性遗传沉积性疾病，由细胞外基质蛋白 1（extracelluarmatrix protein 1, *ECM1*）基因突变引起。
- 透明蛋白样物质在多器官沉积，包括皮肤、口腔黏膜、喉部和脑。
- 丘疹、结节和点状瘢痕好发于面部；皮肤呈弥漫性蜡样增厚伴疣状改变，多见于肘、膝和手。

历史

类脂蛋白沉积症（lipoid proteinosis）1908 年由 Siebenmann 首先描述。20 年后，两位维也纳医生：皮肤科医师 Erich Urbach 及耳鼻喉科医师 Camillo Wiethe 确立其为一个独立的疾病。

流行病学

大部分患者是欧洲血统，包括 17 世纪中期在南非定居的荷兰移民后裔[14]。南非白人不仅患此遗传病的发病率最高，同时还表现出奠基者效应，比如当地人口都带有一个常见的基因突变。

发病机制

在 2002 年，类脂蛋白沉积症被发现是由细胞外基质蛋白 1（extracelluar matrix protein 1, ECM1）基因功能缺失突变引起的[15]。ECM1 是一种分泌性糖蛋白，能负向调节软骨内骨化和促进血管生成。此外，ECM1a（见下文）也存在于基底膜带并能促进Ⅳ型胶原和层粘连蛋白 332 的结合。它也能和细胞外基质的成分如纤维连接蛋白和黏多糖（如透明质酸和软骨素）相互作用[16]。

ECM1 基因有 3 种主要的剪接变体，从而导致了不同的同型异构体：① ECM1a，是由 540 个氨基酸组成的蛋白质，由包含 10 个外显子的基因编码；② ECM1b，由 415 个氨基酸组成的蛋白质，反映了外显子 7 的缺失；③ ECM1c，由于内含子 5 有额外的外显子 5a，从而由 559 个氨基酸组成此蛋白。外显子 7 基因突变的患者仍能表达 ECM1b 异构体，疾病的严重程度较轻；而外显子 6 基因突变的患者三种异构体的表达均减少，因而疾病较重。大部分致病基因突变发生在外显子 6 或 7[15]，偶也见于外显子 2 或 4[17]。真皮免疫荧光染色的程度（使用抗 -ECM1 抗体）提示了基因突变的位置，荧光强度降低提示外显子 7 突变，无荧光提示了突变位于外显子 6[16]。

临床特征

类脂蛋白沉积症最初的临床表现常常是哭声微弱或嘶哑，这是喉黏膜受累所致。声音嘶哑会持续终生。皮损通常出现在 2 岁内，有两个相互重叠的阶段。第一个阶段包括水疱和血痂，见于面部、四肢及口腔内，常出现在创伤后。皮损消退后遗留瘢痕，包括"碎冰锥"样瘢痕。

在第二个阶段，真皮透明蛋白沉积增加（图 48.4）。皮肤弥漫性蜡样增厚，呈黄色。面部（包括眼睑边缘）、腋窝和阴囊可以出现丘疹、斑块和结节。疣状皮损出现在伸侧皮肤表面，尤其见于肘部（见图 48.4C）、膝和手部。可以有泛发性脱屑，眉毛和睫毛脱落。若眼睑受累，还可出现角膜溃疡。

除累及舌（弥漫性浸润）、舌系带（舌活动受限）和口咽外，由于唾液腺导管阻塞，可以发生复发性腮腺炎。牙齿异常包括上门牙、前磨牙或磨牙增生或发育不全。患者常在早年就出现牙齿脱落。常有神经系统表现，包括行为异常、学习困难、癫痫以及相对少见的颅内出血。具有特异性的放射学表现，即颅内双侧杏仁核的镰刀状钙化[18]。

一般来说，除在婴儿期有发生呼吸道梗阻的风险外，本病呈现为稳定或缓慢进展的病程，不影响患者预期寿命。ESR 可能升高，与 α- 或 γ- 球蛋白增高有关。

病理学

类脂蛋白沉积症主要的临床表现与无定形物质或层状物质在血管周围和结缔组织中的沉积有关。无定形物质的沉积主要由非胶原蛋白构成，而同心性基膜样物质包含胶原（Ⅱ型和Ⅳ型）和层粘连蛋白。此外，沉积物具有 PAS 阳性和淀粉酶耐受的特点，说明沉积物中含有中性黏多糖（GAGs；氨基多糖）。

早期皮损切片的 HE 染色示真皮乳头毛细血管旁粉红色透明蛋白样增厚。晚期皮损以角化过度为其特点，偶见乳头瘤样增生，以及增厚的真皮内出现束的粉色透明蛋白样物质弥漫性沉积（图 48.5）；束状物通常与表皮-真皮连接处垂直。在真皮下部有较小、分散的透明蛋白沉积。透明蛋白套能包绕汗腺、毛囊和皮脂腺，偶尔包绕立毛肌。

除Ⅳ型胶原、层粘连蛋白和中性黏多糖外，透明质酸也存在于真皮内，这可以通过阿申蓝和透明尿激酶染色显现出来（见第 46 章）。脂肪染色（如苏丹Ⅲ）的结果不一致，极少数情况下，沉积物刚果红染色可为阳性。超微结构检查可见双层的血管基底膜，偶尔可见真皮-表皮连接；沉积物似由直径 3～5 nm 的小颗粒和低电子密度的短丝构成。

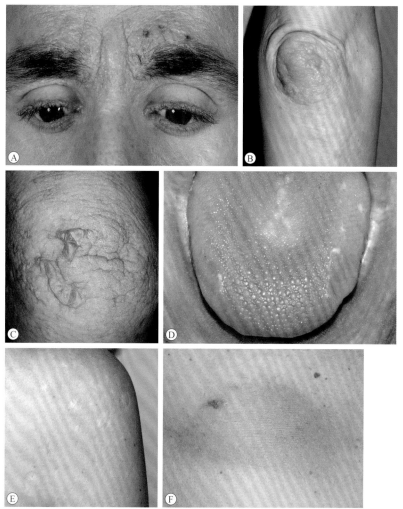

图48.4　类脂蛋白沉积症的临床表现。A.眼睑珠状丘疹，血痂，眉间蜡样融合性丘疹，形成早期狮样面容。B.肘部肤色的丘疹结节和前臂伸侧不规则的色素减退性瘢痕。C.特征性的肘部疣状丘疹。D.坚实的舌部和舌背表面数目众多的小丘疹。E.肩部多发的圆形色素减退性凹陷性瘢痕。F.背部蜡样黄色斑块（B，D，E，Courtesy，Julie V Schaffer，MD；C，Courtesy，Judit Stenn，MD.）

极少有关于本病第一阶段水疱性皮损的组织病理学报道，其表现多种多样，既可为表皮内棘层松解，也可为表皮下乏细胞性水疱。

鉴别诊断

临床鉴别诊断包括红细胞生成性原卟啉病（erythropoieticprotoporphyria，EPP）、淀粉样变、丘疹性黏蛋白病（硬化性黏液水肿）、胶样粟丘疹和非朗格汉斯细胞组织细胞增生症。在婴儿，还需要考虑透明纤维瘤综合征（幼年透明纤维瘤病和婴儿系统性透明变性）的可能性，这两种病都是由于编码毛细血管形态形成蛋白2（capillarymorphogenesis protein 2，见第98章）的基因突变引起的。组织学上需与EPP和胶样

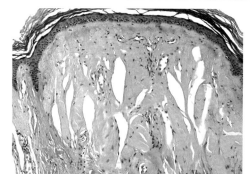

图48.5　类脂蛋白沉积症的组织学特点。角化过度，表皮变平，真皮内垂直分布的嗜酸性沉积物。注意裂隙的形成（Courtesy，Lorenzo Cerroni，MD.）

粟丘疹等作鉴别。在 EPP，胶样粟丘疹和淀粉样变的皮损中（见表 48.1），玻璃样变较轻，更局限和表浅，很少累及汗腺。胶样粟丘疹的沉积物不像类脂蛋白沉积症那样仅限于血管周围。

治疗

迄今为止，类脂蛋白沉积症尚无有效的治疗方法。口服、皮损内（包括黏膜下）和外用糖皮质激素有一些作用，使用保湿剂也有效。整形手术和皮肤磨削术有成功案例[19]，有限的报道还包括系统使用维甲酸类药物（如阿维 A 每日 0.5 mg/kg，服用 6 个月）[20]、D-青霉胺和口服二甲亚砜（DMSO）[21]。

胶样粟丘疹

同义名：■ 皮肤胶样退化（colloid degeneration of the skin）■ 团块状胶样弹力纤维增生症（elastosis colloidalisconglomerata）■ 粟丘疹样胶质瘤（miliary colloidoma）

要点

■ 是一种罕见病，表现为皮肤曝光部位透明的圆顶形丘疹。

■ 已发现四种不同的表型：成人型，幼年型，色素性胶样粟丘疹，结节型胶样退化。

■ 组织病理表现为真皮浅层无定形嗜酸性颗粒沉积。

引言和流行病学

成年型胶样粟丘疹是该病的最常见类型。该病常见于皮肤白皙且累积日光暴露时间较长的中年个体，男女发病率为 4∶1。成年型亦可见于户外炼油工人，提示了石油化工成分的致病作用。一般来说，幼年型胶样粟丘疹常在青春期前发病，此病常染色体显性遗传和常染色体隐性遗传模式均有报道[22]。

发病机制

虽然过量的日光暴露确与成年型胶样粟丘疹的发病有关，其具体的发病机制仍不明确。和日光性弹力纤维变性一样，光诱导的真皮弹力纤维损害可能参与了疾病的发生。在幼年型胶样粟丘疹中可以观察到紫外线诱导的表皮角质形成细胞损害，这一表现可能具有遗传易感性。色素型胶样粟丘疹是成年型胶样粟丘疹的一个变异型，此型的发病和过量日光暴露并外用

氢醌或苯酚有关[23]。

临床特征

不管是成年型还是幼年型胶样粟丘疹，均可见持续性光暴露部位的多发性、圆顶形、透明的或黄色、黄棕色丘疹，如面部（尤其是眶周）、耳部、后外侧颈部、手掌和前臂的背侧等部位。轻微创伤即可导致皮疹出血。在色素型胶样粟丘疹中，患者面部可见簇集性或融合性棕灰色丘疹；而在结节性胶样退化中，常可在患者面部出现肤色至黄色的结节或斑块[22-23]。

病理学

在成年型胶样粟丘疹患者的真皮乳头中可见由均质化嗜酸性胶样物质组成的结节（图 48.6）。在结节中可能存在裂缝和裂隙。作为结节下方日光性弹力纤维变性的证据，常存在一个交界区。虽然胶样物质包含降解的弹力纤维，它们展现出的染色特性却类似淀粉样物质，比如结晶紫、刚果红和硫磺素 T 染色阳性。另外，PAS 染色也是阳性。泛角蛋白染色阴性有助于将成年型胶样粟丘疹和原发性皮肤淀粉样变（淀粉样蛋白 K，amyloid K）鉴别开来。

在幼年型胶样粟丘疹患者的真皮乳头也能发现无定形的嗜酸性沉积物，但是和成年型相比，裂隙更少，也没有交界区。在胶样小体中（也源于角质形成细胞），免疫球蛋白、补体和纤维素的非特异性染色阳性。此外，和原发性皮肤淀粉样变一样，角蛋白染色阳性。

在色素型胶样粟丘疹中，真皮浅层可见伴轻度色素沉着的胶样物质小岛。在结节型胶样退化中，可见伴细小裂缝和裂隙的均质化无定形的真皮胶原。这一病种是否是结节型淀粉样变的变异型尚有争议。超微

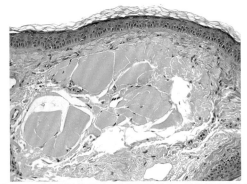

图 48.6　成年型胶样粟丘疹的组织学特点。结节性嗜酸性物质团块，真皮浅层均质性物质伴真皮−表皮连接处变薄。注意团块内的裂缝和裂隙，以及沿部分裂隙分布的少量成纤维细胞（Courtesy, Lorenzo Cerroni, MD.）

结构方面，胶样粟丘疹的特点是无定形的颗粒状物质，缺乏像淀粉样蛋白中包含的那种直的无分枝的丝状体。

鉴别诊断

临床上，幼年型和成人型胶样粟丘疹的鉴别诊断包括红细胞生成性原卟啉病（erythropoietic protoporphyria，EPP）、黏蛋白增多症（比如丘疹样、自愈性）、类脂蛋白沉积症、附属器肿瘤和原发性系统性淀粉样变（成年型）。色素型胶样粟丘疹需和外源性褐黄病鉴别。组织学上，胶样粟丘疹需和 EPP、类脂蛋白沉积症和原发性皮肤淀粉样变鉴别。在 EPP 的皮损中，浅表血管壁内及其周围有透明蛋白沉积；而在类脂蛋白沉积症的皮损中，真皮内的沉积物主要集中在血管周围。原发性皮肤淀粉样变和幼年型胶样粟丘疹可能难以鉴别，二者的角蛋白染色均为阳性；一些作者认为，幼年型胶样粟丘疹可能是苔藓样淀粉样变的变异型。与类脂蛋白沉积症和苔藓样淀粉样变不同，成年型胶样粟丘疹真皮内沉积物的层粘连蛋白染色、IV型胶原蛋白染色和细胞角蛋白染色均不是阳性。

治疗

治疗形式有限，包括激光治疗（如长脉冲 Er：YAG，点阵激光）、皮肤磨削、强脉冲光、光动力治疗、冷冻疗法和化学剥脱[24]。

黏多糖沉积症

要点

- 是一组遗传性疾病，主要为常染色体隐性遗传，以特异性溶酶体酶缺乏为特点，患者有氨基聚糖（glycosaminoglycans，GAGs，也即黏多糖）分解代谢异常。
- 在不同组织中出现过量的氨基葡聚糖，引起面部粗糙、智力异常、肝脾肿大、骨骼异常和角膜混浊。
- Hunter 综合征（X-连锁隐性遗传），在肩胛骨上有特异性的肤色至白色丘疹（卵石样）。
- 筛查包括尿、外周血白细胞和真皮成纤维细胞中是否存在过多的氨基葡聚糖。

临床特征和病理学

黏多糖沉积症（mucopolysaccharidoses，MPS）是由于一些编码氨基葡聚糖（GAGs）分解代谢的酶的基因发生突变引起的[25]。这些 GAGs 包括硫酸皮肤素、硫酸乙酰肝素和硫酸软骨素。过量的 GAGs 在不同组织中储存可引起一系列临床表现，包括面部粗糙、智力障碍、肝脾肿大、骨骼异常（多发性骨发育不全）、关节强直、心血管疾病和角膜混浊（表 48.3）。

皮肤表现为非特异性的（如多毛和皮肤增厚），除外 X-连锁隐性遗传的 Hunter 综合征患者在肩部出现的特异性的肤色至白色丘疹或结节（卵石样），这些皮损直径在 1～10 mm，可融合。它们能从腋后线延伸至腋中线。较少见的皮疹部位还包括手臂、上外侧胸部和臀部。在 Hunter 或 Hurler 综合征患者的躯干和四肢可见大量的皮肤黑素增多。

筛查试验包括检查尿液中是否有过量的 GAGs，检查外周血白细胞或真皮成纤维细胞中有无空泡或颗粒，后者可通过特殊染色证明（见表 46.1）。外周血涂片应该在无水甲醇中固定，而皮肤活检标本应该固定于无水乙醇中。接下来可以进行特异性酶测定或遗传突变分析；也可作产前诊断。

Hunter 综合征的皮肤丘疹中可见细胞外有异染物质的沉积[26]。从各型黏多糖病的皮肤标本中都可以见到汗腺内和毛囊外根鞘中有空泡化的细胞。角质形成细胞胞质可出现苍白、肿胀，并将细胞核挤向一边。弥漫性增厚皮肤的活检标本显示胶原碎裂和透明样变，黏蛋白量增多。电子显微镜检查在所有类型黏多糖病的溶酶体内可以见到纤维颗粒性物质。

治疗

尽管支持疗法（如家庭氧疗、关节强直的物理疗法和心脏瓣膜置换）在黏多糖沉积症的治疗中发挥着重要作用，其他治疗选择——尤其是酶替代疗法（ERT）和造血干细胞移植（HSCT）为治疗的长期有效性带来希望[27]。目前可提供的 ERT 包括用于治疗 MPS Ⅰ 的 α-L-艾杜糖醛酸酶（laronidase；Aldurazyme™），用于治疗 MPS Ⅱ 的艾杜糖醛酸-2-硫酸酯酶（idursulfase；Elaprase™）和用于治疗 MPS Ⅵ 的 N-乙酰半乳糖胺 4-硫酸酯酶（galsulfase；Naglazyme™）。ERT 对于控制肺功能不全、关节活动度下降和肝脾肿大有效，但不能改善骨和心脏瓣膜疾病。它对于智力障碍也无效，因为酶不能穿过血-脑屏障[27-28]。

同种异体的 HSCT 治疗可帮助 MPS-Ⅰ 和 MPS-Ⅵ 患者获得长期生存。关节活动度、肺和心脏瓣膜功能、听力和视力均能得到改善，若在 2 岁以前进行 HSCT 治疗，认知功能也可保存。底物替代疗法和基因疗法代表了未来可能的治疗选择[25, 28]。

（刘　昱译　龙海校　陆前进审）

表48.3 黏多糖沉积症

疾病	酶缺陷	储存物	临床类型（起病年龄）	遗传	临床特征 神经系统	肝和（或）脾增大	骨骼疾病	眼	血液学	其他特征
MPS I H, Hurler	α-L-艾杜糖醛酸酶	硫酸皮肤素 硫酸乙酰肝素	婴儿	AR	智力障碍	++++	++++	角膜混浊	淋巴细胞空泡化	面部粗糙，心血管受累，呼吸系统合并症，关节僵直，皮肤黑素细胞增多症*
MPS I H/S, Hurler/Scheie	α-L-艾杜糖醛酸酶	硫酸皮肤素 硫酸乙酰肝素	儿童	AR	轻度智力障碍	++	++	角膜混浊	淋巴细胞空泡化	严重程度介于 Hurler 和 Scheie 之间
MPS I S, Scheie	α-L-艾杜糖醛酸酶	硫酸皮肤素 硫酸乙酰肝素	儿童晚期/成年早期	AR	无	+	+	角膜混浊	淋巴细胞空泡化	正常身高，心脏瓣膜疾病，关节置换，胸管综合征
MPS II, Hunter	艾杜糖醛酸-2-硫酸酯酶	硫酸皮肤素 硫酸乙酰肝素	严重-婴儿期 轻度-儿童晚期	X连锁隐性	智力障碍，轻度者智力障碍程度轻	++至+++	++至+++	视网膜退行性变，无角膜混浊	淋巴细胞颗粒化	面部粗糙，关节置换，特殊的卵石样皮肤损害，皮肤黑素细胞增多症*
MPS III A-D, Sanfilippo A-D	A: 乙酰肝素-N-硫酸酯酶 B: N-乙酰-α-氨基葡萄糖苷酶 C: 乙酰辅酶A: α-氨基葡萄糖N-乙酰转移酶 D: N-乙酰-氨基葡萄糖-6-硫酸酯酶	硫酸乙酰肝素	儿童早期	AR	严重的智力障碍，在儿童早期恶化	+	无	无	淋巴细胞颗粒化	轻度面部粗糙，通常身高正常，严重的行为问题*
MPS IV A, Morquio A	N-乙酰半乳糖-6-硫酸酯酶	硫酸角质素 6-硫酸软骨素	儿童	AR	无	+	++++	角膜混浊	淋巴细胞颗粒化	特殊的骨骼畸形，牙齿发育不良，主动脉瓣疾病
MPS IV B, Morquio B	β-半乳糖苷酶†	硫酸角质素 6-硫酸软骨素	儿童	AR	无	±	++++	角膜混浊	淋巴细胞颗粒化	见上述，MorquioA
MPS VI, Maroteaux-Lamy	芳基硫酸酯酶B (N-乙酰半乳糖胺-4-硫酸酯酶)	硫酸皮肤素	婴儿晚期/儿童期	AR	无	++	++++	角膜混浊	淋巴细胞和中性粒细胞颗粒化（在所有类型MPS中最突出）	粗糙面容，瓣膜性心脏病，上呼吸道梗阻
MPS VII, Sly	β-葡萄糖醛酸酶	硫酸皮肤素 硫酸乙酰肝素 4-和6-硫酸软骨素	范围很广，严重的-新生儿期，较轻度的-青少年期	AR	智力障碍，一些成人中无智力障碍	+至+++	+至+++	角膜混浊	中性粒细胞颗粒化	粗糙面容，心血管受累，新生儿型

* 持续且广泛，常累及躯干前部及后背，也见于GM1-神经节苷脂沉积症的患者（见第63章）。
† 与GM1-神经节苷脂沉积症等位。
AR，常染色体隐性；MPS，黏多糖沉积症。Adapted with permission from Hopkin RJ, Grabowski GA. Lysosomal storage diseases. In: Kasper DL, Fauci AS, Hauser SL, et al (eds). Harrison's Principles of Internal Medicine, 19th edn. New York: McGraw-Hill, 2015.

参考文献

1. Touart DM, Sau P. Cutaneous deposition diseases. Part II. J Am Acad Dermatol 1998;39:527–44.

2. Richette P, Bardin T. Gout. Lancet 2010;375:318–28.

3. Zhu Y, Pandya BJ, Choi HK. Prevalence of gout and hyperuricemia in the US general population: the National Health and Nutrition Examination Survey 2007–2008. Arthritis Rheum 2011;63:3136–41.

4. Punzi L, Calo L, Plebani M. Clinical significance of cytokine determination in synovial fluid. Crit Rev Clin Lab Sci 2002;39:63–88.

5. Lawrence RC, Helmick CG, Arnett FC. Estimates of the prevalence of arthritis and selected musculoskeletal disorders in the United States. Arthritis Rheum 1998;41:778–99.

6. Keith MP, Gilliland WR. Updates in the management of gout. Am J Med 2007;120:221–4.

7. Khanna D, Khanna PP, Fitzgerald JD, et al. 2012 American College of Rheumatology Guidelines for Management of Gout. Part 2: Therapy and anti-inflammatory prophylaxis of acute gouty arthritis. Arthritis Care Res (Hoboken) 2012;64:1447–61.

8. Zhang W, Doherty M, Bardin T, et al. EULAR evidence based recommendations for gout. Part II: management. Report of a task force of the EULAR Standing Committee for International Clinical Studies Including Therapeutics (ESCISIT). Ann Rheum Dis 2006;65:1312–24.

9. Becker MA, Schumacher HR Jr, Wortmann RL, et al. Febuxostat compared with allopurinol in patients with hyperuricemia and gout. N Engl J Med 2005;353:2450–61.

10. McCarty DJ, Kohn NN, Faire JS. The significance of calcium phosphate crystals in the synovial fluid of arthritic patients: the "pseudogout" syndrome. Clinical aspects. Ann Intern Med 1962;56:711–37.

11. Joseph J, McGrath H. Gout or "pseudogout": how to differentiate crystal-induced arthropathies. Geriatrics 1995;50:33–9.

12. Shidham V, Chivukula M, Basir Z, Shidham G. Evaluation of crystals in formalin-fixed, paraffin-embedded tissue sections for the differential diagnosis of pseudogout, gout, and tumoral calcinosis. Mod Pathol 2001;14:806–10.

13. Announ N, Palmer G, Guerne PA, Gabay C. Anakinra is a possible alternative in the treatment and prevention of acute attacks of pseudogout in end-stage renal failure. Joint Bone Spine 2009;76:424–6.

14. Heyl T. Lipoid proteinosis in South Africa. Dermatologica 1971;142:129–32.

15. Hamada T, McLean WH, Ramsay M, et al. Lipoid proteinosis maps to 1q21 and is caused by mutations in the extracellular matrix protein 1 gene (*ECM1*). Hum Mol Genet 2002;11:833–40.

16. Sercu S, Zhang M, Oyama N, et al. Interaction of extracellular matrix protein 1 with extracellular matrix components: ECM1 is a basement membrane protein of the Skin. J Invest Dermatol 2008;128:1397–408.

17. Chelvan HT, Narasimhan M, Subramanian AS, Subramanian S. Lipoid proteinosis presenting with unusual nonsense Q32X mutation in exon 2 of the extracellular matrix protein 1 gene. Australas J Dermatol 2012;53:e70–82.

18. Arkadir D, Lerer I, Klapholz L, et al. Lipoid proteinosis with bilateral amygdalae calcifications, headache, and cognitive impairments. Neurology 2013;81:303–4.

19. Buchan NG, Kemble JV. Successful surgical treatment of lipoid proteinosis. Br J Dermatol 1974;90:561–6.

20. Dowlati A, Dowlati Y, Mansauri P. Lipoid proteinosis and its response to etretinate therapy. In: Pierard GE, Pierard-Franchimont C, editors. The Dermis: From Biology to Diseases. Liège, Belgium: Service de Dermatopathologie; 1989. p. 135–42.

21. Wong CK, Lin CS. Remarkable response of lipoid proteinosis to oral dimethyl sulphoxide. Br J Dermatol 1988;119:541–4.

22. Lewis AT, Le EH, Quan LT, et al. Unilateral colloid milium of the arm. J Am Acad Dermatol 2002;46:S5–7.

23. Findlay GH, Morrison JG, Simon IW. Exogenous ochronosis and pigmented colloid milium from hydroquinone bleaching creams. Br J Dermatol 1975;93:613–22.

24. Zeng YP, Ngyen GH, Fang K, Jin HZ. A split-face treatment of adult colloid milium using a non-ablative, 1550-nm, erbium-glass fractional laser. J Eur Acad Dermatol Venereol 2016;30:490–1.

25. Cimaz R, La Torre F. Mucopolysaccharidoses. Curr Rheumatol Rep 2014;16:389.

26. Freeman RG. A pathological basis for the cutaneous papules of mucopolysaccharidosis II (the Hunter syndrome). J Cutan Pathol 1977;4:318–28.

27. Muenzer J, Fisher A. Advances in the treatment of mucopolysaccharidosis type I. N Engl J Med 2004;350:1932–4.

28. Noh H, Lee JL. Current and potential therapeutic strategies for mucopolysaccharidoses. J Clin Pharm Ther 2014;39:215–24.

第49章　卟啉病

Jorge Frank，Pamela A. Poblete-Gutiérrez，Estefanía Lang

要点

- 卟啉病是由于参与血红素生物合成途径中酶的功能障碍所致。
- 临床上，将卟啉病分为急性或非急性、皮肤型或非皮肤型。
- 皮肤症状仅限于日光曝露的部位。
- 急性卟啉病可出现危及生命的神经系统症状发作。
- 由于临床症状的非特异性和生化检查可能重叠，特异类型的卟啉病诊断有时会很困难。
- 编码所有类型卟啉病的基因均已经明确，这促进了更准确的分子诊断和基因咨询。

引言

作为代谢性疾病，每一种卟啉病（porphyria）都是由于卟啉-血红素生物合成途径的8种酶中的某一种酶出现遗传缺陷所致（图49-1）[1]。以往，依据酶缺陷表达的主要部位不同，将卟啉病分为红细胞生成性和肝性。从皮肤科医生的角度，卟啉病可以分为皮肤型和非皮肤型（表49.1）。而从内科医生的视角出发，将卟啉病分为急性型和非急性型更为恰当，这是为了强调潜在的威胁生命的急性神经系统发作的可能（表49.2）[2]。因此，本章将采用后面的分类方法。

皮肤科医生对卟啉病有特殊的关注，因为多数类型的卟啉病在皮肤上表现出特征性的症状和体征，从而可以作出一个假定的诊断。实验室检查是用于进一步证实此诊断。卟啉病的基因缺陷均已阐明（表49.3），为患病家庭的分子诊断和基因咨询提供了便利。

历史

1874年，Schultz描述了一例自婴儿期有皮肤光敏感，并伴有红葡萄酒样尿的男性患者[3]。随后，Baumstark检测了尿的色素，并命名为"尿红色高铁血红素"和"尿紫褐血红质"[4]。1911年，Günther第一次提出了卟啉病的分类，认为卟啉病是一种以卟啉排泄增加为特征的遗传代谢性疾病，并区分为两型：①急性血卟啉病，以

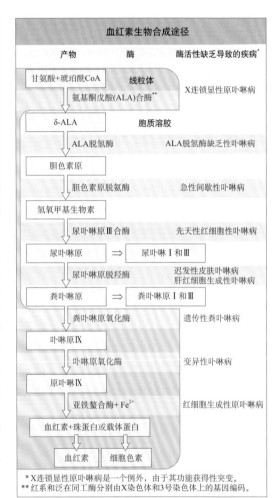

血红素生物合成途径

产物	酶	酶活性缺乏导致的疾病*
甘氨酸+琥珀酰CoA	线粒体	
	氨基酮戊酸(ALA)合酶**	X连锁显性原卟啉病
δ-ALA	胞质溶胶	
	ALA脱氢酶	ALA脱氢酶缺乏性卟啉病
胆色素原		
	胆色素原脱氨酶	急性间歇性卟啉病
氢氧甲基生物素		
	尿卟啉原III合酶	先天性红细胞性卟啉病
尿卟啉原 ⇒ 尿卟啉 I 和 III		
	尿卟啉原脱羧酶	迟发性皮肤卟啉病 肝红细胞生成性卟啉病
粪卟啉原 ⇒ 粪卟啉原 I 和 III		
	粪卟啉原氧化酶	遗传性粪卟啉病
卟啉原IX		
	卟啉原氧化酶	变异性卟啉病
原卟啉IX		
	亚铁螯合酶+ Fe²⁺	红细胞生成性原卟啉病
血红素+珠蛋白或载体蛋白		
血红素	细胞色素	

*X连锁显性原卟啉病是一个例外，由于其功能获得性突变。
**红系和泛在同工酶分别由X染色体和3号染色体上的基因编码。

图 49.1　血红素生物合成途径。 ALA，氨基戊酮酸

不伴有皮损的急性脑脊髓交感神经系统发作为特点；②先天性和慢性血卟啉病，这两种疾病在日光曝露部位都有皮肤表现[5]。1937年，急性间歇性卟啉病和迟发性皮肤卟啉病的术语出现。接下来的40年中，变异性卟啉病（1953年）、遗传性粪卟啉病（1955年）、红细胞生成性原卟啉病（1961年）、肝红细胞生成性卟啉病（1969年）及 δ-氨基酮戊酸（ALA）脱氢酶缺乏性卟啉病（1979年）被先后描述[6]。最近，X连锁

表 49.1 皮肤型和非皮肤型卟啉病的分类	
皮肤型	**非皮肤型**
迟发性皮肤卟啉病	急性间歇性卟啉病
红细胞生成性原卟啉病	ALA 脱氢酶缺乏性卟啉病
变异性卟啉病	
遗传性粪卟啉病	
先天性红细胞生成性卟啉病	
肝红细胞生成性卟啉病	
X 连锁显性原卟啉病	
ALA，氨基戊酮酸	

显性原卟啉病被发现。

流行病学

　　卟啉病是一类少见病，不同种族和性别均可发病。有些类型可以在婴儿期发病，另有一些类型则到青春期或成年期才发病。发病率为 0.1 ~ 10/100 000（表

49-2）[1, 6a]。然而，由于地域的不同、漏诊的可能和显性遗传卟啉病的不完全外显性，各型卟啉病精确的发病率并不清楚。

发病机制

　　编码血红素生物合成通路中的任何一种酶的基因突变都可导致酶的功能障碍，从而引起卟啉和（或）卟啉前体病理性的积聚和大量排泄[1]。除获得性迟发性皮肤卟啉病外，其他的卟啉病都是单基因遗传性的（见表 49.3）。

皮肤所见

　　到目前为止，没有单一因素能解释卟啉物在可见光和紫外线照射下引起光敏反应的原因。但有许多细胞和可溶性因子被认为参与该过程，包括活性氧、特定的细胞类型（例如红细胞、肥大细胞、多形核细胞、成纤维细胞），可溶性介质（例如补体系统、Ⅻ因子依

表 49.2 急性和非急性卟啉病的分类。黑体示重要的临床表现和流行病学资料			
	发病率	发病年龄	主要表现
急性卟啉病			
急性间歇性卟啉病	0.5 ~ 1/100 000	20 ~ 40 岁；青春期前罕见	全世界最常见的急性卟啉病；急性神经系统发作，但无光敏感 / 皮肤表现
变异性卟啉病	南非约 1/300；其他地区少见	20 ~ 30 岁；青春期前少见	**皮肤症状与迟发型卟啉病相似**，急性发作似急性间歇性卟啉病（神经皮肤卟啉病）；在南非和智利最先发现基因突变
遗传性粪卟啉病	非常罕见（报告的病例少于 75 例）	青春期前少见	急性发作似急性间歇性卟啉病；**皮肤症状包括曝光部位红斑、大疱形成**（神经皮肤卟啉病）
ALA-D 缺乏卟啉病	特别罕见（报告的病例少于 10 例）	早发和迟发病例都有报道	神经系统症状似急性间歇性卟啉病；没有光敏感 / 皮肤症状
非急性卟啉病（均可出现皮肤特征）			
迟发性皮肤卟啉病	全世界最常见的卟啉病	30 ~ 40 岁；青春期前少见	获得性或遗传性；中度至重度光敏；曝光部位的皮肤症状包括皮肤脆性增加、糜烂、结痂、水疱和大疱、粟丘疹、瘢痕、色素沉着和多毛症；与变异性卟啉病很难区别
红细胞生成性原卟啉病	第二高发的皮肤卟啉病	儿童早期发病（1 ~ 4 岁）；晚发的极罕见	皮肤症状包括红斑、水肿、结痂、紫癜、皮肤增厚、蜡样瘢痕，主要见于手背和面部；一般无大疱；5% 患者伴有严重的肝病；胆石症；罕见 AR 型可见掌跖角化病；成人发病型常伴发 MPD 或 MDS
遗传性红细胞生成性卟啉病	非常罕见（至今报道的病例约 170 例）	婴儿期 /10 岁前发病	临床表现十分严重；在曝光部位出现水疱、大疱、糜烂、溃疡、结痂、粟丘疹、瘢痕、色素沉着和多毛症；毁损；溶血性贫血，肝脾肿大；卟啉沉积在骨骼和牙齿（红牙）；尿布呈粉红色、红色或者紫色
肝性红细胞生成性卟啉病	非常罕见（至今报道的病例约 35 例）	婴儿早期	迟发性皮肤卟啉病隐性遗传变异型；显著增加的光敏感性，可有严重的临床表现；曝光部位出现水疱、大疱、皮肤脆性增加、糜烂、结痂、粟丘疹、瘢痕和多毛症；可发生残毁；尿被深色尿染色
X 连锁显性原卟啉病	非常罕见	儿童早期	皮肤表现与红细胞生成性原卟啉病相似；最近被越来越多认识的一种卟啉病；肝疾病发生率比红细胞生成性原卟啉病高
ALA-D，氨基乙酰丙酸脱水酶；AR，常染色体隐性遗传；MDS，骨髓增生异常综合征；MPD，骨髓增生性疾病			

表 49.3　卟啉病的遗传因素

	基因定位	蛋白产物和基因标志	遗传模式
急性卟啉病			
急性间歇性卟啉病	11q23.3	胆色素原脱氨酶；*PBGD*	AD
变异性卟啉病	1q22～23	卟啉原氧化酶；*PPOX*	AD
遗传性粪卟啉病	3q12	粪卟啉原氧化酶；*CPO*	AD
ALA-D 缺陷卟啉病	9q34	氨基乙酰丙酸脱水酶；*ALAD*	AR
非急性卟啉病			
迟发性皮肤卟啉病	1p34	尿卟啉原脱羧酶；*UROD*	AD（大约 25% 的病例）；其他为获得性
红细胞生成性原卟啉病	18q21.3	亚铁螯合酶；*FECH*	AD*；罕见为 AR
先天性红细胞生成性卟啉病	10q25.2～q26.3	原卟啉原Ⅲ合成酶；*UROS*	AR
肝性红细胞生成性卟啉病	1p34	原卟啉原脱羧酶；*UROD*	AR
X 连锁显性原卟啉病	Xp11.21	δ-氨基乙酰丙酸合成酶；*ALAS2*（功能获得性突变）	XLD

* 实际为半显性遗传，一个等位基因突变，一个等位基因内含有特异性多肽性（减效基因）。
ALA-D，氨基乙酰丙酸脱水酶；AD，常染色体显性遗传；AR，常染色体隐性遗传；XLD，X 连锁显性

赖性通路、类花生酸类物质）以及基质金属蛋白酶[6]。这些因素相互影响可能引起皮肤损害的发生。

卟啉物通过吸收 Soret 谱带的光（波长 400～410 nm）、少量临近 UV 波及其他可见光后进入激发状态。受激活卟啉物能够把吸收的能量转移给氧分子，因此产生活性氧系。光活化的卟啉物被先产生活性单态氧和自由基，继之引起脂质过氧化反应和蛋白交叉连接，从而引起的细胞和组织损伤[8-9]。

细胞损伤的类型取决于卟啉物的溶解度和在组织里的分布。水溶性的尿卟啉、粪卟啉和原卟啉的积聚引起皮肤大疱形成，这见于大多数皮肤卟啉病（如迟发性皮肤卟啉病和变异性卟啉病）。相比之下，亲脂原卟啉物的积聚，并曝露在适当波长的光之后，直接引起皮肤烧灼感，同时伴有红斑和水肿，就如红细胞生成性原卟啉病所见[9]。

急性卟啉发作

两类卟啉病即 ALA 脱氢酶缺乏性卟啉病和急性间歇性卟啉病，都没有相关的皮肤表现。这两种卟啉病功能失调的酶在血红素生物合成的早期起作用，其底物［分别是 ALA 和胆色素原（PBG）］是非光毒性的卟啉前体（图 49.1）。然而，急性间歇性卟啉病和 ALA 脱氢酶缺乏性卟啉病都可表现为危及生命的急性神经系统的发作（表 49.2）。在急性发作期，从肝分泌的大量 ALA 和 PBG 具有很强神经毒性。由于缺乏适当的屏障保护，在自主和周围神经系统很容易产生毒性作用[10]。

需要注意的是，卟啉异常还可以见于铅中毒、铁粒幼细胞性贫血和溶血性贫血、铁缺乏、肾衰竭、胆汁淤积、肝病及胃肠出血。然而，仅在铁粒幼细胞性贫血的患者中偶有伴发光敏感的报道[6]。

临床和实验室检查

医学评估可帮助确定一种特殊类型卟啉病的诊断，包括以下四步：

- 全面的临床评估包括家族史和体格检查，特别是光曝露部位。
- 尿液、粪便、血液和（或）血浆中卟啉和卟啉前体的生化检测（表 49.4）。
- 特异性酶的活性测定（专门的实验室）。
- DNA 突变分析（专门的实验室）。

因为不同类型的卟啉病在临床和（或）生化特征上有重叠，所以对卟啉病进行确切的分型诊断是困难的（图 49.2）。就变异性卟啉病和遗传性粪卟啉病来说，它们的皮损与迟发性皮肤卟啉病相似，而神经和内脏的表现与急性间歇性卟啉病相似。

关于生化学检查，在急性发作时，可检测到尿液中 ALA 和 PBG 显著升高。然而，通过检测尿卟啉前体很少可以发现有基因突变的无症状携带者，这是因为尿卟啉前体水平变化很大，在两次急性发作的间期其水平仅轻度升高，甚至正常。此外，基于对成纤维细胞或淋巴细胞检测酶活性的诊断方法也不是结论性的，这是因为从患者、临床表现正常的隐性携带者和

表49.4 卟啉病特征性生化检查. 对于没有临床表现（皮肤或者系统）的变异性卟啉病和遗传性粪卟啉病的患者，其尿卟啉可能会升高（阴影区域）

卟啉病类型	尿液				粪便			红细胞			血浆
	ALA	PBG	URO	COPRO	URO	COPRO	PROTO	URO	COPRO	PROTO	
急性卟啉病											
急性间歇性卟啉病	++至+++	++至+++	+++	++	N至+	N至+	N至+	N	N	N	N
变异性卟啉病	++至++	++至++	+++	+++	N	+++	++++	N	N	N	624~626 nm*
遗传性粪卟啉病	N至++	N至++	++	++++	++	++++	N至+	N	N	N	619 nm*
ALA-D缺乏性卟啉病	+++	N	+	++	N	+		N		++	ALA, COPRO, PROTO ↑
非急性卟啉病											
迟发性皮肤卟啉病	N	N	++++	++	++	ISOCOPRO	+	N	N	N	URO ↑
红细胞生成性原卟啉病	N	N	N	N	N	++	++至+++	N	N至+	+++	PROTO ↑
先天性红细胞生成性卟啉病	N	N	+++ +	+	N	+++	N	++ ++	+++	+++	URO、COPRO ↑
肝性红细胞生成性卟啉病	N	N	ISOCOPRO		N	ISOCOPRO				+++ +	URO ↑
X连锁显性原卟啉病	N	N	N	N	NA	NA	NA	N	N	+++ +↑	PROTO ↑

ALA，氨基戊酸；ALA-D 氨基乙酰丙酸脱水酶；COPRO，粪卟啉；ISOCOPRO，异粪卟啉；PBG，原卟啉；PROTO，原卟啉；URO，尿卟啉。N = 正常；NA = 未知；+= 正常上线；++= 轻度升高；+++= 重度升高；++++= 极度升高；↑=升高

正常个体所获得的值是相互重叠的[11]。

因此，检测特殊基因的突变对于精确诊断不同类型卟啉病就显得格外重要，还可以提供准确的遗传咨询[6, 10]。

非急性卟啉病

非急性卟啉病包括迟发性皮肤卟啉病（PCT）、红细胞生成性原卟啉病（EPP）、X连锁显性原卟啉病（XLDPP）、先天性红细胞生成性卟啉病（CEP）和肝红细胞生成性卟啉病（HEP）。所有这些卟啉病都以皮肤表现为主（表49.1和49.2）[1, 6]。虽然不需要对每一个怀疑皮肤卟啉病的患者都进行组织学检查，但皮肤组织病理可能会有助于鉴别诊断。偶尔，病理学家可能会基于组织学发现建议诊断皮肤卟啉病，即使临床医生考虑为另一种疾病如大疱性表皮松解症。

迟发性皮肤卟啉病

在世界范围内，迟发性皮肤卟啉病（porphyria cutanea tarda，PCT）是最常见的卟啉病类型。它来自于第五个血红素生物合成中的酶——尿卟啉原脱羧酶催化活性降低（图49.1）[1, 6]。

至少有两种类型的PCT：①散发型（获得型），又称为Ⅰ型PCT，其功能异常的酶主要表达于肝；②常染色体显性家族（遗传）型，又称为Ⅱ型PCT，其催化酶缺陷存在于所有组织中（表49.3）。大多数国家中，Ⅰ型PCT和Ⅱ型PCT的比例大约是3∶1至4∶1[12]。有趣的是，Elder报道了几个具有典型临床和生物化学特征的PCT家族，但其血液红细胞中的尿卟啉原脱羧酶活性正常[13]。这种类型被称为Ⅲ型PCT。因此，越来越多的证据表明，PCT病因的某些方面尚未完全阐明。

PCT的皮肤表现包括光敏性和皮肤脆弱性增加以及曝光部位出现水疱、糜烂、结痂、粟粒疹和瘢痕（图49.3，表49.2）。此外，还可以看到炎症后色素沉着、多毛症、瘢痕性脱发、硬斑病和硬皮病样改变（图49.5）。

大疱水疱的组织病理为表皮下疱，炎症细胞很少，伴有真皮乳头特征性的锯齿形成；锯齿形成最可能是由于真皮上部血管内及血管壁周围PAS阳性的糖蛋白沉积（图49.6）。直接免疫荧光常显示表皮-真皮连接处以及真皮乳头血管周围免疫球蛋白（主要是IgG，

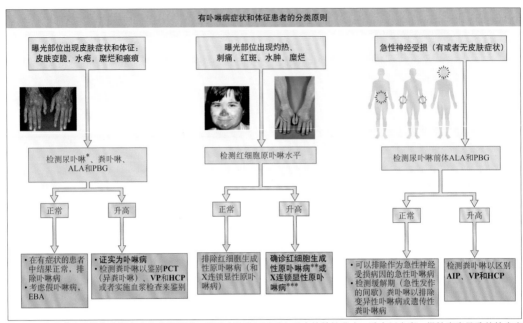

图 49.2 有卟啉病症状和体征患者的分类原则。锌原卟啉增加可以出现在缺铁性贫血、重金属中毒、慢性疾病导致的缺血中。AIP，急性间歇性卟啉病；ALA，氨基戊酮酸；EBA，获得性大疱性表皮松解症；HCP，遗传性粪卟啉病；PBG，胆色素原；PCT，迟发性皮肤卟啉病；VP，变异性尿卟啉；XLDPP，X连锁显性原卟啉病。* 收集 24 小时。** 增加的自由原卟啉。*** 增加的自由和锌原卟啉；40% 锌原卟啉

较少为 IgM）、补体和纤维蛋白原的沉积。与大疱性自身免疫皮肤病不同，这些免疫球蛋白沉积被认为是非抗原特异性的。在硬化的皮损中，可以见到真皮纤维化及血管周围 PAS 阳性的沉积物。

生化检查中，尿中尿卟啉（Ⅰ型异构体＞Ⅲ型异构体）、7- 羟基卟啉（Ⅲ型异构体＞Ⅰ型异构体）及粪卟啉的排泄增加；同时粪中异构粪卟啉的排泄也可增加，这对于 PCT 和肝细胞生成性卟啉症具有特异性。以往，会将可疑 PCT 的患者尿液先后置于 Wood 灯下（在暗处）和曝露在自然光下，这是因为尿中卟啉的排泄量过多，曝露在自然光下数小时之后，尿液颜色由红色变为棕色；在 UVA 光源下，尿液可以有粉红色到红色的荧光。然而，需要注意的是该方法既不敏感，也不是特异的诊断性试验。

许多的触发因素（包括肝毒素）被报道可以促进 PCT 的发病，这些因素包括酒精（最常见）、雌激素、多氯代烃、肾衰竭后透析治疗、铁、经典血色素沉着症患者 HFE 基因遗传性特异性突变和病毒感染，如丙型肝炎病毒和 HIV 病毒。有趣的是，HFE 基因 C282Y 的纯合性突变与散发性和家族性 PCT 患者皮损早期发作有关，在家族性 PCT 患者中更为显著[14]。

红细胞生成性原卟啉病

红细胞生成性原卟啉病（erythropoietic protoporphyria，EPP）为常染色体显性遗传，由于亚铁螯合酶缺陷所致，这是血红素生物合成途径的最后一个酶（图 49-1）。

临床上，EPP 的临床特征表现是早年如儿童早期即出现皮肤光敏感。急性光敏感以日光曝露部位，尤其是鼻、双颊和手背，出现强烈的灼烧感、针刺感和痒感为特点。之后，出现红斑、水肿、结痂、瘀斑及蜡样瘢痕（图 49.7 和 49.8，表 49.2），但水疱不常出现。皮肤症状在日光照射后数分钟内即可出现，一般始于初春，整个夏季皮肤症状持续存在，秋冬季节症状逐渐消退。玻璃窗并不能为患者提供保护。EPP 患者常反馈缓解烧灼和刺痛感的唯一办法就是放在冷水中，冷却皮肤。近期未曝露于阳光的 EPP 患者，唯一可见到的皮肤表现是鼻及唇部轻微的瘢痕（图 49.8）。在罕见的隐性遗传性 EPP 患者中，可以看到手掌角化病[15]。

成人发病的 EPP，又被称为晚期 EPP，是非常罕见的；其发病年龄的非典型性往往延误诊断。迄今为止，所有已经报道的晚期 EPP 均有骨髓增生性疾病或者骨髓增生异常综合征[16]。有趣的是，这类患者的血

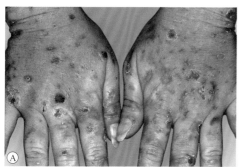

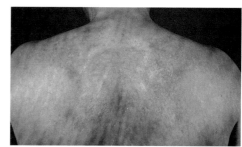

图 49.5　迟发性皮肤卟啉病。硬皮病样外观。患者的颈部和上背部发亮的、黄白色至棕色坚实的斑块

图 49.3　迟发性皮肤卟啉病。A. 显著的皮肤脆性增加，伴多数出血痂、糜烂、粟丘疹及瘢痕。B. 示指可见松弛性的出血性大疱和张力性水疱，疱液清，伴有结痂和瘢痕

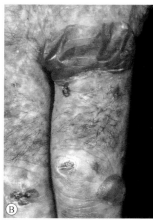

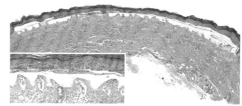

图 49.6　迟发性皮肤卟啉病的组织病理改变。肢端皮肤的表皮下水疱，伴有轻度真皮炎性细胞浸润。可以看到真皮乳头（插图）（Courtesy，Lorenzo Cerroni，MD.）

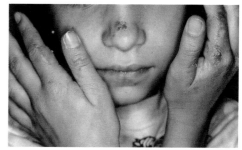

图 49.7　红细胞生成性原卟啉病。一个小女孩鼻部和手指的红斑、水肿及血痂

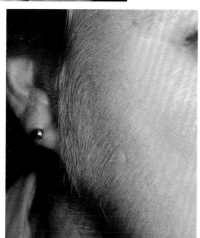

图 49.4　迟发性皮肤卟啉病。面部多毛症（Courtesy，Jeffrey P Callen，MD.）

急性期皮损组织病理可见表皮细胞空泡化，细胞间水肿以及真皮浅层血管内皮细胞空泡化和裂解。在较老的皮损（例如蜡质样瘢痕形成区域）中，在血管周围可以观察到嗜酸性 PAS 阳性沉积物（图 49.9）。还可见与类脂蛋白沉积症相似的无定形蛋白沉积。超微结构上可见毛细血管基底膜的增厚和变性。

生化检查方面，EPP 的特点是游离的原卟啉在红细胞、血浆、粪便及其他组织如肝中增多（表 49.4）[1, 6]。以往，使用显微镜观察经过 UV 照射后的血涂片中红细胞荧光情况，但该检测的灵敏性和特异性都不佳。由于原卟啉在肝和胆道系统的快速积聚，EPP 患者最需关注的问题是胆汁淤积的进展，因为这可导致肝的损害，偶

液系统疾病被认为可能是导致体细胞造血突变或者克隆异常，最终引起卟啉代谢异常和系统性原卟啉聚集的原因。因此，初发的具有无法解释的光敏感的成年人，特别是患有潜在血液系统疾病时，需要考虑该种情况。

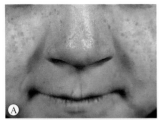

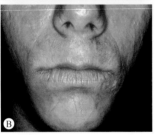

图 49.8 红细胞生成性原卟啉病。A. 一个 6 岁孩子鼻部轻微的瘢痕和唇上部的线状瘢痕。B. 一位成人面颊部广泛瘢痕以及上唇和颏部线状瘢痕（A，Courtesy，Gillian Murphy，MD；B，Courtesy，Luis Requena，MD.）

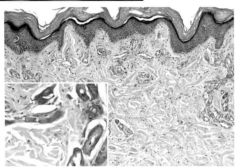

图 49.9 红细胞生成性原卟啉病的病理特征。血管周围嗜酸性沉积物比迟发性皮肤卟啉病多。PAS 染色可见真皮沉积物增多（插图）（Courtesy，Lorenzo Cerroni，MD.）

可发生渐进性（甚至致死）的肝衰竭。需要注意的是，肝功能试验可一直正常，直到疾病晚期才发生异常[17]。

最近，EPP 皮肤症状的遗传学基础已经阐明。只有遗传了亚铁螯合酶基因，即携带一方亲代等位基因（等位基因 A）和另一方亲代等位基因（等位基因 B）特殊内含子多肽（IVS3-48T/C）杂合突变的个体才会出现皮肤的症状。后者附加的核苷酸反向改变导致非正常的剪接作用调节，包括使用一个结构上异常的受体剪接位点。结果，通过无义介导降解机制将异常剪接的 mRNA 降解，产生了降低稳态水平的 mRNA。综上所述，等位基因 A 加上等位基因 B 多肽的突变导致亚铁螯合酶活性显著降低，仅为正常的 15%～25%[18]。

显然，EPP 光敏性分子生物学机制的阐明是卟啉病研究的一个里程碑。然而，原卟啉引起的肝病进程和与该表型相关严重肝损害的分子生物学机制还不很

清楚，很可能还有其他尚未发现的因素在 EPP 的肝毒性发病机制上起作用。

X 连锁显性原卟啉病

X 连锁显性原卟啉病（X-linked dominant protoporphyria，XLDPP）是由于 X 染色体的基因 ALAS2 功能突变引起。该基因负责编码红细胞组织特异性的血红素生物合成途径中第一种酶（δ - 氨基乙酰丙酸合成酶 2）。酶类活性的增强最终导致原卟啉 IX 的过度表达，从而引起难与 EPP 区分的临床症状。然而，该种类型的患者发生潜在致命性肝病的概率要高于典型的 EPP 患者。生化检测发现，红细胞中总原卟啉水平较高（与由于铁螯合酶缺乏导致的 EPP 相比），大约 40% 是锌-原卟啉[7]。

先天性红细胞生成性卟啉病

同义名： ■ Günther 病（Günther disease）

先天性红细胞生成性卟啉病（congenital erythropoietic porphyria，CEP）非常罕见，至今文献报告了约 170 例。本病为常染色体隐性遗传，由于尿卟啉原 III 合酶，即血红素生物合成途径第四酶催化活性显著降低所致（图 49.1）。CEP 在生后不久就会出现严重的皮肤光敏感、大疱、糜烂、剥蚀和溃疡。随后，主要在双手出现广泛的瘢痕形成和残毁变形（图 49.10A；表 49.2）。面部常可见眉毛和睫毛缺失及软骨结构（如鼻部）的严重残毁。红牙（图 49.10B）、骨质疏松和骨骼异常（例如脱矿质）也是常见的临床特征。此外，还可有不同程度的血液学改变，从轻度的溶血性贫血到子宫内胎儿水肿及肝脾肿大。粉红色、红色或紫色染色的尿布可用作早期诊断的线索。生化检测上，可以发现尿中尿卟啉 I 和粪卟啉 I 的排泄量增加，粪便中粪卟啉 I 水平升高（表 49.4）[19]。

肝性红细胞生成性卟啉病

肝性红细胞生成性卟啉病（hepatoerythropoietic porphyria，HEP）是一种非常罕见的疾病，由尿卟啉原脱羧酶活性显著降低所致，属于遗传性 PCT 的纯合子（或复合杂合突变）的异型（表 49.3）。临床上，HEP 在幼童时期发病，最常见的首发症状是尿布上的深色尿。随后发生严重的皮肤光敏感以及大疱、瘙痒、多毛症、色素沉着过度和硬皮病样瘢痕（图 49.11，表 49.2）。如果临床表现很严重，则其症状与 CEP 非常相似。然而，和 CEP 不同的是，HEP 通常不会出现血液系统疾病（如严重的贫血）。

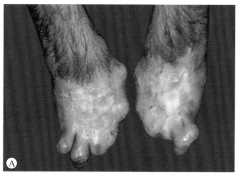

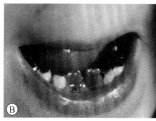

图 49.10 先天性红细胞生成性卟啉病。A. 手部由于瘢痕形成而致的严重残毁。B. 大量原卟啉沉积在牙齿引起的红牙（A，Courtesy，José Mascaro，MD.）

尿液中尿卟啉和肝-羧化物卟啉升高，且粪便中粪卟啉和异粪卟啉升高；还可见红细胞内锌-螯合原卟啉水平升高（表 49.4）[1, 20]。

假性卟啉病

假性卟啉病（pseudoporphyria，又称假性迟发性皮肤卟啉症、大疱性透析皮肤病或治疗相关性大疱性光敏感）包括一组临床表现和病理特征与 PCT 相似的疾病。然而，与 PCT 相比，假性卟啉病并不能检测到卟啉代谢的生化异常（图 49.2）。表现为皮肤脆性增加、大疱、糜烂和瘢痕，好发于手背（图 49.12）、面部及下肢伸侧。假性卟啉病常见于慢性肾功不全 4 或 5 期患者和正在接受透析治疗的患者（血液透析比腹膜透析更加容易发生）。也可见于摄入某些药物者，包括非甾体抗炎药

（如萘普生、萘丁美酮、酮洛芬）、呋塞米、抗生素（如萘啶酸、四环素）和维甲酸（表 49.5），也见于使用晒黑床（tanning bed）的人，此时水疱可以出现在手掌处。

组织病理上，假性卟啉病和 PCT 的皮损没有明显差别。接受透析治疗的患者可以出现 PCT 或者假性卟啉病。即使患者无尿，也需要谨记可以通过血浆和粪便检测来确诊 PCT。对于药物引起的假性卟啉病，治疗相对简单，主要的建议为停用可疑药物。对于所有假性卟啉病患者，都建议避免日晒。

鉴别诊断

PCT 必须与其他可出现大疱的皮肤卟啉病相鉴别，包括轻型的 CEP、HEP 及（都可发生危及生命的）变异性卟啉病（variegate porphyria，VP）和遗传性粪卟啉症（HCP）。此外，还需排除假性卟啉症（见上文）、获得性大疱性表皮松解症、多形性日光疹、光毒性和大疱性药疹；这些疾病很容易通过卟啉检测与 PCT 相鉴别[1, 6, 14, 22]。如果卟啉检测无异常，则皮损区的组织病理检测（常规和免疫荧光）也可以协助诊断。

对于 EPP，主要应与日光性荨麻疹、光毒性或光敏感性接触性皮炎和药疹、多形性日光疹、种痘样水疱病和类脂蛋白沉积症相鉴别[1, 6, 15, 22]。

CEP 需要和 HEP 及 VP 和 HCP 罕见的纯合子（或者复合杂合子）、婴儿期出现的 STING 相关的血管病变相鉴别（SAVI，见表 45.7）。轻度 CEP 往往和 PCT 相似。同样，HEP 最重要的鉴别诊断是 CEP 以及之前提到的罕见的 VP 和 HCP 的纯合变异型。

治疗

卟啉病的病因治疗策略包括酶替代疗法或者基因治疗，然而，这些治疗方法尚无法应用。

避免 UV 照射、穿日光防护服、规律应用广谱遮光剂很重要，这些措施既有预防作用又有治疗作用。由

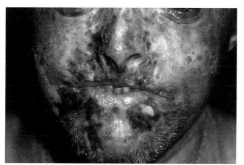

图 49.11 肝性红细胞生成性卟啉病。可见多毛和严重的瘢痕，临床表现与先天性红细胞生成性卟啉病相似（Courtesy，José Mascaro，MD.）

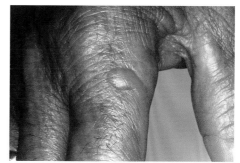

图 49.12 透析相关的假性卟啉病。慢性肾衰竭患者手背的水疱（Courtesy，Kalman Watsky，MD.）

表 49.5　药物诱导的假性卟啉病。最常见原因用粗体表示
非甾体抗炎药（NASID*）
萘普生（丙酸衍生物；最常引起假性卟啉病的 NASID 药物）
甲芬那酸
萘丁美酮
奥沙普秦（丙酸衍生物）
酮洛芬（丙酸衍生物）
二氟尼柳
塞来昔布
抗生素
萘啶酸
四环素，多西环素
环丙沙星
氨苄西林 / 舒巴坦与头孢吡肟联合
利尿剂
呋塞米
氢氯噻嗪 / 氨苯蝶啶
氯噻酮
布美他尼
维甲酸
异维 A 酸
阿维 A 酯
其他
胺碘酮
卡立普多 / 阿司匹林——主要是卡立普多
环孢素
氨苯砜
非那雄胺
5- 氟尿嘧啶（静脉用）
氟他胺
伊马替尼
来氟米特
二甲双胍
口服避孕药（雌激素、孕激素）
吡哆醇（维生素 B_6）
舒尼替尼
伏立康唑
* 当由 NSAID 引起时，需要考虑处方药物如双氯芬酸、吲哚美辛、舒林酸。 （Courtesy，Misty Sharp，MD.）

于引起卟啉病的波长是 400 ～ 410 nm，除二氧化钛和氧化锌外，遮光剂的治疗作用是有限的（见第 132 章）。

PCT 的患者首先应注意去除诱发因素，如饮酒和雌激素治疗。铁超负荷的患者，每两周静脉放血约 500 ml，只要患者能耐受；重复进行，可达到满意的疗效。有些医生推荐每周静脉放血 300 ml。必要时，放血疗法的间隔时间可以维持在较短的频率。

静脉放血治疗减少了铁储存，通过降低铁诱导抑制尿卟啉原脱羧酶的活性，从而提高血红素的合成。治疗的目的是将血清铁蛋白水平降低到正常参考值的

低限，但应注意不要引起贫血。放血疗法通常可使皮肤脆性和水疱在 2 ～ 4 个月内缓解。然而，尿卟啉水平达到正常范围常需更长的时间（大约 12 个月）。

另一个治疗方法是内服低剂量的羟氯喹或氯喹。这些抗疟药可以加速卟啉的肝清除和尿中的排泄，并抑制卟啉的合成。标准的治疗是羟氯喹 200 mg 或氯喹 125 mg，每周两次，在 6 ～ 9 个月可望得到完全缓解（表 49.6）。高剂量组的抗疟药（如同皮肤型红斑狼疮的剂量）可以引起肝毒性。抗疟药联合放血疗法可以达到更快速的缓解[1, 6, 15]。有遗传背景的 PCT 患者，存在的 *HFE* 基因突变对抗疟药的治疗效果起着重要作用。C282Y 杂合性突变和 *HFE* 杂合突变的患者对治疗有反应，C282Y 纯合的 PCT 患者对抗疟药治疗无任何效果，仍保持高血清铁、铁蛋白和铁传递蛋白的饱和度[23]。

在一项试验性的药物临床试验中，10 位 PCT 患者接受为期 6 个月的拉罗司（deferasirox）治疗后，8 位患者的皮肤症状得到了改善[24]。

在有些 EPP 患者中，β- 胡萝卜素可减轻患者的灼热、刺痛和光敏反应。尽管 β- 胡萝卜素对红细胞中的原卟啉水平没有影响，但它可通过抑制在皮肤光反应期间发生的自由基的形成而降低光敏性。β- 胡萝卜素的服用剂量范围，儿童为 30 ～ 90 mg/d，成人为 60 ～ 180 mg/d，最高血药浓度为 600 ～ 800 μg/dl。黑素细胞刺激素的类似物——Afamelanotide 是被 FDA 批准用于治疗 EPP 的 "孤儿药"，该药在 2016 年被欧洲通过使用。在一个多中心、随机、安慰剂对照试验中，168 个 EPP 患者使用 Afamelanotide（可吸收植入物每 60 天 16 mg）治疗后增加了对日光暴露的耐受性并提高了生活质量[25]。在病例报道中，窄波 UBV 光疗包括家庭光疗，经过 15 ～ 20 次治疗后被证实有效。考来烯胺或者碳剂被认为可以减少卟啉和胆汁酸的肝肠再循环。总之，和 PCT 相比，目前可用于 EPP 的治疗选择较少[1, 6, 10, 15, 27]。

CEP 患者需要监测其贫血和皮肤感染的情况。频繁的输血可抑制红细胞的生成，因此减少了卟啉的产生和减轻了光敏。在输血同时给予去铁胺或 deferasirox 可以降低铁超负荷。骨髓和造血干细胞移植如果成功，可有效地降低卟啉水平和光敏，已有治愈本病的报道[1, 10, 19]。

迄今为止，对于 HEP 和 XLDPP 尚无有效的治疗方法。教育并告诫患者防光是非常重要的。

急性卟啉病

急性卟啉病包括急性间歇性卟啉病（acute intermittent porphyria，AIP），变异性卟啉病（variegate porph-

表 49.6　急性和非急性卟啉病的治疗策略。每一种急性卟啉病急性发作的治疗方法都一样。每一种非急性卟啉病推荐根据各自的类型和主要症状采用不同的治疗策略

急性卟啉病	治疗策略
急性间歇性卟啉病;变异性卟啉病;遗传性粪卟啉病;ALA-脱氢酶缺乏性卟啉病	**急性发作** 1. 确认和去除诱发因素（卟啉病源性药物、酒精、激素） 2. 在重症监护病房监护，卟啉病专家参与会诊 3. 适当的疼痛治疗，如使用阿片类镇痛剂 4. 适当地治疗恶心和呕吐，如使用昂丹司琼、异丙嗪 5. 静脉注射：①精氨酸血红素（Normosang®，仅欧洲有），3 mg/kg，每天一次，连用 4 天；或②正铁血红素（Panhematin®，FDA 批准），通常 1～4 mg/（kg·d）（在 10～15 min 内给予），共 3～14 天，重症患者多加 3～4 mg/（kg·d）共 4 天的治疗 6. 如有必要，静脉输注葡萄糖液，直到可输入血红素制剂 7. 急性发作时检测尿卟啉排泄量（若有可能，每天检测） **皮肤症状（变异性卟啉病，遗传性粪卟啉病）** 1. 光保护，如光谱防晒剂和（或）防护服 2. 避免日晒和外伤
非急性卟啉病	**治疗策略**
迟发性皮肤卟啉病	1. 光保护，如光谱防晒剂和（或）防护服 2. 避免日晒和外伤 3. 停止酒精摄入；停止雌激素治疗 4. 静脉放血：每 2 周一次，每次 400～500 ml，持续 3～6 个月 5. 低剂量羟氯喹或氯喹：分别为 200 mg 或 125 mg，每周两次（如周一和周四服药），持续 6～12 个月，直到卟啉排泄到达正常范围 6. 通过检测尿卟啉排泄量，以监测治疗效果
红细胞生成性原卟啉病/X 连锁显性原卟啉病	1. 光保护，如光谱防晒剂和（或）防护服 2. 避免日晒（普通的玻璃无法提供保护） 3. 口服 β-胡萝卜素：儿童 30～90 mg/d；成人 60～180 mg/d。理想的最高血浆水平：600～800 μg/dl。服药时间为春季、夏季和秋季，较北纬度的地区，冬季可以暂停 4. Afamelanotide（[Nle[4]，D-Phe[7]]-α-MSH）可吸收植入物每 60 天 16 mg）可以增加对光暴露的耐受 5. 认为考来烯胺和活性炭可以减少肝肠循环的卟啉和胆汁酸，以增加肝卟啉的排泄；结果不尽相同
先天性红细胞生成性卟啉病	1. 光保护，如光谱防晒剂和（或）防护服 2. 严格避免暴露于日光 3. 改变昼夜节律 4. 脾切除（减轻溶血和血小板消耗） 5. 骨髓和造血干细胞移植
肝性红细胞生成性卟啉病	1. 光保护，如光谱防晒剂和（或）防护服 2. 严格避免暴露于日光和外伤 3. 改变昼夜节律 4. 应该指出，用于治疗迟发性皮肤卟啉病的方法（如静脉放血疗法、抗疟药）是无效的

ALA，氨基酮戊酸

表 49.7　急性卟啉病发作时可能出现的临床表现。最常出现的症状以粗体表示

胃肠和代谢	神经系统	心脏和肺
腹疝痛 **恶心和呕吐** 便秘 顽固性便秘 低钠血症	**感觉异常** **运动和感官周围神经病变（截瘫和四肢瘫痪）** 癫痫发作 肌肉痛，背痛 脑病 瘫痪 焦虑 严重精神病 昏迷	**心动过速** 高血压 呼吸麻痹

yria，VP）、遗传性粪卟啉病（hereditary coproporphyria，HCP）和 δ-氨基酮戊酸脱水酶缺乏性卟啉病 [δ-aminolevulinic acid dehydrase（ALA-D）deficiency porphyria]（表 49.1 和 49.2）[2, 6]。

以上急性卟啉病患者临床表现多种多样，包括持续性的腹疝痛（colicky abdominal pain）、恶心、呕吐、顽固性便秘、心动过速、高血压、癫痫发作、感觉异常、截瘫和四肢瘫痪，以及严重的精神病（表 49.7）。遗憾的是，这些症状缺乏特异性，可与其他一些疾病相似，而鉴别诊断中常常忽略卟啉病，尤其是神经系统症状占主导时 [2, 28]。多种因素可以导致病情的急性发作，包括卟啉源性药物（抗疟药、四环素类和磺胺

类）、酒精、激素变化、复发或慢性感染以及因禁食或节食导致的能量摄入减少。禁食或节食可能引起转录辅助激活因子 PGC-1α 表达增加[29]。

除了表 49.7 列出的临床表现，变异性卟啉病和遗传性粪卟啉病患者可以出现与 PCT 患者无法区别的皮肤的体征和症状。因此，VP 和 HCP 也归属于神经皮肤卟啉病[1-2]。

来自欧洲卟啉病中心的专家联盟成立了欧洲卟啉网络中心（EPNET），其宗旨是建立和提供卟啉病的诊断和治疗标准。在 EPNET（www.porphyria-europe.org）和美国卟啉病基金会（www.porphyriafoundation.com）的网站上，有对于医生和患者都非常重要的信息。

急性间歇性卟啉病（AIP）

在世界范围内，AIP 是急性卟啉病中最常见的一种类型。这是一种常染色体显性遗传病，以血红素生物合成途径中的第三个酶——胆色素原脱氨酶缺乏为特征（见图 49.1）。

由于 AIP 患者没有皮肤症状，故在此不做详细讨论。本病通常在青春期后出现急性卟啉病的发作（表49.7），此发作可由前面列出的多种因素诱发。在急性发作期，可检测到尿卟啉前体物质 ALA 和 PBG 的升高：ALA 的水平升高至正常水平的 5 ～ 20 倍，而PBG 的水平可增高至正常水平的 20 ～ 50 倍[1, 30]。

变异性卟啉病（VP）

同义名： ■ 南非卟啉病（South African porphyria）■ 混合型卟啉病（mixed porphyria）

VP 是一种常染色体显性遗传病，以血红素生物合成途径中的第七个酶——原卟啉原氧化酶的缺乏为特征（图 49.1）。

患者可单独或同时出现皮肤和神经精神的症状。临床上，变异性卟啉病的皮肤表现与 PCT 的相同。同样，VP 急性发作时的临床表现与 AIP 相同。

急性发作时，可检测到尿中 ALA 和 PBG 的水平升高。然而，在病情缓解期，尿中 ALA 和 PBG 水平可能在正常范围内。因此，为了确诊 VP，还必须对粪中卟啉作生化分析。在粪便中，可以检测到原卟啉和粪卟啉浓度升高，而且，原卟啉的浓度通常高于粪卟啉的浓度。值得注意的是，在病情缓解期，粪中仍可检测到原卟啉和粪卟啉的水平升高[1, 31]。此外，一个624 ～ 626 nm 的血浆荧光放射高峰仅见于有症状的患者，包括那些累及皮肤的患者。

遗传性粪卟啉病（HCP）

HCP 是一种非常罕见的常染色体显性遗传病，以卟啉-血红素生物合成途径中的第六个酶——粪卟啉原氧化酶缺乏为特征（图 49.1）。该病的临床表现与 VP相似。然而，与 VP 相反的是，本病粪中粪卟啉的浓度常常高于原卟啉的浓度（见上文）[1, 32]。

δ-氨基酮戊酸（ALA）脱氢酶缺乏性卟啉病

同义名： ■ 铅卟啉病（plumboporphyria）■ Doss 卟啉病（Doss porphyria）

这是一种极其罕见的常染色体隐性遗传病。全世界的病例数不超过 10 例。ALA-D 缺乏性卟啉病并没有显著的临床表现。该病在幼童时期（以及成人期）可出现与 AIP 相同的急性神经系统症状[1, 7]。

鉴别诊断

VP 与 HCP 患者出现皮肤表现时，鉴别诊断与PCT 的相同（见上文）。如果急性神经系统症状的发作占优势，必须要排除胃肠道、神经系统和精神病类疾病，包括"急腹症"、周围神经病和病毒感染[1-2, 6]。详细请参阅内科学相关书籍。

治疗

皮肤症状

VP 或 HCP 患者必须穿日光防护服和有规律地应用广谱遮光剂，以减少紫外线的照射。与 PCT 相反的是，静脉放血术对于这类疾病似乎是无效的。虽然抗疟药（氯喹、羟氯喹）有助于减少这类疾病引起的光照性皮肤病的发生，但是抗疟药本身也属于可能诱发急性卟啉病发作的药物之一。因此，不推荐患者服用这类药物。

急性卟啉病发作

急性卟啉病发作可危及生命，死亡率高达 5%。需尽快干预治疗，以防止瘫痪、呼吸衰竭和昏迷等并发症的发生。治疗包括下面一系列连贯的措施（表 49.6）[2]：

1. 祛除诱发因素，如促卟啉病发作的药物，经确认后停用。如有必要，应将患者安置在重症监护病房。

2. 出现系统症状，如腹痛、恶心和呕吐时应作对症治疗。例如腹痛时，给予阿片类镇痛药；恶心和呕吐时，给予异丙嗪或昂丹司琼。

3. 最重要的步骤是，迅速经静脉给予血红素制剂，诸如精氨酸血红素［Normosang®（Orphan Europe/Recordati）］或正铁血红素［FDA 批准；Panhematin®（Recordati）］[33]。精氨酸血红素通过负反馈机制，抑制血红素合成途径中的限速酶，即 ALA 合成酶活性的增加，从而减少了卟啉前体物的过度产生。需要指出，血红素制剂的缺点是非常不稳定，血栓性静脉炎也是相当常见的副作用[34-36]。

过去，急性发作时主要是静脉输注葡萄糖液。但目前有了新的血红素制剂（见上文），因此，静脉输注葡萄糖液充其量只能作为辅助治疗。如果血红素制剂不能马上输注，静脉输注葡萄糖液可以作为缓冲时间的方法。

附录

可以检测血清、血浆、红细胞、尿液和粪便中卟啉水平的实验室：

美国
- ARUP 实验室（www.arupconsult.com）
- 梅奥医学实验室（www.mayomedicallaboratories.com），还可以行酶学和基因检测
- 得克萨斯大学医学分会——卟啉病中心（pmch.utmb.edu/clinics-services/porphyria-center）

欧洲
- 卟啉实验室，布鲁塞尔大学（fcotton@ulb.ac.be）
- 芬兰卟啉病研究实验中心（raili.kauppinen@hus.fi）

- 法国巴黎卟啉病中心（www.porphyrie.net）
- 法国波尔多卟啉病中心（Hubert.de.Verneuil@ubordeaux2.fr）
- 欧洲卟啉病专科中心（杜塞尔多夫）（porphyriaspecialistcenter@med.uni-duesseldorf.de）
- 德国卟啉病中心（卡尔斯鲁厄）（www.porphyrie.de）
- 卟啉病专科中心（都柏林）（vcrowley@stjames.ie）
- 米兰卟啉病中心（www.policlinico.mi.it）
- 罗马卟啉病中心（biolcati@ifo.it）
- 荷兰鹿特丹卟啉病中心（f.derooij@erasmusmc.nl）
- 挪威卟啉病中心（NAPOS）（www.napos.no）
- 斯德哥尔摩卟啉病中心（eliane.sardh@sll.se）
- 巴塞罗那卟啉病中心（JTO@clinic.ub.es）
- 马德里卟啉病中心（enriquez@h12o.es）
- 瑞士苏黎世卟啉病中心（Xiaoye.schneider@triemli.stzh.ch）

英国
- 英国伦敦卟啉病中心（joanne.marsden@kch.nhs.uk）
- 威尔士加的夫卟啉病中心（badmintonmn@cardiff.ac.uk）

（ 张 鹏译 邱湘宁校 陆前进审 ）

参考文献

1. Puy H, Gouya L, Deybach JC. Porphyrias. Lancet 2010;375:924–37.
2. Poblete Gutiérrez P, Kunitz O, Wolff C, Frank J. Diagnosis and treatment of the acute porphyrias: an interdisciplinary challenge. Skin Pharmacol Appl Skin Physiol 2001;14:393–400.
3. Schultz JH. Ein fall von pemphigus leprosus, kompliziert durch lepra visceralis. Greifswald: Inaugural Dissertation; 1874.
4. Baumstark F. Zwei pathologische harnfarbstoffe. Pflügers Archiv für Gestinale Physiologie 1874;9:568–84.
5. Günther H. Die haematoporphyrie. Deutsches Archiv für Klinische Medizin 1911;105:89–146.
6. Bickers DR, Frank J. The porphyrias. In: Wolff K, Goldsmith LA, Katz SI, et al., editors. Dermatology in General Medicine. 8th ed. New York: McGraw-Hill; 2012. p. 1228–56.
6a. Aagaard L, Krag A, et al. Cutaneous porphyrias: causes, symptoms, treatments and the Danish incidence 1989-2013. Acta Derm Venereol 2016;96:868–72.
7. Whatley SD, Ducamp S, Gouya L, et al. C-terminal deletions in the ALAS2 gene lead to gain of function and cause X-linked dominant protoporphyria without anemia or iron overload. Am J Hum Genet 2008;83:408–14.
8. Kessel D. Determinants of hematoporphyrin-catalyzed photosensitization. Photochem Photobiol 1982;36:99–101.
9. Sandberg S, Romslo I. Porphyrin-induced photodamage at the cellular and the subcellular level as related to the solubility of the porphyrin. Clin Chim Acta 1981;109:193–201.
10. Kauppinen R. Porphyrias. Lancet 2005;365:241–52.
11. Grandchamp B, Puy H, Lamoril J, et al. Review: molecular pathogenesis of hepatic acute porphyrias. Gastroenterol Hepatol 2001;14:1046–52.
12. Méndez M, Poblete-Gutiérrez P, García-Bravo M, et al. Molecular heterogeneity of familial porphyria cutanea tarda in Spain: characterization of 10 novel mutations

in the UROD gene. Br J Dermatol 2007;157:501–7.
13. Elder GH, Human URO. D defects. In: Orfanos CE, Stadler R, Gollnick H, editors. Dermatology in Five Continents. Berlin: Springer-Verlag; 1988. p. 857–60.
14. Brady JJ, Jackson HA, Roberts AG, et al. Co-inheritance of mutations in the uroporphyrinogen decarboxylase and hemochromatosis genes accelerates the onset of porphyria cutanea tarda. J Invest Dermatol 2000;115:868–74.
15. Holme SA, Whatley SD, Roberts AG, et al. Seasonal palmar keratoderma in erythropoietic protoporphyria indicates autosomal recessive inheritance. J Invest Dermatol 2009;129:599–605.
16. Frank J, Poblete-Gutiérrez P, Neumann NJ. Photosensitivity in the elderly-think of late-onset protoporphyria. J Invest Dermatol 2013;133:1467–71.
17. Frank M, Doss MO. Severe liver disease in protoporphyria. Curr Probl Dermatol 1991;20:160–7.
18. Gouya L, Puy H, Robreau AM, et al. The penetrance of dominant erythropoietic protoporphyria is modulated by expression of wildtype FECH. Nat Med 2002;30:27–8.
19. Desnick RJ, Astrin KH. Congenital erythropoietic porphyria: advances in pathogenesis and treatment. Br J Haematol 2002;117:779–95.
20. Roberts AG, Elder GH, de Salamanca RE, et al. A mutation (G281E) of the human uroporphyrinogen decarboxylase gene causes both hepatoerythropoietic porphyria and overt familial porphyria cutanea tarda: biochemical and genetic studies on Spanish patients. J Invest Dermatol 1995;104:500–2.
21. Green JJ, Manders SM. Pseudoporphyria. J Am Acad Dermatol 2001;44:100–8.
22. Murphy GM. Diseases associated with photosensitivity. J Photochem Photobiol B 2001;64:93–8.
23. Stölzel U, Köstler E, Schuppan D, et al. Hemochromatosis (HFE) gene mutations and response to chloroquine in porphyria cutanea tarda. Arch Dermatol 2003;139:309–13.
24. Pandya AG, Nezafati KA, Ashe-Randolph M, Yalamanchili R. Deferasirox for porphyria cutanea

tarda: a pilot study. Arch Dermatol 2012;148:898–901.
25. Langendonk JG, Balwani M, Anderson KE, et al. Afamelanotide for erythropoietic protoporphyria. N Engl J Med 2015;373:48–59.
26. Sivaramakrishnan M, Woods J, Dawe R. Narrowband ultraviolet B phototherapy in erythropoietic protoporphyria: case series. Br J Dermatol 2014;170:987–8.
27. Minder EI, Barman-Aksoezen J, Nydegger M, et al. Existing therapies and therapeutic targets for erythropoietic protoporphyria. Expert Opin Orphan Drugs 2016;4:577–89.
28. Crimlisk HL. The little imitator-porphyria: a neuropsychiatric disorder. J Neurol Neurosurg Psychiatry 1997;62:319–28.
29. Handschin C, Lin J, Rhee J, et al. Nutritional regulation of hepatic heme biosynthesis and porphyria through PGC-1alpha. Cell 2005;122:505–15.
30. Kauppinen R, von und zu Fraunberg M. Molecular and biochemical studies of acute intermittent porphyria in 196 patients and their families. Clin Chem 2002;48:1891–900.
31. Frank J, Christiano AM. Variegate porphyria: past, present and future. Skin Pharmacol Appl Skin Physiol 1998;11:310–20.
32. Kühnel A, Gross U, Doss MO. Hereditary coproporphyria in Germany: clinical-biochemical studies in 53 patients. Clin Biochem 2000;33:465–73.
33. Dhar GJ, Bossenmaier I, Petryka ZJ, et al. Effects of hematin in hepatic heme biosynthesis. Further studies. Ann Intern Med 1975;83:20–30.
34. Goetsch CA, Bissell DM. Instability of hematin used in the treatment of acute hepatic porphyria. N Engl J Med 1986;315:235–8.
35. Tenhunen R, Mustajoki P. Acute porphyria: treatment with heme. Semin Liver Dis 1998;18:53–5.
36. Mustajoki P, Nordmann Y. Early administration of heme arginate for acute porphyric attacks. Arch Intern Med 1993;153:2004–8.

第50章　皮肤钙化性及骨化性疾病

Daniela Kroshinsky, Janet A. Fairley

同义名： ■ 皮肤钙质沉着症（calcinosis cutis）；皮肤钙化（cutaneous calcification）■ 皮肤骨瘤（osteoma cutis）；皮肤骨化（cutaneous ossification）■ 钙化防御（calciphylaxis）；钙性尿毒症性小动脉病（calcific uremic arteriolopathy）；钙化性脂膜炎（calcifying panniculitis）；尿毒症性坏疽综合征（uremic gangrene syndrome）■ 表皮下钙化结节（subepidermal calcified nodule）；先天性孤立性钙化性结节（solitary congenital nodular calcification）；Winer 结节性钙沉着（Winer's nodular calcinosis）

要点

- 钙参与调节皮肤一些重要的生理过程，包括表皮增殖、分化和细胞间黏附。
- 正常的钙调节通路破坏会导致皮肤钙化和（或）骨化。
- 皮肤钙化主要分为五型：营养障碍性，原有的皮肤损伤导致钙沉着；转移性，因系统性代谢性疾病导致皮肤和其他组织钙沉着；医源性，因医学治疗或检查导致；特发性，病因未明的；混合性，转移性和营养障碍性同时存在。
- 在皮肤骨化中，蛋白质基质中有钙磷沉积形成的羟磷灰石结晶；它可与钙化同时出现，或者主要发生于一些遗传综合征中。
- 对钙磷代谢状况及相关的系统性异常进行评估和检查，对于骨化性疾病的准确分类是必需的。
- 钙化性疾病治疗困难。治疗相关疾病如甲状旁腺功能亢进等是预防进一步钙化的基本措施。钙代谢调节剂是否有效主要基于病例系列研究。对影响正常功能的局限性病变可作手术切除。

引言

　　在很多组织，包括皮肤中，钙对一些关键生理过程起着重要的调节作用。在表皮，钙参与调控主要生理功能，包括增殖、分化和细胞间黏附。控制细胞内外钙离子浓度、维持钙离子浓度梯度对于发挥钙离子的调控作用至关重要。当局部或系统因素引起皮肤钙离子调控紊乱时，就会发生皮肤钙化或骨化以及棘层松解和角化不良。

　　钙化（calcification）是无定型、不溶性钙盐沉积；而骨化（ossification）则是钙磷沉积于蛋白质基质中形成羟磷灰石结晶。骨化可继皮肤钙化后出现，但多数情况下以一种形式的钙质沉积为主。独立的皮肤钙化或骨化性疾病都很罕见，但总体来看，皮肤钙质沉积并不少见。

皮肤钙化

　　皮肤钙化性疾病一般可分为五大类：营养障碍性、转移性、特发性、医源性及混合性[1-2]。营养障碍性钙化发生于局部组织损害的背景下，不伴有潜在的钙调节代谢异常。理论上，营养障碍性钙化的发生，是因为潜在的疾病过程破坏细胞膜，从而导致钙离子内流并形成细胞内结晶。另外，伴随细胞损伤而产生的酸度可能破坏抑制钙化的正常过程。相反，转移性钙化则是由于钙离子调节系统紊乱而发生于正常组织的钙沉着。特发性钙化为无明确局部或系统原因的皮肤钙沉着。由于医学治疗或检查造成的钙沉着称为医源性钙化。当由于潜在的代谢异常引起的转移性钙化从而引发营养障碍性钙化时，则称为混合性钙化。

营养障碍性钙化

自身免疫性结缔组织病

　　营养障碍性钙化（dystrophic calcification）可见于任何一种自身免疫性结缔组织病（autoimmune connective tissue diseases，AI-CTDs），最常见于儿童皮肌炎和系统性硬皮病的 CREST 综合征患者。约 10% ～ 20% 成人皮肌炎患者可出现皮肤钙化，而儿童皮肌炎患者约 50% ～ 70% 出现皮肤钙化（见图 42.8）[3-4]。皮肌炎相关钙质沉着的发生与病程长、指尖溃疡及抗 NXP-2 自身抗体相关，而与抗转录中介因子 1-γ 自身抗体呈负相关[3]。可在皮肤中出现小量的钙沉积或者在受累最严重的肌群里出现较大的坚实团块。最常受累的部位为肘、膝、臀及肩部。挤压皮肤钙沉积物容易引起剧痛或继发感染。

泛发性钙质沉着是最严重的营养障碍性钙化，可出现弥漫性板样钙化。泛发性钙沉着发生在筋膜层，往往造成严重的功能损害。应用免疫抑制剂和（或）静脉内应用免疫球蛋白来积极治疗皮肌炎，也许能够避免这种严重的并发症（见第 42 章）。然而，一旦钙化发生，这些疗法的效果则差异很大。

系统性硬皮病的 CREST 亚型（钙化、雷诺现象、食管运动功能障碍、指端硬化及毛细血管扩张）是另一种常出现皮肤钙化的自身免疫性结缔组织病。钙化程度通常较皮肌炎轻，常局限于手和上肢（见图 50.1），也可见于骨突出部位和肌腱。在指趾等易受创伤的部位皮损常可破溃，排出白垩样物质。系统性硬皮病患者可发生泛发性钙质沉着，但远比皮肌炎少。

偶有慢性皮肤型红斑狼疮、急性系统性红斑狼疮、亚急性皮肤型红斑狼疮以及泛发性硬斑病患者发生营养障碍性钙化的报告（见图 50.2）[5-6]。钙质沉着还可发生在狼疮性脂膜炎的皮损内。在系统性红斑狼疮，钙质沉着通常无症状，由影像学检查发现。

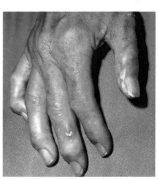

图 50.1 CREST 综合征患者营养障碍性钙化

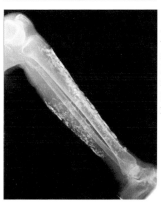

图 50.2 泛发性硬斑病患者皮肤钙沉着症的影像学表现 本就坚固的组织变得硬如岩石，双腿发生贯穿性皮肤钙沉着的损害（经表皮排除）（Courtesy，Jean L Bolognia，MD.）

营养障碍性钙化的治疗

营养障碍性钙化的治疗方法包括：低磷低钙饮食，使用氢氧化铝和二磷酸盐样化合物，但目前尚缺乏有说服力的对照研究证实它们能够改善钙化。有病例报道指出，秋水仙碱、丙磺舒以及硫代硫酸钠对小部分患者有效。对于小的沉着病损（＜3 mm），将硫代硫酸钠（12.5 mg/ml 与凡士林 1∶1 混合每天外用）可缓解。治疗大的病损则需皮内注射（12.5 mg/ml，每 3～6 周 0.1～1 ml）。有报道长期应用地尔硫䓬治疗可使钙沉着病损体积缩小，推测其机制为影响了细胞的钙转运[7]。广泛钙化病损的治疗需要数月至数年的治疗。局限性病损病伴疼痛或功能障碍时可选择手术切除，但是有复发风险。

脂膜炎

任何小叶性脂膜炎都有可能导致局灶性营养障碍性钙化，包括胰腺脂膜炎、深在性狼疮以及新生儿皮下脂肪坏死（见第 100 章）。在后者，钙沉着病损较小，影像学检查易于发现；偶见泛发的钙沉着病损[8]。

遗传性疾病

一些遗传性疾病可伴有皮肤钙化，包括弹力纤维性假黄瘤（pseudoxanthoma elasticum，PXE；见第 97 章）。已有报道该疾病存在典型的弹力纤维钙化、伴有散在的小的皮肤钙化或骨化点[9-10]。PXE 是由编码膜转运系统的 *ABCC6* 的失活性突变所引起[11]。*ABCC6* 直接介导了 ATP 从肝呈正弦曲线样释放，ATP 在肝脉管系统内进一步转化为 AMP 以及无机磷酸盐（PPI）[12-13]。PPI 可以防止基质钙化，而后者是引起 PXE 的原因。另外，PXE 患者血液中的另一种抗矿化蛋白胎球蛋白 -A 的水平也出现了显著降低[12, 14]。以上因素结合基质 Gla 蛋白抑制因子羧化作用受损，可能导致了受损组织对促进钙化的刺激因素反应增强以及弹力纤维不受控的钙化反应[14-15]。

Ehlers-Danlos 综合征是由于基因突变导致异常的胶原合成、代谢和功能所引起的一组疾病（见第 95 章）。患者会在骨突上出现椭圆或球形的皮下结节。这类结节是疝出的脂肪小叶钙化的表现（见第 97 章）。但也可能是由于小创伤后的瘢痕组织所形成的营养障碍性钙化中心[16]。值得一提的是，相似的钙化也可发生在乳房组织，可能使得用钼靶 X 线诊断乳腺癌出现假阳性结果。

营养障碍性钙化也可见于迟发性皮肤卟啉病（porphyria cutanea tarda，PCT；见第 49 章），常见于病程较长的患者，其皮肤呈硬皮病样改变，并在此基础上继发钙化[17]。与 PCT 的其他皮损一样，钙化常见于头颈区或手背。偶在钙化皮损处发生溃疡。

其他可能发生皮肤钙化的罕见遗传病综合征有 Werner 综合征和 Rothmund-Thompson 综合征（见第 63 章）。大脑淀粉样血管病，是由于编码淀粉样前体蛋白的基因突变所引起的一种常染色体显性遗传病。可表现为痴呆、斑片状脑白质病、出血性卒中、颈外动脉发育异常和枕骨钙质沉着[18]。皮肤活检可见真皮血管微小钙化灶，尽管皮肤钙化没有任何症状，皮肤科医生仍可将皮肤活检作为诊断手段之一。

感染

感染可以导致营养障碍性钙化，尤其是寄生虫感染。在幼虫或蠕虫，包括旋盘尾丝虫、猪带绦虫的周围可形成钙化性囊肿。有报告子宫内单纯疱疹病毒感染可能引起罕见的新生儿皮肤环状钙质沉着斑块。

肿物

许多良性和恶性的皮肤肿瘤均可发生钙化。多达 75% 的毛母质瘤可发生钙化，其中 15%～20% 发生骨化。肿瘤表面可排出白垩样的含钙物质。已证实散发的毛母质瘤患者为 β-联蛋白活化突变[19]。其他可发生钙化的肿瘤还包括基底细胞癌、毛发囊肿、表皮样包涵囊肿和软骨样汗管瘤[20]。有报告黑素细胞痣、非典型纤维黄瘤、化脓性肉芽肿、毛发上皮瘤和脂溢性

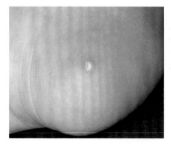

图 50.3 婴儿为取血使用"刺脚后跟"后，该部位出现营养障碍性钙化（Courtesy, Julie V Schaffer, MD.）

角化病伴发钙沉着，但非常罕见。

其他

外伤，"刺脚后跟"（heel sticks）（为取新生儿的静脉血；图 50.3），皮下或肌内注射，手术和烧伤瘢痕及瘢痕疙瘩均有报道可诱发营养障碍性钙化。

转移性钙化

肾脏疾病

引起转移性钙化（metastatic calcification）最常见的原因是晚期慢性肾病（图 50.4）。肾衰竭患者磷酸清除能力下降，且维生素 D₃ 活化减少，因为 1-α 羟化发生于肾。1,25-二羟维生素 D₃ 生成减少，导致从小肠吸收钙减少和低钙血症。低钙血症可反馈性引起甲状旁腺素（parathyroid hormone，PTH）的水平升高，

图 50.4 慢性肾病患者发生高磷酸血症和转移性钙化的机制

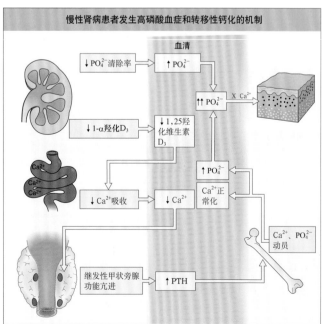

调节钙和磷浓度变化。血钙浓度被调节至正常，但同时可能会形成显著的高磷血症，若钙磷可溶性产物过高，就可能发生转移性钙化。

良性钙化性结节常见于由于晚期慢性肾病长期继发甲状旁腺功能亢进的患者。临床上表现为皮肤和皮下组织较大的钙沉积物，好发于关节附近，其数量和体积与高磷血症的程度相关。除了压迫周围组织产生疼痛外，钙化的皮损常无其他症状。恢复正常血清钙磷浓度可能促进皮损吸收，如果较大的皮损影响肢体正常功能，可行手术切除。

有报道肾移植患者皮下注射低分子量肝素（nadoparin 那屈肝素）后，可出现皮肤钙沉着，表现为局部注射部位的结节和继发溃疡。但这个过程是自限性的，停止使用那屈肝素后可以自行缓解。推测那屈肝素所含钙盐与肾功能不全患者的高磷血症是此类患者发生钙化的潜在致病机制[21]。

乳-碱综合征

摄入过多含钙食品或抗酸剂可以导致高钙血症和乳-碱综合征（milk-alkali syndrome）。表现为急性肾钙质沉着，不可逆性肾衰竭和弥漫性皮下组织钙化。

维生素 D 过多症

维生素 D 过多症（hypervitaminosis D）为长期摄入超生理剂量维生素 D，进而导致高钙血症和钙尿症。临床表现包括乏力、嗜睡、恶心、头痛和多尿，也可能发生肾结石和皮肤钙沉着。结节病患者的肉芽肿可产生 1,25- 二羟维生素 D，引起钙吸收增多，出现继发性高钙血症。其他引起转移性钙化的原因见表 50.1。

混合性钙化

转移性钙化与营养代谢性钙化重叠出现即为混合性钙化，由异常的钙调节诱发，可因创伤而加重。

钙化防御

钙化防御是以内膜纤维化、血管中层钙化（可跨膜）以及血管平滑肌细胞向成骨样细胞分化为特征的疾病，这些改变加上血栓形成可以导致皮肤及软组的缺血性坏死[22-23]。血管平滑肌细胞分化为成骨样细胞是发生血管钙化的重要步骤。磷酸盐、血管壁内的炎性介质与骨形成蛋白（BMP）-2 可能是这一反应的刺激物。另外，BMP-7、基质 Gla 蛋白、胎球蛋白 -A、骨保护素以及调磷因子可能是这一过程的正向或负向调节因素[24]。

表 50.1 皮肤钙化性疾病
营养障碍性
• 自身免疫性结缔组织病，尤其是皮肌炎、CREST
• 皮肤肿瘤或囊肿，如毛母质瘤、毛发囊肿
• 感染，特别是寄生虫感染
• 外伤，包括新生儿的"刺脚后跟"，注射部位及手术瘢痕
• 脂膜炎
• 遗传性疾病，如弹性假黄色瘤、Ehlers-Danlos 综合征
转移性
• 晚期慢性肾疾病
– 钙化防御 *
– 肾病性良性钙结节
• 维生素 D 过多症
• 乳-碱综合征
• 结节病
• 瘤样钙沉着（家族性）
• 甲状旁腺功能亢进
• 肿瘤（如多发性骨髓瘤、成人 T 细胞白血病 / 淋巴瘤、肺或头颈部鳞状细胞癌）
特发性
• 阴囊特发性钙化性结节
• 表皮下钙化结节
• 瘤样钙沉着（散发性）
• 粟粒样钙沉着
医源性
• 含钙或磷的制剂静脉注射时经血管壁外渗
• 行肌电图和脑电图检查时，局部使用含钙电极贴
• 局部裸露皮肤应用含藻酸钙敷料
• 器官移植，尤其是肝移植
• 钆（肾源性系统性纤维化）
* 偶尔发生在严重的原发性甲状旁腺功能亢进患者中，且有时无明显诱发因素

早期病损往往表现为界限不清，常呈对称分布的痛性红斑或网状紫癜。好发于具有丰富脂肪组织或受到创伤的部位[22]（见图 50.5A、B）。皮损内可产生大疱或变成暗灰色，提示即将发生组织坏死并出现伴有黑色皮革样焦痂的溃疡（见图 50.5C）。通常病损周围伴有皮下硬结，并且硬结范围大于可见的皮损区域，可以此鉴别钙化防御与其他网状紫癜性疾病。继发感染、败血症或内脏器官受累可导致死亡。发病后 1 年的死亡率为 45% ～ 80%，病损位于近心端及继发溃疡的患者死亡率更高[22-23, 25]。

钙化防御病因仍未阐明。1961 年，Selye 首先发现并命名了钙化防御，并提出了"致敏剂及挑拨剂"模型，提出了血液中钙磷代谢异常（如甲状旁腺功能亢进）可增加钙化防御的易感性。作为继发事件，或

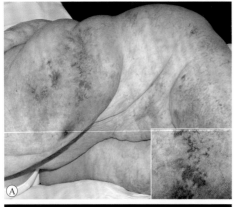

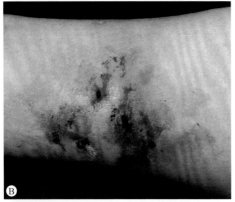

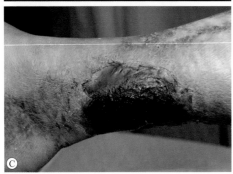

图 50.5 在三例严重的肾疾病患者中发生钙化防御。A. 一位肥胖女性出现大片紫红色网状斑块，中央为先于溃疡出现的网状紫癜（嵌入）。B. 腿部不规则的紫色斑块，伴有网状紫癜和覆盖血痂的溃疡。C. 覆盖皮革样黑色焦痂的大溃疡，周围皮肤可见网状紫癜及瘢痕（A，B，Courtesy，Lorenzo Cerroni，MD.）

"挑拨者"，创伤或钙负荷增加可导致钙沉积以及病损形成[22, 26-27]。事实上，已有报道皮下注射胰岛素及肝素或者活检及清创部位也可导致新病损的形成。其他致病因素包括易栓症（例如：蛋白 C 或 S 缺乏，抗磷

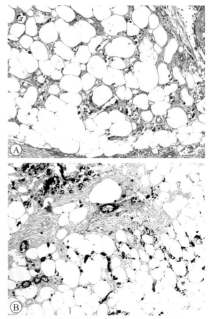

图 50.6 钙化防御的组织病理学特征。A. 皮下脂肪内的血管壁内可见血管周围钙沉积。B. 钙染色（von Kossa）提示血管壁内的钙沉积（黑色圆形沉积）以及局灶不规则的结缔组织钙化。需要注意，甚至当临床症状明显时，组织学病理的钙化程度也可能不明显，因此即使缺乏明显的钙沉积征象，仍应高度怀疑（Courtesy，Lorenzo Cerroni，MD.）

脂抗体等），以及维生素 K 依赖性抗钙化蛋白的改变，例如胎球蛋白 -A 以及基质 Gla 蛋白[28-31]。

已知的危险因素包括晚期肾病、血透、肥胖、糖尿病、女性、使用华法林以及肝病[22]。甲状旁腺功能亢进、钙补充以及维生素 D 摄入是另外的危险因素，后者可导致血管平滑肌细胞向成骨样细胞的分化[32]。需要注意的是，有报道指出非尿毒症患者也可发生钙化防御，包括儿童[27, 33]。根据综述，华法林相关性非尿毒症钙化防御患者的生存率较高[33a]。

起初认为，钙化防御原发于钙磷产物的升高。然而，近期的多篇研究表明，本病患者的血清钙、磷水平、PTH 水平及钙磷浓度乘积与透析对照组没有统计学差异。但受累患者时均钙磷浓度乘积或血磷水平可能有所升高[34]。

组织病理学常见钙化性小叶性脂膜炎（图50.6A）。然而依据近期的组织学诊断标准，包括血管中层钙化点、血管内纤维化以及血栓形成，产生了显著的假阴性诊断率[31, 35]。因为钙沉着在 HE 染色切片可能不易辨认，von Kossa 及 Alizarin 红染色可用来协

助检查（图 50.6B）。因为组织学检查的缺陷，应整合临床表现及影像学检查结果共同进行诊断[35, 37-38]。为了增加诊断敏感性，活检标本应取自疾病进展边缘而不是病损中央或坏死区。有学者认为，进行活检标本取材时，应用双打孔或套叠式技术以取得足够的脂肪组织优于薄楔形活检[35]。如果真皮深部以及皮下组织可见血管内及周围的棕黄色双折射晶体，提示草酸盐栓子形成，可说明有临床钙化防御发生（见第 23 章）。

钙化防御的治疗

应注意患者可能的致病因素（例如钙补充或维生素 D 摄入）。对于终末期肾病患者，治疗措施包括增加透析频率及时长、低钙透析、低磷饮食以及磷酸盐结合剂的使用[26]。甲状旁腺功能亢进患者可服用西那卡塞（cinacalcet）以及 etelcalcetide，无效者可行甲状旁腺切除术[39]。

多篇文献报道了硫代硫酸钠的有效应用[30, 40-41]。其机制包括降低活性氧水平、通过产生硫化氢及一氧化氮促进血管舒张、钙溶解、抑制钙沉积[30]以及提升血管内皮功能[30, 39]。对于血液及腹膜透析患者，静脉内给药剂量分别为 25 g 每周三次（在血透的最后一个小时给药），以及每周 25 g。对于没有进行透析治疗的患者也有不同的给药剂量，包括每日给药的策略[30, 39, 42]。副反应包括恶心、呕吐、代谢性酸中毒、QT 间期延长、高血压、容量过度负荷、骨密度降低，此时可降低给药剂量、增长给药间隔（非透析患者）和（或）将静脉注射液由生理盐水换为 5% 葡萄糖溶液（缓解恶心）[30, 35, 39, 43]。疼痛的副作用限制了病灶内硫代硫酸钠的使用，因而需要术前用药[35, 44]。治疗应至少持续至红斑或紫癜消失。

对于伴发溃疡的患者，应加强对伤口的特殊处理，包括自溶性或化学性清创（见第 105 章）以及合适的包扎（见第 145 章）。偶尔可应用高压氧舱疗法。有一篇单一多变量分析报道，手术清创以及积极处理伤口感染科提升疾病的总体存活率，使得疾病不会进一步进展[45]。也有报道指出创伤可导致新的病损形成，或者病情恶化。因此建议对于基底清洁或是未感染的结痂伤口，不进行清创[42, 46-47]。然而，最近一篇由梅奥诊所发表的综述指出，手术清创与疾病的长期生存率显著正相关（HR = 1.98；95%CI，1.15 ~ 3.14；P = 0.001），特别是终末期肾病患者[47a]。

其他治疗方法包括低剂量组织纤溶酶原激活剂、慢性抗凝（例如阿哌沙班、达比加群酯、低分子量肝素）以及蛆虫疗法等也有报道，但需要进一步研究[48-49]。

特发性钙化

阴囊特发性钙化性结节

阴囊特发性钙化性结节（idiopathic calcified nodules of the scrotum）是指发生于阴囊、坚实的、肤色至黄白色结节，好发于 20 ~ 40 岁男性[50]。阴囊钙化症更好发于深色肌肤人群。常多发，不对称，伴瘙痒及溃疡。组织学检查可见表皮样包涵囊肿或外泌汗腺导管囊肿。然而，常仅见真皮的钙沉积，伴或不伴周围异物肉芽肿样反应。这引发了关于这些结节究竟是特发性还是营养障碍性钙化的争议[51-53]。也有女性外阴特发性钙化的报告[50, 54]。对于有症状及影响美观的病变可以行手术切除。

表皮下钙化结节

表皮下钙化结节（subepidermal calcified nodule）是一种孤立性或多发性平滑至疣状、坚实的、黄白色至红色丘疹或结节。通常好发于头颈部，也可发生于四肢[55]。可见于任何年龄，最常见于儿童。发病原因可能为胎儿子宫内创伤、原有粟粒疹、外泌腺导管错构瘤或者毛囊痣的钙化。组织学上表现为局限性无定形钙质团块伴有周围炎症浸润。临床上常可见到表皮破溃，钙沉积物经表皮排出。对于有症状的皮损建议手术切除。

瘤样钙质沉着

瘤样钙质沉着（tumoral calcinosis）可散发或呈家族性。两者均表现为大关节附近真皮和皮下组织磷酸钙沉积，体积较大，常伴疼痛（图 50.7）。较大的皮损表面可发生破溃。散发性瘤样钙沉着通常与晚期慢性肾疾病继发的甲状旁腺功能亢进相关[56]。

家族性瘤样钙质沉着为常染色体隐性遗传，可有高磷血症性或正常血磷性两种类型[57]。前者通常由于编码 N- 乙酰氨基半乳糖转移酶 3（ppGalNAc-T3）的 GALNT3 基因发生突变，此酶启动黏液型 O 糖基化[58]。据推测，O 糖基化可调控"磷调素"，它能够调节循环磷酸盐水平。高磷血症性家族性瘤样钙质沉着还可以由 FGF23 或 KL 基因的功能丧失性突变引起；前者编码成纤维细胞生长因子 23，一种由 ppGalNAc-T3 糖基化的尿磷蛋白，后者编码 Klotho，一种 FGF23 的共受体。在正常血磷性家族性瘤样钙质沉着的犹太人家族中发现 SAMD9 基因（含不育 α 基序域 9）存在纯合子突变，该基因编码一种与骨外钙化有关的蛋白质[59]。

膳食限制磷酸盐摄入及使用抑制磷酸盐吸收的抗

图 50.7　家族性瘤样钙质沉着。真皮和皮下组织磷酸钙沉积，体积较大，常伴疼痛，常在大关节附近（Courtesy, Edward Cowen, MD.）

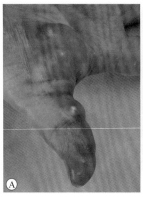
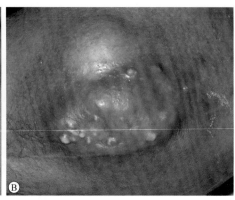

酸剂可能有效，但外科手术切除有症状的皮损仍是推荐的治疗方法。

粟丘疹样钙沉着

特发性钙沉着（idiopathic calcinosis）有时可表现为小的、粟丘疹样皮损，好发于手背及面部。这类皮损最常见于唐氏综合征（Down syndrome）。偶有粟丘疹样钙沉着发生在没有任何其他异常者的报告[60]。部分患者的钙沉着由原有的汗管瘤钙化形成，但通常无前驱皮损。

医源性钙化

医源性钙化（iatrogenic calcification）是由皮肤内钙盐快速沉淀形成。当组织内钙盐浓度升高，超过其溶解度时，钙盐就会在组织内沉淀，在真皮和（或）皮下组织内形成坚实的结节。同时会诱发继发性炎症反应，根据皮损的深度，沉着的钙质经数周或数月会自行吸收或经表皮排出。

本病最常由于静脉注射葡萄糖酸钙、氯化钙或磷酸钙时药液外渗至血管外所致[61]。在兔的医源性钙化模型，外渗部位注射曲安西龙可减少炎症反应和破溃，此法在血管外渗初期及时应用最有效。有报告使用含钙量高的电极贴进行长时间脑电图、肌电图和脑干听觉诱发电位检查后也可出现医源性钙化[62]。近期报告几例患者在断层皮片供体部位使用含藻酸钙敷料后局部出现钙化[63]。

肝移植或肺移植术后可出现一过性皮肤钙化，表现为术后不久在皮肤上出现小的沉积物[64]。推测可能由于术中使用大量钙盐、含柠檬酸盐血液制品以及围术期代谢异常引起[65]。

皮肤骨化（皮肤骨瘤）

有4种遗传性疾病常存在皮肤或皮下组织骨化的表现：进行性骨化性纤维发育不良（fibrodysplasia ossificans progressiva）、进行性骨发育异常（progressive osseous heteroplasia）、板样皮肤骨瘤（plate-like osteoma cutis）以及Albright遗传性骨营养不良症（Albright hereditary osteodystrophy）（图50.8）。在这四种疾病中，进行性骨化性纤维发育不良与其他三者的不同在于：其一，骨化为软骨内成骨；其二，皮肤和皮下组织受累仅由深部病变扩大蔓延所致。该病死亡率高，患者常早年死于胸部活动受累。进行性骨化性纤维发育不良为常染色体显性遗传，伴有骨形成蛋白（bone morphogenic protein，BMP）信号通路异常。家族性和散发病例均可存在杂合性 *ACVR1* 基因突变，该基因编码激活素A受体（一种BMP Ⅰ型受体）。更重要的是，第206位密码子组氨酸被精氨酸代替（R206H）不仅发生于受累家族成员（如家族性进行性骨化性纤维发育不良），也发生于32例新发病例中的30例患者，提示R206H突变可能是人类基因组中与疾病表型相关的最特异密码子之一[66-67]。由于本病皮损局限，且出现较晚，因此患者较少去看皮肤科医生。

其他三种疾病均以始发于真皮的膜内骨化为特征。虽然各个疾病均有自己的特点，但临床表现上有重叠。进行性骨发育异常的皮肤损害表现为无症状的丘疹和结节。部分为斑块样皮损，其上布满丘疹，形成"稻米"样外观。皮损常于生后不久出现，可快速进展[68-69]。本病骨化的部位和程度取决于相伴随的疾病，一般不伴有发育或内分泌的异常。偶有单侧受累病例。

板样皮肤骨瘤认为是进行性骨发育异常，局限且非进行性的一种表现形式，仅累及一个或几个有限的

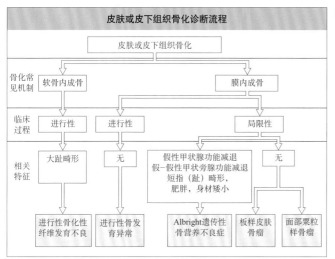

图 50.8　皮肤或皮下组织骨化诊断流程

皮肤或皮下组织骨化诊断流程

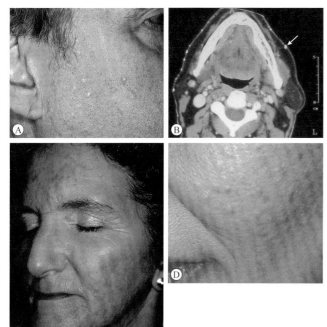

图 50.9　**皮肤粟粒样骨瘤**。A. 无痤疮病史患者面部散在多发白色丘疹。B. CT 扫描显示明显的骨化点（箭头）。C，D. 与之相反，有痤疮病史的患者的丘疹为肤色或蓝色

部位。Albright 遗传性骨营养不良症与上两种疾病不同，它还存在相关表现包括假性甲状旁腺功能减退或假-假性甲状旁腺功能减退以及短指（趾）畸形、肥胖、身材矮小和圆脸。图 50.8 显示如何通过临床特征对三种引起皮肤骨化的遗传性疾病进行鉴别诊断。

　　进行性骨发育异常、板样皮肤骨瘤和 Albright 遗传性骨营养不良症这三个病的患者均存在 *GNAS1* 基因

的突变，该基因编码调控腺苷酸环化酶活性的刺激性 G 蛋白 α 亚基[71-72]。腺苷酸环化酶是骨形成的负调节因子。进行性骨发育异常患者存在由父源性 *GNAS* 基因编码的 Gs-alpha 亚型蛋白功能缺失，然而 Albright 遗传性骨营养不良症患者存在由母源性 *GNAS* 基因编码的亚型蛋白功能缺失[73]。换言之，该位点受基因组印迹调控（见第 54 章），且不同的剪接可变体由母源

性或父源性等位基因单独表达[74]。

皮肤骨化治疗困难，应针对潜在的钙和（或）磷代谢异常进行治疗。然而，如果骨化已成型，手术切除新生骨是唯一的治疗干预手段。对于遗传性疾病造成的皮肤骨化，即使手术切除，骨沉积的复发也是常见的。

颜面部粟粒样骨瘤较为常见。以多发、散在的皮肤骨化为特征，表现为成人面部皮色、白色或淡蓝色坚实的小丘疹（图 50.9）[75]。尽管这些骨瘤常见于慢性寻常痤疮患者，但没有痤疮病史的患者也可出现同样的皮损。这类骨瘤在 CT 扫描上的异常表现见图 50.9B。组织病理学上可以见到真皮内岛屿状骨形成（图 50.10）。

皮肤粟粒样骨瘤首选手术治疗，推荐在每个病灶上切开一个小口，然后使用外科刀片的边缘轻轻刮除皮损内骨质再进行缝合。但如果皮损数量多，这个方法就不太适用，此时应采取激光磨削，之后刮除暴露的骨碎片。维 A 酸凝胶对本病也有效[76]。

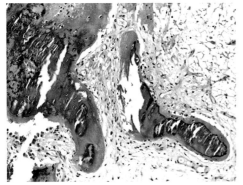

图 50.10 皮肤骨瘤——组织病理特点。真皮内可见岛屿状骨形成，偶尔可见到成骨细胞和骨髓成分（Courtesy，Lorenzo Cerroni，MD.）

继发性皮肤骨化

骨化可以是继发性的。大部分钙化性疾病均可发生骨化。骨化可以继发于炎症或肿瘤，在此之前常有钙质沉积。继发性骨化还可见于痣、毛母质瘤、毛发囊肿、表皮样囊肿、基底细胞癌、肾源性系统性纤维化与慢性钙化防御。

皮肤钙化和骨化的实验室检查

除了详细地采集病史，有重点地进行体格检查外，选择性的实验室检查有助于评估钙化和骨化性疾病，相关总结列于表 50.2。实验室检查结果异常的多为转移性钙化（见表 50.1）。检测血清钙、磷水平可以计算钙磷乘积，尽管这可以提供患者钙磷代谢状况大致信息，但是，化验结果正常时也不能排除这些疾病。个别罕见皮肤钙质沉着患者血清钙浓度正常，但尿钙排泄率低于正常，因此，对部分患者还应检测 24 小时尿钙排泄率。

表 50.2　皮肤钙化 / 骨化患者的实验室检查
血清含量：
• 钙
• 磷
• 甲状旁腺素（PTH）
• 维生素 D_3
24 小时尿钙排泄率
蛋白 C 活性及功能（若怀疑钙化防御）
遗传分析（如果怀疑存在遗传性疾病，见正文和表 55.8）

（武瑞芳译　张　静校　陆前进审）

参考文献

1. Walsh JS, Fairley JA. Calcifying disorders of the skin. J Am Acad Dermatol 1995;33:693–706.
2. Reiter N, El-Shabrawi L, Leinweber B, et al. Calcinosis cutis: part I. Diagnostic pathway. J Am Acad Dermatol 2011;65:1–12.
3. Valenzuela A, Chung L, Casciola-Rosen L, Fiorentino D. Identification of clinical features and autoantibodies associated with calcinosis in dermatomyositis. JAMA Dermatol 2014;150:724–9.
4. Bowyer SL, Blane CE, Sullivan DB, Cassidy JT. Childhood dermatomyositis. Factors predicting functional outcome and development of dystrophic calcification. J Pediatr 1983;103:882–8.
5. Ueki H, Takei Y, Nakagawa S. Cutaneous calcinosis in localized discoid lupus erythematosus. Arch Dermatol 1980;116:196–7.
6. Marzano AV, Kolesnikova LV, Gasparini G, Alessi E. Dystrophic calcinosis cutis in subacute lupus. Dermatology 2014;75:109–20.
7. Palmieri GM, Sebes JI, Aelion JA, et al. Treatment of calcinosis with diltiazem. Arthritis Rheum 1995;38:1646–54.
8. Mitra S, Dove J, Somisetty SK. Subcutaneous fat necrosis in newborn-an unusual case and review of literature. Eur J Pediatr 2011;170:1107–10.
9. Buka R, Wei H, Sapadin A, et al. Pseudoxanthoma elasticum and calcinosis cutis. J Am Acad Dermatol 2000;43:312–15.
10. Choi GS, Kang DS, Chung JJ, Lee MG. Osteoma cutis coexisting with cutis laxa-like pseudoxanthoma elasticum. J Am Acad Dermatol 2000;43:337–9.
11. Pfendner E, Uitto J, Gerard GF, et al. Pseudoxanthoma elasticum: genetic diagnostic markers. Expert Opin Med Diagn 2008;2:63–79.
12. Dabisch-Ruthe M, Kuzaj P, Götting C, et al. Pyrophosphates as a major inhibitor of matrix calcification in Pseudoxanthoma elasticum. J Dermatol Sci 2014;75:109–20.
13. Jansen RS, Duijst S, Mahakena S, et al. ABCC6-mediated ATP secretion by the liver is the main source of the mineralization inhibitor inorganic pyrophosphate in the systemic circulation-brief report. Arterioscler Thromb Vasc Biol 2014;34:1985–9.
14. Hendig D, Schulz V, Arndt M, et al. Role of serum fetuin-A, a major inhibitor of systemic calcification, in pseudoxanthoma elasticum. Clin Chem 2006;52:227–34.
15. Boraldi F, Annovi G, Bartolomeo A, Quaglino D. Fibroblasts from patients affected by Pseudoxanthoma elasticum exhibit an altered PPi metabolism and are more responsive to pro-calcifying stimuli. J Dermatol Sci 2014;74:72–80.
16. Villan S, Sever A, Mills P, et al. Unusal breast calcification due to Ehlers-Danlos syndrome, detected by mammography. Clin Radiol 2005;60:1216–18.
17. Wilson PR. Porphyria cutanea tarda with cutaneous "scleroderma" and calcification. Australas J Dermatol 1989;30:93–6.
18. Iglesias S, Chapon F, Baron JC. Familial occipital calcifications, hemorrhagic strokes, leukoencephalopathy, dementia, and external carotid dysplasia. Neurology 2000;55:1661–7.
19. Chan EF. Pilomatricomas contain activating mutations in beta-catenin. J Am Acad Dermatol 2000;43:701–2.
20. Walsh JS, Perniciario C, Randle HW. Calcifying basal cell carcinomas. Dermatol Surg 1999;25:49–51.

21. van Haren FM, Ruiter DJ, Hilbrands LB. Nadroparin-induced calcinosis cutis in renal transplant recipients. Nephron 2001;87:279–82.

22. Wilmer WA, Magro CM. Calciphylaxis: emerging concepts in prevention, diagnosis and treatment. Semin Dial 2002;15:172–86.

23. Wenig RH. Pathogenesis of calciphylaxis: Hans Selye to nuclear factor KB. J Am Acad Dermatol 2008;58:458–71.

24. Stompor T. An overview of the pathophysiology of vascular calcification in chronic kidney diseases. Perit Dial Int 2007;27:S215–22.

25. Fine A, Zacharias J. Calciphylaxis is usually non-ulcerating: risk factors, outcome and therapy. Kidney Int 2002;61:2210–17.

26. Selye H. Calciphylaxis. Chicago: University of Chicago Press; 1962. p. 1–16.

27. Kalajian AH, Malhotra PS, Callen JP, Parker LP. Calciphylaxis with normal renal and parathyroid function. Arch Dermatol 2009;154:451–8.

28. Harris RJ, Cropley TG. Possible role of hypercoagulability in calciphylaxis: review of the literature. J Am Acad Dermatol 2011;64:405–12.

29. Mehta RL, Scott G, Sloand JA, Francis CW. Skin necrosis associated with acquired protein C deficiency in patients with renal failure and calciphylaxis. Am J Med 1990;88:252–7.

30. Hayden MR, Goldsmith DJ. Sodium thiosulfate: new hope for the treatment of calciphylaxis. Semin Dial 2010;23:258–62.

31. Brandenburg VM, Kramann R, Specht P, Ketteler M. Calciphylaxis in CKD and beyond. Nephrol Dial Transplant 2012;27:1314–18.

32. Presnell SR, Stafford DW. The vitamin K-dependent carboxylase. Thromb Haemost 2002;87:937–46.

33. Feng J, Gohara M, Lazova R, Antaya RJ. Fatal childhood calciphylaxis in a 10-year-old and literature review. Pediatr Dermatol 2006;23:266–72.

33a. Yu WY, Bhutani T, Kornik R, et al. Warfarin-associated nonuremic calciphylaxis. JAMA Dermatol 2017;153:309–14.

34. Mazhar AR, et al. Risk factors and mortality associated with calciphylaxis in end-stage renal disease. Kidney Int 2001;60:324–32.

35. Nigwekar SU, Kroshinsky D, Nazarian RM, et al. Calciphylaxis: risk factors, diagnosis, and treatment. Am J Kidney Dis 2015;66:133–46.

36. Mochel MC, Arakaki RY, Wang G, et al. Cutaneous calciphylaxis: a retrospective histopathologic evaluation. Am J Dermatopathol 2013;35:582–6.

37. Paul S, Rabito CA, Vedak P, et al. The role of bone scintigraphy in the diagnosis of calciphylaxis. JAMA Dermatol 2017;153:101–3.

38. Shmidt E, Murthy NS, Knudsen JM, et al. Net-like pattern of calcification on plain soft-tissue radiographs in patients with calciphylaxis. J Am Acad Dermatol 2012;67:1296–301.

39. Raymond CB, Wazny LD, Sood AR. Sodium thiosulfate, bisphosphonates, and cinacalcet for calciphylaxis. CANNT J 2009;19:25–7.

40. Cicone JS, Petronis JB, Embert CD, Spector DA. Successful treatment of calciphylaxis with intravenous sodium thiosulfate. Am J Kidney Dis 2004;43:1104–8.

41. O'Neill WC, Hardcastle KI. The chemistry of thiosulfate and vascular calcification. Nephrol Dial Transplant 2012;27:521–6.

42. Zitt E, König M, Vychytil A, et al. Use of sodium thiosulphate in a multi-interventional setting for the treatment of calciphylaxis in dialysis patients. Nephrol Dial Transplant 2013;28:1232–40.

43. Mao M, Lee S, Kashani K, et al. Severe anion gap acidosis associated with intravenous sodium thiosulfate administration. J Med Toxicol 2013;9:274–7.

44. Strazzula L, Nigwekar SU, Steele D, et al. Intralesional sodium thiosulfate for the treatment of calciphylaxis. JAMA Dermatol 2013;149:946–9.

45. Lal G, Nowell AG, Liao J, et al. Determinants of survival in patients with calciphylaxis: a multivariate analysis. Surgery 2009;146:1028–34.

46. Sato T, Ichioka S. How should we manage multiple skin ulcers associated with calciphylaxis? J Dermatol 2012;39(11):966–8.

47. Ross EA. What is the role of STS or bisphosphonates in the treatment for calciphylaxis. Semin Dial 2011;24:434–6.

47a. McCarthy JT, El-Azhary RA, Patzelt MT, et al. Survival, risk factors, and effect of treatment in 101 patients with calciphylaxis. Mayo Clin Proc 2016;91:1384–94.

48. Velasco N, MacGregor MS, Innes A, MacKay IG. Successful treatment of calciphylaxis with cinacalcet – an alternative to parathyroidectomy? Nephrol Dial Transplant 2006;21:1999–2004.

49. Speeckaert MM, Devreese KM, Vanholder RC, Dhondt A. Fondaparinux as an alternative to vitamin K antagonists in haemodialysis patients. Nephrol Dial Transplant 2013;28:3090–5.

50. Tela UM, Ibrahim MB. Scrotal calcinosis: a case report and review of pathogenesis and surgical management. Case Rep Urol 2012;2012:475246.

51. Shah V, Shet T. Scrotal calcinosis results from calcification of cysts derived from hair follicles: a series of 20 cases evaluating the spectrum of changes resulting in scrotal calcinosis. Am J Dermatopathol 2007;29:172–5.

52. Dare AJ, Axelsen RA. Scrotal calcinosis: origin from dystrophic calcification of eccrine duct milia. J Cutan Pathol 1988;15:142–9.

53. Dubey S, Sharma R, Maheshwari V. Scrotal calcinosis: idiopathic or dystrophic. Dermatol Online J 2010;16:5.

54. Mehta V, Balachandran C. Idiopathic vulvar calcinosis: the counterpart of idiopathic scrotal calcinosis. Indian J Dermatol 2008;53:159–60.

55. Kim HS, Kim MJ, Lee JY, et al. Multiple subepidermal calcified nodules on the thigh mimicking molluscum contagiosum. Pediatr Dermatol 2011;28:191–2.

56. Fathi I, Sakr M. Review of tumoral calcinosis: a rare clinico-pathological entity. World J Clin Cases 2014;2:409–14.

57. Topaz O, Bergman R, Mandel U, et al. Absence of intraepidermal glycosyltransferase ppGalNAc-T3 expression in familial tumoral calcinosis. Am J Dermatopathol 2005;27:211–15.

58. Topaz O, Shurman DI, Bergman R, et al. Mutations in GALNT3, encoding a protein involved in O-linked glycosylation, cause familial tumoral calcinosis. Nat Genet 2004;36:579–81.

59. Sprecher E. Familial tumoral calcinosis: from characterization of a rare phenotype to the pathogenesis of ectopic calcification. J Invest Dermatol 2010;130:652–60.

60. Kim DH, Kang H, Cho SH, Park YM. Solitary milialike idiopathic calcinosis cutis unassociated with Down's syndrome: two case reports. Acta Derm Venereol 2000;80:151–2.

61. Goldminz D, Barnhill R, McGuire J, Stenn KS. Calcinosis cutis following extravasation of calcium chloride. Arch Dermatol 1988;124:922–5.

62. Schoenfeld RJ, Grekin JN, Mehregan A. Calcium deposition in the skin. A report of four cases following electroencephalography. Neurology 1965;15:477–80.

63. Davey RB, Sparnon AL, Byard RW. Unusual donor site reactions to calcium alginate dressings. Burns 2000;26:393–8.

64. Ehsani AH, Ghiasi M, Hoseini MS. Calcinosis cutis complicating liver transplantation. Dermatol Online J 2006;12:23.

65. Friedman JS, Walters RF, Woolsey J, Fine JA. A unique presentation of calcinosis cutis in a patient with cystic fibrosis after double lung transplants. J Am Acad Dermatol 2003;49:1131–6.

66. Shore EM, Xu M, Feldman GJ, et al. A recurrent mutation in the BMP type I receptor ACVR1 causes inherited and sporadic fibrodysplasia ossificans progressiva. Nat Genet 2006;38:525–7.

67. Kaplan FS, Le Merrer M, Glaser DL, et al. Fibrodysplasia ossificans progressiva. Best Pract Res Clin Rheumatol 2008;22:191–205.

68. Miller ES, Esterly NB, Fairley JA. Progressive osseous heteroplasia: report of two cases. Arch Dermatol 1996;132:787–91.

69. Kaplan FS, Shore EM. Progressive osseous heteroplasia. J Bone Miner Res 2000;15:2084–94.

70. Coutinho I, Teixeira V, Cardoso JC, Reis JP. Plate-like osteoma cutis: nothing but skin and bone? BMJ Case Rep 2014;2014.

71. Eddy MC, De Beur SM, Yandow SM, et al. Deficiency of the alpha-subunit of the stimulatory G protein and severe extraskeletal ossification. J Bone Miner Res 2000;15:2074–83.

72. Yeh GL, Mathur S, Wivel A, et al. GNAS1 mutation and Cbfa1 misexpression in a child with severe congenital platelike osteoma cutis. J Bone Miner Res 2000;15:2063–73.

73. Shore EM, Ahn J, deBeur J, et al. Paternally inherited inactivating mutations of the GNAS1 gene in progressive osseous heteroplasia. N Engl J Med 2002;346:99–106.

74. Weinstein LS. The stimulatory G protein α-subunit gene: mutations and imprinting lead to complex phenotypes. J Clin Endocrinol Metab 2001;86:4622–6.

75. Goldminz D, Greenberg RD. Multiple miliary osteoma cutis. J Am Acad Dermatol 1991;24:878–81.

76. Smith CG, Glaser DA. Treatment of multiple miliary osteoma cutis with tretinoin gel. J Am Acad Dermatol 1999;41:500.

第51章　营养性疾病

Lucero Noguera–Morel，*Stephanie McLeish Schaefer*，*Chad M. Hivnor*

要点

- 营养缺乏症可以影响包括皮肤在内的任何器官系统，皮肤的症状能为疾病的诊断提供线索。
- 恶性营养不良和重度营养不良是两种经典的蛋白质-能量营养不良综合征。
- 除了口服摄入不足外，还存在引起营养不良的继发原因，如因身体状况或手术导致的肠道吸收不良。
- 维生素和微量元素的缺乏会导致多种皮肤黏膜的表现，包括从毛囊角化到口周糜烂和舌炎。
- 维生素 D 水平不足和缺乏已经在全球范围内被重视，包括高收入和低收入的国家。
- 肥胖与高热量营养障碍有关，通常伴有许多皮肤病变，包括从黑棘皮病到皮肤脂肪硬化。

引言

合理的营养是人类生存的基础。从婴儿到成人，合理的营养都是生存、生长、精神发育、生殖和整体健康所必需的[1]。单独缺乏某一种营养素是少见的，一个个体通常同时缺乏多种营养素。一般来讲，营养素分为宏量营养素（糖类、蛋白质和脂肪）和微量营养素（维生素和微量元素）。大多数营养不良的人群生活在低收入国家。然而，某些因素使高收入国家的个体也容易出现营养不良，如酗酒、肠道吸收不良、厌食症、暴食症和限制性饮食。

营养素需要一个完整的过程包括摄入、消化、吸收和循环，然后代谢，才能使其发挥作用。当这些过程中的任何一个环节被破坏时，就会出现临床症状。

流行病学和发病机制

在低收入国家，营养不良主要源于对所有宏量营养素以及许多微量营养素的摄入不足（图51.1）。世界卫生组织（WHO）在世界范围内统计，5 岁以下儿童死亡原因中大约 50% 是直接或间接多系统营养不良的后果。在发达国家，营养不良与人均国民生产总值直接相关。如果一个国家的人均年收入低于 300 美元，就有可能出现地方性的营养不良，特别是婴儿和幼儿。

与此同时，在发达国家内出现了肥胖的广泛流行，心血管疾病和糖尿病导致死亡率增加[1]。过量摄入高热量低营养的食物，可导致肥胖患者缺乏必需的维生素和矿物质。这一结果基于一项研究的支持，在这项研究中，57% 的病态肥胖患者在进行减肥外科手术的

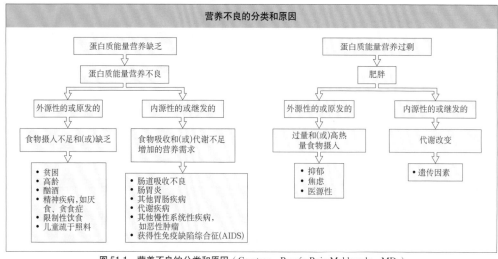

营养不良的分类和原因

蛋白质能量营养缺乏 → 蛋白质能量营养不良
- 外源性的或原发的 → 食物摄入不足和（或）缺乏
  - 贫困
  - 高龄
  - 酗酒
  - 精神疾病，如厌食、贪食症
  - 限制性饮食
  - 儿童疏于照料
- 内源性的或继发的 → 食物吸收和（或）代谢不足增加的营养需求
  - 肠道吸收不良
  - 肠胃炎
  - 其他胃肠疾病
  - 代谢疾病
  - 其他慢性系统性疾病，如恶性肿瘤
  - 获得性免疫缺陷综合征(AIDS)

蛋白质能量营养过剩 → 肥胖
- 外源性的或原发的 → 过量和（或）高热量食物摄入
  - 抑郁
  - 焦虑
  - 医源性
- 内源性的或继发的 → 代谢改变
  - 遗传因素

图 51.1　营养不良的分类和原因（Courtesy，Ramón Ruiz-Maldonado，MD.）

术前评估时发现至少有一种微量营养素缺乏[2]。

限制性饮食，包括那些基于真实或感知的需求（如食物过敏）、精神疾病（如神经性厌食）或精神障碍（如非法药物滥用），所有这些都扰乱了正常的营养摄入，并能导致营养不良的发生。

除了在数量和（或）质量上缺乏宏量和微量营养素的饮食之外（即主要原因），还有一些医学因素可能导致功能性营养不良（即次要原因）。后者包括代谢需求的增加（如严重的感染）和（或）营养物质运输和利用的减少（如肠道吸收不良、减肥手术）。在晚期内脏恶性肿瘤患者和进展期获得性免疫缺陷综合征（艾滋病）患者中也可出现营养不良（表51.1）。

临床特征

身高/体重比值和年龄/身高比值可以用来评估营养不良，这两种分值再与参考人群中位数的标准差（SD）进行比较。如果一个个体的分值位于第2到第3个标准差之间，即被认为有中度的营养不良，如果低于3个标准差伴或不伴有对称性水肿，即被认为有重度的营养不良[3]。皮肤的表现在一定程度上反映了10～14天内表皮成熟（从基底细胞层到角质层）的过程。营养缺陷，尤其是宏量营养素的缺陷，会干扰这一过程，导致外观上的皮肤干瘦，合并表皮萎缩。长期缺乏可以减少蛋白质的产生，包括真皮胶原蛋白和

表 51.1	蛋白质-能量营养不良和必需脂肪酸缺乏的特点		
	蛋白质-能量营养不良		必需脂肪酸缺乏[39-40]
	重度营养不良	恶性营养不良	
病因	● 能量摄入减少 ● 数月至数年发病 ● 原发原因：贫穷，酗酒，药物滥用，精神疾病，限制饮食，儿童和老人的疏忽/虐待 ● 继发原因：肠道吸收障碍，慢性腹泻，恶性肿瘤，慢性系统性疾病（肝衰竭，终末期肾病），艾滋病*，代谢障碍	● 数周或者更长时间的压力状态下，蛋白质摄入不足 ● 牛奶不耐受的人群主要食物是大米或大米为基础的饮料（如"米牛奶"） ● 其他原因：失蛋白肠病，广泛胃切除，HIV感染*	● 蛋白质能量营养不良 ● 胃肠紊乱/手术导致严重脂肪吸收障碍 ● 长期的不含脂类补充剂的肠外营养 ● 饮食中脂肪含量极低 ● 肾病综合征 ● 先天性代谢障碍，例如脂肪酸脱氢酶2（FADS2，也称为δ-6脱氢酶）缺乏
皮肤表现	● 皮肤干燥、变薄、苍白、松弛和起皱 ● 偶尔脱屑和色素沉着（图51.3） ● 毛囊角化过度和成人毛囊炎 ● 溃疡 ● 较多胎毛样头发 ● 头发稀疏，生长缓慢，容易脱落 ● 指甲生长受损和开裂 ● 紫癜（图51.4）	● 肤色改变是常见的表现 ● 由于皮肤的膨胀和色素消退而引起的皮肤苍白 ● 由于皮肤摩擦、溃疡引起的色素减退和外伤部位留下的色素沉着 ● 在轻度的病例中有皮肤浅表脱屑（"搪瓷涂层"），但在严重的病例中有大面积糜烂（"片状涂层"）（图51.6） ● 其他皮肤表现有：红斑，皮肤变薄，瘀点，瘀斑和紫癜 ● 头发稀疏，干燥，无光泽，脆性增加，带有暗红色。头发颜色明暗交替（呈"旗征"）反映了间断性营养不良，头发轻拉试验阳性 ● 指甲软而薄 ● 黏膜损害：唇炎，干眼症和外阴炎	● 皮肤红斑上干燥，脱屑和皮革样粗糙 ● 间擦部位的糜烂 ● 脱发，头发颜色更浅 ● 经表皮失水增加 ● 瘀点
系统表现	● 饥饿但警觉的外表 ● 保持对短期压力的合理反应 ● 心动过缓，低血压，低体温 ● 皮下脂肪和肌肉消耗（图51.3） ● "猴脸"或衰老面容（颊脂垫消耗） ● 生长抑制	● 相对营养良好的外观 ● 水肿甚至全身水肿（图51.5） ● 感情冷漠，厌食，易激惹 ● 生长迟滞（生长和智力发育迟缓） ● 细菌和真菌（如念珠菌）双重感染 ● 双侧腮腺炎，肝肿大，腹泻，肌肉萎缩	● 生长迟缓 ● 伤口愈合差 ● 生殖功能受损 ● 肝肾功能异常 ● 毛细血管脆性增加 ● 感染机会增加 ● 神经系统损伤

表 51.1 蛋白质–能量营养不良和必需脂肪酸缺乏的特点（续表）		
	蛋白质–能量营养不良	**必需脂肪酸缺乏**[39-40]
	重度营养不良	**恶性营养不良**	
实验室检查和诊断标准	• 三头肌的皮肤褶皱 < 3 mm • 上臂中部肌肉周长小于 15 cm • 肌酐 / 身高指数 < 60% 的标准值 • 血浆锌水平降低 • 表皮棘皮症，融合性的角化过度，表皮上层苍白（晚期皮损除外） • 大多数毛囊都处于静止期 • 大量毛发破坏	• 至少有以下一项：伤口愈合不良、褥疮或皮肤破裂 • 乏力 • 低白蛋白血症（< 2.5 g/dl） • 总铁结合能力 < 200 μg/dl • 外周淋巴细胞计数 < 1500/μl • 脂肪肝 • 生长期毛囊数量减少和静止期毛囊的数量增加 • 生长期毛囊的结构异常——严重萎缩、毛干收缩、色素脱失 • 排除肾病综合征	• 血浆亚油酸、亚麻酸和花生四烯酸水平降低 • 5,8,11-二十二烯酸蓄积 • 三烯类脂肪酸（二十碳三烯酸）：四烯类脂肪酸（花生四烯酸）比值 > 0.4 • 棕榈酸和油酸的水平升高 • 贫血，血小板减少症 • 正角化过度，棘层和颗粒层增厚，皮脂腺萎缩，真皮乳头血管扩张伴伴混合型的细胞浸润（在大鼠模型中） • 脂肪肝
治疗	• 治疗并控制低蛋白血症、脱水、低血糖和电解质紊乱 • 治疗感染 • 慢慢地取代蛋白质和能量，允许代谢和肠道功能的重新适应 • 补充亚油酸和锌 • 监测低磷血症和心血管疾病（与过度积极的营养替代有关） • 处理潜在的疾病和社会问题	• 积极的营养支持能够迅速恢复新陈代谢的平衡；纠正任何电解质紊乱或低血糖 • 调整膳食，要有足量蛋白和热量摄入，充足的矿物质和维生素摄入也是必需的，因为患者往往有多种营养缺乏 • 寻找并尝试治疗潜在的疾病，包括细菌和寄生虫感染 • 局部外用保湿剂	• 必需脂肪酸替代法，取决于疾病严重程度 • 纠正同时存在的营养素缺乏
预后	• 10% 的死亡率，往往继发于腹泻或肺炎 • 死亡率与潜在的疾病相关	• 即使有积极的营养支持，成人患者的预后仍差 • 在儿童中，轻微的应激可加速这种疾病的发展，所以这种情况难以预测 • 严重、复发性患者和同时患有 HIV 感染的患者死亡率高 • 死亡通常由于发生严重的感染，尽管有抗生素治疗	• 预后取决于病情严重程度和并发的其他营养素缺乏症 • 取决于对于此疾病的认识

*HIV 感染的发生，相对于恶性营养不良患者，在重度营养不良患者中更常见

肌肉，以及皮下脂肪的数量。因此，患者可能会出现真皮萎缩、肌肉萎缩和皮肤松弛。

重度营养不良和恶性营养不良还有其他的一些临床表现，如皮肤异色症（色素减退和色素沉着症）、脱屑和糜烂等在表 51.1 中进行了综述。患者也可能出现一种或多种微量营养素缺乏的皮肤表现，这些症状在表 51.2 中列出[4-9]。提示营养缺乏可能的皮肤黏膜线索总结在图 51.2 中。

蛋白质–能量营养不良

蛋白质–能量营养不良（protein-energy malnutrition）是世界范围内最流行的营养缺乏性疾病，它有两种主要的形式：重度营养不良（marasmus）和恶性营养不良（kwashiorkor）。根据世界卫生组织的数据，在全球

范围内，重度营养不良影响了 5000 多万 5 岁以下的儿童（图 51.3 和 51.4）。然而，它可能发生在所有年龄段的人群身上，因为重度营养不良是由于热量和能量长期摄入不足造成的。由于无法维持正常的免疫反应，这些患者经常会出现复发性感染。

恶性营养不良是一种更为急性的儿童期和成人蛋白质–能量营养不良（见表 51.1）。典型的表现是与低蛋白血症有关的周围性水肿，甚至是全身性（图 51.5）。这种水肿的结局是体重反而比重度营养不良还要重，可能会达到预期体重的 60% ~ 80%，而不是小于 40%。然而，有些患者会有这两种疾病重叠的症状[10]。在高危人群中，恶性营养不良可以在儿童断奶后出现，并发生于食物中富含糖类但缺乏蛋白质的人群中。除了

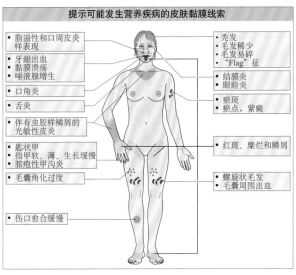

提示可能发生营养疾病的皮肤黏膜线索

- 脂溢性和口周皮炎样表现
- 牙龈出血
- 黏膜溃疡
- 唾液腺增生
- 口角炎
- 舌炎
- 伴有虫胶样鳞屑的光敏性皮炎
- 匙状甲
- 指甲软、薄、生长缓慢
- 脓疱性甲沟炎
- 毛囊角化过度
- 伤口愈合缓慢

- 秃发
- 毛发稀少
- 毛发易碎
- "Flag" 征
- 结膜炎
- 眼睑炎
- 瘀斑
- 瘀点，紫癜
- 红斑、糜烂和鳞屑
- 螺旋状毛发
- 毛囊周围出血

图 51.2 提示可能发生营养疾病的皮肤黏膜线索。与表 51.1 中列出重度营养不良的风险因素类似（Courtesy, Karynne O Duncan, MD.）

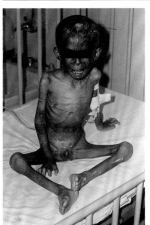

图 51.3 重度营养不良。这个儿童很瘦弱，皮肤有明显的色素沉着，头上可见糜烂和脱屑（Courtesy, Ramón Ruiz-Maldonado, MD.）

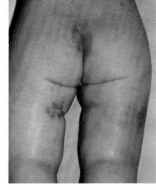

图 51.5 恶性营养不良。这个儿童臀部和双下肢有紧张性水肿、红斑伴糜烂脱屑。水肿是低蛋白血症的反映（Courtesy, Ramón Ruiz-Maldonado, MD.）

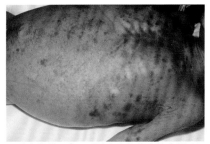

图 51.4 重度营养不良。可见多发性紫癜性皮损（Courtesy, Ramón Ruiz-Maldonado, MD.）

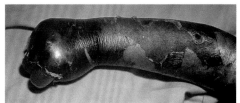

图 51.6 恶性营养不良。这个儿童手臂有水肿和表皮浅层坏死，呈"搪瓷涂层"外观（Courtesy, Ramón Ruiz-Maldonado, MD.）

周围水肿外，恶性营养不良的患者还会发生皮肤脱屑和糜烂，被称为"珐琅涂料"和"搪瓷涂层"（图 51.6）。

基于此项和其他临床观察，人们认为恶性营养不良是由于蛋白质摄入相对不足所致。然而最近，根据一些观察结果，这种可能的发病机制受到了质疑。例如，在一组儿童中不管他们是否有重度营养不良或恶性营养不良，他们蛋白质的摄入量是相似的[11]。此外，一种急性的、危及生命的疾病可以在几周内出现恶性营养不良。目前的一种理论认为，恶性营养不良与急性或慢性疾病（包括感染）引起的生理压力有关。

表 51.2 成人和儿童维生素缺乏症

维生素	临床表现			参考值	替代治疗
	皮肤黏膜表现	系统性表现	其他		
脂溶性维生素——如果长期高剂量服用，就很容易蓄积并导致毒性					
A （视黄醇）	• 蟾皮病—伴中央角栓的毛囊性丘疹，好发于四肢伸侧（图51.7）和臀部 • 广泛的皮肤干燥 • 头发稀疏，变脆	• 夜盲症 • 干眼症（角膜和结膜干燥） • Bitot 斑点（结膜上灰白色的斑片） • 角膜软化（角膜柔软，有时有溃疡）[41] • 发育不良	• 与麻疹相关的死亡率增加（见第81章） • 增加对呼吸道和腹泻疾病的易感性和死亡率[41]	血清：液相色谱-串联质谱（LC-MS/MS）检测维生素 A 水平 • 参考值（空腹）： 0～6 岁：11～65 µg/dl 7～12 岁：13～80 µg/dl 13～17 岁：14～98 µg/dl ≥18 岁：32～78 µg/dl • <20 µg/dl 时建议补充 • <10 µg/dl 是为严重缺乏	• 根据眼睛受损的严重程度 • 婴儿（<6 个月）第 1天、第 2 天 50 000 IU口服，每天 3 次，至少14 天 • 婴儿（6～12 个月）：100 000 IU，口服，每天 3 次（同上） • 儿童>1 岁，男性，绝经期妇女：200 000 IU口服，3 次（同上）* • 如果发生角膜软化需要更大剂量
D D2： 麦角钙化醇 D3： 胆钙化醇	• 无	• 肌肉无力 • 儿童佝偻病 • 成人骨软化	• 先天免疫能力可能下降（见表 51.3） • 内脏恶性肿瘤发生率可能增加（如：结肠癌、前列腺癌）	检测血清或血浆 25（OH）维生素 D（包括 D2 和 D3） • 缺乏：<20 ng/ml（国际单位：<50 nmol/L） • 不足：20～29 ng/ml（国际单位：51～75 nmol/L）[18]	• 缺乏者，维生素 D3 20 000 IU 或者维生素D2 50 000 IU 每周一次，连续 8 周 • 维持剂量根据年龄调整 • 如果有缺钙，增加 1 g/天的钙剂
E （生育酚）	• 无	• 眼肌麻痹，上睑下垂 • 肌肉无力、共济失调、反射消失 • 色素性视网膜病变		血清：液相色谱-串联质谱（LC-MS/MS）检测维生素 E 水平 • 参考值（空腹）： 0～17 岁：3.8～18.4mg/L ≥18 岁：5.5～17.0 mg/L • 显著缺乏：<3.0 mg/L	• 儿童 200～300 mg/天，口服 • 成人 800～1000 mg/天，口服
K K1： 植物甲萘醌（来源：食物） K2： 甲基萘醌（来源：肠道细菌）	• 紫癜，瘀点	• 如果出现严重的低凝血酶原血症，身体任何部位可大量出血 • 新生儿出血性疾病——婴儿在出生时没有给予维生素 K，加上饮食不充分或母亲服用抑制维生素 K 功能的药物[41]↑		凝血酶原时间和 INR 延长 • 检测血浆或血清维生素 K1 的水平 • ≥18 岁：0.10～2.20 ng/ml • <18 岁：0.2～3.2 ng/ml	• 新生儿：0.5～1 mg 皮下注射或肌注 • 儿童：2 mg • 成人：5～10 mg • 如果没有症状可口服 • 在紧急情况下可静脉注射（警惕发生过敏反应） • 新鲜冰冻血浆 • K1 和 K2 的剂量相似
水溶性维生素——不太可能积累和导致毒性，但高剂量会导致副作用的发生，如肾结石（维生素 C）、肝炎（烟酸）					
C （抗坏血酸）	• 海绵状牙龈出血和糜烂 • 瘀点、瘀斑 • 毛囊过度角化，尤其是前臂、腹部和腿部 • 螺旋状毛发（扁平卷曲），伴有毛囊周围的红斑或出血（图51.8）	• 骨膜下出血伴有"假性麻痹"，尤其在儿童 • 关节痛，关节肿胀，水肿 • 牙齿松动 • 伤口愈合障碍 • 虚弱，精神萎靡，抑郁 • 血管舒缩功能不稳定[41] • 婴儿胃肠道和泌尿道出血 • 贫血 • 生长延缓 • 脑和股鞘出血	• 许多坏血病的表现与胶原蛋白合成受损有关 • 软骨基质骨折 • Rumpel-Leede 毛细管脆性试验阳性（>20个瘀点/平方英寸）‡	血浆中浓度检测：高效液相色谱法检测抗坏血酸浓度 • 通常（空腹）：0.6～2.0mg/dl • <0.3 mg/dl 提示明显缺乏 • 尿中不存在维生素 C	• 成人：200～800 mg/天口服（分次给药） • 儿童：100～300 mg/天口服（分次给药） • 更高的剂量（1～2 g/天）可减少病程

表 51.2 成人和儿童维生素缺乏症（续表）

维生素	临床表现			参考值	替代治疗
	皮肤黏膜表现	系统性表现	其他		
B$_1$（硫胺素）	• "湿性"的脚气病可因水肿出现皮肤破损 • 舌炎、舌痛	• 早期——疲劳、冷漠、易激惹、抑郁、困倦、厌食、恶心、腹痛 • 晚期——周围神经病变、虚弱、心衰、精神改变、生长迟缓 • 长期缺乏——脑膜炎，昏迷	• 脚气病被分为"湿性"和"干性"两种[§] • 科萨科夫综合征（Korsakoff's syndrome）——健忘、虚构和周围神经病变 • 威尼克脑病（Wernicke's encephalopathy）——眼肌麻痹，水平性眼球震颤，共济失调，意识模糊	• 全血或红细胞中浓度检测；高效液相色谱法检测硫胺素二磷酸（维生素 B$_1$ 的活性形式）的水平[¶] • 参考值（空腹）：70～180 nmol/L • 硫胺素二磷酸水平＜70 nmol/L 提示缺乏	• 100 mg 1 日 3 次静推 × 数天，之后 100 mg/天口服，直至完全康复[42] • 婴儿脚气病：5～20 mg，静推[42]
B$_2$（核黄素）	• 口角炎 • 舌炎——鹅卵石样外观，然后出现不规则的舌乳头剥脱 • 在腔口周围（头部和颈部，肛门生殖器区域）无痛性鳞屑性丘疹，溃疡，无痛性的裂隙和脂溢性皮炎样的皮损 • 结膜炎	• 浅表性角膜炎 • 畏光 • 虹膜改变（色素块） • 骨髓发育不良而导致的贫血 • 新生儿中智力发育迟缓	• 在成人中，可以发生眼－口－生殖器综合征，尤其是存在其他 B 族维生素缺乏时	• 血浆浓度检测：液相色谱-串联质谱（LC-MS/MS）检测核黄素水平 • 参考值（空腹）：1～19μg/L • 核黄素水平＜1 μg/L 提示缺乏，临界值的水平也需要被纠正	• 核黄素 3～10 mg/天口服 • 难治患者，2 mgIM 1 日 3 次
B$_3$（烟酸）	• 光暴露部位的红斑，猩红色或色素沉着，伴有鳞屑痂皮；表面有虫胶样的外观（图 51.9） • "Casal 项链"——围绕颈部的明显的分界线 • 掌跖部位疼痛性裂隙 • 肛周和口周的炎症与糜烂 • 唇炎和舌炎（萎缩，红） • 溃疡性阴道炎	• 周围神经病变伴有感觉迟障碍，包括烧灼感 • 食管炎 • 厌食症 • 疲乏 • 头晕 • 易激惹、定向障碍 • 腹痛 • 晚期——易激惹、焦虑、冷漠、腹泻、恶心、痴呆	• 糙皮病经典三联征是皮炎（dermatitis）、腹泻（doarrjea）和痴呆（dementia），第四个 d 是可能死亡（death） • 由于组织中有大量储存，症状在烟酸和色氨酸缺乏数月后才出现 • 糙皮病的其他病因包括类癌综合征，Hartnup 病和药物，如异烟肼[¶]	• 血浆浓度检测：高效液相色谱法检测烟酸水平 • 参考值（空腹 μg/ml）： ＜10 岁的儿童：0.50～8.91（正常） ＜0.50（降低） 成人或＞10 岁的儿童：0.50～8.45（正常） ＜0.50（降低）	• 烟酰胺 300 mg 口服，分次给药，3～4 周
B$_5$（泛酸）	• 无	• 疲劳、头痛和呕吐 • 低血糖 • 感觉异常	• 罕见	• 血清浓度检测：微生物测定法 • 参考值（μg/L）： ≤1 岁：3.45～845 1～10 岁：3.45～229.2 ＞10 岁：37～147	维生素 B$_5$ 广泛存在于食物中，缺乏罕见
B$_6$（吡哆醇、吡哆胺、吡哆醛）	• 腔口周围的脂溢性皮炎样斑皮损 • 口角炎，口腔炎 • 舌炎：萎缩伴有溃疡 • 结膜炎 • 褶烂	• 厌食、恶心、呕吐 • 神经系统症状，包括周围神经病变、嗜睡、意识模糊和癫痫 • 铁粒幼细胞性贫血、嗜酸性细胞增多、淋巴细胞减少		• 液相色谱-串联质谱（LC-MS/MS）检测 5-磷酸吡哆醛水平 • 参考值（空腹）：5～50μg/L	• 吡哆醇 50～100 mg/d 口服，预防神经病变[42] • 在癫痫发作的患者中，100 mg/d 静推[42]

表 51.2 成人和儿童维生素缺乏症（续表）

维生素	临床表现			参考值	替代治疗
	皮肤黏膜表现	系统性表现	其他		
B₇（生物素）	• 脱发 • 头皮、面部、皱褶和肛周部位的脂溢性皮炎 • 钱币状湿疹[41] • 睑缘炎、结膜炎 • 新生儿红皮病 • 青少年型可能类似于肠病性肢端皮炎	• 抑郁、疲乏 • 厌食、恶心和呕吐 • 感觉异常、感觉过敏 • 肌张力减退，肌肉疼痛 • 这两型中可重叠，都是常染色体隐性遗传 • 如果不加以治疗，这两种类型都会致命	• 新生儿型——羧化全酶合成酶缺陷（见图 51.13） • 青少年型——生物素酶缺乏症 • 发育迟缓、听力丧失、癫痫，共济失调 • 代谢性酸中毒、乳酸酸中毒、高氨血症	• 血清浓度检测：微生物检测法 • 参考值（pg/ml）：< 12 岁：57.0 ~ 2460.2 ≥ 12 岁：221 ~ 3004 • 增加了有机酸的尿排泄量（如 3- 羟基异戊酸） • 其他的诊断性检测包括酶活性分析和基因检测（图51.13）	• 婴儿和儿童：5 ~ 20 mg/d，口服或肌注 • 成人：10 ~ 40 mg/d，口服或肌注
B₉（叶酸）	• 唇炎、舌炎、黏膜糜烂 • 弥散性色素沉着，在阳光暴露的部位明显	• 巨幼细胞性贫血（巨红细胞和分叶过多的中性粒细胞具有诊断意义）[41] • 贫血继发虚弱 • 由于髓磷脂合成障碍导致的神经精神症状	• 虽然叶酸可以逆转维生素 B₁₂ 缺乏所致的巨幼细胞性贫血，但它不能逆转神经退行性病变	• 血清叶酸水平：< 4 μg/L 提示叶酸缺乏 • 红细胞叶酸水平：140 ~ 628 ng/ml（浓集红细胞） • 国际单位：317 ~ 1422 nmol/L（浓集红细胞）	• 叶酸替代性治疗，排除维生素 B₁₂ 缺乏 • 叶酸 1 mg 1 日 3 次，口服，然后 1 mg/d • 急性期，叶酸 1 ~ 5 mg/d 静推[42]
B₁₂（氰钴胺素）	• 皮肤表现不常见 • 弥散或不均匀的色素沉着，包括皱褶部位、手掌、足底、指甲、口腔 • 舌炎，口腔黏膜裂隙（贫血之前的早期征兆）[43] • 舌疼痛、红肿、肿胀	• 由于叶酸代谢改变引起的巨幼细胞性贫血 • 周围神经病变，共济失调	• 恶性贫血——胃内因子减少 • 常用型——正常的胃酸分泌（与成人型相反） • 希林试验（Schilling test）已经被检测血清抗壁细胞抗体和抗内因子抗体的方法所取代 • 作为一种自身免疫性内分泌病，与白癜风、斑秃有关	• 与血清维生素 B₁₂ 水平下降有关的巨幼细胞性贫血 • 常用单位：200 ~ 835pg/ml • 国际单位：148 ~ 616pmol/l • 更敏感的分析是检测血清甲基丙二酸和同型半胱氨酸的水平 **	• 氰钴胺素 1 mg 肌注，每周 2 次 ×2 周，然后每周 1 次 ×2 个月，然后每月 1 次 • 舌下给药现在被认为是比较合适的，即使是在恶性贫血或吸收异常的状态下，氰钴胺素 500 μg/d

* 对于育龄期妇女，5000 ~ 10 000 IU/ 天 ×4 周或者 25 000 IU/ 周 ×4 周，有明显的角膜软化除外。
† 抑制肝维生素 K 环氧还原酶的药物：华法林，抗惊厥药，某些头孢菌素（含 N- 甲基硫基四唑或甲基噻唑侧链的），高剂量水杨酸和利福平。
‡ 使血压袖带的膨胀维持在收缩压和舒张压之间达到 5 分钟。
§ "湿性"脚气病的名字来源于心力衰竭继发的水肿，这可能是高输出。在"干性"的脚气病中，以神经系统表现为主，如周围神经病变（感觉和运动）、意识模糊和眼球震颤。
¶ 转羟乙醛酶活性的测定目前认为是一种不可靠的方法，比高效液相色谱法敏感度低，精确度低，标本稳定性差。
¶¶ 色氨酸（一种必需氨基酸）是尼克酰胺的前体。在类癌综合征中，色氨酸会优先转化为血清素而不是尼克酰胺，而在 Hartnup 病中，烟酸缺乏是由于色氨酸在肠道的吸收减少。
** 这两种物质在维生素 B₁₂ 缺乏症早期即出现升高；在叶酸缺乏时，同型半胱氨酸的水平升高而甲基丙二酸水平正常
Adapted in part from refs 4-9

这些疾病营养素摄入往往受限[12]，同时会增加人体对蛋白质和能量的需求。这将有助于解释为什么恶性营养不良的死亡率更高，以及恶性营养不良为什么经常发生于慢性的轻度营养不良继发某种急性疾病的状况下。据推测，急性疾病的压力阻止了在饥饿状态下发生的蛋白质节约效应。目前越来越多的证据显示肠道微生态和营养不良的关系，也包括恶性营养不良。在患病儿童的肠道微生态中发现抗炎菌群数量缺乏，而致炎菌群增加[12a, 12b]。

重度营养不良和恶性营养不良都有继发性原因，如"米奶"饮食或慢性腹泻，这些都在表 51.1 中列出。与原发性蛋白质能量营养不良相关的皮肤和系统异常在营养治疗后通常是可逆的。然而，如果营养不良持续，可能会影响正常的身体和（或）智力发育。

必需脂肪酸缺乏

必需脂肪酸（essential fatty acids，EFAs）是机体不能自身合成的不饱和脂肪酸，所以需要从食物中获得。亚

油酸、亚麻酸和花生四烯酸是主要的必需脂肪酸，虽然花生四烯酸可以从亚油酸代谢而来。必需脂肪酸在结构和物质合成方面有许多功能，包括：前列腺素的合成，促成磷脂膜的完整性，作为能量储存以及促进颗粒层的准确形成。必需脂肪酸占皮肤脂肪酸的13%～30%。

单纯必需脂肪酸的缺乏是少见的，但可以在接受肠外营养而脂肪供应不足的患者和过度食用低脂饮食的患者中出现。然而，大多数情况下，必需脂肪酸的缺乏常合并其他营养素的缺乏。血浆亚油酸、花生四烯酸水平降低和二十碳三烯酸水平升高（正常情况下是检测不到的）可以确定 EFA 缺乏的诊断（见表51.1）。

美国心脏病协会的数据显示，从 ω-6 脂肪酸（例如亚油酸）获取5%～10%的能量能够降低发生心血管疾病的风险。然而关于必需脂肪酸消耗的推荐上限仍有争议，根据流行病学研究，亚油酸摄入过多可能会导致心血管疾病、肿瘤和炎症[13]。

维生素和微量元素

微量营养素包括维持人体健康所必需的各种各样的营养成分。微量营养元素的生理作用和它们的成分一样多种多样。一些微量营养素作为酶的辅基，而另一些则作为体内生化反应的底物或激素。此外，还有一些维生素的功能还不是很清楚[4]。在正常情况下，

每一种微量营养素的推荐平均每日膳食摄入量是用毫克或更小的单位来测量的。这就将微量营养素与宏量营养素（糖类、脂肪、蛋白质）和宏量矿物质（钙、镁、磷）区分开来[4]。

维生素

维生素是人类饮食的必需成分，它们对身体机能的发育和维持至关重要。然而，它们并不能作为人体直接能量的来源。维生素可以分为脂溶性维生素（维生素 A、D、E、K）和水溶性维生素（所有其他的维生素）（见表51.2）。没有一种脂溶性维生素可以作为酶的辅基，而大多数水溶性维生素都有这个功能[4]。此外，有症状的维生素过量大多与脂溶性维生素相关（见下文）。最后，在皮肤病学中可使用维生素作为治疗干预措施包括局部维生素 D 类似物治疗银屑病[14]（见第129章）和口服或外用维甲酸治疗痤疮和角化异常（见第126章）。

表51.2 和表51.3[4-6, 8-9] 总结了主要的脂溶性和水溶性维生素，包括他们的功能和每日推荐的摄入量。以及维生素缺乏的危险因素和相关的症状及体征。

维生素过量

过度摄入维生素最常发生在寻求"抗衰老"或抗肿瘤效果（通常未经证实）的个体中。高剂量的水溶

表51.3　维生素的来源、功能和推荐预防性剂量. 推荐膳食许可量（Recommended Dietary Allowance，RDA）是指平均每日膳食摄入量足够满足一个群体中97%～98%的健康个体，而足够摄入量（Adequate Intake，AI）是指当 RDA 无法确定时的一个近似值

维生素	天然来源	功能	潜在病因和危险因素	推荐每日的摄入量（粗体表示 RDA，斜体表示 AI）
A	• 动物脂肪、肝、牛奶，绿叶蔬菜	• 正常视力 • 胚胎发育 • 身体发育 • 免疫功能 • 角质形成细胞的增殖和分化 • 皮脂腺和汗腺鳞状上皮化生	• 饮食中最低限度摄入动物脂肪 • 贫困 • 酗酒 • 厌食症 • 时尚饮食 • 脂肪吸收不良	• 以视黄醇活性当量（RAE）/天来计算[1] • 婴儿和儿童： 　0～12个月：*400～500 µg* 　1～8岁：300～400 µg 　9～13岁：600 µg • ≥14岁：700～900 µg • 妊娠期妇女：750～770µg • 哺乳期妇女：1200～1300µg
D	• UVB 对皮肤的照射 • 鳕鱼肝油、鱼（三文鱼、鲭鱼）、强化牛奶或酸奶 • 对来源的估计——10% 来自食品，90% 来自 UVB	• 在角质细胞、单核细胞、NK 细胞、T 细胞、B 细胞和中性粒细胞中诱导抗菌肽基因表达[14] • 通过维生素 D 受体诱导抗菌肽 • 通过肠道帮助吸收85%的钙和40%的磷 • 减少恶性细胞增殖，诱导终末分化[14]	• 危险因素包括：母乳喂养的婴儿、深肤色的个体或有限的阳光照射、高龄、体重指数（BMI）> 30（脂肪序列维生素 D）、生活在极端纬度的人[14] • 广泛的角化异常	• 医学研究所推荐剂量： • 0～12个月：*400 IU* • 1～70岁：600 IU • >71岁：800 IU • 许多国家和研究机构有自己的维生素 D 每日口服推荐剂量

表 51.3　维生素的来源、功能和推荐预防性剂量。推荐膳食许可量（Recommended Dietary Allowance，RDA）是指平均每日膳食摄入量足够满足一个群体中 97% ～ 98% 的健康个体，而足够摄入量（Adequate Intake，AI）是指当 RDA 无法确定时的一个近似值（续表）

维生素	天然来源	功能	潜在病因和危险因素	推荐每日的摄入量（粗体表示 RDA，斜体表示 AI）
E	• 在食品中普遍存在，所以缺乏是罕见的	• 在细胞内稳态中可能起作用 • 抗氧化剂 • 通过未知机制干扰维生素 K 依赖的血液凝固	• 慢性胆汁淤积和胰腺功能不全（吸收需要胆汁和胰腺分泌物）[42] • 长期脂肪吸收不良	婴儿和儿童 • 0 ～ 12 个月：*4 ～ 5 µg* • 1 ～ 8 岁：*6 ～ 7 µg* • 9 ～ 13 岁：11 µg • ≥ 14 岁：15 µg • 妊娠期妇女：15 µg • 哺乳期妇女：19 µg
K	• K_1：绿叶蔬菜和肉类 • K_2：发酵食品和食草动物 • 饮食：约 50% • 大肠中的细菌：约 50%	• K_1：凝血因子 II、VII、IX & X 和蛋白质 C 和 S 的肝合成 • K_2：调节矿物定位（如钙）	• 广谱抗生素（减少肠道细菌） • 吸收不良综合征 • 低出生体重婴儿（摄入不足、结肠未定殖细菌、低肝储存、母体用药）[†] • 肝病、胆道闭锁、囊性纤维化 • 药物：考来烯胺、考来替泊、考来维仑、奥利司他和维生素 K 环氧还原酶抑制剂[†]	婴儿和儿童 • 0 ～ 12 个月：*2 ～ 2.5 µg* • 1 ～ 8 岁：*30 ～ 55 µg* • 9 ～ 13 岁：*60 µg* • 14 ～ 18 岁：*75 µg* • ≥ 19 岁：*90 ～ 120 µg* • 妊娠和哺乳期妇女：*75 ～ 90 µg*
C	• 新鲜水果和蔬菜	• 胶原蛋白形成 • 用于多种酶的辅因子，例如赖氨酰羟化酶 • 抗氧化剂 • 铁的吸收 • 叶酸的代谢（叶酸转变为活性的四氢叶酸）	• 酗酒、慢性药物滥用 • 时尚饮食 • 超过 3 个月的摄入量不足会导致坏血病[41] • 在发热性疾病、腹泻、缺铁的环境中需求增加	婴儿和儿童 • 0 ～ 12 个月：*40 ～ 50 mg* • 1 ～ 8 岁：15 ～ 25 mg • 9 ～ 13 岁：45 mg • 14 ～ 18 岁：65 ～ 75 mg • ≥ 19 岁：75 ～ 90 mg • 妊娠期妇女：80 ～ 85 mg • 哺乳期妇女：115 ～ 120 mg
B_1	• 酵母、谷物、肝、肉类、蛋类、蔬菜	• 在丙酮酸代谢（能量生成来源之一）中起作用 • 在碳水化合物、脂质、支链氨基酸的代谢中的辅基[42]	• 饥饿、酗酒 • 精米饮食 • 妊娠剧吐 • 维生素 B_1 缺乏的饮食（IV 型静脉营养或肠胃营养），其次是高糖类饮食会加剧症状[42] • 血液透析、白血病、快速生长的恶性肿瘤	婴儿和儿童 • 0 ～ 12 个月：*0.2 ～ 0.3 mg* • 1 ～ 8 岁：0.5 ～ 0.6 mg • 9 ～ 13 岁：0.9 mg • 14 ～ 18 岁：1 ～ 1.2 mg • ≥ 19 岁：1.1 ～ 1.2 mg • 妊娠和哺乳期妇女：1.4 mg
B_2（核黄素）	• 牛奶和维生素 B_1 所列出的营养素（见上文）	• 参与细胞内氧化还原反应	• 胃酸缺乏症，胃肠道吸收不良 • 酗酒 • 甲状腺功能减退 • 新生儿高胆红素血症光疗 • 药物：氯丙嗪、丙磺舒、三环类抗抑郁药 • 可因呼吸道感染而加重	婴幼儿和儿童 • 0 ～ 12 个月：*0.3 ～ 0.4 mg* • 1 ～ 8 岁：0.5 ～ 0.6 mg • 9 ～ 13 岁：0.9 mg • 14 ～ 18 岁：1 ～ 1.3 mg • ≥ 19 岁：1.1 ～ 1.3 mg • 孕妇：1.4 mg • 哺乳期妇女：1.6 mg
B_3（烟酸）	• 动物肝、瘦猪肉、鲑鱼、禽和红肉 • 人类能够从色氨酸（一种必需氨基酸）中合成烟酸	• 参与重要的氧化-还原反应； • 参与表皮脂质的生物合成，如神经酰胺	• 营养不良 • 肠道吸收不良 • 酗酒 • 饮食限制于色氨酸缺乏的玉米饮食[§] • 类癌综合征[§] • Hartnup 病[§] • 药物：异烟肼	婴幼儿和儿童 • 0 ～ 12 个月：*2 ～ 4 mg* • 1 ～ 8 岁：6 ～ 8 mg • 9 ～ 13 岁：12 mg • ≥ 14 岁：14 ～ 16 mg • 孕妇：18 mg • 哺乳期妇女：17 mg

表 51.3　维生素的来源、功能和推荐预防性剂量。推荐膳食许可量（Recommended Dietary Allowance，RDA）是指平均每日膳食摄入量足够满足一个群体中 97%～98% 的健康个体，而足够摄入量（Adequate Intake，AI）是指当 RDA 无法确定时的一个近似值（续表）

维生素	天然来源	功能	潜在病因和危险因素	推荐每日的摄入量（粗体表示 RDA，斜体表示 AI）
B₅ （泛酸）	● 在肠内由肠道菌群合成	● 辅酶 A 的组成成分，在代谢中起重要作用	● 蛋白质-能量营养不良	● 婴幼儿和儿童 　0～12 个月：*1.7～1.8 mg* 　1～8 岁：*2～3 mg* 　9～13 岁：*4 mg* ● ≥ 14 岁：*5 mg* ● 孕妇：*6 mg* ● 哺乳期妇女：*7 mg*
B₆ （吡哆醇，吡哆胺，吡哆醛）	● 广泛存在于自然界 ● 植物食品中的吡哆醇 ● 动物食品中的吡哆胺和吡哆醛 ● 所有的形式都转化为活性形式吡哆醛磷酸	● 多种酶的辅助因子，参与氨基酸代谢以及将亚油酸转化为花生四烯酸 ● 神经酰胺的合成 ● 糖异生和血红素生物合成酶[42]	● 其他维生素或微量元素缺乏（B₆的代谢依赖于核黄素、烟酸和锌） ● 药物：如异烟肼、抗惊厥药、青霉胺、肼屈嗪、口服避孕药、皮质类固醇[42] ● 炎性肠病、尿毒症和肝硬化	● 婴幼儿和儿童 　0～12 个月：*0.1～0.3 mg* 　1～8 岁：0.5～0.6 mg 　9～13 岁：1 mg 　14～18 岁：1.2～1.3 mg ● ≥ 19 岁：1.3～1.7 mg ● 孕妇：1.9 mg ● 哺乳期妇女：2 mg
B₇ （生物素）	● 动物肝是生物素的最佳来源 ● 其他的如肉类、蛋黄、酵母、西红柿 ● 可能由肠道菌群在胃肠道合成	● 几种羧化酶的必需辅助因子，如脂肪酸，参与细胞新陈代谢 ● 参与糖异生[41]	● 遗传性代谢缺陷 ● 不合理的饮食 ● 摄入生蛋清过多¶ ● 慢性抗惊厥药物治疗	● 婴幼儿和儿童 　0～12 个月：*5～6 μg* 　1～8 岁：*8～12 μg* 　9～13 岁：*20 μg* 　14～18 岁：*25 μg* ● ≥ 19 岁：*25～30 μg* ● 孕妇：*30 μg* ● 哺乳期妇女：*35 μg*
B₉ （叶酸）	● 动物肝、绿叶、肉类、牛奶、酵母 ● 易被烹饪破坏[41] ● 身体贮存有限，4～5 个月叶酸摄入不足可导致贫血	● 参与 DNA 合成	● 摄入不足 ● 药物（干扰叶酸代谢）：甲氨蝶呤、柳氮磺胺吡啶、乙胺嘧啶	● 用 μg 来测量膳食叶酸当量（DFEs）* ● 婴幼儿和儿童 　0～12 个月：*65～80 μg* 　1～8 岁：150～200 μg 　9～13 岁：300 μg ● ≥ 14 岁：400 μg ● 孕妇：600 μg ● 哺乳期妇女：500 μg
B₁₂	● 鱼类、甲壳类动物、肉类、乳制品 ● 身体贮存量大，发展到缺乏需 3～6 年的缺乏状态	● 参与 DNA 合成	● 严格的素食主义 / 纯素食主义 ● 胃内因子减少（恶性贫血） ● 胃切除术、末端回肠切除术 ● 肠道细菌过度生长 ● 药物：二甲双胍	● 婴幼儿和儿童 　0～12 个月：*0.4～0.5 μg* 　1～8 岁：0.9～1.2 μg 　9～13 岁：1.8 μg ● ≥ 14 岁：2.4 μg ● 孕妇：2.6 μg ● 哺乳期妇女：2.8 μg

¶ 1 IU 视黄醇＝ 0.3 μg RAE；1 IU β- 胡萝卜素（食品强化剂）＝ 0.15 μg RAE；1 IU β- 胡萝卜素（食物）＝ 0.05 μg RAE；1 IU α- 胡萝卜素或 β- 玉米黄质＝ 0.025 μg RAE

† 抑制肝维生素 K 环氧还原酶的药物：华法林，抗惊厥药，某些头孢菌素（含有 N- 甲基硫基四唑或甲基噻唑侧链的），高剂量水杨酸和利福平。

‡ 维生素 B₁ 缺乏状态会引起丙酮酸和乳酸盐蓄积，干扰糖类的代谢。高糖类饮食加重了先前存在的维生素缺乏状态，常导致 Wernicke 或 Korsakoff 综合征。

§ 色氨酸（一种必需脂肪酸）是烟酸的前体。玉米中缺乏色氨酸，小米中因含亮氨酸高从而干扰色氨酸的代谢。在癌综合征中，色氨酸优先转化为血清素取代烟酸，而在 Hartnup 病中，肠道吸收色氨酸减少可引起烟酸的缺乏。

¶ 摄入生蛋清过多（＞ 20 个鸡蛋 / 天）导致高水平的蛋白质亲和素与生物素结合，使其不可生物利用。亲和素经烹饪后失效，但生物素仍保持完整。

* 1 μg DFE＝ 1 μg 食物叶酸；1 μg DFE＝ 0.6 μg 强化食品或食物中日常补充的叶酸；1 μg DFE＝ 0.5 μg 空腹下从日常膳食中补充的叶酸。

UVB，紫外线 B 照射。Adapted in part from refs 4-6，8，9

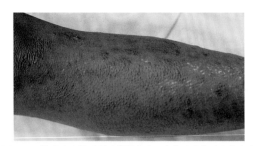

图 51.7　维生素 A 缺乏导致的蟾皮病。 多簇毛囊性丘疹伴中央角栓。组织病理上可见毛囊角栓、角化过度及皮脂腺萎缩。需与毛发红糠疹及毛囊角化病相鉴别

性维生素的毒性很少见，因为这些化合物通过尿液迅速排出。相反，高剂量的脂溶性维生素可能导致有害的副作用，包括肝毒性、肾结石和周围神经病变（表51.4）[4-6]。在某些人群中，高剂量脂溶性维生素也可能导致意想不到的后果。例如，在一个大型癌症预防试验 β-胡萝卜素和视黄醇有效性试验（CARET）中，肺癌

高风险患者被给予含有 β-胡萝卜素和维生素 A 的补充剂，这些补充剂不仅不能预防肺癌，实际上还与肺癌发病率的增加有关[15]。有报道口服异维 A 酸及局部外用维甲酸与吸烟者死亡率增加相关，目前仍有争议[16]。

维生素 D

维生素 D 在钙和磷的吸收中起重要作用，帮助维持这些矿物质的正常血清水平（图 51.11）。维生素 D 也是一种抗增殖和促进分化的激素，但其确切作用尚不清楚[9]。然而，维生素 D 缺乏没有皮肤上的症状。评估维生素 D 状态的首选方法是测定血清中 25-羟维生素 D 的总水平。继发性甲状旁腺功能亢进会影响 1,25-二羟维生素 D 的测定，而不影响 25-羟维生素 D 的测定。此外，25-羟维生素 D 具有较长的半衰期（2 周），因此被认为能更好地反映身体状况[14, 17]。目前虽然缺乏共识，但大多数专家认为维生素 D 缺乏是由于血清中 25-羟基维生素 D 含量低于 20 ng/ml（50 nmol/L），而维生素 D 不足则为循环水平 20～29 ng/ml（51～75 nmol/L）（见表 51.2）。

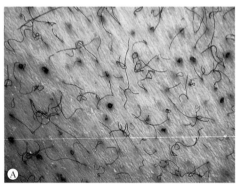
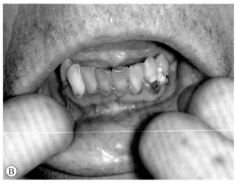

图 51.8　坏血病。 A. "螺丝钻" 发和下肢毛囊周围出血。B. 牙龈炎及牙龈糜烂（B，Courtesy，Jeffrey P Callen，MD.）

图 51.9　糙皮病。 A. 手部和前臂伸侧色素沉着伴脱屑。虫胶样脱屑最常见的部位是前臂。B. 一名来自非洲撒哈拉以南地区的男性，胸部光暴露部位可见明显的色素减退并伴周围皮肤脱屑（B，Courtesy，Rosemarie Moser，MD.）

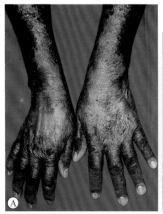
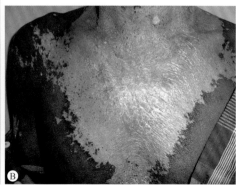

表 51.4 成人和儿童维生素过量

维生素	毒性机制	临床表现		备注
		皮肤	系统	
A	<ul><li>每天慢性摄入维生素 A > 25 000 IU</li><li>摄入北极熊肝脏</li><li>与其他维甲酸类药物共服</li></ul>	<ul><li>唇炎</li><li>瘙痒性干燥症</li><li>剥脱性皮炎</li><li>脱发</li></ul>	<ul><li>幼儿长骨疼痛性肿胀</li><li>肝酶升高</li><li>骨质增生症</li><li>椎管外肌腱及韧带钙化</li><li>假性脑瘤</li><li>嗜睡、厌食症</li></ul>	<ul><li>血清浓度评估：不可靠</li><li>与口服维甲酸类药物类似的副作用（见第 126 章）</li><li>治疗：立即停止服用</li></ul>
β-胡萝卜素（维生素 A 的天然维生素前体）	<ul><li>胡萝卜素血症：高摄入量的胡萝卜和黄色南瓜，包括婴儿食品</li><li>番茄红素：高摄入量的番茄、木鳖果、番木瓜、番石榴等水果</li><li>不能将 β-胡萝卜素转化为维生素 A（如甲状腺功能减退、糖尿病、神经性厌食症）</li></ul>	<ul><li>由于胡萝卜素/番茄红素在以下区域沉积，导致黄橙色的色素变化（图 51.10）： – 角质层最厚层（手掌和足跖） – 丰富的皮脂腺区（鼻唇沟、前额）</li><li>当胡萝卜素水平为正常的 3～4 倍时出现胡萝卜素黄皮病</li></ul>	<ul><li>无</li></ul>	<ul><li>改变饮食后皮肤变色会慢慢消失</li><li>血清类胡萝卜素测量（正常范围：0.4～1.5 mg/L），有助于与黄疸相鉴别，黄疸中黏膜呈黄色（以巩膜最明显）</li></ul>
D	<ul><li>口服补充 > 50 000 IU/day</li></ul>	<ul><li>无</li></ul>	<ul><li>恶心、呕吐</li><li>食欲不振</li><li>腹泻、便秘</li><li>乏力</li><li>肾结石，肾钙质沉着症</li><li>高钙血症、高钙尿症、高磷血症</li></ul>	<ul><li>不是由于过度暴露于紫外线照射造成的（由于皮肤持续受热，前维生素 D$_3$ 和维生素 D$_3$ 失去活性）</li><li>成年人的耐受上限为 2000～4000 IU/day[6]</li></ul>
E	<ul><li>高剂量补充</li></ul>	<ul><li>瘀点、瘀斑</li></ul>	<ul><li>可能会减少血小板聚集</li><li>干扰维生素 K 的功能</li></ul>	<ul><li>药物与药物的相互作用：华法林（增加抗凝作用）和抗血小板药物（增强作用）（见第 133 章）</li><li>高剂量的维生素 E（> 400 IU/day）可以减少血小板聚集</li></ul>
K	<ul><li>无</li></ul>	<ul><li>无</li></ul>	<ul><li>无</li></ul>	<ul><li>注射部位的副反应： – 早期：红斑块，通常为环状（见第 21 章） – 晚期：硬斑病样斑块（Texier 病）</li></ul>
C	<ul><li>过量口服补充剂</li></ul>	<ul><li>无</li></ul>	<ul><li>胃肠不适</li><li>渗透性腹泻</li><li>肾结石</li></ul>	<ul><li>突然停止摄入过量维生素 C 也会导致坏血病</li></ul>
B$_3$（烟酸）	<ul><li>过量口服补充剂</li></ul>	<ul><li>潮红、瘙痒、干燥</li><li>黑棘皮症</li></ul>	<ul><li>消化不良</li><li>肝衰竭</li><li>高或低血糖</li><li>高尿酸血症</li></ul>	
B$_6$	<ul><li>长时间的口服剂量 > 200 mg/d</li></ul>	<ul><li>光敏性</li></ul>	<ul><li>本体感觉丧失</li><li>疼痛性神经病变</li></ul>	

Adapted in part from refs 4-6

基于这些水平，估计全世界有 10 亿人维生素 D 缺乏或不足[18]。根据这项研究，在美国和欧洲 40% ～ 100% 的老年男性和女性（不包括养老院）缺乏维生素 D[18]。

维生素 D 缺乏不仅限于老年人。最近，有报道称，52% 的西班牙裔和黑人青少年和 48% 的美国白人青春期前女性体内 25-羟维生素 D 含量低于 20 ng/ml[17]。

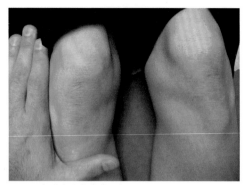

图 51.10　胡萝卜素黄皮病。与摄影师的手相比，患者的腿明显是橙色的

由于这些研究和其他的研究结果，人们担心每日推荐摄入 400 国际单位的维生素 D_3 是不够的。因为 25- 羟维生素 D 测定法昂贵且普遍测试不可行，人们呼吁对目前的推荐进行简单修改。有些人提倡儿童和成人每天口服 800 ～ 1000 国际单位的维生素 D_3（除非有禁忌证）[14, 17, 19]，其他如医学研究所已推荐：400 IU/ 天（0 ～ 12 个 月），600 IU/ 天（1 ～ 70 岁），800 IU/ 天（> 70 岁）。而上述这些剂量均未超过相应年龄可耐受的最高水平，婴儿和儿童（18 岁以下）每日上限为 1000 国际单位，成人每日上限为 2000 ～ 4000 国际单位[19]，这反映了目前对每日上限缺乏共识。在孕妇中，有证据表明补充维生素 D 可能降低先兆子痫的风险[19a]。维生素 D_3（胆钙化醇；动物饮食来源）被认为比维生素 D_2（麦角钙化醇，植物来源）具有更高的营养价值，因此被认为是补充和强化食物的首选形式。值得注意的是，除非一个人经常吃富含鱼油的食物，否则很难从饮食中获得足够的维生素 D_3[19]。

皮肤科医生尤为清楚地认识到，当皮肤暴露于 UVB 照射时，体内也有一种维生素 D 产生的内源性途径，即由 7- 脱氢胆固醇转化为维生素 D_3 前体（见图 51.11）。一般认为 90% 以上的维生素 D 都是通过这种方式产生。显然，防晒（防止光损伤和皮肤恶性肿瘤）和维生素 D 缺乏风险之间的平衡已经成为一个争论的话题。随着维生素 D 在钙稳态和骨矿化之外的作用得到越来越多的认可，争论也愈演愈烈。例如，有报道维生素 D 通过先天免疫系统产生免疫调节作用，维生素 D 缺乏和几种内脏恶性肿瘤的风险增加相关[17]。尽管有研究驳斥了后者，认为没有直接证据表明防晒霜的使用与维生素 D 缺乏有联系[14, 20]，但还是要谨慎地建议那些限制暴露于阳光下和（或）有危险因素导致维生素 D 缺乏的患者补充维生素 D（见表 51.2 和 51.3）。

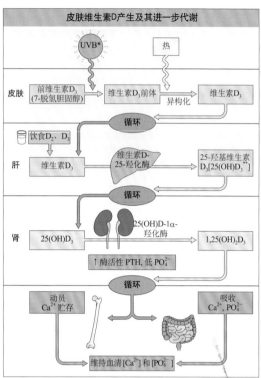

图 51.11　皮肤维生素 D 的产生和其进一步代谢。在暴露于紫外线 B 照射时，皮肤内的 7- 脱氢胆固醇会转化为维生素 D_3 前体，然后在依赖热量的过程中立即转化为维生素 D_3[17]。值得注意的是，过多的阳光照射所产生的热量会将维生素 D_3 前体和维生素 D_3 降解为不活跃的光产物。两种形式的维生素 D（D_3 和 D_2）在生物学上都是没有活性的，它们需要在肝内然后在肾内活化。在与载体蛋白结合后，维生素 D 被运送到肝，在肝中由酶水解成 25- 羟维生素 D [25（OH）D]，这是维生素 D 的主要循环形式。然后，在肾中由 1 α - 羟基酶将 25- 羟维生素 D 转化为其活性形式 1,25- 二羟维生素 D [1,25（OH）₂D]。有趣的是，当受到创伤时 CYP27B1 酶上调或通过与微生物来源的配体相结合从而被 toll 样受体（TLR）激活时，最后的羟基化过程也能发生在角质形成细胞中[14]。血清中磷、钙和成纤维细胞生长因子 23 的水平可以增加或减少肾合成 1,25（OH）₂D。1,25（OH）₂D 通过反馈抑制降低自身合成，降低甲状旁腺合成和分泌甲状旁腺激素。1,25（OH）₂D 还通过与维生素 D 受体 - 维甲酸 X 受体复合物（VDR-RXR）相互作用，以增强上皮钙通道和钙结合蛋白 calbindin-D 9K 的表达，从而增强小肠内的钙吸收。此外，1,25（OH）₂D 在成骨细胞中被其受体识别，导致一系列事件以维持血液中的钙和磷水平，进而促进骨骼矿化。

* 最有效波长 = 300±5 nm。

** 此形式最常用来评估维生素 D 状态

微量元素

微量元素和矿物质约占出生时体重的 3%，成人为 4%。基于动物实验，鉴定出 15 种微量元素对健康至关重要：铁、锌、铜、铬、硒、碘、氟化物、锰、钼、钴、锡、镍、硅、钒和砷（小剂量）。有确凿证据表明前 10 种（斜体）是人类必需的营养物质。它们具有多种细胞功能，包括作为酶的辅助因子及作为金属蛋白的辅基。后者举例为铁和原卟啉 IX 通过亚铁螯合酶合成血红素[4]。除铁、锌、铜、碘或钴外，与必需微量元素有关的缺乏症状直到最近才被发现。其中的解释包括对这些微量元素的需求非常之小，它们在食物中无处不在，以及缺乏常规的实验室检查方法。本章只讨论对皮肤病学有重要意义的微量元素。

锌

锌是人体中最重要的微量元素之一，在 200 多种锌依赖性金属酶的功能中起着关键作用，这些酶可以调节脂质、蛋白质和核酸的合成和降解。人的母乳、动物性食物、贝壳类、豆类和绿叶蔬菜中都含有锌。有证据表明，锌在促进伤口愈合和增强免疫功能方面发挥作用[21]，这可能解释慢性锌缺乏患者伤口愈合不良和皮肤易感性增加的原因。由于抗氧化特性，锌可以保护皮肤免受紫外线的伤害[22]。

缺锌患者可以出现红斑、鳞屑结痂和糜烂，尤其是口周、肢端和肛门-生殖器区域（图 51.12）；偶见小疱和大疱，亦见银屑病样斑块。锌缺乏也可能导致脱发、甲状旁腺病、甲营养不良、睑缘炎、结膜炎、口腔炎和口角炎。腹泻、抑郁（冷漠）和皮炎（糜烂）有时被认为缺锌三联症，但完整的三联症只出现在 20% 的患者中。皮肤念珠菌和金葡菌重叠感染是非常常见的。患者通常易怒，睡眠差；患有慢性锌缺乏症的儿童可能会出现生长迟缓和（或）性腺功能减退。如果不治疗，可能会导致死亡。

缺锌可能是获得性或先天性的常染色体隐性遗传病，被称为肠病性肢端皮炎（acrodermatitis enteropathica, AE）。后者是由于编码在肠和肾中表达的锌转运蛋白 SLC39A4 基因突变引起。临床表现通常出现在断奶后 1 ~ 2 周内，或如果用奶瓶喂养，则在 4 ~ 10 周的年龄。然而，有报道在母乳中锌含量很低导致母乳喂养的婴儿缺乏锌。值得注意的是，患有囊性纤维化的婴

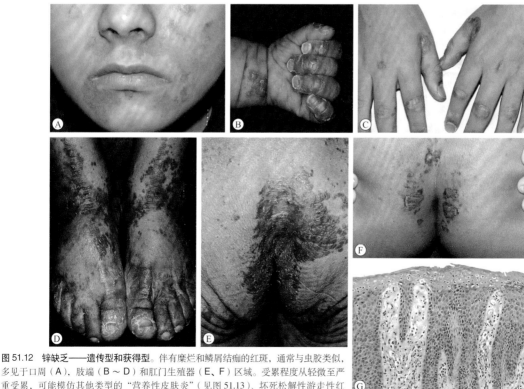

图 51.12　锌缺乏——遗传型和获得型。 伴有糜烂和鳞屑结痂的红斑，通常与虫胶类似，多见于口周（A），肢端（B ~ D）和肛门生殖器（E、F）区域。受累程度从轻微至严重受累，可能模仿其他类型的"营养性皮肤炎"（见图 51.13）、坏死松解性游走性红斑以及更常见的疾病，如脂溢性皮炎和银屑病。浅表糜烂是表皮上部坏死的表现（G）（A、C、F，Courtesy，Julie V Schaffer，MD；G，Courtesy，Lorenzo Cerrroni，MD.）

儿和儿童也会出现锌缺乏（图51.13）。有难治性脂溢性皮炎或肛门-生殖器皮炎的患者，应考虑是否存在锌缺乏。

发展为获得性锌缺乏有几个危险因素，包括酒精中毒、神经性厌食症、富含矿物质结合植酸盐的饮食（中东饮食）和纯素食饮食。值得注意的是，纯

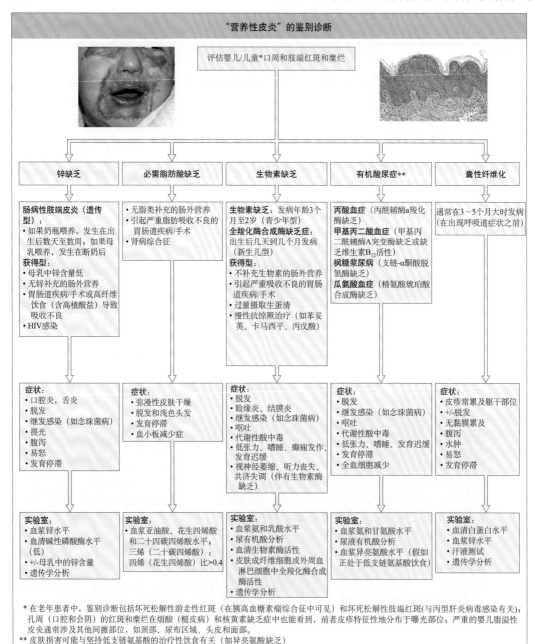

"营养性皮炎"的鉴别诊断

评估婴儿/儿童*口周和肢端红斑和糜烂

锌缺乏	必需脂肪酸缺乏	生物素缺乏	有机酸尿症**	囊性纤维化
肠病性肢端皮炎（遗传型）： • 如果奶瓶喂养，发生在出生后数天至数周间；如果母乳喂养，发生在断奶后 **获得型：** • 母乳中锌含量低 • 无锌补充的肠外营养 • 胃肠道疾病/手术或高纤维饮食（含高植酸盐）导致吸收不良 • HIV感染	• 无脂类补充的肠外营养 • 引起严重脂肪吸收不良的胃肠道疾病/手术 • 肾病综合征	**生物素缺乏：**发病年龄3个月至2岁（青少年型） **全羧化酶合成酶缺乏症：**出生后几天到几个月内发病（新生儿型） **获得型：** • 不补充生物素的肠外营养 • 引起严重吸收不良的胃肠道疾病/手术 • 过量摄取生蛋清 • 慢性抗惊厥治疗（如苯妥英、卡马西平、丙戊酸）	**丙酸血症（丙酰辅酶a羧化酶缺乏）** **甲基丙二酸血症（甲基丙二酰辅酶A突变酶缺乏或缺乏维生素B₁₂活性）** **枫糖浆尿病（支链-α酮酸脱氢酶缺乏）** **瓜氨酸血症（精氨酸琥珀酸合成酶缺乏）**	通常在3~5个月大时发病（在出现呼吸道症状之前）
症状： □口腔炎，舌炎 • 脱发 • 继发感染（如念珠菌病） • 畏光 • 腹泻 • 易怒 • 发育停滞	**症状：** • 弥漫性皮肤干燥 • 脱发和浅色头发 • 发育停滞 • 血小板减少症	**症状：** • 脱发 • 睑缘炎、结膜炎 • 继发感染（如念珠菌病） • 呕吐 • 代谢性酸中毒 • 低张力、嗜睡、癫痫发作、发育迟缓 • 视神经萎缩、听力丧失、共济失调（伴有生物素酶缺乏）	**症状：** • 脱发 • 继发感染（如念珠菌病） • 呕吐 • 代谢性酸中毒 • 低张力、嗜睡、发育迟缓 • 发育停滞 • 全血细胞减少	**症状：** • 皮疹常累及躯干部位 • +/-脱发 • 无黏膜受及 • 腹泻 • 水肿 • 易怒 • 发育停滞
实验室： • 血浆锌水平 • 血清碱性磷酸酶水平（低） • +/-母乳中的锌含量 • 遗传学分析	**实验室：** • 血浆亚油酸、花生四烯酸和二十四碳四烯酸水平；三烯（二十碳三烯酸）：四烯（花生四烯酸）比>0.4	**实验室：** • 血浆氨和乳酸水平 • 尿有机酸分析 • 血清生物素酶活性 • 皮肤成纤维细胞或外周血淋巴细胞中全羧化酶合成酶活性 • 遗传学分析	**实验室：** • 血浆氨和甘氨酸水平 • 尿液有机酸分析 • 血浆异亮氨酸水平（假如正处于低支链氨基酸饮食）	**实验室：** • 血清白蛋白水平 • 血浆锌水平 • 汗液测试 • 遗传学分析

* 在老年患者中，鉴别诊断包括坏死松解性游走性红斑（在胰高血糖素瘤综合征中可见）和坏死松解性肢端红斑（与丙型肝炎病毒感染有关）；孔周（口腔和会阴）的红斑和糜烂在烟酸（糙皮病）和核黄素缺乏症中也能看到，前者皮疹特征性地分布于曝光部位；严重的婴儿脂溢性皮炎通常涉及其他间擦部位，如颈部、尿布区域、头皮和面部。
** 皮肤损害可能与坚持低支链氨基酸的治疗性饮食有关（如异亮氨酸缺乏）

图51.13 "营养性皮炎"的鉴别诊断（除外源性蛋白质-能量营养不良）（Courtesy，Julie V Schaffer，MD. Photomicrograph，Courtesy，Luis Requena，MD. ）

素食饮食也会导致低水平的长链 n-3（omega-3）脂肪酸、钙、维生素 D 和维生素 B_{12}[23]。此外，肠吸收不良通常会导致多种元素缺乏，包括锌。再者，锌缺乏与妊娠、HIV 感染、慢性肾衰竭和药物（如青霉胺）有关。

表皮坏死的组织学表现（见下文）加上低血清碱性磷酸酶（一种锌依赖酶）和锌的水平提示锌缺乏；锌正常值参考范围是 70 ～ 150 μg/dl（10.7 ～ 22.9 μmol/L）。

皮肤和系统性表现对硫酸锌或葡萄糖酸锌有显著反应（获得型为每日 1 ～ 2 mg/kg，AE 为每日 3 mg/kg）。市售 220 mg 硫酸锌片含 50 mg 锌元素。长期吸收不良综合征和 AE 患者需终生补充锌，并定期进行血清锌测定。最后，在一些坏死性肢端红斑的患者中，曾出现过低锌血症的现象，每天两次口服硫酸锌 220 mg 后皮损消退。

铜

铜是一种必需的微量元素，为许多酶的功能所需，如酪氨酸酶、赖氨酸氧化酶。在血液中，90% 的铜与血浆铜蓝蛋白结合，剩下的与其他血浆蛋白结合，主要是白蛋白。获得性铜缺乏较罕见，但有报道，接受含铜低的母乳喂养的婴儿、蛋白-能量营养不良以及锌摄入过多均会发生获得性铜缺乏。症状包括贫血、神经症状、营养不良和生长迟缓。皮肤的表现仅限于一些罕见报道皮肤和头发的色素减退。

Menkes 病又称扭结性毛发病，是一种 X 连锁隐性遗传疾病，其特征为铜吸收不良，血液、肝和毛发中铜含量低。患病婴儿可能会外观正常或发育正常直到 2 ～ 3 个月大时才逐渐出现发育不良、嗜睡、低体温和低张力。除了癫痫发作和发育迟缓，患者还可能出现贫血和骨异常（类似于坏血病）。动脉造影显示动脉的弯曲和延长，这是弹性蛋白未成熟的表现[24]。包括细胞色素 C 氧化酶（在大脑中），赖氨酸氧化酶（在结缔组织和血管中）和抗坏血酸氧化酶（在骨骼中）在内的几种酶活性降低可能导致了相关临床表现。

扁胖的脸颊、丘比特的上唇弓和水平的眉毛组成了 Menkes 病的典型面相[25]。然而一个更明显和特征性的表现是脱发伴毛干异常。头发有 180 度扭转（扭曲发），节段轴变窄（念珠状发）和刷状肿胀的毛干（结节性脆发症）。头发颜色浅、稀疏（图 51.14），易碎，卷曲。由于酪氨酸酶（一种铜依赖性酶）活性降低，患者也可能有弥漫性皮肤色素减退。此外，作为

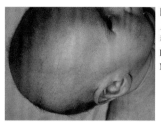

图 51.14 Menkes 病。患儿有典型的苍白皮肤和稀疏的卷发（Courtesy, Ramón Ruiz-Maldonado, MD.）

女性肯定携带者因为莱昂作用可能沿 Blaschko 线有旋涡状色素减退斑或扭曲发。

临床特点，低血清铜和铜蓝蛋白水平，显微镜下毛干表现可确定诊断。Menkes 病患儿预后较差，预期寿命 3 ～ 5 年，病情逐渐进展导致死亡。在大多数患者中，用铜组氨酸治疗是不成功的，但那些因为突变导致铜减少，而不是缺乏，铜转运可能对早期干预反应良好。编码铜转运 ATP 酶的 ATP7A 基因突变，可导致 Menkes 病（以及枕角综合征，见第 97 章）；因此产前诊断是可能的。

铜中毒可以是后天获得的也可以是先天性的。获得性铜中毒通常是由于摄入过量的铜（如在腐蚀的铜锅中煮沸的牛奶），导致胃肠道症状及偶尔（易感个体）儿童肝硬化。先天性的铜中毒称之为 Wilson 病，是一种常染色体隐性遗传病，其特征是内脏器官，特别是肝、角膜和大脑中积累了大量的铜。患者存在 ATP7B 基因突变，该基因也编码铜转运 P 型 ATP 酶。该蛋白的功能障碍导致铜的肝内转运和胆道排泄功能受损[25]。

由于每天的铜摄入量超过身体的需求，因此排泄过量铜的有效方法至关重要。排泄铜由 ATP7B 完成，它介导铜分泌入血浆（与合成的铜蓝蛋白结合）及铜分泌入胆汁。当 ATP7B 功能障碍时，组织中过量的铜会引起自由基反应和脂质过氧化。由此引起的肝损害可导致脂肪变性、炎症、肝硬化，最后导致肝衰竭[26]。

Wilsom 病的诊断通过检测低血清血浆铜蓝蛋白、增加的尿铜排泄、增加的肝铜含量和（或）基因检测来确定。Wilsom 病的临床特征是肝肿大、肝硬化、Kayser-Fleisher 角膜环和神经症状（构音障碍、运动障碍、共济失调和帕金森样锥体外系症状）。

整合剂青霉胺和曲恩汀可促进铜的排泄，被批准用于治疗 Wilson 病。口服醋酸锌可用于前期症状患者或维持治疗，因为它可以通过在肠细胞内诱导与铜结合的金属硫蛋白，阻止浆膜转移，从而阻断肠道吸收。

硒

硒，以硒半胱氨酸的形式存在，是多种酶的重要组成成分，包括那些参与甲状腺激素代谢和保护免受氧化损伤的酶（如谷胱甘肽过氧化酶）。硒缺乏通常因为肌肉退化而导致心肌病、肌肉疼痛和乏力；也可能有甲状腺功能减退的体征和症状。皮肤症状包括皮肤和头发的色素减退（被认为是早期症状）、白甲病和干燥症，所有这些症状对硒的替代治疗均反应良好[27]。此外，还有一例报道累及脸颊、臀部、大腿、腘窝的红斑鳞屑性丘疹和斑块以及尿布区域的糜烂[28]。硒缺乏时通常会出现血清肌酸肌酶和转氨酶水平升高。

据报道，在完全接受肠外营养的患者和生活在土壤硒含量较低地区的患者中存在硒缺乏现象[29]。血清中硒和谷氨酰胺过氧化物酶活性低表明硒缺乏。硒缺乏患者推荐的替代剂量为 $100 \sim 200\ \mu g/d$，成人推荐的膳食允许剂量为 $55\ \mu g/d$，婴儿推荐的膳食允许剂量为 $15\ \mu g/d$。

尽管存在争议，由于硒对心血管有益和具有抗癌作用，所以可能会发生硒过度补充[30]。如果服用补充剂，每天不应超过 $200\ \mu g$。摄取过量的硒会引起人体硒中毒，导致周围神经病变、皮炎、脱发、指甲异常、恶心呕吐以及大蒜味的呼吸。在皮肤腐蚀或溃烂中大面积使用硫化硒香波可能会引起过度吸收，从而导致食欲减退和颤抖。

神经性厌食症和神经性贪食症

神经性厌食症和神经性贪食症是由于饥饿、过度运动、自我诱导的呕吐和（或）滥用药物（如泻药、利尿剂）引起的饮食紊乱。两者都可能导致原发性和继发性营养缺乏。神经性厌食症是一种持续的不愿或无力维持足够的体重，而暴食症患者通常暴饮暴食后快速地清除。这些疾病最常见于少女和年轻成年妇女，但男女性和各年龄阶段均可患病。皮肤症状，无论是真实的还是感知到的，在这些患者中都很常见，尤其是女性，有报道称，与对照组比较，她们对自己皮肤外观更不满意[31]。

与神经性厌食症和贪食症相关的饮食变化和饥饿可能导致休止期脱发、长羊毛样毛发、干燥、全身瘙痒、胡萝卜素黄皮病（见图 51.10）和过度色素沉着。此外，患者可发展为手足发绀、冻疮和网状青斑。可能存在特异性的营养缺乏的症状（如糙皮病、坏血病），伤口愈合不良、脂溢性皮炎和水肿[32]。诊断的其他线索包括瘀点、指间三联症、甲状旁腺异常，特别是异常的指关节或手指伸侧的胼胝或瘢痕（Russell征），这是由于长时间的反复自我诱导呕吐造成的。暴食症患者还可能有唾液腺肿大和牙釉质腐蚀。由于常发生严重的营养不良，因此必须提供精神和营养方面的支持。

肥胖

肥胖，无论是后天的还是遗传的，被定义为体重指数（BMI；kg/m^2）大于等于30；已发现遗传性肥胖与高水平的脂肪因子瘦素有关[33]。遗传性疾病如Prader-Willi、Bardet-Biedl、Alström 和 Wilson-Turner综合征等与儿童期发生的肥胖症有关。此外，库欣病、库欣综合征和胰岛素抵抗等内分泌紊乱也可出现肥胖。

在工业化国家，后天肥胖流行于成人和儿童中。尽管这是矛盾的，但这是一种功能性的营养不良，因摄入高热量、低营养的食物造成。肥胖是一种系统性疾病，已证实其可增加高血压病、高血糖、高脂血症、代谢综合征（见表 53.5）、动脉粥样硬化性心血管疾病和过早死亡的发生。皮肤表现为非特异性的，但是存在一些比较常见的表现，如黑棘皮病，与胰岛素抵抗有关（图 51.15）[34]。

减肥手术和胃肠道吸收不良

获得性肥胖症的增加导致了减肥手术的数量和类型的增加。由于会导致胃肠吸收功能的改变，减肥手术后的患者有发生营养不良的风险。比较常见的两种手术是腹腔镜可调节胃束带术和 Roux-en-Y 胃绕道手术。前者由于正常的吸收表面保持完整，这些患者发生营养缺乏情况很罕见。而 Roux-en-Y 胃旁路手术减小了胃的尺寸，胃内因子、胃泌素、盐酸和胃蛋白酶原水平降低，从而导致蛋白质消化减少。Roux-en-Y 术式还减少了通常有助于释放维生素和矿物质的食物的物理研磨。可以观察到这些患者异常低水平的微量元素，如铁、锌、铜和维生素 A、E、B_9（叶酸）和维生素 B_{12}。需对这些患者进行长期监测，因为可能需要数月或者数年的时间体征和症状才会出现[35, 42]。

与胃肠吸收不良相关的疾病中如克罗恩病，至少有50%的患者可能存在维生素 C、铜、烟酸和锌的血浆浓度降低[36]。

病理学

通常多种营养缺乏一起发生；因此其导致的病理

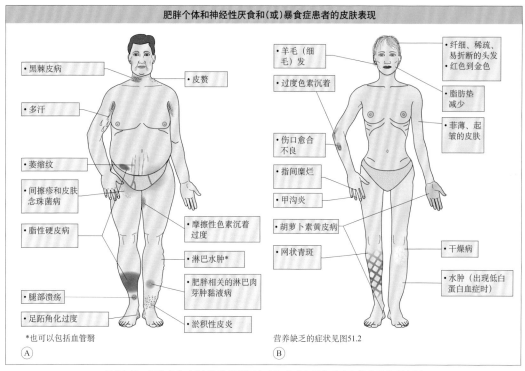

图 51.15　肥胖个体（A）和神经性厌食症和（或）暴食症患者的皮肤表现（B）

变化往往多种多样。虽然营养疾病的生物化学研究比组织学研究更深入，但仍然存在一些有价值的组织学线索，包括表皮上 1/3 坏死（见图 51.12G）。有报道这种特征性的反应模式见于糙皮病、肠病性肢端皮炎、获得性锌缺乏症和坏死松解性游走性红斑。在早期阶段，表皮上半部分苍白和气球样变，之后发展为棘层增厚伴融合性角化过度和表皮上部退行性改变。晚期阶段表皮上部苍白现象通常消失[37]。在蛋白质-能量营养不良中可见到表皮萎缩和角化过度等非特异性的组织学表现。

头发是一个研究生长和分化的非常好的模型。在一些患者中，对毛母质和毛干的组织学研究可为中重度蛋白质-能量营养不良提供诊断依据。

鉴别诊断

营养性疾病很少是由一种单一营养素或维生素缺乏引起。因此在轻度到中度缺乏时，临床表现往往是非特异性的和轻微的。几种特殊缺乏症有特征性皮肤黏膜和系统表现，所以很容易被有经验的临床医生诊断出来。大部分可疑的缺乏症通过实验室检测容易确诊（见表 51.2），且对补充缺乏的营养素、微量元素和（或）维生素反应良好。

治疗

营养性疾病的治疗必须根据个人的情况具体治疗，同时应考虑到发生多种宏量和微量营养素缺乏的可能。每种营养性疾病的治疗都在此章节的对应部分进行了回顾，但是患者往往需要多学科联合管理。

（罗帅寒天　罗双艳译　李亚萍校　陆前进审）

参考文献

1. World Health Organization. Nutrition for health and development: progress and prospects on the eve of the 21st century [progress report June 1999]. Geneva: World Health Organization; 1999. p. 122.
2. Gehrer S, Kern B, Peters T, et al. Fewer nutritional deficiencies after laparoscopic sleeve gastrectomy (LSG) than after laparoscopic Roux-Y-gastric bypass (LRYGB) – a prospective trial. Obes Surg 2010;20:447–53.
3. Mwangome MK, Berkley JA. The reliability of weight-for-length/height Z scores in children. Matern Child Nutr 2014;10:474–80.
4. Mason J. Vitamins, trace minerals and other micronutrients. In: Goldman L, Schafer AI, editors. Cecil Textbook of Medicine. 24th ed. Philadelphia: Saunders; 2012. p. e225.1–10.
5. Lucky A, Powell J. Cutaneous manifestations of endocrine, metabolic and nutritional disorders. In: Schachner L, Hansen R, editors. Textbook of Pediatric Dermatology. 3rd ed. London: Elsevier; 2004. p. 935–41.
6. Russel R, Suter P. Vitamin and trace mineral deficiency and excess. In: Longo DL, Fauci AS, Kasper DL, et al., editors. Harrison's Principles of Internal Medicine. 18th ed. New York: McGraw-Hill; 2012. p. 1560–77.
7. Nieves D, Goldsmith L. Cutaneous changes in nutritional disease. In: Freedberg I, Eisen A, Wolff F, editors. Fitzpatrick's Dermatology in General Medicine. 6th ed. New York: McGraw-Hill; 2003. p. 1399–412.
8. Chawla J, Kvarnberg D. Handbook of Clinical Neurology: Neurologic Aspects of Systemic Disease, Part II. Amsterdam: Elsevier; 2014.
9. Otten JJ, Hellwig JP, Meyers LD. Dietary Reference Intakes: The Essential Guide to Nutrient Requirements. Washington, DC: The National Academies Press; 2006.
10. Klein S. Protein energy malnutrition. In: Goldman L, Schafer AI, editors. Cecil Textbook of Medicine. 24th ed. Philadelphia: Saunders; 2012. p. 1388–91.
11. Lin C, Boslaugh S, Ciliberto H, et al. A prospective assessment of food and nutrient intake in a population of Malawian children at risk for kwashiorkor. J Pediatr Gastroenterol Nutr 2007;44:487–93.
12. Jahoor F, Badaloo A, Reid M, Forrester T. Protein metabolism in severe childhood malnutrition. Ann Trop Paediatr 2008;28:87–101.
12a. Smith MI, Yatsunenko T, Manary MJ, et al. Gut microbiomes of Malawian twin pairs discordant for kwashiorkor. Science 2013;339:548–54.
12b. Dinh DM, Ramadass B, Kattula D, et al. Longitudinal analysis of the intestinal microbiota in persistently stunted young children in south India. PLoS ONE 2016;11:e0155405.
13. Whelan J, Fritsche K. Linoleic acid. Adv Nutr 2013;4:311–12.
14. Miller J, Gallo R. Vitamin D and innate immunity. Dermatol Ther 2010;23:13–22.
15. Omenn G, Goodman G, Thornquist M, et al. Risk factors for lung cancer and for intervention effects in CARET, the Beta-Carotene and Retinol Efficacy Trial. J Natl Cancer Inst 1996;21:1550–9.
16. Weinstock M, Bingham F, Lew R, et al. Topical tretinoin therapy and all-cause mortality. Arch Dermatol 2009;145:18–24.
17. Holick M. Vitamin D deficiency. N Engl J Med 2007;357:266–81.
18. Holick M, Garabedian M, Vitamin D. photobiology, metabolism, mechanism of action, and clinical applications. In: Favus MF, editor. Primer on the Metabolic Bone Diseases and Disorders of Mineral Metabolism. 6th ed. Washington, DC: American Society for Bone and Mineral Research; 2006. p. 129–37.
19. Lehmann B, Meurer M. Vitamin D metabolism. Dermatol Ther 2010;23:2–12.
19a. De-Regil LM, Palacios C, Lombardo LK, Peña-Rosas JP. Vitamin D supplementation for women during pregnancy. Cochrane Database Syst Rev 2016;(1):CD008873.
20. Wolpowitz D, Gilchrest B. The vitamin D questions: how much do you need and how should you get it? J Am Acad Dermatol 2006;54:301–17.
21. Schwartz J, Marsh R, Draelos Z. Zinc and skin health: overview of physiology and pharmacology. Dermatol Surg 2005;31:837–47.
22. Rostan E, DeBuys H, Madey D, Pinnell S. Evidence supporting zinc as an important antioxidant for skin. Int J Dermatol 2002;41:606–11.
23. Craig W. Health effects of vegan diets. Am J Clin Nutr 2009;89:1627S–33S.
24. Oakes B, Danks D, Campbell D. Human copper deficiency: ultrastructural studies of the aorta and skin in a child with Menkes' syndrome. Exp Mol Pathol 1976;25:82–98.
25. Spitz J. Genodermatoses. 2nd ed. New York: Lippincott Williams & Wilkins; 2005. p. 274–327.
26. Ferenci P. Pathophysiology and clinical features of Wilson disease. Metab Brain Dis 2004;19:229–39.
27. Vinton NE, Dahlstrom KA, Strobel CT, Ament ME. Macrocytosis and pseudoalbinism: manifestations of selenium deficiency. J Pediatr 1987;111:711–17.
28. Kanekura T, Yotsumoto S, Maeno N, et al. Selenium deficiency: report of a case. Clin Exp Dermatol 2005;30:346–8.
29. Prendiville JS, Manfredi LN. Skin signs of nutritional disorders. Semin Dermatol 1992;11:88–97.
30. Beckett G, Arthur J. Selenium and endocrine systems. J Endocrinol 2005;184:455–65.
31. Gupta M, Gupta A. Dissatisfaction with skin appearance among patients with eating disorders and non-clinical controls. Br J Dermatol 2001;145:110–13.
32. Glorio R, Allevato M, De Pablo A. Prevalence of cutaneous manifestations in 200 patients with eating disorders. Int J Dermatol 2000;39:348–53.
33. Maffei M, Halaas J, Ravussin E, et al. Leptin levels in human and rodent: measurement of plasma leptin and OB RNA in obese and weight-reduced subjects. Nat Med 1995;1:1155–61.
34. Garcia-Hidalgo L, Orozco-Topete R, Gonzalez-Barranco J, et al. Dermatoses in 156 obese adults. Obes Res 1999;7:299–302.
35. Von Drygalski A, Andris D. Anemia after bariatric surgery: more than just iron deficiency. Nutr Clin Pract 2009;24:217–26.
36. Filippi J, Al-Jaouni R, Wiroth J, et al. Nutritional deficiencies in patients with Crohn's disease in remission. Inflamm Bowel Dis 2006;12:185–91.
37. Caputo R, Ackerman A, Sison-Torre E. Pediatric Dermatology and Dermatopathology: A Text and Atlas. New York: Lea & Febiger; 1999. p. 65–80.
38. McLaren D. Skin in protein energy malnutrition. Arch Dermatol 1987;123:1674–6.
39. Prottey C. Essential fatty acid and the skin. Br J Dermatol 1976;94:579–85.
40. Abushufa R, Reed P, Weinkove C, et al. Essential fatty acid status in patients on long term home parental nutrition. JEPN J Parenter Enteral Nutr 1995;19:286–90.
41. Suskind S. Nutritional deficiencies during normal growth. Pediatr Clin North Am 2009;56:1035–53.
42. Kumar M. Neurologic presentations of nutritional deficiencies. Neurol Clin 2010;28:107–70.
43. Graells J, Ojeda R, Muniesa C, et al. Glossitis with linear lesions: an early sign of vitamin B12 deficiency. J Am Acad Dermatol 2009;60:498–500.
44. Masterjohn C. On the Trail of the Elusive X-Factor: A Sixty-Two-Year-Old Mystery Finally Solved. Washington, DC: The Weston A Price Foundation; 2008.

第52章 移植物抗宿主病

Edward W. Cowen

要点

- 目前，在全球范围内每年开展超过 25 000 例异基因造血干细胞移植（hematopoietic stem cell transplant, HSCT）。
- 使用非亲缘供体、非清髓预处理方案和供者淋巴细胞输注治疗的趋势正在影响移植物抗宿主病（graft-versus-host-disease, GVHD）的发生率和临床表现。
- 急性 GVHD（acute GVHD, aGVHD）是异基因 HSCT 的主要并发症；虽然急性 GVHD 患者严重的皮肤受累并不常见，但死亡率很高。
- 慢性皮肤 GVHD 皮损具有多形性，其表现与扁平苔藓、硬化性苔藓、硬斑病和嗜酸性粒细胞性筋膜炎相似。
- 慢性皮肤 GVHD 难以治疗，积极治疗的同时需谨惕慢性免疫抑制并发症的发生。

引言

GVHD 是一种多器官受累的疾病，最常见的原因是外源性造血干细胞通过异基因 HSCT 转移到宿主体中。GVHD 也可能通过母婴传播发生在输入未经照射的血液制品后或者实体器官移植中。尽管 HSCT 用于治疗一系列的疾病（表 52.1）已有数十年的经验，GVHD 仍然是一个治疗难题，并且是构成患者与非原疾病复发相关的发病率和死亡率的重要原因。aGVHD 通常以爆发的形式发生，需要及时诊断和治疗。慢性 GVHD（chronic GVHD, cGVHD）的处理仍然具有挑战性，尤其是对于一线治疗难以治愈的患者。

历史

1968 年成功完成了第一例异基因骨髓移植。组织相容性抗原检测的后续进展提高了安全性，而骨髓供体登记的建立每年使数千名无法获得合适供体的患者得以完成 HSCT。然而，与匹配的血缘供体相比，使用相合无血缘供体（matched unrelated donor, MUD）

移植物更有可能导致次要人白细胞抗原（human leukocyte antigen, HLA）基因座的错配，这可能是 cGVHD 发病率上升的部分原因。近年来，使用脐带血和低强度的预处理方案导致移植数量的进一步增加。前者增加了没有血缘或无血缘匹配供体的潜在供体数量，而后者允许不能耐受清髓方案的患者接受 HSCT。

流行病学

目前，全球每年开展异基因 HSCTs 25 000 多例。尽管一系列供者和受者的因素（例如年龄较大，移植物中 T 细胞充盈）最终影响 GVHD 发病率，但 GVHD 发生最重要的预测因子仍然是供者和受者之间的 HLA 相容性。大约 40% 的 HLA 匹配的 HSCT 受者和 60% ~ 70% 的 HLA 不匹配的 HSCT 受者会发生 GVHD。

脐带血和外周血越来越多地替代骨髓作为干细胞来源。脐带血移植可降低 GVHD 的发病率，但植入率较低。另外，由于脐带血中干细胞数量有限，一个成年受者的成功移植通常需要两个单位的脐带血。在许

表 52.1 异基因 HSCT 的主要适应证

白血病（例如急性髓性，急性淋巴细胞性＞慢性粒细胞性，慢性淋巴细胞性）

淋巴瘤（例如非霍奇金）

骨髓衰竭（例如再生障碍性贫血，先天性角化不良，Fanconi 贫血）

高风险的骨髓增生异常

免疫缺陷［例如严重联合免疫缺陷，Griscelli 综合征（2 型），Chédiak-Higashi 综合征，Wiskott-Aldrich 综合征，共济失调-毛细血管扩张症，慢性肉芽肿病，DiGeorge 综合征，家族性噬血细胞性淋巴组织细胞增多症，GATA2 缺乏症，DOCK8 免疫缺陷综合征］

其他骨髓增生性疾病（例如骨髓纤维化，原发性血小板增多症，真性红细胞增多症）

其他血液系统疾病（如浆细胞恶液质包括骨髓瘤，嗜酸性粒细胞增多症，阵发性睡眠性血红蛋白尿，镰状细胞病，地中海贫血）

代谢紊乱（例如岩藻糖症，戈谢病，黏多糖病）

自身免疫性疾病（例如 ALPS，IPEX 综合征）

其他［例如先天性红细胞生成性卟啉病（Günther 病），组织细胞病］

ALPS，自身免疫性淋巴增生综合征；IPEX，免疫紊乱，多内分泌腺病，X 连锁

多专业的移植中心，外周血已成为干细胞的优选来源。在外周血 HSCT 中，用集落刺激因子（例如非格司亭）处理供者，动员供者干细胞从骨髓进入外周循环。然后通过单采血液成分收集细胞，加工并输注到受者体内。与骨髓 HSCT 相比，外周血 HSCT 能更快植入；然而，cGVHD 的风险会增加[1]。

HSCT 的其他几个趋势正在影响 GVHD 的自然病程。移植前去除供体 T 细胞（"T 细胞耗竭"）优于离体移植物处理（例如细胞分离）或受者的体内治疗（例如抗胸腺细胞免疫球蛋白，阿仑珠单抗），显著降低了 GVHD 的风险，但这由于降低了供体 T 细胞移植物抗肿瘤（graft-versus-tumor，GVT）效应可导致肿瘤复发率增加。对 GVT 效应（而非预处理化疗）在癌症缓解中关键作用的认识也导致非清髓性和低强度预处理方案增多。尽管使用较低剂量的化疗和（或）辐射，但亦能达到免疫衰竭从而进行移植。这最大限度地减少了与治疗相关的毒性（例如黏膜炎），并允许老年患者和合并症患者进行 HSCT。虽然这些方案似乎降低了 aGVHD 的风险，但他们也可能会延迟"经典"aGVHD 表现的出现。使用全身照射进行预处理（替代化疗或与化疗结合）也可能增加 cGVHD 后期皮肤纤维化的风险[2]。最后，在 HSCT 后给予受者供体淋巴细胞输注（donor lymphocyte infusion，DLI），增加了 GVT 效应，改变了传统的"急性"和"慢性"GVHD 疾病的时间。例如，甚至在预处理后 100 天的时间，DLI 亦可诱发经典的 aGVHD 出现。

皮肤是 aGVHD 和 cGVHD 最常受累的器官。大约 80%aGVHD 患者在就诊时有皮肤的受累[3]；然而，不同的 HSCT 方案其 aGVHD 患病率明显不同，并且皮肤硬化和非硬化特征的鉴别常少有报道，使特异性表现的评估变得困难。在 cGVHD 背景下，非硬化性皮肤病通常比硬化性皮肤病更早出现。然而，aGVHD 和 cGVHD "苔藓样"皮肤受累都不是后期发展为硬化性皮肤病的必要条件。在一项 HLA 相同 HSCT 的 270 名患者连续随访调查中，53 例 cGVHD 患者中只有 7 例（13%）表现出硬化特征[4]。相反，在一项 206 名 NIH cGVHD 患者的横断面队列研究中，病情难以控制者不在少数，109 例（53%）患者有皮肤硬化表现[2]。

发病机制

aGVHD 的发病机制可归纳为三个阶段。首先，HSCT 预处理后继而损伤宿主组织，诱导宿主抗原提

呈细胞（antigen-presenting cell，APC）活化。其次，供体 T 细胞与活化的 APC 接触诱导增殖。最后，通过细胞毒 T 淋巴细胞，自然杀伤细胞和可溶性因子（TNF，IFN-γ，IL-1，NO）损伤靶组织（皮肤，肝，胃肠道）[5]。

相比之下，cGVHD 的机制仍不十分清楚，并且可建立的鼠模型仅表现人类疾病的选择性特征（例如硬化性皮肤受累，自身抗体）。异基因反应性 T 细胞再次被认为在其发病中起核心作用，但也逐渐认为有其他许多免疫介质参与发病。许多 cGVHD 表现类似于自身免疫性疾病，表明了 B 细胞在疾病过程中的作用。实际上，利妥昔单抗（抗 CD20 抗体）在一些患者中是有效的补救治疗。B 细胞活化 T 细胞识别次要组织相容性抗原，TNF 家族 B 细胞活化因子（B-cell activating factor of the TNF family，BAFF）是 B 细胞活化的标志物，与 cGVHD 相关。cGVHD 患者通常存在多种自身抗体，包括抗核抗体、抗 dsDNA 抗体和抗平滑肌抗体，但迄今为止，尚未证实它们与特定的疾病表现相关。在患有 cGVHD 的患者中观察到针对血小板源性生长因子受体（platelet-derived growth factor receptor，PDGFR）的活化抗体，表明针对该受体具有靶向性及促纤维化途径的药物诸如甲磺酸伊马替尼可改善 cGVHD[6]。然而，这些抗体的功能意义仍然不确定[7]。

"早期"和"晚期"cGVHD 之间的免疫学差异可作为对 cGVHD 表型变化的重要依据。早发性 cGVHD（3～9 个月），与 IFN-γ$_1$ 增殖的调节性 T 细胞和 T 细胞因子受体（IL-2Rα）相关。相比之下，迟发性 cGVHD（> 9 个月）的特征是缺乏 Th2 转化，通过可溶性 BAFF 激活 B 细胞，诱导高度表达的 Toll 样受体 9（TLR9）的 B 细胞和自身抗体形成[8]。在慢性苔藓样 GVHD 中，伴有生成 IFN-γ 和 IL-17 的 T 细胞增加的 Th1/Th17 复合信号表明针对这些信号传导途径新的靶向药物可提供新的治疗途径[9-10]。来自 IL-17 依赖性硬皮病 cGVHD 模型的数据也表明，皮肤纤维化可能是由 TGF-β 通过皮肤内浸润的供体来源的巨噬细胞所驱动[11]。疾病程度的界定，特别是硬化性和非硬化性皮肤表现之间的区分对于新的治疗方法的验证将是有价值的。

临床特征

急性 GVHD

急性 GVHD 的皮肤表现为麻疹样皮损（图 52.1），

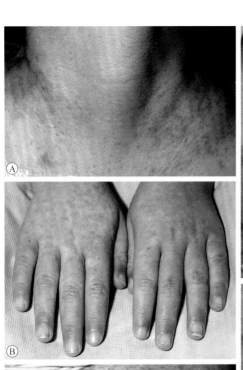

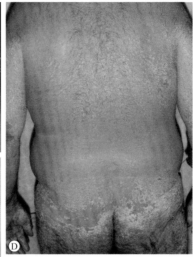

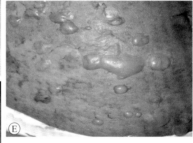

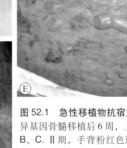

图 52.1 **急性移植物抗宿主病皮肤的临床表现**。A. Ⅰ 期，一名女性在异基因骨髓移植后 6 周，上胸部和颈部散在或密集分布粉红色小丘疹。B，C. Ⅱ 期，手背粉红色斑疹和丘疹在异基因骨髓移植后 4 周呈融合表现，并且在肝移植受体的腹部广泛分布紫红色斑疹和丘疹。D. Ⅲ 期，弥漫性红斑伴脱屑，尚无大疱形成。E. Ⅳ 期，在异基因骨髓移植后接受供体淋巴细胞输注（DLI）的患者泛发性大疱和表皮坏死；注意与中毒性表皮坏死松解症的相似之处（C，Courtesy，Julie V Schaffer，MD.）

首发于肢端区域（例如手背和足背，手掌，足掌，前臂，耳部）以及躯干上部。尽管进行了预防性免疫抑制治疗，但病变通常见于 HSCT 后的 4 ～ 6 周。瘙痒程度不等，可以观察到皮疹以毛囊为中心分布。患者可能因血小板减少使皮疹呈出血性外观。aGVHD 另外两个受累的主要器官系统是胃肠道（恶心，大容量腹泻，腹痛）和肝（转氨酶升高，胆汁淤积，胆红素升高）。与皮肤受累的体表面积一样，这些表现用于疾病严重程度的分期和分级（表 52.2）。第四阶段急性皮肤GVHD 表现包括伴有大疱形成的广泛受累，这可能导致类似于中毒性表皮坏死松解的表皮剥脱，并预示生存率非常低。

慢性 GVHD

与 aGVHD 相反，cGVHD 几乎可见于任何器官系统（图 52.2）。皮肤和黏膜受累极其常见，但在表现和严重程度方面有显著差异。其他常见的受累部位包括眼睛（干燥性角膜结膜炎，睑缘炎，角膜糜烂），唾液腺（干燥综合征）和肺部（闭塞性细支气管炎）；较少见食管（狭窄，网状增厚），肝和胰腺（外分泌功能不全）。

过去，aGVHD 和 cGVHD 的区分与 HSCT 后发病时间（不超过或 100 天以上）有关；然而，这是一种随意区分，改变 HSCT 方案即改变了经典的 aGVHD 和 cGVHD 初始的临床表现。例如，aGVHD

表 52.2　急性移植物抗宿主病（GVHD）的临床分期和组织学分级。总体而言，I 级 GVHD 代表 1 期或 2 期皮肤 GVHD，但没有肝或肠道受累，而 II～IV 级内部脏器受累

分期	皮肤	肝	消化道	分级	组织学
1	红斑和丘疹，< 25% BSA	胆红素 2～3 mg/dl	腹泻，500～1000 毫升/天，或持续恶心	I	基底细胞层灶性空泡变性
2	红斑和丘疹，占 25%～50% BSA	胆红素 3～6 mg/dl	腹泻，1000～1500 毫升/天	II	I 级加上表皮和（或）毛囊中的角质形成细胞坏死和真皮淋巴细胞浸润
3	红斑和丘疹（> 50% BSA）至泛发性红斑	胆红素 6～15 mg/dl	腹泻，> 1500 毫升/天	III	II 级加上基底细胞层裂隙和微水泡形成
4	泛发性红斑伴大疱形成	胆红素 > 15 mg/dl	严重腹痛，伴或不伴肠梗阻	IV	III 级加上表皮与真皮的大面积分离

BSA，体表面积

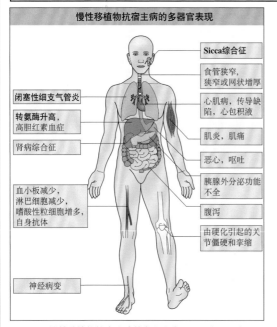

慢性移植物抗宿主病的多器官表现

Sicca 综合征

食管狭窄，狭窄或网状增厚

闭塞性细支气管炎

转氨酶升高，高胆红素血症

肾病综合征

心肌病，传导缺陷，心包积液

肌炎，肌痛

恶心，呕吐

血小板减少，淋巴细胞减少，嗜酸性粒细胞增多，自身抗体

胰腺外分泌功能不全

腹泻

由硬化引起的关节僵硬和挛缩

神经病变

图 52.2　慢性移植物抗宿主病的多器官表现。最常见的表现字体加粗

表 52.3　慢性移植物抗宿主病的诊断性皮肤黏膜表现（基于 NIH 共识标准）[12]。其他器官的受累表现见图 52.2

皮肤

扁平苔藓样（图 52.3A）

硬化苔藓样（图 52.3B）

硬斑病样（图 52.3C）

硬皮病样（图 52.3D）

筋膜炎（图 52.4）

皮肤异色症

口腔黏膜

角化斑块

扁平苔藓样（图 52.5B）

硬化导致的口腔张开受限

生殖道黏膜

扁平苔藓样（图 52.5A）

阴道瘢痕和（或）狭窄

和鳞屑性丘疹，其在一些患者类似于扁平苔藓（LP；图 52.3A）。病变最初通常累及手背和足背，前臂和躯干，但皮损可呈广泛分布。在过去，术语"苔藓样"作为广义术语使用，包括苔藓样表现以及其他所有非硬化 cGVHD 皮疹。鉴于对皮肤 cGVHD 临床表现的更多广泛认识以及需使用更精确的诊断术语，"苔藓样"应保留用于组织学描述而不是 GVHD 表型的命名。除 LP 样病变外，皮损还可发展为银屑病样斑块，毛发角化病样毛囊性红斑，亚急性皮肤型红斑狼疮样皮损或皮肤异色症（表 52.4）。cGVHD 表皮受累通常会遗留明显的色素沉着，非常缓慢地消退，历时数月。

　　与使用"苔藓样"命名相似，单一命名"硬皮样"cGVHD 不足以描述硬化皮肤和皮下组织的表现。硬化受累包括类似于"苔藓样"的使用，特定名

和 cGVHD 的特征可能同时发生（重叠 GVHD），或者急性特征可能首先出现在 100 天后（迟发性急性 GVHD）。NIH 共识提出了使用器官特异性标准对 cGVHD 进行分类[12]。表 52.3 提供了"诊断"标准，即足以对 cGVHD 进行临床诊断的皮肤表现。"特殊的"cGVHD 标准（例如丘疹鳞屑性皮损，秃发）需要活组织检查确诊并排除其他可能的病因，以便建立 cGVHD 诊断的标准。

　　cGVHD 表皮受累的最典型表现是网状紫红色丘疹

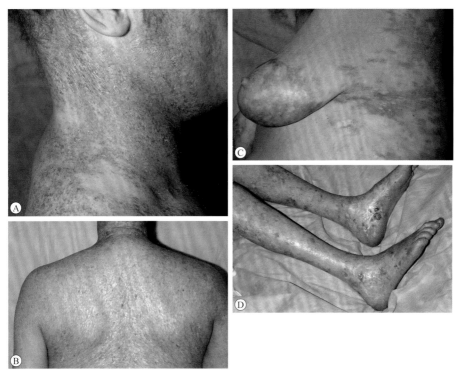

图 52.3 **慢性移植物抗宿主病皮肤的临床表现**。A. 扁平苔藓样：细小紫红色丘疹和鳞屑性斑块，与炎症后色素沉着混合存在。B. 硬化性苔藓样：中背部有多个灰白色薄层斑块，表面有明显细纹。C. 硬斑病样：从乳房延伸到外侧躯干的有光泽、色素沉着的、硬化性斑块。D. 硬皮病样：皮肤有光泽和紧绷，伴有色素沉着，脱发，多发性糜烂和溃疡；还存在血管瘤样结节和踝关节活动度显著受限

表 52.4　**慢性移植物抗宿主病（cGVHD）的其他皮肤表现**
这些临床发现被认为是非诊断性的，即在没有进一步检查或其他器官系统受累的证据的情况下，不足以建立慢性 GVHD 的诊断。见图 52.5C 和 52.6
皮肤病变
● 银屑病样，湿疹样 / 汗疱疹样，SCLE 样，玫瑰糠疹样
● 湿疹状裂纹，鱼鳞病样，毛发角化病样毛囊状红斑
● 色素减退，色素沉着，白癜风
● 血管瘤样结节
头发
● 新发脱发（瘢痕或非瘢痕），斑秃
● 须发早白
指甲
● 隆起，变薄，开裂，变性，甲剥离，背侧翼状胬肉，甲缺如
口腔黏膜
● 牙龈炎，黏膜炎，假膜，溃疡
● 口腔干燥*，黏膜萎缩，黏液囊肿
生殖道黏膜
● 裂隙，糜烂，溃疡，龟头炎，包茎
* 口腔干燥治疗方案见表 45.5
SCLE，亚急性皮肤红斑狼疮

称"硬皮样"cGVHD 不足以表现皮肤和皮下组织硬化范围。硬化受累包括表面硬化性苔藓样斑块，局限性或泛发性硬斑病样受累，以及类似嗜酸性筋膜炎合并关节挛缩的皮肤皮下紧缩[13]。类似硬化苔藓样的受累通常在上背部呈现灰白色有光泽纹理的斑块（图52.3B）；可能与毛囊堵塞相关。硬斑病样硬化区域可能发生在身体的任何部位，但经常位于之前皮肤损伤的部位（例如输液港放置部位）以及摩擦区域（例如腰带区）（图 52.3C）。与系统性硬化症相反，cGVHD很少与肢端硬化、紧绷面容或雷诺现象有关[13]。皮下组织和筋膜的深层纤维化可能表现为关节活动范围的潜在损失或非特异性肌肉疼痛和痉挛。覆盖在皮肤上的细微波纹深部触诊表现为坚硬的结节状质地（图52.4）。筋膜受累部位内的线性凹陷（凹槽标志）标明了血管结构或筋膜束的路径。长期纤维化可能导致皮肤溃疡，尤其是腿部和摩擦表面处，以及良性血管瘤状结节的增生处[14]（图 52.3D）。

　　黏膜表面经常受到 cGVHD 的影响（图 52.5）。口腔受累类似于扁平苔藓，在未附着黏膜、溃疡和牙龈

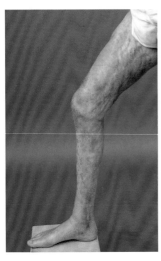

图 52.4 慢性皮肤移植物抗宿主病的嗜酸性筋膜炎样表现。皮下组织受累表现为皮肤的波纹外观和不规则的结节纹理。特别是在早期的水肿阶段，嗜酸性粒细胞增多的存在可能是诊断的线索之一

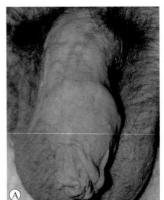

图 52.5 泌尿生殖系统参与慢性皮肤移植物抗宿主病。A,B. 扁平苔藓样：阴茎上扁平淡紫色丘疹，舌部多处溃疡，朱红色的唇部和舌背远端上面有白色花边状图案。C. 外阴严重糜烂，小阴唇几乎完全吸收，阴蒂包皮融合，阴道口也明显变窄（B，Courtesy，Jean L Bolognia，MD.）

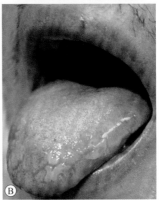

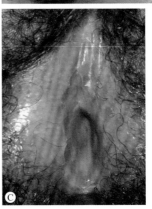

炎上有花边状白斑。经常看到黏液囊肿的发生。生殖器受累可能影响多达 50% 的女性患者，但未经特殊询问可能常被患者忽略[15]。灼热、瘙痒和性交困难的症状很常见。表现形式有：红斑、裂隙、阴唇吸收和融合。阴道瘢痕可能导致阴道腔短缩和狭窄，并导致月经期妇女阴道积血风险。男性生殖器受累较少见，但包括龟头包皮炎和扁平苔藓样病变，并且某些患者可能出现包茎。

cGVHD 的指甲改变范围从远端分裂的薄而脆的指甲，到背侧翼状胬肉和甲缺如（图 52.6A）。其他皮肤表现还包括面部粟粒疹、瘢痕性脱发、斑秃、血管瘤结节和白癜风样改变（图 52.6B、C）。

病理学

在组织学上，aGVHD 的特征是广泛的角质形成细胞坏死，基底层水肿变性和真皮上层的带状淋巴细胞浸润（图 52.7）；然而，在疾病初期进行皮肤活组织检查可能仅在毛囊部位发现 aGVHD 的细微组织学特征。此外，这些组织学特征与病毒疹和药疹重叠，在某些患者中难以确定诊断。由于死亡率与急性严重受累相关，如果临床上高度怀疑 aGVHD，特别是在并发胃肠道或肝受累的情况下，尽管存在模棱两可的组织学结果，仍可以考虑进行经验性治疗。

cGVHD 的组织学能反映不同类型的皮肤表现。表皮受累的 cGVHD 可能类似于 aGVHD，还具有表皮角化病和颗粒层增厚的其他特征。cGVHD 的硬化亚型可能同时具有表皮特征或仅表现出真皮、皮下组织和（或）筋膜的硬化（图 52.8）。皮下脂肪间隔增厚表明深层硬化，磁共振成像可能对识别筋膜受累有帮助。（图 52.9）。

鉴别诊断

aGVHD 的主要鉴别诊断是病毒疹或药疹和植入综

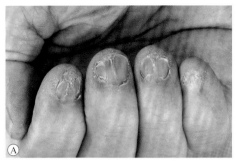

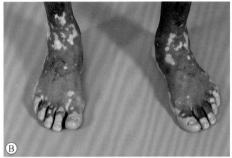

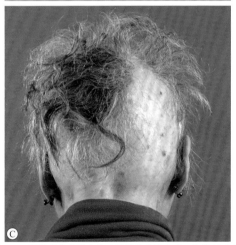

图 52.6 慢性移植物抗宿主病的其他皮肤表现。 A. 指甲变薄，裂隙和背侧翼状胬肉形成。B. 白癜风表现伴黑色素沉着；特别是指甲营养不良。C. 广泛硬化型 cGVHD 的瘢痕性秃发和白癜风表现

合征（engraftment syndrome）（表 52.5）。植入综合征是指在中性粒细胞植入时出现的非特异性红斑性皮疹、发热和肺水肿的一种知之甚少的现象；肺水肿与 B 型利钠肽（BNP）水平升高有关。当 HSCT 后的前 2～6 周有掌跖受累时，应考虑化疗后毒性红斑的可能性。由于其临床变异性，cGVHD 的鉴别诊断范围更广，包括扁平

苔藓样药疹，自身免疫结缔组织疾病（狼疮，皮肌炎，硬斑病，系统性硬皮病）和丘疹鳞屑性疾病。短暂的棘层松解性皮肤病[16]和伏立康唑相关的光敏性[17]被误诊为 cGVHD 的病例报道强调了在遇到非诊断性临床特征时活组织检查确诊的价值。

治疗

急性 GVHD

局限型皮肤 aGVHD（没有其他器官受累）最初可以用局部糖皮质激素治疗；但大多数患者需要系统使用糖皮质激素。一线治疗包括口服泼尼松或静脉注射甲泼尼龙（1 mg/kg，每日两次），后续预防 GVHD 疗法常加用一种系统性钙调磷酸酶抑制剂。其结果是约 50% 的患者病情得到控制。对糖皮质激素治疗无反应的患者具有高风险死亡率，常用的二线治疗有其他免疫抑制剂如吗替麦考酚酯和 TNF-α 拮抗剂。

慢性 GVHD

慢性 GVHD 的治疗仍然具有挑战性（或者主要的挑战仍然是慢性 GVHD 的治疗），因为目前没有发现某一种治疗被证实具有明显的优势。皮肤靶向治疗在皮肤 cGVHD 的特定患者中起重要的辅助作用。在选择局部和系统治疗方案时，除了皮肤病的严重程度外，还应考虑症状进展的速度。扁平苔藓样的皮疹或瘙痒的局部治疗，可外用中效至高效糖皮质激素制剂和钙调磷酸酶抑制剂（吡美莫司，他克莫司）。但是，局部用药受到体表受累面积百分比的限制。值得注意的是，如果应用他克莫司进行局部封包治疗，可能会导致同时系统性应用他克莫司的患者达到药物中毒水平[18]。PUVA、UVB、NB-UVB 和 UVA1 光学治疗在小范围内治疗中都显示出了一些益处，但仍需要对照试验数据的支持。在同时进行免疫抑制治疗的情况下，也必须权衡紫外线治疗的益处和可能增加皮肤恶性肿瘤的风险。

与 aGVHD 一样，cGVHD 的一线治疗也是系统性皮质类固醇治疗，但治疗的剂量和持续时间是高度可变的。大约 50% 的 cGVHD 患者对皮质类固醇治疗反应不佳，并且对于该部分患者，目前的标准补救治疗，包括羟氯喹、吗替麦考酚酯、甲磺酸伊马替尼[19]、利妥昔单抗[20]、鲁索利替尼[21]、阿维 A 和体外光疗均未被证明有明显效果。对于有眼部症状的患者，部位特异性治疗如特殊隐形眼镜（例如 Boston 巩膜片）等被证明非常有帮助。当关节活动范围因硬化缩小时，

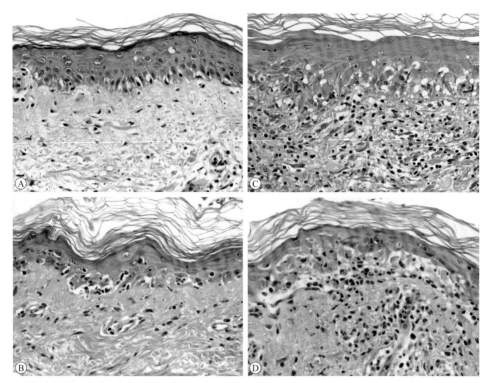

图 52.7 急性皮肤移植物抗宿主病的组织学分级。A. Ⅰ级：表皮基底层的局灶性液化空泡变性和稀疏的淋巴细胞浸润。B. Ⅱ级：角质形成细胞坏死，基底层空泡变性更明显。C. Ⅲ级：明显的空泡变性和淋巴细胞的苔藓样浸润导致角质形成细胞的凋亡和真皮-表皮连接界限模糊。D. Ⅳ级：表皮全层坏死，表皮与真皮分离。值得注意的是，Ⅰ期变化是非特异性的，在自身免疫性疾病（例如红斑狼疮）中也可观察到这种界面性皮炎的组织病理学模式（Courtesy，Lorenzo Cerroni，MD.）

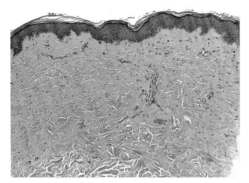

图 52.8 慢性皮肤移植物抗宿主病（硬斑病样）的组织学特征。真皮硬化，胶原束增厚。在硬斑病和系统性硬化症（硬皮病）中可以看到这些相同的组织学特征。色素失禁，在这种类型慢性 GVHD 中可以看到在真皮乳头层内有少量的噬黑素细胞（Courtesy，Lorenzo Cerroni，MD.）

建议物理治疗。

从长远来看，应强调防晒的重要性，因为患者通常使用一种或多种光敏剂，包括复方磺胺甲噁唑、左氧氟沙星和伏立康唑。此外，后者可增加患皮肤恶性肿瘤的风险。特别是那些有明显光损伤和（或）既往有皮肤癌病史的患者，应该接受有关应用免疫抑制的皮肤癌风险的教育，还应该接受皮肤癌的定期监测。理想情况下，患有慢性黏膜皮肤 GVHD 的患者应由眼科、妇科、口腔医学、康复医学和皮肤病学专家多学科协同管理，以获得优化的诊疗。

（谭丽娜　丁　澍译　鲁建云校　陆前进审）

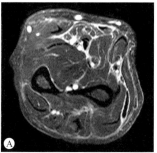

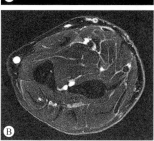

图 52.9 慢性皮肤移植物抗宿主病的嗜酸性筋膜炎样磁共振成像表现。A.治疗前（系统性糖皮质激素），白色花边状图形代表筋膜水肿。B.治疗后，水肿明显减轻。白色圆环代表血管（Courtesy, Dennis Cooper, MD.）

表 52.5 植入综合征与急性移植物抗宿主病的临床特征

临床特征	植入综合征	急性移植物抗宿主病
移植的类型	自体或异基因	异基因
皮疹	有	有
瘙痒	有 / 无	有 / 无
发热	有	罕见
外周嗜酸性粒细胞增多	有 / 无	有 / 无
腹泻	无	有
转氨酶升高 / 胆汁淤积	罕见	有
肺水肿	有	无
体重增加	有	无
肾功能不全	有 / 无	无
脑病	罕见	无
对皮质类固醇的快速反应	有	有 / 无
移植后出现时间	约 10～12 天（与骨髓恢复相吻合）	发病高峰期在 30～40 天

参考文献

1. Pidala J, Anasetti C, Kharfan-Dabaja MA, et al. Decision analysis of peripheral blood versus bone marrow hematopoietic stem cells for allogeneic hematopoietic cell transplantation. Biol Blood Marrow Transplant 2009;15:1415–21.
2. Martires KJ, Baird K, Steinberg SM, et al. Sclerotic-type chronic GVHD of the skin: clinical risk factors, laboratory markers, and burden of disease. Blood 2011;118:4250–7.
3. Martin PJ, Schoch G, Fisher L, et al. A retrospective analysis of therapy for acute graft-versus-host disease: initial treatment. Blood 1990;76:1464–72.
4. Chosidow O, Bagot M, Vernant JP, et al. Sclerodermatous chronic graft-versus-host disease. Analysis of seven cases. J Am Acad Dermatol 1992;26:49–55.
5. Ferrara JLM, Levine JE, Reddy P, Holler E. Graft-versus-host disease. Lancet 2009;373:1550–61.
6. Chen GL, Arai S, Flowers ME, et al. A phase 1 study of imatinib for corticosteroid-dependent/refractory chronic graft-versus-host disease: response does not correlate with anti-PDGFRA antibodies. Blood 2011;118:4070–8.
7. Spies-Weisshart B, Schilling K, Bohmer F, et al. Lack of association of platelet-derived growth factor (PDGF) receptor autoantibodies and severity of chronic graft-versus-host disease (GvHD). J Cancer Res Clin Oncol 2013;139:1397–404.

8. Schultz K. Pathophysiology of chronic graft-versus-host disease. In: Vogelsang G, Pavletic S, editors. Chronic Graft Versus Host Disease: Interdisciplinary Management. Cambridge: Cambridge University Press; 2009. p. 17–30.
9. Bruggen MC, Klein I, Greinix H, et al. Diverse T-cell responses characterize the different manifestations of cutaneous graft-versus-host disease. Blood 2014;123:290–9.
10. Okiyama N, Furumoto Y, Villarroel V, et al. Reversal of CD8 T-cell-mediated mucocutaneous graft-versus-host-like disease by the JAK inhibitor tofacitinib. J Invest Dermatol 2014;134:992–1000.
11. Alexander KA, Flynn R, Lineburg KE, et al. CSF-1-dependant donor-derived macrophages mediate chronic graft-versus-host disease. J Clin Invest 2014;124:4266–80.
12. Filipovich AH, Weisdorf D, Pavletic S, et al. National Institutes of Health consensus development project on criteria for clinical trials in chronic graft-versus-host disease: I. Diagnosis and staging working group report. Biol Blood Marrow Transplant 2005;11:945–56.
13. Hymes SR, Alousi AM, Cowen EW. Graft-versus-host disease: part I. Pathogenesis and clinical manifestations of graft-versus-host disease. J Am Acad Dermatol 2012;66(515):e1–18, quiz 33–4.
14. Kaffenberger BH, Zuo RC, Gru A, et al. Graft-versus-host disease-associated angiomatosis: a clinicopathologically distinct entity. J Am Acad Dermatol 2014;71:

745–53.
15. Zantomio D, Grigg AP, MacGregor L, et al. Female genital tract graft-versus-host disease: incidence, risk factors and recommendations for management. Bone Marrow Transplant 2006;38:567–72.
16. Bolaños-Meade J, Anders V, Wisell J, et al. Grover's disease after bone marrow transplantation. Biol Blood Marrow Transplant 2007;13:1116–17.
17. Patel AR, Turner ML, Baird K, et al. Voriconazole-induced phototoxicity masquerading as chronic graft-versus-host disease of the skin in allogeneic hematopoietic cell transplant recipients. Biol Blood Marrow Transplant 2009;15:370–6.
18. Olson KA, West K, McCarthy PL. Toxic tacrolimus levels after application of topical tacrolimus and use of occlusive dressings in two bone marrow transplant recipients with cutaneous graft-versus-host disease. Pharmacotherapy 2014;34:e60–4.
19. Olivieri A, Cimminiello M, Corradini P, et al. Long-term outcome and prospective validation of NIH response criteria in 39 patients receiving imatinib for steroid-refractory chronic GVHD. Blood 2013;122:4111–18.
20. Cutler C, Miklos D, Kim HT, et al. Rituximab for steroid-refractory chronic graft-versus-host disease. Blood 2006;108:756–62.
21. Zeiser R, Burchert A, Lengerke C, et al. Ruxolitinib in corticosteroid-refractory graft-versus-host disease after allogeneic stem cell transplantation: a multicenter survey. Leukemia 2015;29:2062–8.

第53章　　系统性疾病的皮肤表现

Kathryn Schwarzenberger, Jeffrey P. Callen

要点

- 系统性疾病通常有皮肤表现，皮肤表现有利于正确诊断系统性疾病。
- 系统性疾病的皮肤表现有一定的特异性，如：皮肤型红斑狼疮，皮肤结节病，部分具有特征性病理表现；而其他则更具有特点如坏疽性脓皮病、获得性鱼鳞病。
- 皮肤病可能是某种内科疾病最初的表现，如内脏的恶性肿瘤。

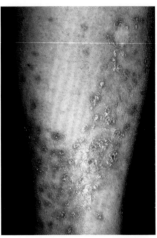

图 53.1　类风湿样丘疹。下肢多个红棕色丘疹，一些区域合并脱屑。这属于栅栏状嗜中性和肉芽肿性皮炎的谱系

皮肤病常与内科病的表现相关[1-2]，例如关节病型银屑病。有许多皮肤病在传统上就同系统性疾病联系在一起。例如：风湿性疾病通常有皮肤表现。同样，感染性疾病和内分泌疾病也有皮肤表现。然而，当人们开始仔细研究本文中描述的一些疾病，就会发现孤立的皮肤病实际上是相对少见的。因此，要在这一章中详细论述内科疾病的所有皮肤表现是不切实际的。但我们会具体论述一些疾病，而另外一些疾病我们将通过与其相关的概述图表来论述。这些图表将会以器官系统为纲。

风湿病的皮肤表现

传统的皮肤相关的风湿性疾病谱[3]包括：红斑狼疮（第41章），皮肌炎（第42章），系统性硬皮病（第43章），血管炎（第24章），以及其他多种其他疾病。其他疾病包括：类风湿关节炎（第45章），反应性关节炎（以往称为 Reiter 病）（第8章），银屑病性关节炎（第8章），白塞病（第26章），坏疽性脓皮病（第26章），Sweet 综合征（第26章），肠病相关性皮炎–关节综合征（第26章），川崎病（第81章），复发性多软骨炎（第45章）和其他严重的自身炎症性疾病（表45.7）。

类风湿关节炎患者的皮肤表现归纳在表53.1（图53.1～53.5）[4-5]。皮肤科医生在诊断这些疾病的时候应当注意将实验室检查和完整的皮肤体格检查联系起来，包括该患者的黏膜、指甲和甲皱襞和毛发。许多

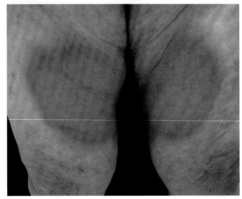

图 53.2　间质性肉芽肿性皮炎（IGD）的环状改变。它的临床表现是大腿中部的环状斑块，多见于类风湿关节炎。值得注意的是，IGD 也可以由药物的副作用引起，常见药物包括钙通道阻滞剂、TNFα 抑制剂以及 HMB-CoA 还原酶抑制剂（他汀类药物）

疾病的临床诊断标准已经出版、制订。皮肤科医生应该熟悉这些诊断标准，并将其归纳至一个有重点、详情的病史中，其中也包括相关的阴性病史。这对于临床病理和皮损发病机制的分析很有帮助。例如：系统性红斑狼疮患者，按光照部位分布的皮损有明显的组织病理分界线。如：盘状红斑、亚急性皮损、皮肤异色病样损害都具有不同程度的提示作用，而且与以血管病变为基础的损害，如小血管或大血管炎的处理也

表 53.1 类风湿关节炎相关的皮肤表现	
病名	特点
栅栏状肉芽肿	
类风湿结节	• 见于约 20% 的类风湿病患者，常与高滴度类风湿因子（RF）相关 • 发生于关节周围的坚实的半球形的丘疹结节（比如肘部，见图 24.6B 和图 45.5）和其他反复受压或创伤的部位（如长期卧床患者的骶尾部） • 组织学上，中央嗜酸性纤维素样坏死，周围栅栏状排列的组织细胞 • 鉴别诊断：皮下型环状肉芽肿，痛风结节，滑膜增生 / 囊肿（柔软的痛性结节）
间质性肉芽肿性皮炎（IGD）和栅栏状嗜中性和肉芽肿性皮炎（PNGD）	• 临床特征包括类风湿样丘疹（图 53.1）、环状变异型 IGD（图 53.2）和浅表溃疡性类风湿渐进性坏死（图 53.3） • 详见第 93 章
嗜中性皮病	
类风湿嗜中性皮炎 （类风湿嗜中性皮病）	• 多发生于四肢伸侧的红色丘疹及斑块，可出现小水疱或结痂 • 不同于 Sweet 综合征，没有乏力或发热等不适
Sweet 综合征和坏疽性脓皮病（PG）*	• 见第 26 章
嗜中性小叶性脂膜炎	• 好发于下肢的红色结节，质韧，常见溃疡及化脓
血管炎和血管反应	
Bywaters 皮损	• 皮肤小血管炎引起的远端指趾关节紫癜丘疹（图 53.4）
类风湿血管炎	• 与关节劳累、高滴度 RF、多发性单神经炎有关，可累及眼睛及内脏器官 • 皮肤表现常为首发症状，包括： 　– 小血管炎：紫癜性斑疹及丘疹（图 24.6B） 　– 中等大小血管炎：结节，溃疡，指趾坏疽，网状青斑，类似瘢痕的白色萎缩 　– 系统性疾病需要积极的免疫抑制治疗
血管内或淋巴结内组织细胞增多症	• 发生于过度肿胀的关节处红斑、硬结和丘疹，最常见于肘关节
持久性隆起性红斑	• 好发于肢体伸侧、持续存在的紫红色或棕红色丘疹、结节和斑块 • 慢性皮肤血管炎，偶尔和类风湿关节炎相关
类风湿关节炎治疗引起的并发症	
非甾体抗炎药（NSAIDs）	• 假卟啉病（图 35.5），中毒性表皮坏死松解症
甲氨蝶呤	• EB 病毒相关性淋巴增生性疾病累及皮肤
甲氨蝶呤 >> 肿瘤坏死因子抑制剂	• 进展期类风湿结节：突然出现的多发丘疹结节，尤其是手部（图 45.6）
肿瘤坏死因子抑制剂	• 局部注射反应，荨麻疹，荨麻疹样发疹，血管炎，IGD，皮肤型红斑狼疮，银屑病样发疹，掌跖脓疱病，皮肌炎，

* "PG 样" 腿部溃疡是 Felty 综合征的一种表现。伴有中性粒细胞减少、脾肿大和类风湿关节炎；Felty 综合征可能与大颗粒 T 淋巴细胞白血病有关

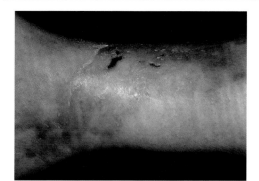

图 53.3　浅表溃疡性类风湿渐进性坏死。表面光滑的黄色斑块，红棕色边缘和溃疡区域类似于类脂质渐进性坏死。这个患者有活动性类风湿血管炎

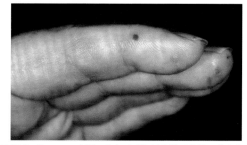

图 53.4　Bywaters 皮损。发生于手指远端的柔软的、紫癜性丘疹，合并有类风湿血管炎。组织学上表现为白细胞碎裂性血管炎

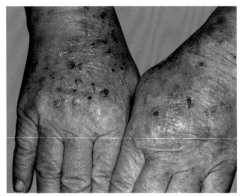

图 53.5　类风湿关节炎合并假卟啉症。由非类固醇类抗炎药引起（Courtesy，Kalman Watsky，MD.）

是不同的。

　　干燥综合征是一种以干燥性角膜结膜炎及口腔干燥为主要特征的自身免疫性疾病（表 45.4）。通常情况下，干燥综合征可引起皮肤血管炎（如小血管炎、高丙种球蛋白血症性紫癜），甚至在还没有确诊该病之前就已经出现。来自于远东地区的包括日本和菲律宾的病例报道，描述了所谓的"干燥综合征环形红斑"。曾一度认为这种红斑是干燥综合征的独特症状。事实上，它只是亚急性皮肤型红斑狼疮的一种亚型。继发性干燥综合征也可发生在其他风湿性疾病中，包括类风湿关节炎、皮肌炎和系统性硬病。重要的一点必须记住，干燥综合征的诊断是排他性诊断，其他疾病也可引起口腔干燥 / 眼干燥，包括慢性移植物抗宿主病、结节病、原发性系统性淀粉样变、丙型肝炎病毒感染和艾滋病。

血液病及肿瘤的皮肤表现

　　皮肤科医师、血液科医师、肿瘤科医师感兴趣的疾病也将在本书相关章节中介绍，如：转移性疾病（第 122 章）、白血病 / 淋巴瘤（第 119 ~ 121 章）、副球蛋白血症（第 119 章）、组织细胞增多症（第 91 章）、血管肿瘤（第 114 章）、皮肤 T 细胞淋巴瘤（第 120 章）、黑色素瘤（第 113 章）、化疗药物的皮肤反应（第 21 章）。内脏恶性肿瘤的皮肤表现都归纳在表 53.2 和表 53.3。

表 53.2　副肿瘤性皮肤病 [7-9]		
皮肤病	皮肤表现	备注
与癌症完全相关或部分相关的皮肤病		
Bazex 综合征（副肿瘤性肢端角化症）	肢端鳞屑性斑块，主要累及鼻部及耳部。皮损呈紫红色（图 53.6）。75% 的患者甲板出现横沟、纵嵴	根据定义，这种疾病通常与发生在上呼吸道上消化道（咽部、喉部或食管）的恶性肿瘤相关
类癌综合征	头颈部皮肤潮红及红斑。糙皮病样皮炎和硬皮病样改变，可能进一步发展为更严重的疾病	皮肤潮红与大约 10% 的中段肠道（小肠、阑尾、近端结肠）肿瘤有关且必须要有肝转移癌。III 型胃癌和支气管类癌也与皮肤潮红有关（不一定有肝转移癌）
匐行性回状红斑	皮损呈同心环状红斑，外观呈年轮状（图 53.7；见第 19 章）	不同部位不同类型的肿瘤
获得性胎毛增多症（恶性绒毛）	泛发于全身或集中生长于面部的胎毛，随着时间的推移，胎毛可以长粗（见第 70 章）	与体内各种恶性肿瘤相关，最常见的是肺癌、结肠癌和乳腺癌
AESOP 综合征	大的红色到紫褐色斑片	斑片下方为浆细胞瘤
异位性促肾上腺皮质激素（促肾上腺皮质激素）综合征	全身泛发的色素沉着，曝光部位更明显	肿瘤分泌过多的促肾上腺皮质激素（常见于小细胞肺癌），可能引起色素沉着和库欣综合征的临床表现
胰高血糖素瘤综合征	坏死松解性游走性红斑，口角唇炎，舌炎	由胰腺内分泌胰高血糖素的肿瘤引起。本病确诊之前，常被作为擦烂红斑处理。伴随皮肤症状出现体重下降和糖尿病
副肿瘤性天疱疮	黏膜部位糜烂，多形红斑样、大疱性类天疱疮样或苔藓样皮损（图 53.8，见第 29 章）	常与非霍奇金淋巴瘤、慢性淋巴细胞性白血病或 Castleman 病相关（后者在儿童及亚洲患者中占大多数）。Castleman 瘤已经证实能分泌导致副肿瘤性天疱疮的自身抗体，手术切除肿瘤能使黏膜皮损减轻。闭塞性细支气管炎是常见的并发症

皮肤病	皮肤表现	备注
表 53.2　副肿瘤性皮肤病[7-9]（续表）		
牛肚掌	掌部天鹅绒样皮嵴隆起	伴有或不伴有黑棘皮病
与癌症密切相关的一组皮肤病		
黑棘皮病	皮肤皱褶部位（如：颈部、腋窝、腹股沟）快速发展的色素沉着和天鹅绒样改变。也可累及伸侧面皮肤（如：肘部、膝部、指关节）。肿瘤相关的黑棘皮病患者也可累及嘴唇、口腔黏膜、手掌（见上，牛肚掌）。舌炎是恶性黑棘皮病最常见的表现	与胃腺癌或胃肠道泌尿系统腺癌伴发，此时常伴有体重减轻。黑棘皮病与内分泌失调性疾病伴发更常见，特别是有胰岛素抵抗的患者（图53.14）；这种患者典型特点是肥胖，这类黑棘皮病一般起病隐匿
抗表皮整联配体蛋白性瘢痕性类天疱疮 */ 抗 laminin332 型黏膜类天疱疮	口腔溃疡、结膜糜烂和瘢痕化。也可出现张力性大疱和皮肤糜烂（见第30章）	大约有1/3的患者伴有癌症或者在确诊后一年内患上癌症。一般为腺癌并且在确诊时通常已为晚期。这可能导致本病死亡率高的原因
皮肌炎（成人）	Heliotrope 征，Gottron 丘疹，沿光照部位分布的皮肤异色病，甲皱襞增生扩张的毛细血管袢，瘙痒，头皮弥漫性鳞屑（见第42章）	基于人口学研究表明高加索人中卵巢癌、肺癌、结直肠癌、胰腺癌和非霍奇金淋巴瘤发病率更高
嗜中性皮病	Sweet 综合征（图53.9）或坏疽性脓皮病（特别是非典型的大疱型）（见第26章）	大约10%～20%的病例与血液系统疾病相关，如急性髓系白血病、骨髓增生不良、浆细胞恶性增生（IgA）。实体瘤罕见
与单克隆丙种球蛋白相关的疾病 **		
C1 酯酶抑制剂缺陷引起的获得性血管性水肿	无风团的获得性血管性水肿（见第18章）	与 B 淋巴细胞增殖性疾病伴发，包括淋巴瘤、性质不明的单克隆丙种球蛋白病（MGUS）
原发性系统性淀粉样变	蜡样、半透明或紫癜样丘疹；眶周紫癜和拧捏性紫癜；巨舌（见第47章）	浆细胞恶性增生引起的单克隆丙种球蛋白病＞＞多发性骨髓瘤；免疫球蛋白轻链（AL）沉积
冷球蛋白血症，I 型	好发于肢端的网状紫癜、坏死；肢端发绀；网状青斑（见第23章）	淋巴浆细胞增生性疾病引起的单克隆丙种球蛋白病
渐进性坏死性黄色肉芽肿	黄色斑块，质硬，伴有坏死和溃疡，好发于眼眶周围（见第91章）	副蛋白血症（＞80%的病例，常是 IgG κ 轻链）；多发性骨髓瘤和恶性淋巴增生性疾病见于少数病例
血脂正常的扁平黄瘤	黄色斑片或稍隆起斑块；多发于间擦部位、躯干上部、眶周（见第92章）	副蛋白血症，常与浆细胞恶性增生和淋巴增殖性疾病相关
POEMS 综合征（多发性神经病变、脏器肿大、内分泌病变、M 蛋白和皮肤改变）	虽然类肾小球样血管瘤（图53.10）被认为是本病的特征性表现，但是只出现在少数患者身上。另外一些皮肤表现包括草莓状血管瘤、色素沉着、多毛症、硬皮病样皮肤增厚、手足发绀、获得面部脂肪萎缩、多汗症、杵状指、多血症和白甲症	已经有报道在骨硬化性骨髓瘤、Castleman 病、浆细胞瘤患者中伴有 POEMS 综合征。POEMS 是某些症状的首字母缩写。患者可能会有外周水肿、腹水、肺渗出性病变、视乳头水肿、血小板增多症、红细胞增多症、血清 VEGF 升高
Schnitzler 综合征	慢性荨麻疹；组织学上，真皮内常有较多中性粒细胞浸润（见第18章）	与 IgM 常常与 κ 链副球蛋白血症相关；15% 的患者发展成为淋巴浆细胞淋巴瘤。此外，还可有发热、关节痛、骨痛。这种病比以前报道得更常见，治疗包括白介素-1 拮抗剂（见图45.13）[11]
硬化性黏液水肿	硬皮病样改变，皮疹质硬、蜡样光泽、呈线状排列（见第46章）	几乎总是与副球蛋白血症伴发（一般是 IgG λ 轻链）；＜10% 的病例发展成为多发性骨髓瘤
和癌症可能相关的一组皮肤病		
获得性鱼鳞病	与寻常性鱼鳞病相似；常见于腿部	淋巴瘤先于鱼鳞病发病

表 53.2　副肿瘤性皮肤病[7-9]（续表）

皮肤病	皮肤表现	备注
皮肤小血管炎	可触及的紫癜（见第24章）；可能皮疹广泛分布和（或）在不常见部位出现	小于5%的血管炎患者伴发恶性肿瘤。最常见为浆细胞恶性增生、骨髓增生不良、髓细胞增生性或淋巴增生性疾病和毛细胞性白血病
疱疹样皮炎（DH）	肢体伸侧、头皮和（或）臀部瘙痒性水疱、糜烂（见第31章）	多与谷物敏感性肠病有关，可能伴随肠病相关的T细胞淋巴瘤
发疹性播散性汗孔角化症	突然出现大量弥漫性的炎性角化。组织学上可见汗孔角化症的表现	一篇35例汗孔角化症的综述中报道，约30%的患者和癌症有关，最常见为胃肠道肿瘤
剥脱性红皮病	皮肤弥漫性、鳞屑性红斑（见第10章）	可能与皮肤T细胞淋巴瘤伴发，偶与系统性淋巴瘤或白血病伴发
幼年性黄色肉芽肿在1型神经纤维瘤（NF1）阶段	黄红到棕红色，圆顶状丘疹和结节，多分布于头颈部（见第91章）	曾报道过幼年性黄色肉芽肿、NF1和少年粒单核细胞白血病三者之间的关系
多中心网状组织细胞增多症	结节，常见于手背（图52.11）	各种相关肿瘤都有报道，大约四分之一的成年患者伴发
蕈样肉芽肿	斑块、丘疹或结节（见第120章）	一些研究表明继发性肿瘤的风险加大，尤其是恶性淋巴瘤
迟发性皮肤卟啉病（PCT）	双手背糜烂、水疱和瘢痕；色素沉着，多毛症，粟粒疹（见第49章）	虽然其与丙型肝炎病毒相关，PCT可能与肝癌相关
和癌症相关性有争议的皮肤病		
Leser-Trélat 征	短期内迅速增多的脂溢性角化，且伴有炎症反应	Leser-Trélat 征是否是一个副肿瘤表现一直是一个有争议的话题，部分学者认为多发的脂溢性角化难以鉴别这种角化是否是突发的。短期内突然增加的大量皮损，尤其是伴有瘙痒和（或）黑棘皮病将要重新评估。突发的脂溢性角化能发展成红皮病，但这也不意味着有癌症

* 因少数受关联个体的影响该证据不足。
** 完整列表，见表 119.4。
AESOP 综合征-腺瘤，泛发性皮肤斑块（a）浆细胞瘤；VEGF，血管内皮细胞生长因子

骨髓增生异常综合征（MDS）有特征性皮肤表现，也有非特征性皮肤表现[15]。特征性皮肤表现包括皮肤白血病和皮肤骨髓增生不良；非特征性表现是指不满足白血病诊断的患者出现非典型骨髓细胞浸润。最常见的皮肤表现有嗜中性皮病和血管炎。小部分伴有 MDS 的 Sweet 综合征的特征性表现包括血管周围致密的淋巴细胞浸润，意味着预后不好[16]。

泛发性肉芽肿性皮炎，是一种多变的自身免疫性疾病，包括白塞病、复发性多软骨炎、大疱性天疱疮和胰腺炎也有报道。有些患者，皮肤异常早于 MDS 的诊断，可以作为一个早期诊断。皮损复发，或治疗无效是提示白血病进展的一个早期标记。

Paget 病表现为乳头及其周围湿疹样或银屑病样斑块，这是深部乳腺导管癌向表皮延伸（图 53.12）。而乳房外 Paget 病（EMPD）大部分是原发性上皮内腺癌（＞75% 的患者，图 53.13），继发性 EMPD 暗示有内脏肿瘤，比如结肠癌、膀胱癌等（见图 73.16）。

黑棘皮病是一种以皱褶部位皮肤天鹅绒样增厚为特征的皮肤病，少发于伸侧面（图 53.14 和 53.15）。虽然黑棘皮病与内部肿瘤（最常见为胃腺癌）有关，但是更常见与胰岛素抵抗相关[17]。皮损最常累及颈部、腋窝，也累及任何皮肤皱褶部位，包括下唇、下颌。肿瘤相关性黑棘皮病常常起病迅速，并且伴发疣赘、多发性脂溢性角化病，或者牛肚掌。口唇疣状改变和体重下降也常见。相反，内分泌失调相关性黑棘皮病常隐匿起病，很少泛发，而且患者多肥胖。对这两种类型来说，很可能存在一种循环的表皮生长因子，刺激组织学上能观察到的表皮增殖（如乳头状瘤病）。黑棘皮病诊断方法概述见图 53.16。治疗潜在的肿瘤，或者有效地治疗内分泌疾病，包括减肥、胰岛素敏感剂，常能使黑棘皮病皮疹得到改善或消失。黑棘皮病再发预示着肿瘤复发。

胰高血糖素瘤综合征以坏死松解性游走性红斑（NME）、成年发作的糖尿病、体重下降、舌炎为特

表 53.3	家族性癌症综合征和皮肤表现[13-14]

- Cowden 病（乳房、甲状腺和胃肠道肿瘤），Muir-Torre 综合征（胃肠道和生殖泌尿系统肿瘤），Gardner 综合征（胃肠道肿瘤），Peutz-Jeghers 综合征（各种恶性肿瘤）—见表 53.10
- Costello 综合征（横纹肌肉瘤，膀胱癌），Werner 综合征（肉瘤和其他恶性肿瘤）—见表 53.12
- Birt-Hogg-Dubé 综合征，遗传性平滑肌瘤病和肾癌-见表 111.1 和 117.2
- Howel-Evans 综合征（食管癌）-见第 58 章
- 共济失调性毛细血管扩张症（白血病，淋巴瘤，乳腺癌）-见第 60 章
- 神经纤维瘤病（恶性外周神经鞘瘤，幼年型粒单核细胞白血病，横纹肌肉瘤，嗜铬细胞瘤，类癌），结节性硬化症（肾癌）-见第 61 章
- 多发性内分泌肿瘤综合征-见表 63.2
- 先天性角化不良（白血病，霍奇金病）-见第 67 章
- 痣样基底细胞癌综合征（髓母细胞瘤，纤维肉瘤）-见表 108.3
- Bloom 综合征（淋巴增生性疾病和胃肠道恶性肿瘤），Rothmund-Thomson 综合征（骨肉瘤），着色性干皮病［脑，尤其是肉瘤，口腔（不仅仅是舌面）］-见表 87.4
- 家族性黑色素瘤［胰腺癌，神经肿瘤，肾细胞癌和神经胶质瘤，特别是伴有 CDKN2A（p16）、CDKN2A（p14），MITF、POT1 突变的神经胶质瘤，葡萄膜黑色素瘤，间皮瘤，肾细胞癌，胆管癌伴有 BAP1 突变］

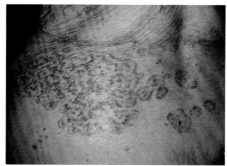

图 53.7　匐行性回状红斑。患者有乳腺癌

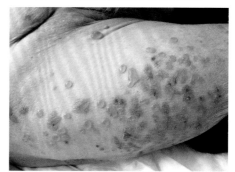

图 53.8　副肿瘤天疱疮。皮损类似大疱性类天疱疮，即使没有查出肿瘤，免疫病理也可以证实为副肿瘤性天疱疮

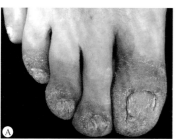
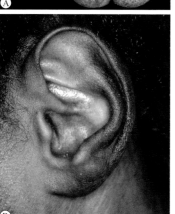

图 53.6　Bazex 综合征（副肿瘤性肢端角化症）。A. 肢端银屑病样皮损，呈紫罗兰色，且伴有指甲萎缩。患者合并扁桃体弓鳞状细胞癌。B. 耳轮与对耳轮处薄的色素加深性斑块，合并咽部鳞状细胞癌（B，Courtesy, Jean L Bolognia, MD.）

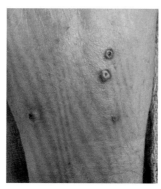

图 53.9　急性发热性嗜中性粒细胞性皮病（Sweet 综合征）。手背部红斑环绕水疱脓疱，合并骨髓增生异常综合征

征。这些患者往往还有贫血和精神人格改变。皮肤表现为间擦部位、面部（特别是口周）、四肢远端的糜烂性红斑和斑块。皮肤起水疱常导致糜烂。红斑糜烂部位多伴有疼痛和瘙痒，症状通常持续数周甚至数月。容易被误诊为间擦疹或脂溢性皮炎。组织学上显示表皮上部细胞"苍白"高度提示坏死松解性游走性红斑或"营养相关性"皮肤病（见第 51 章）。然而，表皮银屑病样增生也常见，所以 NME 的诊断需要临床和病理相结合。

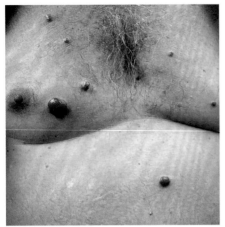

图 53.10　POEMS 综合征。患者全身多发血管瘤，分布于躯干、面部及头皮。所有的血管瘤组织病理为肾小球样血管瘤。此外，患者诉体重减轻了 10 磅（4.5 kg）、阳痿和疲劳。而且发现有神经病、成年型糖尿病、甲状腺功能减退、外周性水肿。他的基础病变为骨硬化性骨髓瘤

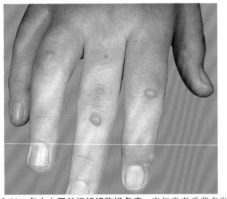

图 53.11　多中心网状组织细胞增多症。青年患者手背多发性结节，无恶性肿瘤

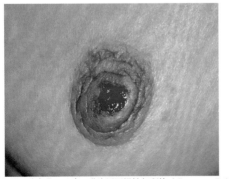

图 53.12　乳房 Paget 病。乳头周围慢性红斑块（Courtesy, Robert Hartman, MD.）

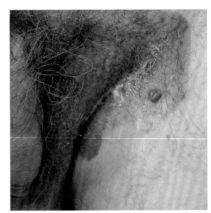

图 53.13　乳房外 Paget 病。腹股沟红斑糜烂渗出。患者拒绝进一步检查，既往未做过结肠镜及膀胱镜检查

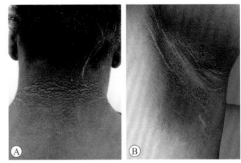

图 53.14　黑棘皮病。A. 年轻女性，后颈部。既往有肥胖及胰岛素抵抗，一个软垂疣。B. 10 岁菲律宾男孩，发生在腋窝的皮损，他有胰岛素抵抗，且有 2 型糖尿病家族史（B, Courtesy, Julie V Schaffer, MD.）

　　大多数但并不是所有患者伴发分泌高血糖素的胰腺肿瘤，如果肿瘤能得到有效治疗，坏死松解性游走性红斑也随之消失。偶见严重的肝病患者出现坏死松解性游走性红斑。在锌缺乏、脂肪酸缺乏或生物素缺乏的患者中也出现类似皮损（见图 51.13），相应的替代治疗也可使皮损痊愈。此病鉴别诊断包括坏死性肢端红斑（见下文）。

　　不管是遗传性的还是获得性的高凝血症或血栓形成都能引起各种各样的皮肤表现[18]（见第 23 章和 105 章）。比如蛋白酶 C 缺失和新生儿暴发性紫癜或凝血素基因突变和青斑血管病之间存在相关性。但是，其他皮肤病也有血栓形成（如钙化防御）。但其中的发病机制还不清楚。下文评估了无法解释的皮肤血栓形成患者的高凝状态的依据（见表 105.9）。

（李芳芳译　粟　娟校　陈明亮审）

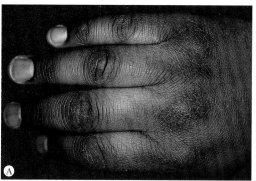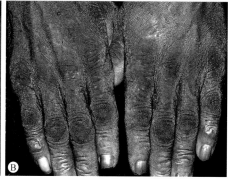

图 53.15　手部黑棘皮病。A. 指关节伸侧黑棘皮病，有胰岛素抵抗和肥胖；四肢伸侧和屈侧都可以发生黑棘皮病。B. 弥漫性手指背面皮损。这种类型通常需要临床排查内脏恶性肿瘤（A，Courtesy，Jean L Bolognia，MD；B，Courtesy，Joyce Rico，MD.）

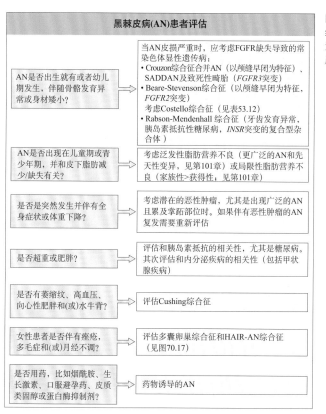

图 53.16　黑棘皮病（AN）患者评估。FGFR，成纤维细胞生长因子受体；HAIR-AN，高雄激素血症，胰岛素抵抗，黑棘皮病；INSR，胰岛素受体；SADDAN，严重的软骨发育不全、发育迟缓合并黑棘皮病

黑棘皮病(AN)患者评估

AN是否出生就有或者幼儿期发生，伴随骨骼发育异常或身材矮小？	→	当AN皮损严重时，应考虑FGFR缺失导致的常染色体显性遗传病： • Crouzon综合征合并AN（以颅缝早闭为特征）、SADDAN及致死性畸胎（*FGFR3*突变） • Beare-Stevenson综合征（以颅缝早闭为特征，*FGFR2*突变） 考虑Costello综合征（见表53.12） • Rabson-Mendenhall综合征（牙齿发育异常，胰岛素抵抗性糖尿病，*INSR*突变的复合型杂合体）
AN是否出现在儿童期或青少年期，并和皮下脂肪减少/缺失有关？	→	考虑泛发性脂肪营养不良（更广泛的AN和先天性变异，见第101章）或局限性脂肪营养不良（家族性>获得性；见第101章）
是否是突然发生并伴有全身症状或体重下降？	→	考虑潜在的恶性肿瘤，尤其是出现广泛的AN且累及掌跖部位时。如果伴有恶性肿瘤的AN复发需要重新评估
是否超重或肥胖？	→	评估和胰岛素抵抗的相关性，尤其是糖尿病。其次评估和内分泌疾病的相关性（包括甲状腺疾病）
是否有萎缩纹、高血压、向心性肥胖和(或)水牛背？	→	评估Cushing综合征
女性患者是否伴有痤疮，多毛症和(或)月经不调？	→	评估多囊卵巢综合征和HAIR-AN综合征（见图70.17）
是否用药，比如烟酰胺、生长激素、口服避孕药、皮质类固醇或蛋白酶抑制剂？	→	药物诱导的AN

内分泌及代谢性疾病的皮肤表现

皮肤表现往往可为内分泌疾病（包括糖尿病）的诊断提供重要线索[19]，内分泌疾病患者常出现一些相关的皮肤黏膜疾病。

糖尿病是非常常见的内科疾病，可累及各个器官系统。表 53.4 总结了糖尿病的皮肤表现（图 53.17～53.22）。更多的细节可查阅相关综述[17, 19]。

代谢综合征，又名 X 综合征，其主要特征包括向心性肥胖、高血压、血脂紊乱及 2 型糖尿病。几乎所

表 53.4　**与糖尿病相关的部分皮肤表现**。除上述疾病外，还包括多毛症（与多囊卵巢综合征或 HAIR-AN 综合征（高雄激素–胰岛素抵抗–黑棘皮病综合征）有关；见第 70 章）、坏死松解性游走性红斑（胰高血糖素分泌型胰腺癌导致的糖尿病；见表 53.2）、代偿性味觉性多汗症，皮肤感染如黏膜皮肤念珠菌病、红癣（特别是盘状变异体）、蜂窝织炎和坏死性筋膜炎

皮肤病	临床特点	备注
黑棘皮病	皮肤皱褶部位天鹅绒样色素沉着（图 53.14），少数见于伸侧面（图 53.15A）	通常与胰岛素抵抗有关；大多数患者体型肥胖。肤色较黑者更常见。近来有报道提示儿童黑棘皮病与胰岛素抵抗及糖尿病密切相关
肢端干性坏疽	脚趾坏疽较手指更为常见	由大血管缺血性疾病引起
肢端红斑	手和（或）足丹毒样红斑	可能是由于小血管闭塞性疾病与代偿性充血引起
胡萝卜素黄皮病	皮肤呈弥漫性橙黄色改变	与血清胡萝卜素水平升高有关
糖尿病性大疱（糖尿病性水疱病）	下肢紧张性非炎性水疱（图 53.17）	病因不明，可能与微血管病变相关
糖尿病手关节病变	皮肤增厚；手和手指关节活动受限，导致屈曲挛缩（从第 5 指开始，进展迅速），无法对掌，双手无法握紧（prayer 征，图 53.18）	可能由于皮肤胶原蛋白糖基化增加导致。与糖尿病性视网膜病变、肾病和病程（疾病未控制）长短有关
糖尿病性皮肤病	腿部棕色萎缩性斑点和斑片（图 53.19）	可由外伤诱发
播散性环状肉芽肿	红色环形丘疹	本病和糖尿病之间的关系仍有争议（见第 93 章）
发疹性黄瘤	持续数周到数月不等的红黄色丘疹（图 53.20）	与血糖控制不佳的糖尿病患者血清三酰甘油升高有关，糖尿病控制以后黄瘤会自然消失（见第 92 章）
血色素沉着病	由黑色素增加而非铁增加引起的皮肤古铜色改变	*HFE* 基因突变（最常见 C282Y 位点）引起机体贮铁过多从而导致的肝硬化、心功能障碍及糖尿病。迟发性皮肤卟啉病也是危险因素之一
类脂质渐进性坏死	常见于胫前的黄色萎缩斑片，红棕色环状边缘往往提示疾病活动（图 53.21）。常有溃疡且不易愈合	该病在糖尿病患者中发病率＜1%，以往该病称为糖尿病类脂质渐进性坏死，现已被弃用，因为并不是所有的患者都合并糖尿病（见第 93 章）
神经性小腿溃疡	受压部位无痛性溃疡，最常见于足部（图 53.22）；足部角化环具有特征性	与感觉神经病变相关（见第 105 章）
穿通性疾病（如获得性穿通性胶原病）	四肢的角化性丘疹	主要发生于糖尿病肾病透析的非洲裔美国患者（见第 96 章）
皮肤潮红	面部、颈部和双上肢长期潮红	可通过糖尿病饮食控制而改善，血管扩张剂则会加重病情
硬皮病（成人硬肿症）	氨基葡聚糖沉积引起上背部、颈项部硬化，可伴有红斑损害	与糖尿病控制无关，可能与 3 型硬皮病有关（见第 46 章）

（Adapted from Jorizzo JL, Callen JP. Dermatologic manifestations of internal disease. In: Arndt KA, Robinson JK, LeBoit PE, et al（eds）. Cutaneous Medicine and Surgery, Philadelphia: WB Saunders, 1996: 1863-89.）

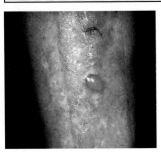

图 53.17　**糖尿病性水疱病**。糖尿病患者下肢非感染性水疱

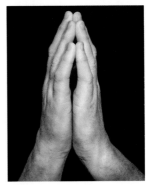

图 53.18　**糖尿病手关节病变（糖尿病性僵硬手综合征）**。该患者由于手部皮肤增厚、关节活动受限而导致无法对掌（prayer 征）（Courtesy, Jean L Bolognia, MD.）

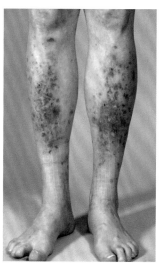

图 53.19　**糖尿病性皮肤病变**。注意胫前棕色斑点和斑片（Courtesy, Jean L Bolognia, MD.）

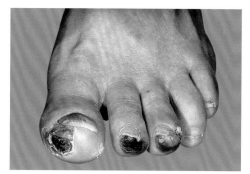

图 53.22　糖尿病患者足趾神经性溃疡，伴有糖尿病性感觉神经病变

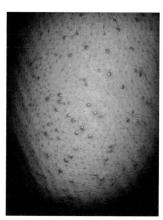

图 53.20　**发疹性黄瘤频发于血糖控制不佳的糖尿病患者**。患者是在出现红黄色丘疹后才发现有糖尿病的

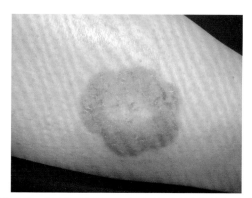

图 53.21　**类脂质渐进性坏死**。胫前斑块具有炎性边缘，中央呈黄色伴有萎缩及毛细血管扩张。虽然此病与糖尿病的关系仍有争议，但其关联性远大于环状肉芽肿与糖尿病之间的关联

有患者都会出现胰岛素抵抗，并且具有较高的患心血管疾病风险。代谢综合征的临床诊断标准参见表 53.5。患有多囊卵巢综合征的女性患代谢综合征的概率更高，皮肤异常多表现为黑棘皮病、寻常痤疮和多毛症[20]。目前认为寻常型银屑病亦与代谢综合征相关。中至重度银屑病患者因与代谢综合征的密切关联，而更易患动脉粥样硬化性心脏病。代谢综合征的病种中高血脂、糖尿病、高血压和肥胖都已被证实为心血管疾病的危险因素[21]。

甲状腺疾病也与相当多的皮肤病相关。目前有一些综述强调了这些皮肤病的表现和联系[22]。表 53.6 归纳了甲状腺功能亢进和甲状腺功能减退的皮肤表现。

肾上腺疾病典型的表现为肾上腺分泌皮质类固醇过多所致的病症（Cushing 综合征，图 53.23、53.24），或分泌不足而引起的病症（Addison 病，图 52.25），包括糖皮质激素和盐皮质激素。此外，还有雄性激素分泌过多的一些表现（见第 70 章）。这些疾病的特点归纳在表 53.7（见第 125 章）。

表 53.5　代谢综合征诊断标准
● 腰围增加（根据不同国家和人口的特定定义）
● 三酰甘油升高（≥ 150 mg/dl）
● 高密度脂蛋白降低（男性＜ 40 mg/dl；女性＜ 50 mg/dl）
● 血压升高［收缩压≥ 130 mmHg 和（或）舒张压≥ 85 mmHg］
● 空腹血糖升高（≥ 100 mg/dl）

具备以上 5 项中的 3 项即可诊断，已接受药物治疗的血脂紊乱、高血压、高血糖的患者也符合相应标准。大部分 2 型糖尿病患者符合代谢综合征诊断标准（Adapted from Alberti KGMM, Eckel RH, Grundy SM, et al. Harmonizing the metabolic syndrome：a Joint Interim Statement of the International Diabetes Federation Task Force on Epidemiology and Prevention；National Heart, Lung, and Blood Institute；American Heart Association；World Heart Federation；International Atherosclerosis Society；and International Association for the Study of Obesity. Circulation. 2009；120：1640-5.）

表 53.6 甲状腺疾病的皮肤表现。血清促甲状腺激素（TSH）是反映甲状腺功能最可靠的实验室检查；甲状腺功能亢进的患者 TSH 常被显著抑制。其他一些实验室检查包括 FT_3 和（或）FT_4 升高。原发性甲状腺功能减退患者 TSH 水平升高，FT_4 降低。当抗 TSH 受体抗体提示 Graves 病时，检测抗甲状腺过氧化酶抗体和（或）抗甲状腺球蛋白抗体有助于明确自身免疫性甲状腺疾病（桥本甲状腺炎，Graves 病）的诊断。Ascher 综合征表现为睑松弛、双唇、甲状腺肿大

	甲状腺功能亢进	甲状腺功能减退
皮肤改变	皮肤纤细、柔软、光滑 由于出汗增加，皮肤暖湿 局部或泛发的色素沉着；瘙痒	皮肤干枯、粗糙 皮肤寒冷、苍白 皮肤潮湿、水肿（黏液性水肿） 胡萝卜素血症致皮肤黄染 易擦伤（毛细血管脆性增加）
皮肤疾病	胫前黏液性水肿 * 甲状腺杵状指（肢端软组织水肿、骨膜炎、杵状指） 荨麻疹、皮肤划痕现象 白癜风发病率增加	鱼鳞病和掌跖角化症 发疹性和（或）结节性黄瘤 白癜风发病率增加
毛发改变/疾病	毛发稀薄 轻度、弥散性脱发 斑秃发病率增加	毛发无光泽、粗糙、易断 生长缓慢（生长终期毛发增加） 外侧三分之一眉毛脱落 斑秃发病率增加
指甲改变	甲分离，甲沟炎 匙状甲 甲状腺杵状指甲改变	甲变薄、变脆、上有条纹 生长缓慢 甲分离（少见）

* 经治疗甲状腺功能正常后仍可持续，或与甲状腺功能正常的 Graves 病有关

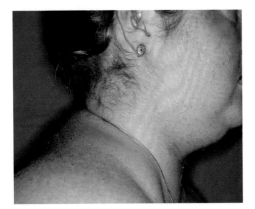

图 53.23 Cushing 综合征由于脂肪重新分布引起的"水牛背"。此患者还有多毛症表现（Courtesy，Judit Stenn，MD.）

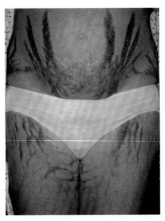

图 53.24 Cushing 综合征多发紫纹（Courtesy，Judit Stenn，MD.）

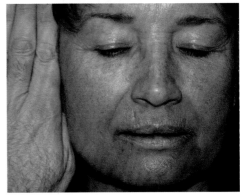

图 53.25 Addison 病患者弥漫性色素沉着。色素沉着在日光暴露部位（以拍照者手部作为对比）更为明显，躯干、皮肤皱褶部位、黏膜亦可见

胃肠道疾病的皮肤表现

除了表 26.13，本章特别讨论了胃肠道和肝疾病的皮肤表现[23-25]。表 53.8 有选择性地列出了一组克罗恩病和溃疡性结肠炎的皮肤表现（图 53.26 ～ 53.28）。曾行胃肠造瘘手术的患者，尤其是回肠造瘘术，更易患造口周围皮肤病，表 53.9 列出了其中最为常见的表现形式。表 53.10 则列出与胃肠道出血性疾病相关的皮肤表现（图 53.29 ～ 53.32）[24]。

表 53.11 列出了部分肝疾病的皮肤表现[25]。一种特殊的皮肤疾病——坏死松解性游走性红斑，被发现与丙型肝炎病毒感染相关。这两种疾病的组织学表现相类似，但临床表现却截然不同。坏死松解性游走性红斑主要累及肢端，表现为疼痛性或瘙痒性的红色至紫灰色不等的角化性斑块（图 53.33），常伴水疱和

表 53.7　肾上腺疾病的皮肤表现。肾上腺激素分泌过量或不足可引起一些特征性的皮肤改变。血浆 ACTH 水平升高见于 Cushing 病（垂体分泌增多）和异位 ACTH 综合征，而肾上腺肿瘤患者则 ACTH 分泌受抑制。血浆 ACTH 升高还可见于原发性肾上腺皮质功能减退（Addison 病）患者，继发性肾上腺皮质功能减退患者则可因给予外源性皮质激素治疗而使 ACTH 降低。当怀疑有肾上腺功能不全时（包括已接受长期激素治疗的患者），需做 ACTH 刺激试验

Cushing 病 *	Addison 病
皮下脂肪分布改变	色素沉着－促肾上腺皮质激素
• 脸颊丰满呈"满月脸"	（ACTH）分泌减少而产生的黑
• 颈背部脂肪沉积呈"水	素细胞刺激素（MSH）样效应
牛背"（图 53.23）	• 日光暴露部位为主的弥散性
• 骨盆脂肪沉积	色素沉着（图 53.25）
• 手臂、腿部脂肪减少	• 外伤部位明显
皮肤萎缩	• 腋窝、会阴、乳头
• 多发性萎缩纹（图 53.24）	• 掌纹
• 皮肤脆性增加	• 黏膜
• 伤口不易愈合	• 毛发
• 轻微外伤即可引起紫癜	• 甲（纵向黑甲）
皮肤感染	• 黑素细胞痣和雀斑
• 花斑糠疹	青春期后的女性发生雄激素刺激
• 皮肤癣菌病和甲真菌病	生长性毛发（腋毛、阴毛）脱落
• 念珠菌病	软骨纤维化、钙化，包括耳软骨
痤疮	（少见）
多毛症	内分泌病念珠菌病综合征患者出现
	白癜风、慢性皮肤黏膜念珠菌病

* 该病实验室检查包括夜间唾液皮质醇、24 小时尿游离皮质醇、夜间小剂量 1 mg 地塞米松抑制试验（DST）、48 小时小剂量 DST（地塞米松 2 mg/d）

表 53.8　克罗恩病与溃疡性结肠炎的皮肤表现。关于克罗恩病黏膜皮肤表现的相关内容可参见第 93 章

- 结节性红斑：往往反映了炎性肠病的活动性
- 荨麻疹
- 皮肤小血管炎
- 皮肤结节性多动脉炎
- "脓疱性"血管炎或伴肠道疾病相关皮肤关节炎综合征样皮损
- 坏疽性脓皮病：主要表现为经典的（典型的）溃疡形式（图 53.26）或口周皮损（图 53.27）；增殖性脓皮病偶发。这些皮损不一定表示炎性肠病的活动
- 其他嗜中性皮肤病，包括痤疮样皮损、Sweet 综合征及脂膜炎
- 口腔病变（见第 26 及 72 章）
  - 肉芽肿浸润（仅见于克罗恩病）
  - 口疮病
  - 口角炎
  - 增殖性脓性口炎（坏疽性脓皮病的黏膜形式）
- 邻近部位（会阴部）和"转移性"克罗恩病（图 53.28）
- 瘘管（肛周和腹部）
- 生殖器淋巴水肿
- 肛周皮赘
- 获得性肠病性肢端皮炎样皮损［锌缺乏和（或）严重脂肪酸缺乏的患者］
- 获得性大疱性表皮松解症
- 银屑病

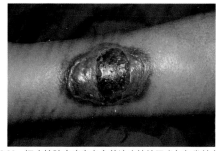

图 53.26　坏疽性脓皮病患者合并溃疡性结肠炎与复发性多软骨炎。具有炎性边缘的紫红色水疱基础上，中央出现溃疡（Courtesy, Frank Samarin, MD.）

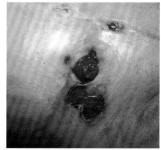

图 53.27　炎性肠病伴造口周边坏疽性脓皮病。行造瘘术的患者，尤其是回肠造瘘术，更易患造口周围皮肤疾病（包括坏疽性脓皮病）

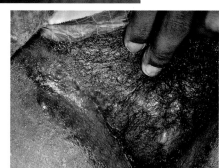

图 53.28　"转移性"克罗恩病。皮肤非连续的肉芽肿性炎症常表现为腹股沟深在性炎性皲裂，常描述为"刀形裂隙"

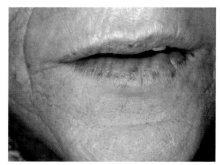

图 53.29　遗传性出血性毛细血管扩张症。唇部多发细小红色斑疹和丘疹（Courtesy, Irwin Braverman, MD.）

表 53.9　造口周围皮肤疾病。这类疾病很常见，且可能限制造瘘术的效果。若病因不明确，可行 KOH 检测、微生物培养、斑贴实验及组织学检测以辅助诊断

皮肤疾病类型	备注
刺激性接触性皮炎	最常见的造口周围皮肤疾病，尤其是回肠造瘘术患者。主要由于局部皮肤与粪便或尿液的直接接触
原有皮肤疾病（如银屑病、脂溢性皮炎、特应性皮炎）	需除外原发性接触性皮炎、感染或在此基础上叠加发生的接触性皮炎
皮肤感染，包括念珠菌、皮肤癣菌、疱疹病毒（单纯疱疹病毒为主）、细菌（尤其是金黄色葡萄球菌）	细菌和（或）真菌的定植非常常见，近期有抗生素使用史更易使其发生念珠菌病。而不恰当的外用糖皮质激素可能使皮损短暂性缓解，而后加重
过敏性接触性皮炎	相对少见。过敏原可能有：输液贴、造口袋本身及其接环或贴片、环氧树脂、橡胶、羊毛脂、香料。可以用标准化过敏原及患者自己的物品来进行斑贴实验
坏疽性脓皮病	较少引起造口周围皮肤疾患，在炎性肠病患者中常见（图 53.27）
假性疣状丘疹和结节	尿道造口术患者多见，可被误诊为病毒疣

（Adapted from Lyon CC, Smith AJ, Griffiths CE, Back MH. The spectrum of skin disorders in abdominal stoma patients. Br J Dermatol. 2000；143：1248-60.）

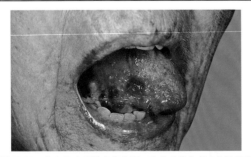

图 53.30　蓝色橡皮疱样痣综合征。患者舌部出现多发性静脉畸形

糜烂，疾病可不定期消退或加重。该病大多数病例报道均与丙型肝炎病毒感染相关，患者通过口服补锌和（或）治疗丙型肝炎可获得不同程度的缓解。

（罗钟玲译　粟　娟校　陈明亮审）

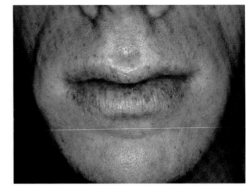

图 53.31　Peutz-Jeghers 综合征。唇红可见多发棕色斑疹，下唇皮肤可见少许斑疹

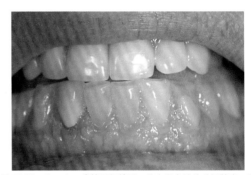

图 53.32　Cowden 病的牙龈结石。此患者合并外毛根鞘瘤，颈部硬化性纤维瘤（又称 "Cowden 结节"）

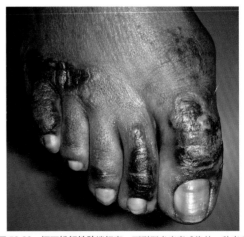

图 53-33　坏死松解性肢端红斑。丙型肝炎病毒感染的一种表现

表 53.10　胃肠道出血相关性皮肤表现

疾病	皮肤表现	胃肠道表现	其他相关表现	治疗和备注
遗传性疾病（尤其是血管畸形及胃肠息肉）				
遗传性出血性毛细血管扩张症（HHT）	黄斑和丘疹 面部、肢端皮肤及口腔黏膜毛细血管扩张（图 53.29） 毛细血管扩张实际上提示动静脉畸形（AVMs）	动静脉畸形引起的上消化道复发性出血 幼年性胃肠息肉病及 HHT 患者多有 SMAD4 基因突变，并有早发结直肠癌的风险	最初多表现为鼻出血。肺、肝、中枢神经系统（CNS）的 AVMs	常染色体显性遗传；80% 患者具有 ENG 或 ACVRL1 基因突变，这些基因编码内皮糖蛋白、ALK1、TGF-β 受体。AVMs 所致出血可用手术切除、栓塞术或激光来治疗
蓝色橡皮疱样痣综合征	皮下蓝紫色静脉畸形（图 53.30）	胃肠道血管畸形	其他器官（如 CNS、肺）可能存在血管畸形	皮损组织中 TEK 基因发生双重（顺反子）突变形成嵌合突变
弹力纤维性假黄瘤	颈部及间擦部位、皮肤松弛部位的黄色丘疹和斑块	上消化道或下消化道出血	眼睛血管样纹、高血压、过早的动脉粥样硬化、子宫出血、血管钙化	ABCC6 基因突变引起的常染色体隐性遗传病；高镁饮食可能有所帮助
Ehlers-Danlos 综合征，血管型（Ⅳ型）	皮肤半透明、脆性增加，大面积淤青	动脉破裂或肠穿孔引起的消化道出血	小关节过伸（限于趾/指关节），其他动脉或子宫破裂，肢端早老症	常染色体显性遗传，Ⅲ型胶原缺乏
Gardner 综合征	表皮样囊肿，毛母质瘤，脂肪瘤，纤维瘤和硬纤维瘤	腺瘤性结肠息肉出血，若不切除病变结肠，结肠腺癌将进一步扩散	上下颌骨骨瘤和囊肿，先天性视网膜色素上皮细胞肥厚（CHRPE）	APC 基因突变引起的常染色体显性遗传；必须行择期行结肠切除术
Peutz-Jeghers 综合征	黏膜表面黑斑（图 53.31），少数见于肢端或口周皮肤	分布于整个胃肠道的错构瘤性息肉；可能出现肠套叠或出血	可能会增加乳腺、具有环状小管的卵巢性索肿瘤、胰腺癌、消化道及其他癌症的发病率（如肺、子宫内膜、宫颈）	编码丝氨酸/苏氨酸激酶的 STK11 基因突变引起的常染色体显性遗传；切除病变肠段
Cowden 综合征（PTEN 错构瘤综合征；多发性错构瘤综合征）	多发于面部或口周丘疹（毛膜瘤）、口周雀斑样痣、口腔黏膜表面砾石（图 53.32）、肢端角化性丘疹、硬化性纤维瘤、脂肪瘤	遍及整个胃肠道的错构瘤性息肉；出血少见	纤维囊性乳腺疾病往往伴发双侧乳腺癌；甲状腺瘤和甲状腺癌	编码磷酸酶的抑癌基因 PTEN 基因突变引起的常染色体显性遗传
Muir-Torre 综合征	良性、恶性皮脂腺瘤和多发性角化棘皮瘤	结直肠癌、胃癌>小肠癌	可能发生肝、泌尿生殖道恶性肿瘤	错配修复基因突变导致的常染色体显性遗传，这些基因包括 MSH2（约 90%）、MLH1、MSH6
炎症性/自身免疫性疾病				
Cronkhite-Canada 综合征	局部区域雀斑样色素沉着、脱发、广泛性指甲变薄	胃肠道息肉腺瘤、腹泻、腹痛	吸收不良引起体重减轻	恶变不常见
血管炎	可触及的紫癜、网状青斑、结节、溃疡	溃疡继发于肠道血管炎。IgA 相关性血管炎（过敏性紫癜）更为常见	关节炎、肾炎是过敏性紫癜的另外两个特点	皮质类固醇激素和（或）免疫抑制剂可能有效，也可能无效
恶性萎缩性丘疹（Degos 病）	早期病变-淡红色丘疹，中央坏死；晚期病变-乳白色萎缩性瘢痕	胃肠道黏膜微小梗死灶，肠道出血和穿孔可导致死亡	CNS 受累，心包炎，胸膜炎	无标准治疗方法。依库珠单抗、前列地尔可能对部分患者有效
溃疡性结肠炎	结节性红斑、血管炎、坏疽性脓皮病（见表 53.8）	大肠持续性非特异性炎症；95% 以上的患者有直肠受累。有可能发展为中毒性巨结肠	阿弗他口炎常见；在病程较长、控制不佳的患者中大肠恶变率高	治疗方案包括磺胺类药物、免疫抑制剂、皮质激素及全结肠切除术
克罗恩病	结节性红斑、血管炎、坏疽性脓皮病、肛周瘘和转移性克罗恩病（见表 53.8）	肠道慢性炎性肉芽肿跳跃性分布	阿弗他口炎、关节炎、慢性失血	治疗方案包括磺胺类药物、甲硝唑、皮质激素、免疫抑制剂及 TNF-α 抑制剂

表 53.10　胃肠道出血相关性皮肤表现（续表）

疾病	皮肤表现	胃肠道表现	其他相关表现	治疗和备注
营养性疾病				
坏血病	毛囊周围紫癜，毛发卷曲	维生素 C 缺乏引起的脉管系统胶原变性；胃肠道失血性贫血	牙龈血管脆性增加、牙龈炎、易出血。结膜出血，行走困难	补充维生素 C
肿瘤性疾病				
卡波西肉瘤	皮肤及口腔黏膜紫红色斑片、丘疹、结节	消化道可能发生类似的肿瘤；HIV 感染者相关性其他并发症还包括溃疡、出血、破裂穿孔	HIV 相关型、非洲型、经典型，后者多见于具有地中海血缘的年长者；由 HHV-8 感染引起	化疗或放疗可能有效

SMAD，TGF-β 通路中的转导分子；TGF，转化生长因子；HHV，人乳头瘤病毒。（Adapted from refs 26 & 27.）

表 53.11　肝疾病的皮肤表现

肝疾病	皮肤表现 / 联系	其他特点、治疗和备注
肝硬化	• 蜘蛛痣和其他毛细血管扩张 • 肝掌 • 腹壁静脉扩张 • Terry 甲（白色甲床） • Muehrcke 甲（横向白色带） • 腋毛、阴毛、胸毛稀疏 • 瘙痒 • 黄疸	• 男性乳房发育 • 腮腺肿大
原发性胆汁性肝硬化（PBC）	• 黄疸 • 弥漫性色素沉着 • 黄瘤：发疹性黄瘤、扁平黄瘤，偶发结节型黄瘤 • 瘙痒 • 可能并发系统性硬皮病	考来烯胺、利福平、熊去氧胆酸、纳洛酮可能缓解瘙痒。常见并发症有骨质疏松。此病治疗方案包括熊去氧胆酸、秋水仙碱、甲氨蝶呤和肝移植
血色病（"青铜色糖尿病"）	• 弥漫性色素沉着	*HFE* 基因突变，其中 C282Y 最常见。主要治疗仍是通过放血来减少铁储存量
Wilson 病（肝豆状核变性）	• Kayser-Fleischer 环：角膜边缘金棕色或绿色色素环，位于角膜后弹力层 • 蓝甲 • 胫前色素沉着	编码铜转运 ATP 酶的 *ATP7B* 基因突变引起的常染色体隐性遗传。治疗主要用铜螯合药物（青霉胺、曲恩汀）或金属硫蛋白诱导剂（醋酸锌）；肝衰竭者行肝移植
乙型肝炎（乙肝）、丙型肝炎（丙肝）	• 皮肤小血管炎（乙肝、丙肝） • 冷球蛋白血症性血管炎（丙肝＞＞乙肝） • 荨麻疹性血管炎（乙肝、丙肝） • 结节性多动脉炎（经典型-乙肝，皮肤型-丙肝） • 坏死性网状青斑（丙肝） • 荨麻疹（乙肝、丙肝） • 迟发性卟啉病（丙肝＞乙肝） • 瘙痒症（乙肝、丙肝） • 扁平苔藓：尤其是口腔糜烂型（丙肝） • 坏死松解性肢端红斑（图 53.33，丙肝） • Gianotti-Crosti 综合征（乙肝＞丙肝） • 多形红斑（乙肝、丙肝） • 结节性红斑（乙肝＞丙肝） • 结节病［干扰素和（或）利巴韦林治疗过］（丙肝＞乙肝）	肝炎病毒感染患者根据所处疾病阶段、并发症、丙肝肝炎病毒基因型而治疗方案不同 乙型肝炎治疗方案可选：恩替卡韦、替诺福韦、拉米夫定、阿德福韦酯、替比夫定和干扰素 丙型肝炎治疗方案可选：直接抗病毒药物（DAAs），包括丙型肝炎病毒蛋白酶及多聚酶抑制剂，聚乙二醇干扰素＋利巴韦林

其他有皮肤表现的系统性疾病

多系统受累的疾病皮损表现不一，结节病（sarcoidosis）为其代表之一（详见第 93 章）[28]。表 53.12 展示了多系统病的心脏及皮肤表现（图 53.34 和 53.35）[30-31]。表 53.13 与表 53.14 分别总结陈述了肺部疾病及肾疾病相关的皮肤改变（图 53.36 ~ 53.38）[32-37]。

表 53.12 多系统疾病的心血管及皮肤表现			
病名	皮肤表现	心血管表现	备注
基因相关疾病			
心面皮肤综合征	泛发全身的鱼鳞病样皮损、毛发角化病、咖啡斑、头发稀疏卷曲、眉毛及睫毛稀疏或缺如	肺动脉狭窄，房间隔缺损，肥厚型心肌病	常染色体显性遗传，"RAS 病"，编码 RAS/MAPK（促分裂原活化蛋白激酶）途径的 4 个基因位点突变所致（见表 55.5）：*BRAF* > *MAP2K1, MAP2K2* > *KRAS*。患者表现为特征性面容，身材短小及发育迟缓
Costello 综合征	手足皮肤松弛、掌跖皱纹加深、口周乳头状瘤、黑棘皮病、卷发	肺动脉瓣狭窄、肥厚型心肌病、心律不齐	常染色体显性遗传，"RAS 病"，编码 RAS/MAPK 途径的 2 个基因突变所致：*HRAS* > *KRAS*。患者表现为精神障碍及生长迟缓，横纹肌肉瘤和膀胱癌风险增加
Carvajal 综合征	条状表皮松解性掌跖角化病，羊毛状头发	左心室扩张型心肌病	常染色体隐性遗传疾病，由于桥斑蛋白基因突变所致
皮肤松弛症	皮肤松弛、弹性下降	主动脉扩张和破裂，肺动脉狭窄，右心衰竭	常染色体显性遗传（AD）和常染色体隐性遗传（AR）两种型式，数个基因突变引起包括编码弹性蛋白基因、EFEMP2/fibulin-4 基因、fibulin-5 基因，V 型 H + ATP 酶亚基基因（见表 95.5）；系统受累更常见于 AR 型
Ehlers-Danlos 综合征（EDS）	不同程度的皮肤弹性和脆性增高（例：卷烟纸样瘢痕，瘀斑）	经典和运动过度型（I ~ III）：主动脉根扩张，二尖瓣、三尖瓣反流或脱垂 血管型：动脉瘤，夹层破裂 心脏瓣膜型：瓣膜异常	由于编码 V 型胶原（经典型）、黏蛋白 X（经典型和运动过度型）、III 型胶原蛋白（血管型）、I 型胶原蛋白（心脏瓣膜型）的基因突变所致
Fabry 病	弥漫型躯体血管角皮瘤、少汗症	肥厚型心肌病、瓣膜异常、传导缺陷、冠状动脉及脑动脉渐进性粥样硬化	α- 半乳糖苷酶 A 缺乏、X- 连锁隐性遗传。心脑血管疾病和肾衰竭是最常见的死因
血色病	全身青铜色色素沉着	充血性心力衰竭、室上性心律失常	糖尿病、肝硬化。基因检测对于 *HFE* 基因突变有价值
高胱氨酸尿症	网状青斑、面颊疹、绵纸样瘢痕、弥漫性色素减退	动脉粥样硬化、动静脉血栓形成	最常见为常染色体隐性遗传，由于同型胱硫醚 β-hechengmei（CBS）缺乏所致。极少数由于亚甲基四氢叶酸还原酶（MTHFR）或其他酶缺乏所致（见表 97.1）。患者可表现为马方综合征和晶状体异位。高同型半胱氨酸血症（由于同型 MTHFR 缺乏 > > 异种 CBS 缺乏）也可增加动静脉血栓的风险
LEOPARD 综合征 / 伴有多发黑子的 Noonan 综合征	多发性黑子、咖啡斑、黑咖啡斑	ECG 异常、肺动脉狭窄	L- 雀斑样痣，E-ECG 异常，O- 眼距过宽，P- 肺动脉瓣狭窄，A- 生殖器异常，R- 生长迟缓，D- 耳聋 常染色体显性遗传病，RAS 病，*PTPN11* 基因位点突变所致（见图 55.5）

表 53.12 多系统疾病的心血管及皮肤表现（续表）

病名	皮肤表现	心血管表现	备注
Loeys-Dietz 综合征（Ⅰ型和Ⅱ型）	皮肤半透明，易擦伤，萎缩性瘢痕	主动脉瘤、动脉迂曲、主动脉夹层及破裂风险高，即使在早期	常染色体显性遗传，由于编码 TGF-β 受体 1 和 TGF-β 受体 2 的基因突变所致。与马方综合征和血管型 EDS 有相同的临床表现。颜面异常常见于Ⅰ型
马方综合征	条纹、皮下脂肪减少	升主动脉扩张和夹层形成、二尖瓣脱垂和反流	常染色体显性疾病，由于编码 fibrillin-1 的基因突变所致。表现为身材高瘦，四肢细长，蜘蛛足样指 / 趾、长头、近视及晶状体异位。β 阻滞剂以及血管紧张素Ⅱ受体阻滞剂（例：氯沙坦）可以拮抗 TGF-β 信号通路，从而预防主动脉根部扩张
多发性内分泌腺瘤综合征（MEN）2A型（Sipple 综合征）和 2B 型（多发性黏膜神经瘤综合征）	MEN 2A：感觉异常性背痛、斑块或苔藓样淀粉样变性，通常出生时即有 MEN 2B：眼睑、口唇、舌部及其他黏膜部位的神经瘤	嗜铬细胞瘤引起的高血压危象（常为双侧）	常染色体显性遗传病，由于 RET 原癌基因突变所致。也可表现为甲状腺髓样细胞癌（MEN 2A 和 2B），甲状旁腺腺瘤（MEA 2A 型），马方综合征（MEN 2B 型）
Carney 复合体（NAME 和 LAMB 综合征）	皮肤黏液瘤、蓝痣、雀斑黑子、咖啡斑和黑色咖啡斑	心房黏液瘤	肾上腺、脑垂体和（或）睾丸内分泌瘤形成。常染色体显性遗传，由于 PRKAR1A 基因突变导致。2 代基因位点位于第 2 条染色体上
Naxos 病	弥漫性非表皮松解性掌跖角化症，羊毛样头发	致心律失常性右室心肌病	常染色体隐性遗传病，由于编码斑珠蛋白的基因突变所致；相同临床发现极少见于桥粒胶蛋白 2 基因突变导致
Ⅰ型神经纤维瘤病	咖啡斑、神经纤维瘤、间擦部位色素斑（黑子）	高血压，原发或继发于嗜铬细胞瘤或肾动脉狭窄	NF1 基因突变所致，编码神经纤维瘤蛋白；后者与 RAS/MAPK 途径相互作用（见图 55.5）
Hutchinson-Gilford 早衰症（Ⅱb版；儿童早老症）	硬皮病样改变，斑状色素沉着、皮下脂肪减少、秃发症	早老性动脉粥样硬化	常染色体显性遗传病，由于编码核纤层蛋白 A 和 C 的基因突变所致早老综合征
弹性纤维假黄瘤	分布于颈部及皱褶部位的黄色丘疹和斑块，皮肤松弛	早老性动脉粥样硬化、血管疾病、主动脉瘤、高血压	上消化道或下消化道出血、眼睛血管样纹、子宫出血。常染色体隐性遗传病，由于 ABCC6 基因突变所致
复合性结节性硬化症（TSC）	面部血管纤维瘤、甲周和甲下纤维瘤、白色叶状斑、鲨革斑	心脏横纹肌瘤、心律不齐	肾血管肌肉脂肪瘤、中枢神经系统肿瘤、智力发育迟滞、癫痫发作。由于 TSC1 或 TSC2 基因突变所致，分别编码错构瘤蛋白和结节蛋白
Werner 综合征	过早老化、秃发症、硬皮病样改变、皮下脂肪减少、踝关节溃疡	早老性动脉粥样硬化	心肌梗死常常是患者 50 岁前死亡的原因。常染色体隐性遗传病，由于编码螺旋酶的 RECQL2 基因突变所致，其他表现包括白内障和恶性肿瘤
炎症性 / 自身免疫性疾病			
白塞病	口腔和生殖器溃疡、同形反应、脓疱性血管炎、坏疽性脓皮病样皮损、结节性红斑样皮损	心包炎、冠状动脉炎、心肌炎、心律不齐、心瓣膜病、血管炎，主要是大血管炎	应排除眼、中枢神经系统受累及炎性肠病
皮肌炎	Gottron 丘疹、向阳征、光照部位皮肤异色病	常无症状；心律失常、传导缺陷；心包炎及充血性心力衰竭较少见	心脏受累是预后不佳的标志

表 53.12　多系统疾病的心血管及皮肤表现（续表）

病名	皮肤表现	心血管表现	备注
DRESS/DIHS（伴嗜酸性粒细胞增多和系统症状的药物超敏反应/药物诱导的超敏综合征）	泛发的麻疹样或荨麻疹皮损或红皮病；常有面部水肿	ECG 改变可模拟急性心肌梗死表现；急性心肌功能障碍及低血压可能于皮质激素减量时出现	发热、肝炎及外周血嗜酸性粒细胞升高较常见（见表 21.9）。治疗包括停用致敏药物，使用糖皮质激素；可根据 N 端脑利钠肽前体（NT-proBNP）的水平评估病情。长期预后包括甲状腺功能紊乱及可能出现自身免疫疾病[29]
川崎病（皮肤黏膜淋巴结综合征）	舌炎、唇炎、肢端红斑、水肿、脱屑、多形性疹、结膜充血	冠状动脉炎、冠状动脉瘤	高热、淋巴结病。采用 IVIg、阿司匹林治疗可显著降低罹患冠状动脉疾病的风险
新生儿红斑狼疮（NLE）	一过性、非瘢痕性环状皮损（SCLE 样），好发于眼眶周围	先天性心脏传导阻滞（CHB）	推测为母体的自身抗体（通常为 SSA/Ro 抗体，RNP 抗体也可检测到）经胎盘转移给婴儿。可能出现一过性的血细胞减少及肝炎。母亲常有一种已确诊的自身免疫性结缔组织病（AI-CTD）（约 50%），即便目前没有确诊 AI-CTD 的母亲日后出现的概率将很高。对于 SSA/Ro 抗体阳性的孕妇，其胎儿患有 NLE 的概率 < 1%。但一旦发现胎儿患有 NLE，其后的妊娠中娩出 NLE 胎儿的概率为 25%
系统性红斑狼疮	颧部红斑、光过敏、狼疮样皮损。抗磷脂抗体阳性患者可能出现引起坏死的网状青斑、小腿溃疡或泛发的皮肤坏死（见图 53.34）	心包炎、疣状心内膜炎（Libman-Sacks）、冠心病	抗心磷脂抗体起主要作用。用皮质激素治疗红斑狼疮可能诱发冠心病
多中心网状组织细胞增多症	手部的红斑性结节，偶见于肢端及面部（图 53.11）	心包炎，充血性心力衰竭，冠心病，心脏扩大	致畸性关节炎常见
银屑病	边界清楚的、粉红至红色斑块，上附银色鳞屑，见于肘部、膝盖、头皮、脐周及臀裂	心血管疾病患病风险增加，包括脑血管及周围血管疾病。中重度银屑病患者因动脉粥样硬化性心血管疾病所致死亡的风险可能升高	中重度银屑病患者中代谢综合征发生率高（详见表 53.5）
复发性多软骨炎	牛肉样红色耳郭（耳垂正常）；其他有软骨组织的部位的炎症（如：鼻部）。晚期病变包括：耳松软以及其他有软骨受累的部位软化（图 53.35）	主动脉瓣关闭不全、主动脉夹层动脉瘤	关节炎、气管塌陷。氨苯砜可能有效。糖皮质激素和（或）免疫抑制剂也可使用
风湿热	边缘性红斑、皮下结节	急性期全心炎。晚期表现包括二尖瓣和（或）主动脉瓣功能不全	在美国少见，继发于 A 组 β-溶血性链球菌感染性咽炎。多关节炎、舞蹈病、发热
结节病	丘疹、结节、斑块和（或）瘢痕上的皮损（图 53.36）	传导障碍、充血性心力衰竭	肺部疾病、淋巴结病、肝受累、高血钙。心脏受累意味着预后不良
系统性硬化症（硬皮病）	皮肤硬化，雷诺现象	肺动脉高压、传导障碍、心包炎、内脏器官的雷诺现象	心脏受累意味着预后不良。可能出现间质性肺部疾病
血管炎	可触及的紫癜、结节、网状青斑、溃疡	冠状动脉血管炎	关节炎、胃肠绞痛或出血。心脏累及不常见

表 53.12　多系统疾病的心血管及皮肤表现（续表）

病名	皮肤表现	心血管表现	备注
肿瘤性疾病			
原发性系统性淀粉样变病（AL）	拧捏性紫癜、蜡状皮肤、琥珀色丘疹、巨舌	限制性心肌病、传导障碍	蛋白尿、尿轻链，与浆细胞恶性增生相关＞＞多发性骨髓瘤。
类癌综合征	面部潮红、糙皮病样皮炎、晚期可能出现硬皮病样表现	心内膜斑块：三尖瓣关闭不全，传导缺陷	约 10% 中段肠道（小肠、阑尾、近侧结肠）肿瘤与面部潮红相关（必须有肝转移）；Ⅲ型胃癌和支气管类癌与面部潮红相关（肝转移非必须存在）
感染性疾病			
心内膜炎：细菌性或真菌性	紫癜、甲皱襞梗死、Janeway 损害、Osler 结节	瓣膜赘生物和功能障碍	发热。应与血管炎或冷球蛋白血症鉴别
代谢性/内分泌相关疾病			
糖尿病	见表 53.4	冠状动脉及外周血管疾病	1 型及 2 型糖尿病均可发生；胰岛素抵抗相关可诱发
高脂血症	多发型黄瘤	冠心病	见第 92 章
其他			
剥脱性红皮病	剥脱性皮炎	高输出性心力衰竭	皮疹可能是由于皮炎、银屑病、皮肤 T 细胞淋巴瘤、药疹或其他原因所致
PHACE（S）综合征	节段性婴幼儿血管瘤，常发生于面颈部	主动脉缩窄、心房和心室间隔缺损、颈部及颅内动脉异常	P- 后颅窝畸形，H- 血管瘤，A- 动脉异常，C-心脏缺损和主动脉缩窄，E- 眼部异常，S- 胸骨缺陷及脐上裂

ECG，心电图；EFEMP2，包含表皮生长因子（EGF）的衰老蛋白样细胞外基质蛋白 -2；TGF，转化生长因子；IVIg，静脉注射免疫球蛋白；LAMB，雀斑黑子、心房黏液瘤、黏膜黏液瘤、蓝痣；NAME，色素痣、心房黏液瘤、皮肤黏液瘤、雀斑；AI-CTD，自身免疫性结缔组织病；LE，红斑狼疮（Adapted from Jorizzo JL, Callen JP. Dermatologic manifestations of internal disease. In：Arndt KA，Robinson JK，LeBoit PE，et al（eds）. Cutaneous Medicine and Surgery，Philadelphia：WB Saunders，1996：1863-89.）

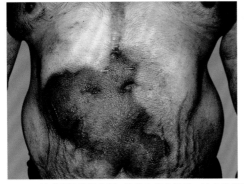

图 53.34　**抗磷脂抗体综合征**。除温和的血栓外，这些患者还可能出现心脏瓣膜的赘生物

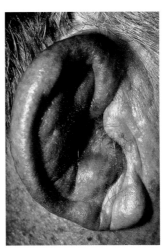

图 53.35　**复发性多软骨炎**。炎症不累及缺乏软骨的耳垂

表 53.13　肺部疾病与皮肤

病名	皮肤表现	肺部疾病	其他特点	治疗和备注
基因相关疾病				
Birt-Hogg-Dubé 综合征	经典型纤维毛囊瘤、毛盘瘤、皮赘三联征	肺囊肿、自发性气胸	肾癌高发。由于编码卵泡刺激素的基因突变所致	胸部高分辨 CT 扫描检测肺囊肿，每年 / 每两年做一次检查排除肾肿瘤（见表 111.1）
遗传性出血性毛细血管扩张症	黏膜、面部、肢端毛细血管扩张斑片和丘疹（图 53.29）	肺 AVMs 可导致低血氧、出血及反常栓塞	鼻出血、复发性胃肠道出血、包括 CNS 在内的其他脏器的 AVMs	经导管栓塞术；予以预防性抗感染治疗以防操作中罹患菌血症的风险增加，同时尽量避免在静脉注射过程中出现气泡（见表 104.6）
黄甲综合征	增厚、生长缓慢、极度弯曲、伴有甲剥离的黄绿色指甲，甲横纹，甲癣，甲上皮及甲半月缺失	胸膜积液、支气管扩张、慢性支气管炎	淋巴水肿、鼻窦炎	黄甲、淋巴水肿及呼吸道累及完全三联征仅见于 1/3 的患者；而 2/3 的患者需要进一步确诊。治疗选择已在第 71 章列出
复合性结节性硬化症	见表 53.12	淋巴血管平滑肌瘤病（女性）	见表 53.12	于第 61 章中列出
炎症性 / 自身免疫性疾病				
结节病-慢性	丘疹、结节、斑块（图 53.36）、冻疮样狼疮、瘢痕和文身部位皮损；获得性鱼鳞病	继发于肉芽肿性炎症的纤维化可导致肺实质 "蜂窝状" 改变	高钙血症、淋巴结病、肝脾大、葡萄膜炎、CNS 疾病、骨囊肿	羟氯喹可能对皮肤损害有效。泼尼松、甲氨蝶呤或其他免疫抑制剂（例：口服他克莫司，TNF-α 抑制剂）可能有助于治疗
结节病-急性	结节性红斑	双侧肺门淋巴结病	关节炎、前葡萄膜炎	自限性。NSAIDs 或碘化钾能缓解症状
肉芽肿性多血管炎（Wegener 肉芽肿病）	血管炎性病变（如：可触及的紫癜和结节）、PNGD 所致的结痂性丘疹、坏疽性脓皮病样溃疡（见表 24.7）	呼吸困难、咳嗽、咯血、和（或）胸膜炎；不规则的肺部浸润或结节，可形成空洞	肾小球性肾炎、上呼吸道炎症、黏膜溃疡形成、牙龈肥大变脆（草莓胶）	抗中性粒细胞胞质抗体阳性（ANCA）有助于诊断。环磷酰胺、糖皮质激素、磺胺类药物、甲氨蝶呤，和（或）利妥昔单抗
伴有多血管炎的嗜酸性细胞性肉芽肿病（Churg-Strauss 综合征）	可触及的紫癜、风团、结节，及 PNGD 所致肘部的结痂性丘疹、溃疡（见表 24.7）	哮喘、嗜酸细胞性肺炎	鼻窦炎、过敏性鼻炎、鼻息肉、外周血嗜酸性粒细胞增多、多发性单神经炎、系统性血管炎	抗中性粒细胞胞质抗体阳性（ANCA）有助于诊断。系统性皮质激素、环磷酰胺、利妥昔单抗和（或）美泊利单抗
皮肌炎	Gottron 征、向阳征、光照部位皮肤异色症、伴有扩张毛细血管样的甲皱襞增生	间质性肺部疾病（ILD），吸入性肺炎，肺通气不足	近端、对称性肌无力	如果肺功能检测显示 DLCO 下降，应进一步行胸部高分辨 CT 检测。伴抗 MDA5（CADM-140）抗体阳性和抗合成酶抗体综合征的患者风险更高。治疗使用皮质类固醇激素、免疫抑制剂和（或）IVIg
系统性硬化症（硬皮病）	DcSSc：雷诺病（突发）、硬化分布更广泛 LcSSc：雷诺病（逐渐起病，长病程），局限性，肢端型硬化症	DcSSc：间质性肺部疾病（ILD）> 肺动脉高压（PAH） LcSSc：PAH > ILD	食管运动功能障碍、高血压、肾危象、心肌病	ILD 评估：PFTs、高分辨胸部 CT。PAH 评估：经胸壁超声心动图、N 端脑利钠肽前体血清水平 环磷酰胺、吗替麦考酚酯用于 ILD 的治疗；内皮素受体拮抗剂、磷酸二酯酶抑制剂用于 PAH 的治疗
荨麻疹性血管炎	风团、丘疹和斑块，常有细小的紫癜，血管性水肿	慢性阻塞性肺疾病	低补体血症可累及关节、胃肠道、肾、眼、肺；患者可能有 SLE 或 Sjögren 综合征	口服糖皮质激素、羟氯喹、氨苯砜、秋水仙碱（见表 24.10）

表 53.13　肺部疾病与皮肤（续表）

病名	皮肤表现	肺部疾病	其他特点	治疗和备注
肿瘤性 / 副肿瘤性疾病				
卡波西肉瘤	紫红色至深紫色斑块和（或）皮肤及口腔黏膜结节；经典形式常见于下肢	多病灶累及可以无症状或导致呼吸困难、咳嗽、咯血和（或）胸痛（尤其是 HIV 相关类型）	下肢淋巴水肿。胃肠道累及常见	与 HHV-8 感染相关。4 种主要类型（见第 114 章）。治疗包括抗逆转录病毒治疗（HIV 相关型），放疗，紫杉烷，阿霉素脂质体
淋巴瘤样肉芽肿病	丘疹结节、斑块、溃疡	由于血管中心性非典型淋巴细胞浸润引起血管破坏所致咳嗽、呼吸困难和胸痛	发热、关节痛、肌痛；与 EBV 感染和弥漫大 B 细胞淋巴瘤相关	多药物化疗和（或）利妥昔单抗如可行，予以外源性免疫抑制逆转治疗
副肿瘤性天疱疮	黏膜糜烂性疾病和多形红斑样或大疱类天疱疮样或苔藓样皮损	慢性阻塞性肺疾病	常与非霍奇金淋巴瘤、慢性淋巴细胞性白细胞或 Castleman 病伴发	PFTs 异常。免疫抑制 / 细胞毒性药物治疗，血浆置换术，IVIg 和（或）利妥昔单抗。切除 Castleman 病灶可使皮肤黏膜病损缓解
感染性疾病				
结核病	寻常狼疮、腔周皮肤结核、急性粟粒疹、结核性树胶肿、皮肤瘰疬（见表 75.6）	肺尖浸润、空洞浸润、无痰干咳或有痰咳嗽	发热、体重减轻	根据患者及抗生素敏感性予以多重药物联合治疗（见第 75 章）
芽生菌病 *	疣状，溃疡性斑块或结节。表面可有散在脓疱，尤其在边缘	胸部 X 线片可见斑片状浸润影或正常	骨或泌尿生殖道受累，包括睾丸	吸入后播散，包括皮肤；治疗包括伊曲康唑、两性霉素 B
隐球菌病	多种皮肤表现，从丘疹结节和斑块至传染性软疣样皮损和蜂窝组织炎	从无症状性感染至重症肺炎，急性呼吸窘迫综合征各不相同	脑膜受累（需通过腰穿排除）	重症感染支持患者可能有免疫功能不全。根据严重程度选择治疗。两性霉素 B ＋氟胞嘧啶和（或）氟康唑
曲霉病	原发性皮损：斑块上附黑痂 继发性皮肤栓塞：坏死性丘疹和斑块，常有溃疡，进展迅速	在播散性皮肤栓塞的患者中，可见肺部空洞浸润和结节	在免疫功能不全患者中，可广泛播散	播散性疾病主要见于中性粒细胞缺乏及免疫抑制的患者（如长期使用皮质激素）。治疗上予以伏立康唑、艾沙康唑、卡泊芬净或两性霉素 B。可能需要手术切除
水痘	不同时期皮损同时存在，包括丘疹、丘疱疹、脓疱及出血性结痂；从头到尾发展	肺部受累常与皮肤受累的严重程度相关。间质性浸润或小叶性气道疾病引起咳嗽和呼吸困难	肝和 CNS 为额外的感染病灶。Reye 综合征与阿司匹林的使用相关	成人、孕妇或产后女性、免疫功能不全的个体有较高风险罹患肺部疾病。建议系统性使用抗病毒药物
其他				
中毒性表皮坏死松解症	广泛表皮坏死分离	急性呼吸窘迫综合征	口咽、鼻部、结膜、食管、生殖泌尿道黏膜溃烂	停用一切可疑药物；治疗包括 IVIg 或环孢素；收入重症监护或烧伤病房

* 原发性肺部感染也可发生于双态病原体所致的其他系统性真菌病，包括球孢子菌病、组织胞浆菌病和副球孢子菌病。
AVMs，动静脉畸形；CNS，中枢神经系统；DcSSc，弥漫型皮肤系统性硬化症；DLCO，一氧化碳弥散功能；HHV，人类疱疹病毒；IVIg，静脉注射免疫球蛋白；LcSSc，局限性皮肤系统性硬化症；NSAIDs，非甾体抗炎药；N-Tpro-BNP，N 端脑利钠肽前体；PFTs，肺功能检测；PNGD，栅栏状嗜中性粒细胞性肉芽肿性皮炎；SLE，系统性红斑狼疮；TNF，肿瘤坏死因子；EBV，EB 病毒

表 53.14　肾疾病与皮肤

病名	皮肤表现	肾疾病	其他表现	治疗和备注
基因相关疾病				
复合性结节性硬化症（TSC）	面部血管纤维瘤、白色叶状斑、鲨革斑、甲周纤维瘤	肾错构瘤（血管平滑肌脂肪瘤）、多囊性肾病可能是 TSC2 相邻基因综合征表现	CNS 肿瘤、精神发育迟缓、心脏横纹肌瘤、癫痫发作	常染色体显性遗传。由于 TSC1 或 TSC2 基因突变所致，分别编码错构瘤蛋白和结节蛋白
Fabry 病	弥漫性躯体血管角皮瘤	蛋白尿、由于神经鞘氨醇己三糖苷积累导致肾衰竭	肢端疼痛和感觉异常，少汗、角膜及晶状体混浊 肥厚型心肌病、冠心病、CVAs	X 连锁隐性遗传 肾移植，α-半乳糖苷酶 A 替代疗法
指甲-髌骨综合征	指甲发育不全、拇指受累频率最高、三角形甲弧影	先天性肾病、肾小球肾炎	髌骨缺失或发育不良、髂骨角	常染色体显性遗传，由于 LMX1B 基因突变所致
Birt-Hogg-Dubé 综合征	经典型纤维毛囊瘤、毛盘瘤、皮赘三联征	肾肿瘤，特别是嫌色细胞癌、嗜酸细胞癌和（或）混合型（见表 111.1）	自发性气胸，肺囊肿	由于编码卵巢滤泡激素的基因突变所致。每年一次或每两年一次行肾肿瘤筛查
遗传性平滑肌瘤和肾细胞癌（Reed 综合征）	多发性皮肤平滑肌瘤	发展为侵袭性肾癌的诱因	子宫平滑肌瘤	由于编码延胡索酸水化酶的基因突变所致 监测肾肿瘤
肿瘤易感综合征	上皮样非典型 Spitz 肿瘤、皮肤黑素瘤	肾透明细胞癌	眼色素膜黑素瘤，间皮瘤	常染色体显性遗传。由于 BAP1 基因突变所致
炎症性/自身免疫性病				
系统性红斑狼疮（SLE）	蝶形红斑、皮肤型狼疮皮损、光敏感、弥漫性脱发、血管炎	肾小球肾炎：局灶性、膜性、增殖性	关节炎、浆膜炎、血细胞减少、多种自身抗体阳性、低补体血症	预后不一，取决于累及的器官系统、严重程度或受累的类型和严重程度
系统性硬化症（硬皮病）	雷诺现象、弥散性或局限性皮肤硬化、CREST 综合征	高血压、肾危象	食管运动功能障碍、关节炎、间质性肺疾病、肺动脉高压（见表 53.13）	血管紧张素转化酶抑制药、透析
Henoch-Schönlein 紫癜	可触及的紫癜	IgA 相关肾小球肾炎，可为慢性	关节炎、伴腹痛的胃肠道血管炎、胃肠道出血和（或）呕吐	对症治疗；系统皮质类固醇激素对关节炎可能有效
结节性多动脉炎	皮下结节、网状青斑、溃疡	肾动脉瘤、肾血管性高血压、肾衰竭	关节炎、多发性单神经炎、腹痛、睾丸炎、发热	单独使用皮质激素或联合使用细胞毒性药物（如：环磷酰胺）
肉芽肿性多血管炎（Wegener 肉芽肿病）	血管炎性皮损（如：可触及的紫癜和结节）、PNGD 所致的结痂性丘疹、坏疽性脓皮病样溃疡（见表 24.7）	肾小球肾炎	上呼吸道及下呼吸道炎症、黏膜溃疡形成、牙龈肥大变脆（草莓胶）	环磷酰胺、利妥昔单抗、皮质类固醇激素、磺胺类药物和（或）甲氨蝶呤
皮肤小血管炎	可触及的紫癜、风团样皮损、血疱、偶出现脓疱或溃疡	可发生肾小球肾炎，但较血管炎性综合征更少见	关节炎	药物诱导和丙型肝炎都是可能的病因。对症治疗或使用皮质类固醇激素和（或）联合使用免疫抑制剂
结节病	丘疹、结节、斑块（图 53.36）	高钙尿、肾结石	淋巴结病、眼葡萄膜炎、肺间质纤维化、肝脾大、CNS 疾病、高钙血症	皮质类固醇激素、免疫抑制剂

表 53.14　肾疾病与皮肤（续表）

病名	皮肤表现	肾疾病	其他表现	治疗和备注
肾源性系统性纤维化（NSF），之前称为肾源性纤维性皮病（NFD）	木样硬度斑块，四肢＞躯干，关节融合，活动受限。皮肤常呈橘皮样改变（图53.38）	主要发生在透析的慢性肾衰竭患者。也曾有过肾移植和急性肾衰竭患者患病的报道	系统性纤维化（如：心脏、肺、骨骼肌）已有报道。由于给予含钆的造影剂所致。高凝状态也是一个高危因素	改用 pre-MRI 评估肾功能以预防发生。可采用肾移植治疗，少量报道伊马替尼、西罗莫司、UVA1 光疗治疗有效
肿瘤性疾病				
原发性系统性淀粉样变病（AL）	拧捏性紫癜、琥珀色丘疹、巨舌	蛋白尿，包括肾病综合征和肾功能不全	限制型心肌病、浆细胞病所致副球蛋白血症	糖皮质激素、美法仑（左旋溶肉瘤素）、硼替佐米、造血干细胞移植术
其他				
终末期肾病的皮肤表现	1. 颜色苍白，无血色 2. 干燥症或获得性鱼鳞病 3. 瘙痒 4. 获得性穿通性皮病 5. 假卟啉病 6. 钙化防御（图53.37） 7. 尿毒症霜	各种原因引起的终末期肾病。1～6 在透析患者中更常见。7 非常少见	1. 慢性病性贫血 2. — 3. 组织中肥大细胞可能增生 4. 与瘙痒症有关 5. 卟啉稍高于临界值或在正常范围内 6. 肥胖妇女常受累。$Ca^{2+} \times PO_4^{2-}$ 产物增加，PTH 水平升高。血管壁钙化	1. 促红细胞生成素，移植 2. 保湿剂、乳酸或尿素霜 3. 紫外光照射 4. 见表96.4 5. 促红细胞生成素、N-乙酰半胱氨酸 6. 磷酸盐结合剂（非钙）、硫代硫酸钠、手术清创、甲状旁腺切除术可能有效 7. 透析
长期使用免疫抑制剂相关的皮肤病	1. 感染：分枝杆菌、病毒、细菌、真菌 2. 肿瘤：汗孔角化病、鳞癌、卡波西肉瘤、Merkel 细胞癌	各种原因引起的终末期肾病行移植术后	—	降低免疫抑制剂的剂量。治疗感染需合理使用抗生素。手术切除癌变皮损，使用西罗莫司优于钙调磷酸酶抑制剂

CNS，中枢神经系统；CVA，脑血管意外；CREST，钙质沉着，雷诺现象，食管运动功能障碍，指端硬化，毛细血管扩张；PNGD，栅栏状嗜中性粒细胞性肉芽肿性皮炎；PTH，甲状旁腺激素

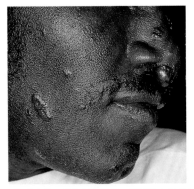

图 53.36　**结节病的口周和面部丘疹**。鼻翼的皮损常与上呼吸道的肉芽肿性炎症相关

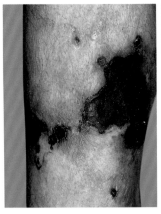

图 53.37　**钙化防御**。坏死性皮损，伴有肾淀粉样变引起的严重的终末期肾病

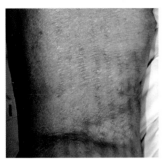

图53.38 肾源性系统性纤维化。 此类纤维化疾病的肾衰竭患者无一例外使用过含钆的造影剂。除了橘皮样外观，此患者手、腕部、双足活动都严重受限

瘙痒是尿毒症的一个表现，但也可出现于进行血透的非尿毒症患者。慢性肾疾病患者透析时出现瘙痒的原因仍不明确。瘙痒可以是局部的，或者泛发的。通常在透析期间瘙痒较为明显，也可表现为持续性瘙痒（见第6章）。

实质性器官移植患者需予以免疫抑制剂治疗，包括环孢素、他克莫司、西罗莫司、硫唑嘌呤和（或）皮质类固醇激素，以预防免疫排斥。联合使用这些药物可致患者面临以下两种严重的皮肤问题：感染（如：HPV，CMV）及恶变（如：鳞癌，卡波西肉瘤，Merkel细胞癌）。

妊娠是一个重要的生理状态，在妊娠期间可发生与其相关的特异性皮病及其他皮肤疾病的异常表现（详见第27章）[38]。肥大细胞疾病在第118章已有详细介绍。内脏疾病可对甲、毛发、黏膜产生一系列的影响，在相关章节内有详细介绍。下肢溃疡也是内在疾病的一个潜在线索，在第105章已经有详细讨论。

（唐 言译 施 为校 陈明亮审）

系统性疾病的皮肤表现

参考文献

1. Callen JP, Jorizzo JL, Zone JJ, et al. Dermatological Signs of Systemic Disease. 5th ed. Philadelphia: Elsevier; 2017.
2. Lebwohl MG. The Skin and Systemic Disease. A Color Atlas and Text. New York: Churchill Livingstone; 2004.
3. Sontheimer RD, Provost TT. Cutaneous Manifestations of Rheumatic Diseases. 2nd ed. Philadelphia: Lippincott Williams & Wilkins; 2003.
4. Jorizzo JL, Daniels JC. Dermatologic conditions reported in patients with rheumatoid arthritis. J Am Acad Dermatol 1983;8:439–53.
5. Sangueza OP, Caudell MD, Menghesha YM, et al. Palisaded neutrophilic granulomatous dermatitis in rheumatoid arthritis. J Am Acad Dermatol 2002;47:251–7.
6. Katayama I, Kotobuki Y, Kiyohara E, Murota H. Annular erythema associated with Sjögren's syndrome: review of the literature on the management and clinical analysis of skin lesions. Mod Rheumatol 2012;20:123–9.
7. Thiers BH, Sahn RE, Callen JP. Cutaneous manifestations of internal malignancy. CA Cancer J Clin 2009;59:73–98.
8. Stone SP, Buescher LS. Life-threatening paraneoplastic cutaneous syndromes. Clin Dermatol 2005;23:301–6.
9. Wang J, Zhu X, Li R, et al. Paraneoplastic pemphigus associated with Castleman tumor. A commonly reported subtype of paraneoplastic pemphigus in China. Arch Dermatol 2005;141:1285–93.
10. Jain T, Offord CP, Kyle RA, Dingli D. Schnitzler syndrome: an under-diagnosed clinical entity. Haematologica 2013;98:1581–5.
11. Néel A, Henry B, Barbarot S, et al. Long-term effectiveness and safety of interleukin-1 receptor antagonist (anakinra) in Schnitzler's syndrome: a French multicenter study. Autoimmun Rev 2014;13:1035–41.
12. Shoimer I, Robertson LH, Storwick G, Haber RM. Eruptive disseminated porokeratosis: a new classification system. J Am Acad Dermatol 2014;71:398–400.
13. Tsao H. Update on familial cancer syndromes and the skin. J Am Acad Dermatol 2000;42:939–69.
14. Rultak SJ, Brentnall TA, Lynch HT, Austin MA. Characterization of the neoplastic phenotype in the familial atypical multiple-mole melanoma-pancreatic carcinoma syndrome. Cancer 2003;98:798–804.
15. Farah C, Bulai Livideanu C, Jegu J, et al. Prevalence and prognostic value of cutaneous manifestations in patients with myelodysplastic syndrome. J Eur Acad Dermatol Venerol 2010;24:1171–5.
16. Vignon-Pennamen MD, Julliard C, Rybojad M, et al. Chronic recurrent lymphocytic Sweet syndrome as a predictive marker of myelodysplasia: a report of 9 cases. Arch Dermatol 2006;142:1170–6.
17. Köstler E, Porst H, Wollina U. Cutaneous manifestations of metabolic diseases: uncommon presentations. Clin Dermatol 2005;23:457–64.
18. Thornsberry LA, LoSicco KI, English JC 3rd. The skin and hypercoagulable states. J Am Acad Dermatol 2013;69:450–62.
19. Quatrano NA, Loechner KJ. Dermatologic manifestations of endocrine disorders. Curr Opin Pediatr 2012;24:487–93.
20. Apridonidze T, Essah PA, Iuorno MJ, Nestler JE. Prevalence and characteristics of the metabolic syndrome in women with polycystic ovary syndrome. J Clin Endocrinol Metab 2005;90:1929–35.
21. Takeshita J, Grewal S, Langan SM, et al. Psoriasis and comorbid diseases: Epidemiology. J Am Acad Dermatol 2017;76:377–90.
22. Leonardt JM, Heymann WR. Thyroid disease and the skin. Dermatol Clin 2002;20:473–8.
23. Leffler DA, Green PH, Fasano A. Extraintestinal manifestations of coeliac disease. Nat Rev Gastroenterol Hepatol 2015;12:561–71.
24. Boh EE, Al-Smadi RMF. Gastrointestinal disease and the skin. Dermatol Clin 2002;20:523–46.
25. Wiznia LE, Laird ME, Franks AG Jr. Hepatitis C virus and its cutaneous manifestations: treatment in the direct-acting antiviral area. J Eur Acad Dermatol Venerol 2017;31:1260–70.
26. Jorizzo JL, Callen JP. Dermatologic manifestations of internal disease. In: Arndt KA, Robinson JK, LeBoit PE, et al., editors. Cutaneous Medicine and Surgery. Philadelphia: WB Saunders; 1996. p. 1863–89.
27. Callen JP, Fabre VC. Cutaneous manifestations of systemic disease. In: Moschella SL, Hurley HJ, editors. Dermatology. Philadelphia: WB Saunders; 1992. p. 1682–71.
28. Judson MA. The clinical features of sarcoidosis: A comprehensive review. Clin Rev Allergy Immunol 2015;49:63–78.
29. Husain Z, Reddy BY, Schwartz RA. DRESS syndrome: Part 1. Clinical perspectives. J Am Acad Dermatol 2013;68:693.e1–14.
30. Adelmalek NF, Gerber TL, Menter A. Cardiocutaneous syndromes and associations. J Am Acad Dermatol 2002;46:161–83.
31. McDonnell JK. Cardiac diseases and the skin. Dermatol Clin 2002;20:503–11.
32. Cordova KB, Oberg TJ, Malik M, Robinson-Bostom L. Dermatologic conditions seen in end-stage renal disease. Semin Dialysis. 2009;22:45–55.
33. Robinson-Bostom L, DiGiovanna JJ. Cutaneous manifestations of end-stage renal disease. J Am Acad Dermatol 2000;43:975–89.
34. Goldsmith DJA, Black MM. Skin disorders in the setting of renal failure: invited editorial. J Eur Acad Dermatol Venereol 2001;15:392–8.
35. Knable AL. Cutaneous nephrology. Dermatol Clin 2002;20:513–21.
36. Cowper SE. Nephrogenic systemic fibrosis: the nosological and conceptual evolution of nephrogenic fibrosing dermopathy. Am J Kidney Dis 2005;46:763–5.
37. Center for Disease Control and Prevention (CDC). Nephrogenic fibrosing dermopathy associated with exposure to gadolinium-containing contrast agents – St. Louis, Missouri, 2002–2006. MMWR Morb Mortal Wkly Rep 2007;56:137–41.
38. Kroumpouzos G, Cohen LM. Dermatoses of pregnancy. J Am Acad Dermatol 2001;45:1–22.

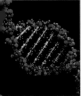

第54章　遗传学基本原理

Gina M. DeStefano, Angela M. Christiano

引言

人类单倍体基因组含 3.2 亿个碱基对（gigabases，Gb），包括约 20 000 ～ 25 000 个基因[1]。人类基因组测序为医学研究提供了强有力的工具，促进了人们对致病基因的鉴定。人类序列变异的信息库及先进的基因检测技术让我们对疾病的遗传学基础有了更深的了解。许多疾病的发病机制还涉及表观遗传学，表观遗传学的观点认为有些遗传表型和（或）基因表达的改变不是由 DNA 序列的变化引起的。

分子生物学技术的快速发展（见第 3 章），以及人类基因组测序中信息技术的不断进步，为医生直接对疾病进行基因水平上的研究提供了有力的手段。因此，对于所有医生，特别是皮肤科医生而言，掌握遗传学的基本概念（表 54.1），熟悉新的研究技术，适当应用于诊治患者，并对结果进行分析是很重要的。新的信息资源还强调了皮肤科临床和研究队伍共同合作的必要性。

获取遗传病患者的信息和精准的临床描述，对致病基因的鉴定至关重要。结合功能学研究和转录组学研究，这些致病基因的发现对于患者是十分有益的。它不仅在遗传咨询和产前诊断中具有重要意义，还有助于识别携带者，筛查高危人群。同时对可能发生的并发症和疾病病程进行预测，监测药物治疗的反应，以及未来开发靶向治疗的方法。

自 20 世纪 80 年代以来，许多遗传性疾病的分子学基础已经被阐明，其中包括各种类型的大疱性表皮松解症（epidermolysis bullosa，EB；见第 32 章），外胚层发育不良症（ectodermal dysplasia，ED；见第 63 章），鱼鳞病（ichthyosis，见第 57 章）以及少毛症（hypotrichosis，见第 68 和 69 章）。这些相对不常见的孟德尔（单基因）病的基因识别为复杂的常见疾病研究奠定了基础，如特应性皮炎、银屑病以及斑秃。基因定位和基因探测技术的发展为我们提供了更为精确的人类基因检测技术，如全基因组关联分析（GWAS）及全基因组测序。功能基因组学研究，例如，比较患者和健康人的转录组（表达的基因），有助于确定致病基因，以便进一步研究。这项研究依赖于收集具有典型特征的病例资料，因此临床医师在开展此类研究中发挥着关键作用。

遗传性疾病

要点

- 对确定某一特定遗传病的遗传方式是必不可少的。
- 遗传性疾病包括孟德尔（单基因）遗传病和多基因遗传病，前者由一个基因缺陷引起，后者为多个基因缺陷致病。复杂性（多因素）疾病是环境和遗传因素交互作用的结果。
- 孟德尔遗传病的四种主要遗传方式是常染色体隐性遗传（如眼皮肤白化病，oculocutaneous albinism）、常染色体显性遗传（如毛囊角化病，Darier disease）、X– 连锁隐性遗传（如少汗性外胚层发育不良，hypohidrotic ectodermal dysplasia）和 X– 连锁显性遗传（如色素失禁症，incontinentia pigmenti）。
- 影响基本孟德尔遗传规律的因素包括：不完全外显、年龄依赖性外显、变异性表达、新发突变、假显性遗传、基因组印记和线粒体遗传。
- 染色体异常包括染色体数目异常（如多倍体、非整倍体）和染色体结构畸变（如易位、倒置）。
- 基因位点或等位基因的异质性可加大致病基因的定位难度。

遗传性疾病可以在一个家庭的多个成员中表现出来。然而，并非所有存在于一个以上家庭成员的疾病都是遗传性疾病。遗传性疾病在某家系的表达（例如分离或是遗传）既可以是单个个体发病，也可以是多代人中多个个体患病。

孟德尔（单基因）遗传病由一个基因缺陷引起，而多基因遗传病由多个基因缺陷引起。复杂性（多因素）疾病是由环境和遗传因素共同作用的结果导致的。除了这些由某些特定基因引起的疾病，还有一些遗传病是由染色体数目或结构异常，或者双亲染色体的异常造成。

在接下来的内容中我们将讲述几种不同的遗传性疾病。

表 54.1 遗传学基本概念	
核 DNA	• 包含在真核生物细胞核内的脱氧核糖核酸（DNA） • 核 DNA 组装成染色体 • 在不同时间和不同细胞类型中选择性折叠和展开以允许表达数以百计的基因 • 每个体细胞含有约 2 米的 DNA
染色体	• 细胞核内含有 DNA 和蛋白质的组织结构 • 每个二倍体生物（包括人类）含有两套染色体，一套来自父亲，另一套来自母亲 • 每对染色体由两条同源染色体组成，分别来自父母双方 • 人类通常有 23 对染色体：22 对常染色体和 1 对性染色体（女性为 XX，男性为 XY） • 染色体 X 和 Y 仅共享两个小区域，称为拟常染色体区
核型	• 描述个体的染色体构成（例如 46，XY 或 46，XX）
单倍体细胞	• 仅含有 1 套染色体组，或 "n" 个（对于人类，n = 23）仅含有生物配子中染色体数目 • 配子（来自父母双方）为单倍体细胞
二倍体细胞	• 含有 2 套染色体组，或 "2n" 个（对于人类，n = 23） • 人类细胞（除配子外）是二倍体
着丝粒	• 染色体的收缩部位，对细胞正确分裂至关重要 • 根据着丝粒的位置，染色体可以分为： 　– 中央着丝粒染色体：着丝粒靠近染色体中央，两个 "臂" 长度相近 　– 亚中着丝粒染色体：着丝粒位于中点及末端之间，两个 "臂" 长度有些不同 　– 近端着丝粒染色体：着丝粒靠近末端之间，两个 "臂" 长度明显不同 • 由一系列组蛋白和重复的 DNA 序列（数百万碱基）组成 • 将染色体分为两个臂：短臂（p）和长臂（q）
端粒	• 位于每个染色体末端的由重复 DNA 序列（TTAGGG 序列）及蛋白质构成的区域 • 对维持染色体完整性和确保染色体正确复制起着关键性作用
减数分裂	• 细胞分裂的过程，即由生殖系的二倍体细胞通过同源染色体的分离和随机组合而产生单倍体配子的过程 • 使得子代细胞中的染色体组成不同于其亲本细胞
有丝分裂	• 体细胞的增殖分裂过程，其中细胞的遗传物质被复制并均匀分配到 2 个子代细胞中 • 为了实现遗传物质的复制，染色体自我复制并形成两个姐妹染色单体，每个姐妹染色单体都将成为子代细胞的染色体
基因座	• 染色体上特定 DNA 序列（例如基因或 DNA 片段）的位置 • 由于每个染色体有两个拷贝，所以每个基因座也有两个拷贝，两个拷贝可以相同也可以不同
基因	• 编码一种功能性蛋白质（或者偶尔编码 RNA 链）的 DNA 片段
等位基因	• 位于一个基因座上的不同基因或 DNA 序列 • 个体在常染色体基因座上有两个等位基因（分别来自双亲中的一方），并且基因 / 个体被称为： 　– 如果等位基因相同则为纯合子 　– 如果等位基因不同则为杂合子 • 由于男性的 X 染色体和 Y 染色体均只有一个拷贝，则其在这两条性染色体上的等位基因为杂合
多态基因座	• 存在至少两个等位基因，且在一般人群中频率大于 1% • 可位于基因内或基因外
单核苷酸多态性（SNP）	• 位于基因组特定位置的单核苷酸，在人群中至少有两种不同形式，其频率 > 1% • 平均每 1000 个核苷酸可出现一次
突变	• DNA 序列的变化 • 导致疾病表现的称为致病突变 • 尽管从术语上说 DNA 中的任何变化都是一种突变，但本词通常指导致了疾病表型的致病突变
基因型	• 存在于个体特定基因座（或在整个基因组中）的等位基因
表型	• 某种特定基因型（在一定的环境中）所表现出来的性状 • 不同的基因型并不一定出现不同的表型 • 表型的变化可以由一般人群中存在的变异等位基因（正常变异）或导致疾病的致病变异引起

孟德尔遗传模式

评估特定遗传性疾病发生风险的关键初始步骤是确定该疾病的遗传模式。为此，收集大量精确的临床表型信息，检测尽可能多的家庭成员并确定他们是否患病是至关重要的。通常通过一个家庭成员，即先证者，来确立临床表现以及家系中各个体的关系的家系图。

一个基因的缺陷足以导致疾病表型（单基因遗传病），即便如此，疾病的临床表型也可受到差异性表达或非完全外显（见下文）的影响而不同。基因表达有其特殊的遗传背景，每个个体的遗传背景不尽相同。这些基因及其产物，与其他基因和蛋白质相互作用也存在差异。因此，单基因遗传病可以表现出一定程度的多样性。

等位基因异质性是由同一基因的不同突变引起的，这可导致疾病临床表现的差异性（略有不同至差异很大均可存在）[2-11]（表 54.2）。另一方面，位点（遗传）异质性是指不同基因的突变可表达为相同的表型[12-19]（表 54.3）。值得注意的是，有些疾病，如单纯性大疱性表皮松解症（EBS），既有等位基因异质性又有基因位点异质性。因此，单纯依靠临床症状和体征判断可能导

表 54.2　遗传性皮肤病中等位基因异质性的例子[2-11]

基因	表型
GJB3	可变性红斑角化病 AR 及 AD 非综合征性听力损伤 AD 周围神经病变及听力损伤
桥粒斑蛋白（DSP）	条纹状掌跖角化病 伴羊毛状发和角皮病的扩张型心肌病（Carvajal 综合征） 严重的皮炎、多发性过敏、代谢性消耗综合征（SAM 综合征） 皮脆性卷曲毛发综合征 皮肤棘层松解的 EBS 致心律失常性右室心肌病
ABCA12	丑角样鱼鳞病 板层状鱼鳞病
网格蛋白（PLEC）	EBS 和肢体-腰带型及营养不良症 Ogna 型 EBS EBS 伴幽门闭锁
ATP7A	Menkes 病 枕角综合征

ABCA12，ATP 结合转运蛋白 A 亚家族成员 12；AD，常染色体显性遗传；AR，常染色体隐性遗传；*ATP7A*，ATP 酶基因，Cu^{2+}-转运相关，α-多肽基因；EBS，单纯性大疱性表皮松解症；*GJB3*，缝隙连接 β3 基因（编码连接蛋白 31）

表 54.3　遗传性皮肤病中遗传异质性或位点异质性的例子[12-22]

表型	基因
条纹状掌跖角化病	DSG1 DSP KRT1
表皮松解性角化过度鱼鳞病	KRT1 KRT10
单纯型 EB（局限型和泛发型）	KRT5 KRT14
Hermansky-Pudlak 综合征	HPS1，HPS3，HPS4，HPS5，HPS6， AP3B1，AP3D1 DTNBP1，BLOC1S3，BLOC1S6
结节性硬化症	TSC1 TSC2
少汗性外胚层发育不良*	EDA（外胚叶发育不良素 A） EDAR（外胚叶发育不良素 A 受体） EDARADD（EDAR 相关性死亡结构域）

* 不同基因突变可以呈现 X-连锁隐性遗传（EDA）、常染色体隐性遗传（EDAR，EDARADD）及常染色体显性遗传（EDAR，EDARADD）的不同遗传模式。
AP3B1/D1，编码衔接因子相关蛋白复合物 3 中 β1/δ1 亚基的基因；*BLOC1S3/6*，编码与溶酶体相关细胞器生物发生复合体 -1 中 3/6 亚基的基因；*DSG1*，编码桥粒芯蛋白 1 的基因；*DSP*，编码桥粒斑蛋白 1 的基因；*DTNBP1*，编码营养不良结合蛋白 1 的基因；*KRT*，编码角蛋白的基因

致对患者疾病的错误归类，这就强调了将临床及分子结合起来的重要性。

一旦确定一种疾病的临床表型，就可在系谱中追踪该特征性表现。此性状在系谱中的传递决定了该疾病的遗传方式。单基因遗传病的致病基因可位于常染色体，表现为常染色体遗传表型，或者位于 X 性染色体，表现为 X-连锁遗传表型。无论基因位置如何，当两个等位基因中的一个发生突变足以产生表型时，这种性状称作显性性状。相反，两个等位基因都改变（或者半合子中一个等位基因）才会产生表型，称作隐性性状。因此，孟德尔遗传模式包括常染色体显性、隐性或者 X-连锁显性或隐性方式遗传（表 54.4）。也有 Y-连锁基因，虽然它和全身性疾病有关，但一般影响男子生育能力[20]。

本章重点讲述遗传性皮肤病，但其所述的孟德尔或者复杂遗传模式也适用于皮肤以外其他疾病。

常染色体显性遗传

在常染色体显性遗传病的系谱中，除了由新发突变致病的患者外，每位患者的父母中有一方受累。这类疾病遗传无性别差异，并可不断地传给后代，呈垂

表 54.4 遗传模式

模式	父母受累	受累性别	传递	复现率	危险因素
常染色体隐性遗传	否（携带者）	无性别差异	见于先证者及其兄弟姐妹，其父母子女不患病；通常只见于一代	1/4	近亲结婚，隔离群体（例如地理和语言上）
常染色体显性遗传	是 *	无性别差异	代代相传	1/2	新发突变
X- 连锁隐性遗传	母亲携带 *	男性患者表现较重，女性患者临床症状较轻（例如镶嵌模式）**	无父子传递（但是男性患者的所有女儿均为携带者）	女性携带者的儿子有1/2 患病的可能性（其女儿有 1/2 可能性成为携带者）	新发突变
X- 连锁显性遗传	是 *	当在男性患者中引起胎致死时，患者多为女性。或者女性患者症状轻（皮损多有镶嵌模式），男性患者症状重	男性患者：①儿子不患病，②所有女儿都患病 无父子传递	女性患者的孩子有 1/2 患病的可能；如果有男性胚胎致死情况，则可能男性胚胎自发流产	新发突变

* 当先证者是新发突变，则是第一代受累者
** 在女性携带者中也可有临床表现，其并不一定是完全的 X 连锁隐性疾病

直分布（图 54.1A）[21-25]。由于一个等位基因的突变就足以导致表型的产生，所以每一个患者的后代都有 50% 的可能遗传到突变的等位基因从而患病。例如，单纯性大疱性表皮松解症（EBS）、毛囊角化病、家族性良性天疱疮和甲-髌综合征。

患有常染色体显性遗传病的患者常常是致病突变的杂合子。纯合突变所致的常染色体显性遗传病偶尔可见到，其临床表型比杂合突变所致的表型更为严重。例如：角蛋白 14 基因（KRT14）杂合突变可引起局限性 EBS，而纯合子导致更加严重的泛发型 EBS[26]。此外，常染色体显性遗传（autosomal dominant inheritance）模式还受到不完全外显或差异性表达的影响（见下文）。

显性突变可通过如下情况导致型：①单倍体效

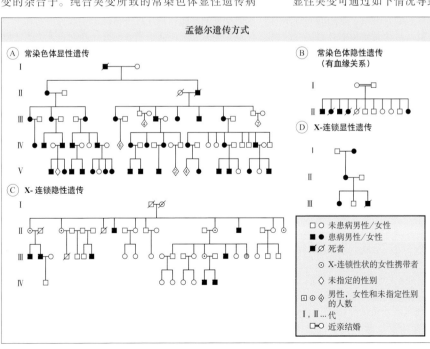

孟德尔遗传方式

A 常染色体显性遗传

B 常染色体隐性遗传（有血缘关系）

C X- 连锁隐性遗传

D X-连锁显性遗传

□○ 未患病男性/女性
■● 患病男性/女性
◪ 死者
⊙ X-连锁性状的女性携带者
◇ 未指定的性别
⊡⊘◇ 男性，女性和未指定性别的人数
Ⅰ,Ⅱ...代
□—○ 近亲结婚

图 54.1 孟德尔遗传方式。A. 常染色体显性遗传的浅表性单纯性大疱性表皮松解症；B. 常染色体隐性遗传羊毛状发、掌跖角化病和心肌病；C. X- 连锁隐性遗传免疫缺陷和少汗性外胚层发育不良；D. X- 连锁显性遗传色素失禁症（A，Adapted from ref 25；B，Adapted from ref 24；C，Adapted from ref 88；D，Adapted from ref 23.）

应不足，是由于一个野生型（非突变）的等位基因产生的蛋白不足以维持正常的功能；②显性负效应，是指突变的蛋白生理性地干扰野生型蛋白并阻止它们正常发挥正常的功能。后者经常是由于突变的蛋白形成二倍体或者聚合物；例如角蛋白（如 EBS 的致病基因 *KRT14*）和酪氨酸激酶受体（如斑驳病的致病基因 *KIT*）。

常染色体隐性遗传

在常染色体隐性遗传疾病系谱中，患者双亲临床表现可正常，遗传无性别差异，且非代代遗传（图 54.1B）。特定基因的两个等位基因同时突变才会致病。当双亲均为该基因的杂合突变携带者，他们的每个后代得此疾病的概率均是 25%。I 型白化病，伴丘疹性损害先天性无毛症都是常染色体隐性遗传性皮肤病。

隐性遗传病的家系中近亲结婚（拥有共同祖先）率往往比较高。近亲结婚（近交）使得婚配双方从共同的祖先获得同样的突变基因进而产生纯合子后代（继承的纯合性）的概率大大提高。当一个常染色体隐性病家系中出现一个以上患者时，这些患者往往在同一代。然而，近亲结婚也可以用来解释一些常染色体隐性性状连续多代表达的系谱。例如，在近亲家系中非患病携带者和患者婚配，其后代中可连续两代出现患此疾病的家庭成员（假显性遗传；见下文）。

常染色体隐性遗传病患者有两个致病的等位基因（双等位基因突变），其父母都是该位点杂合突变的携带者，即带有一个突变的等位基因和一个野生型的等位基因。如果双亲携带相同突变，他们的后代患者是致病突变的纯合子，这是近亲婚配致病的常见机制。当父母携带同一基因的不同突变类型时，他们的后代患者则是复合杂合子。

X- 连锁隐性遗传

X- 连锁隐性遗传病的患者通常是男性，他们的父母往往不患病。然而，在一些 X- 连锁 "隐性" 遗传病中，患者母亲因为存在功能性镶嵌可表现出一些临床性状（见第 62 章）。女性 "携带者" 的镶嵌特征会使 X- 连锁隐性及显性遗传特征不再有明显的区别，因此我们将这类情况从 "单纯性" X- 连锁隐性遗传分类中移除。随着 X 染色体非随机失活的变异性较大，这些女性 "携带者" 可能出现无症状到病情严重的不同临床表现。

X- 连锁隐性遗传病不会在男性间传递，因为患病的父代会将 Y 染色体而不是突变的 X 染色体传递给他的男性子代。而且完整的性状并不会连代遗传（图 54.1C）。一个罕见的情况是子代中存在一名患病的男性和一名女性携带者。

后代的遗传风险将取决于传递致病等位基因的亲本。患病父亲把突变的基因（但不是疾病）传递给他所有的女儿，而不会传给儿子。所有男性患者的女儿都会成为携带者，并且有可能将突变的等位基因传给她 50% 的孩子。因此，女性携带者的子女都将分别有 50% 的机会患病或者成为携带者。

皮肤科中的 X- 连锁隐性遗传病有 X- 连锁鱼鳞病（或者类固醇类硫酸酯酶缺乏症；见第 57 章）、少汗性外胚层发育不良和先天性全身多毛症。

X- 连锁显性遗传

在 X- 连锁显性遗传性疾病的家系中，除首次患病的家庭成员以外，其余患者的父母至少有一方患病。除非男性患者致死，否则男女都可患病。然而由于女性患者多为杂合而非纯合，所以临床表现较轻或为嵌合表型（见下文）。性状表现为连代遗传，同时不在男性间传递（图 54.1D）。后代的患病风险取决于传递性状的亲本。患病父亲会将性状传递给他所有的女儿，但不会传给儿子。而患病母亲，会将此性状传递给她 50% 的儿女，无性别差异。

一些 X- 连锁显性遗传病可导致男性胚胎在早期宫内发育期间死亡。在这种情况下，此类疾病几乎只存在女性患者，而女性患者在妊娠期间自发流产的概率也会增加。部分男性患者可通过镶嵌现象解释，如功能性的 Klinefelter 综合征（染色体核型 47，XXY）或者继发于新发半染色单体转变或者合子后突变（见第 62 章）。

由于女性胚胎发生染色体莱昂化作用，即两条 X 染色体中的一条随机失活，因此 X- 连锁显性皮肤病患者的皮损通常有镶嵌现象（见第 62 章）。X 染色体的非随机失活可能会使得正常的 X 染色体保存下来并表达。男性患者致死，而女性表现为镶嵌模式的 X- 连锁显性遗传病有局灶性皮肤发育不良综合征（Goltz 综合征）[27] 和色素失禁症[28]。

孟德尔基本遗传规律的例外情况

尽管单一基因座位的改变是孟德尔遗传病发生的主要因素，但依旧存在其他可以影响表型及遗传模式的因素。表 54.5 和图 54.2 列出了孟德尔基本遗传规律以外的其他情况。

表 54.5 孟德尔基本遗传规律的例外情况

类型	对表型和遗传的影响	皮肤科病例	对遗传咨询的影响
变异表达	• 指某一特定基因型可有不同程度的遗传表现，可以发生在不同家系之间或同一个家系内 • 遗传早现是指一些性状（主要为神经肌肉症状）在连代遗传中严重性逐渐增加	不同严重程度的毛囊角化病和 I 型神经纤维瘤病	• 难以预测表型的严重程度
不完全显性或低显性	• 指非所有携带有致病基因型的个体都表达特定的临床表型 • 常染色体显性性状可表现为隔代遗传（见图 54.2A）	遗传性平滑肌瘤病和肾细胞癌综合征	• 由于不完全外显，表型未必与基因型相对应
年龄依赖性外显	• 某些迟发性疾病中，一些个体可能由于年轻尚未表现出临床症状	迟发性毛囊角化病和家族性慢性良性天疱疮	• 年轻个体需要做基因检测以确定是否患病
X 染色体的失活（莱昂化作用，见62 章）*	• 女性 X-L 疾病表型取决于其特定组织中含有突变等位基因的细胞比例 • X 染色体失活偏移 / 非随机失活可由带有某活性突变等位基因的细胞进行阴性选择而导致 • X-L 皮肤病常呈镶嵌性分布	X 染色体失活偏移使色素失禁症女性患者的皮肤细胞和先天性角化不良的女性携带者的造血干细胞中的野生型等位基因保留下来	• 总的来说，X-L 显性突变的女性患者性状比男性患者轻，而女性携带者或 X-L "隐性"突变可能表现出某些症状
新发突变	• 新发突变（如发生在减数分裂过程中）可使没有家族史的患儿患上常染色体显性疾病 • 新生突变在患有严重的或者其他降低生殖率的 AD 疾病的个体中，占有较高比例	30% ~ 50% 的 I 型神经纤维瘤病以及 60% 以上的结节性硬化症是由新发突变致病	• 由于新发突变而患有常染色体显性疾病的患儿的健康父母其他后代患病风险并不增加
镶嵌体：体细胞或生殖细胞镶嵌（见第 62 章）	• 镶嵌体是由合子后 DNA 序列改变引起并产生遗传异质的个体 • 突变发生的时间及受影响的细胞类型决定了不同的临床表现、轻重程度和分布情况 • 尽管合子后的体细胞突变并不会传递给下一代，性腺的镶嵌突变可能会将疾病传递给后代	I 型神经纤维瘤病、显性的营养不良性 EB、表皮松解性鱼鳞病（可能伴有体细胞镶嵌而表现出表皮松解性表皮痣）已被证实存在生殖细胞镶嵌	• 携带显性突变的性腺细胞比例决定后代患病的风险；患者父母可无临床表现或呈镶嵌表现，但其后代将会呈现一个典型的常染色体显性遗传模式。
常染色体显性遗传遗传疾病的 I 型 和 II 型 镶嵌体 / 节段型表现（见第 62 章）	• 皮肤嵌合可以导致皮肤改变，沿布氏线状分布或节段分布（如块状分布） • I 型镶嵌病损呈节段性分布，皮损区域携带突变的显性基因，而非皮损区域携带野生型基因 • II 型镶嵌体是在显性突变杂合子的遗传背景下发生了另一等位基因合子后突变（"二次打击"导致杂合性缺失），而导致节段分布的皮肤表现和更严重的疾病	I 型：表皮痣和线状毛囊角化病 II 型：浅表播散型光化型汗孔角化病合并线状汗孔角化病和轻型经典对称型的慢性良性家族性天疱疮患者	• I 型节段型皮肤病的患者，有生殖细胞镶嵌（除体细胞外）的可能，进而导致后代患有泛发的疾病 • II 型节段型患者呈常染色体显性遗传模式，有 50% 的可能将突变的等位基因传递给后代
常染色体显性遗传肿瘤易感综合征中的杂合性缺失	• 患病的个体中调控肿瘤细胞生长的肿瘤抑制基因发生了功能缺失性的杂合性突变 • 这些个体肿瘤发病风险增高，因为单一体细胞的突变（二次打击学说）会使同一基因的第二个等位基因失活；这个过程常涉及杂合性缺失（loss of heterozygosity，LOH），导致正常的等位基因缺失或者基因转换，从而使等位基因两个位点都发生突变	遗传性平滑肌瘤病和肾细胞癌（Gorlin）综合征中的皮肤肿瘤	• 患病者常出现多发肿瘤
回复镶嵌现象 **（见第 62 章）	• 突变体经过合子后某个突变使节段性皮肤部分或完全恢复到野生表现型	部分类型 EB 和彩色鱼鳞病	• 体细胞突变并不传递给后代

表 54.5　孟德尔基本遗传规律的例外情况（续表）

类型	对表型和遗传的影响	皮肤科病例	对遗传咨询的影响
近亲婚配（同系繁殖）	• 在近亲婚配群体中，两个来自同一祖先的致病基因携带者的后代患有常染色体隐性遗传病的概率远远高于普通人群 • 反之亦然，常染色体隐性遗传病的家系中近亲婚配也比较常见，尤其当突变基因在普通人群中罕见	共同祖先携带一个隐性突变造成后代高发病率被称为创始者效应，如南非高加索人的混合型卟啉病高发病率可追溯到其祖先，一群荷兰定居者携带的隐性突变	• 进行系谱分析时，隐性突变发生率过高时需要考虑到近亲婚配的可能，特别是语言、地理或社交上隔离的群体，近亲婚配的概率较高
拟（假）显性遗传	• 当隐性遗传性疾病的患者和带有相同或同一基因不同突变的携带者婚配时，常染色体隐性性状遗传的疾病表现出与常染色体显性遗传相似的遗传模式（图 54.2C） • 亲子间一般不出现连代遗传	伴丘疹或弹性假黄瘤的先天性无毛症的近亲家系	• 常染色体隐性遗传病纯合患者和隐性突变携带者婚配，子代有 50% 的概率继承两个突变的等位基因
线粒体遗传	• 线粒体的突变基因组的遗传，分为所有线粒体受累（同质线粒体）和部分线粒体受累（异质线粒体） • 仅有女性可将线粒体传给后代，但是男女后代均可患病 • 表型的轻重取决于特定组织中突变线粒体与正常线粒体的比例	线粒体丝氨酸 tRNA 的基因突变，可导致伴或不伴感音神经性聋的掌跖角化症	• 线粒体疾病可有变异表达和不完全外显
拟表型	• 由环境因素导致的与基因突变相似的表型	长期暴露于某些烃类物质或农药可表现出迟发性皮肤卟啉病（PCT，常染色体显性遗传病）的特点	• 疾病的病因需要考虑到基因和环境两个因素
印迹和单亲二倍体（UPD）	• 印迹是一种表观遗传现象，是指传递致病基因的亲代的性别可以决定某一特定基因在其后代是否表达（图 54.3A） • UPD 是指由于减数分裂错误，一对同源染色体来自同一个亲本的两条同源或非同源染色体，或者一条染色体的复制（单亲同二体）	Prader-Williz 综合征 和 Angelman 综合征（图 54.3B）；单亲二体型影响隐性突变基因，见于交界性 EB、隐性营养不良性 EB 和丑角样鱼鳞病	• 罕见，连代遗传的发生率较低 • 产前筛查可通过分析拷贝数异常及 SNP 或微卫星标记来检测 UPD

* 为了对女性进行数量补偿，在胚胎发育时期，每个细胞的两条 X 染色体随机失活其中一条；此后分裂的子细胞都有祖细胞相同的 X 染色体失活，这是一种镶嵌体的生理性形式。然而，位于拟常染色体区的基因可逃避失活。

** 基因组机制包括回复突变、有丝分裂重组、基因转换和第二位点突变。

AD，常染色体显性；AR，常染色体隐性；EB，大疱性表皮松解；SNP，单核苷酸多态性。X-L，X 连锁

表观遗传学与印记

表观遗传学是指研究基因的核苷酸序列不发生改变的情况下，基因表达的可遗传变化[29]。表观遗传学的改变可能涉及 DNA 甲基化或组蛋白的修饰（例如乙酰化和去乙酰化）和染色质。RNA 依赖的基因沉默也可以在大小 RNA 种类的影响下发生，包括小干扰RNA（siRNAs）[30]、微干扰 RNA（miRNAs）[31] 和大干扰非编码 RNAs（lincRNA）[32]。

印迹是一种表观遗传现象，传递致病基因的亲代的性别可以决定某一特定基因在其后代是否表达，这种现象称为印记（图 54.3A）。例如，一只雄狮和一只

雌虎交配可产下体型较大的"狮虎"（由于遗传自父亲雄狮的生长基因被"开启"了），而一只雄虎和一只雌狮交配会产下一只体型较小的"虎狮"（由于遗传自母亲雄狮的生长基因被"关闭"了）。

印迹的作用在单亲二倍体（uniparental disomy, UPD）中尤为明显，UPD 指两个同源染色体是来自同一亲本，而不是分别来自父亲和母亲。对于一些染色体，UPD 可能无法发现；而在另一些染色体，它可以导致疾病表型。后者经典的例子是 Prader-Williz 综合征和 Angelman 综合征中 15 号染色体的 UPD（图 54.3B）。UPD 可使患者遗传父本或母本两个相同的隐性致病等位基因进而导致不同的常染色体隐性遗传病（见表 54.5）。

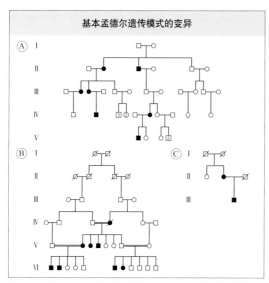

图 54.2 基本孟德尔遗传模式的变异。 A. 一个常染色体显性遗传性色素性视网膜炎家系的低外显率; B. 高近亲结婚率的少毛症家系, 数代中都有患者; C. 常染色体隐性遗传病丘疹性无毛症 (APL) 的假显性遗传。由于致病基因突变的纯合子患者和表型正常的携带者婚配, 导致该家系 APL 的遗传方式模拟了常染色体显性遗传性疾病。系谱绘制的常用符号含义见图 54.1 的底部 (A, Adapted from ref 88; C, Adapted from ref 89.)

表观遗传学除了在单基因遗传病中发挥作用, 还涉及肿瘤领域。肿瘤典型特征为广泛的低甲基化和位点特异性高甲基化。低甲基化可激活生长促进基因如 HRAS、周期蛋白 D1 (CCND1) 及黑色素瘤抗原家族 (MAGE)[29]。相反, 高甲基化可使肿瘤抑制基因如视网膜母细胞瘤基因 1 (RB1), 希佩尔·林道综合征 (von Hippel-lindau, VHL), 腺瘤性结肠息肉 (APC)[29] 过度甲基化。表观遗传学也可能导致一些炎症性疾病, 如系统性红斑狼疮。

染色体病

要点

- 超过 50% 的自然流产是因为染色体异常。
- 染色体数量或者排列异常可导致疾病发生。
- 染色体重组对人们识别断点附近的致病基因有重要作用。

上述部分讨论的是单个基因突变导致的疾病。然而许多疾病可由染色体水平的异常引起, 受累区域包含多个基因及调控区域。这些异常可能导致严重的疾病表型。例如, 大部分自然流产是染色体异常导致的[33]。

染色体异常可以是数目的异常或结构畸形, 可以累及染色体的片段或者整个染色体。染色体数目异常可涉及整个基因组序列 (多倍体), 或一对同源染色体 (非整倍体)。能观测到的人类多倍体的仅有形式是三倍体; 即有三套完整的染色体 (3n) 和四倍体; 即有 4 个染色体互补体 (4n)。然而, 除非有镶嵌现象, 大多数多倍体胚胎会自然流产。非整倍体指的是存在一个额外的染色体或某个染色体的缺失, 例如三倍体即一条染色体有三个拷贝, 或者单倍体仅有一个染色体拷贝。在宫外可以存活的三倍体涉及的染色体 (镶嵌现象以外) 有: 21 (唐氏综合征), 18 (爱德华综合征), 13 (帕陶综合征) 和 23 (XXY 克兰费尔特综合征; XXY)。X 染色体的单倍体 (Turner 综合征) 也可发生。其他的三倍体和单倍体也可以在镶嵌现象或者部分形态 (易位) 中见到。

结构异常包括染色体断裂。如果没有遗传物质的增减, 染色体是平衡的, 如果伴有遗传信息的增加或丢失, 染色体就变得不均衡。重组染色体在细胞分裂过程中的稳定性, 将取决于着丝粒和两个端粒, 这是染色体正确分离的必要因素。

染色体平衡异常包括某些类型的易位和倒置。在相互易位中, 两个非同源染色体发生断裂, 断端至远端的片段发生交换。染色体的总数保持不变。如果易位断点影响一个基因或其基因调控序列, 或受异常调控元件调控 (如费城染色体), 它会导致明显的表型 (如慢性粒细胞性白血病)。除此之外, 由相互易位产生的临床表现可使其携带者的后代患病。由于父母染色体组合的不同, 其后代的部分染色体的易位部位可能是三倍体或单倍体, 即平衡染色体异常。

倒置是染色体的平衡重组, 两个断点产生在同一染色体而且倒置发生在染色体重组前。臂间倒置, 倒置部分包着着丝粒; 而臂内倒置, 两个断点发生在同一染色体臂, 没有着丝粒的参与。

对染色体中期染色的显带技术, 能够识别染色体的核型, 进而确定染色体数目或者结构的异常。荧光原位杂交 (fluorescent in situ hybridization, FISH), 能够检测出不能被常规显带技术识别的染色体的微小变化, 但需要利用预先选择的探针 (见图 3.8)。目前, 微阵列技术的发展使得微阵列比较基因组杂交 (comparative genomic hybridization, CGH) 可以相较于核型检测来说以更高的分辨率检测拷贝数目变异

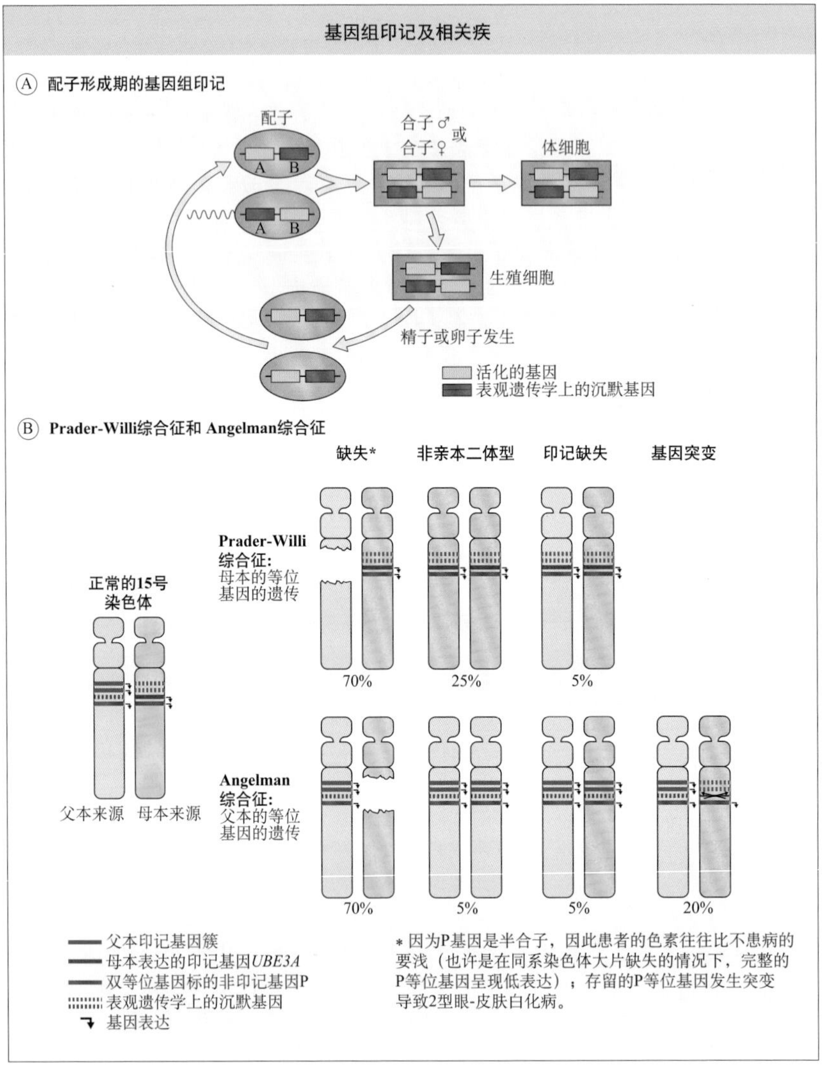
基因组印记及相关疾
Ⓐ 配子形成期的基因组印记
配子
合子♂ 或
合子♀
体细胞
A B
A B
生殖细胞
精子或卵子发生
活化的基因
表观遗传学上的沉默基因
Ⓑ Prader-Willi综合征和 Angelman综合征
缺失*
非亲本二体型
印记缺失
基因突变
正常的15号染色体
Prader-Willi综合征:
母本的等位基因的遗传
70%
25%
5%
Angelman综合征:
父本的等位基因的遗传
父本来源
母本来源
70%
5%
5%
20%
父本印记基因簇
母本表达的印记基因UBE3A
双等位基因标的非印记基因P
表观遗传学上的沉默基因
基因表达
* 因为P基因是半合子，因此患者的色素往往比不患病的要浅（也许是在同系染色体大片缺失的情况下，完整的P等位基因呈现低表达）；存留的P等位基因发生突变导致2型眼-皮肤白化病。

图 54.3 基因组印记及相关疾病。A. 基因组印记发生在配子发生过程中。基因 A 和 B 分别是男性及女性配子表观遗传学沉默的基因。男性和女性体细胞保持了配子的印记模式。相反，在生殖细胞中，该印记被抹去，并建立了相应的性别特异性印记。B. Prader-Willi 综合征和 Angelman 综合征：基因组印记所致的疾病

（copy number variations，CNVs）。传统的CGH通过单一的杂交程序[34]识别染色体的增加或丢失及所有的CNVs。虽然这种方法提高了分辨率（5～10 MB），但是中期染色体条带需要准备并且无法识别平衡染色体重排。然而微阵列 CGH（array-basedCGH，aCGH）加入了 DNA 微阵列技术，将分辨率提高到了约 100 kb（见图 113.28）。近来，SNP 寡核苷酸微阵列分析（SNP oligonucleotide microarray analysis，SOMA）将 SNP 数据和 CNV 的检测融合到一起，将分辨率升级到了最高（约 6 kb）[35]，可以探测可视的及亚微观的非平衡易位，包括一些似乎发生在平衡染色体上的难以发现的插入或者缺失。同时它也可为 SNP 基因型提供更多的信息，例如 UPD 和配型的评估。

与染色体畸变相关的皮肤疾病是线状痣样色素减退或色素沉着（包括 Ito 色素减退症及线状和旋涡状痣样过度色素减退症），条纹和旋涡状色素减退或色素沉着性的皮疹按照布氏线分布，通过对皮肤病损处的成纤维细胞或角质形成细胞进行培养可发现染色体异常。仅有少数的皮肤遗传病由染色体异常导致。例如，少汗性外胚层发育不良与 X 染色体、常染色体易位或包含 EDA 基因的基因组缺失有关[36]。另一个例子是 Ambras 综合征，一种罕见的先天性全身多毛症，目前

已经在一些无关联的患者中检测出染色体 8q22 异常，表明此染色体区域包含的候选基因或调控区可能与该表型相关[37]。随后，在另一名 Ambras 综合征的患者中发现染色体 8q23 中毛发–鼻–指（趾）综合征基因 I（trichorhinophalangeal syndrome I，TRPS1）受位置效应影响表达发生下调[38]。同样，在三个 X- 连锁多毛症家系中发现了在特定区域大片段的染色体插入，受位置效应影响成纤维细胞生长因子 13 基因（fibroblast growth factor 13，FGF13）表达的下调[39-40]。

复杂遗传性状

经典孟德尔遗传病只是遗传性疾病的一小部分。许多遗传病的发生是多种遗传因素共同作用的结果。这些遗传因素使得疾病具有易感性，并与环境相互作用。复杂性状（多因素），趋于家族聚集性（图 54.4）。与孟德尔遗传可预测的发病风险相比，复杂性状发病风险的评估根据流行病学资料。皮肤病学中复杂性状的例子有特应性皮炎、银屑病、白癜风和斑秃。

定义复杂疾病的遗传学基础通过双胞胎研究、参数连锁分析及 GWAS（见下文）。比较同卵双生和异卵双生的双胞胎的同病率是判断疾病是否有遗传或表观遗传学因素存在非常有效的方法[41]。对于银屑病和斑秃来说，同卵双生双胞胎均发病的概率为 50% ～ 70%，而异卵双生的双胞胎均发病的概率为 10% ～ 20%，表明这两种疾病有很强的遗传背景[42-43]。

一些研究项目极大地促进了人们对于多基因疾病的复杂遗传和表观遗传结构的理解，比如人类基因组计划，涵盖了所有人类基因（2003 年完成），DNA 元

件百科全书计划（DNA Elements，ENCODE），包含了人类的所有功能调节元件[44]，以及表观基因组学线路图计划。功能基因组学（见下文）在解码复杂性状的遗传结构方面复杂性发挥了重要作用。这一进展将继续阐明疾病机制并促进靶向治疗的发展。

致病基因的确定

要点

- 功能性克隆依赖于基因功能，而不是基因定位。
- 定位克隆技术应用基因标记，对某一特定的疾病基因进行染色体定位。
- 在位置候选基因方法中，一旦疾病位点已知，分析该染色体区域中包含的候选基因。
- 全基因组关联分析（GWAS）利用人类序列变异的图谱（单核苷酸多态性，SNPs）被用来识别潜在的及复杂性状相关的致病性 DNA 变异。
- 大规模并行测序技术的进展使得对孟德尔疾病和复杂疾病的新发突变鉴定成为可能。
- 功能基因组学方法通过整合 DNA 序列、基因转录、翻译和蛋白之间相互作用等，促进了复杂遗传疾病的研究。
- 基因突变的后果可以在 RNA、蛋白质和组织水平进行检测，以确定它们对疾病发病机制的作用。

研究孟德尔病和复杂人类疾病的遗传学基础可通过多种方法和途径。功能性克隆和定位克隆是用于鉴定孟德尔（单基因）疾病致病基因的两种方法。选用的方法通常取决于特定性状的相关信息。

功能性克隆，需要了解基因功能缺陷的信息，并不需要定位信息。当功能异常导致的疾病表型已知时，生化水平或蛋白质本身的缺陷，可以采用几种方法克隆相应的基因。功能性克隆虽然能进行基因克隆，但它的应用非常有限，因为只有少数疾病的生化缺陷是已知的，例如，眼皮肤白化病中酪氨酸酶的活性缺乏或功能减退。

候选基因方法需要利用导致疾病表型缺陷的通路、功能、结构或组织的相关信息。一种基因在疾病受累部位的组织中的表达，其功能（在特定的代谢途径或细胞结构中的作用）或其与表型紧密相关疾病的致病基因的同源基因或相关基因，都可以帮助筛选候选基因。另外，动物模型被证明是非常有用的研究工具。因为小鼠和人类相似疾病的表型可能由于同源

皮肤复杂（多因素）疾病的一个例子：斑秃的四个系谱图

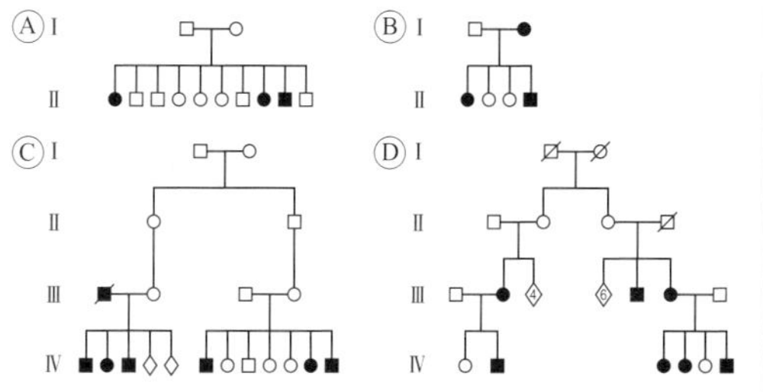

图 54.4 皮肤复杂（多因素）疾病的一个例子：斑秃的四个系谱图。虽然一些家系中患者可以类似孟德尔模式遗传（A，B），而其他的家系遗传方式更为复杂（C，D）。在某些情况下，疾病可以通过家系中无关的家族分支（C）遗传。群体遗传病无法用单一遗传模式来解释。系谱绘制的常用符号含义见图 54.1。

基因（不同物种的同源基因）突变引起的。候选基因方法确定了板层状鱼鳞病（见第 57 章），一种常染色体隐性遗传角化病，是由于转谷酰胺酶 1 基因（Transglutaminase 1 gene，TGM1）突变引起的[45-46]。Huber 等[45]发现板层状鱼鳞病患者 TGM1 基因表达的蛋白失活或者活性减低。另一方面，Russell 等[46]研究发现 TGM1 和其他基因编码的蛋白在角质层形成中发挥作用。

定位克隆通常应用连锁分析的方法确定包含致病基因的染色体的区域。当仅可用信息为系谱分离中出现的表型信息时，定位克隆是寻找致病基因的强有力办法。患者染色体的异常的位点，同样可以帮助定位致病基因。例如少汗性外胚层发育不良致病基因的确定，结合连锁分析和女性患者的易位断点在染色体 Xq12-q13.1 检测到致病基因的位点。Kere 等[47]在此疾病的致病区间发现一系列假定致病基因后，最终确定编码外异蛋白的 EDA 是该病的致病基因（见第 63 章）。

同样，杂合性丢失（loss of heterozygosity，LOH）可以提示致病基因的位置。这已被证明在确定肿瘤抑制基因中非常有用。例如，家族性圆柱瘤病呈常染色

体显性遗传模式，超过 70% 的肿瘤致病基因的附近都有 LOH。结合连锁分析和 LOH，确定了本病致病基因为抑癌基因 CYLD[48-49]。

在位置候选方法中，一旦疾病的位点已知，该候选基因所在的染色体组区域将会被分析（见下文）。此外，整个基因组或单个基因组的大规模平行测序正被越来越广泛地用于鉴定致病突变（见表 54.6 及下文）。

连锁分析及相关方法

许多疾病没有功能缺陷的相关资料或者疾病基因可能定位的报道。在这种情况下，通过连锁分析（linkage analysis）进行定位克隆来绘制疾病基因的位置图。连锁分析的目的是识别与疾病表型（共分离）共同遗传的染色体区域。当这个区域明确后，这个疾病可被定位于这个遗传区域。

连锁分析需要完整的表型定义，足够的家系连锁信息（功效），密集的高度多态性的基因标记，以及统计分析的应用。在研究表型定义时，必须记住，基因和疾病并不总是直线关系。有许多等位基因异质性例

表 54.6　运用大规模平行测序方法进行致病基因的确定		
	孟德尔（单基因）遗传病	**多因素遗传病**
一般的背景调查	● 对患者及其家系临床表现特点和分型进行完整准确的定义 ● 利用在线数据库获得表型和基因型信息 ● 借鉴表型相关基因所编码蛋白对相关功能和通路的影响	
致病突变	● 不常见或罕见 ● 影响较大	● 相对常见 ● 小到中等程度的影响
初始研究	● （条件允许的情况下）可对患病家系进行连锁、单倍型和拷贝数变异分析（CNV）*	● 运用 GWAS 进行患病个体及非患病个体的病例对照研究（见图 54.7） ● 基因表达研究（例如微阵列，RNA 测序）
运用大规模平行测序	● 连锁不平衡的靶向深度测序难以发现家系中共同或相似的致病突变 ● 多基因 panel 可靶向到与特定表型或通路相关的一组基因 ● WES**/WGS* 　– 寻找未知孟德尔遗传病的致病基因成功率目前能达到 20% ~ 50% 　– 利用双亲与孩子的样本组合提高成功率	● 靶向深度测序： 　– 分析 GWAS 确定的显著相关的常见或罕见的基因编码序列突变或 WES 确定的非编码序列突变 　– 其他候选区域 / 基因
后续的下游分析	● 一个家系中所有患病成员的共分离分析 ● 基因表达的评估，如通过微阵列分析，定量 RT-PCR，及患者标本的免疫组化评估 ● 基于突变引起的功能变化，其合子型以及在人群中的频率，运用生物信息学分析对其进一步筛选和排序 ● 体内和体外功能研究	● 整合基于人群和家族的数据（如果可能的话） ● 利用功能性基因组整合序列及表达的数据（见正文）
*这些技术也可用于多因素疾病家系的研究。 ** 只能发现位于目前已知外显子序列中的突变，蛋白编码区只占整个基因组的 1% ~ 2%，但有 85% 的致病突变位于此区域。 GWAS，全基因组关联性分析；RT-PCR，逆转录聚合酶链反应；WES，全外显子组测序；WGS，全基因组测序		

子，即同一基因的不同突变可导致不同的表型（见表54.2）；同时，位点异质性，即其中相同或非常相似的表型可由不同的基因突变引起（见表54.3）。此外，由于这种疾病的致病基因尚不清楚，表型本身被用于追踪家系中的致病基因，了解是否存在特殊情况如不完全外显，年龄依赖性外显或拟表型是至关重要的。

表型一旦明确，必须选择足够多的样本，以得到有显著统计学意义的结果。连锁分析通常可用于单一家系，或者样本量较少的家系。第一种方式，虽然能确保样本的遗传同质性，但它可能无法适用于每种疾病；而第二种方式可能引入位点异质性的家系。

连锁分析和遗传图谱的绘制，依赖于减数分裂过程中发生的基因重组或交换事件。同一染色体上的两个基因位点越靠近，重组概率越小，而距离越远重组的概率就越高。同一染色体上几个位置接近的特定等位基因组合被称为单倍体型（图54.5A）。由于减数分裂时父本母本同源染色体的独立分配，位于不同染色体的位点独立分离。两个位点之间重组的概率反映了基因与它们物理位置之间的关系。1%或0.01，相当于

约1厘摩（centimorgan，cM）。cM是用于描述遗传学距离的单位。

进行连锁分析时，将疾病表型的遗传与作为标记的基因组多态性位点的遗传进行比较。连锁分析的目标是寻找一个或多个与致病基因以相同方式传递的多态性。连锁标记并非疾病基因所需，旨在寻找与其密切相关的位点。基因组中有多种类型的DNA多态性，但并非所有多态性都适用于连锁分析。适用连锁分析的两个要求是：①信息性，指某一特定位点不同等位基因的数量和等位基因频率。②多态性密集分布，位点之间间距较短，适用于较小的样本检测。

以往使用微卫星进行连锁分析（如［CA］$_n$），但目前更普遍采用单核苷酸多态性（single nucleotide polymorphisms，SNPs）DNA微阵列进行全基因组连锁分析。SNPs指特定位置存在不同的核苷酸的基因型（图54.6A、B）[50]，且基因组中SNP非常丰富。而微卫星的长度根据核苷酸串联的重复序列数量不同而不同[51]（图54.6C）。目前运用SNP微点阵平台进行连锁分析可以在一个实验中对超过500万个SNP进行基

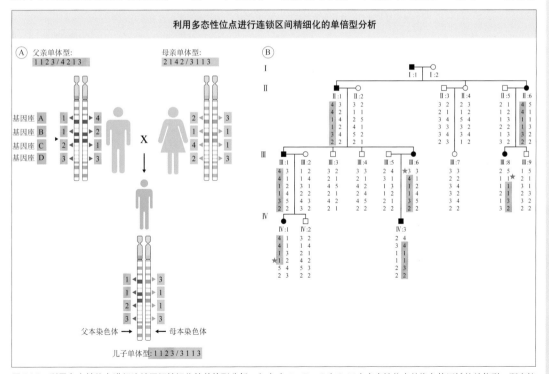

图54.5 利用多态性位点进行连锁区间精细化的单倍型分析。A. 包含A、B、C和D四个多态性位点的染色体区域的单倍型。距离较近的位点极少因发生重组而分离。B. 精细定位连锁区间的单体型分析。在三个家庭成员中，疾病相关的单倍体型，441132（蓝色阴影中），通过基因重组发生分离。两个主要的重组个体Ⅲ：8和Ⅳ：1缩小了的疾病区间。系谱绘制的常用符号含义如图54.1

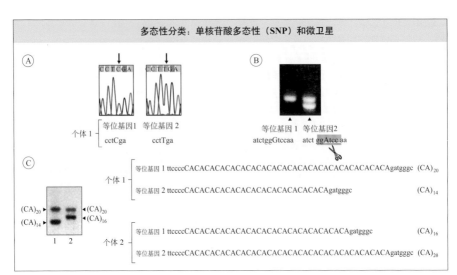

图 54.6 **多态性分类：单核苷酸多态性（SNP）和微卫星**。SNPs 包括单碱基的置换，可以通过 DNA 测序（A）和限制性酶裂解（B）进行检测。A. 通过 DNA 测序确认检测到 T 取代了 C 的点置换（箭头所示）。B. 序列 ggAtcc 是限制性内切酶 BamH1 的靶位点。有这段特殊的序列，内切酶就可以将 DNA 切成两段，在琼脂糖凝胶上显示为两个条带（等位基因 2）。如果此序列的碱基发生改变，就不能被内切酶识别，DNA 则不能被切为两段（等位基因 1）。多态性影响限制性内切酶对特定位点的识别，这称为限制性片段长度多态性（RFLP）。C. 微卫星的示例。这里显示的微卫星重复单位是二核苷酸（CA）。串联重复序列（CA）的数目在每个等位基因不同。图中显示两个杂合子个体二核苷酸重复的数目。这三个等位基因的长度不同，在聚丙烯酰胺凝胶表现为不同大小的 DNA 条带

因分型，并提供拷贝数目变化的信息和 LOH。

全基因组扫描的数据一旦收集起来，通过统计分析以确定数据的意义必须考虑假阳性的可能，因为在某个特定系谱中可能发现一个以上模拟疾病基因遗传的区域，尽管这种情况很少见。统计值是采用的 LOD 评分，或 Z 值（Z 是指连锁率的优势对数）LOD 评分检验两个位点之间的联系（一个标记和定位位点，或两个多态性标记）。当 LOD 值大于或等于 3 时（意味着大于等于 1000 : 1 的发生比不是偶然的）表示两个位点有连锁；而 LOD 值小于或等于 − 2 时排除连锁；当 LOD 值位于二者之间时，不能判断是否连锁。LOD 评分采用专业的统计学计算软件，包括一些假设的遗传模式，疾病等位基因频率和外显率。这种类型的分析，即指定所研究的模型，称作参数分析。

因为对特定的系谱而言，使用不同的标记显示的信息也不相同，所以使用多个标记是有帮助的。同时对不同的标记进行的数据分析被称为多点分析，有别于上述的两点分析。

连锁区间的提纯

连锁区间的确定可以给出致病基因最有可能的位置，但这些间隔通常太大（5 至 10 厘摩或更大），含有数百个基因，难以处理。出于这个原因，要进一步缩小疾病位点，直到存在一个轨迹明显的候选基因区间。人们可以通过不同的方法精确定位疾病致病基因，包括寻找 LOH 或部分患者的染色体异常，但是这对于绝大多数的遗传性疾病并不适用。对于大多数遗传性疾病，缩小连锁区间需要增加研究个体的数量、重组事件和（或）标记物。当几个紧密相连的标记物被分析时，致病基因会被联系到某个特定的单体型，而不是某一单一标记物。进一步研究的目标是通过确定与疾病基因发生重组的最近标记，来确定最小连锁区间。重组事件可以破坏系谱中不同成员或者世代共同的单体型。鉴定与疾病相关的单倍体中发生重组的个体，即关键重组事件，可以缩小预测基因的定位区域（图 54.6B）。通过识别不同重组事件，逐步缩小连锁区间。

当连锁区间不能进一步缩小，即认为这是和疾病表型共分离的候选区间，且包含真正的致病基因。测序及基于基因分型的方法可以联合单体型分析，进而确定候选区域内潜在的致病突变。对于罕见的等位基因导致的常染色体隐性性状，运用 SNP 标记进行**纯合性**或者**同合性定位**可以确定纯合性区域。将这些具有连锁高峰的同源区域叠加可以帮助我们识别候选基因。

定位候选技术

定位候选技术是一种强大的疾病基因探测手段，

通过整合位置信息和功能信息以有效地检测疾病基因。一旦疾病位点被确定，该染色体局域的候选基因将被进一步分析。我们可以通过公开的互联网资源如美国国家生物技术信息中心（National Center for Biotechnology Information，NCBI；www.ncbi.nlm.nih.gov），Ensembl（www.ensembl.org）和 UCSC 基因组浏览器（genome.ucsc.edu/index.html）浏览整个基因图，获得多态性标记及基因的具体位置信息。

毛囊角化病（Darier）或慢性家族性良性天疱疮病（Hailey-Hailey）的致病基因的确定就是通过运用定位候选基因的方法。通过连锁分析，将毛囊角化病基因定位于 12 号染色体[52-53]。对该区域进行细化后，可以在连锁区域发现多个基因。其中，编码的钙泵 SERCA2 的 *ATP2A2* 基因被认为是一个很好的候选基因，由于钙离子在表皮-真皮连接和角质形成细胞分化中的发挥重要作用。最终人们在 Darier 患者中发现 *ATP2A2* 的突变。在另一项研究中，Hailey-Hailey 的相似表型被连锁至 3 号染色体[54]。连锁区域中的一个基因，*ATP2C1*，与钙泵 ATP 酶同源，推测它可能与 SERCA2 功能相关。正如所料，这个基因在 Hailey-Hailey 中发生了突变[55]。

突变的鉴定和确认

在确定候选基因后，必须证实它在疾病中的作用。这需要确定 DNA 变异存在于患者体内而不存在于对照人群。有几种方法可以用来检测突变，并且有几种不同类型的突变。点突变包括单核苷酸位点替代，这种变化可导致氨基酸替代（错义突变），产生一个终止密码子（无义突变），或不改变蛋白质序列（沉默突变）。同时也可以是小片段重复，插入或缺失。如果它们影响了非并联的三个核苷酸（密码子）编码的一段蛋白质序列，它们将导致蛋白质序列的移码，并可能过早产生终止密码子。这些类型的基因突变可影响编码和非编码序列，例如，启动子区域，共用剪接信号，和其他重要的内含子位置。大范围重排也可能会发生，如整个基因的部分或完全缺失。必须指出的是，其中有些 DNA 突变，特别是错义和沉默替换，与多态性一样，是存在于普通人群中的非致病变异体。

传统的 Sanger 测序是基于荧光终止链核苷酸类似物的掺入的原理（见第 3 章）。检测较大的缺失或重复可能需要拷贝数评估方法，如多重连接依赖探针扩增技术（multiplex ligation-dependent probe amplification，MLPA）、定量 PCR、靶向 aCGH 或 FISH 技术。

在确定孟德尔疾病和复杂性疾病的遗传变异后，下一步通常是检测它们的下游结果，例如基因表达和蛋白质功能。评估基因表达的方法包括微阵列分析、定量逆转录 PCR、RNA 测序和患者样本的免疫组化特点。定量分析可以确定突变是否导致蛋白质功能的丧失或增强，功能学实验可以采用体外细胞培养体系和小鼠模型。

大规模平行（下一代）测序

近年来，大规模平行平台高通量下一代测序不仅变得非常迅速，而且测序成本显著下降。合成或连接测序和焦磷酸测序，以及第三代技术包括半导体和单分子实时测序（single molecule real time，SMRT）技术等各种不同的方法均可用来测序[56-57]。

这些技术的进步使得全基因组测序（whole genome sequencing，WGS）及全外显子测序（whole-exome sequencing，WES）作为疾病基因的发现工具出现，尤其适用于连锁或单倍型分析不可行或者无法获得信息时。大规模平行测序已用于确定一些遗传性皮肤病的病因，如常染色体显性遗传（例如遗传性单纯性少毛症），常染色体隐性遗传（如综合征性鱼鳞病和伴中性粒细胞减少的皮肤异色症），与 X-连锁（如终末期骨发育不良）遗传以及镶嵌病（如 Proteus 综合征）。此外，WES 已被用于识别多种肿瘤的致病性体细胞突变。例如，WES 揭示了黑色素瘤中谷氨酸离子型受体 NMDA 亚型 2A 基因（*GRIN2A*）的一种新的体细胞突变，且生物信息分析表明黑色素瘤中存在谷氨酸信号通路的富集[58]。

WES 利用一个阵列来捕获人类基因组的蛋白质编码区，尽管蛋白质编码区仅占遗传物质的 1%～2%，但却包含 85% 以上的致病性突变[59]。无论对于隐性还是显性遗传病致病突变的研究，WES 和生物信息学已成为一种比 WGS 更经济、更有效识别突变位点的方式[60]。对于已知的连锁信息和（或）候选基因性状，大规模平行测序可用于探测候选区域或基因的变异[61-62]。利用大规模平行测序识别孟德尔遗传病和复杂遗传病中致病突变的方法已列于表 54.6。分析工具的发展使得 WES/WGS 关于拷贝数目变异和 LOH 信息集成起来，从而对遗传图谱进行有力的调查。这些新的测序和分析工具有助于综合全面地分析临床相关基因、通路及其破坏所引起的疾病。

通过 WGS/WES 进行单细胞分析越来越多地被用于了解细胞异质性、信号事件和个体随机基因表达变异性。全基因组扩增方法最近已经被用于优化单细胞分析，并且研究已经开始整合测序结果（例如单核苷酸和拷贝数变异）和单细胞表达的序列（例如 RNA 序列）[63-68]。

全基因组关联分析（GWAS）

研究复杂性状的目的是鉴定多个不同基因中的 DNA 变异，每个基因都对最终表型有贡献，并赋予

载体一定的易感性。直到目前，鉴定导致复杂性状的遗传变异仍然是缓慢且具有挑战性的。然而，正常人类基因组变异的特征和基于微阵列技术的发展使得全基因组关联分析（genome-wide association studies，GWAS）成为可能，在此研究中，通过分析数千上万人中的数十万个 SNP 来确定复杂性疾病的遗传结构。GWAS 中涉及的步骤见图 54.7[69]。

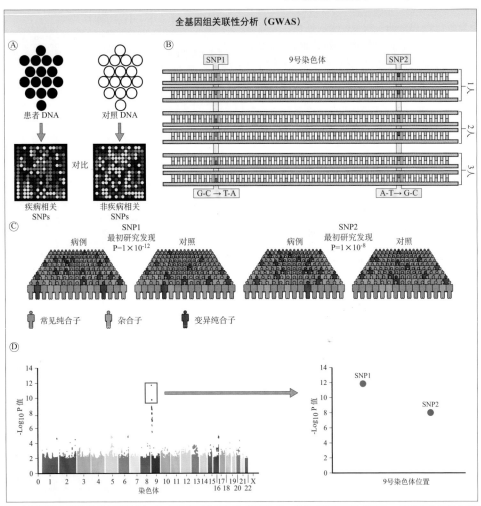

图 54.7 全基因组关联性分析（GWAS）。A. 在病例对照设计的 GWAS 中，单核苷酸多态性（SNPs；遗传变异标记）在人类基因组中通过 DNA 微阵列确定基因型。该方法通过对大量患有特定疾病的个体进行分析，并与普通人群进行对照。B. 以 9 号染色体（代表基因组的微小片段）含有的两个 SNPs 小位点为例。C. 根据 SNP 在病例对照中的存在率计算每个 SNP 与疾病之间的关联强度。由于大量的统计测试和所产生的较高的假阳性率，通常设定为 P 值 10^{-8} 具有统计学意义。在这个例子中，位于 9 号染色体上的 SNP 1 和 2 与疾病相关，P 值分别为 10^{-12} 和 10^{-8}。D. 对于所有通过质控筛选的基因型 SNP，染色体定位绘制在 X 轴上，P 值的负对数绘制在 Y 轴上（曼哈顿图）。每个染色体以不同的颜色表示。结果涉及 9 号染色体上由 SNP 1 和 2 标记的一个位点，它们彼此相邻（如图右）和其他相邻的 SNP 标记（Adapted with permission from Manolio TA. Genomewide association studies and assessment of the risk of disease. N Engl J Med. 2010；363：166-76.）

尽管 GWAS 很有效且很受欢迎，它仍面临一些重大挑战，主要涉及选择适合分析的疾病和获得大样本的病例和对照样本。一项成功的研究需要敏感及特异地诊断和测量。此外，对一个特定遗传因素进行研究时需要对足够多的样本量进行研究以确保有统计学的显著性意义。

GWAS 的基本原理，是常见疾病可归因于超过 1% ～ 5% 的人群中的常见等位基因变异。除少数例外（如年龄相关性黄斑变性），遗传力是由少数具有较强作用的变异解释的，用已知的变异解释遗传力的比例相对较小（例如 20%）[70]。"缺失的遗传力"可用大量影响较小的变异、罕见的变异、结构变异（如拷贝数量变化，基因-基因相互作用，以及亲属之间共同的生活环境作用）来解释。

皮肤病中应用 GWAS 的例子包括对银屑病、特应性皮炎、白癜风、斑秃、黑素细胞痣、黑色素瘤和基底细胞癌等疾病的易感性以及皮肤和头发色素沉着的生理变化的研究[71-79]。银屑病的研究揭示了几个易感基因位点，包括主要组织相容性复合体（MHC）和晚期包膜基因簇，以及涉及白介素、肿瘤坏死因子和 NF-κB 信号转导的基因（见第 8 章）[77-78]。GWAS 表明斑秃患者的发病与先天性免疫和获得性免疫相关，如控制细胞毒性和调节性 T 细胞活化的基因，以及仅在毛囊中特异表达的基因[79]。这些结论在随后的功能学研究和小鼠模型中得到了验证，这导致通过抑制干扰素 γ 受体下游的 Janus 激酶（Janus kinase，JAK）信号进行靶向治疗得到了发展[80]。皮肤和毛发色素沉着与黑皮质素 1 受体（melanocortin receptor，MC1R）、酪氨酸酶（rosinase，TYR）、双孔段通道 2（two-pore segment channel 2，TPCN2）、溶质携带物家族 24 成员 4（solute carrier family 24 member 4，SLC24A4）、刺鼠信号蛋白（（agoutisignalingprotein，ASIP）和 Kit 配体（Kit ligand，KITLG）等基因变异有关[72]。部分位点（例如 MC1R、TYR、ASIP）也与黑色素瘤易感性有关[73, 75]。

除 GWAS 外，从孟德尔疾病获得的信息为更常见的复杂性状的病因提供了重要线索。例如，在寻常型鱼鳞病中中间丝相关蛋白基因（filaggrin，FLG）的功能丧失突变导致了合并特应性皮炎的高发病率[81-82]。随后发现 FLG 相同的功能性等位基因丢失是特应性皮炎的一个强易感因素，在欧洲和亚洲人群中，至少有一个等位基因存在于 20% ～ 50% 的患病儿童和成人中[81]。另一个与特应性皮炎相关的基因是 SPINK5；该基因功能丧失突变导致 Netherton 综合征，是一种常染色体隐性鱼鳞病样遗传疾病，同时具有特应性皮炎的临床表现[83]。目前已知一个特定的 SPINK5 基因变异（第 420 位谷氨酸突变为赖氨酸）和特应性皮炎[83]之间有显著关联，这为研究复杂疾病的发病机制提供了新的视角。

许多与复杂性状（如自身免疫性疾病）密切相关的基因组区域位于基因之外（基因间），可能在调节区域内[84-85]。在证明关联性之后，下一步是使用标记的 SNP 确定遗传变异是否处在连锁不平衡状态（即具有非随机关联）。**靶向深度测序**可用于确定罕见或常见变异在特定区域的遗传关联，例如利用连锁不平衡峰。为了使生物学相关的位点优先进行靶向深度测序，我们可以利用其他研究获得的数据。这些资源包括基于家系的研究（如连锁、全外显子组、CNV 分析），基因表达研究（如微阵列，RNA 测序），以及疾病表型的小鼠模型。利用公共基因组数据库可以将患者的等位基因遗传变异频率与同龄健康者以及普通群体进行比较。

功能基因组学

功能基因组学可以通过整合基因/突变分析、基因转录、翻译和蛋白质间相互作用的功能和调控信息，进而阐明基因型与表型之间的关系。多个突变及其相互作用可以通过高通量的方式进行筛选，而非通过单个候选基因逐一排查的方法。WGS 和靶向深度测序提供了详尽的人类基因组中多态性和突变信息，而转录组测序提供了基因表达、剪接和体细胞突变的信息[86]。染色质免疫共沉淀测序可实现（chromatin immunoprecipitation sequencing，ChIP-seq）蛋白质与 DNA 相互作用的全基因组定位，经重亚硫酸盐处理的 DNA 测序可以用于研究指定疾病部位点的甲基化模式[87]。生物信息学分析与计算生物学工具相结合，可以用来整合这些信息，并进行下游分析。

（陈　曦　李思源　崔　珺译　赵嘉惠校

林志森　朱学骏审）

参考文献

1. Stein LD. Human genome: end of the beginning. Nature 2004;431:915–16.
2. Pulkkinen L, Smith FJ, Shimizu H, et al. Homozygous deletion mutations in the plectin gene (PLEC1) in patients with epidermolysis bullosa simplex associated with late-onset muscular dystrophy. Hum Mol Genet 1996;5:1539–46.
3. Smith FJ, Eady RA, Leigh IM, et al. Plectin deficiency results in muscular dystrophy with epidermolysis bullosa. Nat Genet 1996;13:450–7.
4. Richard G, Smith LE, Bailey RA, et al. Mutations in the human connexin gene GJB3 cause erythrokeratodermia variabilis. Nat Genet 1998;20:366–9.
5. Xia JH, Liu CY, Tang BS, et al. Mutations in the gene encoding gap junction protein beta-3 associated with autosomal dominant hearing impairment. Nat Genet 1998;20:370–3.
6. Armstrong DK, McKenna KE, Purkis PE, et al. Haploinsufficiency of desmoplakin causes a striate subtype of palmoplantar keratoderma. Hum Mol Genet 1999;8:143–8.
7. Liu XZ, Xia XJ, Xu LR, et al. Mutations in connexin31 underlie recessive as well as dominant non-syndromic hearing loss. Hum Mol Genet 2000;9:63–7.
8. Norgett EE, Hatsell SJ, Carvajal-Huerta L, et al. Recessive mutation in desmoplakin disrupts desmoplakin-intermediate filament interactions and causes dilated cardiomyopathy, woolly hair and keratoderma. Hum Mol Genet 2000;9:2761–6.
9. Lopez-Bigas N, Olive M, Rabionet R, et al. Connexin 31 (GJB3) is expressed in the peripheral and auditory nerves and causes neuropathy and hearing impairment. Hum Mol Genet 2001;10:947–52.
10. Koss-Harnes D, Hoyheim B, Anton-Lamprecht I, et al. A site-specific plectin mutation causes dominant epidermolysis bullosa simplex Ogna: two identical de novo mutations. J Invest Dermatol 2002;118:87–93.
11. Rampazzo A, Nava A, Malacrida S, et al. Mutation in human desmoplakin domain binding to plakoglobin causes a dominant form of arrhythmogenic right ventricular cardiomyopathy. Am J Hum Genet 2002;71:1200–6.
12. Bonifas JM, Rothman AL, Epstein EH Jr. Epidermolysis bullosa simplex: evidence in two families for keratin gene abnormalities. Science 1991;254:1202–5.
13. Coulombe PA, Hutton ME, Letai A, et al. Point mutations in human keratin 14 genes of epidermolysis bullosa simplex patients: genetic and functional analyses. Cell 1991;66:1301–11.
14. Lane EB, Rugg EL, Navsaria H, et al. A mutation in the conserved helix termination peptide of keratin 5 in hereditary skin blistering. Nature 1992;356:244–6.
15. Chan YM, Yu QC, Fine JD, et al. The genetic basis of Weber-Cockayne epidermolysis bullosa simplex. Proc Natl Acad Sci USA 1993;90:7414–18.
16. Dong W, Ryynanen M, Uitto J. Identification of a leucine-to-proline mutation in the keratin 5 gene in a family with the generalized Kobner type of epidermolysis bullosa simplex. Hum Mutat 1993;2:94–102.
17. Dell'Angelica EC, Shotelersuk V, Aguilar RC, et al. Altered trafficking of lysosomal proteins in Hermansky-Pudlak syndrome due to mutations in the beta 3A subunit of the AP-3 adaptor. Mol Cell 1999;3:11–21.
18. Anikster Y, Huizing M, White J, et al. Mutation of a new gene causes a unique form of Hermansky-Pudlak syndrome in a genetic isolate of central Puerto Rico. Nat Genet 2001;28:376–80.
19. Suzuki T, Li W, Zhang Q, et al. Hermansky-Pudlak syndrome is caused by mutations in HPS4, the human homolog of the mouse light-ear gene. Nat Genet 2002;30:321–4.
20. McElreavey K, Krausz C. Sex chromosome genetics '99. Male infertility and the Y chromosome. Am J Hum Genet 1999;64:928–33.
21. Zhao G, Xia H, Xia Y. A pedigree of Y-linked retinitis pigmentosa. Investigation report of a family. Chin Med J 1995;108:631–3.
22. Zonana J, Elder ME, Schneider LC, et al. A novel X-linked disorder of immune deficiency and hypohidrotic ectodermal dysplasia is allelic to incontinentia pigmenti and due to mutations in IKK-gamma (NEMO). Am J Hum Genet 2000;67:1555–62.
23. Kenwrick S, Woffendin H, Jakins T, et al. Survival of male patients with incontinentia pigmenti carrying a lethal mutation can be explained by somatic mosaicism or Klinefelter syndrome. Am J Hum Genet

24. Djabali K, Martinez-Mir A, Horev L, et al. Evidence for extensive locus heterogeneity in Naxos disease. J Invest Dermatol 2002;118:557–60.
25. Martinez-Mir A, Liu J, Gordon D, et al. EB simplex superficialis resulting from a mutation in the type VII collagen gene. J Invest Dermatol 2002;118:547–9.
26. Hu ZL, Smith L, Martins S, et al. Partial dominance of a keratin 14 mutation in epidermolysis bullosa simplex – increased severity of disease in a homozygote. J Invest Dermatol 1997;109:360–4.
27. Goltz RW. Focal dermal hypoplasia syndrome. An update. Arch Dermatol 1992;128:1108–11.
28. Smahi A, Courtois G, Vabres P, et al. Genomic rearrangement in NEMO impairs NF-kappaB activation and is a cause of incontinentia pigmenti. The International Incontinentia Pigmenti (IP) Consortium. Nature 2000;405:466–72.
29. Feinberg AP. Phenotypic plasticity and the epigenetics of human disease. Nature 2007;447:433–40.
30. Hamilton AJ, Baulcombe DC. A species of small antisense RNA in posttranscriptional gene silencing in plants. Science 1999;286:950–2.
31. Lee RC, Feinbaum RL, Ambros V. The C. elegans heterochronic gene lin-4 encodes small RNAs with antisense complementarity to lin-14. Cell 1993;75:843–54.
32. Guttman M, Amit I, Garber M, et al. Chromatin signature reveals over a thousand highly conserved large non-coding RNAs in mammals. Nature 2009;458:223–7.
33. Ladda RL. Genetic disorders of the skin. Chicago: Year Book Medical; 1991. p. 1–30.
34. Pinkel D, Albertson DG. Comparative genomic hybridization. Annu Rev Genomics Hum Genet 2005;6:331–54.
35. Torgyekes E, Shanske AL, Anyane-Yeboa K, et al. The proximal chromosome 14q microdeletion syndrome: delineation of the phenotype using high resolution SNP oligonucleotide microarray analysis (SOMA) and review of the literature. Am J Med Genet A 2011;155A:1884–96.
36. Thomas NS, Chelly J, Zonana J, et al. Characterisation of molecular DNA rearrangements within the Xq12-q13.1 region, in three patients with X-linked hypohidrotic ectodermal dysplasia (EDA). Hum Mol Genet 1993;2:1679–85.
37. Tadin M, Braverman E, Cianfarani S, et al. Complex cytogenetic rearrangement of chromosome 8q in a case of Ambras syndrome. Am J Med Genet 2001;102:100–4.
38. Fantauzzo KA, Tadin-Strapps M, You Y, et al. A position effect on TRPS1 is associated with Ambras syndrome in humans and the Koala phenotype in mice. Hum Mol Genet 2008;17:3539–51.
39. DeStefano GM, Fantauzzo KA, Petukhova L, et al. Position effect on FGF13 associated with X-linked congenital generalized hypertrichosis. Proc Natl Acad Sci USA 2013;110:7790–5.
40. Zhu H, Shang D, Sun M, et al. X-linked congenital hypertrichosis syndrome is associated with interchromosomal insertions mediated by a human-specific palindrome near SOX3. Am J Hum Genet 2011;88:819–26.
41. Zwijnenburg PJ, Meijers-Heijboer H, Boomsma DI. Identical but not the same: the value of discordant monozygotic twins in genetic research. Am J Med Genet B Neuropsychiatr Genet 2010;153B:1134–49.
42. Rodriguez TA, Fernandes KE, Dresser KL, Duvic M. Concordance rate of alopecia areata in identical twins supports both genetic and environmental factors. J Am Acad Dermatol 2010;62:525–7.
43. Valdimarsson H. The genetic basis of psoriasis. Clin Dermatol 2007;25:563–7.
44. ENCODE. The ENCODE (ENCyclopedia Of DNA Elements) Project. Science 2004;306:636–40.
45. Huber M, Rettler I, Bernasconi K, et al. Mutations of keratinocyte transglutaminase in lamellar ichthyosis. Science 1995;267:525–8.
46. Russell LJ, DiGiovanna JJ, Rogers GR, et al. Mutations in the gene for transglutaminase 1 in autosomal recessive lamellar ichthyosis. Nat Genet 1995;9:279–83.
47. Kere J, Srivastava AK, Montonen O, et al. X-linked anhidrotic (hypohidrotic) ectodermal dysplasia is caused by mutation in a novel transmembrane protein.

Nat Genet 1996;13:409–16.
48. Bignell GR, Warren W, Seal S, et al. Identification of the familial cylindromatosis tumour-suppressor gene. Nat Genet 2000;25:160–5.
49. Takahashi M, Rapley E, Biggs PJ, et al. Linkage and LOH studies in 19 cylindromatosis families show no evidence of genetic heterogeneity and refine the CYLD locus on chromosome 16q12-q13. Hum Genet 2000;106:58–65.
50. Frazer KA, Ballinger DG, Cox DR, et al. A second generation human haplotype map of over 3.1 million SNPs. Nature 2007;449:851–61.
51. Lander ES, Linton LM, Birren B, et al. Initial sequencing and analysis of the human genome. Nature 2001;409:860–921.
52. Bashir R, Munro CS, Mason S, et al. Localisation of a gene for Darier's disease. Hum Mol Genet 1993;2:1937–9.
53. Craddock N, Dawson E, Burge S, et al. The gene for Darier's disease maps to chromosome 12q23-q24.1. Hum Mol Genet 1993;2:1941–3.
54. Ikeda S, Welsh EA, Peluso AM, et al. Localization of the gene whose mutations underlie Hailey-Hailey disease to chromosome 3q. Hum Mol Genet 1994;3:1147–50.
55. Hu Z, Bonifas JM, Beech J, et al. Mutations in ATP2C1, encoding a calcium pump, cause Hailey-Hailey disease. Nat Genet 2000;24:61–5.
56. Liu L, Li Y, Li S, et al. Comparison of next-generation sequencing systems. J Biomed Biotechnol 2012;2012:251364.
57. Metzker ML. Sequencing technologies – the next generation. Nat Rev Genet 2010;11:31–46.
58. Wei X, Walia V, Lin JC, et al. Exome sequencing identifies GRIN2A as frequently mutated in melanoma. Nat Genet 2011;43:442–6.
59. Gilissen C, Hoischen A, Brunner HG, Veltman JA. Disease gene identification strategies for exome sequencing. Eur J Hum Genet 2012;20:490–7.
60. Lelieveld SH, Veltman JA, Gilissen C. Novel bioinformatic developments for exome sequencing. Hum Genet 2016;135:603–14.
61. Cirulli ET, Goldstein DB. Uncovering the roles of rare variants in common disease through whole-genome sequencing. Nat Rev Genet 2010;11:415–25.
62. Lai-Cheong JE, McGrath JA. Next-generation diagnostics for inherited skin disorders. J Invest Dermatol 2010;131:1971–3.
63. Baslan T, Hicks J. Single cell sequencing approaches for complex biological systems. Curr Opin Genet Dev 2014;26:59–65.
64. Navin N, Kendall J, Troge J, et al. Tumour evolution inferred by single-cell sequencing. Nature 2011;472:90–4.
65. Junker JP, van Oudenaarden A. Every cell is special: genome-wide studies add a new dimension to single-cell biology. Cell 2014;157:8–11.
66. Trombetta JJ, Gennert D, Lu D, et al. Preparation of Single-Cell RNA-Seq Libraries for Next Generation Sequencing. Curr Protoc Mol Biol 2014;107:4.22.1–17.
67. Zong C, Lu S, Chapman AR, Xie XS. Genome-wide detection of single-nucleotide and copy-number variations of a single human cell. Science 2012;338:1622–6.
68. Borgström E, Paterlini M, Mold JE, et al. Comparison of whole genome amplification techniques for human single cell exome sequencing. PLoS ONE 2017;12:e0171566.
69. Hardy J, Singleton A. Genomewide association studies and human disease. N Engl J Med 2009;360:1759–68.
70. Manolio TA, Collins FS, Cox NJ, et al. Finding the missing heritability of complex diseases. Nature 2009;461:747–53.
71. Birlea SA, Gowan K, Fain PR, et al. Genome-wide association study of generalized vitiligo in an isolated European founder population identifies SMOC2, in close proximity to IDDM8. J Invest Dermatol 2010;130:798–803.
72. Sulem P, Gudbjartsson DF, Stacey SN, et al. Genetic determinants of hair, eye and skin pigmentation in Europeans. Nat Genet 2007;39:1443–52.
73. Brown KM, Macgregor S, Montgomery GW, et al. Common sequence variants on 20q11.22 confer melanoma susceptibility. Nat Genet 2008;40:838–40.
74. Stacey SN, Gudbjartsson DF, Sulem P, et al. Common variants on 1p36 and 1q42 are associated with cutaneous basal cell carcinoma but not with melanoma or pigmentation traits. Nat Genet 2008;40:1313–18.

75. Bishop DT, Demenais F, Iles MM, et al. Genome-wide association study identifies three loci associated with melanoma risk. Nat Genet 2009;41:920–5.
76. Falchi M, Bataille V, Hayward NK, et al. Genome-wide association study identifies variants at 9p21 and 22q13 associated with development of cutaneous nevi. Nat Genet 2009;41:915–19.
77. Nair RP, Duffin KC, Helms C, et al. Genome-wide scan reveals association of psoriasis with IL-23 and NF-kappaB pathways. Nat Genet 2009;41:199–204.
78. Zhang XJ, Huang W, Yang S, et al. Psoriasis genome-wide association study identifies susceptibility variants within LCE gene cluster at 1q21. Nat Genet 2009;41:205–10.
79. Petukhova L, Duvic M, Hordinsky M, et al. Genome-wide association study in alopecia areata implicates both innate and adaptive immunity. Nature 2010;466:113–17.

80. Xing L, Dai Z, Jabbari A, et al. Alopecia areata is driven by cytotoxic T lymphocytes and is reversed by JAK inhibition. Nat Med 2014;20:1043–9.
81. Palmer CN, Irvine AD, Terron-Kwiatkowski A, et al. Common loss-of-function variants of the epidermal barrier protein filaggrin are a major predisposing factor for atopic dermatitis. Nat Genet 2006;38:441–6.
82. Smith FJ, Irvine AD, Terron-Kwiatkowski A, et al. Loss-of-function mutations in the gene encoding filaggrin cause ichthyosis vulgaris. Nat Genet 2006;38:337–42.
83. Walley AJ, Chavanas S, Moffatt MF, et al. Gene polymorphism in Netherton and common atopic disease. Nat Genet 2001;29:175–8.
84. Xu Z, Taylor JA. SNPinfo: integrating GWAS and candidate gene information into functional SNP selection for genetic association studies. Nucleic Acids Res 2009;37:W600–5.

85. Hindorff LA, Sethupathy P, Junkins HA, et al. Potential etiologic and functional implications of genome-wide association loci for human diseases and traits. Proc Natl Acad Sci USA 2009;106:9362–7.
86. Morozova O, Marra MA. Applications of next-generation sequencing technologies in functional genomics. Genomics 2008;92:255–64.
87. Rivera CM, Ren B. Mapping human epigenomes. Cell 2013;155:39–55.
88. McGee TL, Devoto M, Ott J, et al. Evidence that the penetrance of mutations at the RP11 locus causing dominant retinitis pigmentosa is influenced by a gene linked to the homologous RP11 allele. Am J Hum Genet 1997;61:1059–66.
89. Zlotogorski A, Martinez-Mir A, Green J, et al. Evidence for pseudodominant inheritance of atrichia with papular lesions. J Invest Dermatol 2002;118:881–6.

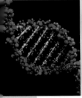

第**55**章 | # 皮肤病的遗传学基础

Vered Molho-Pessach、Julie V. Schaffer

要点

■ 分子生物学技术的进展阐明了许多单基因遗传性和镶嵌性皮肤病的遗传学基础，极大地提高了我们对此类疾病的认识。

■ McKusick 在线人类孟德尔遗传学（OMIM）数据库为人类基因和遗传病提供了易于获取及及时更新的信息；每个基因或表现型都有专属的六位 MIM 号码。

■ 遗传性皮肤病的基因型和表现型的关系通常比较复杂，有些具有等位基因异质性（单一基因的突变可引起一种以上的疾病）和基因座异质性（不同基因的突变可引起相同的疾病）。

■ 遗传性皮肤病的分子学分类，如角蛋白缺陷疾病和 RAS 通路缺陷疾病，补充了传统的形态学分类，加深了对病理学机制和疾病间关系的理解。

■ 某些综合征的相关性实际上代表着相邻基因的一组综合征，由影响到两个或更多相邻基因的大片段缺失所引起。

■ 常染色体显性遗传病中的 1 型和 2 型镶嵌征已在分子水平得到证实，功能性 X 染色体镶嵌征能在 X- 连锁疾病的女性杂合患者引起皮损的镶嵌分布。

■ 确定单基因性皮肤病的分子基础使得靶向治疗的发展成为可能，并有助于理解获得性皮肤病的发病机制。

■ 分子研究已开始为终极目标——严重遗传性皮肤病如大疱性表皮松解症的基因治疗——打下基础。

缩略词：AD, 常染色体显性；AR, 常染色体隐性；XD, X- 连锁显性；XR, X- 连锁隐性。

引言

1987 年，类固醇硫酸酯酶基因的缺失突变被确定为 X- 连锁隐性鱼鳞病的病因[1]，预示了遗传性皮肤病的遗传基础被大量阐明的时代已经到来。这得益于分子生物学技术的快速进步（包括下一代高通量测序的

发展）、候选基因的发现、动物模型的应用和人类基因组的测序，包括用于连锁分析和纯合子定位的单核苷酸多态性（SNPs）的确定（见第 54 章）[2-4]。对信号通路、影响细胞间通讯和连接的分子及皮肤分化机制的深入认识，也推进了这方面的研究。

到 2000 年为止，这些研究结果揭示了超过 1000 种基因与某种人类表型相关，其中约 300 种伴有皮肤异常[5]；到 2017 年，这两个数字已经分别增长至大约 3800 和 1400 种[6-8]。现在，大部分单基因遗传性皮肤病的分子遗传学基础已被阐明[9-10]。新的基因组和蛋白质组数据库的建立已改变了繁琐的定位克隆方法和传统功能学研究，避免了以前研究罕见疾病中遇到的困难，让确定候选基因变得更容易。例如，基于微阵列（见第 3 章）的 SNP 基因定位技术确定了 ABCA12 基因的突变引起丑角样鱼鳞病，虽然因为家系较小不能进行经典的连锁分析，但纯合性定位（运用上述技术）可把这种常染色体隐性的疾病连锁到一段不同种族背景的患者共有的纯合性区域[11]。随着全外显子（基因组中被转录的区域）和全基因组测序技术更加普遍和相对廉价，致病基因可能无需基因定位即可确定[10]。

过去，基于临床、组织学、影像学和生物化学标准的不同组合而形成的多种复杂分类系统共存，导致了遗传性皮肤病诊断的复杂化。不一致的命名方法充斥着大量描述性的词汇、重名和同义词，易引起混乱和误诊[12]。随着遗传性皮肤病的遗传基础被阐明，分子和临床数据的整合有助于简化疾病的分类，清除了多余的术语。这在一些疾病如大疱性表皮松解症（epidermolysis bullosa，EB）和鱼鳞病中已成功实现，但整体仍在完善中，会随着更多的基因型和表现型的关系被确定而继续精炼[13-14]。另外，根据分子基础来对遗传性皮肤病分类（表 55.1）能对传统的形态学分类加以补充，阐明发病机制和疾病间的关系。

随着"皮肤基因组的病理分析"的不断完善，新的挑战将会出现，更多问题能够得到解答[15]。因为许多遗传性皮肤病很罕见，它们的临床谱尚未完全阐明。然而，随着可获得的遗传和生物化学检测手段的增加（www.genetests.org），皮肤科医生能够诊断更多轻型

表 55.1　遗传性皮肤病的分子分类

分子缺陷	所致皮肤病
角蛋白缺陷	见表 56.4 和图 56.5
角化的细胞被膜结构蛋白缺陷	寻常型鱼鳞病、兜甲蛋白相关角皮病（变异型：Vohwinkel 综合征）
脂类代谢缺陷	各种鱼鳞病，包括 CHILD 综合征、Conradi-Hünermann-Happle 综合征、中性脂质贮积病、板层状鱼鳞病 / 非大疱性先天性鱼鳞病样红皮病病谱（例如脂氧合酶 3 或 12R 缺陷，细胞色素 p450 4F22）、自愈性火棉胶样儿（脂氧合酶 3 或 12R 缺陷）、迟发性常染色体隐性遗传先天性鱼鳞病、Refsum 病、肢根点状软骨发育不良、Sjögren-Larsson 综合征、X- 连锁隐性鱼鳞病以及鱼鳞病、智力缺陷和痉挛性四肢瘫；各种高脂血症；Farber 脂肪肉芽病、2 型 Gaucher 病、高免疫球蛋白 D 血症综合征、局限型常染色体隐性遗传少毛症Ⅱ / 常染色体隐性遗传羊毛状发、Niemann-Pick 病、银屑病样皮炎 - 小头 - 发育迟缓综合征
转谷氨酰胺酶缺陷	板层状鱼鳞病 / 非大疱性先天性鱼鳞病样红皮病病谱（转谷氨酰胺酶 1 缺陷）、肢端皮肤剥脱综合征
蛋白酶 / 蛋白酶体缺陷	皮肤脆裂症、家族性化脓性汗腺炎、遗传性血管性水肿（Ⅲ型）、Howel-Evans 综合征、鱼鳞病 - 少毛综合征、IFAP（毛囊性鱼鳞病 - 无毛 - 畏光）综合征、KLICK（线状角化 - 先天性鱼鳞病 - 硬化性角皮病）综合征、Olmsted 综合征、Papillon-Lefèvre 综合征和 Haim-Munk 综合征、氨酰基脯氨酸二肽酶缺陷、限制性皮肤病（锌金属肽酶缺陷）、遗传性血栓性血小板减少性紫癜、MONA（多中心骨溶解、结节形成和关节病）、蛋白酶体相关自身炎症性 /CANDLE/ 中条 - 西村综合征
蛋白酶抑制剂缺陷	抗凝血酶Ⅲ缺陷、常染色体隐性剥脱性鱼鳞病、遗传性血管性水肿（Ⅰ型和Ⅱ型）、Netherton 综合征
桥粒缺陷（见表 56.5 和图 56.8）	棘层松解性单纯性大疱性表皮松解症、致心律失常性右心室发育不良 / 心肌病 + 掌跖角化 + 羊毛发；Carvajal 综合征、红斑角皮病 - 心肌病综合征、泛发性炎症性皮肤剥脱综合征、毛发稀少和皮肤损害、头皮单纯性毛发稀少、常染色体隐性遗传局限性毛发稀少、念珠状发（常染色体隐性遗传）、Naxos 病、SAM（重度皮炎、过敏和代谢性衰竭）、皮肤脆性 - 外胚层发育不良综合征、皮肤脆性 / 羊毛状发综合征和、条纹状掌跖角皮病
连接蛋白缺陷（见表 58.5）	Bart-Pumphrey 综合征、Clouston 综合征、可变性红斑角皮病、遗传性淋巴水肿 IC 型、ILVEN、角皮病 - 少毛 - 全白甲、KID（角膜炎 - 鱼鳞病 - 耳聋）综合征、眼齿指发育不良、掌跖角皮病伴耳聋、汗孔角化型附属器孔痣、Vohwinkel 综合征（经典型）
细胞之间黏附相关的其他缺陷	鱼鳞病 - 少毛 - 硬化性胆管炎综合征、唇 / 腭裂 - 外胚层发育不良综合征、外胚层发育不良 - 并指综合征、外胚层发育不良 - 缺指 - 黄斑营养不良、毛发稀少伴幼年性黄斑营养不良、白细胞黏附缺陷症Ⅰ型
角质形成细胞 - 细胞外基质（extracellular matrix，ECM）黏合缺陷	各种类型的单纯型、交界型和营养不良型大疱性表皮松解症（epidermolysis bullosa，EB）（角蛋白 -ECM 连接）；Kindler 综合征（肌动蛋白 -ECM 连接）
ATP- 结合盒（ABC）转运蛋白缺陷	丑角样鱼鳞病、板层状鱼鳞病 / 非大疱性先天性鱼鳞病样红皮病病谱（ABCA12 缺陷）、弹力纤维性假黄瘤、谷固醇血症、Tangier 病 / 家族性低 α 蛋白血症
钙泵缺陷	Darier 病、Hailey-Hailey 病
铜转运蛋白缺陷	Menkes 病、枕骨角综合征、Wilson 病
其他转运蛋白缺陷	肠病性肢端皮炎（锌转运蛋白）、动脉迂曲综合征（葡萄糖转运蛋白）、常染色体显性遗传血色沉着病（铁调节转运蛋白）、脊柱发育不良性 Ehlers-Danlos 综合征（锌转运蛋白）、H 综合征（核苷转运蛋白）、Hartnup 综合征（神经氨基酸转运蛋白）、鱼鳞病 - 早熟综合征（脂肪酸转运蛋白）、眼皮肤白化病（溶酶体相关细胞器转运蛋白）
胶原缺陷	各种营养不良型 EB、各种 Ehlers-Danlos 综合征、Ullrich 肌营养不良症、赖氨酸羟化酶 3 缺陷
其他 ECM 蛋白缺陷	常染色体显性遗传皮肤松弛症、常染色体隐性遗传皮肤松弛症Ⅰ型、皮肤松弛症伴严重肺部 / 胃肠道 / 泌尿道异常、类经典和活动过度型 Ehlers-Danlos 综合征、幼年性透明纤维瘤病 / 婴儿系统性透明变性、类脂质蛋白沉积症、Marfan 综合征、皮肤僵硬综合征
核膜缺陷（见表 63.10）	Buschke-Ollendorff 综合征 / 肢骨纹状肥大、Néstor-Guillermo 早衰综合征、Hutchinson-Gilford 早衰综合征、下颌末端发育不良、局部 > 泛发脂肪萎缩（家族性及"获得"性）、限制性皮肤病

表 55.1　遗传性皮肤病的分子分类（续表）	
分子缺陷	**所致皮肤病**
Pyrin/NOD 家族成员及相关蛋白缺陷（见图 4-2）	Blau 综合征、NOMID 综合征、家族性寒冷性自身炎症综合征、家族性地中海热、Muckle-Wells 综合征、PAPA 综合征
干扰素相关病（见第 45 章）	Aicardi-Goutières 综合征、家族性冻疮样狼疮、蛋白酶体相关自身炎症性 /CANDLE/ 中条 - 西村（Nakajo-Nishimura）综合征、SAVI（婴儿发病 STING 相关血管病）、X- 连锁网状色素疾病
RecQ DNA 解旋酶缺陷	Bloom 综合征、Rothmund-Thomson 综合征、Werner 综合征
经典的 DNA 修复缺陷	各亚型着色性干皮病、毛发硫营养不良和 Cockayne 综合征；Muir-Torre 综合征、原发性错配修复缺陷综合征
细胞周期检查点缺陷	共济失调 - 毛细血管扩张症、家族性不典型痣和黑色素瘤（FAMM）综合征、多发性内分泌腺瘤病（MEN）4
端粒维护缺陷	先天性角化不良（见表 67.8；目前共发现 11 个相关基因）
RAS-MAPK 通路激活（RAS 相关疾病；见图 55.4）	毛细血管畸形 - 动静脉畸形、大脑毛细血管畸形（家族性）、心脏 - 面 - 皮肤综合征、先天性黑色素痣、Costello 综合征、Legius 综合征、神经纤维瘤病 1 型、Noonan 综合征（伴多发雀斑样痣）、伴松散生长期毛发的 Noonan 样疾病、疣状表皮痣、皮脂腺痣、羊毛发痣
磷脂酰肌醇 3 激酶（PI3K）/AKT 通路激活	表皮痣、淋巴管畸形、PIK3CA 相关过度增生疾病病谱（见表 104.5）、Proteus 综合征、PTEN- 畸胎瘤综合征、结节性硬化症、静脉畸形
G 蛋白激活	泛发毛细血管畸形伴增生（某些患者）、泛发真皮黑素细胞增多症、McCune-Albright 综合征（对比 Albright 遗传性骨营养不良的功能缺失）、色素血管性斑痣性错构瘤病、鲜红斑痣、Sturge-Weber 综合征
cAMP 和 AMP 激活性蛋白激酶通路缺陷（见图 55.3）	Albright 遗传性骨营养不良、Carney 综合征、McCune-Albright 综合征、Peutz-Jeghers 综合征、结节性硬化症
WNT/β 连环蛋白信号通路缺陷（见图 55.6）	先天性无甲症、外胚层发育不良 - 肿瘤综合征、Gardner 综合征、Goltz 综合征（局灶真皮发育不全）、遗传性单纯性少毛症、掌跖角化病伴皮肤 SCC 及性反转、WNT10A 相关外胚层发育不良（包括齿 - 甲 - 皮肤发育不良和 Schöpf-Schulz-Passarge 综合征）
转化生长因子（TGF）-β 信号通路缺陷	Buschke-Ollendorff 综合征 / 肢骨纹状肥大、Ferguson-Smith 多发性自愈性鳞状上皮细胞瘤、遗传性出血性毛细血管扩张、Loeys-Dietz 综合征、Marfan 综合征、皮肤僵硬综合征
囊泡组装 / 囊泡蛋白分选缺陷	ARC（关节挛缩 - 肾功能不全 - 胆汁淤积）综合征、Hermansky-Pudlak 综合征、MEDNIK（智力缺陷、肠病、耳聋、神经病、鱼鳞病、角化病）综合征
囊泡交通或转运缺陷	常染色体隐性遗传皮肤松弛症 Ⅱ A 型、CEDNIK（脑发育障碍、神经病、鱼鳞病和角化病）综合征、Chédiak-Higashi 综合征、骨发育异常性老年状皮肤、Griscelli 综合征、1 型眼白化病、皱皮综合征、MACS（巨头畸形、脱发、皮肤松弛和脊柱侧凸）综合征

cAMP，环磷腺苷；CANDLE，慢性非典型性嗜中性粒细胞皮肤病伴脂肪萎缩和体温升高；CHILD，先天性半侧发育不全伴鱼鳞病样痣和肢体缺陷；JAK，Janus 激酶；MAPK，丝裂原活化蛋白激酶；NF-κB，核因子 -κB；NOD，核苷酸结合寡聚结构域；NOMID，新生儿起病多系统炎症性疾病；PAPA，化脓性关节炎、坏疽性脓皮病和痤疮；SCC，鳞状细胞癌；STAT，信号转导和转录激活；STING，干扰素基因刺激蛋白；WNT，无翅型整合位点。

和不典型表现的患者，因此扩大了对临床表现型的认识范围。继续破译遗传性皮肤病需要基础科学家和临床医生的紧密合作[15a]，这种转化型研究将能使我们更好地理解皮肤的结构和功能，探究常见多因素疾病的发病机制，提供有效的治疗以及诊断和预后的信息，以及为遗传性皮肤病的患者提供更好的遗传咨询和基于 DNA 的产前与植入前检测。

本章中，表 55.3 ~ 55.8 将已知基因基础的部分单基因皮肤疾病根据其主要临床特征进行了分类。表 55.2 总结了已在书中其他章节相似表格中列出的单基因疾病。

McKusick 人类孟德尔遗传学

McKusick 人类孟德尔遗传学（McKusick's Mendelian Inheritance in Man，MIM）数据库是在 1966 年首次发布的"常染色体显性、常染色体隐性和 X- 连锁遗传表现型目录"。在 1994 年版本中，其题目改为"人类基

表 55.2　本书其他位置表格列出的单基因皮肤疾病。其他章节（特别在遗传性皮肤病部分）有提供关于单基因皮肤疾病更加详细的信息的表格

类型	表格
先天性痛觉迟钝及相关神经病变	6.10
大疱性表皮松解症及其他水疱性疾病	32.1、32.3
皮肤硬化性疾病	43.7
自身炎症性疾病	45.2、45.7
卟啉病	49.3
角蛋白相关疾病和桥粒相关病	56.4；图 56.5、56.8
鱼鳞病	57.1、57.4
连接蛋白疾病和角皮病	58.5、58.6
原发性免疫缺陷	60.4、60.6、60.8、60.10、60.13、60.15、60.16
多发牛奶咖啡斑相关疾病	61.4
表皮痣和其他镶嵌疾病	62.4、62.7
早衰综合征 / 遗传性皮肤异色症和核膜疾病	63.9、63.10
外胚层发育不良	63.11 ～ 63.13
先天性皮肤发育不全、唇 / 腭裂、指 / 趾异常	64.3 ～ 64.6
色素减退疾病（广泛或局限）	65.1、66.4
伴网状色素沉着的相关病、先天性角化不良、色素异常症	67.7、67.8、67.10
少毛、毛干疾病、多毛	69.8、70.1、70.2
着色性干皮病及其他光敏性疾病	86.2、87.4
高脂血症	92.2
Ehlers-Danlos 综合征、皮肤松弛症及其他细胞外基质疾病	95.5；97.1、97.2、97.6
脂肪萎缩综合征	101.1
血管异常和过度增生综合征	104.2、104.5
伴多发黑子的相关疾病	112.2

因和遗传病目录"，反映了该领域的进展。在线 MIM（OMIM；https://omim.org/）已经在互联网上广泛应用了超过 30 年，为现今人类基因和遗传病信息提供了快速查询通道[6-7]。该数据库不断更新，可通过键入临床症候群或基因和综合征的名称来进行查询。

每个 OMIM 条目都被指定了一个特定的 6 位数代码（MIM 代码）。MIM 代码的第一个数字代表了相应遗传缺陷的遗传模式：1 为常染色体显性遗传（1994年 5 月前的条目）；2 为常染色体隐性遗传（1994 年

5 月前的条目）；3 为 X- 连锁；4 为 Y- 连锁；5 为线粒体遗传；6 为常染色体显性或隐性遗传（1994 年 5 月后的条目）。**表型条目**（phenotype entries）描述了特定疾病或性状的临床和生化特点、遗传、定位和分子遗传学；"#" 标示其分子基础是已知的。**基因条目**（gene entries）标示为 "★"，**基因加表型条目**（gene plus phenotype entries）标示为 "＋"；都附注了重要的致病等位基因变异（每一种都标有一个 4 位数扩展，以 .0001 开始）。

基因型−表型的关系

遗传性皮肤病中基因型−表型的关系常较复杂。一个基因的突变能引起一种以上的临床疾病，称为**等位基因异质性或临床异质性**（见表 54.2）。这可以发生在不同遗传背景或年龄患者的相同突变（例如相同的 *PTEN* 突变引起 Cowden 综合征和 Bannayan-Riley-Ruvalcaba 综合征）或不同突变（例如编码核纤层蛋白 A/C 基因的不同突变引起 Hutchinson-Gilford 早衰和家族性局部脂肪萎缩）。影响蛋白质不同结构域的突变可以引起不同的表型；例如，发生在 p63 蛋白不育 α 基序（sterile alpha motif，SAM）结构域的突变通常引起 AEC（睑缘粘连、外胚层发育不良和唇 / 腭裂）综合征，而发生在 DNA 结合结构域的突变引起 EEC（先天性缺指、外胚层发育不良和唇 / 腭裂）综合征。特定基因的不同突变甚至能导致出现不同的遗传模式，例如 X- 连锁显性遗传色素失禁症［由基因组重排所致核因子 -κB 基本调节子（*NEMO*）基因的部分缺失引起的男性致死］和 X- 连锁隐性遗传少汗性外胚层发育不良伴免疫缺陷（由 *NEMO* 基因的较轻的"功能不完全缺失"突变所引起）。在转化生长因子 -β（TGF-β）信号转导通路中也发现了一些令人意想不到的体现出等位基因异质性的案例，包括 TGF-β 受体 1 基因（*TFGBR1*）突变导致 Ferguson-Smith 多发性自愈性鳞状上皮细胞瘤（功能缺失）和 Loeys-Dietz 综合征（功能增强），原纤维蛋白 1 基因（*FBN1*）突变导致泛发性皮肤僵硬综合征及 Marfan 综合征。

突变的类型也能影响遗传性皮肤病的严重程度。有可能致死的泛发重型交界型 EB（junctional EB，JEB，一种常染色体隐性遗传病）通常由产生提前终止密码的 *LAMB3* 基因突变所引起（导致 LAMB3 蛋白的完全缺失），而轻型 JEB 由同一基因的错义或剪切位点突变所引起（导致 LAMB3 蛋白的功能减弱）。相反，在有些常染色体显性遗传疾病中，突变的蛋白产物可形

表 55.3　部分甲遗传性疾病。甲异常也可见于角化性疾病及外胚叶发育不良的患者。厚皮性骨膜病包含在表 55.8 中

疾病	遗传模式	基因或者基因产物	基因名称
先天性无甲症	AR	R-spondin 家族，成员 4	RSPO4
孤立性 AR 甲发育不良	AR	Frizzled 6	FZD6
孤立性先天性杵状甲	AR	羟基前列腺素脱氢酶 15-（NAD）	HPGD
孤立性趾甲发育不良	AD	Ⅶ型胶原，α₁ 链	COL7A1
全白甲	AD、AR	磷脂酶 C δ 1	PLCD1
甲髌综合征	AD	LIM 同源框转录因子 1β	LMX1B
先天性厚甲 -6a	AD	角蛋白 6a	KRT6A
先天性厚甲 -16	AD	角蛋白 16	KRT 16
先天性厚甲 -6b	AD	角蛋白 6b	KRT6B
先天性厚甲 -17	AD	角蛋白 17	KRT17
毛发–鼻–指综合征 1	AD	TRPS1（锌指蛋白）	TRPS1

表 55.4　部分遗传性代谢性皮肤病

疾病	遗传模式	基因或者基因产物	基因名称
酶缺陷引起的疾病（见第 63 章）			
黑尿病	AR	尿黑酸 1,2- 二氧化酶（尿黑酸氧化酶）	HGD
生物素酶缺乏症	AR	生物素酶	BTD
羧化全酶合成酶缺乏症	AR	羧化全酶合成酶	HLCS
Fabry 病 *	XR	α- 半乳糖苷酶 A	GLA
岩藻糖沉积症 *	AR	α-L- 岩藻糖苷酶	FUCA1
Farber 脂肪肉芽肿病	AR	酸性酰胺酶	ASAH
Gaucher 病 Ⅰ～Ⅲ型	AR	酸性 β- 葡萄糖苷酶（葡萄糖脑苷脂酶）	GBA
遗传性血管性水肿　Ⅰ和Ⅱ型	AD	丝氨酸肽酶抑制物，G 分支，成员 1（C1 酯酶抑制物）	SERPING1
Ⅲ型	AD（仅女性受累）	Ⅻ因子（Hageman 因子）	F12
同型胱氨酸尿症	AR	胱硫醚 β 合成酶 †	CBS
Niemann-Pick 病 A 型	AR	酸性鞘磷脂酶	SMPD1
苯丙酮尿症	AR	苯丙氨酸羟化酶	PAH
	AR	醌式二氢喋啶还原酶	QDPR
	AR	6- 丙酮酰四氢蝶呤蛋白合成酶	PTS
氨酰基脯氨酸二肽酶缺乏症	AR	氨酰基脯氨酸二肽酶（肽酶 D）	PEPD
转运子 / 相关蛋白缺陷性疾病			
肠病性肢端皮炎	AR	溶质运输家族 39，成员 4（锌转运子）	SLC39A4
H 综合征 ‡	AR	溶质运输家族 29，成员 3（核苷转运子）	SLC29A3
Hartnup 病	AR	溶质运输家族 6，成员 19（中性氨基酸转运子）	SLC6A19
血色素沉着症	AR	血色素沉着病相关基因	HFE
	AR	转铁蛋白受体 2	TFR2
	AD	溶质运输家族 40，成员 1（膜铁转运蛋白）	SLC40A1
血色素沉着症，青少年型	AR	海帕西抗生肽	HAMP
	AR	血幼素	HFE2
Wilson 病	AR	Cu²⁺ 转运 P 型 ATP 酶 7B	ATP7B

* 其他伴有弥漫性躯体血管角皮瘤的代谢性疾病见表 63.7。

† 该基因缺陷是引起同型胱氨酸尿症最常见的病因。

‡ 包括被报道为色素性多毛性胰岛素依赖糖尿病综合征和家族性组织细胞增生综合征

表 55.5 部分以良性皮肤肿瘤为特征的遗传病。 这些疾病在第 61、62、104、117 和 118 章讨论

疾病	遗传模式	基因或者基因产物	基因名称
家族性圆柱瘤病；Brooke-Spiegler 综合征；多发性家族性毛发上皮瘤	AD	CYLD（去泛素化酶）	CYLD
家族性肥大细胞增多症 ± 胃肠道间质瘤 *	AD	KIT 原癌基因（干细胞因子受体）	KIT
平滑肌瘤病、皮肤及尿道（Reed 综合征）†	AD	延胡索酸水合酶	FH
脂肪瘤样病，家族性多发性	AD		
脂肪瘤样病，良性对称性（Madelung 病）‡	mt	线粒体 tRNA 溶解素	MT-TK
	AR	线粒体融合素 2	MFN2
	AR	脂肪酶 E，激素敏感	LIPE
Ferguson-Smith 多发性自愈性鳞状上皮瘤	AD	转化生长因子 - β 受体 1（功能缺失突变）	TGFBR1
神经纤维瘤病 1 型	AD	神经纤维瘤蛋白 1（GTP 酶激活蛋白）	NF1
神经纤维瘤病 2 型	AD	神经纤维瘤蛋白 2（merlin）	NF2
结节性硬化症	AD	错构瘤蛋白	TSC1
	AD	马铃薯球蛋白	TSC2

* 偶为恶性。
† 同时和肾细胞癌相关。
‡ 和肌阵挛型癫痫伴碎红纤维（MT-TK 突变）、神经病（MFN2 突变）或局限性脂肪萎缩及肌病（LIPE 突变）相关。
GTP，三磷酸鸟苷；mt，线粒体遗传；TGF，转化生长因子

表 55.6 部分和恶性皮肤肿瘤相关的遗传病。 这些疾病将在第 79、87、99、108 和 112 章中进行讨论

疾病	遗传模式	基因或者基因产物	基因名称
Bazex-Dupré-Christol 综合征	XD	肌动蛋白相关蛋白 T1	ACTRT1
疣状表皮发育不良	AR	跨膜通道样 6	TMC6
	AR	跨膜通道样 8	TMC8
BAP1 肿瘤易感综合征 *	AD	BRCA 相关蛋白 1	BAP1
家族性非典型性痣和黑色素瘤（FAMM）综合征 *	AD	细胞周期蛋白依赖性激酶抑制子 2A**	CDKN2A
	AD	细胞周期蛋白依赖性激酶 4	CDK4
基底细胞痣综合征	AD	Patched 1	PTCH1
	AD	Patched 2	PTCH2
	AD	融合同系物抑制蛋白（果蝇）	SUFU
Huriez 综合征（硬化肌胝症）	AD		
掌跖角皮病伴皮肤 SCC 及性反转	AR	R-spondin 1	RSPO1
色素沉着缺陷、掌跖角皮病及皮肤 SCC	AR	SAM 及 SH3 结构域包含 1	SASH1
着色性干皮病（见表 86.2）			

* 也和色素痣相关。
** 也和胰腺癌风险升高相关。
SCC，鳞状细胞癌

成二聚体（例如斑驳病中有缺陷的 KIT 酪氨酸激酶受体），相比突变造成提前终止密码所引起的单倍体剂量不足（一半蛋白的完全缺失），显性失活的错义突变常引起更严重的病情（异常蛋白结合并干扰了正常蛋白）。

在某些情况，不同基因的突变可以引起相同的临床疾病；这称为**基因座**或**遗传异质性**。基因座异质性可出现在突变发生在功能相似的蛋白中，例如在 Hermansky-Pudlak 综合征中各种生物合成溶酶体相关

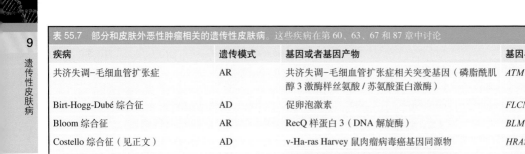

表 55.7　部分和皮肤外恶性肿瘤相关的遗传性皮肤病．这些疾病在第 60、63、67 和 87 章中讨论

疾病	遗传模式		基因或者基因产物	基因名称
共济失调–毛细血管扩张症	AR		共济失调–毛细血管扩张症相关突变基因（磷脂酰肌醇 3 激酶样丝氨酸 / 苏氨酸蛋白激酶）	*ATM*
Birt-Hogg-Dubé 综合征	AD		促卵泡激素	*FLCN*
Bloom 综合征	AR		RecQ 样蛋白 3（DNA 解旋酶）	*BLM（RECQL3）*
Costello 综合征（见正文）	AD		v-Ha-ras Harvey 鼠肉瘤病毒癌基因同源物	*HRAS*
	AD		v-Ki-ras2 Kirsten 鼠肉瘤病毒癌基因同源物	*KRAS*
Cowden 样综合征	AD		琥珀酸脱氢酶复合物，亚基 B，铁硫蛋白	*SDHB*
	AD		琥珀酸脱氢酶复合物，亚基 D，内在膜蛋白	*SDHD*
先天性角化不良（见表 67.8）				
外胚层发育不良–肿瘤综合征	AD		轴抑制物 2	*AXIN2*
Gardner 综合征	AD		腺瘤性结肠息肉	*APC*
Howel-Evans 综合征（胼胝–食管癌）	AD		菱形 5 同源物 2	*RHBDF2*
Muir-Torre 综合征	AD		MutS 同源物 2（错配修复酶）	*MSH2*
	AD		MutS 同源物 6（错配修复酶）	*MSH6*
	AD		MutL 同源物 1（错配修复酶）	*MLH1*
MUTYH 相关息肉病	AR		MutY 同源物	*MUTYH*
结构性错配修复缺陷综合征（伴神经纤维瘤 1 型表现的儿童肿瘤综合征）	AR		MutS 同源物 2（错配修复酶）	*MSH2*
	AR		MutS 同源物 6（错配修复酶）	*MSH6*
	AR		MutL 同源物 1（错配修复酶）	*MLH1*
	AR		减数分裂后分离增加 2（错配修复酶）	*PMS2*
多发性内分泌腺瘤病（MEN）	MEN1	AD	Menin	*MEN1*
	MEN2A	AD	原癌基因 Ret（富含半胱氨酸的细胞外结构域）	*RET*
	MEN2B	AD	原癌基因 Ret（特别是位于底物识别口袋的 Met918Thr）	*RET*
	MEN4	AD	细胞周期蛋白依赖性激酶抑制物 1B（p27，Kip1）	*CDKN1B*
PTEN 错构瘤肿瘤综合征（包括 Cowden 和 Bannayan-Riley-Ruvalcaba 综合征）	AD		磷酸酶及张力蛋白同源物	PTEN
Rothmund-Thomson 综合征	AR		RecQ 样蛋白 4（DNA 解旋酶）	RECQ4

CNS，中枢神经系统

细胞器复合物（biogenesisof lysosome-related organelle complexes，BLOCs）的组成成分；在一个复合物中彼此相互作用的蛋白中，例如在结节性硬化症中的错构瘤蛋白和马铃薯球蛋白；作为配体和受体的两种蛋白中，例如在 Waardenburg 综合征 4 型中的内皮素 -3 和内皮素 -B 受体；或在同一个信号通路的蛋白中，例如在心脏–面–皮肤综合征中的不同 RAS- 丝裂原活化蛋 白 激 酶（mitogen-activatedproteinkinase，MAPK）通路蛋白，见下文。但是当这些蛋白具有独特的功能和（或）组织分布时也能引起表型的差异；例如，1 型

Griscelli 综合征的神经系统异常由肌球蛋白 Va 在神经元中的表达所引起，2 型 Griscelli 综合征特征性的免疫缺陷和噬血由 RAB27A 在造血干细胞中的表达所引起。

遗传性皮肤病的分子分类

分子分类（见表 55.1）是遗传性皮肤病的一种实用分类方法。它基于发病机制方面的缺陷而不是临床表现来分类，强调表面上表型不同的疾病的相似性（例如，经典型鱼鳞病和代谢性疾病如 Gaucher 病同

表 55.8　其他部分遗传性皮肤病

疾病	遗传模式	基因或者基因产物	基因名称
以细胞外基质蛋白过度沉积为特征的疾病（参见表 43.7）			
遗传性系统性透明变性（幼年性透明纤维瘤病、婴儿系统性透明变性）	AR	炭疽毒素受体 2（毛细血管成型蛋白 2）	ANTXR2
类脂蛋白沉积症	AR	细胞外基质蛋白 1	ECM1
银屑病样疾病（参见表 45.7 列出的脓疱型银屑病亚型）			
银屑病样皮炎-小头-发育迟缓	AR	固醇-C4-甲基氧化酶样	SC4MOL
伴银屑病样损害的脂溢样皮炎	AD	锌指蛋白 750	ZNF750
家族性毛发红糠疹或（脓疱型）银屑病	AD	半胱天冬酶招募结构域家族成员 14	CARD14
颅缝早闭/骨骼发育不良综合征			
Apert 综合征	AD	成纤维细胞生长因子受体 2	FGFR2
Beare-Stevenson 回状皮肤综合征	AD	成纤维细胞生长因子受体 2	FGFR2
Crouzon 综合征伴黑棘皮病；SADDAN；致死性发育不良	AD	成纤维细胞生长因子受体 3*	FGFR3
口-面-指综合征	XD	口-面-指综合征 1	OFD1
伴明显神经系统异常的疾病（参见表 6.10）			
Cockayne 综合征†	CSA　AR	ERCC8（转录偶联修复蛋白）	ERCC8
	CSB　AR	ERCC6（转录偶联修复蛋白）	ERCC6
寒冷诱导性出汗综合征	AR	细胞因子受体样因子 1	CRLF1
	AR	心肌营养素样细胞因子 1	CLCF1
原发性红斑肢痛症	AD	钠离子通道，电压门控性，Ⅸ型，α 亚基	SCN9A
家族性原发性局限性皮肤淀粉样变	AD	制瘤素 M 受体	OSMR
		白介素 31 受体 A	IL31RA
凝血或血小板凝聚缺陷（见第 23 章，表 105.9）			
活化蛋白 C 抵抗（莱顿因子 Ⅴ）	AD	因子 Ⅴ	F5
蛋白 C 缺乏症	AD	蛋白 C	PROC
蛋白 S 缺乏症	AD	蛋白 S	PROS1
抗凝血酶Ⅲ缺乏症	AD	丝氨酸蛋白酶抑制物 C1（抗凝血酶Ⅲ）	SERPINC1
高凝血酶原血症	AD	凝血酶原，G20210A 多态性	F2
ADAMTS13 缺乏介导的血栓性微血管病（血栓性血小板减少性紫癜）	AR	带有 1 型血小板反应素基序的 ADAM 金属肽酶，13（von Willebrand 因子裂解蛋白酶）	ADAMTS13
伴有皮肤钙化或骨化的疾病（见第 50 章）			
Albright 遗传性骨营养不良	AD	激活性 G 蛋白，α 亚基（Gsα；失活性突变）	GNAS
进行性骨发育异常症	AD	激活性 G 蛋白，α 亚基（Gsα；失活性突变）	GNAS
进行性骨化性纤维发育不良	AD	活化素 A 受体，1 型	ACVR1
高磷血性家族性瘤样钙化症	AR	UDP-N-乙酰基-α D-半乳糖胺：多肽 N-乙酰基半乳糖胺转移酶 3	GALNT3
	AR	成纤维细胞生长因子 23	FGF23
	AR	Klotho	KL
正磷血性家族性瘤样钙化症	AR	不育 α 基序包含结构域 9	SAMD9
厚皮性骨膜病	AR	15-羟基前列腺素脱氢酶	HPGD
	AR	溶质载体有机阴离子转运蛋白，成员 2A1	SLCO2A1

* 体细胞 FGFR3 基因突变与一部分表皮痣相关。

† 伴有 ERCC3（XPB）、ERCC2（XPD）及 ERCC5（XPG）基因突变的患者可能会出现着色性干皮病及 Cockayne 综合征的双重临床表现（XP/CS）。

ERCC，切除修复交叉互补；SADDAN，伴有发育迟缓及黑棘皮病的重度软骨发育不全；LAMB，雀斑样痣、心房黏液瘤、皮肤黏膜黏液瘤、蓝痣；LEOPARD，雀斑样痣、ECG 改变、眼距过宽、肺动脉狭窄、生殖器异常、生长迟缓、耳聋；NAME，痣、心房黏液瘤、黏液性神经纤维瘤病、雀斑。

是由脂类代谢的缺陷所引起），这使得重要的细胞通路（如 RAS 信号通路）和对外界刺激的反应（如在固有免疫中起作用的 pyrin/NOD 家族成员）更易理解。下面列举的是几组分子分类较有代表意义的遗传性皮肤病。

角蛋白缺陷

1991 年，单纯型大疱性表皮松解症（EB simplex，EBS）成为第一种被发现的由中间丝蛋白基因突变所引起的人类疾病。从那时起，角蛋白的分子缺陷在累及皮肤[依据表皮表达缺陷蛋白的层面的不同，引起机械性脆性增加和（或）角化异常]、毛发、甲和口腔黏膜的不同遗传性疾病中被确定（见表 55.2）[16]。Dowling-Degos 病和 Naegeli-Franceschetti-Jadassohn（NFJ）综合征表现为网状色素沉着和外胚层发育不良，是最近发现的角蛋白疾病。

角蛋白中间丝具有组织和分化特异性的表达模式，由特定的 I 型[酸性；KRT9～20,25～28(内毛根鞘)，31～40（毛发）]和 II 型[碱性－中性；KRT1～8，71～75（内毛根鞘），81～86（毛发）]角蛋白形成的异源二聚体组成（见第 56 章）。角蛋白基因簇集在人类基因组的两个位点，17q21（I 型角蛋白）和 12q13（II 型角蛋白）。许多角蛋白疾病可由特定角蛋白对的 I 型或 II 型角蛋白突变（常为显性失活）引起，因此表现出基因座异质性（例如在表皮松解性鱼鳞病中的 KRT10 或 KRT1 基因；EBS 中的 KRT14 或 KRT5 基因）。亦可观察到等位基因异质性，表现为在高度保守的螺旋起始区和终止区基序的突变相对其他区域的突变会引起更严重的表型（例如泛发性重型 EBS 和局限型 EBS）（见图 56.5）。

细胞间连接的缺陷

编码桥粒和缝隙连接通道组成成分的基因的突变可引起多种遗传性皮肤病，其中有些具有突出的皮肤外表现。

桥粒缺陷

桥粒是细胞间的连接结构，能把中间丝锚定到细胞表面并介导强有力的细胞间连接，从而为组织提供了机械完整性（见第 56 章）。这种结构对于复层鳞状上皮和心肌格外重要，因为这类组织需要承受较强的机械应力[17]，从这个意义上讲，桥粒蛋白如桥粒斑蛋白、桥粒斑珠蛋白和斑菲素蛋白 1 的缺陷可引起角化受损（尤其是掌跖角皮病）、皮肤脆性增加和心肌病的临床表现就可以理解（见图 56.8 和表 56.5）。此外，这些蛋白的异常还能引起毛发异常（通常呈羊毛状），有些

桥粒组成成分如桥粒芯蛋白 4 和角化粒蛋白（在毛囊高表达）的缺陷能引起少毛症和常染色体隐性遗传念珠状发（桥粒芯蛋白 4）（图 55.1）。桥粒缺陷的其他后果还包括炎症性皮肤剥脱（角化粒蛋白）及重度皮炎、过敏和代谢性衰竭（SAM；桥粒芯蛋白 1、桥粒斑蛋白）。

连接蛋白缺陷

缝隙连接通道是连接相邻细胞的细胞间通道，促进细胞间的沟通以调节细胞生长、分化和对刺激的反应以及组织的形态发生和稳定（见第 58 章）。跨膜的连接蛋白通过寡聚体形成连接子，进一步组装成缝隙连接。连接蛋白如 Cx26、Cx30、Cx31 和 Cx43 主要表达于内耳和角膜外胚层来源的上皮，以及表皮和其附属器[15]，这就解释了多种连接蛋白疾病可引起感音神经性耳聋、角膜炎和皮肤异常，从角皮病到红斑角皮病再到影响毛发和甲的外胚层发育不良（见表 55.1）。某些连接蛋白在淋巴管细胞中表达，编码 Cx47 的基因突变可导致一种遗传性的淋巴水肿[19]。

角质形成细胞-细胞外基质黏合缺陷

半桥粒连接表皮基底角质形成细胞内的角蛋白中间丝（KRT5、KRT14）到表皮基底膜带的致密板（基底膜固有层）及致密板下带中的蛋白（见第 28 章）。这些结构中蛋白组分的缺陷可引起不同类型的 EB（单纯型、交界型和营养不良型；见第 32 章）[20]。在 EB 患者中，其他部位如眼、口腔、胃肠道和泌尿生殖道的上皮基底膜也可受累。当异常蛋白在上皮以外组织发挥重要作用时可引起额外的临床表现，如网格蛋白异常可影

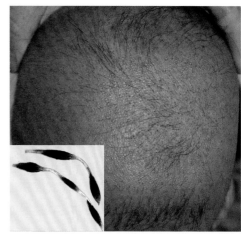

图 55.1 编码桥粒芯蛋白 4 的基因突变引起的常染色体隐性遗传念珠状发。稀疏的短发、头皮断发和毛囊性丘疹。插图：毛发图示交替的椭圆结节和缩窄

响骨骼肌的功能（引起伴肌营养不良型 EBS）。

黏着斑是连接细胞内肌动蛋白细胞骨架和细胞外基质（extracellular matrix，ECM，见图 28.3B）的结构。编码黏着斑蛋白 kindlin-1 的基因突变可引起常染色体隐性遗传的 Kindler 综合征，其特征是在幼年出现肢端水疱和光敏，以及进行性皮肤异色和糜烂性牙周病（见第 63 章）。Kindlin-1 位于基底角质形成细胞基底膜一侧的细胞膜位置，在角质形成细胞黏着、极化、增生和移动过程中发挥作用。Kindler 综合征是目前发现的唯一由肌动蛋白微丝（而不是角蛋白中间丝）和 ECM 连接缺陷所引起的皮肤脆性疾病[20]。

跨膜转运蛋白缺陷

跨膜转运蛋白异常可引起多种遗传性皮肤病，从枕骨角综合征和 Menkes 病（都是由编码 ATP7A 铜转运蛋白的基因突变引起），到眼皮肤白化病 2 型和 4 型（由溶酶体相关细胞器上的转运蛋白缺陷引起），再到肠病性肢端皮炎、Hartnup 病和血色沉着病等代谢性疾病。该列表还包括鱼鳞病早熟综合征的脂肪酸转运蛋白缺陷[21]和 H 综合征的细胞内核苷转运蛋白缺陷（图 55.2）[22]。下面讨论的是钙泵和 ATP- 结合盒转运蛋白（ATP-binding cassette，ABC）相关疾病，这些跨膜转运蛋白在维持皮肤稳态方面发挥重要作用。

钙泵缺陷

Darier 病和 Hailey-Hailey 病是两种不同的常染色体显性遗传疾病，它们共同的组织学特征为皮肤棘层松解引起的基底膜上裂隙形成；在超微结构水平表现为桥粒-角蛋白中间丝复合物的破坏。这两种疾病在临床上有一些相似性，包括间擦部位受累、水疱大疱性皮损（在 Darier 病中相对不常见）、甲改变、遇热加重和反复继发感染。由于这些相似性，Darier 病和 Hailey-Hailey 病起初被假定为编码一种表皮结构成分的基因缺陷引起的等位基因疾病。然而，连锁分析将 Darier 病定位于 12 号染色体，Hailey-Hailey 病定位于 3 号染色体，在这些区域没有发现候选的结构基因。

1999 年，在 Darier 病患者中发现了 ATP2A2 基因的致病突变，该基因编码一种肌质 / 内质网 Ca^{2+}-ATP 酶。之后，又确定了 3 号染色体上编码高尔基体上 Ca^{2+}-ATP 酶的 ATP2C1 基因突变会引起 Hailey-Hailey 病。这些遗传性皮肤病分子基础的确定揭示了钙稳态平衡在表皮分化和细胞黏着方面的关键作用[23]。

ATP- 结合盒转运蛋白缺陷

ABC 转运蛋白超家族成员结合并水解腺苷三磷酸

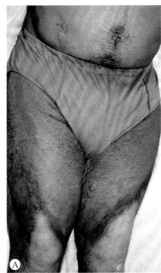

图 55.2　H 综合征。该常染色体隐性遗传疾病是由 SLC29A3 基因突变（编码一种核苷运转蛋白）引起，表现为特征性地分布在股部的色素沉着过度、多毛、硬化及静脉曲张，不累及膝部（A）。其他表现包括拇趾外翻和足趾屈曲挛缩（B）、肝脾肿大、心脏异常、听力下降、性腺功能减退、身高较低及高血糖症 / 糖尿病

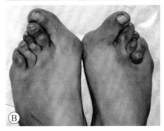

（adenosine triphosphate，ATP）以转运各种分子穿过细胞膜或进入囊泡。众所周知的例子包括囊性纤维化跨膜传导调节子（CFTR，ABCC7；在囊性纤维化患者中缺陷的氯离子通道）和 P 糖蛋白（ABCB1；多药耐药的重要细胞机制）。一些表型各异的遗传性皮肤病也是由 ABC 转运蛋白的基因突变所引起（见表 55.1）[24]。

由于弹力纤维性假黄瘤（pseudoxanthomaelasticum，PXE）的主要特征是皮肤、眼和心血管系统中弹力纤维的断裂和钙化，该病最早被认为是一种遗传性结缔组织病，推断由编码一种细胞外基质蛋白的基因突变所引起。令人惊讶的是，PXE 被发现是由 ABCC6 基因突变所引起，它编码一种几乎只表达在肝和肾的有机酸转运蛋白（基于体外研究）。有证据表明 PXE 患者血清中的代谢产物在体外干扰了弹力纤维的正常组装，提示 PXE 实际上是一种代谢性疾病，伴有继发的结缔组织表现。

丑角样鱼鳞病和一种板层状鱼鳞病均由 ABCA12 双等位基因突变所引起，后者编码一种分泌脂质到板层颗粒的转运蛋白[25]（见图 56.2）。丑角样鱼鳞病患

者多携带无义突变，而板层状鱼鳞病患者常携带错义突变。这是至今观察到的其中一种最明确的非综合征性常染色体隐性遗传鱼鳞病中基因型-表型的关系。细胞间脂质对维持表皮的屏障功能是必不可缺的，因脂质代谢相关基因缺陷造成的细胞间脂质形成障碍会引起一系列其他鱼鳞病样疾病（见表 55.1 和图 56.2）[25]。

核被膜缺陷

"核被膜病"代表了一组由核被膜结构成分缺陷引起的具有临床异质性的遗传病（见表 63.10）。除了多种皮肤外表现（如骨骼发育不良、肌营养不良、心肌病和神经病），皮肤表现包括皮肤早老（如 LMNA 突变引起的早老和"非典型 Werner 综合征"）、皮肤纤维化（如 LMNA 和 LEMD3 突变分别引起限制性皮肤病和Buschke-Ollendorff 综合征/肢骨纹状肥大）以及局限性脂肪营养不良（如 LMNA 和 LMNB2 突变分别引起家族性 Dunnigan 和"获得性"Barraquer-Simons 型）。

"核纤层蛋白病"代表了被膜病最大的亚群，是由编码位于内层核膜内核纤层的核纤层蛋白 A/C 和核纤层蛋白 B 的基因突变所引起[26]。LEMD3 基因编码的 MAN1 为一种内层核膜蛋白，与核纤层蛋白 A 有关联。除了"真"被膜病，ZMPSTE24 基因编码一种参与前核纤层蛋白 A 成熟为核纤层蛋白 A 过程的锌金属肽酶，其突变可引起限制性皮肤病和下颌末端发育不良，其特征为脂肪营养不良、早老及骨骼缺陷。对被膜病患者的研究有助于深入了解核纤层蛋白和其他核被膜蛋白对于核结构的完整性、染色质组构、转录调节、分化调控和衰老机制的重要作用[26]。

Pyrin/NOD 家族成员及相关蛋白的缺陷

数种遗传性周期性发热综合征和其他自身炎症性疾病被发现由包含核苷酸结合寡聚结构域（nucleotide-binding oligomerization domains，NODs）和（或）pyrin 结构域的蛋白缺陷所引起（见表 45.2）[27]。这使得 NOD 和 pyrin 家族及相关蛋白受到关注（见图 4.2），并有助于揭示它们在固有免疫应答和获得性炎症性疾病中的重要性。这些蛋白的缺陷能引起不同的皮肤表型，从 cryopyrin 相关疾病中的荨麻疹样丘疹和家族性地中海热中的丹毒样红斑，到 PAPA 综合征中的结节囊肿性痤疮和坏疽性脓皮病，再到 Blau 综合征中的肉芽肿性皮炎（伴关节炎和眼色素膜炎）（图 45.11C）。在 Blau 综合征中发现了 NOD2 基因突变，而这种常染色体显性遗传疾病和"早发性结节病"在分子层面及表型层面上相同（后者由 NOD2 新发突变引起），因此

为同一种疾病。但是，不同 NOD2 的基因变异类型被发现与 Crohn 病及麻风易感性相关。

DNA 修复基因、肿瘤抑制基因和癌基因的缺陷

累及皮肤的遗传性肿瘤综合征可按肿瘤是否原发于皮肤（例如基底细胞痣综合征；见表 55.6）或皮肤外（见表 55.7）而分类；后者可合并良性皮肤肿瘤（如 Cowden 综合征）或非肿瘤性皮损（如共济失调-毛细血管扩张）[28]。为了补充这种临床方法，这些综合征还可进行分子分类，这能帮助解释疾病间的关系，理解其影响的通路或过程，并提示那些表型相似而分子缺陷尚未明确的疾病的候选基因。除了基于特定的病理机制特点分类（例如 RAS-MAPK 通路激活[29]；见下文），遗传性肿瘤综合征可分为 3 大类：① DNA 修复和基因组完整性保护的缺陷（"看护"基因）；② 肿瘤抑制（"看门"）基因的缺陷；和③ 癌基因的激活。

DNA 修复和基因组完整性保护的缺陷

"看护"基因的失活能引起所有基因的突变率升高，包括在控制肿瘤生长方面发挥关键作用的"看门"基因（见下文）。"看护"基因失活的经典例子包括着色性干皮病中不同核苷酸切除修复蛋白（为修正紫外线引起的 DNA 损伤所必需）的缺陷和 Muir-Torre 综合征（遗传性非息肉性结直肠癌综合征的一种亚型）中的错配修复异常。RecQ 解旋酶在 DNA 复制、重组和修复中发挥作用，其缺陷可引起 Bloom 综合征、Rothmund-Thomson 综合征和 Werner 综合征。RecQ 解旋酶缺陷造成的基因组不稳定性表现为染色体畸变的累积、姐妹染色单体交换的增加（Bloom 综合征）和端粒的缩短（Werner 综合征）。在先天性角化不良中观察到的端粒维护障碍可由端粒酶亚基（RNA 及逆转录酶）或相关蛋白（如角化不良蛋白、一种 Cajal 小体蛋白、核糖核蛋白同源物、shelterin 复合体成分；见表 67.8）的缺陷所引起。

肿瘤抑制基因的缺陷

肿瘤抑制基因的缺陷所引起的遗传性肿瘤综合征中，患者常携带杂合的种系功能缺失性突变，伴随着受累组织"二次打击"体细胞突变造成杂合性丧失和蛋白功能缺失。例如基底细胞痣综合征中的 PTCH（编码 patched）（见第 107 章）、家族性非典型性痣和黑色素瘤综合征中的 CDKN2A［编码 p16INK4a 和 p14ARF，分别维持视网膜母细胞瘤（retinoblastoma，Rb）和 p53 肿瘤抑制蛋白的活性］（见第 113 章）和 PTEN 错构瘤肿瘤综合征中的 PTEN（见第 63 章）。PTEN 蛋白负性

调节磷脂酰肌醇 3 激酶（phosphatidylinositol 3-kinase，PI3K）/AKT 级联通路，该通路被 RET 癌基因正性调节（图 55.3；见下文）。*PIK3CA* 相关过度增生疾病病谱和 Proteus 综合征分别是由 *PIK3CA* 和 *AKT1* 癌基因激活突变的镶嵌现象引起，这就解释了它们和 2 型镶嵌性 PTEN 错构瘤肿瘤综合征临床表现的相似（见表 104.5 和下文）。

癌基因的激活

癌基因的种系功能增强性突变在数种常染色体显性遗传性肿瘤综合征中被确定，包括多发性内分泌腺瘤病（multiple endocrine neoplasia，MEN）2A/2B 中的 *RET*（见图 55.3）、家族性肥大细胞增多症伴胃肠道间质瘤中的 *KIT* 和某些 RAS 相关疾病中编码 RAS-MAPK 通路成分的基因（图 55.4）。后者包括 Costello（图 55.5）、心脏-面-皮肤（cardio-facio-cutaneous，CFC）综合征以及 Noonan 伴多发雀斑样痣（LEOPARD）综合征[29, 29a]。除此以外，1 型神经纤维瘤病（neurofibromatosis type 1，NF1）、Legius 综合征（最初被称为 NF1 样综合征）及毛细血管畸形-动静脉畸形（capillary malformation-arteriovenous malformation，CM-AVM）代表因为肿瘤抑制基因种系功能缺失性突变而导致的 RAS 相关疾病，这些基因正常情况下会负向调节 RAS-MAPK 信号通路[29]。

RAS 相关疾病有共通的皮肤外症状，例如眼距过

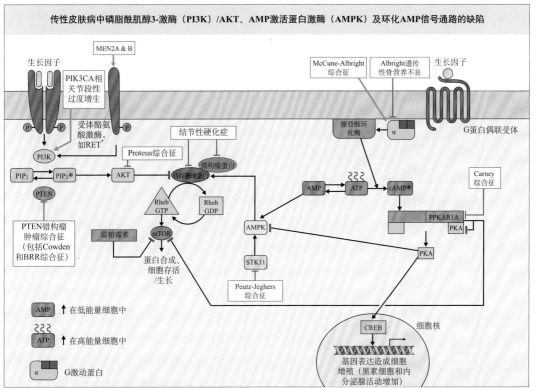

图 55.3 **遗传性皮肤病中磷脂酰肌醇 3- 激酶（PI3K）/AKT、AMP 激活蛋白激酶（AMPK）及环化 AMP 信号通路的缺陷**。PI3K/AKT 通路可被 PTEN 肿瘤抑制蛋白负性调节，也可以被一系列的受体酪氨酸激酶以及 RAS（通过与 RAS-ERK 通路交联；见图 55.4）激活。AKT（蛋白激酶 B）抑制 GTP 酶激活蛋白马铃薯球蛋白，导致西罗莫司哺乳动物靶蛋白（mammalian target of rapamycin，mTOR）活性增加，造成细胞生长。当进入养分耗竭的时期（高 AMP/ 低 ATP），丝氨酸-苏氨酸激酶 11（STK11）促进 AMPK 介导的马铃薯球蛋白的激活，并导致 mTOR 活性降低以及蛋白质合成减少。配体结合到 G 蛋白偶联受体以后激活腺苷酸环化酶，导致细胞内 cAMP 水平上升及蛋白激酶 A 催化亚基的激活 [PKA；通过从蛋白激酶 A 调节亚基 1（PRKAR1A）释放]；这引起 cAMP 反应元件结合蛋白（cAMPresponse element binding protein，CREB）控制基因的转录，并抑制 AMPK（同时也能被 AK 负性调节）。* 其他效应器通路包括 RAS-ERK 的激活（见图 55.4）。AMP，一磷酸腺苷；ATP，腺苷三磷酸；BRR，Bannayan-Riley-Ruvalcaba；ERK，细胞外信号调节激酶；GDP，二磷酸鸟苷；GTP，三磷酸鸟苷；PIP₂，二磷酸磷脂酰肌醇；PIP₃，三磷酸磷脂酰肌醇；PTEN，10 号染色体上缺失的磷酸酶和张力蛋白同源物

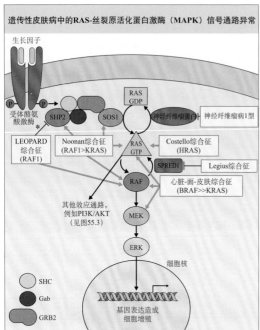

图 55.4　遗传性皮肤病中的 RAS- 丝裂原活化蛋白激酶（MAPK）信号通路异常。

图中文字：

遗传性皮肤病中的RAS-丝裂原活化蛋白激酶（MAPK）信号通路异常

生长因子

受体酪氨酸激酶

SHP2　SOS1

RAS GDP

神经纤维瘤蛋白　神经纤维瘤病1型

LEOPARD 综合征 (RAF1)

Noonan综合征 (RAF1>KRAS)

Costello综合征 (HRAS)

RAS GTP

SPRED1　Legius综合征

心脏-面-皮肤综合征 (BRAF>>KRAS)

RAF

其他效应通路，例如PI3K/AKT（见图55.3）

MEK

ERK

细胞核

SHC
Gab
GRB2

基因表达造成细胞增殖

图 55.4　遗传性皮肤病中的 RAS- 丝裂原活化蛋白激酶（MAPK）信号通路异常。神经纤维瘤病 1 型、Legius、Noonan、心脏 - 面 - 皮肤、Costello 和 LEOPARD（Noonan 综合征伴多发雀斑样痣）综合征之间的临床表型重叠是由于这些疾病均是由 RAS-MAPK 通路的不同元件种系突变造成这一信号通路激活导致的。值得注意的是，发生在体细胞中的类似激活性突变可以导致一系列的良恶性肿瘤（比如大多数黑素细胞痣和黑色素瘤中的 *BRAF* 或 *NRAS* 突变；见第 113 章）以及表皮 / 皮脂腺痣（见第 62 章）。生长因子与受体酪氨酸激酶结合，导致含有如 Src 同源区 2 包含结构域（SHC）、生长因子受体结合域 2（GRB2）、GRB2 相关结合（Gab）蛋白、SH2 结合域包含蛋白酪氨酸磷酸酶 2（SHP2；由 *PTPN11* 编码）等接头蛋白的受体复合物的激活，这些接头蛋白把信号从活化的受体传递到 RAS，并使 RAS 的负性调控蛋白（如 Sprouty）失活。激活的受体复合物募集 son ofseveness 同源物 1（SOS1），一种可使激活的 RAS- 三磷酸鸟苷（GTP）水平上升的鸟嘌呤核苷酸交换因子。相反，神经纤维瘤蛋白是一种 GTP 酶激活蛋白，它可以促进 RAS-GTP 水解成 RAS- 二磷酸鸟苷（GDP），从而终止信号传递。* 体外实验提示显性失活，但结果可因底物、细胞类型或发育阶段而改变

图 55.5　一位 3 岁女童因杂合激活性 HRAS 突变导致的 Costello 综合征。A. 腔口周围的（眼周、鼻周）的疣状增生斑块。B. 松弛的肢端皮肤及掌跖纹理加深。注意拇指远端指节的横向褶皱。C. 黑棘皮病

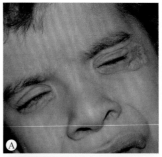

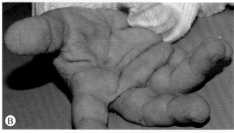

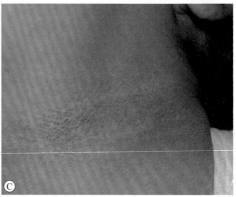

55.5B）以及 CM-AVM 的毛细血管和动静脉畸形。不同的 RAS 相关疾病，其良性（如 NF1 的神经纤维瘤、CFC 综合征的婴幼儿血管瘤）和恶性（如 Costello 综合征的横纹肌肉瘤）肿瘤的发生率各有不同程度的提高。针对 RAS-MAPK 通路蛋白的靶向药物有希望在治疗散在肿瘤（例如治疗黑色素瘤的 BRAF 抑制剂）的同时治疗这些 RAS 相关疾病[30]。

宽、大头畸形、心脏缺陷（特别是肺动脉狭窄）和发育迟缓，以及一系列皮肤表现，包括毛发异常（例如卷曲、羊毛状、松散生长期）、色素性皮损（例如雀斑样痣、黑色素痣、咖啡牛奶斑）[31]、毛周角化症、黑棘皮病和远端指 / 趾节横向褶皱（见图 55.5B 和 C）。某些 RAS 相关疾病也有更特殊的皮肤表现，包括 NF1 的神经纤维瘤、Costello 综合征的肢端皮肤松弛（见图

WNT/β 连环蛋白信号通路缺陷

　　WNT（无翅型整合位点）家族成员为脂质修饰的分泌性信号转导蛋白，在众多生理性和病理性过程中起重要作用，作用范围从干细胞分化、细胞极化 / 黏附和组织形成 / 维持（包括毛囊发育）到伤口修复、炎症、肿瘤发生和衰老。WNT 信号通路可分为经典型（依赖 β 连环蛋白）和非经典型（不依赖 β 连环

蛋白）通路。在 WNT/β 连环蛋白通路中起作用过的蛋白出现缺陷，可导致数种遗传性皮肤病（图 55.6）。Goltz 综合征（局灶真皮发育不全；见第 62 章）（图 55.7）由 PORCN 基因突变引起，该基因编码内质网内一种 O-酰基转移酶，棕榈酰化并因此促进 WNT 蛋白的分泌。WNT10A 基因突变造成数种相对常见类型的外胚层发育不良，以及 Schöpf-Schulz-Passarge 综合征（表现为汗囊瘤及掌跖角皮病伴小汗腺汗管纤维腺瘤）。Gardner 综合征（腺瘤性结肠息肉病的一种变异类型）由编码一种 WNT/β 连环蛋白信号通路抑制蛋白的 APC 肿瘤抑制基因突变引起[32]，而 APC 下调 1 基因（APCDD1）突变最近被发现可导致遗传性单纯性少毛症。最后，先天性无甲症和 "掌跖角皮病伴皮肤 SCC

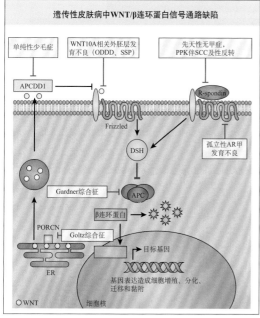

遗传性皮肤病中 WNT/β连环蛋白信号通路缺陷

图 55.6 **遗传性皮肤病中 WNT/β 连环蛋白信号通路缺陷。**内质网（endoplasmic reticulum，ER）中的豪猪同源物（PORCN）O-酰基转移酶，可以棕榈酰化 WNT 蛋白，促其分泌。细胞外 WNT 与 frizzled 跨膜受体结合，激活 dishevelled（DSH），一种抑制 "破坏复合物" 的胞质蛋白。这种复合物包含了腺瘤性结肠息肉病（adenomatous polyposis coli，APC）肿瘤抑制蛋白，介导了 β 连环蛋白经蛋白酶体的降解。DSH 激活后，β 连环蛋白逐渐累积，定位至细胞核，并诱发了促进细胞增殖、分化、迁移和黏附相关基因的转录。APC 下调 1 蛋白（APCDD1）可以抑制 WNT 信号通路。R-spondin 是另一种分泌蛋白，可以和 frizzled 结合，激活 WNT/β 连环蛋白通路。AR，常染色体隐性遗传；ODDD，齿-甲-皮肤发育不良；PPK，掌跖角皮病；SCC，鳞状细胞癌；SSP，Schöpf-Schulz-Passarge 综合征

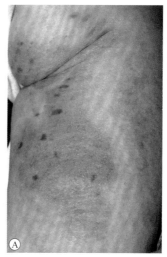

图 55.7 **Goltz 综合征（局灶真皮发育不全）。**A. 股后侧深色斑疹和真皮萎缩伴脂肪 "疝样" 表现。B. 下唇树莓样乳头状瘤。C. 先天性缺趾

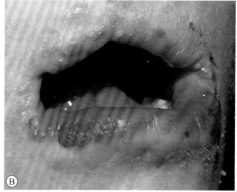

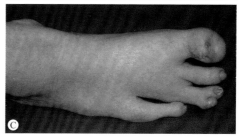

及性反转" 是由编码激活 WNT/β 连环蛋白信号通路的 R-spondin 家族成员的基因突变引起的。

邻接基因综合征

　　某些综合征样表现实际体现了邻接基因综合征，是由大片段缺失影响了两个或更多的相邻基因。例如，Xp22.3 区域的缺失能引起 X 连锁隐性遗传鱼鳞病、X

连锁隐性遗传点状软骨发育不良、Kallmann 综合征（促性腺激素分泌不足的性腺功能减退伴嗅觉丧失）、1 型眼白化病、身材矮小和智力障碍。值得关注的是，90% 以上的 X 连锁隐性遗传鱼鳞病患者具有 *STS* 基因及其侧翼序列的完全缺失，是所有遗传性疾病中染色体缺失发生率最高的疾病之一。其他表现为邻接基因综合征的遗传性皮肤病还有 Ehler-Danlos 综合征（由于腱糖蛋白 X 的缺陷）合并先天性肾上腺增生（由于 21- 羟化酶的缺陷）、毛发–鼻–指综合征合并多发性软骨外生骨疣（合称为 Langer-Giedion 综合征），以及 MIDAS（小眼畸形，皮肤发育不全和硬化性角膜）综合征合并 Aicardi 综合征（胼胝体发育不全伴脉络膜视网膜异常）。

皮肤镶嵌征

镶嵌（mosaic）是指一个生物体由同一个受精卵起源的两个及以上遗传学上不同种群的细胞组成。作为易于观察的特殊器官，皮肤为观察和研究镶嵌现象提供了极好的机会[32a]，皮损可沿着 Blaschko 线或呈棋盘样、叶状（见下文）、斑片状或单侧分布。RAS-MAPK 信号通路或 G 蛋白 α 亚基激活突变造成的镶嵌现象也是多种胎记的发病机制，包括先天性黑色素性、表皮和皮脂腺痣，以及鲜红斑痣和真皮黑素细胞增多症。一个多潜能成体干细胞的一处杂合突变可以导致累及不同皮肤细胞系的多种类型胎记，例如色素角化性斑痣性错构瘤病（*HRAS*）中的斑点状雀斑样（黑色素性）及皮脂腺（附器官）痣，或色素血管性斑痣性错构瘤病（*GNAQ* 或 *GNA11*）中的鲜红斑痣（血管性）及真皮黑素细胞增多症[32b, 32c]；若突变累及其他器官，如大脑、眼或骨骼，可出现皮肤外表现。

常染色体显性遗传性皮肤病的镶嵌征包括：①在野生型（"正常"）背景上发生的杂合体细胞突变（1 型）；和②在杂合的种系突变背景上体细胞的"二次打击"引起的杂合性缺失（2 型）。后者临床上表现为在较轻的疾病背景上，局限性的区域或条纹处出现严重损害（例如在一例播散性浅表性光线性汗孔角化患者中出现线状汗孔角化）。在分子水平被确定的 1 型镶嵌征的疾病包括线状 Darier 病（*ATP2A2* 突变）、表皮松解性表皮痣（*K1* 或 *K10* 突变）和非表皮松解性表皮痣［成纤维细胞生长因子受体 3（*FGFR3*）突变］；后者的种系突变可引起颅缝早闭综合征伴严重的黑棘皮病（图 55.8）。在分子水平，2 型镶嵌征已在 Hailey-Hailey 病（*ATP2C1* 突变）（图 55.9）、Darier 病（*ATP2A2*）、球静脉畸形（*GLMN* 突变）和 PTEN 错构瘤肿瘤综合

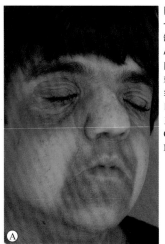

图 55.8 成纤维细胞生长因子受体 3（FGFR3）缺陷引起的皮肤病。A. 一位 Crouzon 颅缝早闭综合征患者的严重黑棘皮病。B. 一位发育迟缓男童的泛发性表皮痣。以上分别由 *FGFR3* 种系和镶嵌突变引起（A, Courtesy, Seth J Orlow, MD, PhD.）

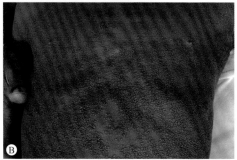

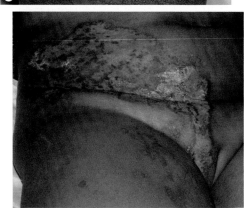

图 55.9 2 型节段性 Hailey-Hailey 病。这位 7 岁女童有右侧腹部、腹股沟和股部自婴儿时期反复起水疱的病史

征（亦称为"SOLAMEN"综合征：节段性增生、脂肪瘤病、动静脉畸形和表皮痣）中被证实。

所有的女性都具有功能性的镶嵌征，这是由于每个细胞在胚胎发育早期，其两条 X 染色体之一出现了随机的、不可逆的、稳定遗传的失活（莱昂化作

用）。但人类 X 染色体上 15% 的基因能逃避莱昂化作用，10% 为可变失活。在携带 X 连锁疾病杂合突变的女性中，功能性的镶嵌征可引起皮损沿 Blaschko 线或其他镶嵌形式分布。这种现象出现在 X 连锁显性遗传疾病女性患者中，该疾病对于男性会致死，例如色素失禁症（NEMO 突变）、CHILD（先天性半侧发育不全伴鱼鳞病样痣和肢体缺陷）综合征（NSDHL 突变）、Conradi-Hünermann-Happle 综合征（EBP 突变）、Goltz 综合征（PORCN 突变；图 55.7），以及 X 连锁隐性遗传皮肤病的女性"携带者"中，例如少汗性外胚层发育不良（EDA 突变，图 55.10）和毛囊性鱼鳞病-无毛-畏光（IFAP）综合征（MBTPS2；图 55.11）。编码类固醇硫酸酯酶的基因能逃避莱昂化作用，这就解释了为什么在 X 连锁隐性遗传鱼鳞病的女性携带者中观察不到呈镶嵌征的皮损。

回复镶嵌

回复镶嵌（revertant mosaicism）是一种"自然的基因疗法"，这种自然发生的继发的遗传学现象回复了致病的突变，使杂合细胞的镶嵌克隆重新获得了野生型（"正常"）的功能[33]。这种现象在 EB 患者中被描述的次数最多（见第 32 章），可以解释为什么一些类型的 EB 能随着年龄增长而逐渐好转。生长优势和选择压力（如疱疹）有助于回复细胞的数量随时间推移不断增加。通过有丝分裂重组形成的回复镶嵌，是雪花状鱼鳞病临床表现中鱼鳞病样红皮病的背景下无数正常皮肤"小岛"现象的形成机制[34]。受累的患者具有 KRT10 基因特定的移码突变，产生的突变蛋白 C 端富集了精氨酸，将这些蛋白重定位至核仁；这种定位错误现象可能在形成回复镶嵌的过程中起到作用。

染色体疾病

染色体疾病指染色体数量或结构异常导致的疾病。非整倍性是指多余或缺失了一条染色体；出生后可以存活的例子包括完全三体，例如 21-三体（Down 综合征；图 55.12）、18-三体（Edwards 综合征）和 13-三体（Patau 综合征），以及 X 染色体单体（Turner 综合征），XXY（Klinefelter 综合征）或 XYY 核型。镶嵌性非整倍性或部分三体和单体可以由染色体的部分复制、缺失或易位所引起。表 55.9 列举了几种相对常见的染色体疾病的皮肤和皮肤外表现。

叶状黑色素减退症的特征为树叶状色素减退斑

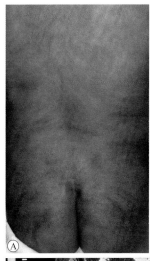
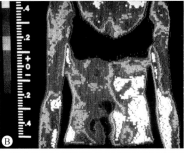

图 55.10　X 连锁少汗性外胚层发育不良的女性"携带者"。A. 沿 Blaschko 线分布的深色皮肤条纹及漩涡轻度下凹、表面光滑，而周边区域的毛囊明显凸起，两者形成对比。对背部的淀粉-碘检测显示活动汗腺呈斑片样分布。这位 2 岁女童同时有后侧头皮漩涡状毛发稀疏以及数枚锥形牙齿。B. 彩色的温度记录图表明躯干前侧皮肤温度的不对称（B，From Clark RP, Goff MR，MacDermot KD. Identification of functioning sweat pores and visualization of skin temperature patterns in X-linked hypohidrotic ectodermal dysplasia by whole body thermography. Hum Genet. 1990；86：7-13.）

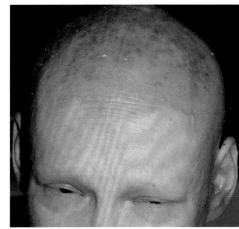

图 55.11　毛囊性鱼鳞病-无毛-畏光（IFAP）综合征。注意头皮融合性银屑病样斑块

（图 55.13），常由镶嵌性 13-三体所引起。相反，沿 Blaschko 线分布的条纹状和漩涡状黑素减退及增加，偶与相关皮肤外症状并发（例如"伊藤黑色素减少症"），

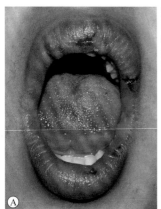

图 55.12 Down 综合征（21 三体）的皮肤表现。A. 唇部肥厚伴唇炎和突出的沟纹舌。B. 多发性面部汗管瘤

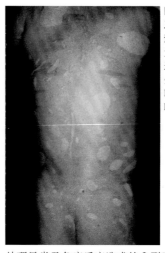

图 55.13 由镶嵌性 13 三体所引起的叶状黑色素减少症。该疾病表现为树叶状椭圆形色素减退斑片，花朵装饰样分布（Courtesy，Arne König，MD，and Rudolf Happle，MD.）

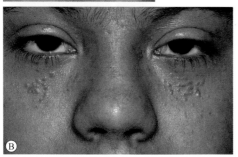

可以由很多种镶嵌性染色体异常引起（见第 62 章）。

通过对遗传性皮肤病的研究来深入理解获得性皮肤病

遗传性单基因皮肤病可作为模型来提升我们对更常见的获得性皮肤病发病机制的认识。例如，在 JEB［例如XVII型胶原（大疱性类天疱疮抗原 2）、层粘连蛋白 332 亚基］和营养不良型 EB（VII型胶原）中存在缺陷的基底膜蛋白，也是自身免疫性大疱病如大疱性类天疱疮、黏膜（瘢痕性）类天疱疮和获得性 EB 的靶分子（见第 28 章）。在喉-甲-皮肤综合征患者中由层粘连蛋白 α3 亚基截短引起的肉芽组织过度增生为认识此蛋白在正常伤口愈合中调节血管生成和肉芽组织形成的作用提供了线索。同样，在硬化性苔藓和罕见的遗传性皮肤病类脂蛋白沉积症中都发现了相似的真皮玻璃样变性，这使得在大多数硬化性苔藓患者中发现了针对细胞外基质蛋白 1 的自身抗体，该蛋白缺陷恰是类脂质蛋白沉积症的发病原因[35]。除此之外，对于 Aicardi-Goutières 综合征、家族性冻疮样狼疮和婴儿发病 STING 相关血管病（SAVI；见第 45 章）等核酸

处理异常及免疫反应造成的 I 型干扰素相关单基因遗传病的研究，为了解红斑狼疮和皮肌炎的发病机制和开发靶向疗法提供了方向[35a, 35b]。

最近发现编码丝聚蛋白（该蛋白在角质形成细胞终末分化阶段使角蛋白纤维聚集；见第 56 章）的基因功能缺失性变异，不仅能引起寻常性鱼鳞病，还是特应性皮炎的主要易感因素。与普通人群（＜5～10%）相比，在特应性皮炎患者中该蛋白功能缺失的发生率显著升高（20%～50%）。丝聚蛋白缺陷也是哮喘的易感因素，但只限于特应性皮炎患者中。在 Netherton 综合征中由丝氨酸蛋白酶抑制物（SPINK5）异常引起的屏障功能缺陷，也可能在特应性皮炎的发病机制中发挥作用，已发现 SPINK5 基因的多态性与这种常见的获得性皮肤病相关。

产前和植入前遗传学诊断

过去，产前诊断是基于对孕龄 18～22 周胎儿皮肤活检标本的超微结构和免疫组织化学分析等技术。现今，这种方法已大部分被侵入性更低和更可靠的 DNA 相关检测所取代。对于已知致病分子基础的遗传性皮肤病，其产前诊断可通过绒毛膜取样（10～12 周孕龄）或羊膜腔穿刺（14～16 周孕龄）后分析胎儿 DNA 进行（在已确定家族成员的遗传缺陷后）[36]。利用母体外周血中胎儿游离 DNA 进行的非侵入性产前诊断技术也已经被开发出来[37]。植入前遗传学诊断在一系列严重遗传性皮肤病中已成功实施。这涉及对体外受精后胚胎卵裂后期提取到的单细胞（卵裂球）DNA 进行分析[38]。如此而来，了解遗传性皮肤疾病的分子

表 55.9　染色体畸变的皮肤表现

疾病	染色体畸变	皮肤黏膜异常	皮肤外异常	注解
Turner 综合征	45，XO	先天性淋巴水肿（通常在 2 岁左右消退），后发际低下，多发黑素细胞痣，小而过度凸起的甲，瘢痕疙瘩体质	身材矮小，蹼状颈，乳头间距增大的板状胸，性发育缺失，心血管缺陷，肾畸形，感音神经性耳聋，自身免疫性甲状腺功能低下	约 40% 的患者有镶嵌征（如 45，XO/46，XX 或 45，XO/46，XY）
Klinefelter 综合征	47，XXY	静脉曲张，腿部溃疡	身材高大，男子乳腺发育，小睾丸，不育	约 20% 的患者出现 46，XY/47，XXY 的镶嵌征；少见的变异型包括 48，XXXY 及 48，XXYY
21 三体（Down 综合征）	47，XY，+21 47，XX，+21	单掌褶，突出的沟纹舌（见图 55.12A），多发性汗管瘤（通常伴有钙化；见图 55.12B），斑秃，鱼鳞病样角化过度，毛周角化症，皮肤粟丘疹样钙质沉着症，匐行性穿通性弹力纤维病，多发性胶原瘤，大理石样皮肤/手足发绀；容易患毛囊炎、皮肤癣菌感染和挪威疥；伴有新生儿暂时性骨髓增生疾病的脓疱疹	短头畸形，特征性面容外观（比如内眦赘皮、扁平鼻梁），Brushfield 斑（斑点状虹膜），宽手掌，短指，寰枢椎不稳，智力发育迟缓，免疫缺陷，先天性心脏缺陷，十二指肠闭锁，白血病（特别是急性髓性白血病），耳聋，自身免疫性甲状腺功能低下	
叶状黑色素减少症（见图 55.13）	镶嵌性 13 三体	类似于花饰的圆形、卵圆形或椭圆形色素减退斑	胼胝体缺失，视网膜缺损，颅面缺损，短指，先天性指侧弯，先天性指屈曲，传导性耳聋	
Pallister-Killian 综合征	镶嵌性 12p 四体（等臂染色体 12p）	沿着 Blaschko 线分布的色素减退性和（或）色素增多性条纹；婴儿期细的、稀疏的头发	出生后生长缺陷，典型面容（前倾的鼻孔，有薄上唇的下翻的嘴），智力发育迟缓	

基础，对于受累家族具有极大价值。

遗传性皮肤病的治疗

基因治疗

由于皮肤容易获得，它是基因治疗的极佳靶器官。虽然这种治疗方法现在不能常规应用，其可行性正逐步被验证，尤其在 EB 患者中。例如，在 *LAMB3* 突变引起的 JEB 患者中实施的外源基因疗法已使得其皮肤脆性表型获得了功能上的纠正，而近期在 *COL7A1* 突变引起的营养不良型 EB 患者中也实施了该疗法，这是第一次实体组织疾病的成功基因治疗[38a]。该技术包括利用逆转录病毒向自体表皮干细胞内转导野生型 *LAMB3* 或 *COL7A1* 基因，当基因水平上修复的细胞增殖为全层表皮后，再移植回患者皮肤。这种方法的缺点是每次移植只能治疗相对小的表面积。利用转录激活子样效应因子核酸酶（transcription activator-like effector nuclease，TALEN），以及成簇规律间隔短回文重复序列（clustered regularly interspaced short palindromic repeats，CRISPR）/Cas9 系统，对诱导性多能干细胞进行突变位点特异性基因组编辑，可能也会对 EB 的基因疗法起到作用[38b]（见第 3 章）。

由于逆转录病毒载体会不受控制地插入到人类基因组，该基因疗法的安全性一直受到质疑[39]。经逆转录病毒载体介导的外源基因导入治疗后，一些 X 连锁严重联合免疫缺陷患者因逆转录病毒载体整合到 5′ 非翻译区激活了原癌基因而患上了 T 细胞白血病。这使得方案进行了调整，且开始了替代疗法的研究，例如以慢病毒为载体（其倾向于整合入基因的转录区）的应用。

对于显性失活的角蛋白疾病如 EBS 和先天性厚甲的基因疗法，另一种策略是以小干扰 RNA 特异性"敲除"突变角蛋白的表达。

细胞疗法

系统应用经过基因水平纠正过的自体成纤维细胞或Ⅶ型胶原蛋白，可使此胶原重新出现在隐性营养不良型 EB（RDEB）小鼠模型伤口部位皮肤（并随后愈合）的基底膜带。在 RDEB 患者中，真皮内注射同种异体的成纤维细胞，可在表皮–真皮连接处产生新的Ⅶ型胶原和固定纤维[40]；目前评价该种注射方法对 RDEB 患者不愈合伤口疗效的临床实验正在进行[41]。

一项对于细胞疗法的系统性研究显示，在完全或部分清除骨髓细胞后进行骨髓来源的同种异体干细胞移植，是 RDEB 可能的治疗方向。移植后供体细胞能长期存在于皮肤，表皮-真皮连接处Ⅶ型胶原沉积增加，RDEB 受累儿童的水疱不同程度上减少[42]。

针对受累分子通路的疗法

在西罗莫司哺乳动物靶蛋白（mammalian target of rapamycin，mTOR）信号通路（激活时能刺激细胞生长/增殖）中起到负性调节作用的不同肿瘤抑制基因发生功能缺失性突变，是多种错构瘤综合征的病因，包括结节性硬化症、PTEN 错构瘤肿瘤综合征以及 Peutz-Jeghers 综合征（见图 55.3）。这些疾病具有 mTOR 过度活化的共同特征，该认识促进了应用 mTOR 抑制剂雷帕霉素（西罗莫司）和依维莫司治疗此类疾病的成功。例如，在结节性硬化症患者中应用这些药物，可使室管膜下巨细胞星形细胞瘤、肾血管平滑肌脂肪瘤、肺淋巴管血管平滑肌瘤病以及（除了口服疗法，还可局部外用）面部血管纤维瘤得到消退[43]。

这表明，理解一部分遗传性皮肤病受累的分子通路，对于开发行之有效的治疗方法有所帮助。分子基础进展促进新疗法出现的另一个例子，是应用司美替尼和其他 RAF/MEK 抑制剂来抑制 RAS-MAPK 信号通路，从而靶向治疗丛状神经纤维瘤[44]。

（周毅辉译　陶荣校　林志森审）

参考文献

1. Bonifas JM, Morley BJ, Oake RE, et al. Cloning of a cDNA for steroid sulfatase. Proc Natl Acad Sci USA 1987;84:9248–51.
2. Lander LS, Linton LM, Birren B, et al. Initial sequencing and analysis of the human genome. Nature 2001;409:860–921.
3. Venter JC, Adams M, Meyers E, et al. The sequence of the human genome. Science 2001;291:1304–51.
4. Bale SJ. The morbid anatomy of the dermatologic genome: an update for the third millennium. J Cutan Med Surg 2001;5:117–25.
5. Antonarakis SE, McKusick VA. OMIM passes the 1,000-disease-gene mark. Nat Genet 2000;25:11.
6. Amberger JS, Bocchini CA, Schiettecatte F, et al. OMIM. org: Online Mendelian Inheritance in Man (OMIM®), an online catalog of human genes and genetic disorders. Nucleic Acids Res 2015;43:D789–98.
7. Online Mendelian Inheritance in Man, OMIM® McKusick-Nathans Institute for Genetic Medicine, Johns Hopkins University (Baltimore, MD) and National Center for Biotechnology Information, National Library of Medicine (Bethesda, MD), August 2017. https://www.omim.org/.
8. Lander ES. Initial impact of the sequencing of the human genome. Nature 2011;470:187–97.
9. Irvine AD, McLean WH. The molecular genetics of the genodermatoses: progress to date and future directions. Br J Dermatol 2003;148:1–13.
10. McGrath JA. The molecular revolution in cutaneous biology: era of molecular diagnostics for inherited skin diseases. J Invest Dermatol 2017;137:e83–6.
11. Kelsell DP, Norgett EE, Unsworth H, et al. Mutations in ABCA12 underlie the severe congenital skin disease harlequin ichthyosis. Am J Hum Genet 2005;76:794–803.
12. Uitto J, Has C, Vahidnezhad H, et al. Molecular pathology of the basement membrane zone in heritable blistering diseases: the paradigm of epidermolysis bullosa. Matrix Biol 2017;57-58:76–85.
13. Fine JD, Bruckner-Tuderman L, Eady RA, et al. Inherited epidermolysis bullosa: updated recommendations on diagnosis and classification. J Am Acad Dermatol 2014;70:1103–26.
14. Oji V, Tadini G, Akiyama M, et al. Revised nomenclature and classification of inherited ichthyoses: results of the first ichthyosis consensus conference in Soreze 2009. J Am Acad Dermatol 2010;63:607–41.
15. Tantcheva-Poór I, Oji V, Has C. A multistep approach to the diagnosis of rare genodermatoses. J Dtsch Dermatol Ges 2016;14:969–86.
15a. Schaffer JV. Practice and Educational Gaps in Genodermatoses. Dermatol Clin 2016;34:303–10.
16. Coulombe PA. The molecular revolution in cutaneous biology: keratin genes and their associated disease: diversity, opportunities, and challenges. J Invest Dermatol 2017;137:e67–71.
17. Kottke MD, Delva E, Kowalczyk AP. The desmosome: cell science lessons from human diseases. J Cell Sci 2006;119:797–806.

18. Richard G. Connexin disorders of the skin. Clin Dermatol 2005;23:23–32.
19. Ferrell RE, Baty CJ, Kimak MA, et al. GJC2 missense mutations cause human lymphedema. Am J Hum Genet 2010;86:943–8.
20. Has C, Bruckner-Tuderman L. The genetics of skin fragility. Annu Rev Genomics Hum Genet 2014;15:245–68.
21. Klar J, Schweiger M, Zimmerman R. Mutations in the fatty acid transport protein 4 gene cause the ichthyosis prematurity syndrome. Am J Hum Genet 2009;85:248–53.
22. Molho-Pessach V, Lerer I, Abeliovich D, et al. The H syndrome is caused by mutations in the nucleoside transporter hENT3. Am J Hum Genet 2008;83:529–34.
23. Szigeti R, Kellermayer R. Autosomal-dominant calcium ATPase disorders. J Invest Dermatol 2006;126:2370–6.
24. Uitto J. The gene family of ABC transporters – novel mutations, new phenotypes. Trends Mol Med 2005;11:341–3.
25. Akiyama M. Harlequin ichthyosis and other autosomal recessive congenital ichthyoses: the underlying genetic defects and pathomechanisms. J Dermatol Sci 2006;42:83–9.
26. Capell BC, Collins FS. Human laminopathies: nuclei gone genetically awry. Nat Rev Genet 2006;7:940–52.
27. Simon A, van der Meer JW. Pathogenesis of familial periodic fever syndromes or hereditary autoinflammatory syndromes. Am J Physiol Regul Integr Comp Physiol 2007;292:R86–98.
28. Somoano B, Niendorf KB, Tsao H. Hereditary cancer syndromes of the skin. Clin Dermatol 2005;23:85–106.
29. Rauen KA. The RASopathies. Annu Rev Genomics Hum Genet 2013;14:355–69.
29a. Aoki Y, Niihori T, Inoue S, et al. Recent advances in RASopathies. J Hum Genet 2016;61:33–9.
30. Korf B, Ahmadian R, Allanson J, et al. The third international meeting on genetic disorders in the RAS/MAPK pathway: towards a therapeutic approach. Am J Med Genet 2015;167A:1741–6.
31. Messiaen L, Yao S, Brems H, et al. Clinical and mutational spectrum of neurofibromatosis type 1-like syndrome. JAMA 2009;302:2111–18.
32. Chien AJ, Conrad WH, Moon RT. A Wnt survival guide: from flies to human disease. J Invest Dermatol 2009;129:1614–27.
32a. Happle R. The molecular revolution in cutaneous biology: era of mosaicism. J Invest Dermatol 2017;137:e73–7.
32b. Groesser L, Herschberger E, Sagrera A, et al. Phacomatosis pigmentokeratotica is caused by a postzygotic HRAS mutation in a multipotent progenitor cell. J Invest Dermatol 2013;133:1998–2003.
32c. Thomas AC, Zeng Z, Rivière JB, et al. Mosaic activating mutations in GNA11 and GNAQ are associated with phakomatosis pigmentovascularis and extensive dermal melanocytosis. J Invest Dermatol 2016;136:770–8.

33. Lim YH, Fisher JM, Choate KA. Revertant mosaicism in genodermatoses. Cell Mol Life Sci 2017;74:2229–38.
34. Choate KA, Lu Y, Zhou J, et al. Mitotic recombination in patients with ichthyosis causes reversion of dominant mutations in KRT10. Science 2010;330:94–7.
35. McGrath JA. Translational benefits from research on rare genodermatoses. Australas J Dermatol 2004;45:89–93.
35a. Rodero MP, Crow YJ. Type I interferon-mediated monogenic autoinflammation: the type I interferonopathies, a conceptual overview. J Exp Med 2016;213:2527–38.
35b. Crow YJ, Manel N. Aicardi-Goutières syndrome and the type I interferonopathies. Nat Rev Immunol 2015;15:429–40.
36. Fassihi H, Eady RA, Mellerio JE, et al. Prenatal diagnosis for severe inherited skin disorders: 25 years' experience. Br J Dermatol 2006;154:106–13.
37. Skrzypek H, Hui L. Noninvasive prenatal testing for fetal aneuploidy and single gene disorders. Best Pract Res Clin Obstet Gynaecol 2017;42:26–38.
38. Treff NR, Zimmerman RS. Advances in preimplantation genetic testing for monogenic disease and aneuploidy. Annu Rev Genomics Hum Genet 2017;18:189–200.
38a. Siprashvili Z, Nguyen NT, Gorrell ES, et al. Safety and wound outcomes following genetically corrected autologous epidermal grafts in patients with recessive dystrophic epidermolysis bullosa. JAMA 2016;316:1808–17.
38b. Shinkuma S, Guo Z, Christiano AM. Site-specific genome editing for correction of induced pluripotent stem cells derived from dominant dystrophic epidermolysis bullosa. Proc Natl Acad Sci USA 2016;113:5676–81.
39. Thrasher AJ, Williams DA. Evolving gene therapy in primary immunodeficiency. Mol Ther 2017;25:1132–41.
40. Wong T, Gammon L, Liu L, et al. Potential of fibroblast cell therapy for recessive dystrophic epidermolysis bullosa. J Invest Dermatol 2008;128:2179–89.
41. Petrof G, Martinez-Queipo M, Mellerio JE, et al. Fibroblast cell therapy enhances initial healing in recessive dystrophic epidermolysis bullosawounds: results of a randomized, vehicle-controlled trial. Br J Dermatol 2013;169:1025–33.
42. Wagner JE, Ishida-Yamamoto A, McGrath JA, et al. Bone marrow transplantation for recessive dystrophic epidermolysis bullosa. N Engl J Med 2010;363:629–39.
43. Wataya-Kaneda M, Nakamura A, Tanaka M, et al. Efficacy and safety of topical sirolimus therapy for facial angiofibromas in the tuberous sclerosis complex: a randomized clinical trial. JAMA Dermatol 2017;153:39–48.
44. Dombi E, Baldwin A, Marcus LJ, et al. Activity of selumetinib in neurofibromatosis type 1-related plexiform neurofibromas. N Engl J Med 2016;375:2550–60.

第56章 **角质形成细胞生物学**

Meral J. Arin，Dennis R. Roop，Peter J. Koch，Maranke I. Koster

要点

- 表皮作为皮肤屏障可以保护机体免受有害物质的侵犯和防止水分丢失。
- 通过复杂的终末分化程序，表皮干细胞经历了一系列分子和生物化学上的变化，最终形成了不同形态的表皮细胞层。
- 浆膜被角质细胞包膜替代意味着角质形成细胞终末分化的结束。
- 角蛋白中间丝由特异性分化的角质形成细胞产生，在维持表皮的完整性和调节细胞的基本功能方面发挥至关重要的作用。
- 角质形成细胞通过桥粒将胞膜锚定于细胞骨架，为相邻细胞间的连接建立了附着点。桥粒对于维持表皮的稳定性和抗牵张性是必不可少的；同时，这些细胞与细胞间的连接也可作为信号中心在表皮的形态发生和稳态维持中发挥作用。
- 角质形成细胞中其他类型的细胞连接包括黏附连接和紧密连接。
- 表皮分化缺陷和功能异常引起一系列遗传性皮肤病。

引言

表皮的主要功能是为机体和环境之间提供屏障，这个屏障是细胞经历复杂的终末分化过程产生的结果，其中表皮干细胞发生了一系列分子和生物化学上的变化，形成了不同形态的表皮细胞层（图56.1）。本章我们综述了调节终末分化程序的主要信号途径。此外，还讨论了表皮分化缺陷引起的遗传性皮肤病。

表皮：结构与功能

表皮是皮肤的最外层，主要功能是屏障作用，保护机体免受有害物质的侵犯以及防止水分丢失。屏障功能的形成起始于胚胎形成期，然后通过不断自我更新在成熟的表皮中得以维持。在稳定的状态下，这种自我更新是由位于毛囊间表皮基底层的表皮干细胞介导的[1]。另外一群表皮干细胞位于毛囊膨出部，在表皮受损时发挥作用（见第2章）。通过非对称的细胞分裂过程，一个毛囊间表皮干细胞分裂一次产生子代干细胞和短暂增殖细胞。短暂增殖细胞在终末分化程序开始之前经历了数次细胞分裂，终末分化一旦开始就不会逆转。由于整合素及其细胞外基质受体失活使基底层细胞不能锚定在基底膜，终末分化的角质形成细胞离开基底膜向上层移动（见第28章）。当它们到达基底层上方时即被称为棘细胞，棘细胞进一步分化上移形成颗粒层角质形成细胞。

角质细胞包膜（cornified cell envelope，CE）是由几种蛋白共价交联形成的复合体（图56.2）[2]，大部分

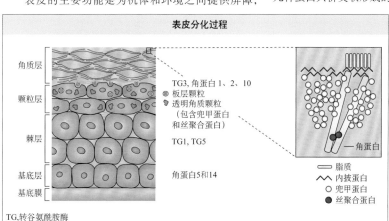

表皮分化过程

角质层
颗粒层
棘层
基底层
基底膜

TG3, 角蛋白 1、2、10
板层颗粒
透明角质颗粒
（包含兜甲蛋白和丝聚合蛋白）
TG1, TG5

角蛋白5和14

TG, 转谷氨酰胺酶

脂质
内披蛋白
兜甲蛋白
丝聚合蛋白

角蛋白

图56.1 表皮分化过程。位于基底层的角质形成细胞处于活跃分裂状态，经过分化最终变成角质层的无细胞核鳞状细胞。表皮的特定位置表达特异蛋白，透明角质颗粒（包含丝聚合蛋白前体和兜甲蛋白）和板层颗粒（包含脂质）在颗粒层排出内容物，导致细胞质内的角蛋白丝形成束，胞质膜被高度交联的脂质覆盖的角质包膜所替代（见插图和图56.2）（Courtesy，Julie V Schaffer，MD.）

图 56.2　角质包膜（CE）的形成。表皮基底层以上细胞的细胞内 Ca^{2+} 浓度的增加会促进角质形成细胞的终末分化。通过包斑蛋白、周斑蛋白和内披蛋白在细胞膜内侧的相互交联使 CE 在棘层上部开始聚集（1）。这个过程通常是在颗粒层排出颗粒样物后开始发生（也可能是同时发生的）（2）。特定的 ω- 羟基神经酰胺被运送至细胞膜，进而相互连接成为骨架蛋白，最终取代细胞膜。兜甲蛋白（占 CE 总质量大于 80%）和 SPRs 的相互交联和易位至细胞外可加强骨架蛋白的形成（3）。角蛋白和丝聚合蛋白形成的复合体与 CE 也是相互交联的。此外，蛋白酶在 CE 蛋白的处理和角质桥粒蛋白水解过程中发挥重要作用。角质桥粒蛋白的水解是脱屑所必需的。因而，一个成熟的终末分化的角质细胞是由角蛋白丝共价结合在 CE 上组成，后者是由蛋白和脂质包膜复合物组成的，并包埋在细胞外脂质层中。转谷氨酰胺酶、脂类代谢、CE 结构蛋白和蛋白酶的缺陷可导致一系列疾病，包括鱼鳞病和皮肤角化病（1 ~ 3）。CHILD，先天性半侧发育不良伴有鱼鳞病样红皮病和肢体缺陷；LI，板层状鱼鳞病；CIE，先天性鱼鳞病样红皮病（Courtesy，Julie V Schaffer，MD.）

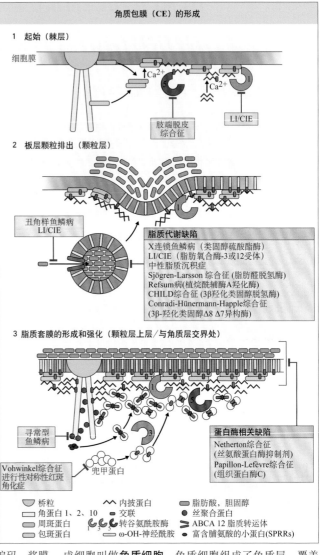

由位于 1 号染色体表皮分化基因簇的基因所编码，浆膜被角质包膜代替意味着角质形成细胞终末分化的结束。CE 组分包括内披蛋白、富含脯氨酸的小蛋白（small proline-rich proteins，SPRR）、XP-5/ 晚期膜蛋白（late envelope proteins，LEP）、兜甲蛋白、半胱氨酸蛋白酶抑制剂、包斑蛋白、周斑蛋白、弹力蛋白、中间丝相关蛋白、丝聚蛋白、S100 蛋白、角蛋白和桥粒蛋白。编码这些蛋白的基因发生突变可引起相关皮肤病（见下文）。CE 的细胞外表面由脂质包裹，形成了**角质脂质套膜**（cornified lipid envelope，CLE）（见第 124 章）。

无细胞核和细胞器，且聚集了 CE/CLE 的角质形成细胞叫做**角质细胞**，角质细胞组成了角质层，覆盖在陆生哺乳动物的身体表面。CE 和 CLE 都是建立皮肤水屏障功能所不可缺少的。水屏障的缺失或破坏引起经皮水分丢失的增加和感染风险的提高，尤其是在早产儿和 Netherton 综合征的患者中。

CE 是在棘层上部和颗粒层开始组装的，各种蛋白质通过谷氨酰基赖氨酸异肽键结合为主的方式形成化学交联（图 56.3）。该反应由转谷氨酰胺酶（transglutaminases，TGases）催化进行。编码 TGases1 基因的功能丧失性突变可导致板层状鱼鳞病和先天性鱼鳞病样红皮病，二者是 CE 合成缺陷引起的严重皮

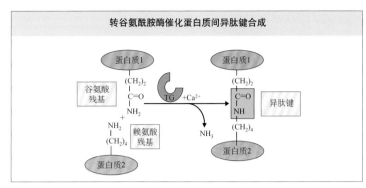

图 56.3 转谷氨酰胺酶催化蛋白质间异肽键合成。 转谷氨酰胺酶（TGs）是钙离子依赖性的酶，可以催化蛋白质间 γ- 谷氨酰基赖氨酸异构肽的合成，在蛋白质和 ω- 羟基神经酰胺生成酯键过程中也发挥作用。这种交联对于 CE 的组装是非常必要的。在表皮上有四种转谷氨酰胺酶表达：TG1（角质形成细胞 TG，膜结合）、TG2（组织 TG，基底层）、TG3（表皮 TG，毛囊和终末分化的角质形成细胞）和 TG5（表皮上层）（Courtesy，Julie V Schaffer，MD.）

肤病。

CE 对化学损害具有高度抵抗性，因此需要在极其严苛的条件下（例如在含有高浓度洗涤剂的缓冲液中煮沸表皮细胞）才能够分离并纯化 CE 蛋白。然而，在基因敲除小鼠中，CE 单个成分缺失并未对屏障功能产生明显的影响。对该异常现象可能的解释是，在 CE 主要成分缺失时，由其他基因代偿了维持屏障功能的调节途径[3]。以上调节途径的补充阐明为理解皮肤屏障的建立和维持提供了新的观点，也有希望为皮肤屏障功能受损所致疾病的治疗提供新策略。

角蛋白中间丝

角蛋白中间丝能为角质形成细胞这种表皮中占比最多的细胞类型提供顺应力。角蛋白是中间丝蛋白家族中最大的一组（表 56.1）。目前分类系统包括 54 种人类角蛋白基因（表 56.2），并被分为 3 类：①表皮角蛋白基因；②毛发角蛋白基因；③角蛋白假基因[4]。基于其生化特性（如等电点、分子量）亦可分为 I 型角蛋白（KRT9 ～ KRT28，KRT31 ～ KRT40）和 II 型角蛋白（KRT1 ～ KRT8，KRT71 ～ KRT86）（见表56.2）。I 型和 II 型角蛋白形成了特定的异二聚体（即来源于不同型的组成一对），成为上皮中间丝的基本构

成要素（图 56.4）。

角蛋白和其他中间丝蛋白有着共同的结构组成[5]。中央 α 螺旋杆状区由 310 个氨基酸组成，并被分为四部分（1A，1B，2A，2B），各部分之间由 3 个长度不一的非螺旋区域连接，称为连接区（图 56.5）。杆状区由 7 个氨基酸残基组成的重复序列（a-b-c-d-e-d-f-g）n 组成，称为"七价重复"结构，其中"a"和"d"代表对维持异二聚体稳定性具有关键作用的疏水性氨基酸残基。在 2B 结构域中，中央七价片段被打断，形成一个"结"。中间丝的螺旋区高度保守，不参与形成螺旋式盘旋二聚体，后者构成了中间丝的基本结构单元（见图 56.4）。

α 螺旋杆状区的起始和末端分别叫做螺旋起始多聚体和螺旋终末肽，在不同的角蛋白中高度保守，对角蛋白中间丝的组装（如基聚合蛋白的延伸）非常必要。这些螺旋界面肽是许多遗传性角蛋白疾病的遗传突变热点所在（图 56.5）。角蛋白缺陷所致遗传性皮肤病的严重程度和表型特点通常和基因突变所在位置有关，螺旋起始和终末区的突变导致的临床表现较为严重（表56.4）。位于杆状结构域两侧的头尾区域可进一步分为末端区（E）、可变区（V）和（在 II 型角蛋白中）同源序列区（H）。表皮角蛋白在头尾结构富含甘氨酸和丝氨酸，而毛发角蛋白则富含半胱氨酸和脯氨酸。头尾

表 56.1 中间丝蛋白类型					
I 型	II 型	III 型	IV 型	V 型	其他
角蛋白（酸性）	角蛋白（碱性）	波形蛋白	NF-L	核纤层蛋白 A/C	晶状体丝蛋白
		结蛋白	NF-M	核纤层蛋白 B1	晶状体蛋白
		GFAP	NF-H	核纤层蛋白 B2	
		周斑蛋白	α - 中间丝蛋白		
			顺势螺旋蛋白		
			巢蛋白		
			同型蛋白		
GFPA，胶质纤维酸性蛋白；L，低分子量；M，中分子量；H，高分子量					

表 56.2　人类角蛋白的重新命名。名称发生改变的角蛋白用深色阴影标记

Ⅰ型				Ⅱ型			
既往命名	新命名	既往命名	新命名	既往命名	新命名	既往命名	新命名
KRT9	KRT9	KRT25irs1	KRT25	KRT1	KRT1	KRT6hf	KRT75
KRT10	KRT10	KRT25irs2	KRT26	KRT2e	KRT2	KRT2p	KRT76
KRT12	KRT12	KRT25irs3	KRT27	KRT3	KRT3	KRT1b	KRT77
KRT13	KRT13	KRT25irs4	KRT28	KRT4	KRT4	KRT5b	KRT78
KRT14	KRT14	Ha1	KRT31	KRT5	KRT5	KRT6l	KRT79
KRT15	KRT15	Ha2	KRT32	KRT6a	KRT6a	KRTb20	KRT80
KRT16	KRT16	Ha3-Ⅰ	KRT33a	KRT6b	KRT6b	Hb1	KRT81
KRT17	KRT17	Ha3-Ⅱ	KRT33b	KRT6e/h	KRT6c	Hb2	KRT82
KRT18	KRT18	Ha4	KRT34	KRT7	KRT7	Hb3	KRT83
KRT19	KRT19	Ha5	KRT35	KRT8	KRT8	Hb4	KRT84
KRT20	KRT20	Ha6	KRT36	KRT6irs1	KRT71	Hb5	KRT85
KRT23	KRT23	Ha7	KRT37	KRT6irs2	KRT72	Hb6	KRT86
KRT24	KRT24	Ha8	KRT38	KRT6irs3	KRT73	—	—
—	—	KRTa35	KRT39	KRT6irs4	KRT74	—	—
—	—	KRTa36	KRT40	—	—	—	—

irs, 内毛根鞘; Ha, Ⅰ型毛发角蛋白; Hb, Ⅱ型毛发角蛋白 (From Schweizer J, Bowden PE, Coulombe PA, et al. J Cell Biol. 2006; 174: 169-74.)

图 56.4　角蛋白分子和角蛋白丝的组装和排列。中间丝蛋白的组装包括几个阶段,最初,Ⅰ型和Ⅱ型角蛋白以卷曲螺旋的方式聚合成异二聚体,之后两个异二聚体交联形成四聚体,四聚体再进一步聚合为多聚体,最后形成细胞纤维丝网络 (Courtesy, Julie V Schaffer, MD.)

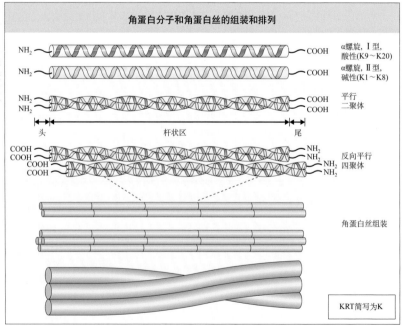

角蛋白分子和角蛋白丝的组装和排列

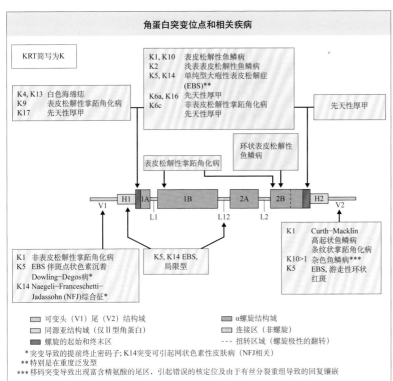

图 56.5　角蛋白突变位点和相关疾病。致病性角蛋白突变超过 90% 是错义突变。基因型和表型的关系在 EBS 中尤为突出。在重症 EBS 中，许多患者携带共同的"热点突变"，即位于 KRT14 螺旋起始结构域高度保守的精氨酸（Arg125）的突变。KRT10 中精氨酸（Arg156）的突变是表皮松解性鱼鳞病的一个"热点突变"。在中度泛发型 EBS 中，突变多位于 KRT5 和 KRT14 的杆状结构域。相比之下，在局限型 EBS 中，突变通常位于杆状结构域以外，如 KRT5 和 KRT14 连接区的 L12 或 KRT5 的同源序列区 H1。位于 KRT1 的可变的头尾结构域的突变可能导致非表皮松解性掌跖角化病和 Curth-Macklin 高起状鱼鳞病。这些突变可能引起细胞内兜甲蛋白分布不均，而不是干扰角蛋白中间丝的组装。K 或 KRT，角蛋白；PPK，掌跖角化病（Courtesy, Julie V Schaffer, MD.）

结构域的不同造成了角蛋白的多样性，表明该结构域对于各种类型细胞的特异性功能具有重要作用。

角蛋白和信号途径

　　角蛋白是角质形成细胞分化的标志及维持表皮完整性所必需。然而，中间丝也会影响细胞其他的基本功能，如细胞周期的推进、代谢活动、凋亡和细胞迁移。角蛋白调节这些过程的具体机制尚未完全明确。但现有证据表明中间丝直接作用和调节几个关键的细胞信号通路，包括肿瘤坏死因子受体 2 介导的细胞凋亡、Src 介导的迁移和 Akt/mTOR 相关的细胞生长[6]。此外，研究表明，将小鼠的 II 型角蛋白基因簇全部敲除，完全阻断角蛋白中间丝的组装，会导致胚胎发育早期的致死性表型，这种表型的出现与生长延迟、卵黄囊造血缺陷和血管生成缺陷有关[7]。上述研究表明，角蛋白对非上皮细胞谱系的细胞信号通路和分化具有重要作用。

毛发角蛋白

　　成熟毛发是毛囊细胞分化的终产物，位于毛囊的核心区。生长期的毛囊是一个复杂的结构，由八个不同的同心圆排列的细胞层组成（见第 68 章）。最里面的是毛干，由髓质、皮质和一层毛小皮构成；毛小皮相当于给毛干穿了一层保护衣；毛囊最内层的活细胞是内根鞘（inner root sheath, IRS）；在其包绕中生长的毛干，由 IRS 小皮、Huxley 和 Henle 层构成。最外层是外根鞘（outer root sheath, ORS），与毛囊间表皮相延续。伴随层位于 IRS 和 ORS 之间。

　　髓质包括表皮角蛋白（KRT17、KRT75）和毛发角蛋白（KRT33、KRT34、KRT36、KRT37、KRT81），皮质包括 I 型毛发角蛋白（KRT31 ～ KRT38）和 II 型毛发角蛋白（KRT81、KRT83、KRT85、KR86）（图 56.6）。在毛小皮上有毛发角蛋白 KRT32/KRT82 和 KRT35/KRT85 表达，在三层内根鞘可用抗体检测到 KRT71、KRT74、KRT73。表皮角蛋白 KRT5 和 KRT14 可以在外根鞘全层检测到，而 KRT6、KRT16、KRT17 只在外根鞘的峡部和下部表达。KRT15 和 KRT19 亦在外根鞘表达。

表皮的分化

　　表皮分化是一个精细的调节过程，包括基底层

Fig. 56.6 Complex pattern of hair keratin expression in the human anagen hair shaft. Major type I hair keratins are in blue, and major type II hair keratins are in green. Minor hair keratins are in pink. [a]This protein is weakly expressed at this site. [b]To date, expression of this protein has only been detected in single cortex cells. [c]To date, this protein has only been detected in vellus hairs. Autosomal dominant monilethrix is caused by mutations in KRT81, KRT83, and KRT86. *Redrawn from Langbein L, et al. The catalog of human hair keratins. J Biol Chem. 2001;276:35123–32.*

由于授权限制，本图片保留英文

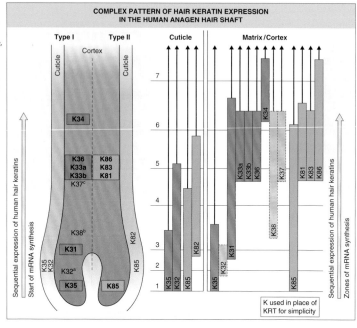

增殖细胞移行至角质层成为死亡的角质细胞。在这个过程中表达的角蛋白对于分化状态是高度特异的（图56.7）。位于表皮基底层的分裂活跃的角质形成细胞主要表达 KRT5/KRT14，也有为数不多的 KRT15 表达。当 KRT14 缺乏时，KRT15 会与 KRT5 组装成二聚体以维持角质形成细胞的机械稳定性。

角质形成细胞由基底层向上移行至棘层时细胞周期停滞，与此同时，KRT5/KRT14 表达下调，分化特异性角蛋白 KRT1/KRT10 开始表达。当棘层角质形成细胞进一步成熟为颗粒层角质形成细胞，起到加固作用的角蛋白 KRT2 开始表达。随着角质形成细胞的进一步分化，含有基底上层角蛋白的角蛋白丝形成束，与表皮表面平行排列。最终，角质形成细胞的细胞器丢失，分化为无存活能力的角质细胞后脱落于外周环境中。

有趣的是，一些表皮角蛋白的表达在解剖学上具有局限的分布模式。例如，KRT9 特异性地表达于掌跖皮肤的基底上层细胞。KRT6、KRT16 和 KRT17 不仅表达在掌跖部位，在甲床、毛囊、皮脂腺、汗腺中也有表达。除此以外，这组角蛋白在损伤、紫外线照射以及过度增殖的诱导下也会快速产生[8]。

表皮发育及分化过程中的调节通路

角质形成细胞正常分化所需的调节通路包括：①建

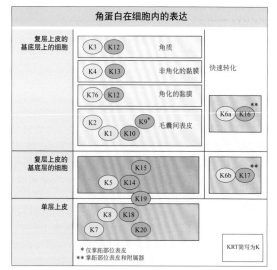

图 56.7 角蛋白在细胞内的表达。 黄色标记为Ⅱ型角蛋白（碱性）（KRT1-KRT8；K76），蓝色标记为Ⅰ型角蛋白（酸性）（KRT9-KRT20）。皮肤角蛋白疾病可见图56.5和表56.3&56.5

立和维持基底层角质形成细胞；②启动和执行角质形成细胞的终末分化；③形成角质层。下面就其中的一些通路详细举例讨论。

建立及维持基底层角质形成细胞所需基因

随着 TP63 基因敲除小鼠模型的建立，该基因在表皮分化和发育中的重要作用逐渐明晰[9]。TP63 基因编码的 p63 蛋白至少有 6 个亚型，分别具有激活或抑制转录的作用。需要注意的是，p63 表达缺陷的小鼠无法建立正常的表皮形态，出生时身体表面只覆盖单层上皮而非复层上皮。出生后，将小鼠暴露于环境中会使其失水而迅速死亡。p63 缺陷的上皮细胞不能完成正常的表皮命运揭示了其在表皮谱系特化中的关键地位。

p63 蛋白调控基底层角质形成细胞中多个基因的转录。例如，p63 诱导表皮中角蛋白 KRT5 和 KRT14 的表达，同时抑制 KRT18 的表达，后者是一种表达于单层上皮的角蛋白。p63 另一个关键作用是通过抑制细胞周期抑制物的表达来维持基底层角质形成细胞的增殖状态。

成熟表皮终末分化需要的基因

基底层角质形成细胞经历了几轮细胞分化后，不可逆地脱离细胞周期，向上迁移形成棘层角质形成细胞。这一过程也受到 p63，尤其是 ΔNp63α 亚型的调节[9]。在这一过程中，p63 与 Notch 信号途径协同诱导 KRT1 的表达。同时，p63 会介导角质形成细胞分化所必需的细胞周期终止行为。此外，p63 突变可引起皮肤和附属器异常的外胚层发育不良，更凸显了其在正常表皮发育和分化中的重要性（见第 63 章）。

Notch 信号通路在棘层的形成中也发挥重要作用[10]。在小鼠模型中，阻断 Notch 信号会导致棘层变薄，而持续激活 Notch 信号则引起棘层增厚。Notch 还可以通过诱导 KRT1 表达和介导细胞退出细胞周期来促进末分化。

Ca^{2+} 在表皮分化中的作用

除了 p63 和 Notch 外，另一个诱导角质形成细胞分化的重要因素是细胞外 Ca^{2+} 浓度的增加[11]。在成熟的表皮，从基底层到角质层细胞外 Ca^{2+} 浓度呈梯度增加。在角质形成细胞培养基中增加 Ca^{2+} 浓度也可诱导细胞发生与体内相似的过程，接着出现细胞终末分化标记物的表达[12]。

几种钙反应蛋白在表皮颗粒细胞层的形成中发挥关键作用[13]。例如，蛋白激酶 C（PKC）家族蛋白可被 Ca^{2+} 信号激活，并在棘细胞向颗粒层细胞转化的过程中发挥特异性作用。PKC 蛋白具有双重作用，在下调 KRT1 和 KRT10 表达的同时可诱导包括兜甲蛋白、丝聚蛋白和转谷氨酰胺酶在内的颗粒层标志物的表达。

除了 PKC 家族外，在小鼠和人类的表皮中还表达

一些和 Ca^{2+} 结合后会发生构象变化的蛋白。其中，钙离子感受器受体在颗粒层角质形成细胞中特异性表达。小鼠体内敲除全长形式的钙离子感受器受体使其不能形成颗粒层，而过表达基底层细胞钙离子感受器受体则可引起棘层和颗粒层的增厚[14]。

胚胎表皮终末分化所需基因

尽管上述信号通路对于出生后的皮肤棘层形成至关重要，但在胚胎期表皮形态发生中棘层发育机制却存在不同的分子机制[15]。此差异形成的主要原因是胚胎期表皮发育过程中，基底细胞并不会直接分化成棘细胞，而是分化为类似于棘细胞的表达 KRT1 的中间过渡角质形成细胞。但与棘细胞不同的是，其仍然可以增殖。这种中间细胞只在表皮形态发生时期暂时存在，最终会分化为棘细胞和颗粒细胞，随后进入终末分化阶段。

在中间细胞无法成熟为棘细胞和颗粒层细胞的小鼠模型中，我们发现了中间细胞层的重要意义。这些小鼠模型包括：κB 激酶-α 抑制剂（IKKα）、干扰素调节因子 6（IRF6）或 Ovol1 表达缺陷小鼠，以及表达 l4-3-3σ 蛋白突变体的小鼠[15]。在上述情况下，中间细胞层的范围增加，但进一步的终末分化被阻断，最终小鼠因不能建立正常的屏障功能而在出生后死亡。

角质形成细胞的黏附

桥粒

桥粒是表皮细胞中起到细胞间黏附作用的多蛋白复合体[16]（图 56.8）。它们也可以为角质形成细胞中细胞骨架角蛋白中间丝提供附着点。因此，这些连接是横跨毛囊间表皮和皮肤附属器（例如毛囊）上皮的超细胞微丝网络的关键组分[17]。

尽管不同组织间桥粒的生化组成成分各不相同，其核心成分均主要由属于钙离子依赖细胞黏附蛋白桥粒芯糖蛋白（desmoglein，Dsg）和桥粒胶糖蛋白（desmocollin，Dsc）亚家族的跨膜糖蛋白组成。桥粒芯糖蛋白和桥粒胶糖蛋白之间的异嗜性和同嗜性作用是建立细胞间黏附的关键（见第 29 章）[18-19]。另一个被叫做 "Prep" 的蛋白也在黏附过程中发挥关键作用[20]。跨膜蛋白通过桥粒斑蛋白、斑珠蛋白、一种亚型的桥粒斑菲素蛋白（Pkp）和其他的辅助蛋白组成的蛋白复合体连接至角蛋白中间纤维网[21-22]。

为了形成复杂的桥粒结构，桥粒的几种组分由多基因家族编码。例如，人类共有 4 个 DSG 基因

图56.8 桥粒的分子组成和相关遗传性皮肤病。来自钙黏素家族的Ⅰ型跨膜糖蛋白通过一个复合体与中间丝连接，这个复合体包括连环蛋白（plakoglobin, plakophilins）和斑蛋白（桥斑蛋白）。异嗜性和同嗜性作用都参与了桥粒黏附功能的建立。影响桥粒成分的遗传性皮肤病如图所示。AR，常染色体隐性；PPK，掌跖角化病

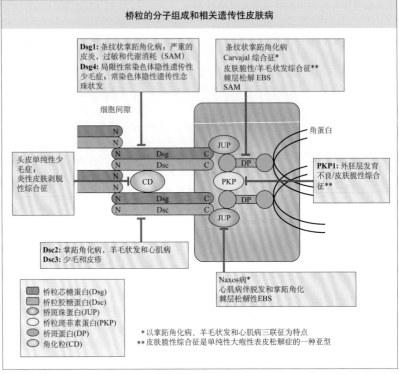

（DSG1-4），3个 *DSC* 基因和3个 *PKP* 基因。在表皮，同一个细胞甚至同一个桥粒可以存在几种 Dsg 和 Dsc 亚型。因此可以推测，桥粒的特定组成影响了其黏附特性。在胚胎发育过程中，通过改变桥粒蛋白的组成和修饰来调节细胞的黏附功能是调控细胞迁移、细胞分类和特定组织结构形成的关键先决条件。

桥粒在组织/器官发育过程中的分化调控一个例子是毛囊和乳腺等皮肤附属器的形成。不考虑形成的附属器类型，形成不同类型附属器的起始步骤均很相似：首先，来自基底细胞层的角质形成细胞改变自身极性、下调桥粒蛋白的表达[23]；之后，基底细胞突破基底膜带，进入下层真皮组织；最后，细胞开始分化为各个细胞层和组织，构成新的皮肤附属器。这个过程中，桥粒黏附被重建。在这种发育过程中调控桥粒基因差异表达的具体机制尚不明确，但是基于对经典钙黏素（如E-钙黏素）调节的研究，Wnt 和 NF-κB 等表皮主要的信号通路很可能参与其中（见图55.6和62.4）。

值得注意的是，角质形成细胞局部增殖进而侵入真皮组织这一现象也发生在皮肤损伤修复和肿瘤进展的初始阶段。因此可以推测，控制附属器发育的基因调节途径可能也控制了这些生物学过程。

当桥粒功能异常时会发生什么情况？

皮肤及其附属器、黏膜（如口腔）和心脏等更多机会接触到机械压力的组织会由于桥粒缺陷而受影响。桥粒疾病的典型临床症状主要为组织脆性增加，皮肤黏膜水疱和心肌病为主的表现[16, 24]。事实上，至少12种桥粒蛋白的功能缺陷与皮肤或心脏病有关，包括Dsc1～3、Dsg1～4、桥斑蛋白、桥斑珠蛋白、桥粒斑菲素蛋白1～2和角化粒（图56.8）。这些疾病包括遗传性皮肤病，自身抗体介导的疾病如寻常型天疱疮和落叶型天疱疮，以及细菌毒素导致的金黄色葡萄球菌烫伤样皮肤综合征[25]。

最早发现与桥粒缺陷有关的皮肤黏膜疾病是寻常型天疱疮（pemphigus vulgaris, PV）和落叶型天疱疮（pemphigus foliaceus, PF）（见第29章）。在这些疾病中，自身抗体和 Dsg 结合导致表皮和（或）黏膜棘层松解形成水疱，一般认为该过程是由于 Dsg 丧失所致。与角蛋白突变引起的单纯性大疱性表皮松解症导致的水疱相比，PV 和 PF 水疱的形成是由细胞与细胞分离所致，而非细胞溶解。尽管如此，两组疾病均表明桥粒和相关的角蛋白中间丝对于组织完整性的维持是必要的。

除了维持组织稳定外，桥粒还可作为信号中心，例如通过调控胞质中的信号分子库。事实上，天疱疮的某些特点是由于自身抗体与桥粒结合后导致信号异常所引起[16]。桥粒蛋白的功能下降也可导致缝隙连接蛋白的异常破坏，会进一步导致桥粒基因突变的心肌病患者病情发生进展[26]。以上发现支持桥粒作为高度动力结构积极参与信号转导的这一新兴观点。

桥斑珠蛋白（又称连接斑珠蛋白）是负责将信号传递至细胞核的桥粒的核心成分，属于犰狳蛋白家族，属于β-连环蛋白类型。桥斑珠蛋白与细胞膜上的桥粒钙黏素（Dsg、Dsc）结合（图56.8）。但也能与Tcf/Lef转录因子结合形成复合体调控细胞核内基因的表达。此外，桥斑珠蛋白可以影响细胞其他的生物学特性，如增殖、迁移和凋亡[16]。桥粒斑菲素蛋白也可以影响细胞质信号通路，且至少有两种亚型（Pkp1、Pkp2）在细胞核发挥功能[21]。

其他类型的细胞连接

除桥粒外，在角质形成细胞中还发现了其他几种不同形态学和生化特性的细胞连接，包括黏附连接和紧密连接[17]。

黏附连接

黏附连接是由经典的钙黏素（特别是E-钙黏素和P-钙黏素）以及细胞质斑蛋白复合体［α-连环蛋白、β-连环蛋白、γ-连环蛋白（也叫斑珠蛋白）］组成，主要作用是连接跨膜蛋白和细胞骨架肌动蛋白微丝结构（见图29.3A）。需要注意的是，犰狳蛋白斑珠蛋白与桥粒和经典的钙黏素都可以结合（见上文）。

P-钙黏素主要表达在小鼠表皮基底层，而E-钙黏素在毛囊间表皮全层表达。小鼠实验中，敲除P-钙黏素基因会影响乳腺功能，但对毛囊间表皮影响不大。另一方面，表皮特异性（条件性）敲除E-钙黏素基因的小鼠会出现表皮稳态及功能的严重缺陷。有意思的是，E-钙黏素的缺失会影响紧密连接（见下文），进而影响表皮的屏障功能。基于基因工程小鼠的分析，目前认为表皮正常功能的维持需要斑蛋白α-连环蛋白、β-连环蛋白和桥斑珠蛋白的正常表达。

与桥粒钙黏素相似，经典的钙黏素在皮肤附属器的发育过程中受到不同的调节[27]。例如，E-钙黏素在角质形成细胞进入真皮层时是下调的。如果钙黏素不能下调就会导致角质形成细胞不能进入真皮层，影响附属器的形成。

如上所述，犰狳蛋白（β-连环蛋白、斑珠蛋白）

参与了信号由细胞连接至细胞核的转导。β-连环蛋白是经典的Wnt途径的下游效应子，而桥斑珠蛋白可能既能参与Wnt信号途径又能独立作用。有趣的是，桥斑珠蛋白至少在两种细胞类型中对经典的Wnt信号通路产生拮抗作用[28]。

紧密连接

紧密连接、黏附连接和桥粒在极性上皮细胞形成了顶端连接复合体。一般认为，紧密连接封闭了细胞间空隙，防止大分子自由扩散。因此，紧密连接对于维持两个独立空间之间的屏障分隔非常重要。在颗粒层，紧密连接形成的密封结构是维持表皮的水屏障功能所必需的（见图124.1）[29]。

角质形成细胞与基质的相互作用

表皮和下方真皮通过基底膜分隔（见第28章），基底膜是由表皮角质形成细胞和真皮成纤维细胞分泌的蛋白组成[30]。皮肤基底膜的主要成分是糖蛋白，包括层粘连蛋白、胶原、黏蛋白和纤连蛋白。角质形成细胞通过整合素、细胞外基质蛋白跨膜受体锚定在基底膜上（表56.3）。整合素除了发挥结构上的功能外，还能将信号从细胞外基质传递至角质形成细胞。

胚胎发育过程中另一个维持基底膜完整性的蛋白家族由Fras1、Frem1和Frem2组成，它们在基底膜形成了一个复合体。在小鼠模型中三个蛋白中任意一个

表56.3	角质形成细胞的整合素受体
整合素	**配体**
β₁家族	
$\alpha_1\beta_1$	纤维胶原，层粘连蛋白
$\alpha_2\beta_1$	纤维胶原，层粘连蛋白
$\alpha_3\beta_1$	纤连蛋白，层粘连蛋白332（以前称为层粘连蛋白5），变性胶原
$\alpha_5\beta_1$	纤连蛋白
$\alpha_6\beta_1$	层粘连蛋白
β₄家族	
$\alpha_6\beta_4$	层粘连蛋白332
α_v家族	
$\alpha_v\beta_1$	纤连蛋白，玻璃粘连蛋白
$\alpha_v\beta_3$	玻璃粘连蛋白，纤连蛋白，纤维蛋白原，变性胶原
$\alpha_v\beta_5$	玻璃粘连蛋白
$\alpha_v\beta_6$	纤连蛋白，黏蛋白

Courtesy, Irene M Leigh, MD.

基因发生功能丧失性突变均可导致蛋白复合体的不稳定，从而引起基底膜的形成异常和皮肤水疱形成。人类 *FRAS1* 或 *FREM2* 的功能丧失性突变可引起 Fraser 综合征，该病是一种累及多系统的常染色体隐性疾病，特征是胚胎期（而非出生后）皮肤水疱形成、并指（趾）、隐眼和肾缺陷[31]。

相关疾病

角蛋白疾病

角蛋白基因突变可引起多种累及皮肤和其他上皮的疾病，多呈常染色体显性遗传模式。相关致病性突

变通常以显性抑制方式影响正常中间丝蛋白组装。由此所致的角蛋白束的异常聚集可导致临床上出现明显的细胞脆性增加。如上文所述，螺旋起始和终末区的突变通常和疾病的严重表型相关，而其他区域的突变则引起相对较轻的表型（见图 56.5）。皮肤疾病相关角蛋白突变的位点和基因热点见表 56.4。

单纯型大疱性表皮松解症

大疱性表皮松解症（EB）由一组以轻微外伤即可诱发的皮肤水疱为特征的遗传性皮肤脆性疾病组成（见第 32 章）。在单纯型 EB（EBS）中，组织分离发生在表皮内。根据新修订的分类，EBS 可分为两

表 56.4 皮肤黏膜病中角蛋白突变类型。参见图 56.5			
疾病	遗传方式	基因	突变类型 / 位点
EBS，局限型	AD	*KRT5*，*KRT14*	L12；*KRT5* 的 H1
EBS，中度泛发型	AD		L12，L2；1A 和 2B 区中心部分
EBS，重度泛发型	AD		螺旋区起始和终末结构域，*KRT14* 中的"热点"Arg125Cys/His
EBS，AR-KRT14	AR		截短或剪接位点突变
斑驳色沉型 EBS	AD	*KRT5* >> *KRT14*	*KRT5* 的 V1 区中的 Pro25Leu
EBS 伴游走性环状红斑	AD	*KRT5*	移码突变导致 V2 区延长
Dowling-Degos 病	AD		V1- 截短（导致染色单体功能不全）
Naegeli-Franceschetti-Jadassohn 综合征和网状色素性皮肤病	AD	*KRT14*	V1- 截短（导致染色单体功能不全）
表皮松解性鱼鳞病	AD	*KRT1*，*KRT10*	螺旋起始和终末结构域；*KRT10* 基因"热点"Arg156
	AR	*KRT10*	2B- 截短
环状表皮松解性鱼鳞病	AD	*KRT1*，*KRT10*	2B
Curth-Macklin 高起状鱼鳞病	AD	*KRT1*	V2- 截尾
杂色鱼鳞病	AD	*KRT10* >> *KRT1*	移码突变导致富含精氨酸的尾；有丝分裂重组导致的回复突变
浅表表皮松解性鱼鳞病	AD	*KRT2*	螺旋终末区 > 起始区
表皮松解性掌跖角化病	AD	*KRT1*	1B（弥漫"tonotubular"角蛋白），2B（轻度弥漫 / 局灶）
		KRT9	螺旋起始区 > 终末区，热点 Arg163
非表皮松解性掌跖角化病	AD	*KRT1*	V1（弥漫），V2（条纹状）
先天性厚甲 -6a & 16	AD	*KRT6A*，*KRT16*	螺旋起始区 > 终末区
先天性厚甲 -6b&16	AD	*KRT6B*，*KRT17*	*KRT6B* 的螺旋终末区，*KRT17* 的螺旋起始区热点 Asn92 和 Arg94
先天性厚甲 -6c & 非表皮松解性掌跖角化病（局灶性 > 弥漫性）	AD	*KRT6C*	螺旋终末区 > 起始区
先天性婴儿假性毛囊炎	危险因子	*KRT75*	1A
念珠状发	AD	*KRT81*，*KRT83*，*KRT86*	螺旋终末区（*KRT86* > *KRT81* > *KRT83*）和起始区（*KRT86*）
单纯性毛发-指甲型外胚层发育不良	AR	*KRT85*	V1（较重的类型），V2
白色海绵痣	AD	*KRT4*，*KRT13*	螺旋起始区 > 终末区
AD，常染色体显性；AR，常染色体隐性；EBS，单纯性大疱性表皮松解症；H1，同源性亚结构域 1；KRT，Keratin；L12/L2，连接区（非螺旋）；PPK，掌跖角化病；V1，可变区头部；V2，可变区尾部；1A/1B/2A/2B，α 螺旋杆状区			

个主要的亚型：①基底上层型，此型是由编码桥粒成分的基因突变引起（见上文和图 56.8），组织学上以棘层松解为特点；②基底层型，裂解位置在基底层角质形成细胞内[32]。KRT5 和 KRT14 突变所致基底层型 EBS 的基因型与表型的关系已经明确（见表 56.4 和图 56.5）。临床严重程度与突变位点及突变引起的角蛋白结构改变程度相关[33]。有趣的是，Dowling-Degos 病、Naegeli-Franceschetti-Jadassohn 综合征、网状色素性皮肤病（不以明显的水疱为特点的疾病）和斑驳色沉型 EBS 的主要特点是色素异常增加，说明表皮基底层的角蛋白基因突变除了引起皮肤脆性增加外还可导致色素改变。

表皮松解性鱼鳞病和掌跖角化病

表皮松解性鱼鳞病（之前称为先天性大疱性鱼鳞病样红皮病）是一种由 KRT1 或 KRT10 突变引起的角化异常性疾病[34]（见第 57 章）。通常是常染色体显性遗传，杂合错义突变（典型突变位于螺旋起始和终末区）可导致表皮基底上层细胞的角蛋白丝聚集继而发生细胞溶解。一种表皮松解性鱼鳞病伴有 PPK（主要由 KRT1 突变引起），可以和另外一种不累及掌跖的类型（主要由 KRT10 突变引起）相鉴别。KRT1 的突变（位于关键的螺旋起始和终末区域外侧）也可以导致非表皮松解性掌跖角化病和表皮松解性掌跖角化病，后者主要是由 KRT9 的突变引起的[35]。另外，一些文献还报道了几例以表皮 KRT10 蛋白完全缺失为特点的隐性遗传性表皮松解性鱼鳞病。胚胎发育阶段 KRT1 或 KRT10 突变可导致一种镶嵌型的表皮松解性鱼鳞病，表现为表皮松解性表皮痣（见第 62 章）。突变如果累及性腺则可能发生垂直传递，导致被遗传的后代受累

出现泛发性疾病。角蛋白病的突变类型在表 56.4 中简要概述。

Cannon 白色海绵痣

白色海绵痣主要特征是累及口腔黏膜的白色斑块，其他黏膜如食管、阴道、直肠和鼻腔偶有受累。斑块可以增大也可消退，组织学特征是基底层上细胞液化和角蛋白聚集。特异性表达于黏膜角质形成细胞的 KRT4 和 KRT13 基因突变是导致该病的原因。

胃肠道疾病

KRT8 和 KRT18 是主要在肝、胰腺和肠道等胃肠道上皮表达的角蛋白。这些角蛋白的突变通常位于头尾区而非高度保守的螺旋界面肽。KRT8 和 KRT18 突变被认为是肝病和胃肠道疾病发生的危险因素（如肝硬化和炎症性肠病），此外，上述疾病的发生还需要其他基因和环境因素的参与[36]。突变相关的组织损伤易感性可能和角蛋白的机械性和非机械性功能有关，包括维持细胞的完整性和避免氧化损伤与凋亡。

丝聚合蛋白缺陷疾病

丝聚合蛋白（filaggrin）是角化套膜的一种成分，作用是聚集角蛋白。它是丝聚合蛋白原的加工产物，后者在半胱氨酸天冬氨酸蛋白酶 14 的作用下裂解为丝聚合蛋白多肽单体。丝聚合蛋白发生功能丧失性突变可导致寻常型鱼鳞病（图 56.9），后者是一种伴不完全外显率的半显性遗传病（纯合子中约 90%，杂合子中约 60%）（见第 57 章）。携带丝聚合蛋白杂合突变的患者临床表现较轻或无表现，而携带纯合或复合杂合突变的患者症状较为严重，表现为皮肤干燥、鳞屑和继发的皮肤屏障改变。

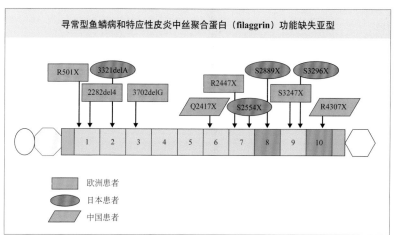

图 56.9　**寻常型鱼鳞病和特应性皮炎中丝聚合蛋白（filaggrin）功能缺失亚型**。Filaggrin 蛋白由几个结构域组成：S100 钙离子结合结构域（黄色椭圆形），B 结构域（米色八角形），2 个 filaggrin 不完全重复（绿色长方形），10 个 filaggrin 重复区［数个蓝色长方形；一些含有 2 个 8 和（或）10 个重复区拷贝］，C-末端结构域（黄色六边形）。在寻常型鱼鳞病和特应性皮炎中确认的 filaggrin 突变已被标出

除了寻常型鱼鳞病，丝聚合蛋白发生功能丧失性突变也是特应性皮炎的重要易感因素。大约 20% ～ 50% 的特应性皮炎患者有至少一个丝聚合蛋白等位基因的缺失。而且，携带丝聚合蛋白基因突变的特应性皮炎患者也是哮喘的易感人群，提示在表皮屏障受损的情况下，表皮的敏感性和炎症在气道高敏感的发生中有重要作用（见第 12 章）。

结构蛋白和桥粒蛋白的小鼠模型

小鼠模型的建立加深了我们对于皮肤生物学和遗传性皮肤病病理生理学的理解。携带人类热点基因突变的动物模型可用于检测新型靶向治疗的效果[38]（表 56.5）。就显性负性效应的突变而言，应用小干扰 RNA（siRNA）技术可以实现突变位点等位基因的基因沉默。在报告小鼠模型中，通过局部给药的方式将

表 56.5　结构蛋白和桥粒蛋白异常所致的人类皮肤病的小鼠模型		
基因 / 蛋白	人类疾病	小鼠模型的基因型和表型
结构蛋白		
角蛋白 14	单纯性大疱性表皮松解症（EBS）	R125C：基底层角质形成细胞内角蛋白网断裂形成水疱
角蛋白 1	表皮松解性鱼鳞病（见图 56.5）	KO：出生前后死亡
角蛋白 10	表皮松解性鱼鳞病（见图 56.5）	RC156：出生时伴水疱，随后角化过度 KO：严重的水疱和角化过度
角蛋白 2	浅表表皮松解性鱼鳞病	KO：局灶性角化过度（耳，尾）
角蛋白 9	表皮松解性掌跖角化病	KO：足垫胼胝
角蛋白 6a	先天性厚甲 -6a	KO：伤口愈合延迟 N172del：甲营养不良
角蛋白 6b	先天性厚甲 -6b	KO：因胃肠上段收缩致饥饿死亡
角蛋白 16	先天性厚甲 -16	KO：口腔白色角化病，足垫胼胝
角蛋白 17	先天性厚甲 -17 多发性脂囊瘤	KO：脱发
兜甲蛋白	Vohwinkel 综合征 进行性对称性红斑角化病	KO：新生小鼠短暂性红皮病 372insC：新生小鼠红斑角化病，尾收缩带，足垫过度角化
丝聚合蛋白	寻常型鱼鳞病 特应性皮炎	KO**：表皮屏障受损，接触性超敏反应增强
桥粒蛋白		
Dsc1	角层下脓疱病	KO：棘层松解，皮肤脆性，局灶性毛发缺失
Dsc3	毛发稀疏和皮疹 *	条件性 KO：棘层松解，皮肤水疱形成，休止期脱发
Dsg3	寻常型天疱疮	KO 或 PV 模型（产生抗 Dsg3 抗体的 Rag2 KO）：黏膜水疱形成和毛发缺失
Dsg4	局限性常染色体隐性遗传性少毛症 常染色体隐性念珠状发	Y196S（双等位基因）：毛发缺陷（"披针状发"）
桥斑蛋白	条纹状掌跖角化病 Carvajal 综合征 皮肤脆性 / 羊毛发综合征 棘层松解性大疱性表皮松解症	KO：胚胎致死；四倍体挽救小鼠出现心脏缺陷
桥斑珠蛋白	Naxos 病 心肌病伴脱发和掌跖角化 棘层松解性大疱性表皮松解症	KO：胚胎致死；心脏缺陷
角化粒	头皮单纯性多毛症 炎性皮肤剥脱综合征	条件性 KO：颗粒层和角质层黏附功能丧失，皮肤水屏障缺陷，毛发脱失

* 至今为止仅在 1 个家系中被报道。

** 在双等位基因单核苷酸缺失（5303delA）造成移码变变和截短蛋白的片状尾小鼠中也有类似的发现。

Ab，抗体；KO，敲除；PPK，掌跖角化病

siRNA 非侵入性地、无痛性地导入皮肤已经取得满意效果[39]。在小鼠模型中的研究帮助我们早日实现新技术的临床应用。

小结

我们对于表皮的结构和功能方面的了解有了长足的进步。而对于表皮发育和器官维持基因调节机制和细胞信号传导途径的认识，仍然存在挑战。也进一步表明，表观遗传学和修饰基因有助于解释表型的多样性，明确基因型和表型关系。进一步的认知也将为遗传性和获得性皮肤病治疗新策略的制定奠定坚实的基础。

（那　君译　王若珺校　林志森审）

参考文献

1. Hsu YC, Li L, Fuchs E. Emerging interactions between skin stem cells and their niches. Nat Med 2014;20:847–56.
2. Steinert PM. The complexity and redundancy of epithelial barrier function. J Cell Biol 2000;151:F5–8.
3. Segre J. Complex redundancy to build a simple epidermal permeability barrier. Curr Opin Cell Biol 2003;15:776–82.
4. Schweizer J, Bowden PE, Coulombe PA, et al. New consensus nomenclature for mammalian keratins. J Cell Biol 2006;174:169–74.
5. Steinert PM. Structure, function, and dynamics of keratin intermediate filaments. J Invest Dermatol 1993;100:729–34.
6. Pan X, Hobbs RP, Coulombe PA. The expanding significance of keratin intermediate filaments in normal and diseased epithelia. Curr Opin Cell Biol 2013;25:47–56.
7. Vijayaraj P, Kroeger C, Reuter U, et al. Keratins regulate yolk sac hematopoiesis and vasculogenesis through reduced BMP-4 signaling. Eur J Cell Biol 2010;89:299–306.
8. Swensson O, Langbein L, McMillan JR, et al. Specialized keratin expression pattern in human ridged skin as an adaptation to high physical stress. Br J Dermatol 1998;139:767–75.
9. Koster MI, Roop DR. Sorting out the p63 signaling network. J Invest Dermatol 2008;128:1617–19.
10. Watt FM, Estrach S, Ambler CA. Epidermal Notch signalling: differentiation, cancer and adhesion. Curr Opin Cell Biol 2008;20:171–9.
11. Bikle DD, Xie Z, Tu CL. Calcium regulation of keratinocyte differentiation. Expert Rev Endocrinol Metab 2012;7:461–72.
12. Yuspa SH, Kilkenny AE, Steinert PM, et al. Expression of murine epidermal differentiation markers is tightly regulated by restricted extracellular calcium concentrations in vitro. J Cell Biol 1989;109:1207–17.
13. Denning MF. Epidermal keratinocytes: regulation of multiple cell phenotypes by multiple protein kinase C isoforms. Int J Biochem Cell Biol 2004;36:1141–6.
14. Tu CL, Oda Y, Komuves L, et al. The role of the calcium-sensing receptor in epidermal differentiation. Cell Calcium 2004;35:265–73.

15. Koster MI, Roop DR. Mechanisms regulating epithelial stratification. Annu Rev Cell Dev Biol 2007;23:93–113.
16. Schmidt A, Koch PJ. Desmosomes: just cell adhesion or is there more? Cell Adh Migr 2007;1:28–32.
17. Franke WW. Discovering the molecular components of intercellular junctions – a historical view. Cold Spring Harb Perspect Biol 2009;1:a003061.
18. Chitaev NA, Troyanovsky SM. Direct Ca2+-dependent heterophilic interaction between desmosomal cadherins, desmoglein and desmocollin, contributes to cell-cell adhesion. J Cell Biol 1997;138:193–201.
19. Spindler V, Heupel WM, Efthymiadis A, et al. Desmocollin 3-mediated binding is crucial for keratinocyte cohesion and is impaired in pemphigus. J Biol Chem 2009;284:30556–64.
20. Ihrie RA, Marques MR, Nguyen BT, et al. Perp is a p63-regulated gene essential for epithelial integrity. Cell 2005;120:843–56.
21. Bass-Zubek AE, Godsel LM, Delmar M, et al. Plakophilins: multifunctional scaffolds for adhesion and signaling. Curr Opin Cell Biol 2009;21:708–16.
22. Garrod D, Chidgey M. Desmosome structure, composition and function. Biochim Biophys Acta 2008;1778:572–87.
23. Nanba D, Hieda Y, Nakanishi Y. Remodeling of desmosomal and hemidesmosomal adhesion systems during early morphogenesis of mouse pelage hair follicles. J Invest Dermatol 2000;114:171–7.
24. Bolling MC, Jonkman MF. Skin and heart: une liaison dangereuse. Exp Dermatol 2009;18:658–68.
25. Stanley JR, Amagai M. Pemphigus, bullous impetigo, and the staphylococcal scalded-skin syndrome. N Engl J Med 2006;355:1800–10.
26. Broussard JA, Getsios S, Green KJ. Desmosome regulation and signaling in disease. Cell Tissue Res 2015;360:501–12.
27. Hardy MH, Vielkind U. Changing patterns of cell adhesion molecules during mouse pelage hair follicle development. 1. Follicle morphogenesis in wild-type mice. Acta Anat (Basel) 1996;157:169–82.
28. Garcia-Gras E, Lombardi R, Giocondo MJ, et al. Suppression of canonical Wnt/beta-catenin signaling by

nuclear plakoglobin recapitulates phenotype of arrhythmogenic right ventricular cardiomyopathy. J Clin Invest 2006;116:2012–21.
29. Schluter H, Moll I, Wolburg H, et al. The different structures containing tight junction proteins in epidermal and other stratified epithelial cells, including squamous cell metaplasia. Eur J Cell Biol 2007;86:645–55.
30. McMillan JR, Akiyama M, Shimizu H. Epidermal basement membrane zone components: ultrastructural distribution and molecular interactions. J Dermatol Sci 2003;31:169–77.
31. Short K, Wiradjaja F, Smyth I. Let's stick together: the role of the Fras1 and Frem proteins in epidermal adhesion. IUBMB Life 2007;59:427–35.
32. Fine JD, Eady RA, Bauer EA, et al. The classification of inherited epidermolysis bullosa (EB): Report of the Third International Consensus Meeting on Diagnosis and Classification of EB. J Am Acad Dermatol 2008;58:931–50.
33. Muller FB, Kuster W, Wodecki K, et al. Novel and recurrent mutations in keratin KRT5 and KRT14 genes in epidermolysis bullosa simplex: implications for disease phenotype and keratin filament assembly. Hum Mutat 2006;27:719–20.
34. Oji V, Tadini G, Akiyama M. Revised nomenclature and classification of inherited ichthyoses: Results of the First Ichthyosis Consensus Conference in Sorèze 2009. J Am Acad Dermatol 2010;63:607–41.
35. Smith F. The molecular genetics of keratin disorders. Am J Clin Dermatol 2003;4:347–64.
36. Omary MB, Ku NO, Strnad P, et al. Toward unraveling the complexity of simple epithelial keratins in human disease. J Clin Invest 2009;119:1794–805.
37. McGrath JA, Uitto J. The filaggrin story: novel insights into skin-barrier function and disease. Trends Mol Med 2008;14:20–7.
38. Chen J, Roop DR. Genetically engineered mouse models for skin research: taking the next step. J Dermatol Sci 2008;52:1–12.
39. Hegde V, Hickerson RP, Nainamalai S, et al. In vivo gene silencing following non-invasive siRNA delivery into the skin using a novel topical formulation. J Control Release 2014;196:355–62.

第57章

鱼鳞病、红斑角化病和相关疾病

Gabriele Richard、Franziska Ringpfeil

要点

- 鱼鳞病和红斑角化病在临床上和病因学上是一组具有异质性的角化异常性疾病。
- 鱼鳞病具有特征性的广泛的皮肤的鳞屑。
- 红斑角化病为清晰可见的红斑和角化，皮损为局灶性，没有明显的鳞屑。
- 大部分遗传性的鱼鳞病和红斑角化病在出生时或者新生儿期即出现。
- 临床特征、遗传特性和皮肤结构、生化和分子生物学的遗产发现有助于鉴别这些疾病。
- 治疗是对症处理，主要目的是缓解异常的角化。外用治疗包括润肤剂、角质剥脱剂和维A酸。
- 很多这类疾病，尽管不是全部，都对口服维A酸反应很好。治疗从低剂量开始，逐渐增加至有效剂量。药物需要长期服用，因此应仔细权衡利弊。

引言

鱼鳞病（ichthyoses）和红斑角化病（erythrokeratodermas）是表皮异常分化和脱屑导致皮肤屏障缺陷的角化性疾病。鱼鳞病是在临床和病因学上表现出以全身皮肤鳞屑为特征的一组具有异质性的皮肤病（表57.1）。红斑角化病以同时具有局限分布的红斑和角化过度而无明显鳞屑为特征。1808年，Willan在他的皮肤病学教科书中引入了"鱼鳞病"一词，此词来源于希腊语词根"鱼"[1]。此后，鱼鳞病的病名和疾病分类学不断演变，包括描述性命名、根据地点命名、同意命名等。

认识多种鱼鳞病的里程碑包括20世纪早期对丑角鱼鳞病的描述，Brocq将鱼鳞病分为非大疱性和大疱性（他也命名了先天性鱼鳞病样红皮病）[2]，Frost和Van Scott在1966年描述了呈常染色体显性遗传的表皮松解性角化过度与常染色体隐性遗传的板层状鱼鳞病之间的差异[3]。早在1806年，Alibert提出寻常型鱼鳞病为常染色体显性遗传[4]。尽管更早的时候就有关于X-连锁鱼鳞病的报道，但其在1966年Wells和Kerr的研究中才被完全认识[5]。20世纪70年代，研究者们鉴定出类固醇硫酸酯酶缺乏[6]。鱼鳞病和红斑角化病的

分子遗传学和生物学新进展为鱼鳞病和其他角化性疾病的分类提供了依据，至少部分依据来源于可能的遗传缺陷。2009年，国际临床及研究专家小组根据分子遗传学机制与功能缺陷的发病机制不同修改了鱼鳞病和其他角化性疾病的命名及分类系统[7]。

对鱼鳞病患者做出正确的临床诊断是预测预后、决定治疗和提供遗传咨询的前提，但有时做出正确的诊断可能仍有相当的难度。这些疾病比较少见，并且有重叠的临床表现。但是，一系列基于临床表现和实验室检查的诊断线索有助于我们做出诊断（图57.1）。

一般而言，确定鱼鳞病患者是先天性的（如火棉胶样儿）还是获得性的、是出生时患病还是出生以后患病、是局限于皮肤还是多系统的很有意义。鳞屑的性质和分布，有无红皮病、水疱或相关皮肤附属器的异常是另一些有价值的临床特征。完整的家族史对识别遗传模式很重要，父母双亲的检查，甚至是在散发病例中，可能揭示出有价值的诊断线索，如表皮松解性角化过度嵌合体表现形式。父母无临床表现的患者的遗传模式可能有以下几种可能：①常染色体隐性遗传，尤其是父母为近亲和（或）兄弟姐妹中有同样表现的人时；②常染色显性遗传，患者为新发突变；③X-连锁隐性遗传，患者为男性，其母亲为无症状的携带者，母亲的男性亲属中可能有患病者。依据特异的组织病理学特征和超微结构特征，人们认识了几种鱼鳞病，如表皮松解性角化过度和Curth-Macklin型豪猪状鱼鳞病；对另一些鱼鳞病，生物化学或分子学检测具有诊断价值，例如类固醇硫酸酯酶缺乏症、中性脂肪贮积病（循环粒细胞中出现脂质空泡）（图57.1）。

这些诊断准则可以使临床医生鉴别多种鱼鳞病及相关疾病。多数此类疾病的分子遗传学机制已经明确，基因检测可以明确诊断，帮助临床医生提供准确的遗传咨询和产前诊断。然而，即使我们对鱼鳞病根本的病理机制有了进一步的认知，仍然只有少部分的鱼鳞病有有效的治疗方法。希望正在进行的研究有助于发展鱼鳞病的靶向治疗，这将对鱼鳞病患者有更大的帮助。患者组织如鱼鳞病及相关疾病基金会（Foundationfor Ichthyosis and Related Skin Types，FIRST；www.firstskinfoundation.org）可以为患者及其家庭提供有价值的帮助。

表 57.1　部分鱼鳞病和红斑角化病的特征。板层状鱼鳞病（LI）- 先天性鱼鳞病样红皮病（CIE）谱目前包括 11 个基因 / 蛋白

诊断	基因	遗传方式	发病率	发病	主要皮肤特征	相关特点	诊断（除分子检测*）
常见鱼鳞病							
寻常型鱼鳞病	*FLG*	常染色半显性	1：100～1：250	婴儿 / 儿童	四肢躯干细小、黏着性鳞屑，屈侧不受累；小腿大片鳞屑；掌跖纹理增粗；足跟的沟纹	毛周角化；特应性皮炎	临床表现；颗粒层变薄或消失；丝聚蛋白免疫染色消失或减少
类固醇硫酸酯酶缺乏症（X-连锁隐性鱼鳞病）	*STS*（约90% 患者表现为缺失）	X- 连锁隐性	1：2000～1：9500 男孩 / 男性	婴儿	四肢、躯干、颈部和面部侧面细小的至大片的黑色黏着性鳞屑；皮褶不受累	角膜浑浊；隐睾症；女性携带者；胎儿受累，产程延长	FISH 或靶向或全基因组基因芯片鉴定基因缺失；血浆（羟）胆固醇硫酸盐增加；脂蛋白电泳（β 脂蛋白迁移率增加）；粒细胞类固醇硫酸酯酶活性降低
非综合征的常染色体隐性先天性鱼鳞病							
板层状鱼鳞病（LI），先天性鱼鳞病样红皮病（CIE）	LI > 中间型 / CIE：*TGM1 ABCA12 CYP4F22 SDR9C7 SULT2B1*** CIE > 中间型 /LI：*ALOX12B ALOXE3 NIPAL4/ ICHTHYIN PNPLA1 CERS3* 幼年发病的中间型：*LIPN*	常染色体隐性[†]	LI：1：200 000～1：300 000 CIE：1：100 000～1：200 000	出生时	出生时火棉胶样膜，之后广泛分布；不同程度的掌跖受累 LI：大而厚的碟状褐色鳞屑；没有或轻度红皮病 CIE：细小的白色鳞屑；红皮病	热不耐受；常见（LI）或不同程度的（CIE）瘢痕性脱发；睑外翻 > 唇外翻	临床表现；皮肤组织转谷氨酰胺酶 -1 免疫染色或原位分析
丑角样鱼鳞病	*ABCA12*（*KDSR*）	常染色体隐性	罕见	出生时	紧密包裹新生儿全身的非常厚的、黄棕色板状鳞屑；伴有大的、深在的亮红色渗血的皮肤裂口和皲裂；幸存者发展为严重的 CIE 样表型	早产；常因败血症或呼吸衰竭发生新生儿死亡；严重的睑外翻、唇外翻和耳部畸形	临床表现
角蛋白性鱼鳞病（也包括伴雪花状鱼鳞病，见正文）							
表皮松解性鱼鳞病	*KRT1 KRT10*	常染色体显性遗传（常染色隐性遗传极罕见）	1：200 000～1：350 000	出生时	出生时红皮病、水疱和糜烂；后期鹅卵石样分布的角化过度，关节伸侧、皮嵴处显著；泛发或局限；不同程度的掌跖受累和水疱	频繁发作的皮肤感染；恶臭；步态和姿势异常	临床表现；组织病理

表 57.1　部分鱼鳞病和红斑角化病的特征。板层状鱼鳞病（LI）- 先天性鱼鳞病样红皮病（CIE）谱目前包括 11 个基因 / 蛋白（续表）

诊断	基因	遗传方式	发病率	发病	主要皮肤特征	相关特点	诊断（除分子检测*）
浅表表皮松解性鱼鳞病	KRT2	常染色体显性遗传	罕见	出生时	出生时红皮病和水疱；后期出现角化过度，皱褶部位较重，脱皮；掌跖不受累		临床表现；组织病理
Curth-Macklin 豪猪状鱼鳞病	KRT1	常染色体显性遗传	罕见	出生时	轻至重度残毁性掌跖角化症；四肢躯干疣状、鹅卵石样或豪猪样的角化过度	趾断症；指挛缩	临床表现；电镜
综合征性鱼鳞病							
Netherton 综合征	SPINK5	常染色体隐性遗传	1：50 000	出生时 / 婴儿期	先天性红皮病和脱皮；两种主要表型：迂回线状鱼鳞病和 CIE 样鱼鳞病；瘙痒和湿疹样斑块	套叠性脆发症和其他毛干异常；血清 IgE 显著升高；新生儿体温及电解质失衡，早期死亡；反复感染；食物和其他过敏症；非特异性氨基酸尿症	临床表现；银屑病样组织病理；毛发检查，光镜下毛干分析；血清 IgE
Sjögren-Larsson 综合征	ALDH3A2	常染色体隐性遗传	＜1：100 000	出生时	腹部、颈部、皱褶部位的小的或碟状的鳞屑或无鳞屑的角化过度；苔藓样变；瘙痒	痉挛性双肢或四肢麻痹，中心凹的具有反光性白点；智力缺陷；脑白质病变	培养的成纤维细胞脂肪醛氢化酶活性检测（可用性有限）
伴发鱼鳞病的中性脂肪贮积病	ABHD5（CGI-58）	常染色体隐性遗传	罕见	出生时	广泛的细小的白色鳞屑，程度不等的红斑	发育迟缓；肝脾肿大；肌病；听力障碍；白内障；白细胞内含脂质的空泡	外周血涂片检测白细胞内脂质空泡；冰冻皮肤活检标本油染色
毛发硫营养不良伴鱼鳞病	ERCC2 ERCC3 GTF2H5 经常与鱼鳞病或光敏感不相关的基因：MPLKIP/ C7ORF11/ TTDN1 RNF113A	常染色体隐性遗传 X 连锁遗传	罕见	出生时	广泛鳞屑，除了婴儿期一般没有或仅有很轻的红皮病；约 30% 患者有火棉胶样膜	脆发和脆甲；约 50% 患者光敏感；智力障碍；性腺异常；身材矮小	临床表现；光镜偏振光毛发镜检显示虎尾征；毛发硫 / 半胱氨酸含量检测
红斑角化病							
可变性红斑角化病	GJB3 GJB4 GJA1（相对少见）	常染色体显性遗传（常染色体隐性遗传非常罕见）	罕见	出生时 / 婴儿期	一过性、可变性的红色斑片；肘膝部、跟腱、四肢、臀部、躯干侧部更稳定的形成图案的角化过度性斑块；更少见的是广泛分布的角化过度；约 50% 患者掌跖角化症	红斑出现之前或同时有烧灼感或刺痛感	临床表现，尤其是病史和一过性的红斑

表 57.1 部分鱼鳞病和红斑角化病的特征。板层状鱼鳞病（LI）- 先天性鱼鳞病样红皮病（CIE）谱目前包括 11 个基因 / 蛋白（续表）

诊断	基因	遗传方式	发病率	发病	主要皮肤特征	相关特点	诊断（除分子检测*）
进行性对称性红斑角化病	无一致有关的基因（LOR）（GJB4）（KRT83）（KDSR，详见表 57.5）	常染色体显性遗传 常染色体隐性遗传	罕见	婴儿期/儿童期	固定的、缓慢发展的红斑角化过度性斑块，有尖锐的图案形状的边界；可出现在面颊、肘膝部、四肢，罕见于躯干部；掌跖角化症常见		临床表现
角膜炎–鱼鳞病–耳聋综合征	GJB2（GJB6-单例病例报道）	常染色体显性遗传	罕见	出生时/婴儿期	出生时一过性的红皮病；面部、四肢红斑，边界清楚的角化过度性斑块；毛囊角化；皮肤增厚呈纹理粗糙的皮革样外观；点状掌跖角化	先天性感觉神经性听觉丧失；进行性角膜炎和角膜新生血管形成、结膜炎；反复发作的黏膜感染，尤其是白色念珠菌；易患口腔及皮肤鳞状细胞癌；指甲、毛发和牙齿畸形；非常罕见的致命性呼吸道疾病	临床表现
X- 连锁显性遗传的鱼鳞病样综合征							
CHILD 综合征	NSDHL	X- 连锁显性遗传	罕见	出生时	出生时单侧的红斑和蜡样的黄色黏着性鳞屑；后期为疣状皮损；角化过度的程度不同，但是皱褶部位更重	身体同侧骨骼同侧发育不良，器官发育不全	临床表现
Conradi-Hünemann-Happle 综合征	EBP	X- 连锁显性遗传	罕见	出生时	出生时鱼鳞病样红皮病，沿巴氏线分布的羽毛状黏着性鳞屑；后期出现沿巴氏线分布的毛囊性皮肤萎缩	单侧白内障；点状软骨发育不良（婴儿期）；非对称性骨骼发育异常；片状瘢痕性脱发	临床表现；婴儿期X线片显示骨骺点彩；血浆 8（9）胆固醇蓄积

* 所有已知分子机制的鱼鳞病都可以做基因检测。如果没有明确的临床及实验室检查证据，应首选多基因检测，而不是单基因检测。
** 皮疹分布和类固醇硫酸酯酶缺乏症相似，面中部和皮褶不受累。
† 未知遗传基础的常染色显性遗传的 LI 或 CIE 也有报道（偶见出生时火棉胶样膜）。最近发现在两个阿尔及利亚家庭中，鱼鳞病患者的父母半胱天冬酶 14 基因（CASP14）存在双等位基因的小缺失。患者表现为广泛分布的细小的白色鳞屑，无红斑及火棉胶样膜。
导致 LI 表型的有：TGM1（transglutaminase-1）、转谷氨酰胺酶 -1；ABCA12（ABC lipidtransporter）、ABC 脂质转运体（也引起丑角样鱼鳞病）；CYP4F22（cytochrome P450 enzyme）、合成神经酰胺的细胞色素 P450 酶；SDR9C7（shortchaindehydrogenase/reductase）、短链脱氢酶 / 还原酶；SULT2B1（cholesterol sulfotransferase）、胆固醇磺基转移酶。导致 CIE 表型的有：ALOX12B 和 ALOXE3，脂肪氧和酶；NIPAL4（ICHTHYIN），参与脂质加工；PNPLA1（patatin-likephospholipase）、马铃薯糖蛋白样磷脂酶；CERS3（ceramide synthase）、神经酰胺合酶；LIPN（脂肪酶 N）基因突变导致表现为细小鳞屑 / 轻度红斑的幼年发育鱼鳞病。FISH（fluorescence insituhybridization），荧光原位杂交

鱼鳞病

寻常型鱼鳞病

同义名：■ 单纯性鱼鳞病（ichthyosis simplex）■ 常染色体显性遗传性鱼鳞病（autosomal dominant ichthyosis）

历史

1806 年，Alibert[4] 描述了鱼鳞病，它很可能是首例寻常型鱼鳞病（ichthyosis vulgaris）的报道。1966 年，Wells 和 Kerr[5] 将 X- 连锁隐性鱼鳞病从常染色体显性遗传鱼鳞病中分出来，并描述了它们的临床特征和流行病学特征。

流行病学

寻常型鱼鳞病是最常见的角化性疾病，估计患病

率 1/100～1/250[8]。以半显性遗传方式遗传（轻型鱼鳞病患者伴杂合的丝聚蛋白突变，严重型鱼鳞病患者伴有丝聚蛋白双等位基因突变[9]）。寻常型鱼鳞病和（或）相关表现（如掌纹增多、毛周角化、特应性皮炎）在杂合体患者中外显率约为80%～95%，在不同家系间和家系内表现出不同的表型。

发病机制

丝聚蛋白基因功能缺失突变引起寻常型鱼鳞病（图56.9）[11]。约8%的欧洲人和3%的东亚人携带至少一种丝聚蛋白突变，而地中海人种和非洲人种携带率小于1%。北欧人80%的突变为R501X和c.2282del4，而其他人群中以不同的无效突变（null mutations）为常见。

丝聚蛋白原位于表皮颗粒层，是角质透明颗粒的主要成分。在角质形成细胞分化过程中，丝聚蛋白原被分解为能够聚集角蛋白中间丝的丝聚蛋白多肽，丝聚蛋白及角蛋白中间丝等交叉连接到角质细胞包膜，形成表皮屏障（图56.1及图56.2）。丝聚蛋白最终分解为保水氨基酸，尤其是组氨酸，它们是天然的保湿剂。丝聚蛋白缺乏导致角质化过程异常，经表皮的水丢失增加，过敏原和刺激物质的渗透增加，并且容易对此产生炎症反应。这也解释了丝聚蛋白基因突变与特应性皮炎（见第12章）、手湿疹、刺激接触性皮炎

和镍接触过敏的关系[9]。除此之外，丝聚蛋白基因突变和血清维生素D水平增高也有关，这是由于皮肤中UVB诱导的维生素D生成增加。尿刊酸是一种光保护性的组氨酸代谢产物，可能与此有关。双等位基因丝聚蛋白功能缺失变的鳞毛鼠是寻常型鱼鳞病和其他丝聚蛋白缺陷疾病的一种动物模型。

临床特征

丝聚蛋白基因杂合的寻常型鱼鳞病通常在出生时不发病，婴儿期和幼儿期出现皮肤干燥及轻到中度的脱屑。典型临床表现为四肢伸侧白色细薄糠状鳞屑（图57.2），在腹股沟和屈侧由于潮湿而无皮损。发生在小腿皮损鳞屑常较大，中央固着，周边翘起。常见轻度的掌跖角化，致使皮纹明显（图57.3）。

丝聚蛋白完全缺失时病情更重，出生时即可表现为轻度的红斑和广泛分布的鳞屑和脱皮。后期可以出现类似于板层状鱼鳞病的大的鳞屑，除四肢外，还可波及躯干、头皮、前额和面颊部位，可伴有瘙痒。掌跖受累较明显，常导致足跟部皮沟加深或痛性皲裂。

严重程度和临床症状（如瘙痒）取决于季节和气候，在夏季和湿度增加时减轻，在干燥和寒冷环境下加重。鱼鳞病在儿童期逐渐进展，但通常随着年龄的增长会有所改善。寻常型鱼鳞病常伴发毛周角化病

新生儿及婴儿鱼鳞病的征象及诊断线索

病史
- 产前病史及出生情况：产前诊断（如心脏缺陷），产程延长（提示类固醇硫酸酯酶缺乏症）、早产（丑角样鱼鳞病/伴早产的鱼鳞病的特征）
- 近亲结婚增加常染色体隐性遗传鱼鳞病可能性
- 表皮痣、鱼鳞病或红斑角化性皮病的家族史

体格检查
- 皮疹类型（见表57.2）：胶样膜、大疱/糜烂、红皮病、脱皮、弥漫鳞屑、局限的红斑/角化过度
- 皮疹分布：泛发、单侧、沿巴氏线分布、局限
- 评估头皮头发、眉毛和睫毛（包括毛发检查）；指甲和黏膜
- 评估头小畸形、面部变形、不对称、挛缩、肝脾肿大和其他皮肤外的异常

基本的实验室评估和额外的评估
- 全血细胞计数、电解质、肝功能、免疫球蛋白水平（包括IgE）
- 外周血涂片评估白细胞内液泡
- 听力筛查（如听脑干反应或耳声发射试验）
- 眼科检查
- X线评估骨骼，尤其是鱼鳞病样皮损是单侧或镶嵌分布模式
- 皮肤活检，特别是表现为大疱/糜烂时（评估表皮松解），怀疑寻常型鱼鳞病时（评估颗粒层减少情况；重型的有更多表现），或无法做基因检测时

基因检测
- 如果根据临床表现和实验室检查结果没有明确的诊断倾向，多基因组合检测比单基因检测更适用
- 考虑类固醇硫酸酯酶缺乏症时，可选择做荧光原位杂交检测或基因芯片

其他诊断性检测（表57.1、57.4和57.5）
- 如果出现胶样膜，可做皮肤活检标本谷氨酰胺转移酶-1免疫组织化学染色
- 如果考虑中性脂肪贮积病，可检测脂质抗体（如脂肪分化相关蛋白）或者以石蜡包埋或新鲜冰冻皮肤组织染色（如油红O、苏丹Ⅲ）来检测细胞质内的脂肪滴
- 如果考虑Sjögren-Larsson综合征，可做皮肤活检组织培养的成纤维细胞或角质形成细胞的脂肪醛氢化酶活性检测或者评估游离脂肪酸水平
- 四氧化钌固定皮肤活检组织，用电镜观察表皮脂质系统

Ⓐ

图 57.1　新生儿及婴儿鱼鳞病的征象及诊断线索

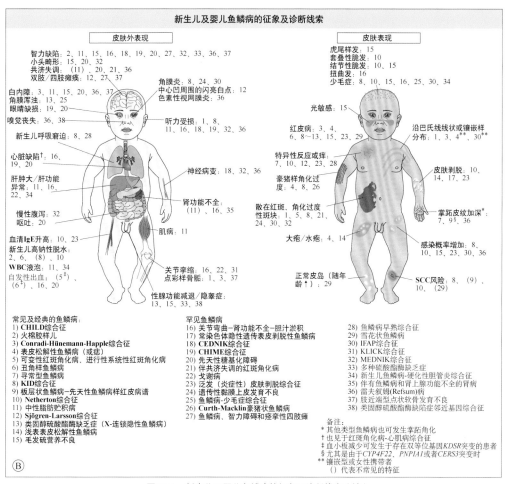

新生儿及婴儿鱼鳞病的征象及诊断线索

皮肤外表现

智力缺陷: 2、11、15、16、18、19、20、27、32、33、36、37
小头畸形: 15、20、32
共济失调: (11)、20、21、36
双肢/四肢瘫痪: 12、27、37

白内障: 3、11、15、20、36、37
角膜浑浊: 13、25
眼睛缺损: 19、20
嗅觉丧失: 36、38

新生儿呼吸窘迫: 8、28
心脏缺陷†: 16、19、20
肝肿大/肝功能异常: 11、16、22、34
慢性腹泻: 32
呕吐: 20
血清IgE升高: 10、23
新生儿高钠性脱水: 2、6、(8)、10
WBC液泡: 11、34
自发性出血: (5‡)、(6‡)、16、20

角膜炎: 8、24、30
中心凹周围的闪亮白点: 12
色素性视网膜炎: 36

听力受损: 1、8、11、16、18、19、32、36
神经病变: 18、32、36
肾功能不全: (11)、16、35
肌病: 11

关节挛缩: 16、22、31
点彩样骨骼: 1、3、37
性腺功能减退/隐睾症: 13、15、33、38

皮肤表现

虎尾样发: 15
套叠性脆发: 10
结节性脆发: 10、15
扭曲发: 16
少毛症: 8、10、15、16、25、30、34

光敏感: 15
红皮病: 3、4、6、8~13、15、23、29
特异性反应或痒: 7、10、12、23、28
豪猪样角化过度: 4、8、26
散在红斑、角化过度性斑块: 1、5、8、21、24、30、34
大疱/水疱: 4、14

正常皮岛(随年龄↑): 29

沿巴氏线线状或镶嵌样分布: 1、3、4**、30**
皮肤剥脱: 10、14、17、23
掌跖皮纹加深*: 7、9§、36
感染概率增加: 8、10、15、23、30、36
SCC风险: 8、(9)、20、(29)

常见及经典的鱼鳞病:
1) CHILD综合征
2) 火棉胶样儿
3) Conradi-Hünemann-Happle综合征
4) 表皮松解性鱼鳞病(或痣)
5) 可变性红斑角化病、进行性系统性红角化病
6) 丑角样鱼鳞病
7) 寻常型鱼鳞病
8) KID综合征
9) 板层状鱼鳞病-先天性鱼鳞病样红皮病谱
10) Netherton综合征
11) 中性脂肪贮积病
12) Sjögren-Larsson综合征
13) 类固醇硫酸酯酶缺乏症(X-连锁隐性鱼鳞病)
14) 浅表表皮松解性鱼鳞病
15) 毛发硫营养不良

罕见鱼鳞病:
16) 关节弯曲-肾功能不全-胆汁淤积
17) 常染色体隐性遗传表皮剥脱性鱼鳞病
18) CEDNIK综合征
19) CHIME综合征
20) 先天性糖基化障碍
21) 伴共济失调的红皮病
22) 戈谢病
23) 泛发(炎症性)皮肤剥脱综合征
24) 遗传性黏膜上皮发育不良
25) 鱼鳞病-少毛症综合征
26) Curth-Macklin豪猪状鱼鳞病
27) 鱼鳞病、智力障碍和痉挛性四肢瘫

28) 鱼鳞病早熟综合征
29) 雪花状鱼鳞病
30) IFAP综合征
31) KLICK综合征
32) MEDNIK综合征
33) 多种硫酸酯酶缺乏症
34) 新生儿鱼鳞病-硬化性胆管炎综合征
35) 伴有鱼鳞病和肾上腺功能不全的肾病
36) 雷夫叙姆(Refsum)病
37) 肢近端型点状软骨发育不良
38) 类固醇硫酸酯酶缺陷症邻近基因综合征

备注:
* 其他类型鱼鳞病也可发生掌跖角化
† 也见于红斑角化病-心肌病综合征
‡ 血小板减少只发生于存在双等位基因KDSR突变的患者
§ 尤其是由于CYP4F22、PNPIA1或者CERS3突变时
** 镶嵌型或女性携带者
( )代表不常见的特征

图 57.1 新生儿及婴儿鱼鳞病的征象及诊断线索(续)

和异位三联征(哮喘、枯草热和特应性皮炎)。至少25%~50%的寻常型鱼鳞病患者患有特应性皮炎,此时,皱褶部位可出现皮疹。相反的,10%~15%的特应性皮炎患者及高达50%患特应性皮炎的北欧人也会患有中至中度的寻常型鱼鳞病[11]。

病理学

轻度正角化过度,常见颗粒层减少(图57.4A)。电子显微镜检查近30%~50%患者看不到颗粒层和透明角质颗粒[12],其他虽可看到透明角质颗粒,但结构异常。免疫组化染色示大部分患者丝聚蛋白减少或缺失(图57.4B、C)。

鉴别诊断

干性皮肤和轻度寻常型鱼鳞病之间的界限模糊。

在男性患者,寻常型鱼鳞病应与X-连锁鱼鳞病鉴别,后者的鳞屑较大、颜色较黑,颈部和其他屈侧部位受累,隐睾症,母亲分娩时有迟产、滞产史,此外,遗传的方式也可与寻常型鱼鳞病鉴别。染色体基因芯片、荧光原位杂交(FISH)检测可以排除类固醇硫酸酯酶缺乏。获得性鱼鳞病发病较晚,伴有营养不良、感染性疾病(如麻风)、肿瘤(如淋巴瘤)或炎症性疾病(如结节病),容易鉴别。一些有其他遗传方式的鱼鳞病患者也可以存在部分或完全的丝聚蛋白缺陷,这些患者可能比鱼鳞病常见的表型更严重。

治疗

治疗主要是应用润肤剂、保湿剂和角质松解剂,以减少脱屑。最近发现含有神经酰胺的脂质乳膏证实有效。

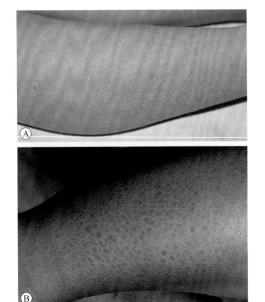

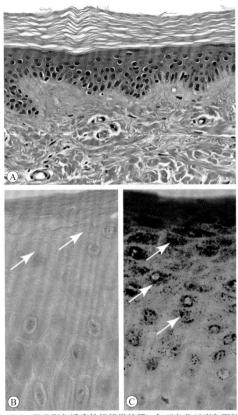

图 57.2　寻常型鱼鳞病。皮肤表型分别是 II 和 IV 的儿童腿上（A）细小的白色薄片状鳞屑和（B）大的深色鳞屑（A，Courtesy，Angela Hernández-Martín，MD；B，Courtesy，Julie V Schaffer，MD.）

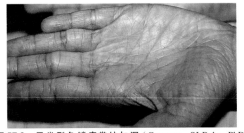

图 57.3　寻常型鱼鳞病掌纹加深（Courtesy，SJ Bale，PhD，and JJ DiGiovanna，MD.）

图 57.4　寻常型鱼鳞病的组织学特征。A. 正角化过度和颗粒层变薄（箭头），（B）抗丝聚蛋白免疫染色显示一例丝聚蛋白基因（FLG）有害突变的纯合子寻常型鱼鳞病患者，丝聚蛋白完全缺失，（C）而在正常皮肤中，丝聚蛋白在颗粒层（箭头）高表达（A，Courtesy，Lorenzo Cerroni，MD；B，C，Courtesy，WH Irwin McLean，PhD.）

含有尿素和（或）羟基乙酸、乳酸、水杨酸的制剂有效，但使用水杨酸，应注意防止水杨酸中毒（见第 129 章）。局部应用维 A 酸有效，但可引起皮肤刺激。维生素 D 类药物无效。一般不系统内服阿维 A 或异维 A 酸。保湿清洁剂和加湿器有助于治疗。针对发病机制，有些可以上调丝聚蛋白表达的化合物目前正在研究中，对于有无义突变的患者，调节蛋白翻译的化合物也在研发过程中[9]。

类固醇硫酸酯酶缺乏症

同义名：■X- 连锁隐性遗传鱼鳞病（X-linked recessive ichthyosis）

历史

19 世纪初报道了首例仅发生在男性的鱼鳞病，直到 20 世纪 20 年代才确认为 X- 连锁隐性遗传病。1966 年，X- 连锁鱼鳞病确立为一种临床上与寻常型鱼鳞病不同的疾病[5]。20 世纪 70 年代鉴定出为类固醇硫酸酯酶缺乏（steroid sulfatase deficiency）。

流行病学

全世界男性的发病率为 1/2000 ～ 1/9500，由女性携带者遗传给下一代，呈 X- 连锁隐性遗传模式，只有男性发病。

发病机制

在受累患者中，约 90% 的患者在位于染色体 Xp22.31

上的类固醇硫酸酯酶基因完全缺失，导致类固醇硫酸酯酶活性减弱或完全丧失，10% 的患者由生活突变引起[13]。类固醇硫酸酯酶缺乏导致胆固醇硫酸酯和脱氢表雄酮硫酸酯（DHEAS）水解异常，继而 3- 硫酸胆固醇在表皮中聚集。3- 硫酸胆固醇升高可以抑制转谷氨酰胺酶 -1，因此可以解释部分临床症状与板层状鱼鳞病重叠。

在怀有患儿的孕妇中，胎盘中类固醇硫酸酯酶缺乏导致尿液和羊水中雌激素减少或缺失，这是由于脱氢表雄酮硫酸酯（DHEAS）异常水解，而 DHEAS 是雌激素合成所必需的。由于雌激素减少，宫颈不能充分扩张，不能自发进入产程或产程不能顺利进行。产程异常往往迫使剖宫产，通过使用催产素仅部分可以顺产。

临床特征

约 90% 的患病男孩，类固醇硫酸酯酶缺乏症在新生儿期出现，伴有轻度红皮病和全身脱屑或大片透明鳞屑脱落。典型的多角形、暗褐色、黏着性鳞屑在婴儿期或儿童期出现，并对称分布于四肢、躯干和颈部（图 57.5）。偶尔，下肢鳞屑更大，呈浅灰色或白色。耳前受累具有高度特征性，颈部几乎常常受累，这就产生了描述性术语"脏颈病"（图 57.5D）；身体屈侧不一定受累。在幼童时期可见头皮细薄鳞屑，随着成长而减少。掌跖和除耳前外的面部其他区域不受累，具有特征性。在夏季鱼鳞病倾向于好转，但与寻常型鱼鳞病不同，皮损并不随着年龄的增长而减轻。

10% ～ 50% 的男性患者和一些女性携带者可出现无症状的角膜浑浊，其他的视觉异常比较罕见，如绿色色盲。受累的男性患者隐睾症的发生率增加 20 倍，与睾丸下降不良无关，睾丸癌和性腺功能减退的风险可能略有增加[8]。也有报道称注意力缺陷多动障碍的发病率较高[8]。除此之外，约 5% 患有类固醇硫酸酯酶缺乏症的患者存在更大的邻近基因缺失，这些基因缺失可导致卡曼综合征（Kallmann syndrone；伴有嗅觉丧失的低促性腺素性功能减退症）、X- 连锁遗传的点状软骨发育不良、眼白化病、智力障碍 / 自闭症和身材矮小。

在女性携带者中类固醇硫酸酯酶活性减少了 85%，但剩余的活性似乎足以防止皮损的出现。由于类固醇硫酸酯酶基因至少可以部分逃避 X 染色体失活，所以未见镶嵌型鱼鳞病样改变。

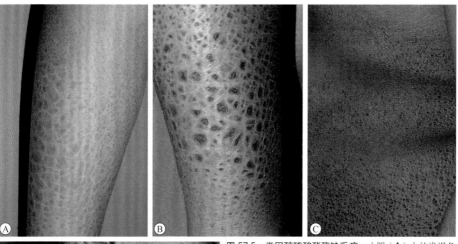

图 57.5 **类固醇硫酸酯酶缺乏症**。小腿（A）大的浅褐色和（B）明显的深褐色鳞屑。C. 躯干较小的深褐色鳞屑，不累及皱褶部位。D. 颈部深色鳞屑，有时也称作"脏颈"（A-C，Courtesy，Julie V Schaffer，MD.）

病理学

组织病理学表现为角化过度或角化不全，颗粒层正常或轻度增厚，可见到毛囊角化过度。电子显微镜检查可见角质蛋白颗粒增大，数目增加。在角质层仍存在桥粒，细胞含有大量黑素小体。生物化学和细胞动力学研究显示表皮细胞更新和水平衡是正常的。

其他诊断性实验

很多诊断实验室可以进行针对目标基因或基因组芯片的分子分析、荧光原位杂交和 PCR 分析，这些方法有助于检测确切的遗传缺陷。当已知一个女性为携带者时，也可采用上述方法进行产前诊断（通过绒毛膜绒毛或羊水标本）。非侵入性的产前诊断方法也是可行的，包括孕母血清雌激素水平降低，尿液中出现非水解性硫酸类固醇。β- 脂蛋白电泳迁移增加可间接检测到硫酸（羟基）胆固醇聚集。也可采用液相色谱–质谱联用（LC-MS）直接检测血清、表皮鳞屑、胎盘或羊水中硫酸胆固醇。此外，也可采用生物化学方法检测粒细胞、成纤维细胞、角质形成细胞和胎盘中类固醇硫酸酯酶的活性。

鉴别诊断

临床上，寻常型鱼鳞病身体屈侧及颈部不受累，常伴掌跖皮纹增多及毛周角化症，可与 X- 连锁鱼鳞病鉴别。如上所述，同一种鱼鳞病的表型可以和有更大的邻近基因缺失患者的皮肤外表现相关。对于存在这些其他表现的患者，需要使用精确的人染色体核型分析、荧光原位杂交或者基因芯片分析，来检测是否存在 Xp 缺失和 X/Y 染色体易位。胆固醇磺基转移酶（SULT2B1）缺陷导致的常染色体隐性遗传先天性鱼鳞病有一种表型和类固醇硫酸酯酶缺乏症相似，表现为薄层状的鳞屑，面中部和皮肤褶皱处不受累。

治疗

润肤剂（特别是丙二醇），局部角质松解剂和维 A 酸类药物单独或联合应用有效，而维生素 D 类药物疗效不满意，且可引起皮肤刺激。通常不必系统应用维 A 酸类药物。

表皮松解性鱼鳞病

同义名： ■ 先天性大疱性鱼鳞病样红皮病（bullous congenital ichthyosiform erythroderma, Brocq） ■ 表皮松解性角化过度（epidermolytic hyperkeratosis） ■ 大疱性鱼鳞病（bullous ichthyosis）

历史

1897 年，Nikolsky 首次描述了大疱性先天性鱼鳞症的组织病理学特征，1902 年 Brocq 将先天性鱼鳞病样红皮病分为非大疱性先天性鱼鳞病样红皮病和大疱性先天性鱼鳞病样红皮病[2]。1966 年，Frost 和 Van Scott[3] 将这种常染色体显性遗传大疱性先天性鱼鳞病命名为表皮松解性角化过度。

流行病学

估计全世界表皮松解性鱼鳞病（epidermolytic ichthyosis，EI）的患病率为 1/200 000 ～ 1/350 000。本病通常为完全外显的常染色体显性遗传病，罕见报道有常染色体隐性遗传，男女患病概率相等。约 50% 的病例为散发病例，提示为新发突变。

发病机制

EI 由分别编码角蛋白 1(KRT1) 和角蛋白 10(KRT10) 的基因杂合变异所致[14]。有报道在近亲结婚家庭中一例严重的由常染色体隐性遗传功能缺失突变引起的 EI[15]，这非常罕见。角蛋白 1 和 10 在表皮颗粒层和基底层上部表达，该部位就是病理学发病的部位。KRT1 突变通常伴有严重的掌跖角化，而掌跖部位 KPT10 基因表达较少，因此 KPT10 突变，掌跖不受累[16]。致病突变改变 α- 螺旋杆区边界的高度保守的氨基酸残基；这些位点代表影响螺旋杆区和终止序列的"突变热点"（图 56.5）[14]。其他位点的突变不常见，一般表型较轻或不寻常[14]。

突变影响角蛋白的排列、寡聚化和角蛋白丝装配，因此减弱细胞骨架，损害了表皮的机械强度和细胞的完整性，引起细胞溶解和水疱。表皮棘层肥厚和角化过度由过度增殖、脱屑减少和其他因素引起。皮肤的屏障功能遭到明显地破坏，引起经皮水分丢失增加和角质层细菌定植。

临床特征

出生时就出现红皮病（图 57.6A）、脱屑、糜烂和大片皮肤剥脱（见图 34.16）。皮肤角化过度也可在出生时出现，或在婴儿期出现。随着年龄的增长，皮肤脆性、水疱及红皮症减轻或减少，而以皮肤角化过度为著（图 57.6B ～ E）。然而，患者可能仍存在周期性的大片碟状浅表上皮脱落，露出脆弱的红斑基底。身体屈侧沿皮纹的隆起（图 57.6C、D）很常见，而关节伸侧过度角化形成鹅卵石样外观（图 57.6F）。

在患者之间和家系之间，临床表现可能差别很大，包括至少 6 种已知的伴有或不伴有掌跖受累的临床表型[16]。

不常见的 EI 临床变异型包括"伴有表皮松解性角化过度的环状鱼鳞病"和"环状表皮松解性鱼鳞病",它们分别由 *KRT1* 和 *KRT10* 基因螺旋边界外的显著突变引起[14]。

EI 破坏患者的容貌,对患者的生活质量和社会活动有巨大的影响。患者新生儿期的败血症和水电解质平衡紊乱可能危及生命。皮肤起疱和继发感染导致长期遭受病痛。疾病常伴有刺激性的气味,偶尔可引起姿势和步态的异常。其他的伴随症状有口角炎和头皮受累,严重的头皮受累导致毛干被包埋和毛发脱落。

表皮松解性表皮痣(嵌合体表皮松解性鱼鳞病)

EI 嵌合体形式的特征性表现为沿 Blaschko 线单侧或双侧分布的角化过度性皮纹[17]。豪猪状鱼鳞病已有报道,表现为全身突出的豪猪棘样的皮损,由高度角化过度引起。豪猪状鱼鳞病为描述性病名,并非是一种独立的疾病。表皮松解性表皮痣由胚胎形成期 *KRT1* 或 *KRT10* 基因的后合子突变引起。如果这种突变累及生殖细胞,可以遗传给后代,导致疾病泛发[17]。因此推荐对散发 EI 患儿的父母双方进行检查。

病理学

根据"表皮松解角化过度"高度特征性的结构和超微结构的异常,EI 可从其他先天性鱼鳞病中独立出来。常规组织学检查的主要特征为密集的正角化过度、明显的棘层增厚、颗粒层增厚、基底层上和颗粒层细胞溶解而出现表皮内小水疱(图 57.7)。角质形成细胞内空泡化明显,角蛋白中间丝(keratin intermediate filaments, KIFs)聚集呈簇。真皮浅层常可见血管周围淋巴细胞、组织细胞轻度浸润。超微结构分析可见表皮下层碎片状、成群的 KIFs,而在表皮上层核周的 KIFs 脱落。

其他诊断性实验

角蛋白基因 *KRT1* 和 *KRT10* 的突变筛选和全基因测序目前已经商业化。当患病家庭成员明确存在突变时,可以应用产前诊断技术。

鉴别诊断

新生儿期出现的大疱、糜烂及局部皮肤缺损的 EI 可以与非大疱性先天性鱼鳞病区别(表 57.2)。临床上要与各型大疱性表皮松解症、葡萄球菌性烫伤样皮肤综合征和其他新生儿出现的水疱大疱和糜烂类疾病相鉴别,需要行皮肤活检和细菌培养(见第 32 和 34 章)。

到了婴儿和儿童期,通过出生时即起大疱,局部大疱反复发生,表皮多重感染的病史和具有特点的临床表

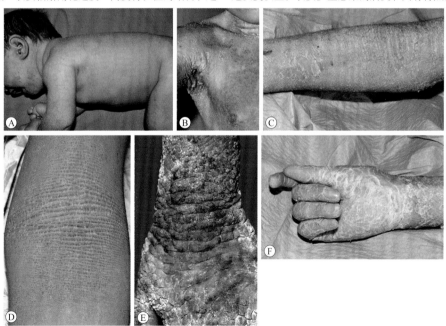

图 57.6 **表皮松解性鱼鳞病**。A. 患病婴儿面部和大腿伴有细小鳞屑和糜烂的红皮病。B. 之后发展为明显的角化过度,伴有灶性糜烂。C、D. 肘窝波纹状的角化过度。E. 手背角化过度,呈鹅卵石样外观。F. 伴有 *KRT1* 基因突变的患者严重的掌跖角化,导致手指畸形(A, Courtesy, Angela Hernández-Martín, MD;B-D, F, Courtesy, Julie V Schaffer, MD;E, Courtesy, SJ Bale, PhD, and JJ DiGiovanna, MD.)

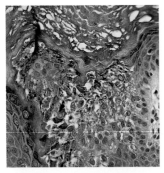

图 57.7　表皮松解性鱼鳞病的组织学表现。正角化过度明显，角质形成细胞内空泡形成，颗粒层可见明显的角蛋白微丝团块

表 57.2　部分鱼鳞病和相关疾病的新生儿期临床表现。括号内为少见或罕见

疾病	火棉胶	大疱/水疱/糜烂	红皮病	广泛的鱼鳞病	脱皮
表皮松解性鱼鳞病		＋	＋	（＋）	（＋）
浅表表皮松解性鱼鳞病	（＋）	（＋）	（＋）	＋
板层状鱼鳞病	＋		（＋）	＋
先天性鱼鳞病样红皮病	＋		＋	＋
自愈性火棉胶样儿	＋			
Sjögren-Larsson 综合征	（＋）		＋	＋
中性脂肪贮积病	（＋）		＋	＋
毛发硫营养不良	（＋）		＋	＋
Netherton 综合征			＋	＋	＋
类固醇硫酸酯酶缺乏症			＋	（＋）	＋
皮肤剥脱综合征（见表 57.5）			（＋）	（＋）	＋
Conradi-Hünemann-Happle 综合征	（＋）		＋（沿 Blaschko 线）	＋（沿 Blaschko 线）
CHILD 综合征			单侧	单侧*
KID 综合征				（＋）

* 有时可出现对侧的较轻的或者呈带状分布的皮损

现和组织学特征，EI 可与其他先天性鱼鳞病区别。表皮松解性掌跖角化症中也可见到同样的病理改变（见第 58 章），但仅累及掌跖。浅表表皮松解性鱼鳞病（Siemens 大疱性鱼鳞病）不伴有红皮病，而由于颗粒层内表皮松解出现浅表的表皮蜕皮。在一些患者中，Curth-Macklin

豪猪状鱼鳞病可与 EI 极为相似，关节处和曲侧可见呈嵴状、疣状的角化过度皮损（见下文）。与 EI 完全不同的是，临床或组织学均无证据显示有水疱形成或表皮松解，另外 KIFs 在超微结构上的异常是独特的。

治疗

治疗是对症，具体取决于患者的年龄及临床症状。新生儿阶段应将患者置于加强监护婴儿室，以提供防护隔离，预防及治疗脱水、电解质紊乱和皮肤感染。出现败血症时，必须用广谱抗生素。对新生儿小心抱放、使用护垫和润肤油，使皮肤糜烂和缺失尽快愈合。

对于儿童和成人，治疗目的为减少角化过度的形成，去除痂皮和软化皮肤。含有尿素、水杨酸和 α - 羟酸的角质溶解霜剂和洗剂有效，但由于药物具有烧灼感和刺痛感，通常患者不易耐受，尤其是儿童。应避免大面积外用高浓度水杨酸制剂，以防系统性水杨酸中毒。局部外用维 A 酸和维生素 D 制剂有效，但会引起皮肤刺激。经常使用润肤剂和保湿剂，结合皮肤的水合作用（如洗澡时浸泡）和机械性地擦（如用软刷、海绵等轻轻擦洗）角化的皮肤，会有良好效果。

皮肤细菌感染很常见，并可引发大疱，需局部或系统应用抗生素治疗。使用消毒剂如抗菌皂、氯己定或稀释的次氯酸钠沐浴可以帮助控制细菌定植。应避免持续预防性治疗（口腔或局部抗生素），因为可发生抗生素耐药。防止机械损伤（如穿着柔软的衣物和鞋）也很重要，因为机械损伤可能使皮肤脆性增强。口服维 A 酸可彻底减少角化过度和泛发性 EI 感染发生的频率，但同时也增加了表皮的脆性和起疱的频率。因此，推荐应从低的初始剂量开始，逐渐增加并细心监护，直至确定最小有效维持剂量[18]。该病损容和具有恶臭，可能影响社会心理功能。

浅表表皮松解性鱼鳞病

同义名： ■ Siemens 大疱性鱼鳞病（ichthyosis bullosa of Siemens）■ 剥脱性鱼鳞病（ichthyosis exfoliativa）

历史

1937 年，Siemens[19] 首先描述了这种先天性鱼鳞病，认为本病为一独立疾病，并与 EI 相鉴别。

发病机制

浅表 EI 是一种罕见的常染色体显性遗传的鱼鳞

病，由编码角蛋白 2（*KRT2*）的基因杂合突变发病，*KRT2* 仅表达于表皮棘层上层细胞及颗粒层细胞。突变聚集在 *KRT2* 杆区边界；最常见的突变是螺旋末端基序中的 Glu487Lys[14]。

临床特征

临床表现较经典型 EI 轻。出生时，皮肤可正常或轻度的大疱。在婴儿期患者四肢常因外伤出现大疱，随着角化过程的发展，在幼童时期减轻。好发在关节部位、屈侧及手足背面皮肤（图 57.8），掌跖部位多不累及。皮肤表现为起皱，有光泽及增厚。由于浅表的水疱和角质层的脱落，本病的一个特征性表现为浅表的剥露，周围绕以领圈样的脱皮。

病理学

组织病理学异常包括正角化过度、棘层肥厚及颗粒层细胞空泡形成，偶见表皮松解。电镜下可见颗粒层细胞及棘层上部细胞内出现张力细丝团块。

鉴别诊断

本病婴儿期常不出现 EI 的特征性红斑病及泛发性水疱表现，婴儿期后更轻，可出现无红斑性表皮脱落。皮肤剥脱综合征可有相似的临床表现，但是没有特征性的颗粒层空泡形成的表现。反复发作的大疱也是单纯型大疱性表皮松解症的特点，但是本病除了掌跖角化外，不与角化过度同时出现，且可通过组织学表现的基底层表皮松解鉴别。

治疗

与 EI 相同。

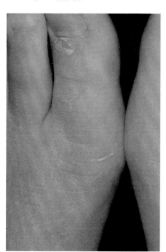

图 57.8 浅表表皮松解性鱼鳞病。皮纹增加，皮肤浅表剥脱呈领圈样（Courtesy，Anthony J Mancini，MD.）

雪花状鱼鳞病

同义名： ■ 五彩纸屑鱼鳞病（confetti ichthyosis）■ 先天性网状鱼鳞病样红皮病（congenital reticular ichthyosiform erythroderma）■ 变异性鱼鳞病（ichthyosis variegata）

雪花状鱼鳞病（ichthyosis with confetti）是一种罕见的常染色体显性遗传病，患病个体出现时表现为鱼鳞病样红皮病和掌跖角化[20]。儿童期，患者全身出现广泛的成百上千个小的五彩纸屑样的正常皮岛（图 57.9），并逐渐增多、增大。鱼鳞病样皮损的组织学表现为棘层增厚、表皮上层角质形成细胞核周围空泡形成和角化不全性角化过度。

这种鱼鳞病是由 *KRT10* 基因的杂合移码突变引起的，*KRT1* 基因突变较少见[20]。由此产生突变的角蛋白 10 具有富含精氨酸的羧基端，将本应定位在细胞质的蛋白质定向至核仁。每个正常皮岛代表一个通过有丝分裂重组产生的回复突变克隆，如一个导致纯合突变和纯合的正常子细胞的"交叉"过程。移码突变在提高有丝分裂率中的确切作用未被确定。

Curth–Macklin 豪猪状鱼鳞病

历史

1954 年，Ollendorff-Curth 和 Macklin[21] 描述了在一个家系中出现的以豪猪状角化过度及掌跖角化为特征表现的疾病。Anton-Lamprecht 等[22] 行电子显微镜下检查显示特殊的角质形成细胞分化细胞骨架异常。

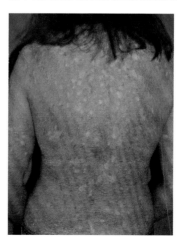

图 57.9 雪花状鱼鳞病。鱼鳞病样红皮病背景上的数个小的五彩纸屑样皮岛反映回复突变镶嵌现象（Courtesy，Antonio Torrelo，MD.）

继首次报道后，已有一些伴有常染色体显性遗传的大家系及一些散发病例报道。

发病机制

在一些无关联的豪猪状鱼鳞病患者中，发现了 KRT1 基因杂合突变。与 EI 不同，本病突变为小的核苷酸缺失及插入导致移码突变，突变基因表达尾部异常的 KRT1 蛋白。因为后者缺少正常的甘氨酸环基序，改变了蛋白与蛋白间的相互作用[23]。

临床体征

Curth-Macklin 豪猪状鱼鳞病的角化过度区域的临床表现可与 EI 相似，但本病无皮肤脆性增加的表现。其临床表现各异，甚至在同一家系内，可表现为独立的掌跖角化，局部的角化斑块及泛发性伴有角及硬刺的豪猪样角化过度，掌跖角化可表现严重致肢体残毁。角化过度可在出生时或幼儿期早期出现。可表现为大关节及皮肤褶皱部位出现鹅卵石样或者硬的角化过度。环状勒痕（断指症）、海星样角化过度、指节垫、指趾屈曲挛缩、二重细菌感染等临床表现亦均有描述。

病理学

组织病理学表现多样，包括正角化、角化过度、颗粒层肥厚、棘层肥厚、尖塔样乳头瘤样表现等，均无特异性。生发层细胞可呈空泡样或双核细胞。诊断性特征包括表皮上层超微结构异常。角蛋白连接线形成壳状、散开的网状线，常与核周空泡及双核细胞的形成有关。与 EI 不同的是无角蛋白团块及表皮松解表现。

鉴别诊断

可通过本病无水疱、无皮肤脆性增加及电镜下表现与 EI 及掌跖角化病相鉴别。

治疗

最有效的治疗为系统应用维 A 酸类药物，局部应用角质剥脱剂（参见上述 EI）。

豪猪状鱼鳞病

同义名： ■ "豪猪样人"（"porcupine man"）■ Lambert 型豪猪状鱼鳞病（ichthyosis hystrix gravior type Lambert）■ Rheydt 型豪猪状鱼鳞病［ichthyosis hystrix gravior type Rheydt（豪猪状鱼鳞病伴耳聋综合征，HID 综合征）早期］■ 系统性疣状痣（systematized verrucous nevus）。

豪猪状鱼鳞病是对一组以皮肤大量角化过度为特点疾病的描述性名称，这类疾病表现为疣状外观或突起的豪猪样突刺，它不是一个独立的临床疾病。EI 患者常出现此临床表现，但也可见于一些临床及遗传异质性的皮肤病，包括疣状表皮松解性痣、Curth-Macklin 豪猪状鱼鳞病、豪猪状鱼鳞病伴耳聋综合征。后者是角膜炎-鱼鳞病-耳聋综合征的变异型，由 GJB2 基因突变引起[24-25]。豪猪状鱼鳞病最著名的病例是来自英国 Suffolk 的兰伯特家系中的"豪猪男人"[26]。由于在此家系的记录中未提及皮肤出疱的表现，所以至今不能确定本病是否为 EI 的一型。

胶样婴儿

同义名： ■ 火棉胶样儿（collodion fetus）■ 先天性鱼鳞病（ichthyosis congenita）■ 自我改善性火棉胶样鱼鳞病-自愈性火棉胶样儿（self-improving collodionichthyosis-self-healing collodion baby），新生儿板层状剥脱（lamellar exfoliation of the newborn），新生儿表皮脱屑（desquamation of the newborn）

流行病学

胶样婴儿（collodion baby）是指几种主要是常染色体隐性遗传性先天性鱼鳞病患者所表现出的相似症状，并非一种独立的疾病名称。

发病机制

对于形成火棉胶膜的机制并不十分清楚，但认为是胎儿表皮对出生后生活的一种适应紊乱。已经证实了最终发展为板层状鱼鳞病的胶样婴儿是由于编码一种十分重要的表皮交联酶——转谷氨酰胺酶-1 的基因发生了突变，导致该酶的功能缺失[27]。转谷氨酰胺酶-1 功能缺失导致表皮发育过程中的蛋白和脂质形成出现了严重紊乱，因此形成了严重的角化过度、屏障功能受损及严重的经表皮水分流失。其他类型的先天性鱼鳞病患者在临床上也可呈现火棉胶膜，已证实这些患者存在许多其他的脂质形成酶或脂质运载体的功能缺失，例如在先天性鱼鳞病样红皮病患者中存在脂氧化酶功能异常，板层状鱼鳞病片层状鱼鳞病患者有 ABCA12 酶缺失，Sjögren-Larsson 综合征中存在脂醛脱氢酶异常，中性脂质沉积性疾病存在脂酸水解酶活化剂异常，Gaucher 病中有 β-葡萄糖脑苷脂酶的异常等（见表 56.2）。上述这些研究清楚说明了脂质在表皮屏障中的作用。

约 10% 的胶样婴儿[8]，是一种较轻的可自愈亚型，叫做自愈性火棉胶样鱼鳞病。已有报道指出在这些患者中存在基因 TGM1、ALOX12B、ALOX12B、ALOXE3、NIPAL4（ICHTHYIN）或者 CYP4F22 突变，而这些突变的基因在子宫内是完全钝化的，直至出生后才被激活[28-30]。因此自愈性火棉胶婴儿是一种依赖于环境因素的动态表型，环境影响其突变蛋白的稳定性。已有报道，自我改善性火棉胶样鱼鳞病的一种类型表现为火棉胶样膜局限在肢端，这是由于混合的 TGM1 基因杂合突变引起的[31]。

临床特征

火棉胶婴儿多为早产儿，并且有较高的围生期发病率和死亡率。出生时患儿就覆盖着一层由增厚角质层形成的、紧张、有光泽且透明的膜，类似于一层塑料封皮（图 57.10），其紧张性常导致眼睑外翻、唇外翻、鼻软骨和耳郭软骨发育不良，此外还可损伤患儿的吮吸及肺换气功能，导致脱水、营养不良、缺氧及肺部感染。出生后塑料封皮状膜渐渐变干、出现裂缝而最终破碎，在此过程中可形成较深的皲裂和损伤表皮屏障功能，导致经皮水分丢失，并且形成了微生物进入体内的入口，引发水电解质紊乱、皮肤感染甚至脓毒血症。除此之外，变硬的环状带皮肤可导致血管收缩和末端水肿。

通常在出生后 2 到 4 周内，薄膜会大片状完全脱落，此后在临床上该症逐渐转化为其他隐性表型。大部分火棉胶婴儿演变为先天性鱼鳞样红皮病和板层状鱼鳞病。其他鱼鳞病可能很少表现为胶样婴儿（表

57.3）。在自我改善性火棉胶样鱼鳞病中，火棉胶膜脱落后，呈现正常皮肤或者其他临床表现如干皮症、细小或灶性的脱屑、掌纹增多、轻度的掌跖角化、红脸颊和少汗[30]。

病理学

火棉胶膜的病理改变在光镜和电镜下并没有特异性，仅显示出过度角化而增厚的角质层。因此，通常选择多基因分子检测或者将诊断性的皮肤活检推迟至其转化为隐性表型时再进行。这时可应用免疫染色来显示转谷氨酰胺酶 -1 蛋白在表皮上层中的存在情况[32]。用皮肤组织切片可进行原位谷氨酰胺酶的测定，即使在火棉胶婴儿中也能快速地检测出患儿是否存在转谷氨酰胺酶的缺失[29, 32]。然而，对谷氨酰胺酶活性的检测结果进行评价需要丰富的经验，该检测无法广泛应用。

鉴别诊断

丑角样鱼鳞病的表型更重，两种疾病的临床表现差别明显，不难鉴别。

治疗

火棉胶婴儿常有高热、高钠性脱水、皮肤感染和败血症的风险，故应将他们保护在可控环境中，认真监测水和电解质的失衡情况。由于肺换气受限及鳞屑等膜状物质的吸收，患儿还有继发肺炎的危险。为了促进火棉胶膜逐渐、缓和地剥离和脱落，建议将患儿放置在湿润的保温箱，并作湿敷，外用一些柔和的润肤剂，以改善患儿皮肤的弹性和柔软性。对火棉胶膜不建议采用手移除法及局部使用角质剥脱剂，因为这可能增加感染和经皮吸收的危险。

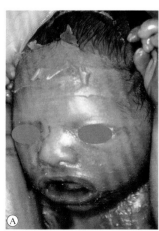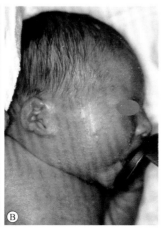

图 57.10　胶样婴儿。 A. 出生 1 天有唇外翻。B. 出生 8 天后有红斑和弥漫的轻度脱屑和耳郭畸形

表 57.3 胶样婴儿的鉴别诊断	
疾病	发病频率
自我改善性火棉胶样鱼鳞病	多见
板层状鱼鳞病	常见
先天性鱼鳞病样红皮病	常见
毛发硫营养不良	相当常见
常染色体显性板层状鱼鳞病	罕见
常染色体显性先天性鱼鳞病样红皮病	罕见
Sjögren-Larsson 综合征	罕见
婴儿戈谢病	罕见
鱼鳞病、智力障碍和痉挛性截瘫	罕见
外胚层发育不良（ectodermal dysplasia，EDs）*	极其罕见
中性脂质贮积病	极其罕见
Conradi-Hünermann-Happle 综合征 **	极其罕见

* 比如：少汗型 ED 或者睑缘黏连 -ED- 靴裂（ankyloblepharon-ED-clefting，AEC）综合征。

** 火棉胶样表现是患有等位基因 X- 连锁隐性遗传多种畸形综合征的男孩的一种特征性表现

板层状鱼鳞病

同义名： ■ 非红皮病型常染色体隐性遗传性板层状鱼鳞病（non-erythrodermic autosomal recessive lamellar ichthyosis）■ 2 型先天性鱼鳞病（ichthyosis congenita type 2）

历史

1966 年，Frost 和 Van Scott[3] 将所有非大疱性常染色体隐性遗传性先天性鱼鳞病统称为板层状鱼鳞病。Williams 和 Elias[33] 后来进一步将其分为两种不同的表型：板层状鱼鳞病（lamellar ichthyosis，LI）和（非大疱性，non bullous）先天性鱼鳞病样红皮病（congenital ichthyosiform erythroderma，CIE），现在认为它是疾病谱中一种中间过渡表型。在现在分类系统中，LI-CIE 病谱和丑角样鱼鳞病归为非综合征的常染色体隐性先天性鱼鳞病（nonsyndromic autosomal recessive congenital ichthyosis，ARCI）一类[7]。然而，有报道一种 LI 的罕见常染色显性表型，其临床特点几乎无法分别。

流行病学

LI 发病遍布全世界，估算其在成活新生儿中患病率是 1/200 000 到 1/300 000 之间，在某些地区如挪威（1/90 000）或在近亲结合的群体中可能更加普遍。LI

常有遗传异质性，且在大部分家系中呈现常染色体隐性遗传特性，偶然也会发现常染色体显性遗传。

发病机制

35% ～ 55%LI-CIE 病谱中的 ARCI 患者以及 65% ～ 90% 的经典型 LI 患者，是由于两个异源性 *TGM1* 基因的有害突变导致的转谷氨酰胺酶 -1 的缺陷而致病[27, 34-35]。有些 LI-CIE 患儿出生时被一层火棉胶膜包裹，伴有盘状鳞屑、睑外翻和（或）秃发，这样的患儿存在 *TGM1* 基因突变的概率是缺乏至少一个这些特征的患儿的将近 4 倍[34]。欧洲北部家系中的患者通常都有由一种德国祖先的共同突变，导致 *TGM1* mRNA 剪接异常[36]。

转谷氨酰胺酶 -1 通过形成 ε-（γ- 谷氨酰基）赖氨酸异构肽来催化钙依赖性的蛋白交联，它也可以帮助脂类连接到蛋白质和 ω- 羟神经酰胺中（见图 56.3）。此酶分布在表皮上部的分化层，它促使大量结构蛋白（例如表皮蛋白、小分子的多脯氨酸蛋白、兜甲蛋白、角蛋白和桥粒蛋白）相互交联而形成非水溶性蛋白质包膜，也有利于脂质分子膜的形成。和人 LI-CIE 相似，转基因小鼠的转谷氨酰胺酶 -1 缺陷严重影响了角质层的分化和成熟和出生后皮肤对干燥环境的适应。

已有报道在来自北非（摩洛哥、马里、阿尔及利亚）家系的 LI 患者中，发现存在 ATP 结合盒亚家族 A 成员 12 基因（*ABCA12*）的双等位基因错义突变[37]。这些突变均分布在外显子[28-32]，而这些外显子编码板层小体 ABC 运载体中的第一个核苷酸结合区域。ABCA12 运载体对脂类基质以能量依赖方式进行跨膜运输起重要作用，它存在于板层小体中。值得注意的是，*ABCA12* 基因的有害突变导致丑角样鱼鳞病（见下文）。

CYP4F22 基因突变导致轻型 LI，该基因编码的细胞色素 P450 酶可使超长链脂肪酸 ω- 羟基化形成酰基神经酰胺，后者在皮肤屏障功能中有重要作用[38]。患者在出生时可包裹火棉胶样膜或表现为红皮病，之后发展为广泛的灰白色鳞屑和掌纹加深[39]。最近发现，伴有反复皮肤真菌感染的 LI 患者中存在短链脱氢酶 / 还原酶家族 9C 成员 7 基因（*SDR9C7*）突变，该基因编码一种与维生素 A 代谢有关的蛋白[40]。由于磺基转移酶家族 2B 成员 1 基因（*SULT2B1*，编码胆固醇磺基转移酶）突变导致的 LI 表现为出生时包裹火棉胶样膜，之后表现为鳞屑，面中部及褶皱部位不受累；这令人想起类固醇硫酸酯酶缺乏症[13a]。除此之外，*ALOX12B* 基因和 *ALOXE3* 基因（编码脂肪氧合酶）、*NIPAL4* 基因（*ICHTHYIN*）和 *LIPN* 基因（编码

脂肪酶 N）突变偶尔和轻型 LI 或者 LI/CIE 中间型、病谱的 CIE 端有关（见下文）。

临床特征

经典型板层状鱼鳞病患者在出生时就明显地表现出严重症状，而且一直持续终生，但也有表现较轻的变异性。大部分患儿在出生时被一层火棉胶膜包裹（见上文）。在患儿出生后 1 周内，火棉胶膜逐渐演变为泛发的大片鳞屑。这些大片状、褐色的盘状鳞屑，呈镶嵌或树皮状，伴极轻微或无红皮病表现（图57.11A、B）。除此之外，鳞屑中央黏着、边缘游离而易形成皮肤表面皲裂。南非的"泳衣鱼鳞病"患者仅躯干和头皮受累由温度敏感性的 TGM1 基因突变导致；最先在南非，随后世界范围内均有报道[40a]。

面部皮肤受紧张牵拉常导致睑外翻（图 57.11C）、唇外翻以及鼻部、耳郭软骨发育不良。严重的睑外翻还会引起睫毛脱落、结膜炎及由于眼睑闭合不全而继发的角膜炎等。紧张皮肤的牵拉、压迫还可以导致瘢痕性秃发，以头皮外周区域表现最为严重。发干正常但常被增厚的角质层包绕。掌跖角化的轻重程度不一，表现可从掌跖皮肤纹理加重至严重的角质增厚伴裂口、皲裂。由甲板增厚所致的继发性甲营养不良及甲纵嵴也不少见。表皮内外泌腺导管的收缩可引发严重的热耐受不良，鳞屑的聚集还可导致外耳道闭塞，滋生细菌及反复发作性耳部感染。

病理学

组织病理为非特异性改变，表皮显著的正角化过度，棘层增厚，有时呈银屑病样或乳头瘤样增生。与CIE 相反，其表皮增生速率是正常或仅轻度加快。在角质层可见胆固醇裂隙加深及不同数量的半透明脂滴，电镜下可见角质细胞的包膜很薄或缺失，这些病理改变基本上与 CIE 是一致的[41]。

图 57.11 板层状鱼鳞病。A. 下肢大片的盘状鳞屑形成镶嵌样外观。B. 颈部和腋下不同大小的褐色鳞屑积累。C. 明显的睑外翻，盘状鳞屑（B，Courtesy，Julie V Schaffer，MD.）

其他诊断方法

除了检测培养的角质形成细胞中转谷氨酰胺酶 -1的活性，在皮肤切片中检测转谷氨酰胺酶 -1 缺陷的方法还包括用抗转谷氨酰胺酶–抗体进行免疫染色、原位测定转谷氨酰胺酶 -1 的活性（在皮肤组织冷冻切片上进行生物素化的酶底物肽的共价结合）[29, 32]、检查交联细胞包膜[42]。然而这些检测方法并没广泛应用到诊断当中。检测基因 TGM1、ABCA12、CYP4F22、ALOX12B、ALOXE3、NIPAL4（ICHTHYIN）、SDR9C7和 LIPN 所发生的病理性突变经济可行，包括多基因嵌板[43]。

在某家族中致病基因突变方式已经明确的情况下，可在妊娠早期通过绒膜绒毛取样（CVS）或羊膜穿刺术进行产前诊断[44]，这几乎已取代了对胎儿皮肤进行的光学和电子显微镜检查。

鉴别诊断

在新生儿期，此症在临床表现上与火棉胶膜伴发的先天性鱼鳞病的其他表型有大量重叠，特别是与 CIE、自我改善型火棉胶样鱼鳞病（见表 57.2 和 57.3）。随着病程发展，LI 表现出特征性的大片暗色盘状鳞屑，睑外翻及不可察觉红皮病等特点，易与其他鱼鳞病相鉴别。虽然经典 CIE 的临床特点为明显红皮病及白色较小鳞屑，但有些患者在临床上呈现的红皮病程度及鳞屑的数量、大小不同，表现为 LI/CIE 中间型。

治疗

对患儿初生后的护理在火棉胶婴儿的章节中已经详细介绍。重症患儿常常需要从幼童时期即开始以维 A 酸类药物进行系统治疗。阿昔曲丁可以有效地减轻过度角化及鳞屑的生成，治疗通常先从小剂量开始，根据病程和病情的轻重程度逐渐增至最小有效剂量[18]。治疗还有助于改善睑外翻，从而避免眼部并

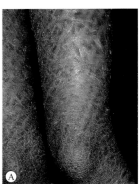
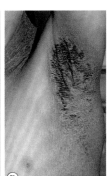
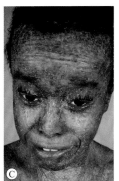

发症和眼睑外科重建手术。然而，若长期服用维 A 酸类药物，必须权衡考虑其潜在的毒副作用。一项包括 64 位中重度 LI 患者维 A 酸代谢阻滞剂利阿唑（美国尚未应用）的随机对照研究发现，利阿唑的有效率为 41% ~ 50%，安慰剂有效率为 11%，二者有边界性（borderline）统计学意义（P = 0.056）[45]；之前的研究表明利阿唑的疗效与阿昔曲丁相近，但前者显示具有更好的耐受性[46]。

在有严重脱屑及皮肤屏障功能损伤情况下，常需要局部治疗。应用角质剥脱剂由于其皮肤刺激性，且全身吸收的危险性而受到限制，尤其是儿童；外用他克莫司的系统吸收也有发生。局部应用维生素 D_3 的衍生物和他扎罗汀[47]以及在亲脂性基质中含乳酸和丙二醇的乳膏[48]均有疗效。对于热耐受不良者可采用浸浴等使皮肤润泽或应用空调和加湿器来缓解。严重睑外翻需进行眼科学的纵向性评估，必要时应予以外科修复，以免角膜发生不可逆性损伤。

LI 和其他 ARCI 的严重类型经常影响外观，可使患儿的正常社会心理发展受到影响，故应给予其家庭和患者本人支持来解决这些问题。患者支持组织，如鱼鳞病及相关疾病基金会（FIRST）就是可以获得个人援助、教育资源和信息知识的良好来源。

先天性鱼鳞病样红皮病

同义名：■ 先天性非大疱性鱼鳞病样红皮病（non-bullous congenital ichthyosiform erythroderma）■ 红皮病型常染色体隐性遗传性板层状鱼鳞病（eryth-rodermic autosomal recessive lamellar ichthyosis）■ 1 型先天性鱼鳞病（ichthyosis congenita type 1）

流行病学

先天性鱼鳞病样红皮病（congenital ichthyosiform erythroderma，CIE）较板层状鱼鳞病常见，其发生率约为 1/100 000 至 1/200 000。在绝大多数家系中，CIE 表现出常染色体隐性遗传特性，偶尔也有个别报道其呈常染色体显性遗传。此型 ARCI 在临床及遗传学上都有很大的异质性。

发病机制

迄今为止，已发现至少九个基因的突变可导致 CIE：*TGM1*、*ALOX12B*、*ALOXE3*、*NIPAL4*（*ICHTHYIN*）、*PNPLA1*、*CERS3*、*LIPN*、*ABCA12* 和 *CYP4F22*（婴儿期

红皮病罕见）[49]。除此之外，CIE 可能与染色体 19 和 12 上的基因有关。与 LI 患者相比，只有很少数 CIE 患者的 *TGM1* 基因存在隐性突变（见 LI 章节）。

根据患者的种族背景不同，10% ~ 30% 无 *TGM1* 基因突变的 CIE 患者存在两种脂肪氧合酶（LOX）基因（*ALOX12B* 或 *ALOXE3*）中一种的双等位基因钝化突变，两种基因突变导致的患者各占一半[28, 49-50]。大部分患者出生时都伴火棉胶膜，不久呈现出轻至中度 CIE 症状。酶 12R-LOX 和 eLOX 主要在表皮合成，参与角质层细胞脂质包膜中蛋白结合神经酰胺的合成[51]。12R-LOX 可生成脂肪酸的过氧化氢物，eLOX 则作为过氧化氢异构酶以合成环氧乙醇。

在地中海盆地、伊朗、南美洲和北欧的家系中发现了 *NIPAL4*（*ICHTHYIN*）基因突变可导致 CIE[52-53]。斯堪的纳维亚的研究发现患有 ARCI 的 18 个家系中有 16 个检测出该基因的突变。ARCI 有特征性的超微结构改变，包括颗粒层异常的板层小体和细长的核周膜[53]。这些患者表现出泛发性先天性鱼鳞病症状伴不同程度红斑、弥漫的黄色掌跖角化，且出生时通常无火棉胶膜[53]；有些患者出现白内障和圆锥形角膜。鳞蛋白（ichthyin）是一种跨膜蛋白，与运载体、G 蛋白偶联受体同源，推测可能为膜受体以结合由过氧化体途径形成的配体（氧化三聚体 A3 和 B3）[52]。

虽然 *ABCA12* 突变导致 LI 和丑角样鱼鳞病更常见，其双等位基因突变，至少其中一个为错义突变时，可导致伴有相对大鳞屑的 CIE[54]。除此之外，新生儿期存活的丑角样鱼鳞病患者经常发展为非常严重的 CIE 样表型。

CIE 偶尔由编码形成表皮脂质屏障其他蛋白的双等位基因突变导致。已有报道，南非[55]和西班牙[56]的家系中 *PNPLA1* 基因导致 CIE，伴有头皮累及、掌纹加深，患儿出生时常包裹火棉胶膜。编码神经酰胺合成酶 3 的 *CERS3* 基因突变导致的 CIE，特征表现为早老外观、火棉胶膜和掌纹加深[57]。最后，*LIPN* 基因（编码脂肪酶 N）突变导致儿童期鱼鳞病，表现为广泛的细小白色鳞屑，但是很少出现红斑；约 5% 的非综合征型 ARCI 的以色列家系由该基因突变导致[49]。

临床特征

CIE 患者出生时通常都伴有火棉胶膜，随后就发展为泛发性红皮病和持续性的脱屑，症状伴随终身，变化轻微。CIE 的临床症状较 LI 轻些，且在红皮病程度、鳞屑大小和形状上表现出更大的差异性。对于重症患者，CIE 的典型特征为严重的鲜红色红皮病，伴

弥漫性白色、粉末状的细小鳞屑（图 57.12），可伴发睑外翻、瘢痕性秃发。在下肢伸侧可出现较大、颜色较深的盘状鳞屑。CIE 患者常有重度弥漫性皲裂性掌跖角化，而身体其他部分则为细小的透明状鳞屑，有些亚型可有掌纹加深。轻型患者仅呈现较轻或很轻微的红皮病，但仍有全身泛发性鳞屑和不同程度的掌跖受累。

汗腺管和毛孔的阻塞可导致少汗和热耐受不良。继发性甲营养不良、甲癣和手指弯曲挛缩也较常见。严重的剥脱性红皮病可能引起生长期儿童的代谢性应激，如果不能达到他们高水平的热量需要，会导致生长延迟[58]。然而大部分 CIE 患儿的生长发育是正常

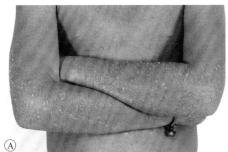

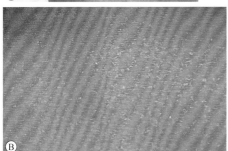

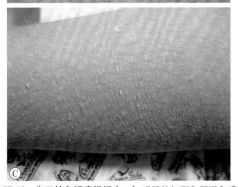

图 57.12　先天性鱼鳞病样红皮。A. 明显的红斑和躯干和手臂的细小白色薄片状鳞屑。放大红斑基础上的（B）白色细小鳞屑和（C）粗糙的黄色鳞屑（A，Courtesy，SJ Bale，PhD，and JJ DiGiovanna，MD.）

的。成年患者鳞癌和基底细胞癌的发生风险增加，推荐长期的皮肤监测[59]。

病理学

CIE 的组织病理和超微结构特点都缺少诊断学意义。与 LI 相比较，该症可呈现局限性或弥漫性角化不全，表皮棘层肥厚更加明显，伴颗粒层增厚。与 LI 不同，CIE 表皮细胞的更新速度显著增加。其超微结构的异常包括：板层小体数目增加，角质层有脂滴聚集（通常比 LI 更明显）[60]，和细胞间有不规则排列的脂质小体；这些表现都与 LI 和其他过度增生性疾病相重叠。

其他诊断学方法

和 LI 一样，可以通过免疫染色检测转谷氨酰胺酶 -1 缺陷或者在皮肤切片中检测该酶的活性。使用多基因嵌板的基因检测是区别各种类型 CIE 的唯一方法。在某个家族中致病基因的突变方式已经明确的情况下，可行产前诊断。

鉴别诊断

出生时伴火棉胶膜应考虑到 LI、自我改善型火棉胶样鱼鳞病和其他类型的鱼鳞病（见表 57.2 和 57.3）。随着临床表现的转变，明显的红皮病表现和细小白色鳞屑可以区别典型的 CIE 和典型的 LI，LI 特征表现为更少的红斑、大片暗色鳞屑和更常见的睑外翻、唇外翻和瘢痕性脱发。然而，临床中有许多中间过渡表现型，呈现出不同程度红皮病及数量、特点各异的鳞屑。如上所述，丑角样鱼鳞病幸存者常发展为严重的 CIE 样表型。许多临床、组织学和实验室检查可将 CIE 与其他红皮病型的鱼鳞病鉴别开，包括综合征和非综合征的情况（见表 57.1 和图 57.1）。

治疗

可参考板层状鱼鳞病一节中有关治疗方案的叙述。应特别注意给予红皮病患者足够液体、热量，摄入铁和蛋白质来补充由皮肤丢失的物质，是正常需求量的 3 ～ 10 倍[58]。予以口服维 A 酸类药物进行系统治疗可以减少脱屑，但对于红皮病的控制效果甚微。

丑角样鱼鳞病

同义名：■ 花斑儿（harlequin baby）■ 花斑胎儿（harlequin fetus）■ 先天性高起性鱼鳞病（ichthyosis congenita gravior）

历史

这是 ARCI 中最严重、最特殊的一型，最早是在 1750 年由 Reverend Oliver Hart 描述。1900 年，Riecke 总结出该症的组织病理特点为角质层显著增厚和毛囊角化过度，并将此型先天性鱼鳞病与其他类型进行了鉴别。后来，丑角指的是患儿的面部特征和钻石状鳞屑，和喜剧中叫这个名字的仆人角色相似。由于患儿常常早产或死产，该症最初称作"花斑胎儿"。随着新生儿护理和系统维 A 酸治疗的发展，患儿成活率逐渐上升，故称其为"花斑儿"或（最近）"丑角样鱼鳞病"（harlequin ichthyosis，HI）。

流行病学

这种罕见的疾病为常染色体隐性，在不同种族背景的患者中都有报道。

发病机制

HI 是由 ABC 转运体基因 $ABCA12$ 发生双等位基因功能缺失性突变导致的[61]。该基因的删除突变经常与严重 HI 有关，而错义突变可导致与 CIE 或 LI 重叠的较轻表型[62]。ABCA12 转运神经酰胺和其他脂质到板层小体，HI 患者的板层小体缺失或形成不良[63-64]。在 HI 的小鼠模型中，ABCA12 也可以转运蛋白水解酶，比如激肽释放酶 5 和 7，这些酶为正常表皮脱落所需[64a]。功能性 ABCA12 缺乏阻碍了角质层中脂质双分子层的形成，从而导致角化过度和渗透屏障功能的严重破坏。Akiyama[61] 等的研究证实体外纠正患者角化细胞中 ABCA12 缺陷，可恢复葡萄糖基神经酰胺的正常合成、分布及正常板层小体的形成。$KDSR$ 基因编码一种参与神经酰胺重新合成的酶，存在该基因的双等位基因突变的患者也可以出现和血小板减少有关的 HI 表现[64a]。

临床特征

HI 患儿经常早产（平均妊娠时间 35 周），由于呼吸功能不全或败血症，患儿常常在出生后数天或数周即死亡[65]。新生儿被坚硬、盔甲状、极度增厚的角质层所包裹并被其完全固定，阻碍空气流通。在出生不久，角化过度的包膜渐裂开，出现宽大、深且鲜红的皲裂而相互分离，形成大片黄色的黏着性鳞片（图 57.13）。经皮丢失的水分和热量增加可导致脱水、电解质失衡（如高钠血症）和体温不稳。后者常常掩盖因大量皲裂而加重的进行性皮肤感染或败血症。

皮肤紧张导致显著的睑外翻、唇外翻、无耳及鼻

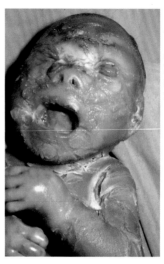

图 57.13 丑角样鱼鳞病。严重的角化过度伴皲裂，睑外翻和唇外翻（Reproduced from Morillo M, Novo R, Torrelo A, et al. Feto arlequin. Actas Dermosifiliogr. 1999；90：185-7.）

软骨发育，有时会出现头部过小，面部呈现畸形外观。患儿手足肿胀，常被似拳击手套的包膜所覆盖，但指（趾）发育良好。患儿眼睫毛和眉毛通常缺失，但尚可见到头发。唇外翻和面部皮肤紧使患儿不能有效吮吸。

在过去的 20 年间，产后护理的改善和口服维 A 酸治疗使越来越多的 HI 患者延长了生存时间。超过一半的患者可生存至新生儿期之后，至今年龄最大的患者已经超过 25 岁[62, 65]。所有幸存患儿在围生期后呈现重症剥脱性鱼鳞病样红皮病，一半的患儿有痛性的掌跖角化；甲营养不良（如小、变厚）和毛发稀疏也很常见。这些患者的并发症包括热耐受不良、持续的睑外翻造成的眼部疾病、慢性便秘和关节挛缩[65]。尽管这些患儿可能有生长和发育的迟缓，但智力通常是正常的。

病理学

其标志性的病理改变为过度增厚和致密正角化的角质层，有些病例偶可见角化不良。患者毛囊和汗腺有明显角化过度性阻塞。超微结构特点为颗粒层板层小体异常或缺失，细胞内缺乏脂质小体，且在角质层可见脂质包涵体或残留的细胞器[64]。然而，在无转谷氨酰胺酶 -1 缺陷的先天性鱼鳞病样红皮病患者也可有类似的病理改变。毛囊的显著改变为角化物质在毛干周围同心性聚集，认为是丑角样鱼鳞病具有诊断意义的特征，已应用于中期妊娠时产前皮肤活检诊断[66]。

其他诊断方法

HI 家系可通过绒膜绒毛取样（CVS）和羊膜穿刺进行分子诊断和产前诊断。

鉴别诊断

丑角样鱼鳞病的临床表现在出生时十分醒目和特异。与该症相比，火棉胶婴儿出现的角化过度伴睑外翻、唇外翻等其他异常要轻得多。然而，儿童和成年 HI 患者的临床表现与 CIE 的严重型重叠。Neu-Laxova 综合征呈现的面部特征及紧张的鳞状皮肤与丑角样鱼鳞病的表现一致，但这种极其罕见的常染色体隐性遗传疾病常伴发小头畸形、脑回缺如（脑部只有极少且很浅的沟回）、并指（趾）和许多其他的先天性畸形。

治疗

丑角样鱼鳞病仍是一种危及生命且常常致死的疾病，存活患儿需要长期的多学科综合管理。新生儿期，患儿需要重症护理，包括提供充足营养、监测及处理体温变化、纠正液体和电解质失衡以及预防和治疗肺功能异常、肺炎和败血症。重症睑外翻需要进行眼科学护理。患儿应放置在湿润的保温箱中，并局部给予温和性保湿剂。已证实，早期给予系统维 A 酸药物，尤其是阿昔曲丁可在数周内使大片角化性鳞片剥脱，改善睑外翻和唇外翻症状。通常初始剂量为每日 1 mg/kg[67]。在实施治疗之前和每个患者家庭针对疾病预后、治疗方案的选择及潜在的副作用进行交流十分重要。

Netherton 综合征

同义名： ■ Comèl-Netherton 综合征（Comèl-Netherton syndrome）■ 线状迂回鱼鳞病（ichthyosis linearis circumflexa）■ 套叠性脆发（trichorrhexis invaginata）

历史

Comèl 是一位意大利的皮肤科医生，他于 1949 年首次描述迂回线状鱼鳞病的临床特征。Netherton 是一位美国皮肤科医生，他随后在先天性鱼鳞病样红皮病患儿中发现了特殊性毛发异常并将其称为"套叠性脆发症"。Wilkinson 等[68]在 1964 年将先天性鱼鳞病、套叠性脆发和特应性皮炎三联征称为 Netherton 综合征。后来认识到这个综合征可包含多种不同皮肤病变，比如泛发性红皮病性鱼鳞病、局限性迂回线状鱼鳞病及持续性皮肤剥脱症等[69]。

流行病学

Netherton 综合征（Netherton syndrome, NTS）为一种常染色体隐性遗传的疾病，在世界范围广泛分布，在近亲结合的人群中发病率较高。已有文献报道由于该症在表型和临床上与其他隐性遗传鱼鳞病及特应性皮炎有很多的相似之处，故其实际发病率大约应为 1/50 000[69]。最近有研究指出，在所有先天性红皮病的患者中约有 18% 可归于 NTS[70]。

发病机制

NTS 是由丝氨酸蛋白酶抑制剂 Kazal 5 型基因（SPINK5）发生双等位基因突变所致[71-72]。至今已检测出了 70 个以上不同的基因突变位点，其中约有 65% 为功能无效等位基因，其余突变为降低酶功能的错义突变。

SPINK5 编码多区域性丝氨酸蛋白酶抑制剂 LEKTI，其主要在表皮颗粒层和淋巴组织中表达。已经发现，NTS 患者皮损中角质层内胰岛素样蛋白质分解活性显著增加（增至 5 倍）[73]，这表明 LEKTI 活性丧失导致丝氨酸蛋白酶具有完全不受控制的蛋白分解活性。此过程被认为是破坏了位于角质层的生成脂质双分子层的脂质加工酶与丝氨酸蛋白酶之间存在的平衡。此外该过程加速了桥粒芯蛋白 1 的降解，故加速了角质细胞的分解、脱落，最终导致皮肤表面出现位于角质层内的裂缝并严重破坏了皮肤的屏障功能[74]。另外，LEKTI 的缺失可能导致 LEKTI 正常时所发挥的抗炎和抗微生物的重要作用的丧失。

对 NTS 患者的毛干进行组织化学分析后显示其二硫键数量减少，这提示患者的毛发角蛋白结构交联减少和其皮质细胞间的黏着性减弱。因此局部软化毛干可使其末梢部分套叠入其邻近毛干的膨大部。

临床特征

大多数 NTS 患者（但非全部）出生时或出生后不久就呈现出泛发性红皮病和脱屑，这与先天性鱼鳞病样红皮病或持久性皮肤剥脱症很类似，但患者通常不出现火棉胶膜。约有 20% 的患者在新生儿期伴发高钠性脱水、电解质失衡、体温调节紊乱、发育迟滞、支气管肺炎和败血症等致死性合并症。对于重症患者，泛发性鱼鳞病和红皮病将会持续终身（图 57.14）。

对于大部分患者，这种鱼鳞病渐渐转变为匐行性或环状鳞屑和红斑，皮损边缘呈现特异性双边状，故将其描述性命名为"迂回线状鱼鳞病"（图 57.15）。红斑通常分布在躯干和四肢并且其大小、形状及部位随时间发生变化，这反映出 NTS 的病程具有波动性。皮损有瘙痒，且许多患者继发了湿疹样斑片，伴或不伴大片接触摩擦部位特别是腕部、肘部和腘窝部的苔藓

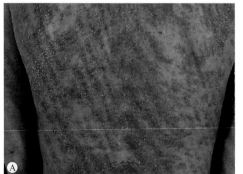

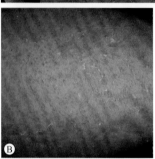

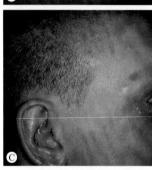

图57.14 Netherton 综合征。A. 泛发的先天性鱼鳞病样红皮病；B. 鳞屑脱落的特写；C. 头皮上细短的头发，眉毛稀疏，睫毛部分缺如

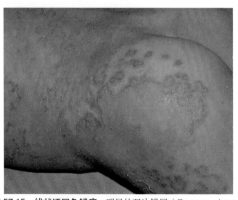

图57.15 线状迂回鱼鳞病。明显的双边鳞屑（Courtesy, Antonio Torrelo，MD.）

样改变。常可见到头皮出现较厚的皮屑。

毛发的异常常在婴儿期和儿童早期出现，不过随着年龄的增长症状逐渐改善，但该症在发病年龄、范围、严重程度和表现类型方面差异极大。有些患者头发稀疏、纤细、质脆并生长十分缓慢，而其他患者头发外观显示正常。对从头皮取下头发和眉毛进行光学显微镜检查[75]常可见到一种表现为球-凹槽形式（图57.16）或断发远端呈结节性增厚（高尔夫钉、火柴样）性套叠性脆发（竹节样发）。另外，还可能观察到许多其他异常如卷曲发、结节性脆发及螺旋状发。患者的睫毛和第二性征性毛发也可以受累。

NTS 的第三个临床特征为免疫系统失衡，患者血清中 IgE 水平显著升高，通常在 100 至 > 10 000 IU/ml 的范围，且可见嗜酸性粒细胞增多并对多种食物和其他种类抗原都可产生变应性反应，其表现包括：原有皮损的加重，出现荨麻疹、血管性水肿，甚至发生过敏性休克。也有研究报道，NTS 和其他鱼鳞病（如 EI、LI、CIE）中，白介素 17（IL-17）信号增加，IL-17 抑制剂（如苏金单抗）的临床研究正在进行中[75a]。患儿反复呼吸道及葡萄球菌皮肤感染，败血症风险增加[76]。人乳头瘤病毒（HPV）感染常见，可由疣状表皮发育不良相关 HPV 型导致。HPV 感染可能增加肛门生殖器部位或其他皮肤部位 SCC 的发生率。已报道，有患者在 20 多岁时出现了多发的 SCC 和 BCC[77]。

在婴儿和儿童早期，泛发性皮肤受累患者常伴生长发育停滞，这可能是由于其绒毛萎缩导致肠疾病和红皮病导致热量需求增加，常导致个头矮小[78]。间断性氨基酸尿症也不少见，已有报道少数患者可伴有器官发育的迟缓[79]。

病理学

光学显微镜下患者表皮呈现明显角化过度伴角化不全、颗粒层减少或缺失，呈棘层增厚或呈乳头状瘤样表现。在真皮乳头层，血管周围淋巴细胞浸润密集或呈带状分布。还可见表皮角质层下裂隙、棘细胞水肿、细胞外渗和 Munro 微脓肿。角质层 PAS 染色呈强

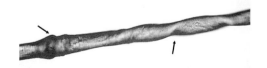

图57.16 Netherton 综合征异常的发干。套叠样脆发，有球-套样外观（左侧箭头）和毛发的扭曲（右侧箭头）

嗜酸性。患者毛发呈套叠性脆发，其毛干远端部分可嵌入其邻近的毛干，这是取下的头发在光镜下的特征性表现；也可呈现毛发的其他异常变化（见上文）。眉毛和睫毛的检查也可呈现"火柴样"或"高尔夫钉样"外观。

表皮脂质系统可见超微结构的异常，这在其他红皮病时是不会出现的，这一点有助于本病与先天性鱼鳞病样红皮病（CIE）及红皮病性银屑病的鉴别。表皮上部板层小体内容物的过早分泌、细胞间高电子密度物质的聚集及浅层的角质层裂缝被视作 NTS 的特征性表现[74,80]。其他超微结构改变包括圆形胞质包涵体（可能为溶酶体）出现在细胞上层、张力丝-桥粒系统的减少和板层小体缺失。透射电子显微检查示毛干角化不良、分裂及皮质中出现高电子密度沉积物。

其他诊断学方法

SPINK5 基因检测可以帮助诊断 NTS。对已知基因 SPINK5 发生突变的家系，可通过 CVS 或羊膜穿刺取材进行产前诊断[72]。此外，用 LEKTI 抗体对活体标本进行免疫染色可以检测出患者表皮中 LEKTI 蛋白的缺失或异常分布[81]。

鉴别诊断

在婴儿期，由于该症与 CIE、红皮病型银屑病及免疫系统疾病等有很多相似表现，故其诊断有一定难度。与这些疾病相比，NTS 伴有套叠性脆发及其他毛干异常表现。然而后者在患儿出生时或婴儿早期可能并不表现，而且对这些毛发异常的检测需要对取自不同部位（如头发、眉毛）许多毛发进行重复性显微镜分析。血清 IgE 升高对 CIE 及银屑病的排除有辅助作用。

常染色体显性遗传的高 IgE 综合征（AD-HIES）也以血清 IgE 升高为特征，并且有特应性皮炎样的皮损和反复皮肤和呼吸道感染；但是 AD-HIES 患者出生时表现为丘疹脓疱疹，而不是红皮病，最终出现特征性的面部、牙齿、骨骼异常，在 NTS 患者并不出现。其他表现为红斑、鳞屑性皮肤病，并伴有 IgE 增高的原发免疫缺陷综合征包括 Wiscott-Aldrichs 综合征、Omenn 综合征和 X 连锁免疫调节异常-多内分泌腺病-肠下垂综合征（IPEX）（见第 60 章）。发育不良婴儿及泛发性湿疹性或鳞屑性皮肤疾病相鉴别则需要一个较全面的免疫学评估。

肠病性肢端皮炎（见第 51 章）皮损常呈特定形状的上覆鳞状痂皮的红斑，通常局限在外周区域或四肢末端。如果不能绝对排除锌缺乏，可以进行试验性的

补锌治疗。迂回线状鱼鳞病呈现的迁移性、匍行性红斑与可变性红斑角化症十分相似。明显呈双边状边界的鳞屑合并毛发异常为 NTS 的特征性表现，而可变性红斑角化症的特点为短暂性、多变性斑片。

皮肤剥脱症（peeling skin syndromes，PSSs）是一组临床表现多样的疾病，表现为反复性皮肤剥离和脱落，可伴或不伴红皮病。这些疾病和 NTS 有许多相似的特征，如 PSS 泛发性炎症亚型中的先天性红皮病、瘙痒症、组织学和超微结构的异常。虽然角膜锁链蛋白基因（CDSN）突变可导致泛发性炎症型 PSS[82]，但在一些红皮病性泛发性角质剥脱症患者中检测到基因 SPINK5 突变[79]。

治疗

主要是对症治疗，应根据患者具体要求进行调整。先天性剥脱性红皮病或皮肤屏障功能严重损伤的新生患儿，通常需要在婴儿重症监护室进行治疗。若出现发育停滞、营养不良和肠管疾病等则需要给予高热量和蛋白质，必要时应进行人工营养支持。

NTS 患者皮损通过合理、单独或联合使用局部保湿剂、角质剥脱剂、维 A 酸和皮质激素常可获得较好的疗效。一些患者的鱼鳞病性皮损对局部外用他克莫司反应良好，但有报道一些 NTS 患者，在给予外用他克莫司软膏后，由于皮肤屏障功能严重缺失而导致明显的药物经皮吸收[83]。因此，外用他克莫司应监测药物血浆浓度。外用吡美莫司也有效，且系统吸收较少[84]。必要时应针对皮肤细菌或真菌感染进行外用或系统治疗，但应避免连续地预防性治疗（口服或外用抗生素）以防细菌耐药性的产生。有报道，使用丙种球蛋白（IVIg）治疗的 NTS 患者感染几率降低，皮肤炎症减少，身高和体重增长，并且自然杀伤细胞毒性增加。

口服抗组胺药物可以控制 NTS 的瘙痒。系统应用维 A 酸的疗效各异，部分患者可有明显好转，而有一些患者可出现症状加重。个别病例通过窄谱 UVB、PUVA、UVA1 和联合紫外线照射的浴光疗法（窄谱 UVB 联合盐水浴）等手段已取得较好疗效。

Sjögren-Larsson 综合征

历史

1957 年，Sjögren 和 Larsson[85] 将 28 例瑞典患者呈现出的临床三联征：先天性鱼鳞病、渐进性双侧或四肢瘫痪、智力发育不全归纳为一种独立的疾病。1988年 Rizzo[86] 等人发现由于脂肪醇脱氢酶-脂肪醛脱氢

酶复合体的功能障碍导致长链脂肪酸氧化不全。之后，De Laurenzi 等[87] 确定了脂肪醛脱氢酶的致病基因：*ALDH3A2*（*FALDH*）。

流行病学

Sjögren-Larsson 综合征（Sjögren-Larsson syndrome，SLS）是一种常染色体隐性遗传的神经-皮肤系统疾病。在全世界发病率不到 1/100 000，在瑞典北部发病率最高，那里有 1.3% 的人口可能为杂合性携带者[85]。

发病机制

基因 *ALDH3A2* 突变导致微粒体中脂肪醛脱氢酶缺陷，因此导致 SLS 的发病[87]。至今，已经检测到 90 个以上不同突变，其中包括整个基因的缺失。在临床诊断 SLS 的患者中，*ALDH3A2* 基因突变分析有近乎 100% 的敏感性。一些突变由于始祖效应在北欧和中东地区人口中有较高等位基因频率[88]。

微粒体中的脂肪醛脱氢酶（FALDH）催化长链脂肪醛（16-18 碳直链脂肪醇和乙醚甘油脂代谢物）经过 NAD 依赖性氧化而生成脂肪酸。这个途径对表皮中脂质合成及脑部磷脂乙醚、神经鞘脂乙醚的代谢都十分重要[89]。SLS 综合征被认为是由于脂肪醇、脂肪醛修饰的脂质、蛋白质聚集使膜形成异常所致。室周白质游离脂质聚集导致了髓鞘形成迟滞或不同程度的髓鞘形成障碍。此外，FALDH 催化花生四烯酸代谢的肝氧蛋白通路中脂氧合酶下游的步骤，可被鳞蛋白调节。FSLDH 也可降解白三烯 B_4，SLS 患者白三烯 B_4 累积可导致瘙痒。

临床特征

SLS 出生即表现出不同程度的红皮病和鱼鳞病，很少出现火棉胶和睑外翻。婴儿期以后，红皮病逐渐减退，但角化过度和鳞屑的表现更加显著且皮损颜色变暗。鱼鳞病的表现多样，皮损可从细小白色鳞屑至较大盘状鳞屑，或仅呈黄色的角化过度而无鳞屑（图 57.17）。其好发于下腹部（尤其在脐周）、颈（尤其是颈侧部和颈后部）和大关节屈侧。约有 70% 患者出现掌跖角化。屈侧部位皮纹明显并可见苔藓样改变。与其他类型鱼鳞病相比较，SLS 患者伴有持续性瘙痒，经常可见明显抓痕。

SLS 具有诊断意义且近乎特异性的表现为其眼底可见中心凹陷性白色小点，它是一种青少年黄斑营养不良的表现（图 57.18）[90]。许多但非全部患者在生后第一年即可检测到该小点，而且随时间发展其数目也

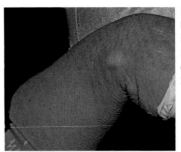

图 57.17　Sjögren-Larsson 综合征。黄棕色的角化过度，伴明显的皮纹（Courtesy，Julie V Schaffer，MD.）

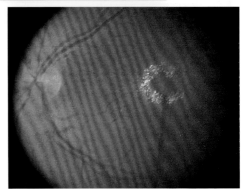

图 57.18　Sjögren-Larsson 综合征。眼底中心凹陷性的白色反光点（Courtesy，WB Rizzo，MD.）

会增加。对中枢神经系统的累及通常在生后第一年末即显现出来，包括运动发育停滞、步态异常、锥体束征、痉挛及挛缩。下肢较上肢明显严重。神经运动系统发育迟缓和四肢麻痹逐渐发展，且常伴有语言障碍和智力障碍。约有 40% 患者出现过癫痫发作，多数患者通过神经影像学检查（MRI）证实患者的脑部白质可出现病变。SLS 的其他多样性特征包括：角膜浅层病变、畏光、牙齿和（或）骨发育不良和眼距增宽。

病理学

组织病理特点没有特异性，主要包括角化过度、乳头状瘤改变、轻中度棘层肥厚、颗粒层正常。超微结构异常同样也缺少诊断学意义。角质细胞中可见线粒体增生和明显的高尔基体，在角质细胞可见板层膜状包涵体和裂隙。

其他诊断性实验

培养的皮肤成纤维细胞、角质形成细胞或白细胞中脂醛脱氢酶活性严重降低或完全丧失。这个方法也可以对呈现正常水平一半的无患病携带者进行检测[91]。SLS 中酶缺陷的另一个敏感指标是在培养的成纤维细胞和血浆中可检测到游离脂肪醇的升高。然而这些专

业的检查方法没有广泛应用，以 DNA 为基础的分子学检查是诊断 SLS 的首选方法。可通过绒膜绒毛标本（CVA）或羊膜穿刺术进行产前分子诊断[88, 91]。

鉴别诊断

先天性鱼鳞病合并痉挛、视网膜白斑是 SLS 的诊断要点，但是 ELOV4 基因突变也可导致鱼鳞病、智力障碍和痉挛性四肢瘫痪（见表 57.4）。SLS 的皮肤表现可与类固醇硫酸酯酶缺乏症、重型寻常型鱼鳞病、轻型 CIE 及板层状鱼鳞病有许多相似之处。与后两种疾病相比，SLS 患者通常无睑外翻、唇外翻和脱发。

表 57.4　已知遗传基础的其他罕见鱼鳞病

病名	基因（蛋白）	遗传方式	皮肤表现	其他表现	诊断（除分子诊断*）
非综合征的鱼鳞病					
鱼鳞病早产综合征[136-137]	SLC27A4［溶质载体家族27成员4，编码脂肪酸转运蛋白4（FATP4）］	AR（有莫基者突变的斯堪的那维亚系）	红皮病、头皮和四肢厚的干酪样、海绵样、鹅卵石样的黄白色的角化过度（与脂脂相似）；新生儿期表现在几个月内缓解，遗留不同程度的轻度细小鳞屑和毛囊角化	羊水过多；早产；新生儿呼吸窘迫；之后外周血嗜酸性粒细胞增多和特应性反应	临床表现；电镜下表皮上层三层片层（曲线体）
综合征鱼鳞病					
关节挛缩-肾功能不全-胆汁淤积（ARC）综合征[138]	VPS33B（空泡蛋白33同系物B）	AR	躯干、四肢泛发细小至大片鳞屑，褶皱部位不受累	关节挛缩、FTT、肾小管功能异常、胆汁淤积、血小板缺陷导致的出血、SNHL、神经系统异常、先天性心脏病；经常在出生后一年内死亡	临床表现；代谢性酸中毒和氨基酸尿
脑发育障碍、神经系统病变、鱼鳞病伴角化病（CEDNIK）综合征[139]	SNAP29（SNARE蛋白在囊泡融合中）	AR	婴儿期皮肤正常，之后广泛分布的大片鳞屑伴可变性红斑；掌跖角化	面部畸形、小头畸形、神经病变、智力障碍、听力受损、视神经萎缩、恶病质；经常在生后10年内死亡	MRI显示脑皮质发育不良及胼胝体异常；电镜下可见表皮内囊泡
鱼鳞病、智力障碍和痉挛性四肢瘫痪[140]	ELOVL4（超长链脂肪酸延长酶4）	AR	广泛分布的细小鳞屑和可变性红斑，累及皱褶部位皮肤；不同程度的火棉胶膜	癫痫、智力障碍、生长发育迟缓、痉挛性四肢瘫痪	临床表现，但是和Sjögren-Larsson综合征类似
先天性糖基化异常[141-142]	DOLK（多萜醇激酶，对N-糖基化和O-糖基化至关重要）、MPDU1（甘露糖-P-多萜醇利用缺陷1）、SRD5A3（类固醇5-α-还原酶3）	AR	高度可变：皮肤干燥、片状脱皮（面颊、躯干、小腿）、一过性的湿疹样皮损、鱼鳞病样红皮病；多毛或少毛；曲线体（SRD5A3）	FTT、严重智力障碍、癫痫、肌张力过低或过高、共济失调、小头畸形；视神经萎缩、白内障、眼缺损；呕吐、腹痛；先天性心脏病、凝血异常	临床表现，低血清胆固醇
CHIME综合征	PIGL（磷脂酰肌醇-甘聚糖锚定生物合成L类）	AR	游走性鱼鳞病样皮病	眼缺损、心脏缺陷、精神/智力障碍、耳朵异常，包括传导性听力丧失	临床表现
新生儿鱼鳞病-硬化性胆管炎（NISCH）综合征[143]	CLDN1（claudin1，一种连接蛋白）	AR	躯干、四肢细小至大片鳞屑，屈侧不受累；少汗症、毛发粗糙、头皮及眉毛瘢痕性脱发	硬化性胆管炎和先天性胆管缺如引起的新生儿黄疸和肝大；牙齿发育不良、牙釉质发育不良	临床表现，外周血涂片检测嗜酸性粒细胞空泡

表 57.4 已知遗传基础的其他罕见鱼鳞病（续表）

病名	基因（蛋白）	遗传方式	皮肤表现	其他表现	诊断（除分子诊断 *）
鱼鳞病-少毛症综合征[144]；鱼鳞病、毛囊性皮肤萎缩和少毛症	ST14（蛋白裂解酶，一种跨膜丝氨酸蛋白酶）	AR	躯干、四肢伸侧和头皮大片鳞屑；羊毛状稀疏的脆发；眉毛、睫毛缺如；不同程度的毛囊性皮肤萎缩和少毛症	畏光、角膜浑浊、凹陷牙或锥形牙	临床表现，扭曲发、叉状发
多硫酸酯酶缺乏症（黏膜硫脂类病）[146]	SUMF1（硫酸酯酶修饰基因1，在所有硫酸酯酶活化位点的半胱氨酸残基的翻译后修饰中起作用，包括类固醇硫酸酯酶）	AR	和类固醇硫酸酯酶缺乏症类似，但通常较轻	临床表现根据残存的硫酸酯酶活性而异；可类似于异染性脑白质营养不良或各种黏多糖症（见第48章）；面部粗糙；大拇趾宽大、软骨发育异常、多发性成骨异常；耳聋；肌张力减退、脑积水、智力障碍、神经功能恶化	芳香基硫酸酯酶A/B/C、乙酰肝素硫酸酯酶减少，成纤维细胞（培养的）、白细胞、血浆和绒膜绒毛中艾杜糖醛酸-2硫酸酯酶活性或水平降低
肢近端型点状软骨发育不良（常染色体隐性遗传的点状软骨发育不良1型）[147]	PEX7（过氧化物酶体2型靶向信号受体；作用于过氧化物酶体发生）	AR	约25%患者表现为鱼鳞病和脱发；出生时红皮病和黏着鳞屑上的黏稠胎脂；婴儿期弥漫的或斑片状鳞屑，边缘为羽毛状；之后毛囊性皮肤萎缩、头皮瘢痕性脱发、眉毛、睫毛稀疏或缺如。婴儿期组织病理表现：角化过度、灶性角化不全、毛囊性栓	肢近端（四肢近端短小）对称的骨骼异常、脊柱侧凸、点状软骨发育不良（婴儿期）；面部先天畸形（额叶肿块、平鼻桥）；双侧先天性白内障；神经退化经常导致2岁时死亡；幸存者伴有痉挛性四肢瘫痪	产前X线显示点状骨骺；血浆或红细胞中：生后一月内缩醛磷脂水平低，之后植烷酸增加
Refsum病（Ⅳ型遗传性感觉运动神经病）[148-151]	PHYH（植烷酰辅酶A羟化酶，一种过氧化物酶）；PEX7（过氧化物酶再生系统辅助因子7）	AR	儿童期发病，约50%患者可出现寻常型鱼鳞病样皮肤；躯干四肢皮肤细碎的白色鳞屑；腿部大片的黏着性鳞屑；掌跖纹理过多或角化过度	青春期隐匿的神经症状，呈波动性进展；运动感觉混合性周围神经损害；夜盲、非典型的色素性视网膜炎；嗅觉丧失症或者嗅觉减退；小脑功能异常；之后感觉神经性耳聋、白内障、肾小管损伤、心肌病、心律失常和骨肥大。治疗：彻底减少饮食中植烷酸摄入（<5 mg/天；植烷酸的主要来源为乳制品及动物脂肪），可阻止神经系统损害，然而视网膜改变不可逆；不严格的饮食控制可和奥利司他（肠脂肪酶抑制剂）联用	血浆植烷酸水平升高>200 mcmol/L（正常<3）；脑脊液蛋白水平升高。病理：正性角化过度和基底细胞脂质包涵空泡
肾病伴鱼鳞病和肾上腺功能不全[152]	SGPL1（神经胺-1磷酸盐裂解酶1）	AR	广泛分布的细小鳞屑；弥漫的色素沉着；偶见皮肤钙质沉着	儿童早期类固醇抵抗性肾病综合征；原发肾上腺功能不全；免疫缺陷；不同程度的神经退化	临床表现

* 所有已知分子机制的鱼鳞病都可以做基因检测。如果没有明确的临床及实验室检查证据，应首选多基因检测，而不是单基因检测。
AR, autosomalrecessive, 常染色体隐性遗传；FFT, failure tothrive, 发育停滞；SNHL, sensorineuralhearingloss, 感觉神经性耳聋

治疗

对于 SLS 患者的治疗需要很多相关科室处理，包括皮肤科、神经科、眼科和整形外科，同时也需要社会的支持。局部应用角质溶解剂和维生素 D 制剂联合皮肤的湿润剂均有助于减少角化及鳞屑。应当以最小有效剂量维持治疗并监测治疗中的副反应，维 A 酸类药物的系统治疗，特别是阿昔曲丁效果好且安全，同样适用于儿童。5- 脂氧化酶抑制剂（如齐留通）可阻止白三烯 B$_4$ 的合成以减少瘙痒。但尚未显示其对治疗鱼鳞病和中枢神经系统症状的作用。对于神经系统异常采取对症治疗，比如用标准的抗惊厥药物治疗癫痫发作，强效的物理治疗方法，或采取适当的外科干预来改善活动能力。各种形式的少脂饮食可取得良好疗效，并有可重复性。

伴发鱼鳞病的中性脂肪贮积病

同义名：■Chanarin-Dorfman 综合征（Chanarin-Dorfman syndrome）

历史

最早由 Dorfman 等[92] 在 1974 年将这种脂质代谢异常归纳为一种特殊疾病，并在 1975 年由 Chanarin 等[93]命名。

流行病学

该症是一种罕见的常染色体隐性遗传疾病。已发现多数病例是来自中东和地中海盆地的同族家系。

发病机制

伴发鱼鳞病性中性脂质贮积病（neutral lipid storage disease with ichthyosis，NLSDI）是一种出生时即存在的多脏器性三酰甘油聚集性脂质代谢异常。该病由 ABHD5（以前称作 CGI 58）基因致病性的生殖系突变导致，该基因编码脂肪三酰甘油脂酶（ATGL）的激活酶，ATGL 催化三酰甘油水解的第一步[94]。NLSDI 患者 ATGL 活性降低，导致胞质三酰甘油酯滴的聚集。已证实，Abhd5 缺陷的小鼠酰基神经酰胺合成明显减少[95]。

临床特征

本病在出生时皮肤即呈现泛发性、细小、白色鳞屑和不同程度的红皮病，这和先天性鱼鳞病样红皮病类似[93-94, 96]。有报道至少一例患儿呈现火棉胶膜，数例患者出现睑外翻、唇外翻和脱发[96]。在患者下肢及头皮，鳞屑可呈灰色，较大且周边分离呈盘状。

中性脂肪的多组织沉积导致在儿童期就呈现出多系统症状。尽管肌病很轻微，只有通过神经系统检查才能检测出来，但常可见血清中肝酶和肌肉磷酸酸激酶升高。肝大比较常见且肝活组织检查显示严重脂肪变性及纤维化，其在肝功能检测中并不表现。

白内障、感音神经性耳聋和发育迟缓均为该综合征的共同特征，然而部分患者可表现出生长停滞、共济失调、小头畸形、肾功能不全、脾大及小肠吸收不良。伴发鱼鳞病的中性脂肪贮积病的预后取决于肝病和肝纤维化的发展过程。

病理学

其具有诊断意义的病理改变为：在循环性粒细胞（Jordan 异常）和单核细胞中可见大量包含脂质的空泡，而这一表现仅通过新鲜外周血涂片而非自动血细胞计数的方法才可发现（图 57.19）。在该症的携带者中也可见上述表现（但程度较轻），应用脂质染色（油红 O，苏丹 III），或在新鲜的冷冻切片中，尤其是在外泌汗腺和导管的上皮细胞、成纤维细胞、基底细胞，有时在角质细胞中使用抗体（如亲脂素）染色还可以见到胞质中的脂肪小滴。表皮超微结构异常包括：球形的低电子密度内含物，其损坏了正常粒细胞层中板层小体结构，并且改变了角质层中细胞间脂质层的正常构象[97]。

鉴别诊断

其伴发的鱼鳞病在临床上很难与 CIE 区别，但是若伴发的鱼鳞病在显微镜下循环性的粒细胞中出现脂肪空泡，对于诊断伴发鱼鳞病的中性脂肪贮积病有重

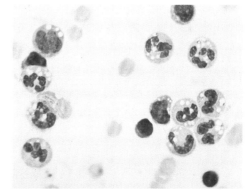

图 57.19　中性脂肪贮积病。 循环粒细胞和单核细胞中的脂肪小滴，但是淋巴细胞和红细胞中没有（Courtesy, Mary L Williams, MD.）

要意义。在 Refsum 病，由于过氧化物酶异常使植烷酸集聚，该症出现的鱼鳞病并非先天性且更多表现为寻常型鱼鳞病。尽管在角化细胞层底部可见到胞质中有脂肪聚集，但 Refsum 病的外周血涂片无脂肪小滴出现。Neonatal 鱼鳞病－硬化性胆管炎的特征是外周血嗜酸性粒细胞中出现空泡，而中性粒细胞中没有（见表 57.4）。

治疗

需要系统性治疗。已证实局部应用角质润滑剂和角质剥脱剂，系统性使用维 A 酸类药物对鱼鳞病有一定疗效。低长链脂肪酸、高中链脂肪酸饮食对该症可能有一定效果，但还缺少充足的数据证明这样的饮食干预是否可以预防系统性并发症。

毛发硫营养不良伴鱼鳞病

同义名：■ IBIDS：鱼鳞病，脆发，不育，发育迟缓，身材矮小（IBIDS：ichthyosis, brittle hair, infertility, developmental delay, short stature）■ Tay 综合征（Tay syndrome）■ PIBIDS：光敏＋IBIDS（PIBIDS：photosensitivity ＋ IBIDS）■ 硫缺陷脆发综合征（sulfur-deficient brittle hair syndrome）

历史

对毛发硫营养不良伴鱼鳞病（trichothiodystrophy with ichthyosis）的首次描述要追溯到 1968 年，当时 Pollitt 等[98]报道了一种疾病，同胞都受累，临床表现有脆发、结节性脆发、身材矮小和智力发育迟缓。在 1971 年，Tay[99]描述了三个兄弟姐妹有相似的症状并有皮肤受累，类似于先天性鱼鳞病样红皮病。几年之后，提出"毛发硫营养不良"这个术语，用来形容一组异质性的神经外胚叶的异常，包括硫缺乏、短脆发等可能是累及神经外胚叶的疾病特征。

流行病学

一般认为毛发硫营养不良伴鱼鳞病是常染色体隐性遗传，男女比例相同，但是有一例特殊报道认为可能为 X- 连锁遗传。

发病机制

毛发硫营养不良是一种具有遗传异质性的神经外胚叶疾病。在伴有光敏的亚型，有大转录因子 IIH（TFIIH）的功能缺陷和稳定性下降（见第 86 章）。这导致皮肤和神经系统表达的多基因的基础转录减少，

也影响转录偶联的核苷酸切除修复（见第 86 章）。光敏性毛发硫营养不良是由于两个编码解旋酶亚单位的独立基因（ERCC2/XPD）的隐性突变所致，更少见的情况是由于基因 ERCC3/XPB 突变所致。这些基因的突变也可能发生于着色性干皮病（XP）的患者，或者是合并有 Cockayne 综合征的 XP 患者。编码 TFIIH 亚单位 p8/TTD-A 的 GTF2H5 基因发生突变，也被认为是一小群有光敏的毛发硫营养不良患者的病因[100]。另外，最近发现在无光敏不伴发鱼鳞病的毛发硫营养不良患者有其他两种基因突变：① MPLKIP（C7orf11/TTDN1）基因，编码有丝分裂器特异性 PLK1 相互作用蛋白，可能调节有丝分裂和胞质分裂；② X- 连锁 RNF113A 基因，编码环指蛋白，认为该蛋白在肿瘤抑制和 DNA 修复中有作用。

异常的 XPD 或者 XPB 所致的毛发硫营养不良的患者被认为是因为 TFIIH 缺陷导致了 DNA 修复的损伤，并因此引起光敏，以及在各种组织中分化细胞高度表达的基础转录基因的抑制。后一个机制也许可以解释在毛发和指甲中高硫基质蛋白的合成缺陷、生长迟缓、身材矮小和神经系统异常的原因。转基因动物研究[101]也支持这一发现。XP 患者中 TFIIH 缺陷严重损伤了整个基因组的 DNA 修复并因此导致了肿瘤形成和光敏，而 Cockayne 综合征中异常的转录偶联修复机制导致了代谢活跃的细胞凋亡（如神经细胞）而并不形成肿瘤。毛发硫营养不良不伴肿瘤证明这些患者的 TFIIH 基因缺失没有完全导致核苷酸剪切修复功能的丧失。在带有 ERCC2/XPD 基因突变的毛发硫营养不良患者成纤维细胞株中 TFIIH 的稳态表达水平分析发现细胞内 TFIIH 复合体浓度有特征性的降低（约占 70%）[102]。

临床特征

毛发硫营养不良主要以毛发、皮肤和神经系统异常为特征。所有类型的毛发硫营养不良的共同特征是短而杂乱脆弱的头发、眉毛和睫毛，这是由于毛发硫含量过低造成的，如缺乏半胱氨酸和（或）蛋氨酸。硫缺乏还可以引起体毛、腋毛、阴毛和耳毛的改变。指甲受累很常见，从指甲变薄，纵嵴或者黄甲到甲分离，钩甲都可能出现。

患者经常在出生时或者新生儿期就出现红皮病和泛发的脱屑，这与先天性鱼鳞病样红皮病的表现很相似。大约三分之一出现火胶棉样膜，但有睑外翻或者唇外翻[103]。通常到婴儿期时，红斑就开始逐渐消退。脱屑的大小和颜色个体差异很大，可以是很细小的或

者是半透明的鳞屑，或者是大而黑的鳞屑。

半数的患者都会出现光敏，但是，与 Cockayne 综合征相似，并没有发生皮肤肿瘤的倾向。其他的病变包括毛囊角化，毛囊炎，红斑，特应性皮炎，唇炎，少汗，瘙痒，眼睑色素沉着，雀斑，色素减退斑，毛细血管扩张，皮肤异色，"血管瘤"，脂肪萎缩，脓皮病和手掌的脓疱。

神经系统表现包括智力障碍、小头畸形、共济失调和痉挛性麻痹；脑 MRI 可能表现为髓鞘形成障碍、小脑萎缩和脑室扩大。患者经常发育不良、身材矮小。其他还有一些与毛发硫营养不良的类型有关的异常，包括反复发作的感染、性腺功能异常、早老症样改变（如皮下脂肪减少）、白内障、关节挛缩和非常罕见的骨质硬化。

病理学

光镜下可以看到毛干有横裂（裂发），表面不规整，直径不均匀。偶尔，还可以看到表面类似结节状脆发的结节，或者类似于卷发表面的 180 度的卷曲。偏振光显微镜是检测毛发表面深浅相间条带的金标准，即所谓的虎尾征或者之字分布模式（见第 69 章），以前曾被错误地认为是双折光[101]。在透射电镜下，可以见到微纤维的异常和外毛小皮和毛小皮 A 层的缺失。如果同时有鱼鳞病的话，组织病理的改变与寻常型鱼鳞病相同（见上文）。偶尔可以见到核周的空泡。

其他诊断性检查

通过基因测序和删除 / 重复分析的分子诊断是可行的。通过电镜可以半定量分析硫含量。通过水解毛发的氨基酸分析检测半胱氨酸的含量也是可行的。

鉴别诊断

Cockayne 综合征与 PIBIDS 有很多相似之处，但是前者没有鱼鳞病和虎尾样毛发。同样地，先天性秃发和少毛症，包括 Menkes 病，可以通过显微毛发检查进行鉴别。健康婴儿头发在偏振光下也可表现为虎尾模式，但不像毛发硫营养不良患者一样，所有头发均有此表现。毛干的异常（包括结节脆发）、鱼鳞病样红皮病和发育停滞也可见于 Netherton 综合征（NTS），在新生儿时期鉴别是很困难的，免疫缺陷和血清 IgE 升高可能是 NTS 一个显著的特征。Sjögren-Larsson 综合征、板层状鱼鳞病和先天性鱼鳞病样红皮病没有毛干的异常。

治疗

如果患者有光敏，建议防护紫外线。治疗鱼鳞病

需要根据病情轻重来决定。减轻症状最好的方法就是使用保湿剂、角质软化剂及（严重病例中）系统使用维 A 酸。对于神经系统问题和其他表现，多学科共同管理是必要。

其他鱼鳞病和相关疾病

其他罕见的鱼鳞病、红斑角化病和鱼鳞病样疾病的遗传基础已知，可参见表 57.4 和 57.5。

红斑角化病

可变性红斑角化病

同义名：■ 可变性红斑角化症（erythrokeratoderma variabilis）■ 可变性图形红斑角化病（erythrokeratodermia figurata variabilis）■ 斑疹型营养不良型大疱性表皮松解症（Mendes da Costa disease）■ 进行性可变性红斑角化症（erythrokeratoderma variabilisetprogressiva）[也包括进行性对称性红斑角化症（progressive symmetricerythrokeratoderma）]

历史

1907 年 De Buy Wenninger 首次报告了本病。18 年后 Mendes da Costa 对一对患病母女进行了详细的临床表现描述，并总结已报道的 8 例相似病例，将本病命名为可变性红斑角化病（erythro-etkeratodermia variabilis）[104]。之后几十年里，报道了荷兰和瑞士患有本病的大家系。1964 年 Barsky 和 Bernstein 报道了美国第一例病例[105]。

流行病学

可变性红斑角化症（erythrokeratodermia variabilis，EKV）为一种罕见、近乎完全外显的常染色体显性遗传病，具有显著的家系内及家系间差异性。在一些家系中本病呈常染色体隐性遗传。目前已有 200 多个病例报道，大多为白种人，非裔美国人和亚洲人亦有报道。

发病机制

EKV 由 GJB3 及 GJB4 基因杂合突变导致，少见由 GJA1 基因杂合突变导致[106-108]（见表 58.5）。这些基因编码跨膜连接蛋白 β3（连接蛋白 -31）、连接蛋白 β4（连接蛋白 -30.3）和连接蛋白 α1（连接蛋白 -43），它们属于构成细胞间水通道的跨膜蛋白大家族（见第 58 章）。所有报道的突变都导致保守残基氨

表 57.5　其他遗传基础及已知的染色体基因座位的罕见鱼鳞病样疾病和红斑角化症

病名	基因（蛋白）	遗传方式	皮肤表现	其他表现	诊断（除分子诊断＊）
红斑角化症或灶性角化过度性皮损					
毛囊性鱼鳞病、脱发、畏光（IFAP）综合征[153]＊＊	MBTPS2（膜结合转录因子肽位点2，一个作用于胆固醇体内平衡和内质网应激反应的锌金属蛋白酶）	X-连锁	男性患者：先天性脱发、眉毛和睫毛缺失；毛囊角化（肉豆蔻碎粒样皮肤）；银屑病样斑块；偶见掌跖角化；甲营养不良；皮肤黏膜对细菌和真菌感染的易感性增加 女性携带者：伴有毛囊角化和鳞屑的线状条纹；斑片分布的少毛症。 病理学：过度角化、毛囊和皮脂腺闭锁或消失	血管化角膜炎；身材矮小；不同程度的智力障碍、脑萎缩、颞叶畸形、胼胝体发育不全、癫痫；腹股沟疝；泌尿生殖系、肾和脊椎畸形或先天性巨结肠	临床表现
智力迟钝，肠病，耳聋，周围神经病变，鱼鳞病，角化病（MEDNIK综合征）[154]	AP1S1（接头相关蛋白复合体 1 δ-1 亚基；作用于囊泡转运）	AR	不同大小和形状的红斑和角化过度性斑块；累及黏膜	慢性腹泻；感音神经性耳聋；外周神经病变；神经和生长发育迟缓	临床表现；血浆超长链脂肪酸升高
红斑角化症伴脊髓小脑的共济失调（Girous-Barbeau综合征）[155]	ELOVL4（超长链脂肪酸延长酶4）	AD（法国-加拿大大家系）	四肢（膝、踝、肘、腕）红斑，角化过度性斑块，伴细小白色黏着性鳞屑；成人期减轻或消失 病理：棘层肥厚、角化过度、灶状角化不全、核周空泡、集群分布透明角质颗粒	40岁到50岁之间进展的神经症状，包括眼球震颤、共济失调、构音障碍和反射减退	临床表现
红斑角化症-心肌病综合征[155a]	DSP（桥粒斑蛋白）	AD	先天性泛发的红斑角化症；掌跖角化；瘙痒 组织学：银屑病样表皮增生、致密的正角化或角化不全、颗粒层变薄	儿童早期发生的扩张性心肌病；稀疏的粗毛；甲营养不良；牙釉质缺陷、牙齿发育不全；不同程度的畏光/角膜浑浊、智力障碍	临床表现；超声心动
KDSR相关红斑角化症[64b, 115a]	KDSR（3-酮二氢鞘氨醇还原酶）	AR	出生时表现多样，如丑角样鱼鳞病样、火棉胶膜、红皮病或发生于婴儿期和儿童早期；之后多表现为面颊和腔口周围境界清楚的红斑、角化过度性斑块、掌跖角化；与Olmsted综合征类似 组织学：棘层肥厚，明显的角化过度伴角化不全	进展性血小板减少症	临床表现
线状角化病伴先天性鱼鳞病和硬化性角化病（keratosis linearis with ichthyosis congenita and sclerosing keratoderma，KLICK）综合征[156]	POMP（蛋白酶体成熟蛋白）	AR	轻度泛发细小鳞屑；皱褶部位角化斑块呈线状分布；膝部角化过度性斑块、掌跖角化、手指收缩带	手指屈曲挛缩	临床表现
皮肤脱屑（肢端皮肤脱屑综合征见第32章和图32.7）					
泛发性炎性皮肤脱屑综合征[82]†	CDSN（角膜锁链蛋白，一种桥粒蛋白）	AR	伴有细小白色鳞屑的红皮病；泛发的斑片状表浅（角层下）脱屑；瘙痒；婴儿期细发	婴儿期轻度发育不良、金黄色葡萄球菌皮肤感染；特应性表现（如哮喘和食物过敏）、血清IgE升高	临床表现

表 57.5　其他遗传基础及已知的染色体基因座位的罕见鱼鳞病样疾病和红斑角化症（续表）

病名	基因（蛋白）	遗传方式	皮肤表现	其他表现	诊断（除分子诊断*）
常染色体隐性遗传的表皮剥脱型鱼鳞病[157]	CSTA（半胱氨酸蛋白酶抑制剂 A，一种蛋白酶抑制剂）SERPINB8（丝氨酸蛋白酶抑制剂 B8）	AR	掌跖、肘、膝皮肤脱屑；躯干和四肢细小的白色鳞屑；无表皮松解的组织学证据	无	临床表现
泛发皮肤脱屑综合征[158]	CHST8（碳水化合物磺基转移酶 8）	AR	泛发皮肤脱屑，尤其是四肢	无	临床表现
PLACK 综合征	CAST（钙蛋白酶抑素）	AR	泛发皮肤脱屑、白甲、肢端型点状状骨发育不良、唇炎、关节垫	无	临床表现
冬令红斑角质松解（角层分离性冬季红斑、Oudtshoorn disease 病）[159]	未知（定位于染色体 8p23～p22）	AD（南非家系）	季节性间断反复发作的环状红色斑块，可见鳞屑及离心性脱屑；多累及掌跖，但也可发展至下肢，较少累及上肢（面部和躯干罕见受累）；新出斑块中心偶可出现水疱，并因病毒感染或发热诱发；随着年龄增长逐渐好转。治疗：焦油及 UV 治疗或外用 5-氟尿嘧啶	无	临床表现；组织学检查表现为角化不全，棘细胞层坏死及基底细胞增生

* 所有已知分子机制的鱼鳞病样疾病和红斑角化症都可以做基因检测。如果没有明确的临床及实验室检查证据，应首选多基因检测，而不是单基因检测。

** 和棘状秃发性毛囊角化症和 Olmsted 综合征等位，前者以瘢痕性脱发为特征（见表 38.2），后者以残毁性掌跖角化和口周 / 肛周角化性斑块为特征（见第 58 章）。

† Netherton 综合征有一型也可表现为泛发的皮肤脱屑和红皮病。

AD，常染色体显性遗传；AR，常染色体隐性遗传

基酸置换，从而改变间隙连接通道的结构和功能，并使胞质中的间隙连接蛋白突变体向细胞膜的运输减少，和（或）诱导细胞坏死，从而损害正常的表皮细胞分化[109-110]。

临床特征

本病的特征为易变的片状红斑，合并持续存在的角化过度。常以其中一个为主，有时可无另一表现。红斑在儿童期常见，后逐渐消退。超过半数的患者在出生时或新生儿期出现，90% 患者生后 1 年内可在身体任何部位出现易变的片状红斑。红斑可表现为边界清楚的靶形、圆形或地图状，也可融合成大片状（图 57.20A）。圆形或旋涡状的红斑主要和 GJB4 基因突变相关，这种变异型可能和之前描述的"半透明突变型红斑角化症"一样。红斑形状、大小均可发生变化，偶可绕以贫血晕。单个皮损仅持续数分钟至数小时，也可持续数天。35% 的患者红斑出现前或同时自觉灼热，可有严重不适感。红斑的数目、形状、位置及持续时间的多变性为本病特征性表现，这在本病病名中反映了出来。

角化性斑块可与红斑同时或先后出现。前者表现为边界清楚的黄褐色或淡褐色肥厚性斑块，可出现在四肢、躯干及臀部，呈对称性分布，进行性发展与进行性对称性红斑角化症（progressive symmetricerythrokeratoderma，PSEK）皮损相似（图 57.20B、C）。半数患者肥厚性斑块可发展至掌跖部，较少累及屈曲部、面部及头皮。斑块表面可呈崎状、疣状或绒样，上覆环状、细碎或黏着性鳞屑。斑块多见于肘、膝、踝、足背及腰带区，可持续长达数月至数年。本病的重型其角化过度可为泛发性、持续性的黄色-褐色-灰色肥厚性斑块及皮肤纹理加深。多毛症也较常见。一部分患者可表现下肢肥厚性、刺状高起的黑色盘状鱼鳞病样外观。

经过新生儿期和儿童期的缓慢进展，本病在青春期后趋于稳定。常表现为皮肤症状好转或周期性症状消失。皮肤症状可由内、外源性因素激发引起，如应激、骤然的温度变化、机械摩擦及日晒等。

病理学

组织病理改变为非特异性，表现为正性角化、

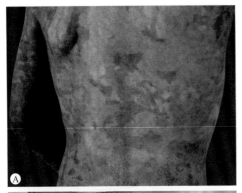

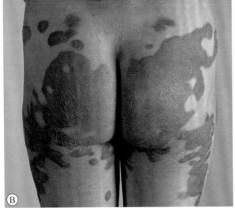

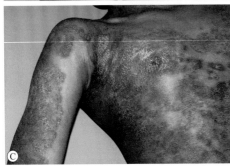

图 57.20 可变性红斑角化症。A. 一过性的红斑和广泛的褐色角化过度。B. 对称分布的角化过度性斑块和多毛。C. 一个 7 岁儿童身上地图状褐色角化过度性斑块（C, Courtesy, Julie V Schaffer, MD.）

网篮状角化过度、中度或重度棘层及颗粒层肥厚及乳头瘤样增生。真皮乳头层毛细血管扩张、延长，并伴轻度血管周围炎性改变。严重的乳头瘤样增生伴乳头层变薄导致表皮结构呈"尖塔形教堂"样。超微结构改变包括颗粒层板状小体减少，但表现不尽相同。

其他诊断性检测

可行相关基因的分子基因检测。

鉴别诊断

本病与进行性对称性红斑角化病（PSEK）在临床表现上非常相似。由于有些 EKV 患者无一过性红斑或较轻，尤其是在成人期，所以有人认为 EKV 和 PSEK 是同一疾病的不同临床表型。"进行性可变性红斑角化症（erythrokeratoderma variabilisetprogressiva）"是试图囊括二者的一个命名[109]。然而，虽然有两个诊断为 PSEK 的家系存在 *GJB4* 基因突变[109]，但有至少六个患者或家系不存在 *GJB3* 和 *GJB4* 基因的致病突变，这说明 PSEK 在基因层面上是一个独立的疾病[106, 109]。

回旋形线状鱼鳞病（即 Netherton 综合征）表现为游走性、匍行性红斑，红斑周边绕以特异性的双边鳞屑。另外可见毛干异常、湿疹样皮损及瘙痒。银屑病与 EKV 可通过银色光泽性云母状鳞屑及组织病理改变鉴别。冬季红斑角化症患者（见表 57.5）首先表现为掌跖旋涡状红色斑块伴离心性脱屑，偶尔也可累及四肢。*KRT1* 和 *KRT10* 基因突变导致罕见的环状表皮松解性鱼鳞病，可表现为时轻时重的境界清楚的角化过度性斑块。Greither 综合征（见第 58 章）可能也是由 *KRT1* 基因突变导致的，是一个异质性疾病，以掌跖角化和角化过度性斑块为特征，与 EKV 及 PSEK 极为相似，但无可变性红斑表现。最后，MEDNIK 综合征（mental retardation, enteropathy, deafness, peripheral neuropathy, ichthyosis, keratoderma；智力迟钝，肠病，耳聋，周围神经病变，鱼鳞病，角化病）特征性的红斑和角化过度性斑块与 EKV 也很相似（见表 57.5）。

治疗

根据过度角化的严重程度及范围对症治疗，过度角化可随时间而变化。轻症的局部治疗可应用角质剥脱剂（如 α - 羟酸或水杨酸）、尿素和（或）视黄醇类（如维 A 酸、他扎罗汀）等。对泛发型或重型 EKV 可系统应用维 A 酸类药物，如阿昔曲丁和异维 A 酸。虽然使用维 A 酸类药物后红斑不能完全消失，但可使角化过度及红斑明显缓解。治疗 EKV 的维 A 酸类药物最小维持量比其他角化性皮肤病小得多。但应注意的是，在获得疗效的同时，长期治疗也会带来副作用，尤其在儿童，因此在选择维 A 酸类药物时应慎重。使用具有遮盖作用的化妆品可减少红斑对容貌的影响。应注意避免皮肤刺激因素，如突然的温度变化、摩擦及机械刺激。

进行性对称性红斑角化病

同义名：■进行性对称性红斑角化症（erythrokeratoderma progressiva symmetrica）■Gottron 综合征（Gottron syndrome）■进行性可变性红斑角化症（erythrokeratoderma variabilis et progressiva）[也包括可变性红斑角化症（erythrokeratoderma variabilis）]

历史

Darier 在 1911 年首次报道了本病[111]，1922 年 Gottron 为其命名[112]。

流行病学

本病为罕见的遗传病，表现为临床和遗传异质性。该病为常染色体显性遗传，亦有报道少数病例为常染色体隐性遗传。

发病机制

PSEK 包括几种角化病，特征表现为红斑基础上的角化过度。两个临床诊断为 PSEK 的系家中存在杂合的 GJB4 基因突变，这是 EKV 的典型突变[109]。在日本一个具有 PSEK 特点的家系被发现伴发断肢性掌跖角化病及假阿洪病（很少出现在 PSEK 中）。Ishida-Yamamoto[113] 等检测发现兜甲蛋白基因发生杂合的移码突变。兜甲蛋白基因及连接蛋白基因与 EKV 有关，但另一项研究在 6 个不同种族背景且无联系的患者中并未发现上述突变，由此说明存在其他与本病相关的基因突变[106]。最近，在一个巴基斯坦家系中发现了 KRT83 基因功能缺失突变[114]；值得注意的是，杂合的 KRT83 突变可导致念珠样发。在中国一个 5 代家族中[115]，确认了 PSEK 的一个位点在染色体 21q11.2 ～ q21.2。最后，二氢鞘氨醇酮基还原酶基因（KDSR）编码神经酰胺合成过程中一个酶，该基因的双等位基因突变可导致 PSEK 样表型和类似于其他角化病的表现[64b, 115a]（见表 57.5）；患者可能出现血小板减少，反应了鞘氨醇 -1- 磷酸在血小板形成中的作用。

临床特征

本病常自新生儿期或儿童早期发病，临床表现为在红斑基础上出现固定的境界清楚的多环状角化过度斑块，上覆细薄鳞屑或呈粗糙、疣状外观，多位于关节部位。斑块对称分布于四肢（图 57.21）、臀部及面部（尤其是颊部），偶可出现于躯干部。一部分患者初期可表现为双颊部鲜红斑，后进行性发展为肥厚斑块。

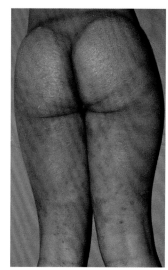

图 57.21　**进行性对称性红斑角化症**。臀部、下肢边界清楚的、对称分布的角化过度性斑块，注意红斑和色素沉着基础上的白色鳞屑（Courtesy, Antonio Torrelo, MD.）

近半数患者可出现弥漫性掌跖红斑角化。角化过度性斑块可缓慢进展，其数目、大小均可随患病时间延长而进展，但多在青春期后稳定。

病理学

光镜下可见网篮状角化过度，及局灶性角化不全，棘层增厚。颗粒层肥厚，有时可见细胞内空泡化，常见毛囊角栓。真皮乳头可见毛细血管扩张，血管周围淋巴细胞浸润。电镜下可见核周空泡形成，角质层内脂质样空泡及板层状物质，但上述表现均无特异性。偶可见肿胀的线粒体及不规则的角质透明蛋白颗粒。

鉴别诊断

EKV、红斑角皮相关性共济失调病及 PSEK 皮肤临床症状大多数相同（见表 57.5）。EKV 根据其具有短暂的红斑，面部常不受累来鉴别（见上文）。泛发型掌跖角化病，尤其是 Greither 描述的越亲型可出现在膝部、肘部、踝部及指关节处的角化过度性斑块。Olmsted 综合征的特征性表线为残毁性掌跖角皮病、腔口周围和擦烂部位的红斑、角化过度型斑块伴有口腔白斑角化症和脱发。毛发红糠疹可在红斑基础上出现毛囊性丘疹，特征性橙红色皮肤及少量正常皮岛。银屑病具有典型的云母状鳞屑和独特的组织病理学表现。

治疗

局部治疗应用角质剥脱剂（α- 羟酸、水杨酸）和保湿剂（尿素、丙二醇）通常效果不显著。轻症患者局部使用维 A 酸类药物可能有效。一些 PSEK 患者对维 A 酸药物（阿维 A 及异维 A 酸）的系统治疗有效，而其他患者无效。也有以 PUVA 治疗的报道。

角膜炎-鱼鳞病-耳聋综合征

同义名： ■ KID 综合征（KID syndrome）■ Burns 进行性红斑角皮症（erythrokeratodermia progressiva Burns）

历史

1915 年，Frederick S Burns 对本病的主要临床特征进行了描述。随后很多文献用不同的方式命名了本病，如非典型性红斑角化病伴耳聋、非典型性鱼鳞病样红皮症及鱼鳞病样皮肤病等。1981 年 Skinner 总结了之前的报道，将本病命名为角膜炎-鱼鳞病-耳聋综合征（keratitis-ichthyosis-deafness syndrome, KID）[116]。虽然很多学者认为本病的皮肤表现更多表现为红斑角化，而非鱼鳞病[69, 117]，此缩写名仍被广泛应用。本病显然为角化病与外胚叶发育不良症重叠发生。

流行病学

本病为一罕见病，大约有 250 个病例报道。虽然本病为常染色体显性遗传，但 90% 以上的病例为散发。

发病机制

大多数患者为 GJB2 基因突变，后者编码连接蛋白 -26（Cx26），该蛋白是一种 β 型间隙连接蛋白[118-119]。一例同时具有 KID 综合征和先天性无毛症特点的病例被证实为 GJB6 基因（编码连接蛋白 30）突变致病[120]。目前发现的所有基因突变均为杂合错义突变。GJB2 基因突变 D50N（密码子 50 中门冬酰胺取代门冬氨酸）最常见，存在于 80% 的患者中[118-119]。该突变也可能导致伴有毛囊栓的 KID 综合征和 HID 综合征[25]。GJB4 基因的其他突变，影响 Cx26 的氨基端或跨膜区，和非典型的临床表现有关，这些表现包括缺乏掌跖角化或无角膜受累、泛发的棘状或疣状的角化，无黏膜受累和毛囊闭锁三联征。GJB2 基因的两个突变，G45E 和 A88V，导致一种非常严重的 KID 综合征新生儿类型，经常在婴儿期和儿童早期致死[121]。

体内和体外实验证明 GJB2 基因突变增加半通道渗透率，导致 ATP 释放和 Ca^{2+} 超负荷。改变 Cx26 氨基端的突变也可以形成持续活跃的 Cx43/Cx26 异质二聚体半通道，而缝隙连接通道无功能[122]。包含 A88V 突变的 Cx26 半通道对 CO_2 不敏感，这解释了致死的

KID 综合征的呼吸异常[123]。

临床特征

本病皮损类型、范围及严重程度均具有多样性（表 57.6）。首发皮损为出生时或者婴儿期出现短暂性红皮病。后来很多患者在红斑基础上出现对称分布、境界清楚的棘状或疣状角化过度性斑块（即红斑角化病）；银屑病样的斑块也有报道。主要发生膝、肘、面部，在口周常为放射状皱纹（图 57.22A 和 B）；耳郭、头皮、腹股沟、其他皮肤褶皱部位、四肢和躯干（较少见）也可累及。外观呈颗粒状，网状或点状的斑片状或泛发型掌跖角化病常提示残毁性皮肤角化病综合征（图 57.22C 和 D）。显著的毛囊角化和唇炎（尤其是传染性口角炎）常见。一些患者皮肤纹理粗糙，呈弥漫性增厚，可导致面部皮肤出现深皱纹（见图 57.22A），也可出现甲营养不良或白甲。虽然大部分患者毛发正常，也可出现无光泽毛发，头发、眉毛及睫毛的脱落。偶见热耐受不良。

KID 综合征的皮肤表现还包括毛囊炎、毛囊闭锁三联征、囊肿和增殖性毛发瘤，罕见报道有恶性病变（见表 57.6）。另一个严重的并发症为皮肤和口腔黏膜的鳞状细胞癌，约 10% ～ 20% 患者发病的中位年龄为 25 岁，但也有在 10 岁内发病的患者[117]。本病也可以增加皮肤黏膜对细菌、病毒、真菌，尤其是白色念珠菌的易感性。

所有患者均可出现先天性感觉神经性听力减弱，与角化病相比，本症呈非进行性发展。听力丧失普遍严重且为双侧受累，但亦可见单侧中度听力减弱。约 95% 患者在出生时、婴儿期和儿童早期出现眼症状，表

表 57.6 KID 综合征的其他皮肤黏膜表现。角化过度的表现在正文中描述
炎症性
● 毛囊闭锁三联征（通常在青春期发生）：聚合型痤疮、头皮蜂窝织炎、化脓性汗腺炎
● 毛囊炎
● 蜂窝织炎，伴有红色的裂开的嘴唇（尤其是在口角 *）
● 口腔炎，伴有红斑、黏着性白色斑块和糜烂 *
感染性
● 反复发作的或慢性皮肤黏膜细菌（如金黄色葡萄球菌）、真菌（如白色念珠菌）和病毒感染
● 新生儿期败血症（可致死）
肿瘤性
● 皮肤和口腔鳞状细胞癌（10% ～ 20% 患者，中位年龄 25 岁）
● 表皮样囊肿和毛发囊肿
● 良性或者恶性的增殖性毛发瘤（后者侵袭或转移）
* 可有念珠菌双重感染

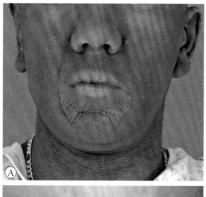
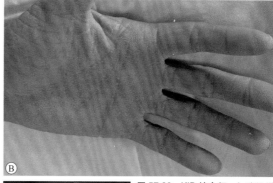
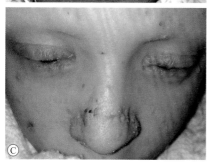
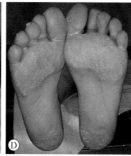

图 57.22　KID 综合征。 A. 弥漫增厚的角化过度皮肤，包含粗粒结构和红斑；注意口周特征性的放射性皱纹。B. 腔口周围亮粉色的角化，有痂。（C）掌部和（D）跖部角化，表面有颗粒感（A，C，Courtesy，Julie V Schaffer，MD；B，Courtesy，J Tercedor，MD；D，Courtesy，Richard Antaya，MD。）

现为畏光及眼睑炎，呈进行性发展，随年龄增长逐渐加重。瘢痕及新生血管形成导致视力进行性受损，最终可导致永久性失明。牙齿表现为小牙、缺失牙、牙齿晚萌及牙洞。小脑蚓部和第四脑室的 Dandy-Walker 畸形、短跟腱、面部先天性畸形和其他发育异常也有报道。

　　KID 综合征的一个罕见严重类型表现为红皮病和头皮、腔口周围和四肢巨大裂隙的角化过度[121]。患者也有颗粒状的掌跖角化、脱发和甲萎缩[121]。其他少见表现包括面部畸形、先天性包皮缺失、喉黏膜水肿和角化、脑积水。并发症包括呼吸暂停和其他需要机械通气的呼吸问题、严重发育迟滞和导致小肠结肠炎和败血症的顽固的细菌及真菌感染。本型可致婴儿期和儿童早期致死。

病理学

　　组织病理表现无特异性。常见网篮状角化过度、棘层肥厚、表皮乳头瘤样增生及毛囊角栓。颗粒层细胞空泡化也有报道。角膜上皮细胞角化不良、萎缩、中央角膜上皮及 Bowman 膜缺失。外泌腺数目减少并萎缩。内耳螺旋器萎缩或发育不良。

鉴别诊断

　　Desmons 综合征（Senter 综合征）是一种常染色体隐性遗传，与本病有相似的皮肤症状及先天性听力减退（但无角膜炎），可出现因糖原贮积引起的肝大、肝硬化、生长不足和智力障碍。其他红斑角化性疾病如 EKV 和 PSEK 常无听力异常和角膜炎。伴脱发和畏光的毛囊性鱼鳞病（ichthyosis follicularis with atrichia and photophobia，IFAP，X- 连锁的 MBTPS2 基因突变；见表 57.5）和遗传性黏膜上皮发育不良（hereditary mucoepithelial dysplasia，常染色体显性遗传）都以毛囊角化、银屑病样斑块、脱发、角膜炎和易感皮肤黏膜感染为特征，但无听力受损；后者斑块主要位于会阴部位，口腔黏膜有火红色斑片。脱发性小棘毛囊角化病（keratosis follicularis spinulosa decalvans，和 IFAP 是等位基因，见第 38 章）也有毛囊角化和角膜炎，但毛囊角化常进展为瘢痕性秃发，且无角化性斑块、掌跖角化及听力减弱。

　　HID 综合征与是 KID 综合征的一种临床变异性，也由 GJB2 基因突变导致[25]。前者角膜炎症状轻而皮肤症状较重。

治疗

　　皮肤治疗包括应用润肤剂、角质剥脱剂，局部应用维 A 酸类药物也许有效。口服维 A 酸类药物（如阿维 A）产生两种混合的效果：角化过度可能有效，也可能无效，掌跖角化非常顽固，而维 A 酸对眼睛的副作用已被证实有可能加重角膜炎和新生血管的生成。有报道，口服阿利维 A 酸（美国无本药；见第 126 章）治疗顽固病例有效[124]。虽然角膜移植是唯一可能改善视力的方法，但由于新生血管的生成导致其常不能成功[117]。皮肤黏膜感染常需要系统治疗。定期监测皮肤（包括头皮）和黏膜鳞状细胞癌和其他肿瘤是必需的。

X- 连锁显性遗传的鱼鳞病样疾病

CHILD 综合征

同义名：■伴鱼鳞病样红皮病（或鱼鳞病样痣）及肢体缺陷的先天性偏侧发育不良症 [congenital hemidysplasia with ichthyosiform erythroderma（or nevus）and limb defects] ■CHILD 痣（CHILD nevus）

历史

1948 年首次报道本病，之后又有 17 例报道，后来在 1980 年 Happle 总结这种疾病主要特征并提出将本病命名为 CHILD 综合征[125]。

流行病学

本病为罕见的 X- 连锁显性遗传病，主要发生于女孩和妇女，男性胎儿通常致死。但也有一些男性患儿的报道，其中 1 个男性患儿染色体核型正常，可能有一个嵌合的 *NSDHL* 突变[126]。

发病机制

本病为胆固醇合成障碍的脂质代谢病。编码 3β-羟胆固醇脱氢酶的 *NSDHL* 基因失活突变最初在 5 个家系中发现，在这些家系中患者均为右侧躯体皮肤及骨骼受累[127]，后来这种突变在其他左侧受累的患者中也被发现。有关于明显的半侧表型形成的假设：可能是倾斜的 X 染色体失活，以及在表达具有 *NSDHL* 突变的 X 染色体的细胞中缺乏音猬因子信号，导致身体的一侧出现抵抗这些细胞的选择。这个假设反映了音猬因子信号在胚胎发生中导致左右不对称的作用。胆固醇在哺乳动物的发育过程中起到非常重要的作用，包括刺猬信号；天生的胆固醇合成障碍可以导致几种其他的畸形。

临床特征

本病患儿在出生时或者新生儿期可出现单侧躯体泛发性红斑及覆蜡状物质或黄色黏着鳞屑的皮肤增厚

（图 57.23A）。红斑常累及右侧躯体，以躯干前后中线为界，境界清楚，仅面部不受累。有时可因皮肤炎症自发缓解或加重[125]。在婴儿期，红斑可减轻，而角化性斑片或表面呈疣状损害的皮损可持续存在并加重。沿 Blaschko 线分布，或均一地出现于身体单侧，较易发生于间擦部位（ptychotropism）。因与炎性线状疣状表皮痣（ILVEN）临床表现相似，因此也称为儿童痣或银屑病样表皮痣。本病偶见躯体双侧受累呈嵌合模式，对称性分布极少见。单侧受累的线状脱发，爪状甲营养不良及脆甲症经常发生。

同侧骨骼异常可表现为指（趾）或肋骨发育不良，先天或后天发生的脊柱侧凸。婴儿期通过 X 线检查可发现点状骨骺，但在儿童期消失。非对称性的器官发育不良可发生于患侧脑、肾、心及肺，并可出现轻度听力丧失及腭裂。类似皮肤表现，在对侧面小器官异常也可出现。

病理学

病理学特征为棘层肥厚、表皮乳头瘤样增生，正性角化过度伴角化不全。真皮浅层可见轻度血管周围炎症细胞浸润。角质层下层细胞可见多数空泡。角化不全的细胞保持核特征性的圆形[128]，角质层下层细胞内数个液泡。多层颗粒细胞包绕汗腺管，而周围的表皮内颗粒层可消失，正常或增厚[126]。随时间推移，泡沫组织细胞聚集在真皮乳头，呈疣状黄瘤样表现（图 57.23B）。超微结构异常包括：丰富的淡染线粒体、细胞质糖原、角质层内脂质滞留，细胞内外可见改变的层状颗粒状内容物。

其他诊断检测

NSDHL 的分子检测可行。虽然胆固醇合成缺陷但血浆中胆固醇水平正常。

鉴别诊断

皮脂腺痣综合征与本病相似，但皮损分布不同且无红斑及鳞屑。炎性线形疣状表皮痣（ILVEN）仅有皮肤症状而无系统症状。X- 连锁显性遗传性点状软骨发育不良，表现为骨骺点状钙化，不对称性四肢短小，沿 Blaschko 线分布的先天性鱼鳞病样红斑（见下文）。皮损不呈单侧分布，在 2 岁时皮损趋向于消退或被萎缩性线状斑取代，且骨骼症状较轻[127]。

治疗

已报道局部外用或系统应用维 A 酸药物可使皮损有不同程度的改善。润肤剂或激素无效。针对类固醇

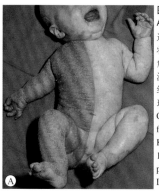

图 57.23 CHILD 综合征。 A.注意躯干部中线清楚的边界。B.组织学特征：棘状和乳头状表皮，伴明显的角化不全；角质层下层空泡。注意真皮乳头内泡沫状组织细胞（插图）。这些表现与疣状黄瘤样类似（A，Courtesy，R Happle，MD，from Happle R，Mittag H，Kuster W. Dermatology. 1995；191：210-6，with permission；B，Courtesy，Luis Requena，MD.）

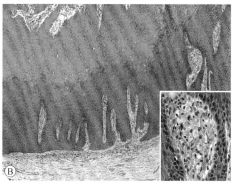

通路缺陷的外用治疗有明显疗效，包括 2% 洛伐他汀或辛伐他汀 /2% 胆固醇乳液或药膏[129]。有一例报道提出外用酮康唑有效，这可能是由于抑制了甾醇 14α-去甲基化酶（CYP51）[130]。有报道，患处皮肤行磨削术，之后移植来自健侧皮肤的中厚皮片，在美观和功能上都达到了满意的效果[131]。多学科治疗需根据受累器官情况决定。

Conradi–Hünermann–Happle 综合征

同义名： ■ X- 连锁显性斑点状软骨发育异常（X-linked dominant chondrodysplasia punctate）■ 2 型斑点状软骨发育异常（chondrodysplasia punctate typr 2，CDPX2）■ Conradi-Hünermann 综合征（Conradi-Hünermann syndrome）■ Happle 综合征（Happle syndrome）

历史

1971 年，呈显性遗传的 Conradi-Hünermann 型软骨发育不良，被从常染色体隐性遗传近端肢体短小型

中区分出来。随后 Happle 回顾性文献，证明本病符合 X- 连锁显性遗传病变异型的标准[132]。

流行病学

Conradi-Hünermann-Happle 综合征（Conradi-Hünermann-Happle syndrome，CHH）为罕见的 X- 连锁显性遗传病，主要为女性发病，对男性患者具有胚胎致死性，除了 XXY 核型或 EBP 的合子后突变导致的嵌合体。然而，有报道 EBP 的一种较轻的胚系突变导致 X- 连锁隐性遗传的多发性先天性异常综合征，该病男性患者在儿童早期死亡，女性携带者不发病[133]。

发病机制

本病由胆固醇的合成异常引起，由 EBP 基因突变致病。EBP 基因编码依莫帕米-结合蛋白（EBP）[134-135]。EBP 基因的异常导致膜内蛋白质含有的 Δ8-Δ7- 固醇异构酶的活性降低，引起脱氢胆固醇积聚及胆固醇血症[135]，而这些可在血浆及被培养的成纤维细胞中检测出来。但是由于 X- 失活纤维细胞中的最终产物胆固醇硫酸盐水平正常[134-135]。在哺乳动物发育关键期胆固醇生成的异常被认为与表型有关。一个影响 EBP 第一跨膜区的特殊半合错义突变，可能对酶功能的有害影响较小，这已经在等位多发先天性异常综合征的男性患儿中得到验证[133]。

临床特征

出生时大部分患儿可出现泛发性红斑，上覆厚层黏着性鳞屑，亦可见沿 Blaschko 线的线状或螺纹状角化（57.24A）。出生后数周或数月内红斑全部或部分消失。较大的儿童，过度角化由伴毛囊口扩张的线状或片状毛囊性皮肤萎缩、冰凿样瘢痕和轻度残余鳞屑取代。毛囊性皮肤萎缩在前臂和手背表现最严重，掌跖多不累及。沿着 Blaschko 线分布的色素沉着及色素减退可在皮肤萎缩区域外同时存在[132]。若发生在头皮可导致片状瘢痕性秃发。另外可出现头发稀疏、粗糙，无光泽。指甲改变为甲脱离、甲板变薄，牙齿可正常。

骨骼异常为非对称性，包括额部隆起、短颈、平鼻桥、四肢缩短、脊柱侧凸。广泛的过早钙化表现为点状骨骺（点状软骨发育不良），累及长骨骨骺、气管软骨及椎骨。婴儿期可通过放射线检查发现（图 57.24B）。一旦骨发育成熟这些症状将不明显。本病最常见的眼科症状为出生时或出生后 1 个月内出现单侧白内障，伴伴发小眼畸形及小角膜。有时可出现其他

症状，如先天性心脏病、感觉神经性耳聋、颅脑畸形或先天性肾畸形。患者智力及寿命不受影响。

等位基因 X- 连锁隐性遗传综合征男性患儿出生时包裹火棉胶样膜，之后发展为不同类型的鱼鳞病表型[133]。其他的特征包括心血管、颅面部和骨骼异常，以及 Dandy-Walker 畸形、脑积水、白内障和隐睾症。

病理学

角化过度伴局灶性角化不全，多见于毛囊口，可观察到毛囊角栓中营养不良性钙化。颗粒层变薄，电镜下角质细胞内可见包含针状钙化物的小空泡。

其他诊断检测

出生后 1 年内放射线检查可见脊柱，长骨及气管软骨过早钙化（图 57.24B）。分光光度法可检测到 8（9）胆固醇在血浆中水平升高，由此可确定诊断。*EBP* 的分子检测也可行。

鉴别诊断

女性患者婴儿期可出现点状骨骺及不对称性四肢短缩，这些在儿童综合征中也可见，但是本病的红皮病表现仅限于躯体一侧且不会完全消退。由于两种综合征皆为胆固醇生成异常性疾病，因此有可能出现临床表现重叠。Netherton 综合征的回旋形线状鱼鳞病表现为特征性的"双边"鳞屑，并且皮损不沿 Blaschko 线分布。先天性鱼鳞病样红皮病的皮肤症状更为广泛。色素失调症中的色素沉着和色素减退及表皮痣的角化过度（包括可变性表皮松解）沿 Blaschko 线分布，但不会出现毛囊性皮肤萎缩。

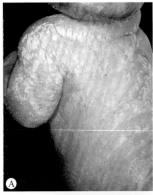
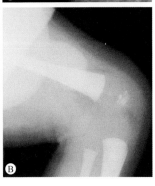

图 57.24 Conradi-Hünermann-Happle 综合征。A. 红皮病和角化过度的线状和漩涡状条纹。B. 膝盖的髌点彩（A, Courtesy, R Happle, MD; B, Courtesy, Jean L Bolognia, MD.）

治疗

虽然红斑可逐渐消退，但残余的轻度鳞屑应用润肤剂，含尿素或乳酸的制剂治疗有效。必要时可采用外科整形及眼科治疗。

（常 远译 王乐一校 林志森 朱学骏审）

参考文献

1. Willan R. Ichthyosis. On Cutaneous Diseases, vol. 1. London: Barnard; 1808. p. 197–212.
2. Brocq L. Erythrodermie congenitale ichthyosiforme avec hyperepidermotrophie. Ann Dermatol Syphiligre (Paris) 1902;4:1.
3. Frost P, Van Scott EJ. Ichthyosiform dermatoses. Classification based on anatomic and biometric observations. Arch Dermatol 1966;94:113–26.
4. Alibert L Les icthyoses. In: Description des maladies de la peau, observes a l'hospital Saint-Luis et exposition meilleurs methodes pour leur traitement. Paris, 1806:167–84.
5. Wells RS, Kerr CB. Icthyosis. Br Med J 1966;2:1504–6.
6. Webster D, France JT, Shapiro LJ, Weiss R. X-linked ichthyosis due to steroid-sulphatase deficiency. Lancet 1978;1:70–2.
7. Oji V, Tadini G, Akiyama M, et al. Revised nomenclature and classification of inherited icthyoses: results of the First Ichthyosis Consensus Conference in Sorèze 2009. J Am Acad Dermatol 2010;63:607–41.
8. Traupe H, Fischer J, Oji V. Nonsyndromic types of ichthyoses – an update. J Dtsch Dermatol Ges 2014;12:109–21.
9. Thyssen JP, Godoy-Gijon E, Elias PM. Ichthyosis vulgaris: the filaggrin mutation disease. Br J Dermatol 2013;168:1155–66.
10. Brown SJ, Relton CL, Liao H, et al. Filaggrin haploinsufficiency is highly penetrant and is associated with increased severity of eczema: further delineation of the skin phenotype in a prospective epidemiological study of 792 school children. Br J Dermatol 2009;161:884–9.
11. Palmer CN, Irvine AD, Terron-Kwiatkowski A, et al. Common loss-of-function variants of the epidermal barrier protein filaggrin are a major predisposing factor for atopic dermatitis. Nat Genet 2006;8:441–6.
12. Fleckman P, Brumbaugh SG. Absence of the granular layer and keratohyalin define a morphologically distinct subset of individuals with ichthyosis vulgaris. Exp Dermatol 2002;11:327–36.
13. Bonifas JM, Morley BJ, Oakey RE, et al. Cloning of a cDNA for steroid sulfatase: frequent occurrence of gene deletions in patients with X chromosome-linked ichthyosis. Proc Natl Acad Sci USA 1987;84:9248–51.
13a. Heinz L, Kim G-J, Marrakchi S, et al. Mutations in *SULT2B1* cause autosomal-recessive congenital ichthyosis in humans. Am J Hum Genet 2017;100:926–39.
14. Irvine AD, McLean WH. Human keratin diseases: the increasing spectrum of disease and subtlety of the phenotype-genotype correlation. Br J Dermatol 1999;140:815–28.
15. Covaciu C, Castori M, De Luca N et al. Lethal autosomal recessive epidermolytic ichthyosis due to a novel donor splice-site mutation in KRT10. Br J Dermatol 2010;162:1384–7.
16. DiGiovanna JJ, Bale SJ. Clinical heterogeneity in epidermolytic hyperkeratosis. Arch Dermatol 1994;130:1026–35.
17. Paller AS, Syder AJ, Chan YM, et al. Genetic and clinical mosaicism in a type of epidermal nevus. N Engl J Med 1994;331:1408–15.
18. Lacour M, Mehta-Nikhar B, Atherton DJ, Harper JI. An appraisal of acitretin therapy in children with inherited disorders of keratinization. Br J Dermatol 1996;134:1023–9.
19. Siemens HW. Dichtung und Wahrheit ueber die ichthyosis bullosa, mit Bemerkungen zur Systematik der Epidermolysen. Derm Syph 1937;175:590–608.
20. Choate KA, Lu Y, Zhou J, et al. Mitotic recombination in patients with ichthyosis causes reversion of dominant mutations in KRT10. Science 2010;330:94–7.
21. Curth HO, Macklin MT. The genetic basis of various

types of ichthyosis in a family group. Am J Hum Genet 1954;6:371–82.
22. Anton-Lamprecht I, Curth HO, Schnyder UW. Ultrastructure of inborn errors of keratinization. II. Ichthyosis hystrix type Curth–Macklin. Arch Dermatol Forsch 1973;246:77–91.
23. Sprecher E, Ishida-Yamamoto A, Becker OM, et al. Evidence for novel functions of the keratin tail emerging from a mutation causing ichthyosis hystrix. J Invest Dermatol 2001;116:511–19.
24. Schnyder UW. Ichthyosis hystrix typus Rheydt (Ichthyosis hystrix gravior mit praktischer Taubheit). Z Hautkr 1977;52:763–6.
25. van Geel M, van Steensel MA, Kuster W, et al. HID and KID syndromes are associated with the same connexin 26 mutation. Br J Dermatol 2002;146:938–42.
26. Penrose LS, Stern C. Reconsideration of the Lambert pedigree (ichthyosis hystrix gravior). Ann Hum Genet 1958;22:258–83.
27. Herman ML, Farasat S, Steinbach PJ, et al. Transglutaminase-1 gene mutations in autosomal recessive congenital ichthyosis: summary of mutations (including 23 novel) and modeling of TGase-1. Hum Mutat 2009;30:537–47.
28. Eckl KM, Krieg P, Kuster W, et al. Mutation spectrum and functional analysis of epidermis-type lipoxygenases in patients with autosomal recessive congenital ichthyosis. Hum Mutat 2005;26:351–61.
29. Raghunath M, Hennies HC, Velten F, et al. A novel in situ method for the detection of deficient transglutaminase activity in the skin. Arch Dermatol Res 1998;290:621–7.
30. Vahlquist A, Bygum A, Gånemo A, et al. Genotypic and clinical spectrum of self-improving collodion ichthyosis: ALOX12B, ALOXE3, and TGM1 mutations in Scandinavian patients. J Invest Dermatol 2010;130:438–43.
31. Mazereeuw-Hautier J, Aufenvenne K, Deraison C, et al. Acral self-healing collodion baby: report of a new clinical phenotype caused by a novel TGM1 mutation. Br J Dermatol 2009;161:456–63.
32. Hohl D, Aeschlimann D, Huber M. In vitro and rapid in situ transglutaminase assays for congenital ichthyoses – a comparative study. J Invest Dermatol 1998;110:268–71.
33. Williams ML, Elias PM. Heterogeneity in autosomal recessive ichthyosis. Clinical and biochemical differentiation of lamellar ichthyosis and nonbullous congenital ichthyosiform erythroderma. Arch Dermatol 1985;121:477–88.
34. Farasat S, Wei M-H, Liewehr D, et al. Novel transglutaminase-1 mutations and genotype-phenotype investigations of 104 patients with autosomal recessive congenital ichthyosis in the USA. J Med Genet 2009;46:103–11.
35. Eckl KM, de Juanes S, Kurtenbach S, et al. Molecular analysis of 250 patients with autosomal recessive congenital ichthyosis: evidence for mutation hotspots in ALOXE3 and allelic heterogeneity in ALOX12B. J Invest Dermatol 2009;129:1421–8.
36. Shevchenko YO, Compton JG, Toro JR, et al. Splice-site mutation in TGM1 in congenital recessive ichthyosis in American families: molecular, genetic, genealogic, and clinical studies. Hum Genet 2000;106:492–9.
37. Lefevre C, Audebert S, Jobard F, et al. Mutations in the transporter ABCA12 are associated with lamellar ichthyosis type 2. Hum Mol Genet 2003;12:2369–78.
38. Ohno Y, Nakamichi S, Ohkuni A, et al. Essential role of the cytochrome P450 CYP4F22 in the production of acylceramide, the key lipid for skin permeability barrier formation. Proc Natl Acad Sci USA 2015;112:7707–12.
39. Lefèvre C, Bouadjar B, Ferrand V, et al. Mutations in a new cytochrome P450 gene in lamellar ichthyosis type 3. Hum Mol Genet 2006;15:767–76.
40. Shigehara Y, Okuda S, Nemer G, et al. Mutations in SDR9C7 gene encoding an enzyme for vitamin A metabolism underlie autosomal recessive congenital ichthyosis. Hum Mol Genet 2016;25:4484–93.
40a. Marukian NV, Hu RH, Craiglow BG, et al. Expanding the genotypic spectrum of bathing suit ichthyosis. JAMA Dermatol 2017;153:537–43.
41. Kanerva L, Lauharanta J, Niemi KM, Lassus A. New observations on the fine structure of lamellar ichthyosis and the effect of treatment with etretinate. Am J Dermatopathol 1983;5:555–68.
42. Jeon S, Djian P, Green H. Inability of keratinocytes lacking their specific transglutaminase to form crosslinked envelopes: absence of envelopes as a simple diagnostic test for lamellar ichthyosis. Proc Natl Acad Sci USA 1998;95:687–90.
43. Richard G, Bale SJ. Autosomal recessive congenital ichthyoses. In: Pagon RA, Adam MP, Ardinger HH, et al., editors. GeneReviews. Seattle (WA). Seattle: University of Washington; 2001 (last update: 2014).
44. Schorderet DF, Huber M, Laurini RN, et al. Prenatal diagnosis of lamellar ichthyosis by direct mutational analysis of the keratinocyte transglutaminase gene. Prenat Diagn 1997;17:483–6.
45. Vahlquist A, Blockhuys S, Steijlen P, et al. Oral liarozole in the treatment of patients with moderate/severe lamellar ichthyosis: results of a randomized, double-blind, multinational, placebo-controlled phase II/III trial. Br J Dermatol 2014;170:173–81.
46. Verfaille CJ, Vanhoutte FP, Blanchet-Bardon C, et al. Oral liarozole vs acitretin in the treatment of ichthyosis:a phase II/III multicentre, double-blind, randomized, active-controlled study. Br J Dermatol 2007;156:965–73.
47. Hofmann B, Stege H, Ruzicka T, Lehmann P. Effect of topical tazarotene in the treatment of congenital ichthyoses. Br J Dermatol 1999;141:642–6.
48. Ganemo A, Virtanen M, Vahlquist A. Improved topical treatment of lamellar ichthyosis: a double-blind study of four different cream formulations. Br J Dermatol 1999;141:1027–32.
49. Israeli S, Goldberg I, Fuchs-Telem D, et al. Non-syndromic autosomal recessive congenital ichthyosis in the Israeli population. Clin Exp Dermatol 2013;38:911–16.
50. Jobard F, Lefevre C, Karaduman A, et al. Lipoxygenase-3 (ALOXE3) and 12(R)-lipoxygenase (ALOX12B) are mutated in non-bullous congenital ichthyosiform erythroderma (NCIE) linked to chromosome 17p13.1. Hum Mol Genet 2002;11:107–13.
51. Kihara A. Synthesis and degradation pathways, functions, and pathology of ceramides and epidermal acylceramides. Prog Lipid Res 2016;63: 50–69.
52. Lefevre C, Bouadjar B, Karaduman A, et al. Mutations in ichthyin a new gene on chromosome 5q33 in a new form of autosomal recessive congenital ichthyosis. Hum Mol Genet 2004;13:2473–82.
53. Dahlqvist J, Klar J, Hausser I, et al. Congenital ichthyosis: mutations in ichthyin associated with specific structural abnormalities in the granular layer of epidermis. J Med Genet 2007;44:615–20.
54. Akiyama M. ABCA12 mutations and autosomal recessive congenital ichthyosis: a review of genotype/phenotype correlations and of pathogenetic concepts. Hum Mutat 2010;31:1090–6.
55. Grall A, Guaguère E, Planchais S, et al. *PNPLA1* mutations cause autosomal recessive congenital ichthyosis in golden retriever dogs and humans. Nat Genet 2012;44:140–7.
56. Fachal L, Rodríguez-Pazos L, Ginarte M, et al. Identification of a novel PNPLA1 mutation in a Spanish family with autosomal recessive congenital ichthyosis. Br J Dermatol 2014;170:980–2.
57. Radner FP, Marrakchi S, Kirchmeier P, et al. Mutations in CERS3 cause autosomal recessive congenital ichthyosis in humans. PLoS Genet 2013;9: e1003536.
58. Moskowitz DG, Fowler AJ, Heyman MB, et al. Pathophysiologic basis for growth failure in children with ichthyosis: an evaluation of cutaneous ultrastructure, epidermal permeability barrier function, and energy expenditure. J Pediatr 2004;145:82–92.
59. Brown VL, Farrant PB, Turner RJ, et al. Multiple aggressive squamous skin cancers in association with nonbullous congenital ichthyosiform erythroderma. Br J Dermatol 2008;158:1125–8.
60. Ghadially R, Williams ML, Hou SY, Elias PM. Membrane structural abnormalities in the stratum corneum of the autosomal recessive ichthyoses. J Invest Dermatol 1992;99:755–63.
61. Akiyama M, Sugiyama-Nakagiri Y, Sakai K, et al. Mutations in lipid transporter ABCA12 in harlequin ichthyosis and functional recovery by corrective gene transfer. J Clin Invest 2005;115:1777–84.
62. Thomas AC, Cullup Y, Norgett E, et al. ABCA12 is the major harlequin ichthyosis gene. J Invest Dermatol 2006;126:2408–13.
63. Akiyama M. The roles of ABCA12 in epidermal lipid barrier formation and keratinocyte differentiation. Biochim Biophys Acta 2014;1841:435–40.
64. Milner ME, O'Guin WM, Holbrook KA, Dale BA. Abnormal lamellar granules in harlequin ichthyosis. J Invest Dermatol 1992;99:824–9.
64a. Zhang L, Ferreyros M, Feng W, et al. Defects in stratum corneum desquamation are the predominant effect of impaired ABCA12 function in a novel mouse model of harlequin ichthyosis. PLoS ONE 2016;11:e0161465.
64b. Takeichi T, Torrelo A, Lee JYW, et al. Biallelic mutations in KDSR disrupt ceramide synthesis and result in a spectrum of keratinization disorders associated with thrombocytopenia. J Invest Dermatol 2017;doi: 10.1016/j.jid.2017.06.028.
65. Rajpopat S, Moss C, Mellerio J, et al. Harlequin ichthyosis: a review of clinical and molecular findings in 45 cases. Arch Dermatol 2011;147:681–6.
66. Akiyama M, Suzumori K, Shimizu H. Prenatal diagnosis of harlequin ichthyosis by the examination of keratinized hair canals and amniotic fluid cells at 19 weeks' estimated gestational age. Prenat Diagn 1999;19:167–71.
67. Singh S, Bhura M, Maheshwari A, et al. Successful treatment of harlequin ichthyosis with acitretin. Int J Dermatol 2001;40:472–3.
68. Wilkinson RD, Curtis GH, Hawks WA. Netherton's disease. Arch Dermatol 1964;89:46–54.
69. Traupe H. The Ichthyoses. A Guide to Clinical Diagnosis, Genetic Counseling, and Therapy. Berlin: Springer Verlag; 1989.
70. Pruszkowski A, Bodemer C, Fraitag S, et al. Neonatal and infantile erythrodermas: a retrospective study of 51 patients. Arch Dermatol 2000;136:875–80.
71. Chavanas S, Bodemer C, Rochat A, et al. Mutations in SPINK5, encoding a serine protease inhibitor, cause Netherton syndrome. Nat Genet 2000;25:141–2.
72. Sprecher E, Chavanas S, DiGiovanna JJ, et al. The spectrum of pathogenic mutations in SPINK5 in 19 families with Netherton syndrome: implications for mutation detection and first case of prenatal diagnosis. J Invest Dermatol 2001;117:179–87.
73. Komatsu N, Takata M, Otsuki N, et al. Elevated stratum corneum hydrolytic activity in Netherton syndrome suggests an inhibitory regulation of desquamation by SPINK5-derived peptides. J Invest Dermatol 2002;118:436–43.
74. Ishida-Yamamoto A, Deraison C, Bonnart C, et al. LEKTI is localized in lamellar granules, separated from KLK5 and KLK7, and is secreted in the extracellular spaces of the superficial stratum granulosum. J Invest Dermatol 2005;124:360–6.
75. Powell J, Dawber RP, Ferguson DJ, Griffiths WA. Netherton's syndrome: increased likelihood of diagnosis by examining eyebrow hairs. Br J Dermatol 1999;141:544–6.
75a. Paller AS, Renert-Yuval Y, Suprun M, et al. An IL-17-dominant immune profile is shared across the major orphan forms of ichthyosis. J Allergy Clin Immunol 2017;139:152–65.
76. Renner ED, Hartl D, Rylaarsdam S, et al. Comèl-Netherton syndrome defined as primary immunodeficiency. J Allergy Clin Immunol 2009;124:536–43.
77. Natsuga K, Akiyama M, Shimizu H. Malignant skin tumours in patients with inherited ichthyosis. Br J Dermatol 2011;165:263–8.
78. Pradeaux L, Olives JP, Bonafe JL, et al. Digestive and nutritional manifestations of Netherton's syndrome. Arch Fr Pediatr 1991;48:95–8.
79. Geyer AS, Ratajczak P, Pol-Rodriguez M, et al. Netherton syndrome with extensive skin peeling and failure to thrive due to a homozygous frameshift mutation in SPINK5. Dermatology 2005;210:308–14.
80. Fartasch M, Williams ML, Elias PM. Altered lamellar body secretion and stratum corneum membrane structure in Netherton syndrome: differentiation from other infantile erythrodermas and pathogenic implications. Arch Dermatol 1999;135:823–32.
81. Bitoun E, Micheloni A, Lamant L, et al. LEKTI proteolytic processing in human primary keratinocytes, tissue distribution and defective expression in Netherton syndrome. Hum Mol Genet 2003;12:2417–30.
82. Oji V, Eckl KM, Aufenvenne K, et al. Loss of corneodesmosin leads to severe skin barrier defect, pruritus, and atopy: unraveling the peeling skin disease. Am J Hum Genet 2010;87:274–81.
83. Allen A, Siegfried E, Silverman R, et al. Significant absorption of topical tacrolimus in 3 patients with Netherton syndrome. Arch Dermatol 2001;137:747–50.
84. Yan AC, Honig PJ, Ming ME, et al. The safety and efficacy of pimecrolimus 1% cream for the treatment of Netherton syndrome: results from an exploratory study. Arch Dermatol 2010;146:57–62.
85. Sjögren T, Larsson T. Oligophrenia in combination with congenital ichthyosis and spastic disorder. Acta

Psychiatr Neurol Scand 1957;32:1–112.
86. Rizzo WB, Dammann AL, Craft DA. Sjögren-Larsson syndrome. Impaired fatty alcohol oxidation in cultured fibroblasts due to deficient fatty alcohol: nicotinamide adenine dinucleotide oxidoreductase activity. J Clin Invest 1988;81:738–44.
87. De Laurenzi V, Rogers GR, Hamrock DJ, et al. Sjögren-Larsson syndrome is caused by mutations in the fatty aldehyde dehydrogenase gene. Nat Genet 1996;12:52–7.
88. Rizzo WB, Carney G. Sjögren-Larsson syndrome: diversity of mutations and polymorphisms in the fatty aldehyde dehydrogenase gene (ALDH3A2). Hum Mutat 2005;26:1–10.
89. Rizzo WB, Craft DA. Sjögren–Larsson syndrome. Deficient activity of the fatty aldehyde dehydrogenase component of fatty alcohol: NAD+ oxidoreductase in cultured fibroblasts. J Clin Invest 1991;88:1643–8.
90. Jagell S, Polland W, Sandgren O. Specific changes in the fundus typical for the Sjögren-Larsson syndrome. An ophthalmological study of 35 patients. Acta Ophthalmol (Copenh) 1980;58:321–30.
91. Sillen A, Holmgren G, Wadelius C. First prenatal diagnosis by mutation analysis in a family with Sjögren- Larsson syndrome. Prenat Diagn 1997;17:1147–9.
92. Dorfman ML, Hershko C, Eisenberg S, Sagher F. Ichthyosiform dermatosis with systemic lipidosis. Arch Dermatol 1974;110:261–6.
93. Chanarin I, Patel A, Slavin G, et al. Neutral-lipid storage disease: a new disorder of lipid metabolism. Br Med J 1975;1:553–5.
94. Lefevre C, Jobard F, Caux F, et al. Mutations in CGI-58, the gene encoding a new protein of the esterase/lipase/thioesterase subfamily, in Chanarin-Dorfman syndrome. Am J Hum Genet 2001;69:1002–12.
95. Radner FPW, Streith IE, Schoiswohl G, et al. Growth retardation, impaired triacylglycerol catabolism, hepatic steatosis, and lethal skin barrier defect in mice lacking comparative gene identification-58 (CGI-58). J Biol Chem 2010;285:7300–11.
96. Williams ML, Coleman RA, Placezk D, Grunfeld C. Neutral lipid storage disease: a possible functional defect in phospholipid-linked triacylglycerol metabolism. Biochim Biophys Acta 1991;1096:162–9.
97. Elias PM, Williams ML. Neutral lipid storage disease with ichthyosis. Defective lamellar body contents and intracellular dispersion. Arch Dermatol 1985;121:1000–8.
98. Pollitt RJ, Jenner FA, Davies M. Sibs with mental and physical retardation and trichorrhexis nodosa with abnormal amino acid composition of the hair. Arch Dis Child 1968;43:211–16.
99. Tay CH. Ichthyosiform erythroderma, hair shaft abnormalities, and mental and growth retardation. A new recessive disorder. Arch Dermatol 1971;104:4–13.
100. Giglia-Mari G, Coin F, Ranish JA, et al. A new, tenth subunit of TFIIH is responsible for the DNA repair syndrome trichothiodystrophy group A. Nat Genet 2004;36:714–19.
101. Itin PH, Sarasin A, Pittelkow MR. Trichothiodystrophy: update on the sulfur-deficient brittle hair syndromes. J Am Acad Dermatol 2001;44:891–920.
102. Botta E, Nardo T, Lehmann AR, et al. Reduced level of the repair/transcription factor TFIIH in trichothiodystrophy. Hum Mol Genet 2002;11:2919–28.
103. Morice-Picard F, Cario-André M, Rezvani H, et al. New clinico-genetic classification of trichothiodystrophy. Am J Med Genet A 2009;149A:2020–30.
104. Mendes da Costa S. Erythro- et keratodermia variabilis in a mother and a daughter. Acta Derm Venereol 1925;6:255–61.
105. Barsky S, Bernstein G. Keratosis rubra figurata. Arch Dermatol 1964;90:373–4.
106. Richard G, Brown N, Smith LE, et al. The spectrum of mutations in erythrokeratodermias – novel and de novo mutations in GJB3. Hum Genet 2000;106: 321–9.
107. Macari F, Landau M, Cousin P, et al. Mutation in the gene for connexin 30.3 in a family with erythrokeratodermia variabilis. Am J Hum Genet 2000;67:1296–301.
108. Boyden LM, Craiglow BG, Zhou J. Dominant de novo mutations in GJA1 cause erythrokeratodermia variabilis et progressiva, without features of oculodentodigital dysplasia. J Invest Dermatol 2015;135:1540–7.
109. van Steensel MA, Oranje AP, van der Schroeff JG, et al. The missense mutation G12D in connexin30.3 can cause both erythrokeratodermia variabilis of Mendes da Costa and progressive symmetric erythrokeratodermia of Gottron. Am J Med Genet A 2009;149A:657–61.
110. Richard G. Connexin disorders of the skin. Clin Dermatol 2005;23:23–32.
111. Darier MJ. Verrucose erythro-keratoderma in symmetrical and progressive layers. Bull Soc Fr Dermatol 1911;22:252–64.
112. Gottron HA. Congenital angelegte symmetrische progressive Erythrokeratodermie. Zentbl Haut-Geschl Krankh 1922;4:493–4.
113. Ishida-Yamamoto A, McGrath JA, Lam H, et al. The molecular pathology of progressive symmetric erythrokeratoderma: a frameshift mutation in the loricrin gene and perturbations in the cornified cell envelope. Am J Hum Genet 1997;61:581–9.
114. Shah K, Ansar M, Mughal ZU, et al. Recessive progressive symmetric erythrokeratoderma results from a homozygous loss-of-function mutation of *KRT83* and is allelic with dominant monilethrix. J Med Genet 2017;54:186–9.
115. Cui Y, Yang S, Gao M, et al. Identification of a novel locus for progressive symmetric erythrokeratodermia to a 19.02-cM interval at 21q1 1.2–21q21.2. J Invest Dermatol 2006;126:2136–9.
115a. Boyden LM, Vincent NG, Zhou J, et al. Mutations in *KDSR* cause recessive progressive symmetric erythrokeratoderma. Am J Hum Genet 2017;100:978–84.
116. Skinner BA, Greist MC, Norins AL. The keratitis, ichthyosis, and deafness (KID) syndrome. Arch Dermatol 1981;117:285–9.
117. Caceres-Rios H, Tamayo-Sanchez L, Duran-Mckinster C, et al. Keratitis, ichthyosis, and deafness (KID syndrome): review of the literature and proposal of a new terminology. Pediatr Dermatol 1996;13:105–13.
118. Richard G, Rouan F, Willoughby CE, et al. Missense mutations in GJB2 encoding connexin-26 cause the ectodermal dysplasia keratitis-ichthyosis-deafness syndrome. Am J Hum Genet 2002;70:1341–8.
119. van Steensel MA, van Geel M, Nahuys M, et al. A novel connexin 26 mutation in a patient diagnosed with keratitis- ichthyosis-deafness syndrome. J Invest Dermatol 2002;118:724–7.
120. Jan AY, Amin S, Ratajczak P, et al. Genetic heterogeneity of KID syndrome: identification of a Cx30 gene (GJB6) mutation in a patient with KID syndrome and congenital atrichia. J Invest Dermatol 2004;122:1108–13.
121. Sbidian E, Feldmann D, Bengoa J. Germline mosaicism in keratitis-ichthyosis-deafness syndrome: pre-natal diagnosis in a familial lethal form. Clin Genet 2010;77:587–92.
122. García IE, Maripillán J, Jara O, et al. Keratitis-ichthyosis-deafness syndrome-associated Cx26 mutants produce non-functional gap junctions but hyperactive hemichannels when co-expressed with wild type Cx43. J Invest Dermatol 2015;135:1338–47.
123. Meigh L, Hussain N, Mulkey DK, Dale N. Connexin26 hemichannels with a mutation that causes KID syndrome in humans lack sensitivity to CO2. Elife 2014;3:e04249.
124. Prasad SC, Bygum A. Successful treatment with alitretinoin of dissecting cellulitis of the scalp in keratitis-ichthyosis-deafness syndrome. Acta Derm Venereol 2013;93:473–4.
125. Happle R, Koch H, Lenz W. The CHILD syndrome. Congenital hemidysplasia with ichthyosiform erythroderma and limb defects. Eur J Pediatr 1980;134:27–33.
126. Happle R, Effendy I, Megahed M, et al. CHILD syndrome in a boy. Am J Med Genet 1996;62:192–4.
127. Konig A, Happle R, Bornholdt D, et al. Mutations in the NSDHL gene, encoding a 3beta-hydroxysteroid dehydrogenase, cause CHILD syndrome. Am J Med Genet 2000;90:339–46.
128. Gantner S, Rütten A, Requena L, et al. CHILD syndrome with mild skin lesions: histopathologic clues for the diagnosis. J Cutan Pathol 2014;41:787–90.
129. Paller AS, van Steensel MA, Rodriguez-Martín M, et al. Pathogenesis-based therapy reverses cutaneous abnormalities in an inherited disorder of distal cholesterol metabolism. J Invest Dermatol 2011;131:2242–8.
130. Liu T, Qian G, Wang XX, Zhang YG. CHILD syndrome: effective treatment of ichthyosiform naevus with oral and topical ketoconazole. Acta Derm Venereol 2015;95:91–2.
131. König A, Skrzypek J, Löffler H, et al. Donor dominance cures CHILD nevus. Dermatology 2010;220:340–5.
132. Happle R. X-linked dominant chondrodysplasia punctata. Review of literature and report of a case. Hum Genet 1979;53:65–73.
133. Furtado LV, Bayrak-Toydemir P, Hulinsky B, et al. A novel X-linked multiple congenital anomaly syndrome associated with an EBP mutation. Am J Med Genet A 2010;152A:2838–44.
134. Braverman N, Lin P, Moebius FF, et al. Mutations in the gene encoding 3 beta-hydroxysteroid-delta 8, delta 7-isomerase cause X-linked dominant Conradi-Hunermann syndrome. Nat Genet 1999;22:291–4.
135. Derry JM, Gormally E, Means GD, et al. Mutations in a delta 8-delta 7 sterol isomerase in the tattered mouse and X-linked dominant chondrodysplasia punctata. Nat Genet 1999;22:286–90.
136. Khnykin D, Rønnevig J, Johnsson M, et al. Ichthyosis prematurity syndrome: clinical evaluation of 17 families with a rare disorder of lipid metabolism. J Am Acad Dermatol 2012;66:606–16.
137. Klar J, Schweiger M, Zimmerman R, et al. Mutations in the fatty acid transport protein 4 gene cause the ichthyosis prematurity syndrome. Am J Hum Genet 2009;85:248–53.
138. Gissen P, Tee L, Johnson CA, et al. Clinical and molecular genetic features of ARC syndrome. Hum Genet 2006;120:396–409.
139. Sprecher E, Ishida-Yamamoto A, Mizrahi-Koren M, et al. A mutation in SNAP29, coding for a SNARE protein involved in intracellular trafficking, causes a novel neurocutaneous syndrome characterized by cerebral dysgenesis, neuropathy, ichthyosis, and palmoplantar keratoderma. Am J Hum Genet 2005;77:242–51.
140. Aldahmesh MA, Mohamed JY, Alkuraya HS, et al. Recessive mutations in ELOVL4 cause ichthyosis, intellectual disability, and spastic quadriplegia. Am J Hum Genet 2011;89:745–50.
141. Kranz C, Jungeblut C, Denecke J, et al. A defect in dolichol phosphate biosynthesis causes a new inherited disorder with death in early infancy. Am J Hum Genet 2007;80:433–40.
142. Morava E, Wevers RA, Cantagrel V, et al. A novel cerebello-ocular syndrome with abnormal glycosylation due to abnormalities in dolichol metabolism. Brain 2010;133:3210–20.
143. Feldmeyer L, Huber M, Fellmann F, et al. Confirmation of the origin of NISCH syndrome. Hum Mutat 2006;27:408–10.
144. Basel-Vanagaite L, Attia R, Ishida-Yamamoto A, et al. Autosomal recessive ichthyosis with hypotrichosis caused by a mutation in ST14, encoding type II transmembrane serine protease matriptase. Am J Hum Genet 2007;80:467–77.
145. Alef T, Torres S, Hausser I, et al. Ichthyosis, follicular atrophoderma, and hypotrichosis caused by mutations in ST14 is associated with impaired profilaggrin processing. J Invest Dermatol 2009;129:862–9.
146. Dierks T, Schmidt B, Borissenko LV, et al. Multiple sulfatase deficiency is caused by mutations in the gene encoding the human C(alpha)-formylglycine generating enzyme. Cell 2003;113:435–44.
147. Braverman N, Steel G, Obie C, et al. Human PEX7 encodes the peroxisomal PTS2 receptor and is responsible for rhizomelic chondrodysplasia punctata. Nat Genet 1997;15:369–76.
148. Rizzo WB, Jenkens SM, Boucher P. Recognition and Diagnosis of Neuro-Ichthyotic Syndromes. Semin Neurol 2012;32:75–84.
149. Weinstein R. Phytanic acid storage disease (Refsum's disease): clinical characteristics, pathophysiology and the role of therapeutic apheresis in its management. J Clin Apher 1999;14:181–4.
150. Straube R, Gackler D, Thiele A, et al. Membrane differential filtration is safe and effective for the long-term treatment of Refsum syndrome – an update of treatment modalities and pathophysiological cognition. Transfus Apher Sci 2003;29:85–91.
151. Perera NJ, Lewis B, Tran H, et al. Refsum's disease – use of the intestinal lipase inhibitor, orlistat, as a novel therapeutic approach to a complex disorder. J Obes 2011;2011:482021.
152. Lovric S, Goncalves S, Gee HY, et al. Mutations in sphingosine-1-phosphate lyase cause nephrosis with ichthyosis and adrenal insufficiency. J Clin Invest 2017;127:912–28.
153. Vera-Casano A, Weirich C, Grzeschik KH. IFAP syndrome is caused by deficiency in MBTPS2, an intramembrane zinc metalloprotease essential for cholesterol homeostasis and ER stress response. Am J Hum Genet 2009;84:459–67.
154. Montpetit A, Côté S, Brustein E, et al. Disruption of AP1S1, causing a novel neurocutaneous syndrome,

perturbs development of the skin and spinal cord. PLoS Genet 2008;4:e1000296.

155. Cadieux-Dion M, Turcotte-Gauthier M, Noreau A, et al. Expanding the clinical phenotype associated with ELOVL4 mutation: study of a large French-Canadian family with autosomal dominant spinocerebellar ataxia and erythrokeratodermia. JAMA Neurol 2014;71:470–5.

155a. Boyden LM, Kam CY, Hernández-Martín A, et al. Dominant de novo DSP mutations cause erythrokeratodermia-cardiomyopathy syndrome. Hum Mol Genet 2016;25:348–57.

156. Dahlqvist J, Klar J, Tiwari N, et al. A single-nucleotide deletion in the POMP 5′ UTR causes a transcriptional switch and altered epidermal proteasome distribution in KLICK genodermatosis. Am J Hum Genet 2010;86:596–603.

157. Blaydon DC, Nitoiu D, Eckl KM, et al. Mutations in CSTA, encoding Cystatin A, underlie exfoliative ichthyosis and reveal a role for this protease inhibitor in cell-cell adhesion. Am J Hum Genet 2011;89:564–71.

158. Cabral RM, Kurban M, Wajid M, et al. Whole-exome sequencing in a single proband reveals a mutation in the CHST8 gene in autosomal recessive peeling skin syndrome. Genomics 2012;99:202–8.

159. Findlay GH, Nurse GT, Heyl T, et al. Keratolytic winter erythema or 'Oudtshoorn skin': a newly recognized inherited dermatosis prevalent in South Africa. S Afr Med J 1977;52:871–4.

第58章　掌跖角化病

Dieter Metze，Vinzenz Oji

要点

- 掌跖角化病可以是遗传性的或者获得性的。
- 三个主要的类型：弥漫型、局限型和点状型。
- 手足表现可能不同，例如足跖为弥漫性，而掌心为局灶性。
- 其他辨识特征有边缘红斑、皮损移位到掌跖以外区域、手指（趾）缢痕（假箍指病）。
- 患者还可能患有多汗症、浸渍、水疱、真菌感染、恶臭和疼痛。
- 确定是否有其他症状出现很重要，如甲营养不良，少毛症，口腔病变，非掌侧皮肤角化过度，听力受损，眼部表现，心肌病（羊毛状发患者）。
- 组织学检查有时有特征性表现，如表皮松解性角化过度。

引言

掌跖角化病（palmoplantar keratodermas，PPKs）是以显著的手掌和足跖皮肤角化过度为特点的一组不同疾病，可以是先天性，也可以是后天获得的。先天性 PPK 可以为某综合征的一个组成部分，也可有皮肤外表现如心肌病或耳聋。而获得性 PPK 可以与药物或癌症有关。故而识别疾病相关特征和确定 PPK 的特定亚型非常重要 [1-2]（表 58.1）。

目前已有若干 PPK 的分类方法，但没有一种分类方法可以将临床、病理和分子机制完美的结合。命名尚不统一甚有同名现象 [2]。除此之外，PPK 可以为其他遗传性皮肤病的一个组成部分，如鱼鳞病、红皮病、大疱性表皮松解症和外胚层发育不良 [3]（表 58.2）。

一种简单的分类方法是根据临床模式的不同，将

表 58.1　原发性掌跖角化病（PPK）。 更常见的疾病见粗字体。具有 PPK 特征的其他遗传性皮肤病请参见表 58.2。值得注意的是，掌跖的表现可为不同模式，如足部为弥漫性而手部为局限性。进行性指的是随着时间发展，有累及其他部位（如肘、膝）的倾向。残毁指的是可能发展为手指（趾）缢痕和自体截肢（假箍指病，见表 58.3）

名称	附加特征
遗传性 PPK	
弥漫性 PPK，孤立型	
Vörner-Unna-Thost 型	表皮松解性 PPK
Nagashima，Kimonis	非表皮松解性 PPK
Bothnia	遇水后发白肿胀，形如海绵，非表皮松解性 PPK
"Greither"	越线性和进行性 PPK；病理学多变。
mal de meleda（包括 Gamborg Nielsen）	残毁，频繁的重叠感染，非表皮松解性 PPK
具有相关特征的弥漫性 PPK	
听力损害：	
Vohwinkel 综合征	残毁，"蜂窝"PPK；关节上的海星角化
Bart-Pumphrey 综合征	指节垫，白甲病
由于连接蛋白 26 缺陷所致 PPK	"蜂窝"PPK
线粒体 PPK	
鳞状细胞癌（SCC）	
Huriez 综合征	硬化萎缩
PPK 伴性反转	女性−男性性别反转
少毛症和甲营养不良：	
Clouston 综合征	鹅卵石／网格状的肢端丘疹

表 58.1 原发性掌跖角化病（PPK）。更常见的疾病见粗字体。具有 PPK 特征的其他遗传性皮肤病请参见表 58.2。值得注意的是，掌跖的表现可为不同模式，如足部为弥漫性而手部为局限性。进行性指的是随着时间发展，有累及其他部位（如肘、膝）的倾向。残毁指的是可能发展为手指（趾）缩痕和自体截肢（假箍指病，见表 58.3）（续表）

名称	附加特征
牙–甲–皮肤发育不良综合征	牙缺失，面部毛细血管扩张症 / 红斑
Schöpf-Schulz-Passarge 综合征	汗腺囊肿，其他附件肿瘤，牙缺失
鱼鳞病–少毛–白甲综合征	完全性白甲病
残毁 *：	
Olmsted 综合征	牙周炎 / 间质角化斑块
Papillon-Lefèvre 综合征 **	牙周炎、化脓性感染、银屑病样斑块
Loricrin 角化病	轻度全身性鱼鳞病，"蜂窝" PPK
KLICK	线状角化病，先天性鱼鳞病，硬化性角化病
Vohwinkel 综合征（见上）	
Mal de Meleda（见上）	
心肌病：	
Naxos 病 ***	羊毛状发和心律不齐性心肌病
局灶性 PPK，孤立型	
Brünauer-Fuhs-Siemens，Wachters 型	手掌上条纹状，足跖钱币状，参见表 58.6 的遗传亚型
具有相关特征的局灶性 PPK	
先天性甲肥厚	痛性胼胝，营养不良甲，口腔黏膜白斑病，皮脂囊瘤 / 其他囊肿
局灶性掌跖和牙龈角化病	痛性胼胝，牙龈黏膜白斑病，表皮松解
Howel-Evans 综合征	食管癌
Richner-Hanhart 综合征（眼皮肤酪氨酸血症）	树枝状角膜炎，角膜溃疡，智力障碍，疼痛性角化病
Carvajal 综合征 ***	手掌纹，羊毛状发，扩张型心肌病；偶发性皮肤脆性，指甲营养不良，牙周病
PPK 与羊毛状发	手掌纹，羊毛状发，毛发稀疏，白甲症
点状掌跖角化病，孤立型	
Buschke-Fischer-Brauer（1 型点状掌跖角化病）	
棘状角化病（2 型点状掌跖角化病）	
边缘丘疹性角化病：肢端角化性类弹性纤维病，局灶性肢端角化过度（3 型点状掌跖角化病）	
手掌皱褶点状角化病	
掌跖点刺状汗孔角化病	
伴相关特征的点状 PPK	
Cole 病	点状色素沉着，皮肤钙质沉着
PLACK 综合征	皮肤脱皮，白甲病，唇炎，关节垫
获得性 PPKs	
更年期皮肤角化病	
水源性 PPK	
毛发红糠疹	
甲状腺功能减退症 / 黏液性水肿相关性	
癌症相关性	
淋巴水肿相关性	
砷角化病	
药物诱发的角化病（例：锂，维拉帕米，文拉法辛，葡聚糖，替加氟，卡培他滨，伊马替尼，索拉非尼，舒尼替尼）	
二恶英或卤代除草剂诱导性	
与皮肌炎相关：毛发红糠疹样（Wong）型、抗合成酶综合征的"机械手"	

* 多种 PPK 可导致肢端肢端 SCC。

** Haim-Munk 综合征是一种等位基因紊乱，其特征是蜘蛛样指、萎缩性指甲改变和肢端骨质溶解。

*** Naxos 病的 PPK 偶尔会出现局灶性或条纹状，与 Carvajal 综合征重叠

表 58.2 以掌跖角化病（PPK）为特征的其他遗传性皮肤病

红斑角化病（见第 57 章）

角膜炎-鱼鳞病-耳聋综合征（KID）*
变异性红斑角化病 *
进行性对称性红斑角化病 *
KDSR 相关性红斑角化病 *
红斑角化病-心肌病综合征 *

其他鱼鳞鱼（见第 57 章）

表皮松解性鱼鳞病（由于 K1 突变）*
Curth-Macklin 豪猪状鱼鳞病 *
非综合征性常染色体隐性遗传性鱼鳞病 **
Sjögren-Larsson 综合征 *
Refsum 综合征
CEDNIK（脑发育不全，神经病，鱼鳞病和角化病）综合征 *
MEDNIK（精神发育迟滞，肠病，耳聋，神经病，鱼鳞病和角化病）综合征 *
常染色体隐性剥脱性鱼鳞病（半胱氨酸蛋白酶抑制剂 A 缺乏症）

其他外胚层发育不良（见第 63 章和第 67 章）

外胚层发育不良-缺指（趾）-唇腭裂（EEC）综合征
唇腭裂外胚层发育不良
眼-齿-指（趾）发育不良
Naegeli-Francescetti-Jadassohn 综合征，网状色素性皮病
由于颗粒层 2（GRHL2）突变导致的常染色体隐性遗传性外胚层发育不良 *, ***

大疱性表皮松解症（EB；见第 32 章）

皮肤脆性综合征 *：皮肤脆性-羊毛状发，皮肤脆性-外胚层发育不良，盘状球蛋白缺乏症
EBS, basal 型：全身性重症 *，伴有斑驳色素沉着≫局限性
交界型 EB：泛发型中间型，伴有幽门闭锁
Kindler 综合征

其他

SAM（严重皮炎-多重过敏-代谢萎缩）综合征
红细胞生成性原卟啉病
Rothmund-Thomson 综合征
中性粒细胞减少性皮肤异色病，Clericuzio 型
家族性毛发红糠疹 *
先天性角化不良
Darier 病（通常是点状）
Cowden 综合征（点状）
与表皮痣相关的线状 PPK*
汗孔角化性附属器导管痣［PAON；汗孔角化性小汗腺孔和真皮导管痣（PEODDN）］*
Cardio-facio-cutaneous 综合征
HOPP（少毛症、肢端骨质溶解/甲亢、掌跖角化病和牙周炎）综合征 *
Cantu 综合征 *：角化过度-色素沉着综合征
色素沉着缺陷，PPK，皮肤鳞状细胞癌（见表 67.10）

* PPK 是疾病的主要特征。
** 包括先天性鱼鳞病样红皮病、片层状鱼鳞病和丑角样鱼鳞病。
*** 特征包括甲营养不良/缺失、边缘 PPK、牙缺失、釉质发育不全、口腔色素沉着、吞咽困难和耳聋

PPKs 分为三个大类[4]。

- **弥漫性 PPK**：广泛累及掌跖，通常但不总是包括手掌中央皮肤和脚背（图 58.1）。
- **局限性 PPK**：局限性角化过度，主要有两种类型：①斑状/钱币状，以椭圆形损害为特征，皮损常在受力点；②线状，线状角化过度性损害，皮损常从手掌延伸到手指掌侧，覆盖屈肌腱（图 58.2，见图 58.14A）。
- **点状 PPK**：手掌、足跖出现分散或聚集的小的角化性丘疹和凹点（通常见于角栓去除后）（图 58.3）。

许多遗传性 PPK 到出生后几个月或几年才会发病。疾病的发作和严重程度部分取决于受到的机械应力，如脚受到摩擦力和压力。随时间的推移，譬如说从婴儿到成年，局限性 PPK 可能演变为弥漫性 PPK。一些类型的 PPK 甚至在成年之前都不会发病，而另一些类型的 PPK 会随着时间推移自发地好转和复发。此外，在同一家族中常可以见到明显的变异。

进一步的临床分类取决于是否存在相关的皮肤和皮肤外特征（表 58.1）。许多 PPK 有越线，即角化过

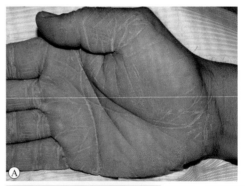

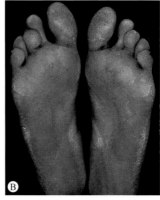

图 58.1 弥漫性掌跖角化病。整个手掌（A）和足跖（B）表面角化过度，有清晰的分界（A, Courtesy, Julie V Schaffer, MD；B, Courtesy, Alfons Krol, MD, and Dawn Siegel, MD.）

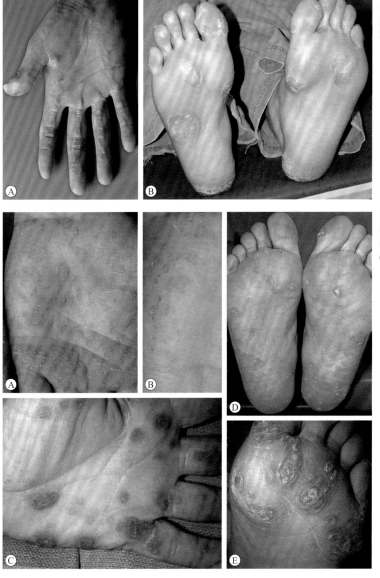

图 58.2　局灶性掌跖角化病。A. 掌跖角化症的掌部条纹状角化。B. 足跖的簇状型（B，Courtesy，Alfons Krol，MD，and Dawn Siegel，MD.）

图 58.3　点状掌跖角化病。在手掌（A～C）和足跖（D、E）上的角化性丘疹，一些聚集形成斑块（C，Courtesy，Kalman Watsky，MD.）

度可以延伸到手指、脚趾，手和足的背侧以及手腕和脚跟的屈肌面，不管皮疹是弥漫的还是局限在压力点（如指关节）。融合性角化过度也可以围绕整个手指周向延伸。在瘢痕性 PPK 中，角化收缩带（假箍指病，假阿洪病）可以围绕手指周向发展并导致自行离断（表 58.3）。其他相关症状包括多汗、浸渍、水疱、恶臭、疼痛和真菌感染。

当评估 PPK 患者时，应获得完整的家族史，并检查整个皮肤以及黏膜、甲和毛发，并评估听力和出汗的能力。排除皮外表现可能需要进行心脏、听力、眼科或牙科评估。

皮肤活检的组织学检查可以提供额外的诊断线索（表 58.4）。PPKs 的分子缺陷可能涉及表皮蛋白酶以及角质形成细胞骨架、角质化包膜、桥粒（图 56.8）或缝隙连接（图 58.4，表 58.5）的蛋白质。已知涉及的基因突变汇总见表 58.6 [5-6]。遗传分析有时候有助于确

表 58.3　与手指（趾）缢痕（假箍指病）相关的遗传性皮肤病。这被称为"残毁性"角化病。先天性手指（趾）缢痕（假箍指病）可以发生在羊膜带序列征中

掌跖角化病（PPKs）

Mal de Meleda*
Vohwinkel 综合征 *
兜甲蛋白角化病 *
KLICK（线状角化病伴先天性鱼鳞病和硬化性角化病）*
Olmsted 综合征 *
Papillon-Lefèvre 综合征 *
Clouston 综合征
先天性甲肥厚
弥漫性表皮松解性掌跖角化病

其他角化病

表皮松解性鱼鳞病
常染色体隐性遗传先天性鱼鳞病，包括丑角样与板层状鱼鳞病
变异性红斑角化病
进行性对称性红斑角化病

其他遗传性皮肤病

大疱性表皮松解症
Kindler 综合征
结节性硬化症
红细胞生成性原卟啉病

* 手指（趾）缢痕为共同特征

表 58.4　特定的遗传性掌跖角化病（PPK）的组织学模式

表皮松解性角化过度 *

弥漫性表皮松解性 PPK：Vörner-Unna-Thost，"Greither"（表皮松解性变体）
局灶性掌跖牙龈角化病

正角化过度，棘层肥厚，和乳头瘤样增生

弥漫性非表皮松解性 PPK：Bothnia，Nagashima，Kimonis，"Greither"（非表皮松解性变异体）
Mal de Meleda（包括 Gamberg Nielsen 型）
Huriez，Howel-Evans，Papillon-Lefèvre 和 Vohwinkel 综合征

正角化过度伴灶性角化不全，棘层肥厚和乳头瘤样增生

KLICK（线状角化病伴先天性鱼鳞病和硬化性角化病）
变异性红斑角化病
KID（角膜炎–鱼鳞病–耳聋）综合征

正角化过度伴角化不全和颗粒层增厚及移行细胞

兜甲蛋白角化病

角质形成细胞细胞间隙增宽及部分裂开

条纹状掌跖角化病 1 和 2 型
DSG1 突变所致弥漫性掌跖角化病
Carvajal 综合征
基底上层大疱性表皮松解症（EBS）：棘层松解型 EBS，皮肤脆性综合征

上皮细胞有苍白淡染胞浆及嗜酸性包涵体

先天性甲肥厚
Richner-Hanhart 综合征

覆盖凹陷的表皮的正角化的、灶性角化不全柱

点状 PPK，Buschke-Fischer-Brauer 型
手掌皱褶点状角化病
灶性肢端角化过度症

覆盖凹陷的表皮的正角化的、灶性角化不全柱，伴有弹力纤维的破碎与丢失

肢端角化性弹性组织角化病

覆盖凹陷的表皮的灶性角化不全柱，无空泡化和角化不良

棘状角化病

覆盖凹陷的表皮的灶性角化不全柱，伴有空泡化和角化不良

汗孔角化病

* 当存在表皮松解性角化过度时，口服维 A 酸治疗会加剧皮肤脆弱性，应避免使用

定具体的诊断、帮助识别受影响的家庭成员，并实现产前诊断。

遗传性角化病

无相关特征的弥漫性掌跖角化病（孤立，非综合征性）

弥漫性表皮松解性掌跖角化病

同 义 名： ■ Unna-Thost 病 ■ Vörner 病 ■ Vörner-Unna-Thost 型 PPK ■ Vörner-Unna-Thost 弥漫性掌跖角化病

历史

　　1880 年，Thost 报道了一个弥漫非越线性的 PPK 家系。此后，Unna 报道了两个临床表现明确的常染色体显性遗传 PPK 家系。虽然"Unna-Thost 型"曾认为是非表皮松解性 PPK，1992 年 Küster 等[7]回顾了Thost 所描述的家系，发现其有 Vörner 型 PPK 的表皮松解性角化过度的组织学改变。随后，在表皮松解性

PPK（epidermolytic palmoplantar keratoderma，EPPK）的角蛋白突变报道后，在 Thost[8]研究家系的后裔中也发现同一突变。这种混乱强调了仔细的组织病理学检查的重要性，有时需要多次或多处活检来鉴别表皮松解性角化过度。

流行病学

　　表皮松解性角化过度可能是最常见的弥漫性角化

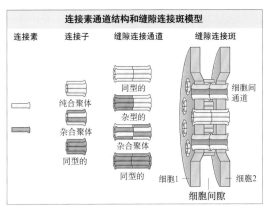

图 58.4 连接素通道结构和缝隙连接斑模型。细胞缝隙连接是连接邻近细胞细胞质的专门跨膜通道，促进细胞间信息传递。通道的状态（开或关）受许多机制的调节，包括电位差、钙离子浓度、pH 值和磷酸化作用。每一个缝隙连接通道都由称为连接素（connexin）的膜内结构蛋白组成，每个连接素的半衰期很短（几小时左右），导致了通道处于不断合成和降解的状态。连接素在人体内有独特的组织分布及分化模式，对刺激反应各异。六个连接素分子寡聚化后形成一个半通道，中央孔最大直径为 2 nm。如果所有参与的连接素相同，则是同型性的，如果不同，则是杂型性的。邻近细胞的连接素进入细胞间隙而形成一个完整的缝隙连接即细胞间通道（Redrawn with permission from Richard G，Smith LE，Bailey RA，et al. Mutations in the human connexin gene GJB3 cause erythrokeratoderma variabilis. Nat Genet. 1998；20：366-9. ）

表 58.5　人类连接素疾病。粗体表示以掌跖角化病为特征的疾病

疾病	遗传特性	连接子	基因	主要器官分布
非综合征性听力损害（DFNB1）	AR	Cx26	GJB2	随机的，包括肝、耳蜗、乳腺、皮肤及附件、黏膜、胰腺、肾、肠、肺
非综合征性听力损害（NFNA3）	AD	Cx26	GJB2	
掌跖角化病和听力损害，包括残毁性皮肤角化病综合征	AD	Cx26	GJB2	
Bart-Pumphrey 综合征	AD	Cx26	GJB2	
角膜炎–鱼鳞病–耳聋（KID）综合征和高起鱼鳞病样–鱼鳞病–耳聋（HID）综合征	AD	Cx26（Cx30）*	GJB2（GJB6）*	
汗孔角化性附属器痣（PAON）	Mosaic	Cx26	GJB2	
非综合征的听力损害（DFNA3）	AD	Cx30	GJB6	脑、耳蜗、皮肤
出汗性外胚层发育不良（Clouston 综合征）	AD	Cx30	GJB6	
可变性红斑性皮肤角化病	AD ≫ AR	Cx30.3	GJB4	皮肤、肾
可变性红斑性皮肤角化病	AD ≫ AR	Cx31	GJB3	皮肤、眼、胎盘、肾、睾丸、耳蜗、施万细胞
非综合征的听力损害	AR ≫ AD	Cx31	GJB3	
周围感觉神经病和听力损害	AD	Cx31	GJB3	
Charcot-Marie-Tooth 病	X- 连锁显性	Cx32	GJB1	脑、施万细胞、肝、甲状腺、肾、胰腺、子宫
多态现象可能是动脉粥样硬化斑块形成的标志		Cx37	GJA4	性腺、肺、内皮组织、心脏、皮肤
眼–牙–指（趾）发育不良	AD	Cx43	GJA1	随机的，包括眼、牙齿、肌肉与骨骼、脑、心脏、皮肤
变异性和进行性红斑角化病	AD	Cx43	GJA1	
白甲–脱发–角化病综合征	AD	Cx43	GJA1	
ILVEN	Mosaic	Cx43*	GJA1*	
并指（并趾）Ⅲ型	AD	Cx43	GJA1	
左心发育不全综合征	寡基因的	Cx43	GJA1	脑、心脏、皮肤
白内障，带状粉状 -3	AD	Cx46	GJA3	晶状体、心脏、肾、周围神经系统
心房颤动，家族性 11	AD	Cx40	GJA5	心脏
遗传性淋巴水肿	AD	Cx47	GJC2	淋巴管、CNS
低髓鞘化脑白质营养不良	AR	Cx47	GJC2	
白内障，带状粉状 -1	AD	Cx50	GJA8	晶状体、角质层、心脏

* 至今只有单个病例报道。

AD，autosomal dominant，常染色体显性；AR，autosomal recessive，常染色体隐性；CNS，central nervous system，中枢神经系统；GJ，gap junction，缝隙连接

（Adapted with permission from Richard G. Connexin disorders of the skin. Adv Dermatol. 2001；17：243-77. ）

表 58.6 掌跖角化病（PPKs）：潜在的基因突变。 蛋白质产物，表示表皮蛋白酶 / 相关蛋白质 / 酶（灰色）或角质形成细胞骨架组成部分（粉红色）、角质化包膜（黄色）、桥粒（蓝色）、缝隙连接 / 其他跨膜通道（绿色）

疾病	遗传特性	突变基因	编码蛋白
无相关特征的弥漫性 PPK			
Vörner-Unna-Thost EPPK	AD	*KRT9 >* *KRT1*	K9 K1（1B 结构域）
Kimonis NEPPK	AD	*KRT1*	K1（V1 结构域）
Bothnia NEPPK	AD	*AQP5*	水通道蛋白 5
Nagashima NEPPK	AR	*SERPINB7*	丝氨酸蛋白酶 B 族 7
Mal de Meleda	AR	*SLURP1*	分泌型 Ly6/PLAUR 结构域 1
具有相关特征的弥漫性 PPK			
兜甲蛋白角化病	AD	*LOR*	兜甲蛋白
KLICK	AR	*POMP*	蛋白酶体成熟蛋白
Vohwinkel 综合征，Bart-Pumphrey 综合征，PPK 伴耳聋	AD	*GJB2*	连接素 26
线粒体 PPK 伴耳聋	Mt	*MT-TS1*	Mt tRNA 丝氨酸 1
PPK 伴性反转及 SCC	AR	*RSPO1*	R-spondin 1 蛋白
Clouston 综合征	AD	*GJB6*	连接素 30
白甲–脱发–角化病综合征	AD	*GJA1*	连接素 43
OODD，SSP 综合征	AR	*WNT10A*	Wnt 10A
Olmsted 综合征	AD > AR	*TRPV3*	瞬时感受器电位离子通道香草素受体亚家族 3
	XR	*MBTPS2*	膜结合转录因子肽酶，位点 2
Papillon-Lefèvre 综合征，Haim-Munk 综合征	AR	*CTSC*	组织蛋白酶 C
Naxos 病	AR	*JUP*	斑珠蛋白
无相关特征的局灶性 PPK			
条纹状掌跖角化病 1 型	AD	*DSG1*	桥粒芯蛋白 1
条纹状掌跖角化病 2 型	AD	*DSP*	桥斑蛋白
条纹状掌跖角化病 3 型	AD	*KRT1*	K1（V2 尾）
局灶性 PPK	AD	*KRT6C* *KRT16*	K6C 和 16
具有相关特征的局灶性 PPK			
先天性厚甲症	AD	*KRT6A* *KRT6B* *KRT6C* *KRT16* *KRT17*	角蛋白 6A、6B、6C、16 和 17
Richner-Hanhart 综合征	AR	*TAT*	酪氨酸转氨酸
Howel-Evans 综合征	AD	*RHBDF2*	rhomboid 5 homolog 2
Carvajal 综合征	AR > AD	*DSP*	桥斑蛋白
PPK 和羊毛状发	AR	*KANK2*	KN 基序和锚蛋白重复结构域 2
无相关特征的点状掌跖角化病			
Buschk Fischer-Brauer（1 型）*	AD	*AAGAB*	α 和 γ 衔接–结合蛋白 p34
具有相关特征的点状掌跖角化病			
Cole 病	AD	*ENPP1*	胞外焦磷酸酶 / 磷酸二酯酶 1
PLACK 综合征	AR	*CAST*	钙蛋白酶抑制蛋白

* 在一个中国家系中发现，点状 PPK 的 8q 上的第二基因位点可能与胶原型 XIV α1 链基因（*COL14A1*）的杂合错义突变相关。

AD，常染色体显性；AR，常染色体隐性；GJA1，缝隙连接蛋白 α1；GJB2/6，缝隙连接蛋白 β2/6；KLICK，先天性鱼鳞病伴线性角化和硬化性角化病；Mt，线粒体；OODD，牙-甲-皮肤发育不良综合征；PLACK，皮肤脱皮，白甲病，唇炎，关节垫；SCCS，鳞状细胞癌；SSP，Schöpf-Schulz-Passarge 综合征；tRNA，转运 RNA

病，估计北爱尔兰的发病率≥ 4.4/10 万 [9]。

发病机制

K1（*KRT1*）和 *K9*（*KRT9*）突变是弥漫性 EPPK 的基础。*K9* 的表达仅限于掌跖皮肤基底层上方的细胞。弥漫性表皮松解型 PPK 患者，大多数 *K9* 基因突变局限在编码 1A 结构域螺旋起始基序基因的一个非常小的区域（见第 56 章）。这种突变对微丝装配有很大的破坏性，使张力微丝聚集和溶解，导致水疱形成和角化过度。

现在认为 K9 与 K1 在掌跖皮肤中配对表达。值得注意的是 K1 和 K10 的基因突变与表皮松解性鱼鳞病（EI，epidermolytic ichthyosis，旧称大疱性先天性鱼鳞病样红皮病）相关，该病组织学上有表皮松解性角化过度（见第 57 章）。EI 中出现 PPK 预示着 K1 的突变，K1 是唯一在掌跖皮肤中表达的 II 型角蛋白。然而有 K10 突变的 EI 患者特征性地几乎没有掌跖受累，这可能反映了 K9 的补偿作用，因为 K9 也是 I 型角蛋白。大多 EI 基因突变发生在角蛋白分子至关重要的 1A 或 2B 区 [10]。然而，当 K1 缺陷单独形成弥漫性 EPPK，包括 "tonotubular" 亚型时，突变通常发生在 1B 结构域的起始 [11]。尽管已有一些 Greither 型的 EPPK 的家族报道了 K1 突变，但还是有报道其他与 K1 突变无关的 Greither 型 NEPPK 变体。值得注意的是，局限性 PPK 患者中也已确认可有 K1 突变（见下文）。

临床特征

最初掌跖部皮肤变红，随后 3 ～ 4 岁出现厚的黄色角化过度。在成人可表现为融合性角化过度，表面光滑，呈蜡状，并有明显的红斑边界，没有累及伸侧表面的倾向（图 58.5）。水疱和皲裂并不常见，但可能发生在儿童期或口服维 A 酸治疗期间。偶尔出现关节垫和增厚的指甲 [2, 12]。致残性疼痛，尤其是手掌疼痛，可能发生在 "tonotubular" EPPK 亚型中 [11]。Greither 型（越线和进行性 PPK）具有有限的越线病变，如覆盖跟腱、肘部和膝盖以上。

病理学

EPPK 的组织学特点为典型的表皮松解性角化过度。特征是空泡状基底层上方角质形成细胞具有圆形或卵圆形的嗜酸性包涵体，超微结构上表现为大的张力微丝聚集 [13]。在 "tonotubular" 型中，电子显微镜显示含有管状结构的角蛋白螺旋 [11]。组织学表现还包括粗糙的角质透明颗粒、棘层肥厚和明显的角化过度。表皮内水疱和轻度浅层皮肤炎性浸润可能是角质形成细胞溶解造成的（图 58.6A）。表皮松解性角化过度病

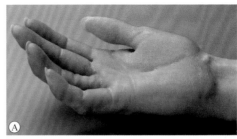

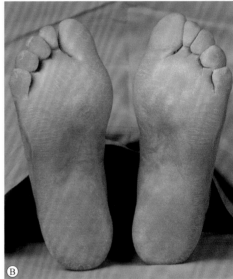

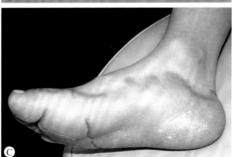

图 58.5　弥漫性表皮松解性掌跖角化病（Vörner-Unna-Thost）。在手掌（A）和足跖（B，C）上有蜡状表面的弥漫性角化过度，具有明显的界限。注意红色边界（A，C）（C, Courtesy, Alfons Krol, MD, and Dawn Siegel, MD.）

的病理改变是细微和局灶性的，通常要在若干活组织标本中仔细寻找来确认。

鉴别诊断

临床上可以通过手掌和足跖之外的皮肤受累来与 EI 鉴别。EPPK 和 NEPPK 靠组织学改变来鉴别，后者

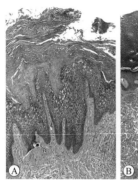
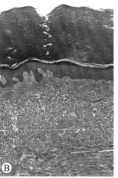

图 58.6　掌跖角化病的组织学特征。A. 表皮松解性角化过度，基底层上的角质形成细胞胞质空泡化，胞质内见嗜酸粒和粗糙的角质透明质颗粒。B. 非表皮松解性掌跖角化病，可见显著角化过度，棘层肥厚（Courtesy, Luis Requena, MD.）

没有表皮松解性角化过度。虽然 EPPK 的红斑边界往往更明显，但它们在临床上无法区分。

治疗

弥漫性 PPK 治疗方案的选择需考虑的因素包括症状的严重性、角化过度的程度以及患者年龄。顽固性区域可使用刀片或牙钻机械性地去除，然后启用角质溶解剂以辅助避免皲裂形成。角质溶解治疗的选择包括 50% 丙二醇的水溶液，每周塑料封包数夜、含乳酸和尿素的霜剂或乳液和含 4%～6% 水杨酸的凡士林，但后者不应大面积用于儿童，避免系统吸收引起的水杨酸中毒（见第 129 章）。口服维 A 酸可改善角化过度，但即使是低剂量也会导致 EPPK 的皮肤过度剥离和掌侧皮肤脆性增加[14]。有报道称局部使用卡泊三醇有效[15]。

弥漫性非表皮松解性掌跖角化病

弥漫性非表皮松解性掌跖角化病（non-epidermolytic palmoplantar keratoderma，NEPPK）是一组异质性的非综合征性 PPK，在组织学上不表现为表皮松解性角化过度。此类别包括 Bothnia[16]、Kimonis[17] 和 Nagashima[18] 型的 PPK 以及 Mal de Meleda[19]。Greither 型（越线和进行性 PPK）缺乏明确的定义，并且有异质性，具有表皮松解和非表皮松解变异（参见上面的 EPPK）[20-22]。Gamborg Nielsen（Norrbotten）型[23] 目前认为是 Mal de Meleda[24] 的变异型。

流行病学与发病机制

在瑞典北部波的尼亚湾的一个家系和三个英国家系中报道了一种常染色体显性遗传的 NEPPK，是由于编码水通道蛋白 5 的 AQP5 杂合子的错义突变造成。水通道蛋白是一种跨膜蛋白，允许水在细胞膜上渗透

运动。水通道蛋白 5 由颗粒层的角质形成细胞表达，其功能获得突变导致 Bothnia 型 NEPPK 患者角质形成细胞摄取水增加，而非跨膜水丢失[16]。

Kimonis 等报道的弥漫性非表皮松解性 PPK，是由 K1 的 V1 结构域中高度保守的赖氨酸残基杂合突变引起，并不会造成表皮松解性角化过度[17]。

Nagashima 型 NEPPK，一种几乎全部在亚洲观察到的常染色体隐性遗传病，是由 SERPINB7 双等位基因无义突变引起，该基因编码丝氨酸蛋白酶抑制剂 B 家族成员 7，在皮肤中有未知的蛋白酶靶点[25]。

Mal de Meleda 是一种常染色体隐性遗传病，最初在达尔马提亚海岸附近姆列特岛（Meleda）上的居民中首次描述。它是由 SLULP1（分泌型白细胞抗原 6/尿激酶型纤溶酶原激活物相关蛋白 1）中的双等位基因突变引起，在表皮颗粒层[26] 中表达。SLURP1 作为 α7-烟碱型乙酰胆碱受体的配体，在表皮分化中发挥作用。杂合性女性携带者可能有轻微的临床表型。

临床特征

不同类型 NEPPK 的临床表现和疾病进程与 EPPK 相似（见上文）。角化过度厚度变化多端，多汗症较为常见，皮肤癣菌感染和窝状角质松解也很常见。Bothnia 型在暴露于水时具有特征性的白色海绵状外观[16]。

对于 Mal de Meleda，出生后不久即出现进行性的越线角化过度，病情持续加重，损害手的功能并导致多汗浸渍、严重的恶臭及皲裂（图 58.7）。真菌多重感染常见，手指的角化过度可能导致指端硬化和手指（趾）缢痕（假箍指病）。肘部、膝盖、手腕、脚踝以及手和脚的背面都可以累及，指甲表现为增厚、反甲

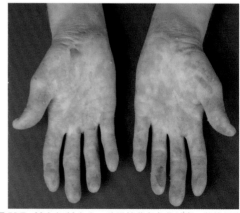

图 58.7　Mal de Meleda。弥漫性黄色角化过度，其特征为浸渍，角化过度减少的区域出现红斑，皮损进展超越手掌区域（越线）和清晰的红色边界

及甲下角化过度。可观察到口角炎及唇和口周皮肤的受累[19, 27]。角化区域内的色素沉着斑、黑色素瘤和 Bowen 病也已有报道[28-29]。

鉴别诊断

除弥漫性 EPPK 外，剥脱性鱼鳞病和水源性掌跖角化病也是需要鉴别诊断的。

病理学

组织学上，掌跖皮肤表现为正角化过度、颗粒层增厚或正常、棘层肥厚（图 58.6B）。可能有中度血管周围淋巴细胞浸润。在 Mal de Meleda，乳头瘤样增生是一种特征性的表现。PAS 染色可排除皮肤癣菌感染。

治疗

强效的角质剥脱疗法可能会有帮助，如 5%～10% 的水杨酸白凡士林，或含 5%～6% 水杨酸的 70% 丙二醇凝胶，每周封包几夜可增强疗效，也可以使用机械清创。功能受损患者可考虑低剂量服用阿维 A [0.2～0.5 mg/（kg·d）]。浅表真菌感染和细菌感染应予以治疗。口服红霉素和局部外用他克莫司治疗分别在 Bothnia 和 Nagashima 型中进行了描述[30-31]。切除过度角化皮肤并进行全厚皮片移植术是缓解功能障碍的一种选择[32]。

弥漫性掌跖角化病伴鱼鳞病

兜甲蛋白角化病、线性角化伴先天性鱼鳞病和硬化性角化病（keratosis linearis-ichthyosis congenita-sclerosing keratoderma，KLICK）有超出手掌和足跖的独特的皮肤表现。PPK 也是第 57 章讨论的其他鱼鳞病的一个组成部分（表 58.2）。

兜甲蛋白角化病

同义名： ■ Vohwinkel 综合征 Camisa 变体 ■ 肢端角化合并鱼鳞病（mutilating keratoderma with ichthyosis）■ 变异性 Vohwinkel 综合征（variant Vohwinkel syndrome）■ Vohwinkel 综合征伴鱼鳞病

兜甲蛋白角化病（loricrin keratoderma）是由编码富含甘氨酸的角质化包膜兜甲蛋白的基因突变引起（见第 56 章）[33-35]。突变的兜甲蛋白运输到细胞核，干扰角质化的调节[36-37]。

在出生时可能有全身脱屑或火棉胶婴儿的特征，随后演变为轻度的全身鱼鳞病。弥漫性 NEPPK 在儿童时期逐渐发展，有"蜂窝"模式和与 Vohwinkel 综合征重叠的相关表现，包括手指（趾）缢痕（假箍指病）、关节垫和伸肌表面上的疣状角化病[38]。然而，缺乏耳聋以及存在鱼鳞病可以将兜甲蛋白角化病与 Vohwinkel 综合征区分开来[39]。鉴别诊断还包括由于 K1 尾部可变区突变所致的 Curth-Macklin 豪猪状鱼鳞病（见第 57 章）。

兜甲蛋白角化病的组织学特点包括伴角化不全细胞的角化过度、散在的移行细胞、颗粒层增厚和局灶性核间空泡形成[38-39]。角质细胞核对兜甲蛋白具有独特的免疫反应[36]。

据报道，异维 A 酸治疗是有效的[38]。

线性角化-先天性鱼鳞病-硬化性角化病（KLICK）

同义名： ■ KLICK 综合征

KLICK 是由 POMP 突变引起的常染色体隐性遗传性疾病，其编码蛋白酶体成熟蛋白[40]。由此产生的蛋白酶体功能不全会干扰末梢表皮分化，并干扰丝聚蛋白原的加工。

患者表现出轻度先天性鱼鳞病，伴手指（趾）缢痕的弥漫越线性 PPK[41-42]。其他特征包括手指屈曲畸形，伴有硬化和在四肢弯曲部位平行线状排列的角化性丘疹。有受累皮肤区域出现侵袭性鳞状细胞癌（SCC）的报道[43]。

组织学表现为正角化过度、局灶性角化不全、棘层肥厚、颗粒层增厚伴具有特征性的不规则角质透明颗粒。中间丝相关蛋白染色在角质层而非颗粒层中阳性。

具有相关特征/综合征的弥漫性掌跖角化病

Vohwinkel 综合征

同义名： ■ 遗传性残毁性皮肤角化病（keratoderma hereditaria mutilans）■ 瘢痕性皮肤角化病伴听力损害（cicatrizing keratoderma with hearing impairment）■ 皮肤角化病伴感音神经性耳聋（keratoderma with sensorineural deafness）■ Vohwinkel 综合征伴耳聋

Vohwinkel 综合征是常染色体显性遗传，由编码缝隙连接蛋白 26[44-46] 的 β2 基因（GJB2）突变引起。该基因也与 Bart-Pumphrey 和角膜炎-鱼鳞病-耳聋（KID）综合征有关[47-48]（表 58.5）。连接素 26 在掌跖表皮、汗腺和内耳耳蜗中表达。作为一种重要的缝隙连接蛋白，它对于上皮分化和感觉神经功能的信号转导至关重要[49-50]。

Vohwinkel 综合征以点状、蜂窝状弥漫性 PPK 和指（趾）关节特征性海星状角化为特征（图 58.8A）。手指（趾）缢痕可导致指（趾）的自体离断（假箍指病）（图 58.8B）[51-52]。患者有非进展性高音感觉神经性听力损失，在婴儿期可能会被忽视[53]。Bart-Pumphrey 综合征的特征是指骨间、掌指关节角化（指关节垫）和白甲症（图 58.9），同 Vohwinkel 综合征的蜂窝状 PPK 和听力损失一样，这些症状可以随着年龄的增长而改善[54-55]。

组织学表现无特征性，包括乳头瘤样增生及显著的正角化过度。

口服维 A 酸治疗可改善 PPK[56]，瘢痕带需要手

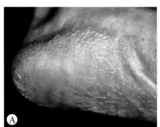

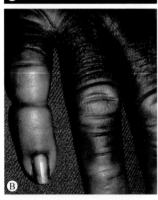

图 58.8 Vohwinkel 综合征中的残毁性掌跖角化病。A. 足跖弥漫性蜂窝状角化；B. 假指（趾）断症（A，Courtesy，Alfons Krol，MD，and Dawn Siegel，MD.）

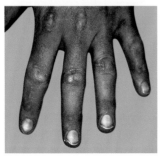

图 58.9 Bart-Pumphrey 综合征。伴感觉神经性聋患者的白甲和指节垫（Courtesy，Alfons Krol，MD，and Dawn Siegel，MD.）

术干预[57]，人工耳蜗植入可用于治疗听力损失[58]。

伴有耳聋的线粒体掌跖角化病

这种 PPK 具有蜂窝状外观，可以是局灶性或弥漫性，经常在脚跟和脚趾上有胼胝体。感音神经性听力损失通常发展在儿童时期[59-60]。致病原因为线粒体 DNA（mtDNA）的突变影响丝氨酸转运 RNA（tRNA）[61-62]。

Huriez 综合征

> **同义名：** ■ 掌跖角化病伴硬化萎缩（palmoplanter keratoderma with scleroatrophy）■ 硬化胼胝症（sclerotylosis）

该综合征罕见，常染色体显性遗传；其特征是婴儿期出现手部皮肤弥漫性硬化萎缩，最终发展为皮纹消失和指端硬化。轻度 PPK 表现为手掌弥漫性羊皮纸样皮肤，足跖皮损轻。在成年期可能会出现在压力点的局限性角化过度，还可见到甲营养不良（如变薄、纵脊、裂隙）[63]。萎缩性皮肤区域发展为鳞状细胞癌的风险可增加 100 倍以上[64-65]。鉴别诊断包括 Kindler 综合征、先天性角化不良、伴性别逆转和鳞状细胞癌的 PPK。

组织学特点包括正角化过度、棘层肥厚和颗粒层增厚。特征性的发现是在受累皮肤中朗格汉斯细胞几乎完全缺失。与 Huriez 综合征（Huriez syndrome）相关的基因定位于 4q23。

掌跖角化病伴性别逆转和鳞状细胞癌

是罕见的常染色体隐性综合征，迄今在几个意大利近亲亲属中报道过[66]。本病是由 R-spondin 1 基因（RSPOL）突变引起，此基因编码一种激活 β-连环蛋白信号的蛋白，在性腺发育中起重要作用[66-68]。除了一种在婴儿期发育的弥漫性 NEPPK 外，存在发展为肢端鳞状细胞癌（SCC）的明显倾向。XX 基因型的受影响个体具有：①男性表型（即女性到男性性别逆转），通常与尿道下裂和性腺功能减退有关；或②两性生殖器，有时雌雄同体（拥有男性和女性两套性腺结构）。其他表现包括指端硬化，伴类似 Huriez 综合征的不同程度的皮肤萎缩[67]，甲营养不良（如发育不全、纵脊、皮肤生长超过甲板）和甲周炎导致牙齿过早丧失。

Clouston 综合征

> **同义名：** ■ 出汗性外胚层发育不良 2（hidrotic ectodermal dysplasia 2）

Clouston 综合征（Clouston syndrome）是一种由 β 36 基因（*GJB6*）中的错义突变引起的常染色体显性遗传性疾病。此种基因编码连接素 30[69]。功能不全的连接素 30 干扰上皮细胞间信息交流。尽管 Clouston 综合征最初在法国-加拿大的一个大家族中发现，但在其他种族群体中也有报道。

特征是弥漫性 PPK 伴有毛发稀疏和甲营养不良[70]，因此确定为外胚叶发育不良（见第 63 章）。PPK 最初表现着力点上，然后随着年龄增长而加重。鹅卵石样外观的皮肤增厚也经常会出现在指（趾）关节和膝肘背侧区域（图 58.10）。可以见到外泌腺结构异常所致的网格状排列小丘疹，特别在肤纹明显的手指远端较为显著。

渐进性毛发减少可导致完全脱发，影响头皮、眉毛、睫毛、腋窝和生殖器区域；毛发通常是柔软、易碎、苍白的。指甲出生时也许是正常和乳白色，后逐渐出现增厚和营养不良，甲板短而易脱落（图 58.10）。甲异常可类似先天性厚甲或其他"毛发-甲发育不全综合征"的疾病[71]。

增厚的手掌和足跖的组织学表现为有正常颗粒层的正角化，丘疹病变可显示纤维血管基质内导管结构增生。对毛发超微结构的检查发现毛发纤维结构破坏，毛干毛小皮缺失。

牙-甲-皮肤发育不良

同义名：■毛发-牙-甲-皮肤发育不良（tricho-odonto-onycho-dermal dysplasia）■ Schöpf-Schulz-Passarge 综合征（Schöpf-Schulz-Passarge syndrome）■ PPK 伴汗腺囊瘤、牙齿发育不全和毛发稀疏（PPK with cystic eyelids, hypodontia, and hypotrichosis）■ 外胚叶发育不良伴小汗腺肿瘤（eccrine tumors with ectodermal dysplasia）

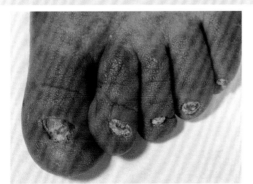

图 58.10 Clouston 综合征。注意脚趾背侧的"鹅卵石"皮肤以及营养不良的甲板（Courtesy, D Sasseville, MD, and R Wilkinson, MD.）

牙-甲-皮肤发育不良（odonto-onycho-dermal dysplasia）为一组由 *WNT10A* 突变引起的常染色体隐性遗传性疾病，其编码信号分子在外胚层附属器的发育中起着关键作用[72]（图 55.6）。临床特征包括弥漫性 PPK、面部毛细血管扩张或网状红斑、牙齿异常（如缺牙、小牙）、甲营养不良和毛发稀疏（表 63.13）[73]。Schöpf-Schulz-Passarge 综合征患者在成年期也会出现眼睑汗腺囊肿及其他附件肿瘤（如汗孔瘤、毛囊漏斗部肿瘤）[74]。PPK 的组织学检查见小汗腺汗管纤维腺瘤[75]。

Olmsted 综合征

同义名：■ 残毁性 PPK 伴腔口周围角化斑（mutilating PPK with periorificial plaques）

常染色体显性遗传和少见的常染色体隐性遗传性 Olmsted 综合征（Olmsted syndrome），是由瞬时受体电位 vanilloid 3 基因（*TRPV3*）的功能获得性突变引起[76-77]。TRP 阳离子选择性离子通道参与表皮分化，毛发生长以及炎症、疼痛和瘙痒的调节[78]。Olmsted 综合征的 X 连锁隐性变异，其表现为完全性脱发和严重的甲营养不良，是由膜结合转录因子肽酶位点 2 基因（*MBTPS2*）中发生特定突变引起。该基因编码的锌金属蛋白酶对胆固醇稳态和内质网应激反应至关重要[79]。有趣的是，*MBTPS2* 突变也是 IFAP 综合征（毛囊性鱼鳞病伴脱发和畏光）和 KFSD（脱发性小棘毛囊角化病）的基础（见第 38 和 57 章）。

Olmsted 的特征是具有清楚的红色边界的弥漫性 PPK，随时间推移导致指（趾）的弯曲畸形、收缩和自离。口周、肛周及其他间擦部位可出现红斑和疣状角化过度[80]，导致疼痛和瘙痒[81]。毛囊周围分布的线状条纹角化也出现在四肢的弯曲处[82-83]。还可能有脱发，甲营养不良，口腔受累（如角化斑、牙周病），角膜发育不良，红斑性肢痛，耳聋和关节松弛[8]。复发性皮肤感染也常见，也观察到在皮肤角化的区域可发生鳞状细胞癌和皮肤黑素瘤[84-85]。

鉴别诊断包括 Mal de Meleda、Vohwinkel 综合征、KDSR（3- 酮基二氢鞘氨醇还原酶）相关红斑角化病、先天性厚甲症、肠病肢端皮炎、皮肤黏膜念珠菌病和银屑病。受影响的皮肤组织学可见棘层肥厚伴正角化过度、角化不全、乳头瘤样增生和血管周围炎性浸润。也可见到增多的肥大细胞[86]。

口服维 A 酸治疗通常会有所改善[87]。有报道称通过切除过度角化区域并进行皮肤移植术和应用表皮生长因子受体（EGFR）抑制剂厄洛替尼是有益的[88-89]。

Papillon-Lefèvre 和 Haim-Munk 综合征

是由编码组织蛋白酶 C 的 *CTSC* 基因突变引起的常染色体隐性疾病，组织蛋白酶 C 是一种溶酶体半胱氨酸蛋白酶，可以激活炎症细胞和皮肤中的丝氨酸蛋白酶[90-91]。本病以红斑兼弥漫性、越线性 PPK 为特征。可以看到假指/趾断症和肘膝部位的角化过度的银屑病样斑块。另外一个特点是在儿童期发病的牙周炎，可导致牙齿过早脱落。有皮肤和内脏化脓性感染的倾向，包括肝脓肿[92]。Haim-Munk 综合征是一种等位基因疾病，也有甲弯曲、蜘蛛样指和肢端骨质溶解的特征[93-94]。已有报道 Papillon-Lefèvre 综合征患者出现肢端黑素瘤和鳞状细胞癌[95-97]。

口服维 A 酸治疗不仅可以减轻角化过度，还可以降低牙周和感染并发症风险[98-99]。

Naxos 病

同义名：弥漫性非表皮松解性 PPK 伴羊毛状发和心肌病（diffuse non-epidermolytic PPK with woolly hair and cardiomyopathy）

该常染色体隐性遗传病见于希腊 Naxos 岛，以角皮病、羊毛状发和危及生命的心肌病为特点[100-101]。Naxos 病是由编码盘状球蛋白（*JUP*）基因的纯合截断突变引起的，盘状球蛋白是表皮、毛囊和心肌中桥粒和黏着连接的一个重要元件[102]。作为犰狳（armadillo）蛋白家族的一员，盘状球蛋白通过结合钙黏素的胞质区（如桥粒芯蛋白，桥粒糖蛋白）连接桥粒的内部和外部部分（见第 56 章）。*JUP* 中的其他双等位基因突变可导致脱发（而不是羊毛状发）伴局灶性 PPK 和心肌病，以及单纯性大疱性表皮松解症（EBS）和 EBS 皮肤脆性综合征（见第 32 章），它们均与心脏异常无关。

典型的 Naxos 病出生后一年发生弥漫性 NEPPK，但也有部分患者有局灶性（条纹状/斑状）改变[103]。羊毛状发通常出生时就有。右心室心肌病具有几乎 100% 的外显率，通常表现为心律失常、心力衰竭和（或）青春期猝死。因此，对于任何具有羊毛状发（或脱发）的 PPK 患者及其潜在受影响的家庭成员，必须强制进行心脏评估。自动复律除颤器、抗心律失常药物和心脏移植治疗可以改善预后[104]。

PPK、羊毛状发和心肌病的三联征也可由双等位桥斑蛋白基因突变引起（Carvajal 综合征；见下文），

此病特征是条纹状/斑状 PPK，很少有 desmocollin 2 突变。PPK 伴羊毛状发但无心脏表现也可以由 *KANK2*（KN 基序和锚蛋白重复结构域 2，KN motif and ankyrin repeat domains 2）纯合突变引起，此基因编码类固醇受体辅激活蛋白的螯合蛋白。

无相关特征的局限性掌跖角化病（孤立，非综合征性）

条纹状/斑状 PPK

同义名：■ Brünauer-Fuhs-Siemens PPK ■ 纹状掌跖角化病（keratosis palmoplantaris areata et striata）■ Wachters 变体型掌跖角化病（keratosis palmoplantaris varians Wachters）■ 钱币状表皮松解性 PPK（keratosis palmoplantaris num- mularis）■ PPK 遗传性痛性胼胝[hereditary painful callosities（historical）]

条纹状 PPK（striate palmoplantar keratoderma，SPPK）是一种常染色体半显性疾病，由至少三种不同基因突变引起的，这些基因编码在桥粒功能中起作用的蛋白质（见图 56.8）[105]。① 1 型桥粒芯糖蛋白 1（*DSG1*）[106]；② 2 型桥斑蛋白（*DSP*）[107]；③ 3 型角蛋白 1（*KRT1*），V2 尾域[108]。除此之外，DSG1 基因的杂合突变有时可导致弥漫性 PPK[109-110]。有趣的是，SAM 综合征——严重的皮炎，多重过敏，代谢消耗——是局限性 PPK 的重要特点，且可由双等位基因 *DSG1* 突变导致；具有杂合 *DSG1* 突变的受影响个体的父母仅具有较轻的局灶性 PPK[111]。SAM 综合征也可能由杂合的 *DSP* 突变引起。局限性斑状 NEPPK 不伴有或仅伴有非常轻微的甲营养不良偶尔可以由角蛋白 6C 或 16 的突变引起（见下面的"先天性厚甲症"）。

所有三种类型的 SPPK 的特征性临床特征是手掌和指屈肌面的线状角化带和足跖压力点上岛状的过度角化区域（图 58.2）。病变通常发生在青春期或成年早期，并因机械压力而加重（如体力劳动）[112]。较大的足跖角化常是疼痛的。

除了原发性角化过度，细胞外间隙的扩大和基底层上层角质形成细胞的部分裂开代表了 SPPK1 型和 2 型、*DSG1* 突变型弥漫性 PPK、Carvajal 综合征和 Suprabasal 型 EBS（EBS 伴棘层松解，皮肤脆性综合征；见第 32 章）共有的特征性表现[113]。在超微结构水平，1 型 SPPK 中桥粒变小，而在 2 型 SPPK 中可见角蛋白丝的核周聚集[114]。

此病对口服阿维 A 和（或）使用角质剥脱剂通常有良好的反应[112]。

具有相关特征／综合征的局限性掌跖角化病

先天性厚甲症

同义名：■ 1 型先天性厚甲症：Jadassohn-Lewando-wsky 型（Pachyonychia congenita type 1；Jadassohn-lewandowsky type）■ 2 型先天性厚甲症：Jackson-Lawler 型（pachyonychia congenita type2；Jakson-Lawler type）

历史，流行病学和发病机制

先天性厚甲症是由角蛋白 6A、6B、6C、16 和 17 基因突变引起的一组常染色体显性遗传性皮肤病。受影响的外胚层结构包括甲床、掌跖皮肤、皮脂腺单位、口腔黏膜和牙齿[115-116]。从历史上 PC 曾分为 2 型：1 型（Jadassohn Lewandowsky）是由于角蛋白 6a/16 缺陷，以更严重的 PPK 和口腔黏膜白斑病为特征；2 型（Jackson Lawler）是由于 6b/17 缺陷，可导致皮脂腺囊肿和新生儿牙。然而，广泛的基因型表型分析让我们认识到这些组之间存在相当大的重叠，目前的分类系统基于受影响的角蛋白而划分：PC-6a（PC 患者的约 40%）、PC-6b（约 5%～10%）、PC6c（＜5%）、PC-16（约 30%）和 PC-17（约 15%～20%）[116-118]。突变角蛋白的不同表达模式解释了各种表型特征出现的频率。例如，K6a 在口腔黏膜和指甲中比其他角蛋白有更高的表达[119]，而 K17 在毛囊皮脂腺单位中组成性表达[120]。K6c 或 16 和 K17 的突变也已在局限性 PPK[121] 和多发性脂囊瘤[122] 的患者报道，这些都没有 PC 的任何其他特征。

临床特征

临床上，无论哪种角蛋白受影响，大于 90% 的 PC 患者有三种主要临床表现：趾甲营养不良、局灶性角化病和足跖疼痛（图 58.11A～D）[116, 123]。甲出现甲床的楔形增厚，归因于甲下角化过度，这可使甲板抬高、增厚和变暗，呈 "Ω" 形，远侧较近侧明显。尽管并不是所有的手指会受累，但以足趾、拇趾及示指甲病变更严重。在婴儿中，甲床红斑可先于营养不良病变出现。厚的黄色足跖角化常在压力部位发展，摩擦区域可形成胼胝、皲裂和水疱，特别在夏季；蔓延到足背偶尔会发生创伤或感染。剧烈疼痛常使患者

行走困难，掌跖多汗症和甲沟炎是常见的临床表现。

其他的特征包括膝盖和肘部的毛囊角化病、口角炎、口腔白斑角化病（图 58.11E）、诞生牙（PC-17 为主），较少出现扭转发或其他毛发异常[123-124]。所有患者中有大约一半的人、PC-17 患者中＞90% 的人会出现脂囊瘤、毳毛囊肿和其他皮脂腺囊肿（如表皮样囊肿）[123]（图 58.11F）。喉部受累导致声音嘶哑，偶尔导致呼吸道阻塞[125]。

病理学

在角化过度的皮肤和口腔斑块中，表皮上部和黏膜上皮中的角质形成细胞具有特征性的苍白淡染细胞质和嗜酸性包涵体。这些表现在超微结构上与突变角蛋白丝的核周凝聚和外周细胞质的空泡化有关[124]。类似的组织学表现可见于由角蛋白 4 和 13 突变引起的黏膜白色海绵状痣（white sponge nevus）。

鉴别诊断

PC 样甲病变的鉴别诊断包括 Clouston 综合征，其特征为弥漫性（而不是局灶性）PPK 和更明显的脱发，由 frizzled 6 基因突变（FZD6）引起的常染色体隐性遗传性指甲发育不良[126-127] 也需鉴别。

治疗

对角化过度的皮肤和营养不良甲的对症治疗包括浸泡软化后的机械方法（如切割、锉削、研磨），以及润肤剂和角质剥脱剂的应用[128]。因为 PC 的病变角蛋白在甲床中表达，用基质消融的方法手术切除指甲通常是无效的。使用矫正术和注射 A 型肉毒素治疗多汗症可减少水疱和疼痛。口服维 A 酸可以减少角化过度，但可能会增加柔嫩度[128]。目前已经研究了用小干扰 RNAs（siRNAs）特异性靶向治疗和让显性负性突变 K6a 沉默表达的治疗方法，但皮内注射的疼痛仍然是一个限制因素。局部使用西罗莫司或口服辛伐他汀来下调 K6a 缺陷患者的 K6a 启动子活性的治疗方法正在研究中[129-130]。

Richner-Hanhart 综合征

同义名：■ II 型酪氨酸血症（tyrosinemia type II）■ 酪氨酸转氨酶缺乏症（tyrosine aminotransferase deficiency）■ 酪氨酸转氨酶缺乏症（tyrosine transaminase deficiency）■ 眼皮肤型酪氨酸血症（oculocutaneous tyrosinemia）

Richner-Hanhart 综合征（Richner-Hanhart syndrome）是一种罕见的常染色体隐性遗传酪氨酸代谢异常性疾

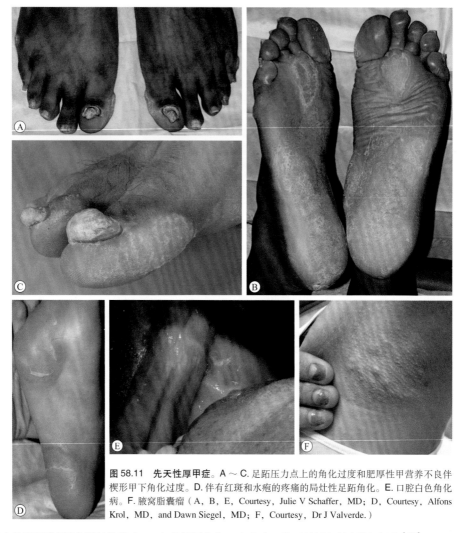

图 58.11　先天性厚甲症。A～C.足跖压力点上的角化过度和肥厚性甲营养不良伴楔形甲下角化过度。D.伴有红斑和水疱的疼痛的局灶性足跖角化病。E.口腔白色角化病。F.腋窝脂囊瘤（A，B，E，Courtesy，Julie V Schaffer，MD；D，Courtesy，Alfons Krol，MD，and Dawn Siegel，MD；F，Courtesy，Dr J Valverde.）

病，是由编码肝酪氨酸氨基转移酶（TAT）的基因突变引起[131-133]。畏光、树枝状角膜炎伴有角膜溃疡通常在出生后1年中出现。裂隙灯检查见酪氨酸结晶沉积物，血清及尿液中酪氨酸水平升高。掌跖部痛性局灶角化过度性斑块是特征性的皮肤损害（图58.12）。皮肤的改变可在儿童早期出现，或延迟至青少年期，可有水疱和多汗。如患者不限制饮食会发生进行性精神发育迟缓。

组织学发现类似于先天性厚甲病，可见具有嗜酸性包涵体的苍白的上皮细胞。电子显微镜显示附有球形角质透明蛋白的张力微丝聚集，角质形成细胞中见针状的酪氨酸结晶包涵体[132]。

限制酪氨酸和苯丙氨酸的饮食可以清除角膜炎和角化病，并可延缓和预防认知损害[134]。

Howel-Evans 综合征

同义名： ■局限性表皮松解性PPK伴食管癌（focal non-epidermolytic PPK with carcinoma of the esophagus）■胼胝–食管癌（tylosis-esophageal carcinoma）■A型胼胝症（tylosis type A）

该常染色体显性疾病已经有几个家系很多代患病的报道。是由编码膜内蛋白酶的rhomboid 5 homolog 2（RHBDF2）中的错义突变引起的[135]。突变RHBDF2通过表皮生长因子受体（EGFR）增加信号传导，导致

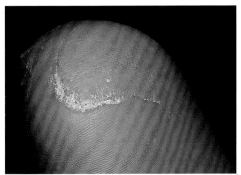

图 58.12 Richner-Hanhart 综合征（Ⅱ型酪氨酸血症）。伴角膜溃疡和精神发育迟缓患者跖部局限性痛性角化（Courtesy, Jean L Bolognia, MD.）

上皮增生和伤口修复失调[135]。

受影响的个体在 5～15 岁时出现局限性 PPK，通常仅限于足部的受压区，只轻微累及掌部（图 58.13）。毛发角化病、皮肤干燥粗糙和口腔白斑角化症也常出现。受累个体有患食管癌的高风险，在最初报告的家庭中，约 0% 的受影响个体发生于 50 岁年龄段[136]。

Carvajal 综合征

同义名：■Carvajal-Huerta 综合征 ■条纹状 EPPK 伴羊毛状发和扩张性心肌病（striate PPK with woolly hair and dilated cardiomyopathy）

本病首先在厄瓜多尔家系中被报道，其特征是斑状和条纹状 EPPK、心肌病和羊毛状发（图 58.14）[137]。

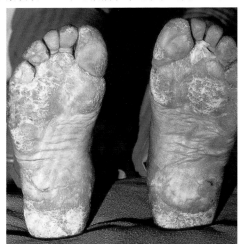

图 58.13 Howel-Evans 综合征。与食管癌相关的局灶性掌跖角化病（Courtesy, Alfons Krol, MD, and Dawn Siegel, MD.）

它可能是由桥斑蛋白基因（DSP）中的双等位基因或杂合子突变引起，桥斑蛋白是桥粒的一个重要组成部分，对表皮和心脏组织的强度起着关键作用[138-139]。突变通常影响蛋白质的羧基末端，它与中间丝结合在心肌细胞起重要作用。

角化病发生在婴儿早期，羊毛状发通常发生于出生时。其他皮肤表现包括肘、膝部或弯曲部位的鳞屑性斑块和角化。虽然在原家族，心室受累主要累及左心室，但右心室或两心室均可受到影响。心脏病发病范围可从儿童早期到青春期，通常导致心脏衰竭伴心脏扩大[138]。常染色体显性遗传 Cavajal 综合征患者也可能有白甲症和少牙畸形，变异的常染色体隐性形态具有皮肤脆性伴棘层松解、甲营养不良和牙釉质缺陷。

组织学特点包括表皮细胞间隙增宽和基底上角质形成细胞部分裂开，固缩核周围有强嗜酸性细胞质。免疫组织化学证实基底上部角质形成细胞核周有角蛋白，提示塌陷的中间丝。心脏问题的早期诊断和介入对于受影响个体的生存至关重要[139]。

PPK、羊毛状发和心肌病三联征的鉴别诊断包括 Naxos 病，后者更多表现为弥漫性 PPK（见上文）和 desmocollin 2 缺陷。由于桥斑蛋白基因缺陷导致的其

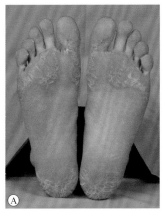
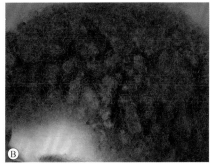

图 58.14 Carvajal 综合征。A. 在足跖压力点上的斑状角化过度。B. 羊毛状发

他表型：孤立纹状 PPK 或心脏异常；Suprabasal 型 EBS，包括皮肤脆性-羊毛状发综合征和棘层松解型 EBS（见第32章）；红斑角化病-心肌病综合征（见第57章）和山姆（SAM）综合征（见"条纹状掌跖角化病"）[140-142]。

无相关特征的点状掌跖角化病（孤立、非综合征性）

点状掌跖角化病，Buschke-Fisher-Brauer 型

同义名：■ 1 型点状掌跖角化病（punctate palmoplantar keratoderma type 1）■ 1 型掌跖角化病（palmoplantar keratoderma punctata type 1）■ Buschke-Fisher-Brauer 型点状掌跖角化病（keratosis punctata palmoplantaris type Buschke-Fisher-Brauer）■ 播散性角化瘤（keratoma dissipatum）■ 播散性鸡眼（disseminated clavus）

点状 PPK（punctate PPK）是 *AAGAB* 杂合突变引起的常染色体显性遗传，其编码 α- 和 γ-α 衔接-结合蛋白 p34。该蛋白参与网格蛋白囊泡的胞内转运[143]。因此，受累皮肤的电子显微镜观察可见大量的小囊泡和扩张的高尔基体。AAGAB 缺陷导致受体酪氨酸激酶如 EGFR 和 Axl 的内吞循环受损，导致信号增加和细胞增殖[143]。在一个中国家系中发现，在 8q 上发现的点状 PPK 的第二位点与 XIV 型胶原 α1 链基因（*COL14A1*）的杂合错义突变相关[144]。

多发性小角化性丘疹通常在青春期或成年早期出现在掌跖，但个别发病可早在儿童期或晚在 60 岁年龄段[145]。中央角化核最初是半透明的，但随着时间的推移可能发展为不透明或疣状，剥除留有凹坑（图58.3）。丘疹可以是疼痛的或柔软的，它们可以在压力点上扩散聚集形成斑块。外部环境可影响角化过度的程度。虽然旧时一些研究表明点状 PPK 与乳腺癌和结肠癌可能相关，但目前尚不清楚在受影响的个人是否会真正出现恶性肿瘤增多[143, 146]。

组织病理学上，表现为致密的正角化柱覆盖轻微凹陷的表皮。局灶性颗粒层减少伴角化不全和细长、弯曲的表皮突也较明显。缺乏 HPV 感染的细胞学特征。

非洲裔患者点状角化也会发生在掌褶皱处（图58.15），也可出现在指（趾）和足掌褶皱处，并因机械应力而加重。这种变异与其他点状 PPK 的关系仍有待确定[147]。点状 PPK 的鉴别诊断包括疣，其在割削后会出现多个出血点；点状汗孔角化，其组织学上表现为角样

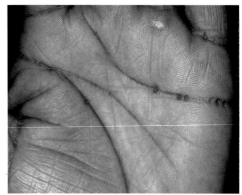

图58.15　手掌皱褶点状角化病。一个非裔美国人手掌褶处线状走行的角化性丘疹

板层结构而不是正角化柱。掌跖角化性丘疹可也见于砷或二恶英暴露患者和 Darier 病、Cowden 综合征。表58.7中列出了可能出现掌跖凹点并与点状 PPK 混淆的疾病。

穿舒适的鞋和机械削除可以缓解疾病。局部维 A 酸和角质剥脱剂的疗效有限，但口服维 A 酸可能是有帮助的[145]。在未来也可能使用受体酪氨酸激酶抑制剂[148]。

棘状角化病

同义名：■ 2 型点状掌跖角化病（punctate palmoplantar keratoderma type 2，palmoplantar keratoderma punctata type 2）■ 音乐盒棘角化病（music box spine keratoderma）■ 丝状角化病（filiform hyperkeratosis）■ 指状角化病（digitate keratosis）

表58.7 掌跖凹点的鉴别诊断。在尿黑酸尿症、疣状表皮发育不良、Blau 综合征、光泽苔藓、扁平苔藓或银屑病中很少见到。偶尔，局限性手掌或足跖角化不良病变可多发，且 < 5 mm。
遗传性疾病
基底细胞痣综合征
基底细胞样毛囊错构瘤综合征
Darier 病
木村网状肢端色素沉着
点状 PPK（包括掌褶点状角化病）*
Cowden 综合征 *
汗孔角化病附属器导管痣［PAON；汗孔角化性小汗腺孔和真皮导管痣（PEODDN）］*
获得性疾病
窝状角质松解症
掌腱膜挛缩相关
点状汗孔角化病 *
* 以角化病为特征，剥除可留有凹坑。
PPK，掌跖角化病。

棘状 PPK（spiny PPK）是常染色体显性遗传病，以手掌和足跖许多微小角化棘突起为特征，通常在 10～30 岁左右发病[149]（表 58.16）。抓衣服和其他物品可能造成不适[150]。这种病症应该与获得性棘状 PPK 区分，后者通常在 50 岁以后发展。病例报告发现后者可能与多种疾病相关，包括各种恶性肿瘤（内脏癌、黑色素瘤、白血病、多发性骨髓瘤）、高脂血症Ⅳ型、慢性肾病和多囊肾病合并肝囊肿[151]。

组织病理学上，可见表皮凹陷，覆盖有角化不全柱。与汗孔角化症和汗孔角化附属器痣相反，其仍然保留颗粒层，而其下角质形成细胞的空泡化、多形性和角化不良则不明显。

机械清创包括皮肤磨削，可能比局部角质剥脱剂更有效。口服维 A 酸类可以帮助临时缓解症状。已尝试局部用 5- 氟尿嘧啶软膏，但效果各异[150]。

边缘丘疹角化病：肢端角化性类弹性纤维病和局灶性肢端角化过度

同义名：■ 3 型点状掌跖角化病（punctate palmoplantar keratoderma type 3；palmoplantar keratoderma punctata type 3）■ 肢端角化性类弹性纤维病（acrokeratoelastoidosis of Costa）

两种类型的边缘丘疹性角化病（marginal papular keratoderma）都可以有常染色体显性遗传模式，发病通常是在儿童期或青少年期。典型的局灶性肢端角化过度（FAH）常发于具有非洲血统的女性。这些疾病以沿手掌、脚底和指趾的边缘的小角化丘疹为特征（图 58.17）。丘疹在 FAH 中呈肤色至色素沉着，在肢端角化性类弹性纤维病呈黄色。病变可能是脐带状

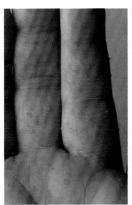
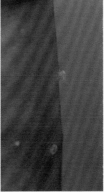

图 58.16　**棘状角化病**。掌跖见多发突出的微小角化棘

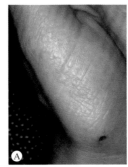
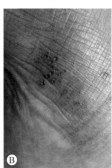

图 58.17　**边缘丘疹角化病**。A. 肢端角化性类弹性纤维病，表现为手掌皮肤边缘出现多发性肤色至黄色丘疹。B. 局灶性肢端角化过度，表现为掌侧皮肤脐形角化性丘疹的非洲裔美国妇女（B，Courtesy，Boni Elewski，MD.）

的，偶尔会延伸到手和脚的背部。肢端角化性类弹性纤维病在组织学上可见角化过度和真皮中弹性纤维的碎裂、变性，但 FAH 缺乏弹性纤维破裂[152]。

关于在非洲患者中报告的"七巧板"模式的肢端角化病伴多角形丘疹是否为边缘性角化病的变体存在争论[153]。这些患者的主要发病部位是脚踝、胫和手足的背侧。**边缘性角化性弹性组织角化病**（指丘疹钙化弹性组织变性）是一种在光损伤严重患者掌侧和背侧边缘处、拇指和示指周围形成线带状退化性胶原斑的获得性疾病[154]。

具有相关特征 / 综合征的点状掌跖角化病

Cole 病

同义名：■ 伴或不伴异位钙化的点状色素减退和点状掌跖角化病（guttate hypopigmentation and punctate palmoplantar keratoderma with or without ectopic calcification）

Cole 病（Cole disease）是一种罕见的常染色体显性遗传疾病，以先天性或儿童早期出现点状 PPK 和四肢不规则色素减退斑为特征[155]。电子显微镜可见有缺陷的黑素体从黑素细胞向角质形成细胞转移。Cole 病是由 ENPP1 杂合突变引起的，其编码焦磷酸 / 磷酸二酯酶 1。后者是一种催化 ATP 水解成 AMP 的细胞表面蛋白，并产生胞外无机焦磷酸盐，它是矿化的主要抑制剂[156]。ENPP1 的隐性突变是遗传性异位钙化的基础，并且在 Cole 病中可以观察到钙化性肌病和皮肤钙质沉着。

获得性角化病及其相关疾病

更年期角化病

这种常见的获得性局灶性角化病 1934 年由 Haxthausen 首次报道[157]。好发于 45 岁以上女性。与肥胖、干燥的冬天气候、穿没有鞋帮的鞋子（如凉鞋）相关。角化过度始发于足跟受压点，出现皲裂后会伴有行走疼痛。如果累及手，则非常轻微。病例报道的患者已排除内分泌功能障碍、维生素 A 缺乏、接触性皮炎和真菌感染等疾病[158]。口服低剂量维 A 酸、外用 0.05% 雌二醇软膏或 25% ～ 40% 尿素软膏可能有帮助[159]。类似的变化见于双侧卵巢切除术后对雌激素替代疗法有反应的年轻妇女[160]。

角化病与癌症

获得性弥漫性 PPK 与支气管癌相关[161]，丝状 PPK 在乳腺癌、结肠癌和肾癌中有报道[162]。牛肚掌是指掌部天鹅绒样的皮肤增厚，伴夸张的脊状突起。通常与黑棘皮病有关，可与肺、胃和泌尿生殖道恶性疾病发生有关[163]。Bazex 综合征（副肿瘤性角化不良）已在第 53 章讨论。局灶性 PPK（Howel-Evans 综合征）和食管癌相关、Huriez 综合征伴肢端鳞状细胞癌风险增加和 PPK 伴性别逆转已在上文讨论。在残毁型的 PPK 的个体中也报道了肢端黑色素瘤和 SCC 的穿掘性上皮瘤变体，一个以色素沉着缺陷、PPK 和皮肤 SCC 为特征的常染色体隐性综合征可以由 SASH1 突变引起（SAM 和 SH3 domain-containing 1，见表 67.10）。对于获得性 PPK 患者，真菌病也应该被考虑[164]。

砷角化病在掌跖出现小皮角样角化过度（图 88.8）。随着时间皮损变大，增厚、数目增多，扩展至手足背面。SCC 进展时常出现溃疡。组织学检查可见表皮的改变从良性增生至中度不典型增生或明显的鳞状细胞癌。潜伏期从最初服下无机砷至出现角化病为 10 ～ 30 年或者更长[165]。内脏尤其是肺和泌尿生殖道的恶性疾病，通常发生在皮肤肿瘤之后。

获得性角化病的其他病因

弥漫性或局灶性掌跖角化过度可伴有甲状腺功能减退，常发生黏液水肿。甲状腺替代疗法可改善此类 PPK[166]。

随着越来越多地使用靶向药物治疗恶性肿瘤，特别是酪氨酸酶抑制剂，药物诱导的掌跖角化病也需要考虑（表 21.16）。

与皮肤角化病有关的其他情况列于表 58.1[167-169]。

水源性掌跖角化病

> **同义名：** ■ 暂时反应性半透明状肢端角化病（transient reactive papulotranslucent acrokeratoderma）■ 水源性汗管肢端角化病（aquagenic syringeal acrokeratodrma）■ 获得性水源性掌跖角化病（acquired aquagenic palmoplantar keratoderma）■ 掌跖水性皱纹（aquagenic wrinkling of the palms and soles）■ 暂时性水源性角化病（transient aquagenic keratoderma）

水源性 PPK 患者在手掌浸入水后很快出现（如在 3 分钟内）增厚、白色至半透明 "卵石样环形纹" 改变（图 58.18），通常伴有灼痛和水肿[170-171]。通常较少累及跖部。这些症状在手干燥后不久就可消失。经常在 20 岁年龄段发病，且多见于女性。皮肤镜下，丘疹性病变通常在扩张的顶端汗管口[172]。组织学上，可见正常皮肤或扩张的小汗腺口，以及轻度角化过度的角质层。

常染色体隐性遗传和显性遗传的水源性 PPK 已有报道，并报告了用环氧合酶 -2 抑制剂治疗相关的发病[173]。掌部水性皱纹可以在约 50% 囊性纤维化患者及约 10% ～ 25% CFTR 突变杂合携带者中观察到[174-175]。水源性 PPK 与遗传性丘疹透明性肢端角化病有明显区别，后者一旦出现皮损，病变就持续存在[176]。也需要和其他暴露于水中加重 PPK 鉴别，例如 Bothnia 型弥漫性 NEPPK（见上文）。

肉毒杆菌毒素注射，或应用 20% 六氯化铝后用尿素乳膏，症状可以得到改善[177]。

局限性掌跖角化减少症

此病最初在 2002 年描述，表现为手掌鱼际或小

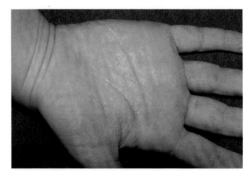

图 58.18 水源性角化病。 手掌浸入水后白色 "卵石样环形纹的" 改变（Courtesy, Julie V Schaffer, MD.）

鱼际区域的局限、轻度红斑、圆形凹陷，少数发生在内侧足跖（图 58.19）。病变是孤立的，且数量稀

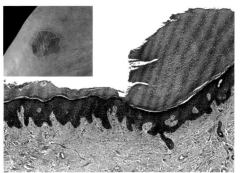

图 58.19　局限性掌跖角化减少症。 皮损与周围正常皮肤分界处可见陷降，病损处角质层很薄。临床上表现为局限性粉红凹陷（见插图）（Courtesy，Luis Requena，MD.）

少，最大直径为 3 cm。它们通常发生在在 40～85 岁的女性中[178]，尽管也有先天病变。有时有先前外伤或烧伤的病史。临床鉴别诊断包括 Bowen 病或汗孔角化病。

　　组织病理学可见角质层在减少的颗粒层上突然变薄，在正常皮肤和受累皮肤之间形成陷降趋势（图 58.19）。迄今为止，尚未有恶变报道。病因尚不清楚，可能为创伤和角质形成细胞丧失进行掌跖分化的能力引起，观察到角蛋白 9 表达减少可以支持后者[179]。除了一个病例报道 HPV 4 型 DNA 外，分子研究未能检测出人类乳头状瘤病毒（HPV）[180]。

　　目前报道的有局部外用钙泊三醇或 5- 氟尿嘧啶治疗、冷冻疗法、光动力疗法和切除术。

（张悦昕译　高嘉雯校　林志森　朱学骏审）

参考文献

1. Lucker GPH, Van de Kerkhof PCM, Steijlen PM. The hereditary palmoplantar keratoses: an updated review and classification. Br J Dermatol 1994;131:1–14.
2. Ratnavel RC, Griffiths WAD. The inherited palmoplantar keratodermas. Br J Dermatol 1997;137:485–90.
3. Oji V, Tadini G, Akiyama M, et al. Revised nomenclature and classification of inherited ichthyoses: results of the First Ichthyosis Consensus Conference in Sorèze 2009. J Am Acad Dermatol 2010;63:607–41.
4. Van Steensel M, Oji V, O'Toole EA, et al. A diagnostic algorithm for inherited palmoplantar keratodermas. J Am Acad Dermatol 2014 (submitted).
5. McLean WHI. Genetic disorders of palm skin and nail. J Anat 2003;202:133–41.
6. Schiller S, Seebode C, Hennies HC, et al. Palmoplantar keratoderma (PPK): acquired and genetic causes of a not so rare disease. J Dtsch Dermatol Ges 2014;12:781–8.
7. Kuster W, Becker A. Indication for the identity of palmoplantar keratoderma type Unna–Thost with type Vörner. Br Acad Venereol 1992;72:120–2.
8. Reis A, Hennies HC, Langbein L, et al. Keratin 9 gene mutations in epidermolytic palmoplantar keratoderma (EPPK). Nat Genet 1994;6:174–9.
9. Hamm H, Happle R, Butterfass T, et al. Epidermolytic palmoplantar keratoderma of Vörner: is it the most frequent type of hereditary palmoplantar keratoderma? Dermatologica 1988;177:138–45.
10. Irvine AD, McLean WH. Human keratin diseases: the increasing spectrum of disease and subtlety of the phenotype–genotype correlation. Br J Dermatol 1999;140:815–28.
11. Terron-Kwiatkowski A, van Steensel MA, Van Geel M, et al. Mutation S233L in the 1B domain of keratin 1 causes epidermolytic palmoplantar keratoderma with "tonotubular" keratin. J Invest Dermatol 2006;126:607–13.
12. Kuster W, Zehender D, Mensing H, et al. Vörner keratosis palmoplantaris diffusa: clinical, formal genetic and molecular biology studies of 22 families. Hautarzt 1995;46:705–10.
13. Anton-Lamprecht I. Ultrastructural identification of basic abnormalities as clues to genetic disorders of the epidermis. J Invest Dermatol 1994;103:6S–12S.
14. Virtanen M, Gedde-Dahl T, Mork NJ, et al. Phenotypic/ genotypic correlations in patients with epidermolytic hyperkeratosis and the effects of retinoid therapy on keratin expression. Acta Derm Venereol 2001;81:163–70.
15. Lucker GPH, van de Kerkhof PCM, Steijlen PM. Topical calcipotriol in the treatment of epidermolytic palmoplantar keratoderma of Vörner. Br J Dermatol 1994;130:543–5.
16. Blaydon DC, Lind LK, Plagnol V, et al. Mutations in

AQP5, encoding a water-channel protein, cause autosomal-dominant diffuse nonepidermolytic palmoplantar keratoderma. Am J Hum Genet 2013;93:330–5.
17. Kimonis V, DiGiovanna JJ, Yang JM, et al. A mutation in the V1 end domain of keratin 16 in non-epidermolytic palmar-plantar keratoderma. J Invest Dermatol 1994;103:764–9.
18. Kabashima K, Sakabe J, Yamada Y, Tokura Y. "Nagashima-type" keratosis as a novel entity in the palmoplantar keratoderma category. Arch Dermatol 2008;144:375–9.
19. Salamon T, Berberovic L, Topic B, et al. Mal de Meleda: data and remarks on a series. G Ital Dermatol Venereol 1988;123:649–55.
20. Kansky A, Arzensek J. Is palmoplantar keratoderma of Greither's type a separate nosologic entity? Dermatologica 1979;158:244–8.
21. Gach JE, Munro CS, Lane EB, et al. Two families with Greither's syndrome caused by a keratin 1 mutation. J Am Acad Dermatol 2005;53:S225–30.
22. Wollina U, Knopf B, Schaaschmidt H, et al. Familiare Koexistenz von Erythrokeratodermia variabilis und Keratosis palmoplantaris transgrediens et progrediens. Hautarzt 1989;40:169–72.
23. Gamborg-Nielsen P. Two different clinical and genetic forms of hereditary palmoplantar keratoderma in the northernmost county of Sweden. Clin Genet 1985;28:361–6.
24. Zhao L, Vahlquist A, Virtanen M, et al. Palmoplantar keratoderma of the Gamborg-Nielsen type is caused by mutations in the SLURP1 gene and represents a variant of Mal de Meleda. Acta Derm Venereol 2014;94:707–10.
25. Kubo A, Shiohama A, Sasaki T, et al. Mutations in SERPINB7, encoding a member of the serine protease inhibitor superfamily, cause Nagashima-type palmoplantar keratosis. Am J Hum Genet 2013;93:945–56.
26. Fischer J, Bouadjar B, Heilig R, et al. Mutations in the gene encoding SLURP-1 in mal de Meleda. Hum Mol Genet 2001;10:875–80.
27. Ergin C, Ergin S, Arikan S. Prevalence of dermatomycoses in Mal de Meleda patients: a field study. Scand J Infect Dis 2002;34:753–5.
28. Baroni A, Piccolo V, Di Maio R, et al. Mal de Meleda with hyperpigmented spots. Eur J Dermatol 2011;21:459–60.
29. Mozzillo N, Nunziata CA, Caraco C, et al. Malignant melanoma developing in an area of hereditary palmoplantar keratoderma (Mal de Meleda). J Surg Oncol 2003;84:229–33.
30. Wennerstrand LM, Lind LK, Hofer PA, et al. Homozygous palmoplantar keratoderma type bothnia

improved by erythromycin: a case report. Acta Derm Venereol 2004;84:405–6.
31. Nonomura Y, Otsuka A, Miyachi Y, et al. Suspected Nagashima-type palmoplantar keratosis with atypical hyperkeratotic lesions on the ears. Eur J Dermatol 2012;22:392–3.
32. Marchac A, Blanchet-Bardon C, Revol M, et al. [Surgical treatment of keratosispalmaris in Mal de Meleda]. Ann Chir Plast Esthet 2009;54:152–5.
33. Maestrini E, Monaco AP, McGrath JA, et al. A molecular defect in loricrin, the major component of the cornified cell envelope underlies Vohwinkel's syndrome. Nat Genet 1996;13:70–7.
34. Korge BP, Ishida-Yamamoto A, Punter C, et al. Loricrin mutation in Vohwinkel's syndrome is unique to the variant with ichthyosis. J Invest Dermatol 1997;109:604–10.
35. Matsumoto K, Muto M, Seki S, et al. Loricrin keratoderma: a cause of congenital ichthyosiform erythroderma and collodion baby. Br J Dermatol 2001;145:657–60.
36. Ishida-Yamamoto A, Kato H, Kiyama H, et al. Mutant loricrin is not crosslinked into the cornified cell envelope but is translocated into the nucleus in loricrin keratoderma. J Invest Dermatol 2000;115:1088–94.
37. Schmuth M, Fluhr JW, Crumrine DC, et al. Structural and functional consequences of loricrin mutations in human loricrin keratoderma (Vohwinkel syndrome with ichthyosis). J Invest Dermatol 2004;122:909–22.
38. Camisa C, Rossana C. Variant of keratoderma hereditaria mutilans (Vohwinkel's syndrome): treatment with orally administered isotretinoin. Arch Dermatol 1984;1323:1323–8.
39. Gedicke MM, Traupe H, Fischer B, et al. Towards characterization of palmoplantar keratoderma caused by gain-of-function mutation in loricrin: analysis of a family and review of the literature. Br J Dermatol 2006;154:167–71.
40. Dahlqvist J, Klar J, Tiwari N, et al. A single-nucleotide deletion in the POMP 5' UTR causes a transcriptional switch and altered epidermal proteasome distribution in KLICK genodermatosis. Am J Hum Genet 2010;86:596–603.
41. Pujol RM, Moreno A, Alomar A, et al. Congenital ichthyosiform dermatosis with linear keratotic flexural papules and sclerosing palmoplantar keratoderma. Arch Dermatol 1989;125:103–6.
42. Vahlquist A, Pontén F, Pettersson A. Keratosis linearis with ichthyosis congenita and sclerosing palmoplantar keratoderma (KLICK-syndrome) : a rare, autosomal recessive disorder of keratohyaline formation? Acta Derm Venereol 1997;77:225–7.

43. Horev L, Murad S, Maly A, et al. Aggressive cutaneous squamous cell carcinoma in a patient with KLICK. J Am Acad Dermatol 2011;64:e128–30.
44. Maestrini E, Korge BP, Ocana-Sierra J, et al. A missense mutation in connexin 26, D66H, causes mutilating keratoderma with sensorineural deafness (Vohwinkel's syndrome) in three unrelated families. Hum Mol Genet 1999;8:1237–43.
45. Birkenhäger R, Lüblinghoff N, Prera E, et al. Autosomal dominant prelingual hearing loss with palmoplantar keratoderma syndrome: variability in clinical expression from mutations of R75W and R75Q in the GJB2 gene. Am J Med Genet A 2010;152A: 1798–802.
46. Kelsell DP, Dunlop J, Stevens HP, et al. Connexin 26 mutations in hereditary non-syndromic sensorineural deafness. Nature 1997;387:80–3.
47. Richard G, Brown N, Ishida-Yamamoto A, et al. Expanding the phenotypic spectrum of Cx26 disorders: Bart-Pumphrey syndrome is caused by a novel missense mutation in GJB2. J Invest Dermatol 2004;123:856–63.
48. Richard GA, Rouan F, Willoughby CE, et al. Mutations in GJB-2 encoding connexin-26 cause the ectodermal dysplasia keratitis–ichthyosis–deafness syndrome. Am J Hum Genet 2002;70:1341–8.
49. Scott CA, Tattersall D, O'Toole EA, et al. Connexins in epidermal homeostasis and skin disease. Biochim Biophys Acta 2012;1818:1952–61.
50. Xu J, Nicholson BJ. The role of connexins in ear and skin physiology – functional insights from disease-associated mutations. Biochim Biophys Acta 2013;1828:167–78.
51. Vohwinkel KH. Keratoma hereditarium mutilans. Arch Dermatol Syph 1929;158:354–64.
52. Wigley JEM. A case of hyperkeratosis palmaris et plantaris associated with ainhum-like constriction of the fingers. Br J Dermatol 1929;41:188–91.
53. McGibbon DH, Watson RT. Vohwinkel's syndrome and deafness. J Laryngol Otol 1977;91:853–7.
54. Bart RS, Pumphrey RE. Knuckle pads, leukonychia and deafness. A dominantly inherited syndrome. N Engl J Med 1967;276:202–7.
55. Alexandrino F, Sartorato EL, Marques-de-Faria AP, et al. G59S mutation in the GJB2 (connexin 26) gene in a patient with Bart-Pumphrey syndrome. Am J Med Genet 2005;136:282–4.
56. Bondeson ML, Nyström AM, Gunnarsson U, et al. Connexin 26 (GJB2) mutations in two Swedish patients with atypical Vohwinkel (mutilating keratoderma plus deafness) and KID syndrome both extensively treated with acitretin. Acta Derm Venereol 2006;86:503–8.
57. Bassetto F, Tiengo C, Sferrazza R, et al. Vohwinkel syndrome: treatment of pseudo-ainhum. Int J Dermatol 2010;49:79–82.
58. Kong Y, Liu S, Wang SJ, et al. Cochlear implantation effect on deaf children with gap junction protein beta 2 gene mutation. Chin Med J 2013;126:1298–301.
59. Maasz A, Komlosi K, Hadzsiev K, et al. Phenotypic variants of the deafness-associated mitochondrial DNA A7445G mutation. Curr Med Chem 2008;15:1257–62.
60. Yelverton JC, Arnos K, Xia XJ, et al. The clinical and audiologic features of hearing loss due to mitochondrial mutations. Otolaryngol Head Neck Surg 2013;148:1017–22.
61. Reid FM, Vernham GA, Jacobs HT. A novel mitochondrial point mutation in a maternal pedigree with sensorineural deafness. Hum Mutat 1994;3:243–7.
62. Martin L, Toutain A, Guillen C, et al. Inherited palmoplantar keratoderma and sensorineural deafness associated with A7445G point mutation in the mitochondrial genome. Br J Dermatol 2000;143:876–83.
63. Lucker GPH, Zeedijk N, Steijlen PM. The Huriez syndrome. Scleroatrophic palmoplantar keratoderma. Eur J Dermatol 1997;7:155–7.
64. Hamm H, Traupe H, Brocker EB, et al. The scleroatrophic syndrome of Huriez: a cancer-prone genodermatosis. Br J Dermatol 1996;134:512–18.
65. Man XY, Li W, Chen JQ, et al. Huriez syndrome with squamous cell carcinoma. Eur J Dermatol 2011;21:294–5.
66. Radi O, Parma P, Imbeaud S, et al. XX sex reversal, palmoplantar keratoderma, and predisposition to squamous cell carcinoma: genetic analysis in one family. Am J Med Genet A 2005;138A:241–6.
67. Vernole P, Terrinoni A, Didona B, et al. An SRY-negative XX male with Huriez syndrome. Clin Genet 2000;57:61–6.
68. Parma P, Radi O, Vidal V, et al. R-spondin1 is essential in sex determination, skin differentiation and malignancy. Nat Genet 2006;38:1304–9.
69. Lamartine J, Munhoz Essenfelder G, Kibar Z, et al. Mutations in GJB6 cause hidrotic ectodermal dysplasia. Nat Genet 2000;26:142–4.
70. Clouston HR. A hereditary ectodermal dystrophy. Can Med Assoc J 1929;21:18–31.
71. van Steensel MAM, Jonkman MF, van Geel M, et al. Clouston syndrome can mimic pachyonychia congenita. J Invest Dermatol 2003;121: 1035–8.
72. Kantaputra P, Kaewgahya M, Jotikasthira D, et al. Tricho-odonto-onycho-dermal dysplasia and WNT10A mutations. Am J Med Genet A 2014;164:1041–8.
73. Verplancke P, Driessen L, Wynants P, et al. The Schöpf–Schulz–Passarge syndrome. Dermatology 1998;196:463–6.
74. Schöpf E, Schulz HJ, Passarge E. Syndrome of cystic eyelids, palmo-plantar keratosis, hypodontia and hypotrichosis as a possible autosomal recessive trait. Birth Defects Orig Artic Ser 1971;7:219–21.
75. Hampton PJ, Angus B, Carmichael AJ. A case of Schopf–Schulz–Passarge syndrome. Clin Exp Dermatol 2005;30:528–30.
76. Lin Z, Chen Q, Lee M, et al. Exome sequencing reveals mutations in TRPV3 as a cause of Olmsted syndrome. Am J Hum Genet 2012;90:558–64.
77. Eytan O, Fuchs-Telem D, Mevorach B, et al. Olmsted Syndrome caused by a homozygous recessive mutation in TRPV3. J Invest Dermatol 2014;134:1752–4.
78. Nilius B, Biro T, Owsianik G. TRPV3: time to decipher a poorly understood family member! J Physiol 2014;592:295–304.
79. Haghighi A, Scott CA, Poon DS, et al. A missense mutation in the MBTPS2 gene underlies the X-linked form of Olmsted syndrome. J Invest Dermatol 2013;133:571–3.
80. Olmsted HC. Keratoderma palmaris et plantaris congenitalis: report of a case showing associated lesions of unusual location. Am J Dis Child 1927;33:757–64.
81. Tao J, Huang CZ, Yu NW, et al. Olmsted syndrome: a case report and review of literature. Int J Dermatol 2008;47:432–7.
82. Larregue M, Callot V, Kanitakis J, et al. Olmsted syndrome: report of two new cases and literature review. J Dermatol 2000;27:557–68.
83. Mevorah B, Goldberg I, Sprecher E, et al. Olmsted syndrome: mutilating palmoplantar keratoderma with periorificial keratotic plaques. J Am Acad Dermatol 2005;53:S266–72.
84. Dessureault J, Poulin Y, Bourcier M, et al. Olmsted syndrome-palmoplantar and periorificial keratodermas: association with malignant melanoma. J Cutan Med Surg 2003;7:236–42.
85. Bergonse FN, Rabello SM, Barreto RL, et al. Olmsted syndrome: the clinical spectrum of mutilating palmoplantar keratoderma. Pediatr Dermatol 2003;20:323–6.
86. Fonseca E, Pena C, Del Pozo J, et al. Olmsted syndrome. J Cutan Pathol 2001;28:271–5.
87. Ueda M, Nakagawa K, Hayashi K, et al. Partial improvement of Olmsted syndrome with etretinate. Pediatr Dermatol 1993;10:376–81.
88. Bédard MS, Powell J, Laberge L, et al. Palmoplantar keratoderma and skin grafting: postsurgical long-term follow-up of two cases with Olmsted syndrome. Pediatr Dermatol 2008;25:223–9.
89. Kenner-Bell BM, Paller AS, Lacouture ME. Epidermal growth factor receptor inhibition with erlotinib for palmoplantar keratoderma. J Am Acad Dermatol 2010;63:e58–9.
90. Toomes C, James J, Wood AJ, et al. Loss-of-function mutations in the cathepsin C gene result in periodontal disease and palmoplantar keratosis. Nat Genet 1999;23:421–4.
91. de Haar SF, Jansen DC, Schoenmaker T, et al. Loss-of-function mutations in cathepsin C in two families with Papillon-Lefèvre syndrome are associated with deficiency of serine proteinases in PMNs. Hum Mutat 2004;23:524.
92. Ullbro C, Crossner CG, Nederfors T, et al. Dermatologic and oral findings in a cohort of 47 patients with Papillon–Lefèvre syndrome. J Am Acad Dermatol 2003;48:345–51.
93. Haim S, Munk J. Keratosis palmo-plantaris congenita, with periodontosis, arachnodactyly and a peculiar deformity of the terminal phalanges. Br J Dermatol 1965;77:42–54.
94. Hart TC, Hart PS, Michalec MD, et al. Haim–Munk syndrome and Papillon–Lefèvre syndrome are allelic mutations in cathepsin C. J Med Genet 2000;37:88–94.
95. Cook GP. Papillon-Lefèvre syndrome and malignant melanoma. Dermatology 2009;219:187–8.
96. Al-Benna S, Hasler R, Stricker I, et al. Papillon-Lefèvre syndrome and squamous cell carcinoma: a case report. Cases J 2009;2:7067.
97. Nakajima K, Nakano H, Takiyoshi N, et al. Papillon-Lefèvre syndrome and malignant melanoma. A high incidence of melanoma development in Japanese palmoplantar keratoderma patients. Dermatology 2008;217:58–62.
98. Bergman R, Friedman-Birnbaum R. Papillon–Lefèvre syndrome: a study of the long-term clinical course of recurrent pyogenic infections and the effects of etretinate treatment. Br J Dermatol 1988;119:731–6.
99. Nickles K, Schacher B, Ratka-Krüger P, et al. Long-term results after treatment of periodontitis in patients with Papillon-Lefèvre syndrome:success and failure. J Clin Periodontol 2013;40:789–98.
100. Barker JNWN, Protonotarios N, Tsatsopoulou A, et al. Palmoplantar keratoderma, curly hair and endomyocardial fibrodysplasia: a new syndrome. Br J Dermatol 1983;119:13–14.
101. Protonotarios N, Tsatsopoulou A, Fontaine G. Naxos disease: keratoderma, scalp modifications, and cardiomyopathy. J Am Acad Dermatol 2001;44:309–11.
102. McKoy G, Protonotarios N, Crosby A, et al. Identification of a deletion in plakoglobin in arrhythmogenic right ventricular cardiomyopathy with palmoplantar keratoderma and woolly hair (Naxos disease). Lancet 2000;355:2119–24.
103. Baykan A, Olgar S, Argun M, et al. Different clinical presentations of Naxos disease and Carvajal syndrome: Case series from a single tertiary center and review of the literature. Anadolu Kardiyol Derg 2015;15:404–8.
104. Protonotarios N, Tsatsopoulou A. Naxos disease and Carvajal syndrome: cardiocutaneous disorders that highlight the pathogenesis and broaden the spectrum of arrhythmogenic right ventricular cardiomyopathy. Cardiovasc Pathol 2004;13:185–94.
105. Lai-Cheong JE, Arita K, McGrath JA. Genetic diseases of junctions. J Invest Dermatol 2007;127:2713–25.
106. Hunt DM, Rickman L, Whittock NV, et al. Spectrum of dominant mutations in the desmosomal cadherin desmoglein 1, causing the skin disease striate palmoplantar keratoderma. Eur J Hum Genet 2001;9:197–203.
107. Armstrong DK, McKenna KE, Purkis PE, et al. Haploinsufficiency of desmoplakin causes a striate subtype of palmoplantar keratoderma. Hum Mol Genet 1999;8:143–8.
108. Whittock NV, Smith FJ, Wan H, et al. Frameshift mutation in the V2 domain of human keratin 1 results in striate palmoplantar keratoderma. J Invest Dermatol 2002;118:838–44.
109. Keren H, Bergman R, Mizrachi M, et al. Diffuse nonepidermolytic palmoplantar keratoderma caused by a recurrent nonsense mutation in DSG1. Arch Dermatol 2005;141:62–8.
110. Lovgren ML, McAleer MA, Irvine AD, et al. Mutations in desmoglein-1 cause diverse inherited palmoplantar keratoderma phenotypes: Implications for genetic screening. Br J Dermatol 2017;176:1345–50.
111. Has C, Jakob T, He Y, et al. Loss of desmoglein 1 associated with palmoplantar keratoderma, dermatitis and multiple allergies. Br J Dermatol 2015;172:257–61.
112. Bragg J, Rizzo C, Mengden S. Striate palmoplantar keratoderma (Brunauer-Fuhs-Siemens syndrome). Dermatol Online J 2008;14:26.
113. Bergman R, Hershkovitz D, Fuchs D, et al. Disadhesion of epidermal keratinocytes: a histologic clue to palmoplantar keratodermas caused by DSG1 mutations. J Am Acad Dermatol 2010;62:107–13.
114. Wan H, Dopping-Hepenstal PJ, Gratian MJ, et al. Striate palmoplantar keratoderma arising from desmoplakin and desmoglein 1 mutations is associated with contrasting perturbations of desmosomes and the keratin filament network. Br J Dermatol 2004;150:878–91.
115. Munro CS. Pachyonychia congenita: mutations and clinical presentations. Br J Dermatol 2001;144:929–31.
116. McLean WH, Hansen CD, Eliason MJ, et al. The phenotypic and molecular genetic features of pachyonychia congenita. J Invest Dermatol 2011;131:1015–17.
117. Wilson NJ, O'Toole EA, Milstone LM, et al. The molecular genetic analysis of the expandng pachyonychia congenita case collection. Br J Dermatol 2014;171:343–55.

118. Wilson NJ, Leachman SA, Hansen CD, et al. A large mutational study in pachyonychia congenita. J Invest Dermatol 2011;131:1018–24.

119. De Berker D, Wojnarowska F, Sviland L, et al. Keratin expression in the normal nail unit: markers of regional differentiation. Br J Dermatol 2000;142:89–96.

120. Smith FJD, Corden LD, Rugg EL, et al. Missense mutations in keratin 17 cause either pachyonychia congenita type 2 or a phenotype resembling steatocystoma multiplex. J Invest Dermatol 1997;108:220–3.

121. Shamsher MK, Navsaria HA, Stevens HP, et al. Novel mutations in keratin 16 gene underly focal non-epidermolytic palmoplantar keratoderma (NEPPK) in two families. Hum Mol Genet 1995;4:1875–81.

122. Covello SP, Smith FJ, Sillevis Smitt JH, et al. Keratin 17 mutations cause either steatocystoma multiplex or pachyonychia congenita type 2. Br J Dermatol 1998;139:475–80.

123. Eliason MJ, Leachman SA, Feng BJ, et al. A review of the clinical phenotype of 254 patients with genetically confirmed pachyonychia congenita. J Am Acad Dermatol 2012;67:680–6.

124. Leachman SA, Kaspar RL, Fleckman P, et al. Clinical and pathological features of pachyonychia congenita. J Investig Dermatol Symp Proc 2005;10:3–17.

125. Stieglitz JB, Centerwall JW. Pachyonychia congenita (Jadassohn–Lewandowsky syndrome): a seventeen-member, four-generation pedigree with unusual respiratory and dental involvment. Am J Med Genet 1983;14:21–8.

126. Wilson NJ, Hansen CD, Azkur D, et al. Recessive mutations in the gene encoding frizzled 6 cause twenty nail dystrophy–expanding the differential diagnosis for pachyonychia congenita. J Dermatol Sci 2013;70:58–60.

127. van Steensel MAM, Jonkman MF, van Geel M, et al. Clouston syndrome can mimic pachyonychia congenita. J Invest Dermatol 2003;121:1035–8.

128. Goldberg I, Fruchter D, Meilick A, et al. Best treatment practices for pachyonychia congenita. J Eur Acad Dermatol Venereol 2014;28:279–85.

129. McLean WH, Moore CB. Keratin disorders: from gene to therapy. Hum Mol Genet 2011;20:189–97.

130. Zhao Y, Gartner U, Smith FJ, et al. Statins downregulate K6a promoter activity: a possible therapeutic avenue for pachyonychia congenita. J Invest Dermatol 2011;131:1045–52.

131. Hunziker N. Richner–Hanhart syndrome and tyrosinemia type II. Dermatologica 1980;160:180–9.

132. Bohnert A, Anton-Lamprecht I. Richner–Hanhart's syndrome: ultrastructural abnormalities of epidermal keratinization indicating a causal relationship to high intracellular tyrosine levels. J Invest Dermatol 1982;79:68–74.

133. Natt E, Westphal EM, Toth-Fejel SE, et al. Inherited and de novo deletion of the tyrosine aminotransferase gene locus at 16q22.1-q22.3 in a patient with tyrosinemia type II. Hum Genet 1987;77:352–8.

134. Ney D, Bay C, Schneider JA. Dietary management of oculocutaneous tyrosinaemia in an 11-year-old child. Am J Dis Child 1983;137:995–1000.

135. Blaydon DC, Etheridge SL, Risk JM, et al. RHBDF2 mutations are associated with tylosis, a familial esophageal cancer syndrome. Am J Hum Genet 2012;90:340–6.

136. Howel-Evans W, McGonnell RB, Clarke GA, et al. Carcinoma of the oesophagus with keratosis palmaris et plantaris (tylosis): a study of two families. QJM 1950;27:415–29.

137. Carvajal-Huerta L. Epidermolytic palmoplantar keratoderma with woolly hair and dilated cardiomyopathy. J Am Acad Dermatol 1998;39:418–21.

138. Williams T, Machann W, Kühler L, et al. Novel desmoplakin mutation: juvenile biventricular cardiomyopathy with left ventricular non-compaction and acantholytic palmoplantar keratoderma. Clin Res Cardiol 2011;100:1087–93.

139. Norgett EE, Hatsell SJ, Carvajal-Huerta L, et al. Recessive mutation in desmoplakin disrupts desmoplakin–intermediate filament interactions and causes dilated cardiomyopathy, woolly hair and keratoderma. Hum Mol Genet 2000;9:2761–6.

140. Whittock NV, Wan H, Morley SM, et al. Compound heterozygosity for nonsense and missense mutations in desmoplakin underlies skin fragility/woolly hair syndrome. J Invest Dermatol 2002;118:232–8.

141. Jonkman MF, Pasmooij AM, Pasmans SG, et al. Loss of desmoplakin tail causes lethal acantholytic epidermolysis. Am J Hum Genet 2005;77:653–60.

142. Boyden LM, Kam CY, Hernández-Martín A, et al. Dominant de novo DSP mutations cause erythrokeratodermia-cardiomyopathy syndrome. Hum Mol Genet 2016;25:348–57.

143. Pöhler E, Zamiri M, Harkins CP, et al. Heterozygous mutations in AAGAB cause type 1 punctate palmoplantar keratoderma with evidence for increased growth factor signaling. J Invest Dermatol 2013;133:2805–8.

144. Guo BR, Zhang X, Chen G, et al. Exome sequencing identifies a COL14A1 mutation in a large Chinese pedigree with punctate palmoplantar keratoderma. J Med Genet 2012;49:563–8.

145. Emmert S, Kuster W, Hennies HC, et al. 47 patients in 14 families with the rare genodermatosis keratosis punctata palmoplantaris Buschke-Fischer-Brauer. Eur J Dermatol 2003;13:16–20.

146. Stevens HP, Kelsall DP, Leigh IM, et al. Punctate palmoplantar keratoderma and malignancy in a four generation family. Br J Dermatol 1996;134:720–6.

147. Bourrat E, Cabotin PP, Baccard M, et al. Palmoplantar keratodermas in black patients (Fitzpatrick skin phototype 5-6) of African descent: a multicenter comparative and descriptive series. Br J Dermatol 2011;165:219–21.

148. Postel-Vinay S, Ashworth A. AXL and acquired resistance to EGFR inhibitors. Nat Genet 2012;44:835–6.

149. Grillo E, Pérez-García B, González-García C, et al. Spiky keratotic projections on the palms and fingers. Spiny keratoderma. Dermatol Online J 2012;18:8.

150. Chambers CJ, Konia T, Burrall B, et al. Unilateral prickly palmar papules. Punctate porokeratotic keratoderma (PPK). Arch Dermatol 2011;147:609–14.

151. Caccetta TP, Dessauvagie B, McCallum D, et al. Multiple minute digitate hyperkeratosis: a proposed algorithm for the digitate keratoses. J Am Acad Dermatol 2012;67:e49–55.

152. Rongioletti F, Betti R, Crosti C, et al. Marginal papular acrokeratodermas: a unifying nosology for focal acral hyperkeratosis, acrokeratoelastoidosis and related disorders. Dermatology 1994;188:28–31.

153. Jacyk WK, Smith A. Mosaic acral keratosis. Clin Exp Dermatol 1990;15:361–2.

154. Mengesha YM, Kayal JD, Swerlick RA. Keratoelastoidosis marginalis. J Cutan Med Surg 2002;6:23–5.

155. Cole LA. Hypopigmentation with punctate keratosis of the palms and soles. Arch Dermatol 1976;112:998–1000.

156. Eytan O, Morice-Picard F, Sarig O, et al. Cole disease results from mutations in ENPP1. Am J Hum Genet 2013;93:752–7.

157. Haxthausen H. Keratoderma climacterium. Br J Dermatol 1934;46:161–7.

158. Deschamps P, Leroy D, Pedailles S, et al. Keratoderma climacterium (Haxthausen's disease): clinical signs, laboratory findings and etretinate treatment in 10 patients. Dermatologica 1986;172:258–62.

159. Zultak M, Bedeaux C, Blanc D. Keratoderma climacterium treatment with topical estrogen. Dermatologica 1988;176:151–2.

160. Wachtel TJ. Plantar and palmar hyperkeratosis in young castrated women. Int J Dermatol 1981;20:270–1.

161. Khanna SK, Agnone FA, Leibowitz AI, et al. Non-familial diffuse palmoplantar keratoderma associated with bronchial carcinoma. J Am Acad Dermatol 1993;28:295–7.

162. Hillion B, Le Bozec P, Moulonguet-Michaut I, et al. Hyperkeratose palmo-plantaire filiforme et cancer du sein. Ann Dermatol Venereol 1990;117:834–6.

163. Mullans EA, Cohen PR. Tripe palms: a cutaneous paraneoplastic syndrome. South Med J 1996;89:626–7.

164. Kim J, Foster R, Lam M, et al. Mycosis fungoides: an important differential diagnosis for acquired palmoplantar keratoderma. Australas J Dermatol 2015;56:49–51.

165. Wong SS, Kong CT, Chee LG. Cutaneous manifestations of chronic arsenicism: review of seventeen cases. J Am Acad Dermatol 1998;38:179–85.

166. Bouras M, Hali F, Khadir K, et al. Palmoplantar keratoderma: a rare manifestation of myxoedema. Ann Dermatol Venereol 2014;141:39–42.

167. Duvic M, Reisman M, Finley V, et al. Glucan-induced keratoderma in acquired immunodeficiency syndrome. Arch Dermatol 1987;123:751–6.

168. Geusau A, Jurecka W, Nahavandi H, et al. Punctate keratoderma-like lesions on the palms and soles in a patient with chloracne: a new clinical manifestation of dioxin intoxication? Br J Dermatol 2000;143:1067–71.

169. Do JE, Kim YC. Capecitabine-induced diffuse palmoplantar keratoderma: is it a sequential event of hand–foot syndrome? Clin Exp Dermatol 2007;32:519–21.

170. English JC, McCollough ML. Transient reactive papulotranslucent acrokeratoderma. J Am Acad Dermatol 1996;34:686–7.

171. Yan AC, Aasi SZ, Alms WJ, et al. Aquagenic palmoplantar keratoderma. J Am Acad Dermatol 2001;44:696–9.

172. Sezer E, Erkek E, Duman D, et al. Dermatoscopy as an adjunctive diagnostic tool in aquagenic syringeal acrokeratoderma. Dermatology 2012;225:97–9.

173. Carder KR, Weston WL. Rofecoxib-induced instant aquagenic wrinkling of the palms. Pediatr Dermatol 2002;19:353–5.

174. Berk DR, Ciliberto HM, Sweet SC, et al. Aquagenic wrinkling of the palms in cystic fibrosis: comparison with controls and genotype-phenotype correlations. Arch Dermatol 2009;145:1296–9.

175. Grasemann H, Ratjen F, Solomon M. Aquagenic wrinkling of the palms in a patient with cystic fibrosis. N Engl J Med 2013;369:2362–3.

176. Sracic JK, Krishnan RS, Nunez-Gussman JK, et al. Hereditary papulotranslucent acrokeratoderma: a case report and literature review. Dermatol Online J 2005;11:17.

177. Diba VC, Cormack GC, Burrows NP. Botulinum toxin is helpful in aquagenic palmoplantar keratoderma. Br J Dermatol 2005;152:394–5.

178. Pérez A, Rütten A, Gold R, et al. Circumscribed palmar or plantar hypokeratosis: a distinctive epidermal malformation of the palms or soles. J Am Acad Dermatol 2002;47:21–7.

179. Resnik KS, DiLeonardo M. Circumscribed palmar hypokeratosis: new observations. Am J Dermatopathol 2006;28:112–16.

180. Böer A, Falk TM. Circumscribed palmar hypokeratosis induced by papilloma virus type 4. J Am Acad Dermatol 2006;54:908–9.

第59章

毛囊角化病和家族性良性慢性天疱疮

Daniel Hohl

毛囊角化病

同义名： ■ Darier-White 病（Darier-White disease）■ 毛囊角化病（keratosis follicularis）■ 毛囊角化不良（dyskeratosis follicularis）

要点

■ 本病是由于 *ATP2A2* 基因突变所致的少见显性遗传性疾病，基因突变可引起内质网 ATP 酶（SERCA2）功能异常，进而干扰细胞内的钙离子信号传导。

■ 临床表现为表面覆有痂皮的角化性斑丘疹，多分布于皮脂溢出部位，可伴有掌跖部丘疹，指甲多样性改变，口腔黏膜白色丘疹。

■ 临床亚型包括肢端出血型，节段 1 型和节段 2 型。

■ 组织病理表现为棘层松解性角化不良，伴基底层上裂隙形成，可见"圆体"和"谷粒"。

引言

毛囊角化病（Darier disease）是一种常染色体显性遗传性皮肤病，临床表现以躯干上部角化性丘疹和纵行红甲的皮肤黏膜损害为特征。本病是由于肌浆/内质网钙离子 ATP 酶 2b 亚型（SERCA2b）功能缺陷引起细胞内，尤其是内质网钙离子信号异常所致，结果基底层上细胞黏合性丧失（棘层松解），并诱导细胞凋亡（角化不良）。

历史

1889 年法国巴黎圣路易斯医院的皮肤病学家 Jean Darier[1] 和哈佛大学皮肤病学教授 James C White[2] 分别报道了同一种皮肤病，皮损特征为沿毛囊分布的棕褐色丘疹，表面覆有油腻性痂皮并伴恶臭。Darier 在研究该病的组织病理表现时观察到马尔匹基层存在大量周围被双层膜环绕的圆体，Darier 和其他一些学者认为这些圆体是由寄生虫、孢子虫或球虫形成的，并认为这些圆体为其病因。所以他又称本病为"毛囊莱虫病"。然而，当他们试图对这些所谓的寄生虫进行培养和接种时却未能成功，组织学改变证实这些圆体是异常角化的结果[3]。推测本病源于毛囊也未能被证实，毛囊受累只是偶尔存在，皮损大多发生于毛囊皮脂腺单位之外[4]。James C White 教授发现他最初报道患者的女儿也出现了类似的皮损，首次提出本病具有遗传性特征[5]。

流行病学

据调查，在丹麦 Darier 病患病率为 1/10 万，然而在苏格兰为 1/30 000，估计发病率为 4/（百万 ×10 年）[6]。男性和女性患病率均等。本病是一种外显完全的常染色体显性遗传性皮肤病。例如，文献报道一个 42 例患者系列，在 18 例无家族史的患者中，进一步调查显示有 7 例患者的亲属或父母患该病，只是病情轻[7]，显示本病表型具有多样性。此外，携带相同突变的不同家系甚至同一家系的不同患者其临床表现严重度也差异很大。事实上，皮肤或指甲的细微改变常被患者忽略。

发病机制

编码内质网钙离子 ATP 酶的 *ATP2A2* 基因的突变（蛋白产物 SERCA2）可能引起棘层松解和细胞凋亡（Darier 病），与棘层松解性角化不良的特征性组织学研究相同。SERCA2 单倍体不足认为是该病显性遗传模式的基础[8]，最近的研究发现，突变 SERCA2 的聚集物可能通过诱导内质网（ER）应激和角质形成细胞凋亡而发挥显性负作用[9]。尽管研究发现表皮存在 SERCA2a 和 SERCA2b 两种蛋白亚型，但后者是 *ATP2A2* 基因的主要表达产物，其单独的功能异常就能引起 Darier 病[10]。虽然 SERCA2 普遍表达，但在角质形成细胞中缺乏补偿性 SERCA3 表达可以解释这些细胞对 SERCA2 缺乏的特定脆弱性。

已经鉴定出超过 240 种致病性的 *ATP2A2* 突变，主要是错义和移码改变。一般来说，没有明确的基因型与表型的相关性[11]。可能的例外包括与 Hopf[12] 的疣状肢端角化症和 Darier 病的肢端出血型相关的特定 *ATP2A2* 突变[13-14]。目前已经提出了几种棘层松解角化不良 Darier 病的致病机制。ATP2A2 突变导致内质网内慢性低 Ca²⁺ 储存（图 59.1）[15]，这种情况因细胞应激而加剧。这种钙离子的耗竭通过连接蛋白，如纤维板蛋白[16]和 E- 钙黏蛋白[17]，受损的加工，折叠和转运导致**棘层松解**。蛋白激酶 C α，一种与膜磷脂相互作用的重要钙依赖性调节酶，认为介导了桥粒组装的破坏[18]。最近的研究还表明，SERCA2 在角质形成细胞中的抑制导致鞘氨醇水平升高，鞘氨醇抑制蛋白激酶 C α[17, 19]。

内质网应激由于 Ca²⁺ 的耗尽和未折叠蛋白的积累而产生 "未折叠蛋白应答"，可诱导**细胞凋亡**[19-20]。ATP 受体认为在细胞凋亡和钙信号转导中起作用，据报道，ATP 受体异常定位于病变性 Darier 病表皮中，它可导致在棘细胞质膜中 P2Y2(一种 G 蛋白偶联受体) 的减少和 P2X7 (一种死亡受体) 的增加[21]。

临床特征

发病和临床分型

约 70% 患者发病年龄在 6 ～ 20 岁，青春期是一个高发期（11 ～ 15 岁）[22]。皮损主要表现为红色至褐色的角化性丘疹，有时上覆痂皮，倾向分布在躯干皮脂溢出部位（图 59.2）、头皮（尤其是发际缘，图 59.3）、面部和侧颈部（图 59.4）。尽管本病初始表现为毛囊角化不良，但这些丘疹并不局限于毛囊部位。皮损可融合形成乳头瘤样外观（图 59.2B、D）。角化性丘疹中可间有 2 ～ 3 mm 大小的浅色斑疹，有时皮损以后者表现为主（图 59.5）。罕见出现以无菌性水疱或大疱为主的皮损，这样的病例一定要排除单纯疱疹

病毒感染（Kaposi 水痘样疹）[23-24]。

腋窝、腹股沟及乳房下等间擦部位皮损常见（图59.6）。个别患者以间擦皮损为主，可误诊为 Hailey-Hailey 病[25]。偶尔可在患者腋窝和腹股沟出现呈蕈样浸渍生长的斑块状皮损。皮损常有恶臭，给患者造成很大痛苦。

约 50% 患者中，可见 2 ～ 4 mm 的扁平皮色至褐色呈扁平疣改变的丘疹，见于手和脚的背面，较少见于前臂和腿（图 59.7）。罕见肢端出血水疱。掌跖可见角化性丘疹，常可见到充满角蛋白的凹陷（图 59.8）。通过手足印，可以发现皮肤纹理中断这些细微变化。指甲改变包括指甲红色或白色纵纹，纵嵴和楔形甲下角化过度（图 59.9）。甲质地变脆，末端易破碎呈 V 形切迹[25]。

15% ～ 50% 患者口腔内有无痛性白色丘疹或皱纹斑。硬腭是最常见的受累部位，其次是牙龈、颊黏膜和舌头（图 59.10）[22]。

症状

大多数患者诉有中度瘙痒。皮损的恶臭味和外观表现都会令患者感到痛苦，这些因素可使他们变得孤僻离群。

影响因素

本病通常在夏季加重。紫外线照射非皮损处皮肤可以诱发 Darier 病。在 Darier 病患者，可以通过紫外线照射在临床未受累的皮肤上实验诱导特征性病变，并且 UVB 照射已显示抑制角质形成细胞中 *ATP2A2* 的表达[26]。然而由于皮损主要发生于非暴露部位，这些

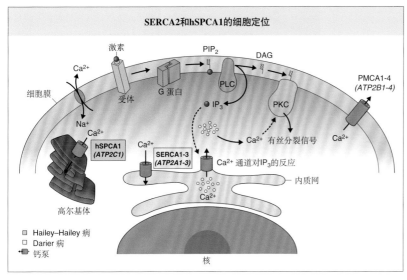

SERCA2和hSPCA1的细胞定位

图 59.1　SERCA2 和 hSPCA1 的细胞定位。Darier 病是由编码 SERCA2 的 *ATP2A2* 突变引起的。PIP2，二磷酸肌醇；IP3，三磷酸肌醇；PLC，磷脂酶 C；DAG，二酰甘油；PKC，蛋白激酶 C

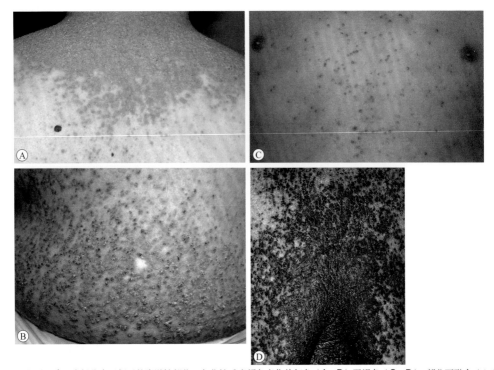

图 59.2 Darier 病。皮损分布于躯干的脂溢性部位。角化性丘疹颜色变化从红色（A，B）至褐色（C，D），部分可融合（A & C, Courtesy，Julie V Schaffer，MD.）

图 59.3 Darier 病。A. 丘疹分布于颜面发际线部位，表面覆有痂皮。B. 广泛的面部皮损导致睑外翻

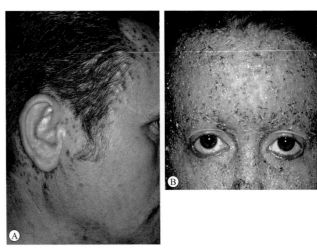

部位常缺乏紫外线照射，因此出汗、高温和封闭都是同等重要的加剧因素（例如长时间乘飞机旅行后）。用碳酸锂治疗双相情感性疾病可诱发 Darier 病的发作[27]。

病程

Darier 病呈慢性病程，不能自行缓解。病情轻重可交替出现，随着时间推移，部分患者报道有改善，而部分患者则加剧[22]。

并发症

感染

本病皮损易继发细菌、酵母菌和皮肤癣菌[22]感

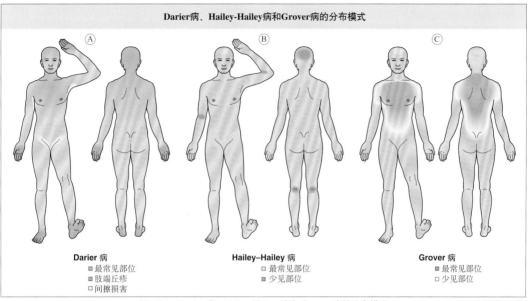

图 59.4　Darier 病、Hailey-Hailey 病和 Grover 病的分布模式

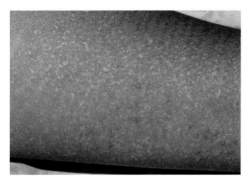

图 59.5　Darier 病。大多数肤色较黑的 Darier 病患者可见呈节段分布的点状白斑（Courtesy，Julie V Schaffer，MD.）

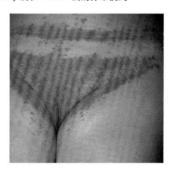

图 59.6　Darier 病。间擦部位，如腹股沟、乳房下部和腹部屈侧受累较严重

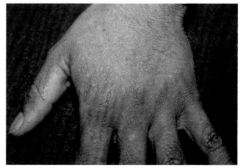

图 59.7　Darier 病。手背部多发的扁平丘疹

染，导致增殖性斑块，有恶臭气味。对 75 例成人患者的研究发现，金黄色葡萄球菌在病变皮肤（约 70%）和鼻腔（约 50%）的定植率很高，这与更严重的表型有关[28]。

　　受感染的个体还容易发生人乳头瘤病毒（HPV）和单纯疱疹病毒（HSV）的广泛皮肤感染。当患者突然出现水疱和结痂的皮损，并伴发热和精神萎靡时应怀疑卡波西水痘样疹的发生（图 59.11）[24]，并需立即进行系统的抗病毒治疗（如使用阿昔洛韦和伐昔洛韦）。全身性牛痘感染也曾有报道。

　　在 Darier 病患者，表皮屏障的破坏可能在增加皮肤感染的频率和严重程度中起重要作用。免疫研究显示没有一致的系统异常[29]。然而，免疫组织化学分析发现有证据表明局部免疫反应受损，朗格汉斯细胞和浆细胞样树突状细胞减少[30]。

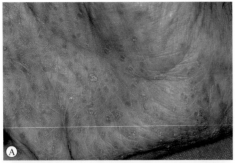

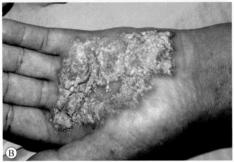

图 59.8 Darier 病患者掌部皮损表现。A. 可见角化性丘疹和角质受压内陷。B. 较少见，观察到一处增厚的、尖刺的局灶性角化病（A, Courtesy, Kalman Watsky, MD. B, Courtesy, Julie V Schaffer, MD.）

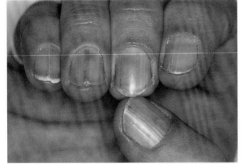

图 59.9 Darier 病。指甲改变：纵向红甲和甲板游离缘切迹（Courtesy, Antonella Tosti, MD.）

唾液腺

　　一些患者可能出现口腔唾液腺阻塞伴疼痛性肿胀。唾液腺导管的阻塞可能是由于 Darier 病样组织学改变所致[31]。

神经精神疾病

　　文献报道 Darier 病可合并多种神经精神性疾病如癫痫、智力发育迟缓和情感分裂症，但这些关系的强度和性质仍有待确定[22,32]。对 100 名来自英国 Darier

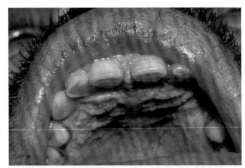

图 59.10 口腔黏膜 Darier 病。上腭黏膜白色丘疹

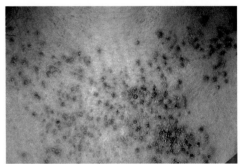

图 59.11 Darier 病合并 HSV 感染（Kaposi 水痘样疹）。可见多发大小一致的血痂

病患者的神经精神病学评估显示，与一般人群相比，抑郁症（30%）、自杀未遂（13%）、双相情感障碍（4%）和癫痫（3%）的终生患病率更高[33]。在瑞典国家注册中心的一项最新研究中，Darier 病患者（n = 770）比一般人群中匹配的个体更有可能被诊断为智力残疾（6.2 倍）、双相情感障碍（4.3 倍）和精神分裂症（2.3 倍）[34-35]。

　　ATP2A2 突变[13]没有已知直接的神经精神效应，尽管我们假想[9]存在神经元内不溶性 SERCA2 聚集体的积累。也有可能对于双相情感障碍[36]存在紧密相关的易感基因。此外，与严重皮肤病相关的缺陷和孤立常常导致精神及社会发病。因此，Darier 病患者的抑郁和增加的自杀意念可以部分地通过非遗传因素来解释[25]。

其他并发症

　　Darier 病患者眼部的并发症如角膜溃疡或葡萄球菌眼内炎非常罕见。少数病例报道可并发皮肤鳞状细胞癌[37]。恶性转化罕见，可能与致癌型 HPV 感染和角质形成细胞黏附继发于 SERCA2 单倍体缺乏的增殖有关，后者与小鼠皮肤和上胃肠道的鳞状细胞癌有关。本病可出现骨囊肿、肾发育不全或自身免疫性甲状腺炎。

临床亚型（表 59.1）

肢端出血型

除了典型的临床表现外，Darier 病患者掌跖以及手背部可以形成红到深蓝色、形状不规则、界限明显的斑点[22]。这些不规则形状的病变代表棘层松解性水疱中出血。特定的 *ATP2A2* 突变（N767S）已经在几个非相关家族中发现，包括肢端出血型 Darier 病[13-14]，以及一些具有典型 Darier 病表型的个体[11]。

节段 1 型和 2 型

研究发现 Darier 病呈两种节段性分布，这两种病灶都沿着 Blaschko 线分布（参见第 62 章）。对于更常见的 1 型（图 59.12），条纹内的发病年龄、严重程度和组织学发现与广义 Darier 病的相似。1 型节段性 Darier 病是由胚胎发生过程中 *ATP2A2* 基因的杂合突变引起的，这导致皮肤受累的遗传镶嵌模式。在患有这种节段性 Darier 病的患者中，在受影响但不是背景皮肤中的杂合性 *ATP2A2* 突变已经证实[38]。如果在性腺中存在突变细胞，则具有 1 型节段性表现的患者可能具有泛发型 Darier 病的后代。

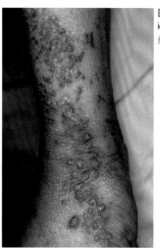

图 59.12 **1 型节段性 Dar-ier 病**。注意沿着 Blaschko 线的丘疹的分布

节段 2 型患者具有全身性 Darier 病和线性条纹，严重程度增加[39]。当具有杂合种系突变的患者在同一基因的另一个等位基因中具有后合子失活突变（即导致杂合性丧失的"二次命中"）时，发生常染色体显性遗传病的 2 型节段性表现，这导致更严重镶嵌分布的表现（见图 62.2）。值得注意的是，*ATP2A2* 基因中的第二次攻击，是最近在一个患有 Darier 病家族史的男孩 Blaschko 线的糜烂性斑皮肤中发现的[40]。

病理学

Darier 病有 2 个显著的组织学特征——棘层松解和角化不良（图 59.13）。棘层松解是由于细胞黏合性受损导致基底层上裂隙形成。超微结构显示桥粒丧失，桥粒与角蛋白中间丝的连接分离[41]。角化不良是由于角质形成细胞凋亡所致，病理表现以核浓缩和核周角蛋白凝集为特征。在 Darier 病可以观察到 2 类角化不良细胞[42]：

- "圆体"：马尔匹基层内棘层松解性体积增大的角质形成细胞，细胞核深染，部分核碎片被透明的胞质和断裂的角质束形成的亮环所包绕。
- "谷粒"：分布于棘层的小椭圆形细胞，胞质强嗜酸性，由断裂的角质束形成，束内包含萎缩的角化不全的细胞核碎片。"谷粒"可能起源于"圆体"，但是目前尚无它们是同一病理过程不同阶段的确凿证据。

组织病理显示棘层松解和角化不全上部的表皮增厚呈乳头瘤样增生。真皮浅层血管周围轻至中度炎症细胞浸润。本病的组织病理改变较局限，需要仔细检查才能发现。Grover 病的组织病理改变与本病相似，

表 59.1 Darier 病的少见表现
形态变异
• 滴状色素减退（见图 59.5）＞色素沉着的平顶丘疹和斑疹（"雀斑样"）*
• 水疱性皮损
• 肢端出血性病变
• 角化病（尖刺；参见图 59.8B）
• 角化（例如：皮肤角）
• 痤疮†、面部囊肿、合并痤疮
• 眼周结节囊肿
• 斑秃皮肤脱发
分布模式
• 主要涉及间擦区域，阳光暴露的皮肤，四肢，肢端部位或头皮（石棉状糠疹）
• 节段（1 型＞2 型）（图 59.12）
皮肤以外
• 口腔黏膜糜烂
• 角膜混浊或溃疡
• 唾液腺阻塞
• 喉部受累
* 还存在持续性棘层松解性皮肤病和广泛的具有潜在 *ATP2A2* 突变的扁平"雀斑"
† 鉴别诊断可能包括家族性角化不良性粉刺

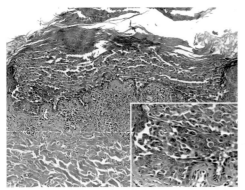

图 59.13　Darier 病的组织病理学改变。可见角化过度、谷粒、圆体、棘层松解（插图）形成的基底层上裂隙（Courtesy, Lorenzo Cerroni, MD.）

但前者棘层松解更显著，而角化不良或"圆体"和"谷粒"更少。二者很难区别，但 Darier 病受累面积更广泛，毛囊受累更显著。

鉴别诊断

Hopf 疣状肢端角化病

分布在肢端伸侧的扁平疣样丘疹是 Darier 病的一种常见临床表现。这些皮损在临床上与常染色体显性遗传病 Hopf 描述的疣状肢端角化病不易区别（图59.14）[43]。关于疣状肢端角化症是一个独立疾病还是 Darier 病等位基因的顿挫型一直存在争论，有些，但并非所有疣状肢端角化症患者具有 ATP2A2 突变，表明了遗传的异质性[12, 44]。疣状肢端角化病（acrokeratosis verruciformis）和 Darier 病通常要靠组织学检查才能区分，前者缺少棘层松解和角化不良。然

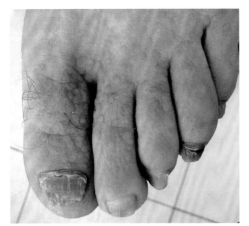

图 59.14　Hopf 疣状肢端角化病。足背部可见扁平圆顶状丘疹

而，在 Darier 病的肢端皮损活检标本，常常需要连续切片才能发现灶性的棘层松解和角化不良[45]。

Hopf 在疣状肢端角化病的初始报告中，描述了指甲变化和掌跖角化丘疹[43]，并且随后对患者及家族成员进行了观察，其中一些成员表现为疣状肢端角化病，而其他成员则表现出 Darier 病的经典皮肤表现[46]。由于 Darier 病患者常在脂溢分布部位出现角化性丘疹前，先在四肢出现疣状皮损，因此一些最初诊断为疣状肢端角化病的个体，以后可能诊断为典型的 Darier 病[7]。在单独的疣状肢端角化病患者以及那些在强烈阳光照射后肢端疣状病变继发展成 Darier 病的患者中，已经鉴定出特定的 ATP2A2 突变（例如P602L、A698V）[12, 47]。

其他

Darier 病诊断时在临床上要与严重脂溢性皮炎和Grover 病（暂时性棘层松解症；图 59.4，第 87 章）鉴别，但掌跖、指甲和黏膜损害仅见于 Darier 病，所以鉴别是不困难的。家族史也是诊断 Darier 病的一个线索。在 Grover 病，出汗和或封闭后常出现瘙痒性且覆有痂皮的丘疹，这些丘疹不融合。此外，还有一型持续性棘层松解性皮肤病，见于明显日光损害的患者，丘疹上的鳞屑更厚，组织病理学特征与 Darier 病十分相似[48]。

在以屈侧皮肤受累为主的患者，应该排除增殖天疱疮（Hallopeau 型）、芽生菌样脓皮病（增殖性脓皮病）和家族性良性慢性天疱疮。增殖型天疱疮发病年龄较晚，组织学特征表现为嗜酸性粒细胞外渗，棘层松解，直接免疫荧光（DIF）表现为天疱疮的细胞间荧光；ELISA 可检查到抗桥粒芯糖蛋白。增殖性脓皮病以中性粒细胞浸润为特征，无棘层松解。家族性良性慢性天疱疮早期间擦部位的皮疹有时难以在临床上与 Darier 病分开。掌跖丘疹、纵向红斑、指甲远端切迹、黏膜皮损和显著的角化不良以及组织学上的棘层松解可以作为诊断 Darier 病的线索。偶尔，称为"丘疹棘层松解性角化不良病"的皮损仅位于外阴部。

治疗

一般措施

根据需要，治疗针对角化过度、炎症和感染。穿轻薄的衣物及使用遮光剂可防止燥热、出汗及日晒加重本病。日常皮肤护理包括使用抗菌清洁剂，预防有产生臭味的细菌在皮损部位增殖，使用角质溶解性保湿剂减少鳞屑和刺激。

局部治疗

局部单独使用维甲酸类药物效果较好，在一项小型随机对照试验[52]显示[49-50]维生素 D 类似物并无效果[51]，皮质类固醇激素局部治疗作用也弱。但维甲酸类药物常易引起刺激性皮炎，可以通过隔日外用、大量使用润肤剂[49, 53]以及联合使用中效局部皮质类固醇[49, 53]来减轻。局部钙调磷酸酶抑制剂治疗也可改善症状[54]。间歇使用局部抗生素和抗真菌药物，有助于减轻由于微生物定植和轻度继发感染引起的恶臭。

一些病例报告表明局部用 5- 氟尿嘧啶（1% 或 5%）可能有效[55]。局部外用 3% 地芬泮钠凝胶也有益处[56]，已有资料表明环氧合酶 -2（COX-2）抑制可以拯救角质形成细胞被 UVB 诱导的 ATP2A2 表达下降[57]。

系统治疗

观察发现近 90% 患者内服异维甲酸、阿维 A 和阿利维 A 酸疗效显著，病情得到明显改善[25, 58]。遗憾的是，这类药物的副作用和停药后复发使其应用受限。因此，系统维甲酸治疗仅用于病情严重，并对局部治疗无反应的患者。由于维甲酸类药物具有致畸性，因此育龄期妇女系统应用该药时必须强制避孕（见第 126 章）。采用剂量个体化非常重要，可保证将黏膜干燥（唇炎、鼻出血、结膜炎），泛发性脱发，血脂和肝酶升高等与剂量相关的副作用减到最低的同时，达到疗效最大化。在夏季采用间歇疗法，是防止病情加剧的一种有效途径。对于以大疱和糜烂为主的皮损不推荐应用口服维甲酸类药物治疗，因为该类药物可使病情加重[59]。

口服避孕药后可缓解女性经期前恶化的症状[60]。环孢素用于控制严重的 Darier 病也已有相关报道。该药可用于不能耐受或对口服维甲酸类药物无反应者[61]。

外科治疗

外科治疗对于局限的、尤其是分布于屈侧和臀部的皮损可能是一种有效的替代疗法。切除后以刃厚皮片移植（split-thickness grafting）、皮肤磨削或激光切割术（CO_2 或铒：YAG 激光）可以使病情达到长期的缓解[62]。为防止复发，破坏性的治疗必须包括毛囊漏斗部。为避免瘢痕形成，特别是那些易出现瘢痕增生和形成瘢痕疙瘩的部位，操作者需要具备一定的经验。考虑到这个因素，认为铒：YAG 激光的治疗要优于二氧化碳激光[63]。脉冲染料激光和光动力疗法也疗效[64]。

Hailey–Hailey 病

同义名： ■ 家族性良性慢性天疱疮（familial benign chronic pemphigus）

要点

- 本病少见，是由定位于常染色体的 *ATP2C1* 基因突变所致的显性遗传性疾病，基因突变引起高尔基体相关的 ATP 酶功能异常，进而干扰细胞内的钙离子信号传导。
- 临床表现为松弛性水疱和糜烂，多分布于颈部和间擦部位，尤其是腋窝和腹股沟，皮损进一步发展可形成潮湿恶臭的增生和皲裂。
- 临床亚型包括节段 1 型和 2 型。
- 组织病理表现为棘层全层松解，有时状如"倒塌的砖墙"。

引言

Hailey-Hailey 病（Hailey-Hailey disease，HHD）是一种常染色体显性遗传性皮肤病，皮损好发于间擦部位，以腋窝和腹股沟为著。本病致病基因确定为 *ATP2C1* 基因，编码高尔基体介导的钙离子 ATP 酶 hSPCA1，基因突变会引起细胞内钙离子信号的异常，导致棘层细胞间黏合性缺失（棘层松解）。

历史

1939 年，美国佐治亚州亚特兰大市埃默瑞大学医学院皮肤科的 Howard Hailey 和 Hugh Hailey 兄弟在两对兄弟患者中发现了一种以反复发作的水疱、糜烂和结痂为特征的慢性皮肤病，其中一对兄弟患者的颈部、另一对兄弟的腋窝和腹股沟发病[65]。这 4 例患者皮损的组织病理学表现相似，均有表皮内水疱、轻度角化不良、角化过度及真皮内中度淋巴细胞浸润。不少皮肤病学家解释这些表现是天疱疮、类天疱疮或 Darier 病的变异。而 Hailey 兄弟则认为这是一种与 Darier 病无关的新病种，并命名为"家族性良性慢性顽固性天疱疮"。

在 Hailey 兄弟报道本病的 6 年前，法国皮肤病学家 Gougerot 和 Allée 曾报道过一个"先天性家族遗传性天疱疮"的疾病。因此，一些学者认为二者应该指的是同类疾病。但是，Gougerot 和 Allée 并未对患者取活检，并且早发的特点和最初压迫点的位置提示患者患有单纯型大疱性表皮松解症[66]。随后，关于 Darier 病不同表型的争论一直持续，直到最终揭示了这两种疾病的分子遗传学机制。

流行病学

目前尚未有 HHD 发病率的确切数据资料。作者在临床中发现 HHD 与 Darier 病的发病率接近。HHD 是一种外显完全的常染色体显性遗传性皮肤病，但是同一个家系的不同患者其发病年龄和临床表现却差异迥然[67-68]。特定突变可能主要与生殖器官受累[69]或温和表型[70]相关。

发病机制

HHD 是由编码钙离子 ATP 酶的 *ATP2C1* 基因[71-72]突变所致，这种基因的蛋白表达产物 hSPCA1 分布于高尔基体的质膜[73-74]（见图 59.1）。hSPCA1 可以转运钙离子和锰离子，隔离高尔基体质膜内外的钙离子。HHD 可能也是由于单倍体剂量不足以及大多数 *ATP2C1* 突变编码提前终止密码子所致[75-76]。

ATP2C1 基因突变可能使钙离子隔离分布受损导致高尔基体内钙离子衰竭[73]。正常的高尔基体钙离子水平是蛋白质通过高尔基体质膜进行完整加工所必需的[77]，HHD 角质形成细胞中高尔基体内的钙离子衰竭可以使连接蛋白的完整加工受损。HHD 患处皮肤中，细胞外桥粒组分的染色减少[78]，并且已经在 hSPCA1 缺陷的角质形成细胞中观察到紧密连接蛋白的合成的改变[79]。HHD 角质形成细胞中细胞 ATP 水平的降低也与受损的肌动蛋白重组有关，这可能影响黏附连接的形成[80]。此外，病变性 HHD 的基底细胞角质形成细胞中钙水平的降低可能与 ATP 受体的异常定位和角蛋白 10、14 的异常表达有关[21]。

临床特征

发病和临床分型

患者通常在 20～30 岁之间发病，但也可迟至 40～50 岁[67]。皮损好发于间擦部位，如腋窝、腹股沟、颈部和肛周（图 59.15、图 59.4）。头皮、肘窝、腘窝以及躯干较少累及[81]。乳房下部（图 59.16）和外阴病变在女性中很常见，女性患者偶尔也会表现为孤立的外阴病变[82]。

初发皮损是在红斑或正常皮肤表面出现松弛的水疱，容易破裂，因此常常被忽视（见图 59.15）。水疱会引起浸渍或结痂（见图 59.16），皮损倾向于周围扩散，仔细检查时会发现带有结痂和小水疱的环状边界（图 59.17）。病情缓慢进展，局部常潮湿、形成有臭味的赘生物和疼痛性皲裂。愈后无瘢痕形成，可遗留色素沉着。

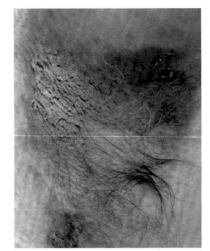

图 59.15 Hailey-Hailey 病。腋窝侵蚀性的红斑。注意 2 和 7 点处完整松弛水泡

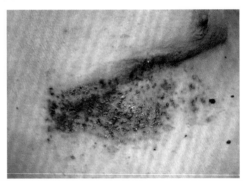

图 59.16 Hailey-Hailey 病。乳房下慢性皮损，可见虫蚀样侵蚀模式

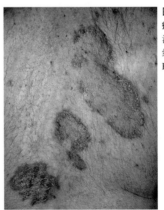

图 59.17 Hailey-Hailey 病。背部的环形斑块，在活跃边缘处可见糜烂和结痂（Courtesy, Louis A Fragola, Jr, MD.）

指甲出现无症状的白色纵纹（纵向白甲）可作为症状不典型或局限性患者的诊断线索[83]。口腔、阴道黏膜或结膜罕有受累[84-86]。

症状

糜烂结痂处皮损可因日常活动引起疼痛感。恶臭和瘙痒也会增加患者社交的苦恼。

影响因素

鉴于本病表皮细胞间黏合出现异常，因此反复摩擦可以诱发新的皮损。高温和出汗也能够加重病情，因此患者病情常在夏季恶化。紫外线照射似乎不会影响病程[67]；但最新资料显示 UVB 可抑制角质形成细胞中 ATP2C1 的 mRNA 表达[26]，已有用窄波 UVB 光疗和口服维 A 酸的组合成功治疗 HHD[87]。微生物聚居和继发感染是重要的影响因素。特别是葡萄球菌感染，会使皮肤发生棘层松解，导致严重而广泛的水疱[88]。

病程

病情一般可得到完全缓解，具体到个人病程长短难以预测。有些病例报道随着年龄增长病情会缓解，另一些报道随着年龄增长病情无明显变化或反而逐渐恶化[81]。预期寿命无改变。

并发症

感染

与 Darier 病相同，细菌、真菌、病毒的聚居和继发感染在使病情恶化和持续发展中起重要作用[89-90]。皮损增生、出现恶臭提示细菌和（或）真菌过度生长。局部和（或）全身应用抗生素可使病情得到临床缓解。

有报道顽固的间擦性皮损合并 HSV 感染[89]。直接免疫荧光、病毒培养或感染角质形成细胞的 PCR 检测可以帮助确诊。有时需要进行皮肤活检。HSV 感染引起的 Kaposi 水痘样疹是 HHD 的罕见并发症[91]。该症以发热、短期内出现迅速发展的水疱性皮疹为特征，应立即予以口服抗病毒药物（如阿昔洛韦、伐昔洛韦）。

恶变

少数病例报道，发生于肛门生殖器区 HHD 患者的慢性皮损会并发皮肤鳞状上皮细胞癌[92]。可能是因为表皮结构完整性受损后，使患者易继发致癌 HPV 病毒株感染（见第 79 章）。

Hailey-Hailey 病的临床亚型

节段 1 型

节段 1 型是由正常胚胎中的后合子杂合突变所致，导致了疾病的镶嵌分布，其严重程度与非嵌合体的表型相似。该型仅有少数几例报道。

节段 2 型

部分罕见病例皮损出现更早，且呈明显的节段性分布（类似 Darier 病节段 2 型的表现）。这是由于正常 ATP2C1 等位基因的丢失（杂合性丢失），这导致更严重镶嵌模式的疾病[93]。与杂合型不同的是，该表型可延伸至附属器结构也出现棘层松解。这提示治疗不可能采用浅表手术切除的方法（见下文）。

病理学

Darier 病棘层松解主要呈局灶性分布，而 HHD 的表皮细胞间桥丧失通常更广泛，可观察到大面积的单个或成群的棘层松解细胞聚合不佳现象，形似"倒塌的砖墙"。真皮乳头上仅有一层线样排列的单层基底细胞，凸入疱腔构成我们通常说指的"绒毛"（图 59.18）。与 Darier 病相比，本病坏死的角质形成细胞较少见，罕见类似 Darier 病"圆体"的棘刺松解角化不良细胞。在较慢性的损害中，可见表皮异常增生、角化不全、局灶性痂皮。真皮浅层血管周围可见中度淋巴细胞浸润。

组织学上，Grover 病与 HHD 无差别，但根据临床特征很容易鉴别。直接免疫荧光检测阴性，因此可排除寻常天疱疮。

鉴别诊断

典型 HHD 的水疱早期壁薄易破。因此，结合临床经验和典型症状可以诊断本病，尤其是皮损局限时。腋窝或腹股沟处皮损可误诊为间擦疹或念珠菌感染。仅有肛周浸渍时易误诊为刺激性皮炎，外阴病变易误诊为慢性单纯性苔藓[82]。皮损的组织学检查对诊断该病很关键。

反向性银屑病的皮损边界清楚，糜烂和结痂不多。

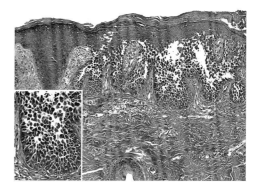

图 59.18　Hailey-Hailey 病组织病理。结痂及基底层上表皮全层广泛性棘层松解，后者似倒塌的砖墙（Courtesy, Lorenzo Cerroni，MD.）

全身皮肤检查，寻找其他部位受累皮损及相关指征，如指甲小凹点有助于帮助鉴别诊断。HHD 间擦部位增殖性皮损与增殖型天疱疮（Hallopeau 型）相似，可根据家族史以及皮损周围组织的直接免疫荧光检查鉴别诊断。

Darier 病和 HHD 的皮损特征可有重叠。以前曾有报道在同一患者出现这两种遗传性皮肤病的皮损[94]，现在可在分子水平分析。通常，这两种疾病具有不同的分布特征，很容易区分（图 59.4）。而且，Darier 病皮损罕见以水疱为主[23]。其他一些特征，如指甲甲板末梢游离缘的 V 型切迹，纵向红甲及口腔黏膜丘疹，有助于诊断 Darier 病。

治疗

一般治疗

没有针对棘层松解的特殊疗法。建议穿面料轻柔、吸水性好的衣服可以避免摩擦和出汗。如有细菌、真菌、病毒的定植和继发感染，需要分别通过局部的抗菌清洁剂和适当的局部和（或）系统性抗感染治疗。

局部和皮损内治疗

局部外用皮质类固醇激素软膏可减轻炎症，常联合抗菌剂和清洁剂一起局部外用。早期使用皮质激素甚至可改善疾病的转归[67]。当局部用药无效时，可采用皮损内激素封闭治疗。为了降低局部外用皮质激素的副作用，如萎缩纹和毛细血管扩张，应采用最低有效剂量，并间歇使用。钙调磷酸酶抑制剂已证实有效[95-96]。

在病例报告中，观察到局部应用 5- 氟尿嘧啶[97]和维生素 D 类似物[98]的改善。值得注意的是，有多

个报告显示，在注射肉毒杆菌毒素汗腺化学去神经后，腋窝，乳房下区域和腹股沟处的 HHD 显著改善[99-100]。在皮肤褶皱中应用氧化锌糊剂以防止摩擦和潮湿也可能有帮助[95]。

外科治疗

对常规治疗和局部治疗无效的患者应考虑外科治疗。过去有报道患者成功行广泛切除后植皮[101]，不过现在这种侵入性手术已为更表浅的外科剥蚀技术所替代。目前最广泛接受的是皮肤磨削术[102]，二氧化碳激光、铒：YAG 激光[63]或 5- 氨基乙酰丙酸光动力[103]蒸发汽化法似乎也同样有效，这些方法可祛除病变表皮及真皮中层成纤维细胞的环境。在 7 ~ 14 天内从完好的皮肤附属结构中可有表皮再形成。

系统治疗

除用于继发感染的抗微生物剂外，没有强有力的证据支持在 HHD 中使用任何特定的全身治疗。最近的一个病例系列描述了 6 例 HHD 患者长期连续或间歇性服用多西环素后得到改善[104]，但这种治疗方案可能并不适用于所有患者（作者的个人观点）。口服阿维 A 酸和异维 A 酸疗效不一[67]，但已有数例服用阿维 A 酸治疗成功的报道[105]。有一些其他报道，某些病情严重的患者在使用免疫调节药物，如泼尼松、环孢素、甲氨蝶呤、氨苯砜或 afamelanotide 后得到改善[106-108]。

版权声明

Daniel Hohl 保留其在本章中照片的版权。

（李育蓉译　邹雪可校　林志森　朱学骏审）

参考文献

1. Darier J. De la psorospermose folliculaire végétante. Ann Dermatol Syphiligr 1889;10:597–612.
2. White J. A case of keratosis (ichthyosis) follicularis. J Cutan Genito-Urinary Dis 1889;7:201–9.
3. Boeck C. Four cases of Darier's disease. Arch Dermatol Syph 1891;23:827.
4. Ellis F. Keratosis follicularis is not primarily a follicular disease. Arch Dermatol Syph 1944;50:27–30.
5. White J. Keratosis follicularis (psorospermose folliculaire végétante). A second case. J Cutan Genito-Urinary Dis 1890;8:13–20.
6. Tavadia S, Mortimer E, Munro CS. Genetic epidemiology of Darier's disease: a population study in the west of Scotland. Br J Dermatol 2002;146:107–9.
7. Munro CS. The phenotype of Darier's disease: penetrance and expressivity in adults and children. Br J Dermatol 1992;127:126–30.
8. Foggia L, Hovnanian A. Calcium pump disorders of the skin. Am J Med Genet C Semin Med Genet 2004;131C:20–31.
9. Wang Y, Bruce AT, Tu C, et al. Protein aggregation of SERCA2 mutants associated with Darier disease elicits ER stress and apoptosis in keratinocytes. J Cell Sci 2011;124:3568–80.
10. Dhitavat J, Dode L, Leslie N, et al. Mutations in the sarcoplasmic/endoplasmic reticulum Ca²⁺ ATPase isoform cause Darier's disease. J Invest Dermatol 2003;121:486–9.
11. Green EK, Gordon-Smith K, Burge SM, et al. Novel ATP2A2 mutations in a large sample of individuals with Darier disease. J Dermatol 2013;40:259–66.
12. Dhitavat J, Macfarlane S, Dode L, et al. Acrokeratosis verruciformis of Hopf is caused by mutation in ATP2A2: evidence that it is allelic to Darier's disease. J Invest Dermatol 2003;120:229–32.
13. Ruiz-Perez VL, Carter SA, Healy E, et al. ATP2A2 mutations in Darier's disease: variant cutaneous phenotypes are associated with missense mutations, but neuropsychiatric features are independent of mutation class. Hum Mol Genet 1999;8:1621–30.
14. Hamada T, Yasumoto S, Karashima T, et al. Recurrent p.N767S mutation in the ATP2A2 gene in a Japanese family with haemorrhagic Darier disease clinically mimicking epidermolysis bullosa simplex with mottled pigmentation. Br J Dermatol 2007;157:605–8.
15. Foggia L, Aronchik I, Aberg K, et al. Activity of the hSPCA1 Golgi Ca²⁺ pump is essential for Ca²⁺-mediated Ca²⁺ response and cell viability in Darier disease. J Cell Sci 2006;119:671–9.
16. Dhitavat J, Cobbold C, Leslie N, et al. Impaired trafficking of the desmoplakins in cultured Darier's disease keratinocytes. J Invest Dermatol 2003;121:1349–55.
17. Celli A, Mackenzie DS, Zhai Y, et al. SERCA2-controlled Ca²⁺-dependent keratinocyte adhesion and differentiation is mediated via the sphingolipid pathway: a therapeutic target for Darier's disease. J Invest Dermatol 2012;132:1188–95.
18. Hobbs RP, Amargo EV, Somasundaram A, et al. The calcium ATPase SERCA2 regulates desmoplakin dynamics and intercellular adhesive strength through modulation of PKCα signaling. FASEB J 2011;25:990–1001.
19. Savignac M, Simon M, Edir A, et al. SERCA2 dysfunction in Darier disease causes endoplasmic reticulum stress and impaired cell-to-cell adhesion strength: rescue by Miglustat. J Invest Dermatol 2014;134:1961–70.
20. Mauro T. Endoplasmic reticulum calcium, stress, and cell-to-cell adhesion. J Invest Dermatol 2014;134:1800–1.
21. Leinonen PT, Hagg PM, Peltonen S, et al. Reevaluation of the normal epidermal calcium gradient, and analysis of calcium levels and ATP receptors in Hailey-Hailey and Darier epidermis. J Invest Dermatol 2009;129:1379–87.
22. Burge SM, Wilkinson JD. Darier-White disease: a review of the clinical features in 163 patients. J Am Acad Dermatol 1992;27:40–50.
23. Telfer NR, Burge SM, Ryan TJ. Vesiculo-bullous Darier's disease. Br J Dermatol 1990;122:831–4.

24. Verner E, Shteinfeld M, Zuckerman F. Eczema herpeticum in a patient with Darier's disease during treatment with etretinate. J Am Acad Dermatol 1985;13:678–80.
25. Burge S. Darier's disease–the clinical features and pathogenesis. Clin Exp Dermatol 1994;19:193–205.
26. Mayuzumi N, Ikeda S, Kawada H, et al. Effects of ultraviolet B irradiation, proinflammatory cytokines and raised extracellular calcium concentration on the expression of ATP2A2 and ATP2C1. Br J Dermatol 2005;152:697–701.
27. Ehrt U, Brieger P. Comorbidity of keratosis follicularis (Darier's Disease) and bipolar affective disorder: an indication for valproate instead of lithium. Gen Hosp Psychiatry 2000;22:128–9.
28. Dodiuk-Gad R, Cohen-Barak E, Ziv M, et al. Bacteriological aspects of Darier's disease. J Eur Acad Dermatol Venereol 2013;27: 1405–9.
29. Patrizi A, Ricci G, Neri I, et al. Immunological parameters in Darier's disease. Dermatologica 1989;178:138–40.
30. Miracco C, Pietronudo F, Mourmouras V, et al. Possible implication of local immune response in Darier's disease: an immunohistochemical characterization of lesional inflammatory infiltrate. Mediators Inflamm 2010;2010:350304.
31. Rand R, Baden HP. Commentary: Darier-White disease. Arch Dermatol 1983;119:81–3.
32. Craddock N, Owen M, Burge S, et al. Familial cosegregation of major affective disorder and Darier's disease (keratosis follicularis). Br J Psychiatry 1994;164:355–8.
33. Gordon-Smith K, Jones LA, Burge SM, et al. The neuropsychiatric phenotype in Darier disease. Br J Dermatol 2010;163:515–22.
34. Cederlöf M, Bergen SE, Långström N, et al. The association between Darier disease, bipolar disorder, and schizophrenia revisited: a population-based family study. Bipolar Disord 2015;17: 340–4.
35. Cederlöf M, Karlsson R, Larsson H, et al. Intellectual disability and cognitive ability in Darier disease: Swedish nation-wide study. Br J Dermatol 2015;173:155–8.
36. Jones I, Jacobsen N, Green EK, et al. Evidence for familial cosegregation of major affective disorder and genetic markers flanking the gene for Darier's disease. Mol Psychiatry 2002;7:424–7.
37. Alexandrescu DT, Dasanu CA, Farzanmehr H, Kauffman CL. Development of squamous cell carcinomas in Darier disease: a new model for skin carcinogenesis? Br J Dermatol 2008;159:1378–80.
38. Sakuntabhai A, Dhitavat J, Burge S, Hovnanian A. Mosaicism for ATP2A2 mutations causes segmental Darier's disease. J Invest Dermatol 2000;115: 1144–7.
39. Happle R, Itin PH, Brun AM. Type 2 segmental Darier disease. Eur J Dermatol 1999;9:449–51.
40. Folster-Holst R, Nellen RG, Jensen JM, et al. Molecular genetic support for the rule of dichotomy in type 2 segmental Darier disease. Br J Dermatol 2012;166:464–6.
41. Sato A, Anton-Lamprecht I, Schnyder UW. Ultrastructure of dyskeratosis in morbus Darier. J Cutan Pathol 1977;4:173–84.
42. Douwes FR. On the histology and histochemistry of Darier's disease. Arch Klin Exp Dermatol 1968;233:309–22.
43. Hopf G. Über eine bisher noch nicht beschriebene disseminierte Keratose (Acrokeratosis verruciformis). Dermatol Z 1931;60:227–50.
44. Wang PG, Gao M, Lin GS, et al. Genetic heterogeneity in acrokeratosis verruciformis of Hopf. Clin Exp Dermatol 2006;31:558–63.
45. Hafner O, Vakilzadeh F. Acrokeratosis verruciformis-like changes in Darier disease. Hautarzt 1997;48:572–6.
46. Herndon JH, Wilson JD. Acrokeratosis verruciformis (Hopf) and Darier's disease: genetic evidence for a unitary origin. Arch Dermatol 1966;93:305–10.
47. Berk DR, Taube JM, Bruckner AL, Lane AT. A sporadic patient with acrokeratosis verruciformis of Hopf and a novel ATP2A2 mutation. Br J Dermatol 2010;163:653–4.
48. Fawcett HA, Miller JA. Persistent acantholytic dermatosis related to actinic damage. Br J Dermatol 1983;109:349–54.
49. Burge SM, Buxton PK. Topical isotretinoin in Darier's disease. Br J Dermatol 1995;133:924–8.
50. Abe M, Inoue C, Yokoyama Y, Ishikawa O. Successful treatment of Darier's disease with adapalene gel. Pediatr Dermatol 2011;28:197–8.
51. Abe M, Yasuda M, Yokoyama Y, Ishikawa O. Successful treatment of combination therapy with tacalcitol lotion associated with sunscreen for localized Darier's disease. J Dermatol 2010;37:718–21.
52. Kragballe K, Steijlen PM, Ibsen HH, et al. Efficacy, tolerability, and safety of calcipotriol ointment in disorders of keratinization. Results of a randomized, double-blind, vehicle-controlled, right/left comparative study. Arch Dermatol 1995;131:556–60.
53. Burkhart CG, Burkhart CN. Tazarotene gel for Darier's disease. J Am Acad Dermatol 1998;38:1001–2.
54. Perez-Carmona L, Fleta-Asin B, Moreno-Garcia-Del-Real C, Jaen-Olasolo P. Successful treatment of Darier's disease with topical pimecrolimus. Eur J Dermatol 2011;21:301–2.
55. Schmidt H, Ochsendorf FR, Wolter M, et al. Topical 5-fluorouracil in Darier disease. Br J Dermatol 2008;158:1393–6.
56. Millan-Parrilla F, Rodrigo-Nicolas B, Moles-Poveda P, et al. Improvement of Darier disease with diclofenac sodium 3% gel. J Am Acad Dermatol 2014;70:e89–90.
57. Kamijo M, Nishiyama C, Takagi A, et al. Cyclooxygenase-2 inhibition restores ultraviolet B-induced downregulation of ATP2A2/SERCA2 in keratinocytes: possible therapeutic approach of cyclooxygenase-2 inhibition for treatment of Darier disease. Br J Dermatol 2012;166:1017–22.
58. Letule V, Herzinger T, Ruzicka T, Molin S. Treatment of Darier disease with oral alitretinoin. Clin Exp Dermatol 2013;38:523–5.
59. Bleiker T, Bourke J, Graham-Brown R, Hutchinson P. Etretinate may work where acitretin fails. Br J Dermatol 1997;136:368–70.
60. Oostenbrink JH, Cohen EB, Steijlen PM, van de Kerkhof PC. Oral contraceptives in the treatment of Darier-White disease–a case report and review of the literature. Clin Exp Dermatol 1996;21:442–4.
61. Martini P, Peonia G, Benedetti A, Lorenzi S. Darier-White syndrome and cyclosporin. Dermatology 1995;190:174–5.
62. McElroy JA, Mehregan DA, Roenigk RK. Carbon dioxide laser vaporization of recalcitrant symptomatic plaques of Hailey-Hailey disease and Darier's disease. J Am Acad Dermatol 1990;23:893–7.
63. Beier C, Kaufmann R. Efficacy of erbium:YAG laser ablation in Darier disease and Hailey-Hailey disease. Arch Dermatol 1999;135:423–7.
64. Roos S, Karsai S, Ockenfel HM, Raulin C. Successful treatment of Darier disease with the flashlamp-pumped pulsed-dye laser. Arch Dermatol 2008;144:1073–5.
65. Hailey H, Hailey H. Familial benign chronic pemphigus. Arch Dermatol 1939;39:679–85.
66. Steffen C, Thomas D. Was Henri Gougerot the first to describe "Hailey-Hailey Disease. Am J Dermatopathol 2003;25:256–9.
67. Burge SM. Hailey-Hailey disease: the clinical features, response to treatment and prognosis. Br J Dermatol 1992;126:275–82.
68. Ikeda S, Shigihara T, Mayuzumi N, et al. Mutations of ATP2C1 in Japanese patients with Hailey-Hailey disease: intrafamilial and interfamilial phenotype variations and lack of correlation with mutation patterns. J Invest Dermatol 2001;117:1654–6.
69. Pernet C, Bessis D, Savignac M, et al. Genitoperineal papular acantholytic dyskeratosis is allelic to Hailey-Hailey disease. Br J Dermatol 2012;167: 210–12.
70. Matsuda M, Hamada T, Numata S, et al. Mutation-dependent effects on mRNA and protein expressions in cultured keratinocytes of Hailey-Hailey disease. Exp Dermatol 2014;23:514–16.
71. Hu Z, Bonifas JM, Beech J, et al. Mutations in ATP2C1, encoding a calcium pump, cause Hailey-Hailey disease. Nat Genet 2000;24:61–5.
72. Sudbrak R, Brown J, Dobson-Stone C, et al. Hailey-Hailey disease is caused by mutations in ATP2C1 encoding a novel Ca(2+) pump. Hum Mol Genet 2000;9:1131–40.
73. Behne MJ, Tu CL, Aronchik I, et al. Human keratinocyte ATP2C1 localizes to the Golgi and controls Golgi Ca^{2+} stores. J Invest Dermatol 2003;121:688–94.
74. Vanoevelen J, Dode L, Van Baelen K, et al. The secretory pathway Ca^{2+}/Mn^{2+}-ATPase 2 is a Golgi-localized pump with high affinity for Ca^{2+} ions. J Biol Chem 2005;280:22800–8.
75. Fairclough RJ, Lonie L, Van Baelen K, et al. Hailey-Hailey disease: identification of novel mutations in ATP2C1 and effect of missense mutation A528P on protein expression levels. J Invest Dermatol 2004;123:67–71.
76. Shibata A, Sugiura K, Kimura U, et al. A novel ATP2C1 early truncation mutation suggests haploinsufficiency as a pathogenic mechanism in a patient with Hailey-Hailey disease. Acta Derm Venereol 2013;93:719–20.
77. Durr G, Strayle J, Plemper R, et al. The medial-Golgi ion pump Pmr1 supplies the yeast secretory pathway with Ca^{2+} and Mn^{2+} required for glycosylation, sorting, and endoplasmic reticulum-associated protein degradation. Mol Biol Cell 1998;9:1149–62.
78. Hakuno M, Shimizu H, Akiyama M, et al. Dissociation of intra- and extracellular domains of desmosomal cadherins and E-cadherin in Hailey-Hailey disease and Darier's disease. Br J Dermatol 2000;142:702–11.
79. Raiko L, Siljamaki E, Mahoney MG, et al. Hailey-Hailey disease and tight junctions: Claudins 1 and 4 are regulated by ATP2C1 gene encoding Ca(2+) /Mn(2+) ATPase SPCA1 in cultured keratinocytes. Exp Dermatol 2012;21:586–91.
80. Aronchik I, Behne MJ, Leypoldt L, et al. Actin reorganization is abnormal and cellular ATP is decreased in Hailey-Hailey keratinocytes. J Invest Dermatol 2003;121:681–7.
81. Iijima S, Hamada T, Kanzaki M, et al. Sibling cases of Hailey-Hailey disease showing atypical clinical features and unique disease course. JAMA Dermatol 2014;150:97–9.
82. Wieselthier JS, Pincus SH. Hailey-Hailey disease of the vulva. Arch Dermatol 1993;129:1344–5.
83. Bel B, Jeudy G, Vabres P. Dermoscopy of longitudinal leukonychia in Hailey-Hailey disease. Arch Dermatol 2010;146:1204.
84. Fischer H, Nikolowski W. Die Mundschleimhaut beim Pemphigus benignus familiaris chronicus. Arch Klin Exp Dermatol 1962;214:261–73.
85. Vaclavinkova V, Neumann E. Vaginal involvement in familial benign chronic pemphigus (Morbus Hailey- Hailey). Acta Derm Venereol 1982;62:80–1.
86. Oguz O, Gokler G, Ocakoglu O, et al. Conjunctival involvement in familial chronic benign pemphigus (Hailey- Hailey disease). Int J Dermatol 1997;36:282–5.
87. Mizuno K, Hamada T, Hashimoto T, Okamoto H. Successful treatment with narrow-band UVB therapy for a case of generalized Hailey-Hailey disease with a novel splice-site mutation in ATP2C1 gene. Dermatol Ther 2014;27:233–5.
88. Chave TA, Milligan A. Acute generalized Hailey-Hailey disease. Clin Exp Dermatol 2002;27:290–2.
89. Zaim MT, Bickers DR. Herpes simplex associated with Hailey-Hailey disease. J Am Acad Dermatol 1987;17:701–2.
90. Mashiko M, Akiyama M, Tsuji-Abe Y, Shimizu H. Bacterial infection-induced generalized Hailey-Hailey disease successfully treated by etretinate. Clin Exp Dermatol 2006;31:57–9.
91. Stallmann D, Schmoeckel C. Hailey-Hailey disease with dissemination and eczema herpeticatum in therapy with etretinate. Hautarzt 1988;39:454–6.
92. Cockayne SE, Rassl DM, Thomas SE. Squamous cell carcinoma arising in Hailey-Hailey disease of the vulva. Br J Dermatol 2000;142:540–2.
93. Poblete-Gutierrez P, Wiederholt T, Konig A, et al. Allelic loss underlies type 2 segmental Hailey-Hailey disease, providing molecular confirmation of a novel genetic concept. J Clin Invest 2004;114:1467–74.
94. Nicolis G, Tosca A, Marouli O, Stratigos J. Keratosis follicularis and familial benign chronic pemphigus in the same patient. Dermatologica 1979;159:346–51.
95. Pagliarello C, Paradisi A, Dianzani C, et al. Topical tacrolimus and 50% zinc oxide paste for Hailey-Hailey disease: less is more. Acta Derm Venereol 2012;92:437–8.
96. Laffitte E, Panizzon RG. Is topical tacrolimus really an effective therapy for Hailey-Hailey disease? Arch Dermatol 2004;140:1282.
97. Dammak A, Camus M, Anyfantakis V, Guillet G. Successful treatment of Hailey-Hailey disease with topical 5-fluorouracil. Br J Dermatol 2009;161:967–8.
98. Aoki T, Hashimoto H, Koseki S, et al. 1alpha,24-dihydroxyvitamin D3 (tacalcitol) is effective against Hailey-Hailey disease both in vivo and in vitro. Br J Dermatol 1998;139:897–901.
99. Lapiere JC, Hirsh A, Gordon KB, et al. Botulinum toxin type A for the treatment of axillary Hailey-Hailey disease. Dermatol Surg 2000;26:371–4.
100. Koeyers WJ, Van Der Geer S, Krekels G. Botulinum toxin type A as an adjuvant treatment modality for extensive Hailey-Hailey disease. J Dermatolog Treat 2008;19:251–4.
101. Menz P, Jackson IT, Connolly S. Surgical control of

Hailey-Hailey disease. Br J Plast Surg 1987;40:557–61.
102. Hamm H, Metze D, Brocker EB. Hailey-Hailey disease. Eradication by dermabrasion. Arch Dermatol 1994;130:1143–9.
103. Ruiz-Rodriguez R, Alvarez JG, Jaen P, et al. Photodynamic therapy with 5-aminolevulinic acid for recalcitrant familial benign pemphigus (Hailey-Hailey disease). J Am Acad Dermatol 2002;47:740–2.
104. Le Sache-de Peufeilhoux L, Raynaud E, Bouchardeau

A, et al. Familial benign chronic pemphigus and doxycycline: a review of 6 cases. J Eur Acad Dermatol Venereol 2014;28:370–3.
105. Sardy M, Ruzicka T. Successful therapy of refractory Hailey-Hailey disease with oral alitretinoin. Br J Dermatol 2014;170:209–11.
106. Fairris GM, White JE, Leppard BJ, Goodwin PG. Methotrexate for intractable benign familial chronic pemphigus. Br J Dermatol 1986;115:640.

107. Berth-Jones J, Smith SG, Graham-Brown RA. Benign familial chronic pemphigus (Hailey-Hailey disease) responds to cyclosporin. Clin Exp Dermatol 1995;20:70–2.
108. Biolcati G, Aurizi C, Barbieri L, et al. Efficacy of the melanocortin analogue Nle4-D-Phe7-alpha-melanocyte-stimulating hormone in the treatment of patients with Hailey-Hailey disease. Clin Exp Dermatol 2014;39:168–75.

第 60 章 原发性免疫缺陷病

Julie V. Schaffer, Amy S. Paller

引言

原发性免疫缺陷病是一组复杂的遗传性疾病，其特征为免疫系统功能缺陷，由此导致患者发生感染概率增加，以及自身免疫性疾病、变态反应和恶性肿瘤等其他表现。目前已经确定超过 200 种单基因原发性免疫缺陷病，这些研究为进一步了解人类免疫系统功能提供了重要的支持[1-4]。

遗传性免疫缺陷病患者常发生皮肤损害[1, 3]。其中一些皮损对特定疾病具有诊断价值，而另一些皮损（如湿疹样皮炎、肉芽肿性皮炎）则可见于多种免疫缺陷病[5]（表 60.1）。在其他章节讨论的免疫缺陷病见表 60.2。

总体而言，反复出现长期或严重感染或由少见病原菌导致感染的患者，应考虑原发性免疫缺陷病的可能。本病的其他临床表现还包括感染灶的不完全清除，以及抗菌治疗反应欠佳。反复的皮肤感染应考虑原发性免疫缺陷病可能，其筛查实验见表 60.3[6]。通过全基因组测序等高通量检测技术明确致病基因能够提供预后信息，并完善诊疗方案[6a]。

共济失调性毛细血管扩张症

同义名： ■ Louis-Bar 综合征（Louis-Bar syndrome）

要点

■ 进行性小脑共济失调。
■ 始于球结膜的眼部皮肤毛细血管扩张。
■ 选择性体液和细胞免疫缺陷，导致窦肺部感染。
■ 对电离辐射的敏感性增加。
■ 白血病和淋巴瘤。

引言

共济失调性毛细血管扩张症（ataxia-telangiectasia，AT）的临床特征为眼周皮肤毛细血管扩张、始于婴儿期的进行性小脑共济失调、选择性免疫缺陷并易于罹患窦肺部感染，以及电离辐射后发生持久性 DNA 损伤和染色体不稳定。

流行病学

AT 是常染色体隐性遗传病，本病在活产儿中的发生率为 1 : 100 000 ～ 1 : 40 000，携带者占人口总数的 1%。

发病机制

AT 是由于 *ATM*（ataxia-telangiectasia mutated，ATM）基因突变所致。ATM 基因编码磷脂酰肌醇 3- 激酶样丝氨酸 / 苏氨酸蛋白激酶，该酶在 DNA 损伤，尤其是发生双链断裂时，可启动细胞凋亡进程和抑制细胞周期[7]。DNA 断裂被 MRN 复合体（MRE11-RAD50-NBS1 complex）捕获，使 ATM 从无活性的多聚体状态变为有活性的单体[8-9]。其后自磷酸化的 ATM 单体激活多种下游靶分子，如 p53、BRCA1、FANCD2、Artemis、NBS1 以及 MRE11，最终导致细胞周期停滞，促进 DNA 修复。上述情况可发生于电离辐射等外因诱导，以及淋巴细胞 V（D）J 重组、端粒修复和有丝分裂等生理性 DNA 断裂过程中[7]。这一机制可以解释 AT 患者出现电离辐射敏感、免疫缺陷、过早老化、精子发育不良等表现。同样，由于 DNA 修复缺陷和细胞无法复制，患者经常发生进行性神经系统退行性变。氧化应激导致的 ATM 功能异常是 AT 发病的另一个原因。

值得注意的是，编码 MRN 复合体成分的基因突变可导致类似 AT 表现。其中 *MRE11* 突变出现 **AT 样病**，表现为对电离辐射敏感和类似 AT 的神经系统症状，但无毛细血管扩张；而 *NBS1* 基因突变可引起 **Nijmegen 染色体断裂综合征**，特点为小头畸形、免疫缺陷、染色体不稳定性以及易发生癌症。

临床特征

AT 患者最早出现的临床症状是共济失调，多出现于患儿开始走路时，但通常直至患儿出现明显的眼部皮肤毛细血管扩张才能明确诊断（平均年龄 6 岁）[10]。毛细血管扩张于患儿 3 ～ 6 岁时最先出现在眼球结膜外侧和中间部分，表现为红色、对称分布的横纹（图 60.1A）。其后累及耳、眼睑、颧部、肘窝、腘窝和胸骨区，较少发生于手足背面及软硬腭。非面部皮损皮

表 60.1　原发性免疫缺陷病皮肤表现

病名	金黄色葡萄球菌感染 浅表脓皮病	脓肿	CMC	疣	湿疹样皮炎	肉芽肿皮炎*（非感染性）	LE	SVV	坏疽性脓皮病样溃疡	其他
共济失调性毛细血管扩张症	+	+			+	+（常为溃疡）				眼部皮肤毛细血管扩张，早老化改变，CALM，BCC
Chédiak-Higashi 综合征	+	+							+	曝光部位色素减退，色素增加，银发，出血倾向，齿龈炎
慢性肉芽肿病	++	++	+		+	++（结节坏死性）	+		+	DLE（女性携带者），Sweet综合征，口腔溃疡
慢性皮肤黏膜念珠菌病			++			（++，由念珠菌感染所致）				皮肤癣菌感染，白癜风，斑秃
普通变异型免疫缺陷病	+	+	+	+	+	++	+	+	+	皮肤癣菌感染，白癜风，斑秃
补体缺陷病							+ +	+	+	皮肌炎，荨麻疹，脂肪营养不良（C3），JIA
DiGeorge 综合征†			+		+	+				
高 IgE 综合征	++	++（冷）	+	‡	++					新生儿丘疹脓疱性皮损
高 IgM 综合征	+	+		+		+	+		+	口腔溃疡
特发性 CD4＋淋巴细胞减低			+	+ +			+			CD4＋T 细胞 < 300/mm³ 或 < 20%^，严重 HSV 感染，隐球菌性脑膜炎，非结核分枝杆菌病，淋巴瘤
IgA 缺乏症	+	+			+		+	+	+	白癜风，脂代谢异常离心性肥胖
IgM 缺乏症	+	+		+	+		+			
IL-1 受体相关激酶 4（IRAK-4）缺乏症	++	++（冷）	+							
白细胞黏附缺陷		++（坏死性）							++	伤口愈合缓慢，脐带残根脱落延迟，齿龈炎
SCID	+	+	+	+	+	+ *				GVHD，红皮病，Omenn综合征
TAP 缺陷						++		+	+	
WHIM 综合征	+	+		+ +						
Wiskott-Aldrich 综合征	++				++	+			+	出血倾向
X-连锁丙种球蛋白缺乏症	+	++			+	+				皮肌炎样红斑（埃可病毒），坏疽性深脓疱疮

* *RAG1* 和 *RAG2* 亚等位基因突变儿童患者伴泛发性皮肤和皮肤外肉芽肿性疾病（包括中线损毁性肉芽肿）。
† 胸腺功能缺陷，继发甲状旁腺功能减退的低钙血症，先天心脏病，颜面异常；由于 22q11 缺失。
‡ 由于 DOCK8 缺陷所致 AR-HIES 患者患有皮肤黏膜鳞状细胞癌、严重病毒疣、传染性软疣和单纯疱疹病毒或带状疱疹病毒感染风险升高。
^ 在无 HIV 感染或明确的免疫缺陷、使用免疫抑制剂患者中出现。
+，偶见；++，常见；CALM，咖啡牛奶斑；CMC，慢性皮肤黏膜念珠菌病；DLE，盘状红斑狼疮；GVHD，移植物抗宿主疾病；IL，白介素；JIA，幼年类风湿性关节炎；LE，红斑狼疮；PG，坏疽性脓皮病；SCID，重症联合免疫缺陷病；SVV，小血管炎；TAP，抗原呈递相关载体；WHIM，疣、低丙种球蛋白血症、感染、先天性骨髓粒细胞缺乏症

肤毛细血管扩张通常细小，似小瘀点（图 60.1B）。

90% 患者会发生皮肤和毛发早衰改变，表现为皮下脂肪消失，面部皮肤常萎缩硬化。幼儿常出现灰色毛发，至青春期时可发生弥漫性毛发灰白。AT 另一常见皮肤表现是皮肤非感染性肉芽肿[11]（图 60.1C）。这些皮损可持续存在，易形成溃疡，导致患者出现明显不适感。痣样色素沉着和（或）色素减退斑（尤其是大节段性咖啡牛奶斑）在儿童期常见，这种色素性镶嵌现象可能是染色体不稳定所致。其他 AT 的皮肤表现还包括面部丘疹鳞屑性皮损、皮肤异色病、主要累及手臂的多毛症、疣和黑棘皮病[12]。

小脑性共济失调通常始于婴儿期，头部和躯干经常会发生不自主的摇摆。手足舞蹈徐动症、构音障碍

性言语、眼球运动异常和肌阵挛性抽搐通常在儿童期变得更加明显。尽管肌力正常，但到 11 岁时患者还常需要轮椅等辅助工具。患者的面容常变得呆滞而僵硬，随着进行性早衰的发展最终形成"面具脸"外观。需要注意的是，在一些患者体内检测到 ATM 突变后尚有部分残余激酶活性，这些患者病情较轻，神经系统症状常在成年期才出现。

超过 80% 的 AT 患者出现慢性或复发性窦肺感染[13]。最常见致死原因是支气管扩张伴呼吸衰竭。大多数患者有葡萄糖耐受不良、高胰岛素血症和胰岛素抵抗。本病其他表现包括生长迟缓（70%），性腺发育不全（主要为女性患者）和智力障碍（约 30%）[14]。

虽然淋巴系统恶性肿瘤为 AT 患者婴儿期的表现，然而大多数肿瘤发生在青年期。存活至青春期的患者有约 40% 概率发生恶性肿瘤，尤其是白血病（比正常人群罹患的危险性高 70 倍）和淋巴瘤（危险性增加 200 倍）。偶见有患者在 30 多岁时发生基底细胞癌。

ATM 杂合突变携带者发生乳腺癌和死于胃癌、结肠癌、肺癌和乳腺癌的概率较正常人群高 2 至 3 倍。在年龄小于 50 岁的人群中有更高病死率[15]。

实验室检查

AT 患者免疫缺陷包括：①血清 IgE、IgA 和 IgG（尤其是 IgG_2 和 IgG_4）的水平分别在约 80%、70% 和 60% 的患者中下降；②低分子量 IgM（8S）（发生于 80% 患者）和血清 IgM 水平升高（主要发生于少数患者）；③细胞免疫缺陷，例如淋巴细胞减少症（发生于 70% 患者）和

表 60.3 发生反复皮肤感染患者的筛查实验		
检验	结果	明确的免疫缺陷
全血计数及分类，血小板计数，涂片检查	• 中性粒细胞出现大颗粒，± 中性粒细胞减少	Chédiak-Higashi 综合征
	• 中性粒细胞增多	白细胞黏附缺陷
	• 小血小板，血小板减少	Wiskott-Aldrich 综合征
毛干检查	• 小而规则聚集的黑色素	Chédiak-Higashi 综合征
	• 大而不规则聚集的黑色素	Griscelli 综合征（2 型；RAB27A）
免疫球蛋白定量	• 所有 Ig ↓	X- 连锁丙种球蛋白缺乏症
	• IgA ↓，IgG ↓，±IgM ↓	普通变异型免疫缺陷病
	• IgA ↓ 或 IgM ↓	选择性 IgA 或 IgM 缺乏症
	• IgM ↑，所有其他 Ig ↓	高 IgM 综合征
	• IgM ↑，±IgA ↑，±IgG ↓	无汗性外胚层发育不良伴免疫缺陷
	• IgA ↓，IgE ↓，$IgG_{2,4}$ ↓	共济失调毛细血管扩张症
	• IgE ↑↑	高 IgE 综合征
	• IgM ↓，±IgG ↓，IgA ↑，IgE ↑	Wiskott-Aldrich 综合征
总溶血补体（CH50）	• 显著下降	各种补体缺陷病
硝基四唑氮蓝还原实验	• <正常 NBT 还原量的 10%	慢性肉芽肿疾病
流式细胞仪对 T、B 细胞分析	• T±B 细胞缺乏	重症联合免疫缺陷病

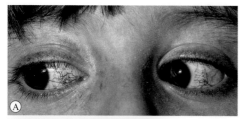

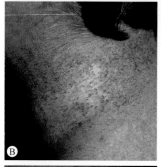

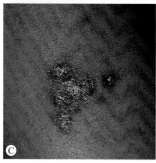

图60.1 共济失调性毛细血管扩张症（AT） A.女性患者球结膜中部和外侧线状毛细血管扩张，眼睑可见点状和细小线状毛细血管扩张。B.AT年轻女性患者颈部广泛毛细血管扩张。C.儿童腿部持续性肉芽肿性斑块。上述皮损均难以治疗（A，Courtesy，Edward Cowen，MD.）

体外对抗原和有丝分裂原反应缺陷[13]。受累人群通常CD4⁺T细胞相对缺΃，γ/δT细胞水平升高，并且血清白介素8（IL-8）水平升高，该趋化因子在AT中出现病理性炎症反应。多数患者胸腺缺失或异常。无ATM活性的患者较弱ATM活性患者存在更加严重的免疫缺陷[16]。

　　自发性染色体异常（碎片、中断、缺口和易位）在患者发生率是正常人群的2～18倍，端粒缩短的速度亦加快。7号染色体和14号染色体重组常见并预示淋巴瘤的发生。患者和携带者的成纤维细胞DNA对电离辐射和拟辐射类药物如博来霉素极度敏感。

　　几乎所有AT患者甲胎蛋白和癌胚抗原水平都高于正常，对前者的检测可帮助诊断年龄超过2岁的患者。转氨酶水平在半数患者中轻度升高。MRI显示小脑萎缩是年龄超过2岁患者诊断的另一条线索。放射敏感性实验（采用集落存活分析法）、辐射抗性的DNA合成检测（可显示异常的S期关卡）、ATM蛋白

免疫印迹实验、ATM激酶活性检测、对7;14染色体异位的核型分析，以及*ATM*基因测序均可帮助诊断。利用分子技术进行AT产前诊断已经成功实施。

鉴别诊断

　　本症易与Friedreich共济失调混淆。当患者眼部毛细血管扩张明显时即可正确诊断。结膜毛细血管扩张有时可被误诊为结膜炎，但慢性病程、无脓性分泌物以及毛细血管扩张面积的大小可以帮助诊断本病。Bloom综合征可以累及面部，偶见结膜毛细血管扩张、咖啡牛奶斑、免疫球蛋白水平降低、反复呼吸道感染和血液系统恶性肿瘤，两者区别在于Bloom综合征者无神经系统异常（见第87章）。FILS综合征，即先天性面部畸形、免疫缺陷、网状青斑和身材矮小，是由于聚合酶ε1（*POLE1*）突变引起，临床具有重叠表现，可出现毛细血管扩张和皮肤异色症。RIDDLE综合征为常染色体隐性疾病，特点为电离辐射敏感性、免疫缺陷、先天性面部畸形、学习困难、异常运动控制和身材矮小，由*RNF168*突变引起，该基因编码DNA双链断裂部位的泛素依赖性信号蛋白。

治疗

　　AT患者中位生存周期目前大于25岁。超过半数患者死于慢性窦肺感染性疾病，近三分之一患者死于恶性肿瘤或恶性肿瘤治疗的并发症。少部分患者存活至成年期，其神经和免疫系统状况可以出现一定程度的改善。

　　治疗方案以支持治疗为主：

- 发生感染时，应用敏感抗菌素；可试用静脉内注射免疫球蛋白替代疗法。
- 避免日晒，应用遮光剂。
- 支气管扩张患者可早期进行物理治疗；间质性肺病考虑系统应用糖皮质激素治疗。
- 物理治疗用于预防神经系统病变导致的肌挛缩。
- 全面查体，监测恶性肿瘤的发生。

　　如发生恶性肿瘤，则必须进行化疗。需要注意的是，应避免使用放射性和拟辐射类化学治疗药物尤其是博来霉素。患者发生照射后红斑、组织坏死及恶性皮肤肿瘤的阈值变低。如果必须进行放射治疗，建议每次辐射剂量应小于1 Gy，辐射总量少于20 Gy。骨髓移植、胚胎胸腺移植、转移因子和左旋咪唑疗法并不能改善临床症状。由于氧化应激会导致染色体不稳定、神经退行性和恶性肿瘤，常推荐使用抗氧化剂例如α-硫辛酸；然而在一项小型对照研究中，后者联合烟酰胺治疗未改善神经系统或呼吸系统功能[17]。在*ATM*

截断的患者中，使用氨基糖苷类抗生素可诱导提前阅读终止密码子，修复功能性 ATM 蛋白的产生，为潜在治疗措施提供基础[18]。

慢性皮肤黏膜念珠菌病

要点

■ 皮肤、甲、黏膜部位的进行性、复发性念珠菌感染的异质性情况。

■ 白介素 –17 反应受损，其在抗念珠菌感染中发挥重要作用。

■ 可能与自身免疫疾病和感染性疾病相关。

引言

慢性皮肤黏膜念珠菌病（chronic mucocutaneous candidiasis，CMC）是一组复杂的疾病，其特征为皮肤、甲、黏膜部位发生的进行性、复发性白念珠菌感染[19]。患者对白念珠菌感染不能产生有效的免疫应答，发病较早、症状较重时常提示患者为重症免疫缺陷。

流行病学

自身免疫性多发性内分泌病–念珠菌病–外胚层营养不良综合征（autoimmune polyendocrinopathy-candidiasis-ectodermal dystrophy syndrome，APECED）患者为常染色体隐性遗传[20]，其他家族性慢性皮肤黏膜念珠菌病可为显性或隐性遗传（表 60.4）。

表 60.4 儿童和青少年慢性皮肤黏膜念珠菌病变异型

亚型	特点
无症状性 CMC（"CMC 病"）	● 由于 IL-17F 基因（*IL17F*）突变所致常染色体显性遗传性疾病；由 IL-17 受体 A 或 C（*IL17RA* 或 *IL17RC*）和 TRAF3- 交互作用蛋白 2（*TRAF3IP2*；*ACT1*）基因突变的常染色体隐性遗传性疾病；见图 60.2
	● 始于 6 月至 2 岁的口腔念珠菌感染
	● 皮肤和甲念珠菌病常见
	● 无相关内分泌疾病
	● 皮肤葡萄球菌感染（IL17RA 或 TRAF3IP2 缺陷）
念珠菌内分泌病综合征（APECED）*	● *AIRE* 基因突变所致，多为常染色体隐性遗传
	● 多流行于芬兰、伊朗犹太人、萨丁尼亚人
	● 平均 3 岁时出现念珠菌感染 **
	● 念珠菌肉芽肿，尤其是面部和头部
	● 至青年或成年期才表现出明显的内分泌异常
	– 甲状旁腺功能减退症 **（90%）
	– 肾上腺皮质功能减退 **（80%）
	– 性腺功能减退（30%～50%）
	– 甲状腺病（20%）
	– 1 型糖尿病（20%）
	– 垂体功能减退症（如生长激素缺乏；15%）
	● 自身免疫性皮肤病
	– 斑秃（30%）
	– 白癜风（20%）
	– 荨麻疹 ^（高达 60%）
	– 狼疮样脂膜炎
	● 其他自身免疫性疾病
	– 恶性贫血（15%）
	– 肝炎（15%～40%）
	– 肺炎（15%～40%）
	– 干燥综合征（20%～40%）
	● 牙釉质发育不全（70%），慢性腹泻（20%～80%），角结膜炎（20%），脾萎缩（15%），高血压（15%），口腔 / 食管鳞状细胞癌
	● 抗 I 型干扰素抗体（约 100%）；抗甲状腺球蛋白、抗微粒体、抗壁细胞和抗肾上腺抗体；类风湿因子
	● 伴自身免疫性甲状腺疾病的常染色体显性型 CMC 可发生于负显性 *AIRE* 突变，已有一个家系定位于常染色体 2p

表 60.4　儿童和青少年慢性皮肤黏膜念珠菌病变异型（续表）

亚型	特点
由于 STAT1 信号增强所致 CMC（最常见类型）	• 常染色体显性遗传，功能获得性 STAT1 突变；见图 60.2
	• 皮肤黏膜念珠菌感染初发年龄平均 1 岁：口咽部（＞95%），甲（60%），皮肤（50%）
	• 皮肤和（或）甲皮肤癣菌感染（15%）
	• 皮肤自身免疫性疾病，如白癜风、斑秃（10%）
	• 自身免疫性疾病（40%）
	– 甲状腺疾病（25%）
	– Ⅰ 型糖尿病（5%）
	– 血细胞减少（5%）
	– 肠炎或腹腔内疾病（5%）、肝炎（2%）
	– 系统性红斑狼疮（2%）
	• 其他感染（多种）
	– 皮肤葡萄球菌感染
	– 细菌性肺炎（如肺炎球菌、假单胞菌；50%），耳炎，鼻窦炎
	– 复发性 / 重症病毒感染（如 HSV、VZV、EBV、CMV、羊痘病毒；40%）
	– 侵袭性真菌感染（如念珠菌、曲霉、隐球菌、地方性双向真菌、毛霉、镰刀菌；10%）
	– 分枝杆菌感染（结核病，非结核分枝杆菌病；5%）
	• 动脉瘤（如脑血管、主动脉；5%），皮肤黏膜鳞状细胞癌（5%），牙釉质发育不全
CMC 合并分枝杆菌感染易感性	• 常染色体隐性遗传，视黄酸受体相关孤儿受体 C 基因（*RORC*）突变导致 IL-17 和干扰素 -γ 生成降低
CARD9 相关 CMC	• 由于 *CARD9* 突变所致常染色体隐性 CMC；见图 60.2
	• 慢性口腔和外阴阴道念珠菌病；以及皮肤癣菌病
	• 侵袭性真菌感染，如念珠菌病（在 20 多岁时颅内感染），皮肤癣菌病，暗色丝孢霉病
Dectin-1 缺陷	• 双等位基因多态性所致 dectin-1 蛋白缩短；见图 60.2
	• 慢性 / 复发性外阴阴道念珠菌和甲真菌病
慢性局限性念珠菌病（念珠菌肉芽肿）	• 5 岁时大部分有皮肤损害
	• 厚而黏着性痂，主要在面部和头皮
	• 通常伴有口腔念珠菌感染
	• 组织学特征：表皮角化过度，棘层肥厚；真皮淋巴细胞、浆细胞浸润，偶见巨细胞浸润
迟发性 CMC	• 感染始于儿童晚期或青少年早期
	• 较其他亚型病情较轻
	• 有效治疗后，对白念珠菌免疫反应可恢复正常
家族性慢性甲念珠菌病	• 常染色体显性遗传，在一个 5 代发病的意大利家系致病基因定位于 11 号染色体着丝粒周边区域
	• 婴儿期念珠菌表现限于指（趾）甲
	• 血清中细胞间黏附因子 -1（ICAM-1）水平较低
与其他免疫缺陷相关的 CMC	• 由于 STAT3 和 DOCK8 缺陷所致高 IgE 综合征
	• 重症联合免疫缺陷病
	• DiGeorge 综合征
	• 白介素 -12 受体 β1 和白介素 -12B（p40）缺陷（见图 60.2 和表 60.13）
	• 常染色体显性少汗型外胚层发育不良伴免疫缺陷（*NFKBIA* 突变）
	• 角膜炎 - 鱼鳞病 - 耳聋（keratitis-ichthyosis-deafness，KID）综合征
伴有其他非免疫缺陷综合征的 CMC	• 多羧酶缺陷病
	• 肠病性肢端皮炎
	• 缺指（趾）- 外胚层发育异常 - 唇腭裂综合征

* 外胚层发育不良主要表现为牙釉质发育不全；也称作 1 型自身免疫性多内分泌腺病综合征。
** 诊断需要 3 条临床表现中 2 条。
^ 平均初发年龄为 1.5 岁，病理上表现为局灶性空泡界面皮炎、真皮深部血管周围炎症浸润伴碎核。
CARD9，凋亡募集结构域蛋白家族成员 9；IL，白细胞介素；CMV，巨细胞病毒；EBV，Epstein-Barr 病毒；HSV，单纯疱疹病毒；SCC，鳞状细胞癌；STAT，信号转导及转录激活因子；VZV：水痘-带状疱疹病毒

发病机制

慢性皮肤黏膜念珠菌病患者对念珠菌属的免疫应答异常，部分患者对其他微生物感染亦不能产生有效的免疫应答。在 APECED 和非 APECED 慢性皮肤黏膜念珠菌病患者中，选择性对念珠菌感染的免疫缺陷是由于 T 辅助细胞 17（Th17）的免疫反应受损，该细胞在抗念珠菌免疫中发挥重要作用（图 60.2）[21-23]。

APECED 是由于 *AIRE*（自身免疫调节，autoimmune regulator）基因突变所致，该基因编码转录因子[24]。AIRE 蛋白调节胸腺内自身抗原的异常表达，通过负调节自身激活 T 细胞和产生抗原特异性调节 T 细胞，导致外周耐受[25-26]。在 APECED 患者中，无法清除自身激活 T 细胞导致自身免疫性疾病[27]。在 APECED 和胸腺瘤相关慢性皮肤黏膜念珠菌病中，发现了针对 Th7- 相关细胞因子（如 IL-17A/F、IL-22）的中和性自身抗体[28]。

信号转导及转录激活因子 1 基因（*STAT1*）的功能获得性杂合突变为慢性皮肤黏膜念珠菌病的常见病因[23,29]。STAT1 激活可导致干扰素 -α/β 和干扰素 -γ 增加，IL-17 产生受到抑制，临床上可伴随其他感染性疾病、自身免疫性疾病和血管瘤发生易感性[30-31]（图 60.3，见表 60.4）。另一个常染色体显性的慢性皮肤黏膜念珠菌病是由于 *IL-17F* 负向突变，导致 IL-17F 缺陷。此外，常染色体隐性慢性皮肤黏膜念珠菌病可以由以下原因造成：① 双等位基因 *IL-17RA* 或 *IL-17RC* 突变，导致 IL-17 受体功能受损；② *TRAF3IP2*（*ACT1*）突变抑制 IL-17 受体及其 TRAF3- 相互作用蛋白 2 配体分子[23, 32-35]（见图 60.2）。

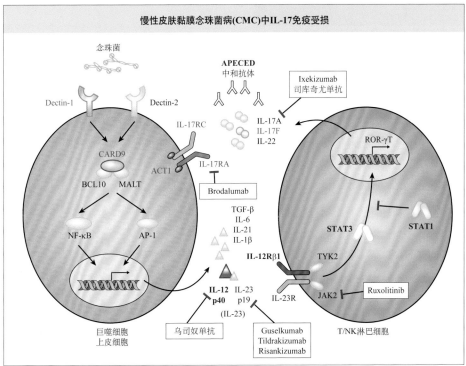

图 60.2　**慢性皮肤黏膜念珠菌病（CMC）的 IL-17 免疫缺陷**。巨噬细胞、角质细胞和其他上皮细胞通过 dectin-1/2 模式识别受体识别白念珠菌，产生白介素（IL）-6 和 IL-23 等前炎症性细胞因子，通过 STAT3 信号途径导致 T 细胞激活，上调视黄醇受体相关孤儿受体 γT（*RORC* 编码），促进 IL-17A、IL-17F 和 IL-22 产生。IL-17A/F 信号是通过 IL-17 受体（IL-17RA/C）和 ACT1 衔接蛋白（TRAF3- 相互作用蛋白 2）。STAT1 激活会抑制 IL-17 产生。除了导致 CMC 的基因缺陷，多个干扰 IL-17 免疫的免疫调节因子也可以增加念珠菌病发生风险，特别是 IL-17A 和 IL-17RA 抑制剂。红：非症状性 CMC 的基因缺陷（"皮肤黏膜念珠菌病"）。蓝：症状性 CMC 的基因缺陷和中和抗体。CMC 基因模式的其他信息见表 60.4。AP-1，激活蛋白 1；APECED，自身免疫性多发性内分泌病−念珠菌病−外胚层营养不良综合征；CARD9，凋亡募集结构域蛋白家族成员 9；JAK2，Janus 激酶 2；TGF-β，转化生长因子 -β；TYK2，酪氨酸激酶 2（Adapted from Okada S，Puel A，Casanova JL，Kobayashi M. Chronic mucocutaneous candidiasis disease associated with inborn errors of IL-17 immunity. Clin Transl Immunology. 2016；5：e114.）

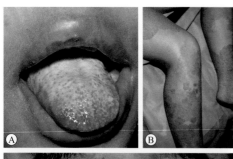

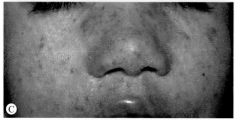

图 60.3　由于 STAT1 信号增强所致慢性皮肤黏膜念珠菌病和
皮肤癣菌病。A. 6 岁男孩发生复发性舌面鹅口疮。B. 严重体癣
表现为腿部融合性环形和多环形斑块。C. 面癣，表现为小脓疱
和弥漫性脱屑（B, Courtesy, Edward Cowen, MD.）

慢性皮肤黏膜念珠菌病变异型伴常染色体隐性
遗传可由编码 dectin-1 和凋亡募集结构域蛋白家族成
员 9（Caspase recruitment domain-containing protein 9,
CARD9）的基因缺陷造成，前者为模式识别受体，可
结合念珠菌细胞壁上的 β-葡聚糖；后者在激活 Th17
免疫反应中发挥作用（见表 60.4）[36-37]。中性粒细胞
功能减低在 CARD9 缺陷患者侵袭性真菌感染中也发
挥作用[28]。在其他类型的慢性皮肤黏膜念珠菌病中，
发现存在 IL-23 产生减少和 IL-6 产生过多，导致 IL-17

图 60.4　慢性皮肤黏膜念珠菌病。A, B. 慢性皮肤黏膜
念珠菌病甲萎缩伴甲沟炎红肿（A），手掌斑块伴结痂
（B）。C. DiGeorge 综合征婴儿伴随复发性皮肤念珠菌
病，表现手臂静脉沿线为红斑、脓疱和结痂

免疫反应无效。

临床特征

CMC 临床严重程度不一，轻者仅为顽固的复发性
鹅口疮（图 60.3A）、少量鳞屑性红斑以及甲营养不良，
严重者可发生泛发的结痂性肉芽肿性斑块。皮损多位于
口周和间擦部位。头部感染可导致瘢痕性秃发。受累甲
可增厚、易脆、脱色并伴甲沟炎（图 60.4）。黏膜受累
通常表现为伴角化过度性斑块的鹅口疮，食管、生殖器
和咽喉部黏膜亦可受累，并最终导致挛缩形成。系统性
念珠菌病罕见，但皮肤癣菌感染多见（见图 60.3B、C）。
除了念珠菌外，高达 80% 的儿童期发病的患者中可出
现复发性或严重的其他微生物感染，如细菌性败血症。

儿童和青少年 CMC 亚型详见表 60.4。慢性皮肤黏
膜念珠菌病并发铁代谢异常或胸腺瘤在成人患者已有
报道。

实验室检查

念珠菌定植于角质层，通过真菌涂片和培养可发
现。大约 70% 患者有直接免疫缺陷证据，包括体外
淋巴细胞增殖能力下降、细胞因子产生受损、缺乏对
念珠菌迟发型超敏反应（delayed-type hypersensitivity,
DTH），以及一些非特异表现如白细胞趋化和吞噬能力
异常、IgA 水平下降和补体功能障碍。这些复杂的免
疫学异常反映了临床表现的多样性。念珠菌多糖可作
为血清因子抑制免疫反应，抗真菌治疗后某些患者能
够恢复针对念珠菌抗原的迟发型超敏反应[24]。抗 I 型
干扰素的自身抗体在 APECED 患者中可作为敏感性较
高的特异性标志物。

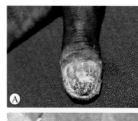

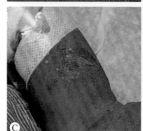

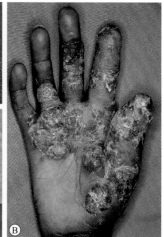

鉴别诊断

婴儿发生念珠菌感染，尤其是鹅口疮相当常见。幼儿复发性鹅口疮伴反复发作的中耳炎可能是系统应用抗生素导致的菌群失调，这种情况比 CMC 或其他免疫缺陷病更多见。复发性、顽固的念珠菌感染应当考虑 HIV 感染的可能。观察传统的抗真菌治疗能否清除念珠菌有助于鉴别轻型 CMC 和继发念珠菌感染。

X- 连锁隐性遗传性免疫失调-多发性内分泌病-肠病综合征（immune dysregulation，polyendocrinopathy，enteropathy，X-linked，IPEX）（见下文）可表现为自身免疫性皮肤病和自身免疫内分泌病伴复发性感染，后者多见细菌感染而非念珠菌感染。自身免疫内分泌病、肠病、湿疹样皮炎和细菌、病毒及真菌感染易感见于 IL-2 受体 α- 链缺陷患者（见表 60.6）。

治疗

CMC 患者对一般的局部外用药治疗反应差，皮肤肉芽肿尤其难以治疗。应长期系统应用抗真菌药物如伊曲康唑和氟康唑，对于氟康唑耐药的念珠菌，其他药物选择包括泊沙康唑、伏立康唑和卡泊芬净[38]。粒细胞集落刺激因子（G-CSF）作为辅助治疗可增加 IL-17 表达[39]；甲板分开、脓肿引流和皮肤斑块厚痂清创也有一定好处。在 STAT1 基因功能获得性突变患者中，JAK 抑制剂，如鲁索替尼，可改善相关感染和自身免疫性疾病症状。

患者至少应当每年评估一次内分泌病状况，尤其是对有 CMC 或 APECED 家族史的患者。

软骨-毛发发育不全综合征

同义名： ■MuKusick 型干骺端软骨发育不良（MuKusick-type metaphyseal chondrodysplasia）

要点

- 细而稀疏的色素减退毛发。
- 短肢性侏儒症伴干骺端骨发育不良。
- 弹性组织异常，"面团"样皮肤。
- 大多数患者出现细胞和体液免疫缺陷。

软骨-毛发发育不全综合征（cartilage-hair hypoplasia，CHH）是多效的常染色体隐性遗传病，多见于阿米希人和芬兰人。RMRP 基因是本病的致病基因，该基因编码核糖核酸酶 MRP，可降解线粒体内 DNA 复制过程中的 RNA 引物并处理核仁中的前核糖体 RNA[41]。端粒酶活性受损导致淋巴细胞内端粒长度变短，在本病的免疫缺陷中发挥致病作用[42]。

患者常因细而稀疏的色素减退毛发就诊皮肤科，同时他们可出现柔软的"面团样"皮肤伴弹力组织退行性变[43]。干骺端骨发育不良导致短肢性侏儒症，常见韧带松弛。大多数患者有不同程度的细胞免疫缺陷，易发生严重的水痘-带状疱疹病毒感染和单纯疱疹病毒感染。约 1/3 患者存在体液免疫缺陷[44]，多为 IgA 或 IgG 缺陷，易发生复发性呼吸道感染，并造成支气管扩张。患者偶可见严重的联合免疫缺陷和 Omenn 综合征样表型，伴随红皮病、嗜酸性粒细胞血症、慢性腹泻、淋巴结肿大和肝脾肿大（见下文）。中性粒细胞减少和贫血的发生可由于自身免疫或骨髓增生低下造成。先天性巨结肠病、其他自身免疫性疾病和精子生成减少为软骨-毛发发育不全综合征的其他临床表现。患者发生非霍奇金淋巴瘤和基底细胞癌的危险性增加。

造血干细胞移植可保留免疫系统和骨髓功能，在重症免疫缺陷和血细胞减低者中应予以考虑。

先天性白细胞颗粒异常综合征

同义名： ■Béguez-César-Steinbrinck 综合征（Béguez-César-Steinbrinck syndrome） ■Chédiak-Higashi 病（Chédiak-Higashi disease） ■Chédiak-Steinbrinck-Higashi 综合征（Chédiak-Steinbrinck-Higashi syndrome） ■Chédiak-Steinbrinck 异常（Chédiak-Steinbrinck anomaly）

要点

- 常染色体隐性遗传疾病，以膜泡转运过程障碍为特征，从而导致大的细胞器形成，包括黑素体、白细胞颗粒以及血小板致密颗粒。
- 银色发、轻度弥漫性色素减退（常在曝光部位混合有色素沉着和色素减退）以及程度不等的畏光和眼球震颤。
- 反复出现的化脓性感染和轻度出血倾向。
- 淋巴组织细胞浸润导致的全血细胞减少症和器官巨大症出现于"加速期"，若不进行造血干细胞移植则为致命的。
- 幸存者发生进行性神经系统症状恶化。

流行病学

先天性白细胞颗粒异常综合征（Chédiak-Higashi syndrome，CHS）是一种少见的常染色体隐性遗传病，多见于北欧、西班牙、中东和日本人[45]。亦有非洲裔人群发病的报道[46]。

发病机制

本病为一种膜泡转运过程障碍性疾病，由溶酶体转运调节因子（lysosomal trafficking regulator，LYST）基因突变引起[21]。大多数患者发生框架移码突变或无义突变，体内产生截短蛋白。这些患者病情严重，常在儿童阶段出现致死性淋巴组织增生的"加速期"。仅10% ～ 15% 的患者发生错义突变，其临床症状较轻，可存活至成年期[48]。

胞质内巨大颗粒是 CHS 的特征，它是溶酶体相关细胞器分裂或融合失调所致，包括黑素体、血小板致密颗粒以及白细胞的细胞颗粒（leukocyte cytolytic granules）[45]，后者不能有效移除或排出其过氧化物酶或蛋白水解酶，靶细胞杀伤缺陷。细胞毒 T 淋巴细胞相关抗原（CTLA-4）定位于大的膜泡而不是细胞表面可能在淋巴细胞增生性疾病发展中起到重要作用。另外，B 细胞介导的抗原提呈异常和大面积的细胞膜损伤可能在 CHS 的发病中有一定作用。

临床特征

CHS 患者婴儿期通常表现为皮肤、毛发及虹膜轻度弥散性色素减退。但曝光部位有青铜色至灰石色色素沉着区域，杂有点状色素脱失斑。毛发颜色多变，银白色和具有金属光泽是其特征。眼色素减退可导致畏光、眼球震颤和斜视，患者视力一般正常。

患者多发生皮肤和呼吸道感染，主要致病菌为金黄色葡萄球菌、化脓性链球菌和肺炎链球菌。皮肤感染多为浅表性脓皮病，也可发生皮肤溃疡，类似坏疽性脓皮病、齿龈炎和口腔黏膜溃疡。CHS 的出血倾向较轻，但患者外伤后易于出现青肿、瘀斑和鼻出血。

大约 85% 的 CHS 患者会进入淋巴组织增生"加速期"，表现为全血细胞减少症、肝、脾、淋巴结、口腔黏膜和其他内脏器官淋巴组织细胞浸润。这种噬血细胞综合征（hemophagocytic syndrome）源于失控的 T 细胞和巨噬细胞活化，也可能与 EB 病毒感染有关。如不进行造血干细胞移植，患者常在 10 岁时因爆发性感染或出血死亡。

10 岁以后患者会出现进行性神经系统恶化症状，表现为步态异常、感觉异常和发育迟缓。接受造血干细胞移植治疗的成年患者和轻症儿童患者可出现周围神经和脑神经病变、脊髓小脑变性、帕金森综合征和痴呆症状。

病理学

CHS 患者的银白色毛发显微镜下可见簇状黑素（图 60.5），皮肤活检可见黑素细胞中巨大的黑素小体。外周血涂片镜检见粒细胞核周区异常的大颗粒可帮助诊断。CHS 免疫学异常包括中性粒细胞减少、白细胞趋化性降低、异常的抗体依赖细胞介导的细胞毒作用，以及细胞毒性 T 细胞和调节 T 细胞活性降低，自然杀伤细胞功能降低。

鉴别诊断

CHS 和格里塞利综合征（Griscelli syndrome，GS）三种类型的比较见表 60.5，GS 是另一种常染色体隐性遗传病，表现为免疫功能紊乱和银色头发（但是色素聚集模式不同）（详见第 66 章）。尽管 GS 患者白细胞外观正常，但可伴有低丙种球蛋白血症。Hermansky-Pudlak 综合征（HPS）2 型和 9 型（在同一患者）和 10 型（分别为 AP3B1、PLDN 和 AP3D1 突变）患者，由于中性粒细胞减少和细胞毒性 T 细胞功能异常可导致反复感染、出血倾向、神经系统症状（HPS10 型）和弥漫性色素减退，但无银发。Tricho-hepato-enteric 综合征（表型为婴儿腹泻）为常染色体隐性遗传疾病，是由肽重复序列结构域 37 基因（TTC37）突变所致，表现为皮肤和毛发弥漫性色素减退、免疫缺陷和血小板异常；不同于 CHS，该病特征还有脆性头发伴结节性脆发症、婴儿期顽固性腹泻、原发性肝病、面部先天性畸形和心脏缺陷。其他由于免疫失调以淋巴组织增生为特征的遗传性疾病见表 60.6。

治疗

造血干细胞移植可以治疗 CHS 的免疫缺陷，可以在依托泊苷、糖皮质激素和环孢霉素等化疗后使用，防止进入淋巴组织增生加速期。但造血干细胞移植对色素改变无效，也不能防止神经退化。支持疗法为疾病的主要治疗手段，使用抗菌素防止复发性感染。

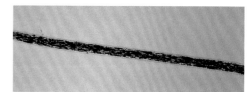

图 60.5　先天性白细胞颗粒异常综合征。毛发光学显微镜检查表现为小的、规则的、有空隙的簇状黑素

表 60.5　先天性白细胞颗粒异常综合征（CHS）和格里塞利综合征（GS）。后者是由细胞器对肌动蛋白细胞骨架黏附缺陷所致（见第 64 章）。Elejalde 综合征（神经外胚层黑色素溶酶体疾病）表现为 GS 的色素特征和神经系统紊乱，可作为 GS1 变异型

	CHS	GS1*	GS2	GS3
基因缺陷	*LYST*	*MYO5A*	*RAB27A*	*MLPH*
基因表达主要位点	黑素细胞、血小板、颗粒细胞、CNS	黑素细胞、CNS	黑素细胞、细胞毒 T 细胞	黑素细胞
细胞缺陷	囊泡转运（如融合或分裂）	囊泡移动和转运		
皮肤色素减退†	+	+	+	+
银色 / 金色发	+	+	+	+
头发显微镜：簇状黑色素	小、规则间隔的	大、不规则分布的		
黑素细胞	巨大黑素颗粒	饱满的黑素颗粒		
中性粒细胞	巨大颗粒	正常外观颗粒		
眼睛表现	+	−	−	−
出血倾向	+	−	−	−
复发性感染	+	−	+	−
加速期	+	−	+	−
原发性神经异常	+	+	−‡	−

* GS1 的一种表现形式是仅有皮肤和头发表现，这是由于仅表达于黑素细胞的 MYO5A F- 外显子缺失引起的。
† 在肢端和曝光部位常伴随色素沉着 ± 点状色素减退斑。
‡ 噬血细胞综合征加速期可出现神经症状。
CNS，中枢神经系统。

表 60.6　由于免疫失调引起的以淋巴组织增生为特征的遗传性疾病。噬血细胞综合征是由于失控的 T 细胞和巨噬细胞被激活，表现为发热、全血细胞减少、肝脾大（HSM）和淋巴结病（LAN）（由于淋巴组织细胞浸润）、高三酰甘油血症和低纤维蛋白原血症

病名	遗传特征	基因	蛋白质（功能）	临床特征
Chédiak-Higashi 综合征	AR	*LYST*	见表 60.5	见表 60.5
Griscelli 综合征 2 型	AR	*RAB27A*		
家族性噬血细胞淋巴组织细胞增生症	AR	*PRF1*	穿孔素（CTL 和 NK 细胞的主要细胞毒性颗粒蛋白）	• 噬血细胞综合征 • 缺乏 NK 细胞细胞毒性
	AR	*UNC13D*	Unc13 同族 D（主要的溶细胞分泌颗粒）	• 如不行造血干细胞移植术在幼儿时期可导致死亡
	AR	*STX11*	突触融合蛋白 11（涉及细胞溶解颗粒运输和融合）	
	AR	*STXBP2*	突触融合蛋白结合蛋白 2（调节溶细胞颗粒运输）	
X- 连锁淋巴细胞增生综合征（Duncan 病）	XR	*SH2D1A*	信号转导淋巴细胞激活分子相关蛋白（结合蛋白，调节 B 细胞、T 细胞和 NK 细胞功能；尤其对 EB 病毒的免疫应答非常重要）	• 儿童或青少年严重 EBV 相关的感染性单核细胞增多症（如发热、咽炎、LAN、HSM），常伴麻疹样红斑、紫癜和（或）黄疸
	XR	*XIAP*	X 连锁细胞凋亡抑制剂	• ± 低丙种球蛋白血症
EB 相关淋巴细胞增生综合征	AR	*ITK*	IL-2 诱导性 T 细胞激酶	• 致死性 EBV 相关的 B 细胞淋巴瘤 • 淋巴细胞性血管炎
XMEN（X 连锁免疫缺陷伴镁缺陷、EBV 感染和恶性肿瘤）	XR	*MAGT1*	镁离子转运蛋白 1	• CD4$^+$T 细胞减低 • EBV 感染伴持续性病毒血症；复发性窦肺感染 • EBV 相关淋巴瘤

表 60.6　由于免疫失调引起的以淋巴组织增生为特征的遗传性疾病。噬血细胞综合征是由于失控的 T 细胞和巨噬细胞被激活，表现为发热、全血细胞减少、肝脾大（HSM）和淋巴结病（LAN）（由于淋巴组织细胞浸润）、高三酰甘油血症和低纤维蛋白原血症（**续表**）

病名	遗传特征	基因	蛋白质（功能）	临床特征
STK4 缺陷	AR	STK4	丝氨酸 / 苏氨酸激酶 4	• EBV 相关淋巴细胞增生和淋巴瘤 • 复发性细菌、病毒（包括疣、软疣病毒、HSV）和念珠菌感染 • 自身免疫性血细胞减少
自身免疫性淋巴细胞增生综合征（Canale-Smith 综合征）和相关情况 *	AD > AR	TNFRSF6	CD95（Fas；细胞表面凋亡受体）	• 大量 LAN 和（或）脾肿大 • CD4⁻/CD8⁻ α/β T 细胞升高
	AD > AR	TNFSF6	CD95L（Fas 配体）	• 自身免疫性血细胞减少，LE，小血管炎
	AR	FADD	Fas 相关死亡结构域	
	AD > AR	CASP10	半胱天冬酶 8 和 10（细胞内凋亡级联反应的蛋白酶）	• 复发性细菌和病毒感染（CASP8） • 淋巴瘤风险升高
	AR	CASP8		
	嵌合体	NRAS, KRAS	NRAS，KRAS（功能获得性导致淋巴细胞凋亡减少）	
	AR	PRKCD	蛋白激酶 Cδ（调节 B 细胞增生）	
	AD	CTLA4	细胞毒性 T 淋巴相关蛋白 4（T 细胞共刺激）	
伴淋巴样增生的免疫缺陷病	AR	IL2RA	IL-2 受体 α 链（胸腺内发育 T 细胞凋亡）	• 细菌、病毒和真菌感染 • 肝、肠壁和骨弥漫性淋巴细胞浸润 • 湿疹；自身免疫性多发性内分泌病、血细胞减少和肠病

* *LRBA* 突变（见表 60.15）和 *CARD11* 或 *STAT3* 获得性突变可导致自身免疫性淋巴细胞增生综合征性疾病。
AD, 常染色体显性遗传；AR, 常染色体隐性遗传；CTL, 细胞毒性 T 淋巴细胞；Inh, 遗传特性；LE, 红斑狼疮；NK, 自然杀伤细胞；XR, X-连锁隐性遗传

补体缺陷病

要点

■ 早期补体成分缺陷或功能障碍增加了由荚膜菌引起的化脓性感染和自身免疫性疾病（尤其是系统性红斑狼疮）的易感性。

■ 后期补体成分缺陷导致奈瑟菌属感染风险显著增加。

引言

补体系统是非常重要的先天免疫反应效应器（见第 4 章）。补体可通过三个不同的途径激活：经典激活途径、旁路激活途径和甘露聚糖结合凝集素激活途径（图 60.6）。除可杀灭病原微生物外，补体蛋白质（表 60.7）还可调节多种体液免疫和细胞免疫。总之，补体病（complement disorder）的临床表现除感染外还包括自身免疫性疾病[49-50]。

流行病学

C2 缺陷是最常见的遗传性补体缺陷病[49]。C2 纯合性缺陷发病率约 1：20 000，人群中杂合性缺陷约为

1%～2%。C1q、C1r、C1s 与 C4 纯合性缺陷罕见，但自身免疫性疾病发生率比纯合性 C2 缺陷高。杂合性缺陷通常会产生足够的蛋白质确保功能，通常不出现症状，所以绝大部分的补体缺陷病为常染色体隐性遗传。一个例外是遗传性血管水肿（HAE），它是一种因 C1 酯酶抑制剂缺陷或功能障碍所致的常染色体显性遗传病（见第 18 章）。

相对于补体经典激活途径组分缺陷低发生率，人群中约 5%～10% 为纯合子或复合杂合子等位基因导致甘露糖结合凝集素（MBL）功能缺陷。MBL 是补体凝集素激活途径的主要识别因子[51]。虽然 MBL 缺陷临床外显率低，但在种群水平上它可能对免疫系统和自体免疫疾病产生实质性的影响。此外，在 MBL 途径中，MBL- 相关血清蛋白酶（MASP）发生纯合性缺陷大约为 1：10 000。

发病机制

C2 缺陷可由蛋白质合成（1 型）或分泌（2 型）缺陷造成。缺陷涉及补体经典激活途径早期成分（C1、C4、C2），表现为自身免疫疾病发生率增加，尤其是系统性红斑狼疮（SLE）[52]（表 60.8）。这可能与 6 号染色

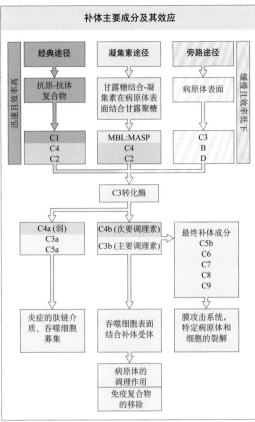

图 60.6　补体主要成分及其效应。黏附于 C3 转化酶的 C3b 结合 C5，使 C3 转化酶裂解 C5 产生 C5b，C5b 黏附在细菌膜表面，激发后续反应。MBL，甘露糖结合凝集素；MASP，MBL-相关丝氨酸蛋白酶（© 2005 from Immunobiology by Charles A. Janeway，et al. Adapted with permission of Garland Science/Taylor & Francis Books，Inc.）

体上 HLA 区域内编码这些补体成分的部分基因定位有关。例如，在该区域编码 C4（C4A、C4B 各 2 个）的四个高多态性基因。C4 无效等位基因（特别是 C4A）与 SLE 相关，而和 SLE 密切相关的 C4A 基因在高加索人种的扩展的单倍体型（HLA A1、B8、DR3）中被删除。

　　SLE 发病机制中的补体缺陷，可能与自身抗原包括凋亡细胞生理性清除受损相关[52]。UVB- 诱导的表皮角质形成细胞凋亡优先在细胞膜小泡上显示自身抗原，如 SSA/Ro。C1q 与小泡结合激活经典补体途径，通过巨噬细胞移除凋亡细胞[53]；当 C1q 缺乏时，自身抗体结合 SSA/Ro，激活 B 细胞和 T 细胞，从而丧失免疫耐受。MBL- 介导的凋亡碎片和 DNA 清除降低同样可以解释 SLE 易感性与 MBL 缺陷之间相关性。

此外，在淋巴细胞发育期间补体系统可以提高自身反应性 B 细胞的消除，补体缺陷导致 B 细胞自身耐受的缺乏。补体成分在处理免疫复合物和调节细胞因子产生（例如 I 型干扰素）中也起到非常重要的作用，这在 SLE 发病机制中起关键作用。

　　与补体缺陷相关的各种复发性感染说明补体在细菌清除中扮演了重要作用。经典激活途径中早期补体成分缺陷的患者，特别是 C2 缺陷，对有荚膜细菌感染的易感性增加。在有缺陷的经典激活途径中，由于 C3b 形成缓慢且不充分，对细菌和真菌的补体调理作用将会无效。然而，由于凝集素、旁路途经可以绕过早期经典途径组在 C3 水平级联相交（见表 60.7 和图 60.6），所以这类缺陷一般不会导致爆发性感染。C5 缺陷导致趋化因子产生受损，从而导致中性粒细胞功能不足。

　　C5 到 C9（膜攻击复合物，MAC）缺陷个体在青少年时反复发生奈瑟菌感染，反映了补体替代途径在

表 60.7　补体裂解产物和复合体。深蓝色，经典通路（CP）；中蓝色，CP 和凝集素通路；黄色，替代通路（AP）；绿色，三个通路。过敏毒素是炎症介质，可增加血管通透性，引起肥大细胞脱颗粒。调理作用是指蛋白结合到病原体表面以便作为靶目标将其毁灭

裂解产物	功能	复合体	功能
C1q	CP 识别因子（结合抗原抗体复合物）激活 C1r	C1inh-C1r-C1s	C1 激活中形成
C1r	裂解 C1s 为活性蛋白酶		
C1s	裂解 C4 和 C2		
C4a	过敏毒素（弱）	C4b2a	CP C3 转化酶
C4b	部分 CP C3 和 C5 酶调理作用		
C2a	部分 CP C3 和 C5 酶成分		
C2b	未知		
C3（H2O）	AP 识别因子（结合细菌表面，包括脂多糖）	C3bBb	AP C3 转化酶
C3a	过敏毒素趋化性（嗜酸性粒细胞）直接抗微生物作用	C4b2a3b	CP C5 转化酶
C3b	部分 CP C5 和 AP C3/C5 转化酶成分	C3b(n)Bb	AP C5 转化酶
C5a	过敏毒素（强）趋化性（中性粒细胞和单核细胞）调节细胞凋亡		
C5b	膜攻击复合物成分	C5b-9n SC5b-9	膜攻击复合物可溶性终端补体复合物

C1 inh，C1 酯酶抑制剂；SC，可溶性复合体

清除这些生物体中的重要性。这提示杀灭细菌的膜攻击复合物和补体替代途径（需要备解素和 D 因子）在破坏病原微生物中的重要性。然而，由于对细菌产物（如脂多糖）溶解活性限制的丧失，会刺激破坏性细胞因子反应，膜攻击复合物缺失患者脑膜炎感染的死亡率实际低于免疫正常患者。相对而言，备解素或 D 因子缺失的患者无法通过调理吞噬作用清除奈瑟氏菌属，常出现致死性严重疾病。

临床特征

经典补体途径早期成分（C1、C4、C2）的纯合

性缺失患者有罹患 SLE 风险，C1q 缺陷为超过 90%，C2 缺陷为 10% ~ 20%。在 C2 缺陷患者中，红斑狼疮（特别是光敏感和亚急性皮肤红斑狼疮）多见于女性，发病年龄从儿童早期至成人（中位年龄 30 岁）。其他 C2 缺陷相关性 SLE 的临床表现见表 60.9。C1q/r/s 或 C4 缺陷的 SLE 患者常幼年发病，男性和女性患者比例相当，常伴随肾疾病、掌跖角化和光敏感。其他自身免疫和（或）炎症性疾病，以及补体缺陷病相关的感染易感见表 60.8。C2 缺陷可能与多种常见的免疫缺陷共存，有报道霍奇金淋巴瘤的发生。

表 60.8　补体病。经典途径成分缺陷个体有荚膜菌（如肺炎链球菌、流感嗜血杆菌、化脓性链球菌）所致化脓性感染较膜攻击复合物成分缺陷个体发生奈瑟菌感染的频率低

补体	常见病原体	自身免疫 / 炎症性疾病
经典途径		
C1q	有荚膜菌，念珠菌属	SLE*，皮肌炎，GN
C1r	有荚膜菌	SLE*，GN
C1s	有荚膜菌	SLE*
C1 抑制剂		遗传性血管性水肿 ≫ SLE、GN、部分脂肪营养不良、血管炎
C4	有荚膜菌	SLE* 伴 PPK 和瘢痕，HSP，GN，荨麻疹，JIA‡
C2†	有荚膜菌，尤其肺炎链球菌	SLE*，SCLE，DLE，皮肌炎，HSP，其他血管炎病，皮肤萎缩，寒冷性荨麻疹，JIA‡，IBD，动脉粥样硬化
凝集素途径		
MBL§	有荚膜菌，尤其脑膜炎奈瑟菌	SLE，皮肌炎，动脉粥样硬化，慢性肺病
MASP	有荚膜菌，尤其肺炎链球菌	SLE，IBD
C3 和旁路途经		
C3	有荚膜菌	SLE，血管炎，脂肪萎缩（部分胸部 / 头胸联合），GN，"Leiner 表现型"
H 因子	有荚膜菌	SLE，HUS，GN，年龄相关黄斑变性
I 因子	有荚膜菌	SLE，HUS，水源性荨麻疹，血管性水肿
裂解素（XLR）	奈瑟菌属（爆发感染）	
D 物质	奈瑟菌属	
膜攻击复合物		
C5 功能障碍	革兰氏阴性细菌	"Leiner 表型"
C5 缺陷	奈瑟菌属，肺炎链球菌	SLE
C6	奈瑟菌属，布鲁菌，弓形体属	SLE，JIA，GN
C7	奈瑟菌属	SLE，局限性系统性硬化症，强直性脊柱炎
C8α	奈瑟菌属	SLE，HSM 伴发热，嗜酸性粒细胞增多症，高 γ 球蛋白血症
C8β	奈瑟菌属	SLE，JIA
C9	奈瑟菌属	

* SLE 危险等级：C1q（约 90%）> C1r/s > C4 > C2（约 10% ~ 20%）。
† 纯合子补体缺陷最常见。
‡ 尤其女性杂合子患者。
§ 外显率非常低。

DLE，盘状红斑狼疮；GN，肾小球肾炎；HSM，肝脾大；HSP，Henoch-Schönlein 紫癜；HUS，溶血尿毒综合征；IBD，炎症肠病；INH，抑制剂；JIA，幼年类风湿关节炎；MBL，甘露糖结合凝集素；MASP，MBL- 相关丝氨酸蛋白酶；PPK，掌跖角皮症；SCLE，亚急性皮肤型红斑狼疮；SLE，系统性红斑狼疮；XLR，X 连锁隐性（Adapted with permission from Schachner L，Hansen R（eds）. Pediatric Dermatology，4th edn. London：Mosby，2011.）

| 表 60.9　C2 缺陷性系统性红斑狼疮特征。不常见的皮肤表现包括 CNS 血管炎、胸膜炎、心包炎、雷诺现象、血小板减少症、抗 SM 或抗 RNP 抗体、循环免疫复合物和 RPR 阳性 | |

共同特征	C2 缺陷型 SLE 指示性特征
光敏性 *	儿童期发病
SCLE*、ACLE，或 DLE	广泛的难治性皮损
斑秃	轻或无肾损害
口腔溃疡（50%）	无或低滴度 ANA 和抗 -dsDNA 抗体
发热（> 50%）	狼疮带试验阴性
关节痛和（或）关节炎（80%）	少见严重全身疾病
白细胞减少（50%）	荚膜菌属的化脓性感染如肺炎链
抗 Ro 抗体（75%）	球菌
类风湿因子（40%）	动脉粥样硬化风险增加

* 最常见的皮肤表现。
ACLE，急性皮肤型红斑狼疮；DLE，盘状红斑狼疮；SCLE，亚急性皮肤型红斑狼疮（Adapted with permission from Schachner L, Hansen R（eds）. Pediatric Dermatology, 4th edn. London：Mosby, 2011.）

MBL 缺陷使 6 ~ 18 个月龄的患儿患急性呼吸道感染的风险增加，此期患儿体内不再有来自母体的抗体，且对荚膜菌糖类抗原尚不能形成有效的抗原-抗体反应[51]。多项研究已经表明 MBL 缺陷与进展期 SLE 或皮肌炎的危险性增加有关，在 SLE 患者和接受免疫抑制治疗的其他患者中被感染的可能性更高。

病理学

在补体缺陷病中除遗传性血管性水肿外，总溶血补体（CH50）均明显减少或无法检出。旁路途径溶解测试（AP50）对旁路途径中的补体成分缺陷筛查是有益的，尽管它没 CH50 敏感。免疫沉淀检测（如放射免疫或 ELISA 法）可用于测定特殊的补体成分和 MBL 水平[54]，个体成分的功能学检测在抗原水平正常时可能有意义。

鉴别诊断

补体成分可以是自身免疫应答的特定目标；如抗 C1q 抗体在 30% ~ 50% 的 SLE 患者（通常累及肾）和几乎所有伴低补体血症性荨麻疹性血管炎的患者中被发现。在 C3 和（或）C5 功能缺乏或 C5 功能紊乱的婴儿可观察到 Leiner 表型的剥脱性皮炎、发育停滞、慢性腹泻及复发性感染。然而，上述临床症状群不是其特有表现，在 X- 连锁无丙种球蛋白血症、高 IgE 综合征、重症联合免疫缺陷患者中也会出现。低补体水平相关的细菌和病毒感染，也应与原发性补体缺陷病相鉴别。

治疗

对伴有自身免疫性疾病的补体缺陷病患者保守治疗往往有效。皮肤型红斑狼疮可局部使用皮质激素和日光防护治疗。考虑到补体缺陷病患者易患感染，对重症患者可应用抗疟药物、系统性应用皮质激素和其他免疫抑制药物。用血浆输注补充缺陷成分实际上可能会启动级联反应并促进免疫复合物沉积。

感染应在早期使用强效的抗生素治疗。早期成分补体缺陷病患者推荐肺炎链球菌疫苗，C3、C5-C9、备解素、D 因子或 H 因子缺陷患者推荐脑膜炎球菌疫苗。

慢性肉芽肿病

同义名：■ 慢性肉芽肿症（chronic granulomatous disorder）■ Bridges-Good 综合征（Bridges-Good syndrome）■ Quie 综合征（Quie syndrome）

要点

- 无法通过氧化代谢产物杀死细胞内的病原体。
- X– 连锁隐性或常染色体隐性遗传。
- 复发性肺炎和皮肤感染，淋巴结病和肝脾肿大。
- 患者形成肉芽肿作为代偿机制限制病原体。

引言

慢性肉芽肿病（chronic granulomatous disease，CGD）是以白细胞不能产生氧化代谢产物杀死吞噬的细菌或真菌，从而引起严重的复发性感染为特征的一组疾病[55]。还原型烟酰胺腺嘌呤二核苷酸磷酸（NADPH）氧化酶复合体在各种 CGD 中活性均降低。

流行病学

CGD 在活产儿中的发生率约为 1 : 200 000[56-57]。90% 的患者是男孩。约 3/4 的病例为 X- 连锁隐性遗传，其余为常染色体隐性遗传。

发病机制

CGD 缺陷涉及吞噬细胞 NADPH 氧化酶四个亚基：跨膜蛋白 $gp91^{phox}$（吞噬细胞氧化酶）和 $p22^{phox}$、胞质内 $p47^{phox}$、$p67^{phox}$ 和 $p40^{phox}$（表 60.10）。CGD 不能杀灭吞噬的病原体主要是由于 NADPH 氧化酶系统不能迅速将电子转移到 O_2 分子生成活性氧（reactive oxygen species，ROS）（即呼吸爆发）以吞噬病原体。暂不论 CGD 患者的基因问题，患者若 NADPH 氧化酶具有剩余活性，并有产生 ROS 的合成能力，则病情较轻，具有更长存活时间[58-59]。

表 60.10　吞噬细胞 NADPH 氧化酶组分的遗传缺陷

疾病	基因	蛋白质	NADPH 氧化酶内位点	活动期	占 CGD 患者 %
X- 连锁隐性慢性肉芽肿病	CYBB	gp91^{phox}	细胞色素氧化酶 b558 跨膜嵌合亚基	同前	70
常染色体隐性慢性肉芽肿	CYBA	p22^{phox}			≤ 5
	NCF1	p47^{phox}	胞质复合体	与细胞素氧化酶	20
	NCF2	p67^{phox}		b558 相关	≤ 5
	NCF4	p40^{phox}			罕见
中性粒细胞免疫缺陷综合征	RAC2	Rac2 GTPase*	伴 RhoGDI 胞质复合体	膜和 GTP 结合	—

* 在肌动蛋白细胞支架动力学、整合素依赖性黏附和中性粒细胞移行中起作用；见表 60.13。
CGD，慢性肉芽肿病；RhoGDI，Rho GDP- 解离抑制剂

NADPH 氧化酶活性导致吞噬体内抗菌蛋白酶激活，形成抗菌的"中性粒细胞胞外网络（neutrophil extracellular traps，NETs）"[60-61]。除了杀灭和降解微生物，通过 NADPH 氧化酶系统的 ROS 产生在调节细胞因子合成和诱导中性粒细胞凋亡中发挥作用，可以阻止炎症部位组织损伤。CGD 动物模型显示，ROS 缺失导致过度炎症反应，伴随调节 T 细胞活性降低、γ/δ T 细胞活性无限制和细胞因子产生级联放大，包括 IL-1β、IL-8 和 IL-7。NADPH 氧化酶在调节 B 细胞呈递 MHC Ⅱ 类抗原时也发挥作用[62]。

临床特征

CGD 最常受累部位是皮肤、肛周区域、淋巴结和肺。X- 连锁隐性遗传比常染色体隐性遗传表型重，且平均诊断年龄小（3 岁 vs. 8 岁）[56]。表 60.11 列出了 CGD 患者感染常见的病原体[63]。大多数的 CGD 携带者感染易感性并未增加。

CGD 早期表现为耳鼻周围的皮肤葡萄球菌感染，最早始于新生儿期，在婴儿期进展到广泛的化脓性皮炎伴区域淋巴结肿大。新生儿期 CGD 首发症状为坏死性脓疱亦有报道[64]。40% 的患者可发生皮肤脓肿，常由金黄色葡萄球菌引起，也可由沙雷氏菌导致，感染有时表现为愈合不良的较大溃疡[65]。非感染性化脓性炎症反应可在轻微皮肤创伤或淋巴结引流部位发生，并缓慢愈合形成瘢痕。无菌性皮肤肉芽肿通常为结节和坏死，较感染少见。

CGD 患者还可出现急性或慢性皮肤红斑狼疮样皮损（特别是盘状狼疮）[66]（图 60.7A、B）；Sweet 综合征样皮损；口腔溃疡（类似阿弗他口炎），口周区和其他部位皮肤溃疡（图 60.7C）；脂溢性皮炎或头皮毛囊炎。X- 连锁隐性遗传 CGD 女性携带者偶尔出现盘状皮损、Jessner 淋巴细胞浸润、光敏、雷诺现象、严重的阿弗他口炎及肉芽肿性唇炎。

表 60.11　感染慢性肉芽肿病患者的病原体

微生物类型	常见病原	少见病原
革兰氏阳性菌	金黄色葡萄球菌 * 奴卡菌属	丙酸杆菌属
革兰氏阴性菌	洋葱伯克霍尔德菌 克雷伯菌属 黏质沙雷菌属 †	不动杆菌属 洋葱伯克霍尔德菌 青紫色杆菌属 肠道菌属 大肠埃希菌 颗粒杆菌属 变形杆菌属 假单胞菌属 沙门菌属
分枝杆菌		结核分枝杆菌 非典型分枝杆菌 Bacilus Calmette-Guerin （BCG）**
真菌	念珠菌属 曲霉菌属 ‡	尼青霉菌 青霉菌 暗色丝孢霉菌 木层孔菌属 毛孢子菌属

* 皮肤感染、脓疡、化脓性淋巴结炎最常见的病原体。
† 骨髓炎最常见的病原体，皮肤脓肿和溃疡的常见病原体。
** 包括重症和播散性感染。
‡ 肺炎最常见的病原体

CGD 患者最常受累的皮肤外器官为淋巴结、肺、肝、脾和胃肠道（表 60.12）。近一半患者发生化脓性淋巴结炎，最常影响颈淋巴结并导致脓肿和瘘管形成。肺、肝、脾、胃肠道和泌尿生殖系肉芽肿的发生频率高于皮肤肉芽肿。这些肉芽肿可能导致胃出口或泌尿道梗阻。过度的炎症反应也可能导致伤口裂开、肺炎和嗜血细胞综合征。约 40% ~ 80% 的 CGD 患者出现胃肠道症状（如慢性腹泻、瘘管），与炎症性肠病类似，临床表现可模仿结节病、类风湿性关节炎和 IgA 肾病[57, 67-68]。

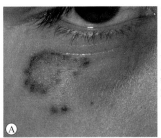

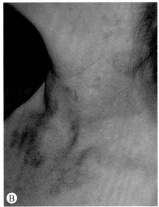

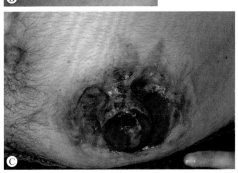

图 60.7 慢性肉芽肿病。眼眶下面颊（A）和颈部（B）狼疮样环形斑块和丘疹。造婆口部位坏疽性脓皮病样溃疡（C）（Courtesy，Edward Cowen，MD.）

表 60.12 慢性肉芽肿病患者症状和体征的发生频率

症状	患者百分比（%）
淋巴结肿大	90
肝脾肿大	85
支气管肺炎	80
体重过轻	75
身材矮小	50
迁延性腹泻和（或）腹痛	40
肝 / 肝周脓肿	35
胸膜炎 / 脓胸	35
败血症或脑膜炎	35
骨髓炎	25
结膜炎和（或）脉络膜视网膜炎	25
面部口周皮炎	20
肛周脓肿	15
肺脓肿	15
口腔溃疡	15
腹膜炎	10
1 岁起病	65
淋巴结炎起病	25

原成为染料沉淀物变成蓝色（甲腊沉淀物）。CGD 患者的白细胞只有 5% ～ 10% 在吞噬过程中能够还原 NBT，而未受累者有 80% ～ 90%，携带者约 50%。铁细胞色素 C 还原反应和二氢核黄素 123 测定能更精确和定量地测量呼吸爆发，可证实 CGD 的诊断[69]。

免疫印迹分析可以检测到 gp91phox 和 p22phox 蛋白缺乏；由于突变可引起一种蛋白质缺乏导致其他蛋白质缺乏，因此需要进行基因序列分析以确定受累基因。免疫印迹分析 p47phox、p67phox 或 p40phox 蛋白缺乏可提示受累基因。

鉴别诊断

实验室检查可以将 CGD 与其他细菌感染易感性的免疫缺陷病区分开。其他吞噬细胞功能障碍病见表 60.13。

治疗

抗生素的应用已显著降低了 CGD 的发病率和死亡率。虽然皮肤和结节性感染易被发现，但小的局灶性炎症，伴或不伴发热，有时却难以发现。通过常规 X 线筛查、超声或 CT、MRI、正电子发射断层扫描（PET）和骨扫描全面检查肺、肝和骨骼，常能发现隐蔽性炎症或感染病灶。应当进行培养以鉴定病原体，为获得足够的组织标本进行一些创伤性操作也是有必

病理学

CGD 患者常见的非特异性实验室指标异常包括白细胞升高、贫血、红细胞沉降率（ESR）增快、高丙种球蛋白血症、T 细胞数量减少以及胸片异常。皮肤试验迟发型超敏反应正常，吞噬作用和趋化性正常。

CGD 患者皮肤肉芽肿活检显示伴异物巨细胞的组织细胞浸润，中性粒细胞积聚和坏死。CGD 患者和携带者红斑狼疮样皮损显示类似典型盘状狼疮的组织学特征，但有时缺少基底细胞液化性变性；大多数患者皮损免疫荧光检测阴性。

CGD 筛选试验是四唑氮蓝（nitroblue tetrazolium，NBT）还原测定法。NBT 氧化溶解时显黄色；当还

表 60.13　其他遗传性吞噬细胞缺陷病。 Chédiak-Higashi 综合征和慢性肉芽肿病见正文和表 60.5 和表 60.10

疾病	遗传	基因	蛋白（缺陷或功能）	临床特征
表现为中性粒细胞减少症和中性粒细胞缺乏的部分疾病				
严重先天性中性粒细胞减少症	AD	*ELANE*	中性粒细胞弹性蛋白酶（弹性蛋白酶异常转运和积聚）	• 中性粒细胞减少症 • MDS，AML
	AD	*GFI1*	弹性蛋白酶转录抑制（异常弹性蛋白酶积累）	• 中性粒细胞减少症，淋巴细胞减少 • 循环骨髓原祖细胞
	AR	*HAX1*	线粒体 HS 相关蛋白质 X1（对抗在骨髓细胞凋亡）	• 中性粒细胞减少症 • 骨髓细胞凋亡增加
	AD	*CSF3R*	集落刺激因子受体	• 中性粒细胞减少症 • 严重骨髓增生底下
	AR	*G6PC3*	葡萄糖 -6- 磷酸化酶亚单位 3（葡萄糖代谢）	• 中性粒细胞减少症，血栓性血小板减少症 • 泌尿生殖器和心脏结构异常 • 躯干 / 四肢静脉扩张
周期性中性粒细胞减少症	AD	*ELANE*	中性粒细胞弹性蛋白酶	• 中性粒细胞和单核细胞减少 21 天周期交替 • 在最低点发热和口腔溃疡
X 连锁中性粒细胞减少症	XR	*WASP*	WASP（功能获得性突变；见文中 Wiskott Aldrich 综合征）	• 中性粒细胞减少症
p14 缺陷	AR	*LAMTOR2*	核内体调节蛋白 p14（p14；核内生源说）	• 中性粒细胞减少症 • 肺炎球菌感染 • 皮肤毛发弥漫性色素减退 • 身材矮小，面容粗糙
Shwachman-Bodian-Diamond 综合征（SBDS）	AR	*SBDS*	SBDS 蛋白（核糖体 RNA 代谢）	• 中性粒细胞减少＞全血细胞减少 • MDS，AML • 胰腺外分泌不足 • 软骨发育不全
皮肤异色症伴中性粒细胞减少，Clericuzio 型	AR	*USB1*	U6 snRNA 生物源性磷酸二酯酶 1	• 中性粒细胞减少症 • 皮炎→皮肤易色症、角化型丘疹 • 复发性皮肤和呼吸系统感染
特殊颗粒缺陷	AR	*CEBPE*	C/EBP ε 转录因子（粒细胞分化）	• Bilobed 中性粒细胞 • 复发性细菌感染
髓过氧化物酶缺陷	AR	*MPO*	髓过氧化物酶（经粒细胞微生物杀灭）	• 念珠菌和金黄色葡萄球菌感染 • 常无症状
白细胞黏附缺陷（LAD）和相关情况				
白细胞黏附缺陷 - I	AR	*ITGB2*	LFA-1，CR3 和 p150 β2 结合亚基（见正文）	• 中性粒细胞减少；组织中性粒细胞减少 • 坏死性脓疡，溃疡
白细胞黏附缺陷 - II	AR	*SLC35C1*（FUCT1）	GDP- 岩藻糖运载体 1（路易斯寡糖 -X 表达，见正文）	• 伤口愈合不良，脐带残端延迟脱落 • 齿龈炎
白细胞黏附缺陷 - III	AR	*RASGRP2*	Kindlin-3（不全整合活性，见正文）	• 出血倾向（LAD- III）
Rac2 缺陷	AD	*RAC2*	Rac2 GTP 酶（NADPH 氧化酶，整联蛋白依赖性黏附，中性粒细胞移行；见表 60.10）	
导致特殊感染易感性的基因缺陷				
白介素 -12/ 干扰素 - γ 轴缺陷	AR	*IL12B*	IL-12 和 IL-23 亚基（刺激 IFN- γ 产生）	• 严重的分枝杆菌和沙门菌感染 • 播散性 BCG 感染
	AR	*IL12RB1*	IL-12 和 IL-23 受体 β1 链	

表 60.13　其他遗传性吞噬细胞缺陷病。Chédiak-Higashi 综合征和慢性肉芽肿病见正文和表 60.5 和表 60.10（续表）

疾病	遗传	基因	蛋白（缺陷或功能）	临床特征
	AR, AD	*IFNGR1*	IFN-γ 受体（配体结合）	● 慢性皮肤黏膜念珠菌病（*RORC*, *IL 12RB1* > *IL-12B*）
	AR	*IFNGR2*	IFN-γ 受体（信号通路）	● 病毒感染（*STAT1*, *TYK2*）
	AR, AD	*STAT1**	信号转导子和转录激活子 1（STAT1）*（功能丧失突变导致 IFN 受体信号传导受损）	● 高 IgE 综合征（*TYK2*；见正文）
	AR	*TYK2*	酪氨酸激酶 2（IFN/IL-12/ 其他受体信使）†	
	AD	*IFR8*	IFN 调节因子 8（IL-12 信号通路）	
	AR	*ISG15*	IFN-α/β 诱导的泛素样修饰剂	
	AR	*RORC*	视黄酸受体相关孤儿受体 C（IFN-γ 和 IL-7 信号通路）	
Toll 样受体（TLR）信号通路缺陷	AD	*TLR3*	TLR3（产生信使 IFN-α/β）	● 单纯疱疹脑炎
	AR	*UNC93B1*	UNC-93B（TLR3 信号所需内质网蛋白）	
	AD	*TRAF3*	TNF 受体相关蛋白 3（TLR3 信号）	
	AD, AR	*TICAM1*（*TRIF*）	TLR- 适配体分子 1（TLR3/4 信号）	
	AD	*TBK1*	TANK- 结合激酶 1（TLR3 信号）	
	AR	*IRAK4*	IL-1 受体相关激酶 -4（IL- 受体和 TLR 信号）	● 复发性化脓性窦肺肺炎链球菌感染和皮肤金黄色葡萄球菌感染
	AR	*MYD88*	骨髓分化主要反应基因 88（募集 IRAK4 至 IL-1 受体和 TLR）	
GATA2 缺陷 /Mono-MAC 综合征	AD	*GATA2*	GATA 结合蛋白 2	● 单核细胞减低，B/NK 淋巴细胞减低，脊髓发育不良，粒细胞性白血病 ● 分枝杆菌和真菌感染（如组织胞浆菌病） ● 顽固性疣 ● 淋巴水肿 ● 肺泡蛋白沉积症

* *STAT1* 功能获得性突变导致慢性皮肤黏膜念珠菌病（见表 60.4）和（或）流行性双向真菌感染；*STAT3* 功能缺失性突变可导致 AD 高 IgE 综合征（见正文），而 *STAT3* 功能获得性突变可导致淋巴增生、自身免疫性疾病、低丙种球蛋白血症、分枝杆菌感染，有时可见银屑病样皮炎；*STAT5B*（涉及 IL-2 和生长激素受体信号）缺陷导致生长激素无反应性 AR 综合征，CD4⁺/CD25⁺调节 T 细胞下降，病毒感染和湿疹样炎症。

AD, 常染色体显性；AML, 急性髓性白血病；AR, 常染色体隐性；BCG, 卡介苗；IFN, 干扰素；IL, 白介素；Inh, 遗传性；MAP, 促分裂原活化蛋白激酶 -1；MDS, 骨髓增生异常综合征；LFA-1, 淋巴细胞功能相关抗原 -1；WASP, Wiskott-Aldrich 综合征蛋白；XR, X 连锁隐性遗传

要的。在等待培养结果，或在培养不可行的情况下，患者如有感染的证据，应根据经验静脉使用广谱抗生素。抗生素抗菌谱应涵盖金黄色葡萄球菌以及革兰氏阴性菌。静脉注射治疗应持续至少 10 ～ 14 天，其后连用几周口服抗生素。对于深部感染应采用外科干预措施如清创、灌洗和长期引流术。

CGD 患者长期预防性应用甲氧苄啶–磺胺甲噁唑（复方新诺明）可减少细菌感染的发生率且不增加真菌感染发生率。预防性应用伊曲康唑可减少曲霉菌感染[70]。CGD 患者应用 γ- 干扰素后增加独立氧化抗菌通路，患者的临床症状得到改善。中性粒细胞输注

已用于快速进展且威胁生命的感染病例。短期系统性应用皮质激素对支气管、肺、胃肠或生殖器泌尿道阻塞性肉芽肿患者也是有益的[53]。其他可能对 CGD 炎症症状有效的免疫调节疗法还包括硫唑嘌呤、羟氯喹、阿那白滞素、沙利度胺、吡格列酮（增加 ROS 产生和胞葬作用），以及可能有效的西罗莫司[71-72]；肿瘤坏死因子（tumor necrosis factor，TNF）抑制剂可改善肠炎症状，但会增加感染并发症的风险。

造血干细胞移植为 CGD 潜在的根治性治疗方法。尽管在移植时无感染的青年患者治疗效果最好（存活率 > 95%），对于成年人、顽固性感染或炎症症状的高

危患者，使用低强度条件疗法可成功移植[73]。进行移植的 CGD 患儿的生长发育得到改善，感染、手术干预和入院治疗较保守治疗患者均减少[74]。

基因疗法最初在 5 个 p47phox 缺陷的成年患者中实施；单纯输注转导的 CD34+外周血干细胞，矫正的粒细胞高峰期在 3～6 周出现，可持续达 6 个月之久[75]。而后，应用非清髓术治疗两个年轻的 X-连锁隐性 CGD 患者，输注用表达 gp91phox 逆转录载体体外转导的 CD34+外周血干细胞，使得巨噬细胞功能恢复。然而，在感染初次控制后，转基因在两名患者中均因病毒启动子甲基化而被沉默，在 3 年内他们因嗜亲性病毒整合位点 1（ectropic viral integration site 1，EVI1）插入激活，出现脊髓发育不良伴单体 7[76]。为增加 CGD 基因疗法的安全性和有效性，目前研究使用自灭活慢病毒载体，将转基因整合至基因组"安全港湾"位置；或使用 CRISPR-Cas9 位点特异性核酸酶系统，通过同源重组修复内源性基因（见第 3 章）[77-78]。

二氢核黄素 123 流式细胞仪研究可用于检测 X 连锁 CGD 患者的姐妹和其他女性亲属的携带状态，对怀孕前遗传咨询有帮助。CGD 产前诊断也是可行的。

高免疫球蛋白 E 综合征

同义名： ■ 高 IgE 综合征（hyper-IgE syndrome）■ Job 综合征（Job syndrome）■ Buckley 综合征（Buckley syndrome）

要点

■ 可反复发生皮肤和窦肺感染，早发性特应性皮炎，血清 IgE 水平异常升高。
■ 典型患者为常染色体显性遗传，由金黄色葡萄球菌、白念珠菌（特别是婴儿期）引起的皮肤（尤其是寒性脓肿）以及窦肺感染。
■ 常染色体显性遗传特征为新生儿丘疹脓疱疹，逐渐面部皮肤粗糙、骨量减少伴骨折、脊柱侧凸和牙齿发育异常。
■ 常染色体隐性遗传有更加广谱的感染性并发症。

引言

高免疫球蛋白 E 综合征（hyperimmunoglobulin E syndrome，HIES）以反复出现皮肤、窦肺感染，婴幼儿期开始的皮炎及血清 IgE 水平增高为特征[79]。Job 综合征（Job syndrome）为 HIES 一种亚型，最初被描述为女性患者除有 HIES 的典型症状外，还具有浅肤色、红色头发和关节过度伸展。

流行病学

典型的 HIES 为常染色体显性遗传，表型各异。临床上也有报道过明显常染色体隐性遗传型 HIES（autosomal recessive forms of HIES，AR-HIES）[80-83]。

发病机制

最新研究结果表明，显性遗传的 HIES 为信号转导及转录激活因子 3 基因（signal transducer and activator of transcription 3，STAT3）发生杂合突变所致[84-85]。细胞因子信号通过不同的受体相关 Janus 激酶（JAKs）和 STAT 蛋白复合体转导。前者被 JAKs 磷酸化，后者发生二聚体，进入细胞核后活化靶基因（见图 66.1）。HIES 患者出现细菌和念珠菌感染易感性表明 STAT3 依赖性细胞因子（如 IL-6、IL-21、IL-23）在产生 IL-7 的 CD4+T 细胞分化中发挥作用，帮助抵御病原微生物（见图 4.10）[86]。缺乏 IL-22 介导 β-防御素产生会导致 HIES 患者中上皮细胞表面（如皮肤和肺）感染的发生，其中 β-防御素是通过 STAT3 信号途径由 Th17 细胞产生的。

STAT3 是 IL-6（可作为内源性发热源以及促进急性期反应）和 IL-10（抗炎因子）活化的关键途径。因此，STAT3 功能紊乱可以解释 HIES 患者特征性病变：寒性脓肿和破坏性感染（如肺部感染）。IL-10 诱导的致耐受性树突状细胞和 FOXP3+诱导的调节 T 细胞的产生缺陷，可导致 HIES 的其他炎症性疾病表现，例如特应性皮炎和高 IgE 水平[87]。STAT3 也可以下调破骨细胞的分化，因此骨质疏松可发生在 STAT3 有缺陷的小鼠和 HIES 患者。最后，STAT3 基因敲除动物模型 IFN-γ 和 TNF-α 的产量增加，体外实验亦证实来源于 HIES 患者体内的粒细胞在 IL-12 和脂多糖/IFN-γ 分别刺激下产生的 IFN-γ 和 TNF-α 的量高于正常对照[84-85]。

胞质分裂蛋白 8（dedicator of cytokinesis 8，DOCK8）双等位基因突变，可导致 AR-HIES 最常见的形式（见下文）[81-82]。DOCK8 蛋白是非典型鸟嘌呤核苷酸交换因子成员，该蛋白与 Wiskott-Aldrich 综合征蛋白（WASp）形成复合体，将 T 细胞受体连接至细胞骨架肌动蛋白[88]。DOCK8 缺陷可导致 Th2 细胞升高，产生致痒原 IL-31，而 Th1 和 Th17 细胞降低[89-90]。

另一型 AR-HIES 同时表现为神经认知功能异常，自身免疫是由于葡萄糖磷酸变位酶基因（phosphoglucomutase 3 gene，PGM3）的双等位基因突变，导致异常糖基化而影响 T 细胞分化[83]。此外，在一例表现为 IL-12、干扰素 α/β、IL-6 和 IL-10 信号通路缺陷的 AR-HIES 患者中，检测到其编码 JAK 家族成员酪氨酸激酶 2（tyrosine kinase 2，TYK2）发生纯合突变[91]。然而，另一名 PGM3 或 TYK2 缺陷患者中，感染的发生增多，但不是 HIES。

HIES 患者皮炎与异位性皮炎具有多种相同的免疫病理特征，包括异常细胞因子反应。HIES 患者血清的 IgE 表达被最大限度激活，在无 IL-4 摄入下不会继续增加；与之相反，IL-4 在特应性皮炎和正常人群中均会刺激 IgE 产生。

临床特征

AD-HIES 患者典型的临床表现始于出生后第 1 个月，患者面部、头皮、颈部、腋窝以及尿布区出现无菌性脓疱性丘疹[92-93]。约 80% 的 HIES 患者可出现口腔黏膜、甲周及甲部慢性念珠菌感染，这是患者在婴儿时期易被感染的表现。

皮肤葡萄球菌感染包括脓疱病样斑块、耳后皲裂、毛囊炎、疖、脓肿、蜂窝组织炎、淋巴管炎以及可导致甲营养不良的甲沟炎[93]。皮肤脓肿常见于颈部、头皮（图 60.8A）、眼眶周围、腋窝以及腹股沟，且脓肿通常较大。这些脓肿也被称为"寒性脓肿"，因为这些患者不像正常人感染那样出现红、痛等症状，且这些患者通常不发热或仅有低热。虽然脓肿常由葡萄球菌感染引起，但很多患者也可发生包括化脓性链球菌和白念珠菌等其他病原微生物引起的复发性感染。

HIES 患者的湿疹样皮疹类似于异位性皮炎的临床表现：剧烈瘙痒、苔藓化及继发性葡萄球菌感染[93]。通常于幼儿时期发病，青春期后消失。AD-HIES 患者不同于异位性皮炎患者的表现是通常不伴有过敏性鼻炎、哮喘及其他皮肤过敏性疾病。

尽管一些 AD-HIES 患者仅有皮肤损害，但大多数患者最终会出现复发性的支气管炎和肺炎。肺部感染最常见的致病菌为金黄色葡萄球菌和流感嗜血杆菌，导致肺脓肿、支气管扩张、肺大疱形成等肺部疾病。肺大疱的长期存在，易引起细菌、真菌等病原体，尤其是曲霉菌的侵入感染，继而发生大量咯血。AD-HIES 的婴儿和儿童也可发生耶氏肺孢子菌肺炎。其他感染的常见部位包括耳、口腔黏膜、副窦和眼。肺外内脏感染少见。

AD-HIES 患者逐渐形成粗糙面容：增厚、苍白的皮肤，明显的囊泡口和（或）凹陷性瘢痕、鼻梁增宽、鼻头增大、眼窝深陷、前额突出以及下颌与面颊不成比例（图 60.8B）。骨密度减低也常常发生，因此增加了骨折的风险，常累及长骨、肋骨和骨盆。至少一半以上的青少年和成人 AD-HIES 患者发生过不少于 3 次的骨折，骨折常由无意识或轻微外伤引起。在 16 岁及以上的 AD-HIES 患者中有 75% 患有脊柱侧凸，70% 患有关节过度伸展。约半数 AD-HIES 患者发生高腭穹，牙齿异常包括乳牙滞留（牙根不吸收引起）和恒牙不萌。AD-HIES 患者中还表现出脑部异常，包括 Chiari 畸形、腔隙梗死、T2 加权序列磁共振成像脑白质高信号。有报道成年患者冠状动脉瘤的形成。HIES 伴随非霍奇金淋巴瘤和 B 细胞来源淋巴瘤风险升高。

由于 DOCK8 缺陷所致 AR-HIES 与 AD-HIES 有部分共同特点，包括血清高水平 IgE、嗜酸性粒细胞血症、慢性湿疹样皮炎（图 60.9A）、复发性皮肤感染（包括寒性脓肿）、呼吸道感染和皮肤黏膜念珠菌病。然而骨骼和牙齿异常、面部皮肤粗糙、肺囊肿非 AR-HIES 典型特征[80, 94]。DOCK8 缺陷患者更易出现病毒疣、传染性软疣、严重单纯疱疹病毒和带状疱疹病毒感染，以及机会性感染（图 60.9B、C）[80, 94-95]。其他表现包括哮喘、食物过敏导致的过敏反应、自身免疫性疾病、脑血管病、皮肤黏膜鳞状细胞癌和淋巴瘤。高达半数患者 20 岁前死于感染、恶性肿瘤或中枢神经系统疾病[80, 94]。

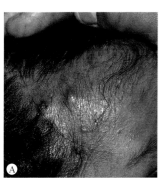
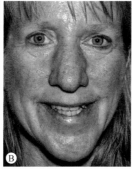

图 60.8　常染色体显性高免疫球蛋白 E 综合征。A. 婴儿前额和头皮多发性红斑、寒性脓肿、少量流脓。B. 受累女性患者逐渐出现粗糙面容，注意显著毛囊口、面团样皮肤和宽大鼻梁（B，Courtesy，Edward Cowen，MD.）

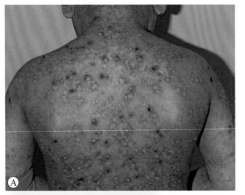

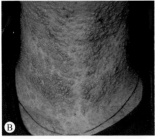

图 60.9　由于 DOCK8 缺陷所致常染色体隐性高免疫球蛋白 E 综合征（AR-HIES）。A. 湿疹样皮炎伴瘙痒性结节。B. 泛发性传染性软疣。C. 面部数个融合性疣（A，B，Courtesy，Edward Cowen，MD.）

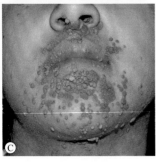

实验室检查和病理学

HIES 患者血清多克隆 IgE 水平显著增高，最高常可达 2000 IU/ml 以上，成年后可下降。部分患者抗葡萄球菌 IgE 抗体和抗念珠菌 IgE 抗体水平增高，常立即对多种食物和环境致敏原出现红斑风团反应。多数患者外周血和痰嗜酸性粒细胞升高。细胞免疫通常异常，表现为皮肤试验无反应性，对特异性抗原淋巴细胞转化应答异常。经典 HIES 患者血清 IgG、IgA 和 IgM 水平和淋巴细胞亚群通常正常。相反，DOCK8 缺陷所致 AR-HIES 表现为联合免疫缺陷，特点为淋巴细胞减少，降低水平 CD4⁺ T 细胞高于 CD8⁺ T 细胞高于 B 细胞，IgM 水平降低，IgG 水平升高或降低，以及 IgE 水平升高伴外周嗜酸性粒细胞升高[81-82]。

HIES 患者婴儿期脓疱性丘疹具有典型的组织病理

特征：嗜酸性毛囊炎，嗜酸性表皮棘细胞层水肿及深浅层血管周围大量嗜酸性粒细胞浸润[92-93]。

鉴别诊断

目前 AD-HIES 诊断标准包括：IgE 水平 > 1000 IU/ml 和 5 条临床特征加权得分（表 60.14）[96]；上述特征再加 Th17 细胞缺乏可疑似诊断，若检测到 STAT3 杂合突变则可明确诊断。

HIES 必须与其他能引起 IgE 水平增高和类似皮损的疾病相鉴别，包括特应性皮炎、Wiskott-Aldrich 综合征、Netherton 综合征、Omenn 综合征、DiGeorge 综合征、IPEX 综合征和 GVHD。特应性皮炎和 Wiskott-Aldrich 综合征易与 HIES 相混淆，两者都具有湿疹样皮炎、葡萄球菌感染，但通常不会出现寒性脓肿、复发性肺炎、粗糙面容和骨量减少，Wiskott-Aldrich 综合征还会伴随明显血小板异常。在一项研究中，血清 IgE 水平 > 2000 IU/ml 的儿童患者中 69%（48/70）患有特应性皮炎，仅 8%（6/70）患 HIES；未发现 IgE 水平和 HIES 诊断间相关性[97]。在氨酰基脯氨酸二肽酶缺乏症患者中，有报道 IgE 水平升高易发生化脓性感染和湿疹样皮炎。脯氨酸肽酶缺陷是一种由 PEPD 突变引起的隐性遗传病，通常还伴有小腿慢性溃疡、面部畸形和智力异常。CGD 和髓过氧物酶缺陷患者会发生细菌和念珠菌性脓肿，但通常不伴随 IgE 水平显著升高。

除了 DOCK8 缺陷和其他 6 种疾病（表 60.1），原发性免疫缺陷病导致的病毒疣感染易感性，包括疣状表皮发育不良（见第 79 章）、Netherton 综合征（见第 57 章）和磷酸肌醇 -3- 激酶 δ 激活综合征（见表 60.15），以及下列成分缺乏：丝氨酸 / 苏氨酸激酶 4（STK4）、GATA2（见表 60.13）、肿瘤坏死因子样细胞凋亡弱

表 60.14　STAT3 缺陷所致高免疫球蛋白 E 综合征（AD-HIES）诊断标准[96]

临床表现	得分						倍增因子
	0	2	4	5	6	8	
肺炎（X 线确认，总数）	无	1	2	—	3	> 3	2.5
新生儿丘疹脓疱性皮损（在出生前 3 周）	无	—	有	—	—	—	2.1
病理性骨折	无	—	1~2	—	—	> 2	3.3
特征性面部表现	无	轻度	—	有	—	—	3.3
上颚弓高	无	有	—	—	—	—	2.5

可疑 AD-HIES：IgE > 1000 IU/ml，加权得分 > 30
很可能 AD-HIES：上述加外周血流式 Th17 细胞缺乏或家庭成员有确诊 AD-HIES
确诊 AD-HIES：上述 STAT3 显性负性杂合突变

诱导因子（TWEAK；见表 60.15）、冠蛋白 1A（见表 60.16）、RhoH GTP 酶、微染色体修复复合体成分 4（MCM4；也伴疱疹病毒感染）、帽蛋白调节蛋白和肌球蛋白 1 连接子 2（CARMIL2，也伴严重传染性软疣）。值得注意的是，CD4⁺淋巴细胞减低可以为 DOCK8 缺陷和其他病毒疣易感性免疫缺陷综合征的主要表现。

治疗

HIES 患者主要的治疗为恰当应用抗生素和对感染的局部处理，包括脓肿切开引流。IFN-γ 可帮助控制感染，IVIg 可以改善皮炎症状、预防感染并降低血清 IgE 水平。在个别病例报道中，针对 IgE 的单克隆抗体奥马珠单抗可以改善 HIES 的湿疹样皮炎症状。

免疫球蛋白缺乏症

同义名： ■ X 连锁无丙种球蛋白血症（X-linked agammaglobulinemia）■ Bruton 无丙种球蛋白血症（Bruton agammaglobulinemia）■ Bruton-Gitlin 综合征（Bruton-Gitlin syndrome）■ 先天性低丙种球蛋白血症（congenital hypogammaglobulinemia）■ X 连锁低丙种球蛋白血症（X-linked hypogammaglob-ulinemia）

要点

无丙种球蛋白血症

■ 约 90% 的患者遗传方式为 X– 连锁隐性遗传，10% 患者为常染色体隐性遗传。

■ 复发性感染始于生后前几年。

普通变异型免疫缺陷病（CVID）

■ 体液免疫和细胞免疫双重缺陷。

■ 平均发病年龄为 30 岁，但也可以在儿童期出现症状。

■ 程度不一的感染和自身免疫性并发症状。

选择性 IgA 缺陷

■ 最常见的免疫球蛋白缺乏症，但通常无症状，仅 10% ～ 15% 患者可出现临床症状。

■ 窦肺细菌感染，可发生自身免疫性疾病。

高 IgM 综合征

■ 通常为 X– 连锁隐性遗传，但也可见常染色体隐性遗传。

■ 鼻窦及肺部、胃肠道常见化脓性细菌和条件致病菌感染。

■ 可见口腔溃疡和病毒疣。

最常见的免疫球蛋白缺乏症（immunoglobulin deficiency）为选择性 IgA 缺乏，发病率约为 1：500，无性别差异。全丙种球蛋白过少血症（panhypogammaglobulinemia）发病率为 1：25 000，其中 X- 连锁无丙种球蛋白血症（X-linked agammaglobulinemia）[93]（主要影响男孩）和普通变异型免疫缺陷病[98]（common variable immunodeficiency，CVID；无性别差异）为其最常见的类型。CVID 发病年龄（平均 30 岁）较 X- 连锁无丙种球蛋白血症晚，后者通常在出生后约 6 个月母体抗体消失后数年内发病。大约有 15% 的 CVID 患者家庭成员有选择性 IgA 缺陷。免疫球蛋白缺乏症的发病机制及临床表现见图 60.10 和表 60.15[98-105]。

低丙种球蛋白血症的主要治疗方法是 IVIg 或皮下免疫球蛋白抗体置换和抗生素治疗感染[106]。然而，选择性 IgA 缺陷患者不能应用静脉内免疫球蛋白 IVIg 置换或是输注含有 IgA 相关的淋巴细胞的血制品，因患者体内含有高水平抗 IgA 抗体，输注后发生致死性病例已有报道。患有顽固性非感染性肉芽肿的 CVID 患者可应用 TNF 抑制剂治疗。

X- 连锁无丙种球蛋白血症女性携带者可以通过 B 细胞内 X 染色体失活检测出来，与正常的 X 染色体比较，异常的 X 染色体显示出对细胞的相位差。如果家庭成员检测到基因缺陷则可进行 DNA 产前诊断。

IPEX 综合征

要点

■ 由于 FOXP3 突变导致 X 连锁隐性遗传性疾病。

■ 皮肤表现包括婴儿期广泛的湿疹样皮炎和多种自身免疫性皮肤疾病。

■ 特征还包括肠病和自身免疫性内分泌疾病。

IPEX［免疫紊乱（immune dysregulation）、多发性内分泌疾病（polyendocrinopathy）、肠病（enteropathy）、X- 连锁］综合征为由 FOXP3 突变所致 X 连锁隐性遗传疾病，导致调节性 T 细胞发育异常。患者特点为婴儿期由自身免疫性肠病所致严重腹泻，会出现多种自身免疫性内分泌病，如早发性 I 型糖尿病、甲状腺炎、血细胞减少。多数 IPEX 患者婴儿早期患有泛发性湿疹和 IgE 水平升高，常并发出现浅表葡萄球菌感染和败血症。IPEX 皮肤表现还包括银屑病样皮炎、唇炎、甲萎缩和自身免疫性皮肤病，例如斑秃、慢性荨麻疹和大疱性类天疱疮[107]。

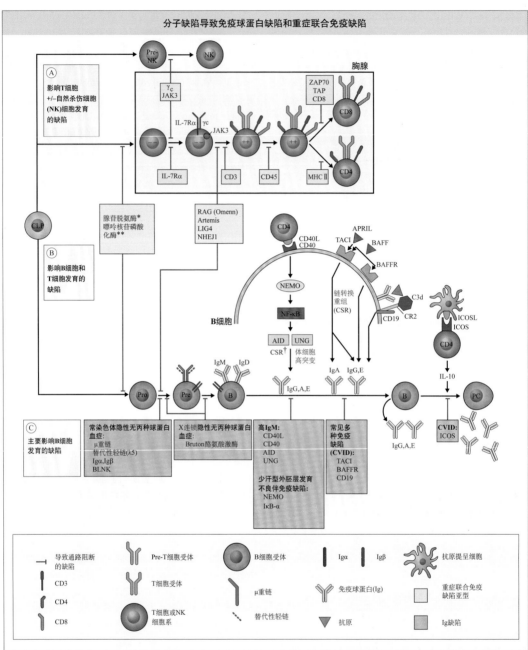

图60.10 分子缺陷导致免疫球蛋白缺陷和重症联合免疫缺陷。 * 对 B 细胞在生发中心的成熟也很重要。** 对 T 细胞的影响较 B 细胞多。
† 从 IgM 转化为 IgG、IgA 或 IgE。AID，活化诱导胞嘧啶核苷脱氨酶；APRIL，增殖诱导配体；BAFF（R），B 细胞活化因子（受体）；BLNK，B 细胞连接蛋白（结合 Bruton 酪氨酸激酶）；CD40L，CD40 配体；CLP，总淋巴细胞前体；CR2，补体受体 2；γ_c，共用 γ 链；ICOS（L），T 细胞辅助诱导细胞因子（配体）；IκBα，κBα 抑制剂；IL，白细胞介素；IL-7Rα，IL-7 受体 α 链；MHC，人类主要组织相容性复合物；NEMO，NF-κB 调整基因；NHEJ1，非同源末端连接 1；NK，自然杀伤细胞；PC，浆细胞；TACI，跨膜激活与CAML 相互作用；TAP，抗原加工处理转运体；UNG，尿嘧啶，糖基化酶；－，双阴性胸腺细胞；＋＋，双阳性胸腺细胞

表 60.15　原发性免疫球蛋白缺乏症。除非特别说明，均为常染色体隐性遗传性疾病

病名	基因	蛋白（功能）	Ig 水平	B 细胞	感染和系统表现	皮肤表现
B 细胞在 pro-B 向 pre-B 细胞转化受阻						
X- 连锁无丙种球蛋白血症	*BTK*	Bruton 酪氨酸激酶（前 B 细胞受体信号）	均 ↓	↓↓	• 由葡萄球菌、链球菌、流感嗜血杆菌、假单胞菌引起的复发性感染 • 乙肝病毒和肠病毒感染 • 淋巴瘤（约 5%）	• 皮肤是最易受感染的部位 　- 疖和蜂窝织炎 　- 婴儿坏疽性皮炎 • 湿疹样皮炎 • 组织细胞性丘疹性皮炎 • 非感染性肉芽肿 • 类似皮肌炎症状与慢性埃可病毒引起的脑膜炎有关
AR 无丙种球蛋白血症	*IGHM*	IgM 的重链 μ（pre-BCR 成分）				
	CD79A, *CD79B*	Ig α 链、Ig β 链（结合 μ 重链）				
	IGLL1	λ5（替代 pre-BCR 轻链）				
	BLNK	B 细胞连接蛋白（结合 Bruton 酪氨酸激酶）				
AD 无丙种球蛋白血症	*LRRC8A*	富含亮氨酸重复含 8 家族成员 A				
抗体种类转换重组缺陷（如从 IgM 到 IgG、IgA 或 IgE）和体细胞高度突变 *						
普通变异型免疫缺陷病（CVID）[†]	*ICOS*	诱导激活 T 细胞的辅助性诱导因子（T 细胞辅助 B 细胞分化）	IgG，A ↓；±IgM ↓	正常或 ↓	• 细菌引起的窦肺感染（病原菌与 X- 连锁无丙种球蛋白血症类似） • 贾第虫引起的胃肠炎 • 自身免疫性疾病，尤其是溶血性贫血与特发性血小板减少症 • 增加患癌症（10 倍）和淋巴瘤（400 倍）的风险	• 脓皮病和皮肤黏膜念珠菌病 • 泛发性病毒疣、皮肤真菌感染 • 湿疹样皮炎 • 非感染性肉芽肿（包括肺、肝、脾）（图 60.11） • 自身免疫相关性疾病，如白癜风、斑秃、血管炎 • CD8 [+]淋巴细胞皮肤浸润 • LRBA 临床表现多样化，包括 IPEX 样表现和自身免疫性淋巴细胞增生综合征（见表 60.6）
	TNFRSF13B（AD 或 AR）	跨膜信号激活剂和 CAML 相互作用（TACI；B 细胞间的转换）				
	TNFRSF13C	B 细胞激活因子受体（BAFFR；细胞间同型转化）				
	CD19[‡]	CD19 抗原（B 细胞生成与转化）				
	MSH5（AD）	错配修复蛋白（调节类别转换重组）				
	LRBA（AR）	脂多糖反应性米色锚定蛋白				
选择性 IgA 缺乏	*TNFRSF13B*（AD）	见上文	IgA ↓[§]，抗 IgA 抗体减半	正常	• 10% ～ 15% 患者有临床表现 • 临床表现与 CVID 相似	• 皮肤黏膜念珠菌病 • 湿疹样皮炎 • 自身免疫相关性疾病如 SLE、白癜风、脂肪代谢不良离心性肥胖
	MSH5（AD）					
选择性 IgM 缺乏	?	?	IgM ↓	正常	• 复发性细菌感染 • 自身免疫性疾病	• 泛发性病毒疣 • 湿疹样皮炎 • SLE
TWEAK 缺乏	*TWEAK*	TNF- 样凋亡弱诱导因子	IgM，A ↓	正常	• 肺炎、其他细菌感染 • 血小板减少症，中性粒细胞减少症	• 疣
原 B 细胞至前 B 细胞 B 细胞分化过程受阻						
PI3Kδ 激活综合征	*PI3KCD*, *PIK3R1*	磷酸肌醇 -3- 激酶催化亚基 δ（功能获得性）或调节亚基 1（功能缺失性）	IgG/G₂，A ↓；IgM ↑；常出现 CD4 淋巴细胞减少	正常或 ↓	• 复发性窦肺感染 • 慢性 EBV 和 CMV 感染 • LAN，HSM • 淋巴瘤 • 自身免疫性疾病，如血细胞减少 • 生长发育迟缓（*PIK3R1*）	• 葡萄球菌性脓肿、蜂窝织炎 • 严重 / 复发性 HSV 和 VZV 感染、疣、传染性软疣

表 60.15 原发性免疫球蛋白缺乏症，除非特别说明，均为常染色体隐性遗传性疾病（续表）

病名	基因	蛋白（功能）	Ig 水平	B 细胞	感染和系统表现	皮肤表现
X- 连锁高 IgM 综合征	CD40LG	CD40 配体（T 细胞）	IgM ↑，同族血细胞凝集素 ↑；IgA、E、G ↓↓	正常	• 窦肺和胃肠道复发性化脓菌和条件致病菌的感染（如 PCP） • 中性粒细胞减少症 • 小淋巴结 • 自身免疫性疾病，尤其是甲状腺炎与溶血性贫血	• 脓皮病 • 泛发性病毒疣 • 口腔和会阴部的溃疡 • 肺感染性肉芽肿 • 自身免疫性疾病如 SLE
AR X- 连锁高 IgM 综合征	CD40	CD40 配体（B 细胞）				
	AICDA	诱导激活胞核嘧啶核苷脱氨酶			• 同上，但常伴有巨大 LAN（有生发中心），HSM，无机会性感染	• 脓皮病
	UNG	U-DNA 转葡糖基酶				
少汗性外胚叶发育不良伴免疫缺陷	IKBKG（NEMO）（X 连锁隐性遗传）	NFκB 自发性调整基因（通过 CD40 信号转导激活 NFκB）	IgM ↑；±IgA ↓；±IgG ↓	正常	• 化脓菌感染和机会性感染 • 部分 NEMO 患者伴有骨硬化症和淋巴水肿	• 脓皮病 • 外胚叶发育不良（见第 63 章）
	IKBA（NFKBIA；AD，功能获得性）	κBα 抑制剂（抑制 NFκB）				

DNA 甲基化异常导致的 B 细胞负性选择和终末分化异常

病名	基因	蛋白（功能）	Ig 水平	B 细胞	感染和系统表现	皮肤表现
免疫缺陷、着丝粒不稳定、面部色素沉着（ICF）综合征	DNMT3B、ZBTB24	DNA 甲基转移酶 3β，锌指结构和含 BTB 结构域蛋白 24	均 ↓	正常或 ↓	• 窦肺及胃肠道的细菌感染 • 面部异常，MR	• 毛细血管扩张（少见） • 痣样色素沉着

趋化因子信号异常

病名	基因	蛋白（功能）	Ig 水平	B 细胞	感染和系统表现	皮肤表现
WHIM 综合征[§]	CXCR4（AD，功能获得性）	CXC 趋化因子受体 4（与 CXCL12 结合，是骨髓内环境稳定、淋巴细胞转运的关键因素）	IgG ↓；±IgA、M ↓	↓	• 复发性细菌性窦肺感染 • 先天性骨髓粒细胞缺乏症（成熟中性粒细胞从骨髓排出异常）	• 蜂窝织炎和脓皮病 • 泛发性寻常疣和尖锐湿疣（图 60.12）

辅助性 T 细胞成熟延迟

病名	基因	蛋白（功能）	Ig 水平	B 细胞	感染和系统表现	皮肤表现
一过性婴儿低丙种球蛋白血症	?	?	IgG、A ↓（3 岁后恢复正常）	正常	• 婴儿期发育停滞 • 复发性窦肺及胃肠道感染	• 复发性脓皮病与溃疡 • 湿疹样皮炎

* T 细胞活化有缺陷，尤其是 CD40-CD40L 的缺陷（所以一些学者将后者归为重症联合免疫缺陷的一个亚型）。

[†] 相对常见，杂合患者表现为至少两种免疫球蛋白水平减低（IgG、IgA > IgM）和 T- 细胞功能不同程度缺陷；目前，≤10% 患者被发现存在疾病相关基因改变；多种其他基因也和 CVID 有关。

[‡] CD19 表达需要 CD81，而低丙种球蛋白血症和自身免疫性血管炎患者中有报道 CD81 基因发生纯合突变。

[§] 具有症状的患者常为 CVID 伴随症状。

[¶] 病毒疣、低丙种球蛋白血症、感染、先天性骨髓粒细胞缺乏症；在一项 1 期临床试验中，使用 CXCR4 拮抗剂普乐沙福治疗，可以使中性粒细胞水平升高，病毒疣好转。

AD，常染色体显性；CAML，钙离子信号调节亲环素配体；HSM，肝脾大；Ig，免疫球蛋白；IKBKG，B 细胞中 κ 轻多肽基因增强移植因子，激酶 γ；LAN，淋巴结病；PCP，肺孢子菌性肺炎；SLE，系统性红斑狼疮；VZV，水痘-带状疱疹病毒

IPEX 样临床表现也可见于 IL-2 受体 α 链（CD25）缺陷[108]、LPS- 反应性良性锚蛋白（LRBA）缺陷、STAT1 或 STAT3 功能获得性突变和 STAT5B 功能缺失性突变患者（见表 60.4、60.13、60.15）。此外，由于编码 TNF-α 转换酶的 ADAM17 突变所致常染色体隐性遗传性疾病特点为泛发型银屑病样皮炎，伴脓疱、头发易脆性、皮肤葡萄球菌感染和慢性腹泻[109]。

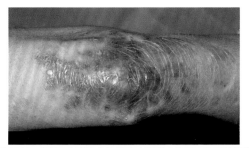

图 60.11　普通变异型免疫缺陷病（CVID）患者中出现持续性肉芽肿性斑块（Courtesy，Edward Cowen，MD.）

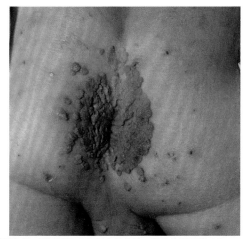

图 60.12　WHIM 综合征患儿泛发性、顽固性肛周疣（Courtesy，Edward Cowen，MD.）

白细胞黏附缺陷

要点

- 一组常染色体隐性遗传性疾病，特点为白细胞黏附血管内皮细胞能力降低，以及致组织损伤和感染部位的迁移能力降低。
- 牙龈炎和牙周炎。
- 坏死性溃疡形成，临床上类似坏疽性脓皮病。
- 创伤愈合差，脐带残端延迟脱落。
- 危及生命的细菌和真菌感染。

引言

　　白细胞黏附缺陷（leukocyte adhesion deficiency，LAD）包括三种常染色体隐性遗传性疾病，分别为中性粒细胞、单核细胞和淋巴细胞对血管内皮细胞的黏附以及向感染灶及损伤组织移行能力受损[110-111]。

发病机制

　　白细胞黏附需要一组整合素（细胞表面糖蛋白），这些糖蛋白都有 95 kDa β_2 亚单位，即 CD18。β_2 亚单位可与不同的重链连接形成三种不同的细胞表面糖蛋白：①淋巴细胞功能抗原 1（LFA-1，与 CD11a 匹配）、②补体受体 3（CR3；iC3$_b$ 受体；Mac-1，与 CD11b 匹配），以及③ p150,95（4 型补体受体，与 CD11c 匹配）。细胞间黏附分子 -1（ICAM-1）是这些糖蛋白的主要配体，参与了皮肤或其他组织的局限性炎症的起始和发展过程（见图 102.10）。LAD- Ⅰ 是由编码 CD18 的 *ITGB2* 基因突变所致，*ITGB2* 基因突变导致三种糖蛋白均出现功能异常，从而降低了白细胞对血管内皮细胞黏附能力，减少了白细胞向炎症部位趋化，同时也降低了中性粒细和单核细胞的趋化能力及吞噬能力。

　　LAD- Ⅱ 是由可溶性载体家族 35 成员 C1 基因（*SLC35C1*）突变所致，该基因编码鸟苷二磷酸岩藻糖输送子 -1（GDP-fucose transporter-1，FUCT1），导致白细胞表面缺乏岩藻糖化的选择素配体和唾液酸化的路易斯 X[112]。而最初白细胞与血管内皮细胞间的黏附需要唾液酸化的路易斯 X 与 E- 或 P- 选择素相互作用，以到达感染炎症部位。

　　为了能迅速从血管内渗出到血管外，循环中的白细胞必须在原地迅速激活整合素，提高整合素与内皮细胞表面配体的亲和力以及结合能力。LAD- Ⅲ 患者血细胞整合素激活受损，导致白细胞 β_2-（与 LAD-I 相同）和 β_2- 整合素以及血小板 β_3- 整合素受损。上述是由编码造血细胞整合素激活效应子 Kindlin-3 的 fermitin 家族成员 3 基因（*FERMT3*）的功能缺失性突变所致[113]。

临床特征

　　LAD 最常见的临床表现是牙周炎，最终会导致牙齿脱落和牙槽骨再吸收，可能与 IL-17 过度产生相关。皮肤小的创伤可迅速扩大形成大的慢性溃疡，瘰病性坏疽性脓皮病"烧伤样"表现（图 60.13）。创伤长期不愈还可导致皮肤变薄以及萎缩性瘢痕形成。病史中脐带延迟脱落可作为诊断的一个线索。

　　LAD 患者常出现由化脓性细菌引起的复发性中耳炎、肺炎以及化脓性细菌所致皮肤感染。后期患者往往出现好发于直肠周围或颜面部的蜂窝组织炎和坏死性脓肿，还可能发生危及生命的细菌或真菌感染，少数可见病毒感染。超过 3/4 的严重的 LAD- Ⅰ 患者（< 1% 正常细胞 CD18 水平）5 岁前死亡。不到半数的中度患者（正常细胞 CD18 水平 1% ～ 10%）年龄超过 30 岁[111]。

　　LAD- Ⅱ 还可出现精神发育迟滞、小头畸形、肌无

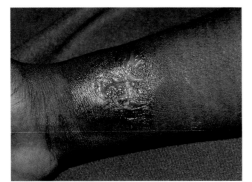

图 60.13　1 型白细胞黏附缺陷患者出现慢性溃疡。一名 7 岁男孩被姐姐抓伤，导致很大创伤，愈合差（Reprinted with permission from Schachner L，Hansen R（eds）. Pediatric Dermatology，4th edn. London：Mosby，2011.）

力、身材矮小和特殊面容[112]。LAD-Ⅲ患者常出现出血倾向、多种骨硬化病和肝脾肿大。曾报道 LAD-Ⅲ婴儿和儿童患者出现骨髓造血异常综合征继发性皮造血合并蓝莓松饼（blueberry muffin）样表现[114]。

病理学

LAD 患者外周血中性粒细胞显著增多（为正常值 5～20 倍）。患者的溃疡临床上类似于坏疽性脓皮病，但组织病理学缺少中性粒细胞浸润表现。流式细胞分析显示 LAD-Ⅰ患者白细胞 CD18 表达显著降低。LAD-Ⅱ患者因缺少血细胞 H 抗原具有孟买血型，而 LAD-Ⅲ患者则因 β_3-整合素激活缺陷，血小板聚集异常，少数情况可出现贫血。

鉴别诊断

迄今，已有由编码 Rac2 GTP 酶的基因突变导致的类似 LAD 临床特征的病例报道。该酶在吞噬细胞 NADPH 氧化酶激活、整合素家族的黏附以及中性粒细胞迁移中都起到很重要的作用。临床表现包括脐带延迟脱落、伤口不易愈合、中性粒细胞增多、复发性无脓性肛周脓肿（见表 60.10 和 60.13）。

治疗

LAD 患者的软组织感染可延长抗生素的使用时间，必要时可行外科清创术。注意口腔卫生可减轻牙周炎的程度。粒细胞输注对 LAD-Ⅰ和-Ⅲ有益，而口服海藻糖可改善 LAD-Ⅱ患者免疫功能[112]。有一例报道 LAD-Ⅰ患者在使用 IVIg 后慢性溃疡愈合。造血干细胞移植是目前唯一能治愈 LAD 的方法，但感染并发症和 GVHD 限制了其使用。

两例重症 LAD-Ⅰ患者未行预处理，进行了编码 CD18 的体外逆转录病毒载体自体干细胞输注，外周循环 CD18⁺ 细胞存活小于 2 个月[111]。然而，既往对 LAD-Ⅰ犬类未行骨髓抑制预处理，进行体外 CD18-表达泡沫病毒载体转导的自体造血干细胞输注治疗成功。该泡沫病毒载体较逆转录病毒载体毒性低，最终患犬 LAD 表型逆转，并维持超过 4 年[115]。

重症联合免疫缺陷病和 Omenn 综合征

> **同义名：**■ 重症联合免疫缺陷（severe combined immunodeficiency，SCID）综合征 ■ 重症混合性免疫缺陷综合征（severe mixed immunodeficiency syndrome ■ Glanzmann-Riniker 综合征（Glanzmann-Riniker syndrome）■ 淋巴细胞缺乏症（alymphocy-tosis）■ 胸腺淋巴组织发育不全（thymic alympho-plasia）

> **要点**
> ■ 特征为细胞免疫和体液免疫均缺陷的一组疾病。
> ■ 出生后 3～6 个月反复感染、腹泻、发育停滞。
> ■ 有 GVHD 风险，尤其是应用未经处理的血液制品。
> ■ 缺乏淋巴组织。

引言

重症联合免疫缺陷病（severe combined immunode-ficiency，SCID）包括一组疾病，具有相似的临床表现和体液免疫及细胞免疫缺陷[116-118]（表 60.16）。

流行病学

SCID 在活产儿中的发病比例约为 1：50 000[119]，四分之三为男孩。X-染色体隐性遗传约占 40%，主要由编码 IL-2 受体 γ 链（γ_c）的基因缺陷所致，其他患者为常染色体隐性遗传。相对常见的常染色体隐性遗传性 SCID 包括腺苷脱氨酶（adenosine deaminase，ADA）、IL-7 受体或 JAK3 缺陷，每一种类型均约占约 5%～15% 病例[119]。

发病机制

可导致 SCID 表型的分子缺陷见图 60.10 和表 60.16。

临床特征

婴儿 SCID 患者常表现为分布广泛的脂溢性皮

表60.16 重症联合免疫缺陷综合征（SCID）分类。"渗漏SCID"代表SCID相关基因亚等位基因突变所致T细胞数量和功能缺陷的严重程度较低。软骨毛发发育不全（见正文）偶尔也可表现为SCID伴Omenn样表型。两个常见的SCID形式（占2/3的病例）被遮盖

疾病	基因	蛋白功能	细胞
细胞因子受体及信号传导缺陷			
X连锁SCID	*IL2RG*	IL-2、4、7、9、15、21受体的γ链（γ。）	$T^-/B^+/NK^-$
JAK3缺乏	*JAK3*	酪氨酸激酶在IL-2、4、7、9、15、21受体的信号转导中起一定的作用	$T^-/B^+/NK^-$
白介素7受体缺乏	*IL7R*	IL-7受体α链；在T细胞成熟、分化中起重要作用	$T^-/B^+/NK^+$
淋巴细胞 ± 其他造血细胞凋亡增加			
嘌呤代谢途径酶缺陷导致毒性代谢物堆积			
腺苷脱氨酶（ADA）缺乏	*ADA*	嘌呤补救途径的酶	$T^-/B^-/NK^-$
核苷酸磷酸化酶（PNP）缺乏	*PNP*	嘌呤补救途径的酶（ADA下游区）	$T^-/B^-/NK^-$
线粒体能量产生缺陷			
网状组织发育不良（白细胞减少）	*AK2*	腺苷酸激酶2，为白细胞内调节ADP水平的线粒体酶；显著中性粒细胞减少症和神经性耳聋	$T^-/B^-/NK^-$
肌动蛋白聚合缺陷			
冠蛋白1A缺陷	*CORO1A*	在前T细胞表达的肌动蛋白调节子；严重疣，传染性软疣和疱疹病毒感染	$T^-/B^+/NK^+$
T细胞受体（TCRs）±B细胞受体（BCRs）以及信号传导缺陷			
Omenn综合征	*RAG1*和*RAG2*	编码BCRs和TCRs的基因V（D）J间接重组[§]；红皮病、斑秃、LAN、HSM、腹泻、嗜酸性粒细胞增多症、高IgE水平（见正文）	$T^-/B^-/NK^+$
Artemis缺乏	*DCLRE1C*（*Artemis*）	双链DNA断裂的修复（由电离辐射或是V（D）J重组造成）[§]；可能Omenn综合征表型	$T^-/B^-/NK^+$
PRKDC缺乏	*PRKDC*	对V（D）J重组起重要作用的DNA激活蛋白激酶催化剂亚基[§]	$T^-/B^-/NK^+$
LIG4综合征	*LIG4*	修复断裂双链DNA非同源性末端（NHEJ）的连接酶[§]；光敏感、毛细血管扩张、鸟状外貌、小头畸形	$T^-/B^-/NK^+$
NHEJ1缺乏	*NHEJ1*	NHEJ因子是修复断裂双链DNA所必需的[§]；鸟状外貌、小头畸形	$T^-/B^-/NK^+$
T细胞受体缺乏	*CD3γ*、*CD3δ*、*CD3ε*和*CD3ζ*	TCR表面蛋白表达及信号转导相关蛋白；CD3δ异常为最严重的一型	$T^-/B^+/NK^+$
	TRAC	TCR-α恒定区；相对轻症免疫缺陷	
CD45缺乏	*PTPRC*	在TCR信号转导中的跨膜区酪氨酸激酶	$T^-/B^+/NK^+$
ZAP 70缺乏	*ZAP70*	在TCR信号转导中的酪氨酸激酶	$CD4^+CD8^-/B^+/NK^+$
CD8缺乏抗原呈递缺陷[¶]	*CD8A*	TCRS识别MHC-Ⅰ类分子的共受体	$CD4^+CD8^-/B^+/NK^+$
钙通道缺陷	*ORAI1*	钙离子通道开口形成亚基在TCR信号中起作用；少汗性外胚层发育不良合并肌病	$T^+/B^+/NK^+$
	STIM1	钙离子通道成分在TCR信号中起作用；LAN、HSM、自身免疫性血细胞减低、牙槽发育不良、肌病	$T^+/B^+/NK^+$
抗原提呈缺陷（少淋巴细胞综合征）			
MHC-Ⅱ类分子缺乏	*CIITA*、*RFXANK*、*RFX5*和*RFXAP*	激活MHC-Ⅱ启动基因；MHC-Ⅱ类分子是CD4⁺T细胞在胸腺中阳性选择以及向CD4⁺T细胞提呈抗原所必需的	$T^+/B^+/NK^+$，$CD4^+$ T细胞减少且功能紊乱

表 60.16　　重症联合免疫缺陷综合征（SCID）分类。"渗漏 SCID" 代表 SCID 相关基因亚等位基因突变所致 T 细胞数量和功能缺陷的严重程度较低。软骨毛发发育不全（见正文）偶尔也可表现为 SCID 伴 Omenn 样表型。两个常见的 SCID 形式（占 2/3 的病例）被遮盖（续表）

疾病	基因	蛋白功能	细胞
MHC- I 类分子缺乏 ¶	TAP1，TAP2，TAPBP，B2M	抗原加工相关转运因子（TAP），TAP 结合蛋白（tapasin）；在内质网中将胞浆中的肽转化成 MHC- I 类分子；TAP 缺陷的皮肤肉芽肿	CD4$^+$CD8$^-$/B$^+$/NK$^+$
胸腺发育异常			
Winged helix nude（forkhead box N1）缺乏	WHN（FOXN1）	胸腺发育中的重要转录子；缺乏导致先天性脱发和甲营养不良（人类与裸鼠相同）	T$^-$/B$^+$/NK$^+$

§ 患者对电离辐射敏感性增高。
¶ 不是真正的 SCID。
B2M，β2- 微球蛋白；DCLRE1C，DNA 交联修复蛋白 1C；ER，内质网；HSM，肝脾肿大；LAN，淋巴结肿大；MHC，人类主要组织相容性抗原；V（D）J，可变 / 多样性 / 连接

炎样或麻疹样皮损，常为母体来源的移植物抗宿主（GVHD）反应引起。皮肤损害有时也类似扁平苔藓、肠病性肢端皮炎、朗格汉斯组织细胞增生症、鱼鳞病样红皮病和系统性硬皮病。泛发性湿疹或剥脱性红皮病常伴随弥漫性秃发，也见于婴儿 **Omenn 综合征**患者，常在 SCID 基础上还伴随淋巴结肿大、肝脾肿大、慢性腹泻、外周血嗜酸性粒细胞增多、白细胞升高和 IgE 水平升高（见表 10.2 和 60.16）。

患儿在生后最初的几个月内反复出现感染、慢性腹泻、发育停滞（体重不增）。早期的感染包括皮肤黏膜念珠菌病、持续的病毒性肠炎、细菌性肺炎、病毒性肠炎以及肺孢子菌性肺炎。皮肤感染最常见的病原菌为白念珠菌、金黄色葡萄球菌和化脓性链球菌。患者虽然反复发生感染但未见扁桃体肿大以及可触及的淋巴结肿大。由于 ADA 缺陷所致 SCID 常伴随发生皮肤隆突性纤维肉瘤风险升高，常发生于 20 岁前，为多发型和硬皮病样型[118]。

实验室检查和病理学

几乎所有 SCID 患者均有 T 细胞缺乏和淋巴细胞计数减少。应用荧光激活细胞分选仪（FACS）进一步可将患者分为 B 淋巴细胞缺乏和 NK 细胞缺乏。不同类型 SCID 患者的实验室检查见表 60.16。部分类型的 SCID 患者在影像学上有一定特殊的表现，例如腺苷脱氨酶（ADA）缺乏症患者胸片肋骨连接处凹陷、闭合不全。应用流式细胞仪分析外周血单核细胞可发现细胞表面某些表面蛋白缺失（如 γ$_c$ 或 JAK3），基因检测可提供更明确的诊断。

约一半的婴儿 SCID 患者可从母体获得 T 细胞（母体 T 细胞 ≥ 1% 外周血白细胞）。由于从母体获得的 T 细胞，大多数患儿不出现症状，约 1/3 的患者可

出现轻微的临床症状，包括皮肤红斑鳞屑、麻疹样皮损、转氨酶升高、嗜酸性粒细胞增多。皮肤组织病理切片类似移植物抗宿主病（GVHD）的组织病理特点。母胎性的 GVHD 严重程度较生后输注同种异体淋巴细胞（如输注未经照射的血制品）引起的 GVHD 轻，后者往往会导致生命危险。

病理上，Omenn 综合征与 GVHD 有部分相同临床特征，例如角质形成细胞坏死，但同时会出现表皮棘层松解、角化不良和真皮密集炎症细胞浸润，主要为 T 细胞。

鉴别诊断

SCID 需与其他免疫缺陷性疾病鉴别，特别与 HIV 感染相鉴别。HIV 感染患者特征为免疫球蛋白水平正常或升高，CD4$^+$ T 细胞相对降低，抗 HIV 抗体和 HIV RNA 阳性。

治疗

如果不施加任何干预，SCID 患儿往往在 1 岁之内死亡。SCID 的早期诊断至关重要，最好在接种疫苗或使用未经放射处理的血液制品之前做出诊断。新生儿 SCID 筛查在美国多数州已实行，在其他国家也在推行中。SCID 患儿应被隔离保护并监测感染发生，积极治疗，推荐使用 IVIg 并预防耶氏肺孢子菌肺炎。

婴儿期造血干细胞移植（HSCT）为 SCID 的一线治疗。由于婴儿的免疫系统还未完善，不会对移植胞发生排斥反应，因此婴儿期造血干细胞移植术前不需要清髓术。植入捐助者 T 细胞和 NK 细胞，但通常没有 B 细胞。来自 HLA 相同的兄妹捐献者 T 细胞重建约需 3 ～ 4 个月，很少发生移植物抗宿主病，长期存活率 > 90%。移植去除胸腺 T 细胞（减少 GVHD 风险）后的双亲的干细胞则需要化疗预处理以促进移植，

成活率≤80%。子宫内注射半相合 CD34⁺细胞可用于治疗 X- 连锁 SCID。SCID 患者在进行 HSCT 后 B 细胞长期不足，因此需要 IVIg 替代疗法，而 T 细胞功能会逐渐下降。HSCT 受体的 SCID 患者注射来自干细胞供体或第三方供体的病毒特异性 T 细胞，可帮助治疗和预防病毒感染（如 EBV 或巨细胞病毒）[120]。

通过注射聚乙二醇共轭腺苷脱氨酶（polyethylene glycol-conjugated ADA）可改善 ADA 缺乏症患儿的免疫功能。通过逆转录病毒在体外将基因整合入 CD34⁺细胞内的基因疗法已成功治疗超过 50 例 X- 连锁隐性遗传 SCID 和 ADA 缺乏症的患儿[121-122]。随访其中的 19 例患者（治疗后 4 个月到 4 年）发现活性基因的转录位点和编码区域是循环 T 细胞和 CD34⁺细胞与逆转录病毒的整合位点；前者约 25% 的整合处聚集在常见整合位点，表明机体内选择了具有较高移植、存活和增生能力的转导细胞[123]。尽管 T 细胞和 NK 细胞功能得到保留，但至少 5 例 X 连锁 SCID 患者发生 T 细胞白血病（治疗后 2 ～ 6 年），考虑与逆转录病毒导致的 LMO2 等原癌细胞的激活有关[124]。上述并发症引发人们对基因疗法的安全性的关注，使得治疗步骤逐渐改进，人们开始寻找慢病毒载体和原位基因转导等替代疗法。

对于已知基因缺陷的家庭，可通过胎儿 DNA 分析进行 SCID 的产前诊断；ADA 检验和母体 X 染色体失活可用于检测特定类型的 SCID。

Wiskott–Aldrich 综合征

同义名：■ Wiskott-Aldrich-Huntley 综合征（Wiskott-Aldrich-Huntley syndrome）■ 湿疹−血小板减少−免疫缺陷综合征（eczema-thrombocytopenia-immunode-ficiency syndrome）

要点

- X− 连锁隐性遗传的免疫缺陷性疾病，具有异位性湿疹样皮炎，由于血小板减少引起的出血倾向，复发性窦肺感染等三大特征。
- 最初为细菌性感染，后期可出现病毒性感染和肺囊虫感染。
- 患者有发生自身免疫性疾病和淋巴瘤的风险。

引言

Wiskott-Aldrich 综合征（Wiskott-Aldrich syndrome，WAS）特征为复发性化脓性感染，由于血小板减少和血小板功能异常导致的出血以及顽固性湿疹样皮炎[125-126]。仅有少数患者三联征同时出现，其中血小板异常为最常见的表现。

流行病学

本病为 X- 连锁隐性遗传免疫缺陷病，大多数患者为男孩。由于 X 染色体失活或发生纯合性突变也会导致女孩发病。在欧洲活产男婴中，本病的发病率约为 1 : 250 000，非洲和亚洲的发病率相对较低。

发病机制

WAS 是由 WASP 基因功能缺失性突变引起，WASP 基因表达于所有造血细胞系。WAS 蛋白（WASP）控制肌动蛋白丝的装配，肌动蛋白在微泡和血小板前体的形成、T 细胞的活化以及抗原呈递细胞极化中起着重要的作用[127]。WASP 功能缺失性突变也可导致 X-连锁隐性血小板减少，而 WASP 功能获得性突变可导致 X- 连锁先天性白细胞减少。

T 细胞功能异常在 WAS 患者免疫缺陷中发挥作用，体液免疫和细胞免疫反应均为降低[127]。WAS 患者 T 细胞数量随年龄增长不断减低，受累婴儿 T 细胞（特别是初始 T 细胞）和 B 细胞数量也减低[128]。淋巴细胞成熟和胸腺输出受损为 WAS 免疫缺陷的主要原因。调节 T 细胞的激活需要 WASP 的作用，因此 WAS 患者会出现自身免疫性疾病表现。B 细胞迁移、分化和生发中心形成缺陷与疾病的体液免疫缺陷有关，会导致 CD21 和 CD35（补体受体，参与抗原捕获和提呈）表达下降，与自身免疫性疾病的发生有潜在相关性[128-129]。

患者的 NK 细胞数量无明显下降，然而其细胞溶解活性异常。体积小、形态异常的血小板半衰期缩短（部分由于脾破坏），导致 WAS 患者血小板减少[127]。

临床特征

由于患者出生时就有血小板减少及血小板功能异常，因此 WAS 患者首先出现的临床症状为皮肤和口腔黏膜的瘀点和瘀斑。口腔自发性出血、鼻出血、呕血、血便及血尿也经常出现。

WAS 患者的皮炎症状发生于出生后数月内，符合特应性皮炎的诊断标准（见表 12.1）。患者颜面、头皮及皱褶部位最易受累。可见广泛苔藓化，偶见剥脱性皮炎。表皮剥脱部位经常可见痂皮及瘀点（图 60.14）。常发生继发性细菌感染、单纯疱疹和传染性软疣。

由于患儿从母体获得的抗体 3 个月后开始减少，因此 3 个月后患儿开始出现反复细菌感染，如外耳炎、中耳

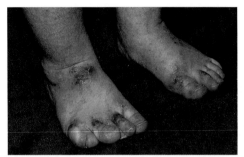

图 60.14 Wiskott-Aldrich 综合征婴儿重症特应性皮炎。该男孩通过骨髓移植成功治疗，由于 T 细胞移植其皮炎基本消失（Reprinted with permission from Schachner L，Hansen R（eds）. Pediatric Dermatology，4th edn. London：Mosby，2011.）

炎、肺炎、鼻窦炎、结膜炎、疖病、脑膜炎、败血症等。病原菌常为有荚膜细菌，如肺炎链球菌、流感嗜血杆菌、脑膜炎奈瑟氏菌等。随着年龄的增长，对病毒（如单纯疱疹病毒）和耶氏肺孢子菌感染易感性逐渐增加。

大多数 WAS 患儿会出现至少一种自身免疫性疾病，常见皮肤小血管炎（常形成疼痛性水肿）、自身免疫性血细胞减少、关节炎、炎性肠病以及脑脉管炎[130]。由 IgE 介导的荨麻疹、食物过敏和哮喘发生频率也逐渐增多。未成功进行 HSCT 的患者约 15% 发生淋巴瘤，尤其是自身免疫性疾病病史的患者更易出现，平均年龄为 10 岁。最常见的是非霍奇金淋巴瘤，且常形成大 B 细胞弥散入脑部及淋巴结外组织（类似 AIDS 相关性淋巴瘤）。

没有接受造血干细胞移植治疗的 WAS 患者的生存中位约 15 岁。最常见的死因为感染（占 50%）、出血（25%）和恶性肿瘤（25%）。

实验室检查和病理学

WAS 患者最常见的实验室异常是持续性血小板减少（血小板计数 < 70 000/mm³）和低血小板平均容积（< 5.0 fl）。也可出现淋巴细胞减少和嗜酸性粒细胞增多。血清 IgM 和 IgG₂ 水平降低，IgA、IgE 和 IgD 含量增高。对多糖类抗原的抗体反应显著降低。对皮肤迟发型超敏反应测试几乎无应答，尤其是对分裂素的

反应，年长患者反应更低。单核细胞及中性粒细胞趋化作用亦有缺陷。

对可疑患者的鉴定，在做基因突变分析之前可以使用流式细胞分析法或免疫印迹法，检测患者外周血单核细胞 WASP 蛋白的表达量。外周血单核细胞无表达 WASP 蛋白的患者会出现较严重的临床表型。

鉴别诊断

以湿疹样皮炎为特征的一些免疫缺陷综合征的皮肤和实验室特征见表 60.1 和 60.3，婴儿红皮病的鉴别诊断见图 10.12。

治疗

WAS 患者可选择造血干细胞移植治疗，移植术后患者血小板计数及功能恢复正常，免疫功能恢复正常，皮炎症状好转（T 细胞植入）。在 5 岁之前接受 HLA 相匹配（来自胞兄妹或无血缘关系的捐赠者）的造血干细胞移植术的患者存活率高于 90%[131-132]。使用慢病毒转导的基因疗法、WASP 重组的自体 CD34⁺细胞可以使皮炎症状和感染易感性得到持续缓解，以及出血症状和自身免疫性疾病好转，白血病发生风险未升高（可见于使用逆转录病毒载体）[133-135]。

WAS 患者预防性给予抗生素和抗病毒药物可降低致死性感染的风险[136]。IVIg 治疗不仅能预防感染（考虑到患者缺乏抗多糖类抗原抗体）而且有助于皮炎症状的好转。皮炎也可局部外用糖皮质激素治疗。脾切除有助于减少复发性出血患者的出血并发症，但增加了有荚膜菌的感染风险。在外科手术前及治疗大出血时可输注血小板制剂。系统使用糖皮质激素、利妥昔单抗和其他免疫抑制剂可用于治疗自身免疫性疾病。

对 WAS 患者家系中的女性成员进行遗传咨询十分重要，通过选择性灭活淋巴细胞和血小板中异常的 X 染色体可筛选出女性携带者，并可通过基因突变分析进行产前诊断。

（王若珺译　陶荣校　王宝玺审）

参考文献

1. Fischer A. Human primary immunodeficiency diseases: a perspective. Nat Immunol 2004;5:23–30.
2. Piirila H, Valiaho J, Vihinen M. Immunodeficiency mutation databases (IDbases). Hum Mutat 2006;27:1200–8.
3. Picard C, Al-Herz W, Bousfiha A, et al. Primary immunodeficiency diseases: an update on the classification from the International Union of Immunological Societies Expert Committee for Primary Immunodeficiency 2015. J Clin Immunol 2015;35:696–726.
4. Bousfiha A, Jeddane L, Al-Herz W, et al. The 2015 IUIS phenotypic classification for primary immunodeficiencies. J Clin Immunol 2015;35:727–38.
5. Mitra A, Pollock B, Gooi J. Cutaneous granulomas associated with primary immunodeficiency disorders. Br J Dermatol 2005;153:194–9.
6. Bonilla FA, Bernstein L, Khan DA, et al. Practice parameter for the diagnosis and management of primary immunodeficiency diseases. Ann Allergy Asthma Immunol 2005;94:S1–63.
6a. Stray-Pedersen A, Sorte HS, Samarakoon P, et al.
Primary immunodeficiency diseases: genomic approaches delineate heterogenous Mendelian disorders. J Allergy Clin Immunol 2017;139:232–45.
7. Lavin MF. Ataxia-telangiectasia: from a rare disorder to a paradigm for cell signalling and cancer. Nat Rev Mol Cell Biol 2008;9:759–69.
8. Lee JH, Paull TT. ATM activation by DNA double-stranded breaks through the Mre11-Rad50-Nbs1 complex. Science 2005;308:551–4.
9. Ambrose M, Gatti RA. Pathogenesis of ataxia-telangiectasia: the next generation of ATM functions.

Blood 2013;121:4036–45.
10. Cabana MD, Crawford RO, Winkelstein JA, et al. Consequences of the delayed diagnosis of ataxia-telangiectasia. Pediatrics 1998;102:98–100.
11. Paller AS, Massey RB, Curtis MA, et al. Cutaneous granulomatous lesions in patients with ataxia-telangiectasia. J Pediatr 1991;119:917–22.
12. Greenberger S, Berkun Y, Ben-Zeev B, et al. Dermatologic manifestations of ataxia-telangiectasia syndrome. J Am Acad Dermatol 2013;68:932–6.
13. Nowak-Wegrzyn A, Crawford TO, Winkelstein JA, et al. Immunodeficiency and infections in ataxia-telangiectasia. J Pediatr 2004;144:505–11.
14. Nissenkorn A, Levy-Shraga Y, Banet-Levi Y. Endocrine abnormalities in ataxia telangiectasia: findings from a national cohort. Pediatr Res 2016;79:889–94.
15. Thompson D, Duedal S, Kirner J, et al. Cancer risks and mortality in heterozygous ATM mutation carriers. J Natl Cancer Inst 2005;97:813–22.
16. Staples ER, McDermott EM, Reiman A, et al. Immunodeficiency in ataxia telangiectasia is correlated strongly with the presence of two null mutations in the ataxia telangiectasia mutated gene. Clin Exp Immunol 2008;153:214–20.
17. Lavin MF, Gueven N, Bottle S, Gatti RA. Current and potential therapeutic strategies for the treatment of ataxia-telangiectasia. Br Med Bull 2007;81–2: 129–47.
18. Lai C-H, Chun HH, Nahas SA, et al. Correction of ATM gene function by aminoglycoside-induced read-through of premature termination codons. Proc Natl Acad Sci USA 2004;101:15676–81.
19. Kirkpatrick CH. Chronic mucocutaneous candidiasis. Pediatr Infect Dis J 2001;20:197–206.
20. Ahonen P, Myllárniemi S, Sipilá I, et al. Clinical variation of autoimmune polyendocrinopathy-candidiasis-ectodermal dystrophy (APECED) in a series of 68 patients. N Engl J Med 1990;322:1829–36.
21. Ryan KR, Hong M, Arkwright PD, et al. Impaired dendritic cell maturation and cytokine production in patients with chronic mucocutaneous candidiasis with or without APECED. Clin Exp Immunol 2008;154:406–14.
22. Ng WF, von Delwig A, Carmichael AJ, et al. Impaired T(H)17 responses in patients with chronic mucocutaneous candidiasis with and without autoimmune polyendocrinopathy-candidiasis-ectodermal dystrophy. J Allergy Clin Immunol 2010;126:1006–15.
23. Soltész B, Tóth B, Sarkadi AK, et al. The evolving view of IL-17-mediated immunity in defense against mucocutaneous candidiasis in humans. Int Rev Immunol 2015;34:348–63.
24. Anonymous. An autoimmune disease, APECED, is caused by mutations in a novel gene featuring two PHD-type zinc-finger domains. The Finnish-German APECED Consortium. Autoimmune polyendocrinopathy-candidiasis-ectodermal dystrophy. Nat Genet 1997;17:399–403.
25. Liston A, Lesage S, Wilson J, et al. Aire regulates negative selection of organ-specific T cells. Nat Immunol 2003;4:350–4.
26. Anderson MS, Su MA. AIRE expands: new roles in immune tolerance and beyond. Nat Rev Immunol 2016;16:247–58.
27. Ferre EM, Rose SR, Rosenzweig SD, et al. Redefined clinical features and diagnostic criteria in autoimmune polyendocrinopathy-candidiasis-ectodermal dystrophy. JCI Insight 2016;1:13.
28. Kisand K, Boe Wolff AS, Podkrajsek KT, et al. Chronic mucocutaneous candidiasis in APECED or thymoma patients correlates with autoimmunity to Th17-associated cytokines. J Exp Med 2010;207:299–308.
29. van de Veerdonk FL, Plantinga TS, et al. STAT1 mutations in autosomal dominant chronic mucocutaneous candidiasis. N Engl J Med 2011;365:54–61.
30. Depner M, Fuchs S, Raabe J, et al. The extended clinical phenotype of 26 patients with chronic mucocutaneous candidiasis due to gain-of-function mutations in STAT1. J Clin Immunol 2016;36: 73–84.
31. Toubiana J, Okada S, Hiller J, et al. Heterozygous STAT1 gain-of-function mutations underlie an unexpectedly broad clinical phenotype. Blood 2016;127: 3154–64.
32. Puel A, Cypowyj S, Bustamante J, et al. Chronic mucocutaneous candidiasis in humans with inborn errors of interleukin-17 immunity. Science 2011;332:65–8.
33. Lévy R, Okada S, Béziat V, et al. Genetic, immunological, and clinical features of patients with bacterial and fungal infections due to inherited IL-17RA deficiency. Proc Natl Acad Sci USA 2016;113:E8277–85.
34. Boisson B, Wang C, Pedergnana V, et al. An ACT1 mutation selectively abolishes interleukin-17 responses in humans with chronic mucocutaneous candidiasis. Immunity 2013;39:676–86.
35. Ling Y, Cypowyj S, Aytekin C, et al. Inherited IL-17RC deficiency in patients with chronic mucocutaneous candidiasis. J Exp Med 2015;212:619–31.
36. Glocker EO, Hennigs A, Nabavi M, et al. A homozygous CARD9 mutation in a family with susceptibility to fungal infections. N Engl J Med 2009;361:1727–35.
37. Ferwerda B, Ferwerda G, Plantinga TS, et al. Human dectin-1 deficiency and mucocutaneous fungal infections. N Engl J Med 2009;361:1760–7.
38. van de Veerdonk FL, Netea MG. Treatment options for chronic mucocutaneous candidiasis. J Infect 2016;72(Suppl.):S56–60.
39. Wildbaum G, Shahar E, Katz R, et al. Continuous G-CSF therapy for isolated chronic mucocutaneous candidiasis: complete clinical remission with restoration of IL-17 secretion. J Allergy Clin Immunol 2013;132:761–4.
40. Higgins E, Al Shehri T, McAleer MA, et al. Use of ruxolitinib to successfully treat chronic mucocutaneous candidiasis caused by gain-of-function signal transducer and activator of transcription 1 (STAT1) mutation. J Allergy Clin Immunol 2015;135:551–3.
41. Ridanpaa M, Van Eenennaam H, Pelin K, et al. Mutations in the RNA component of RNase MRP cause a pleiotropic human disease, cartilage-hair hypoplasia. Cell 2001;104:195–203.
42. Aubert G, Strauss KA, Lansdorp PM, Rider NL. Defects in lymphocyte telomere homeostasis contribute to cellular immune phenotype in patients with cartilage-hair hypoplasia. J Allergy Clin Immunol 2017; doi: 10.1016/j.jaci.2016.11.051.
43. Brennan T, Pearson R. Abnormal elastic tissue in cartilage-hair hypoplasia. Arch Dermatol 1988;124:1411–14.
44. Kostjukovits S, Klemetti P, Valta H, et al. Analysis of clinical and immunologic phenotype in a large cohort of children and adults with cartilage-hair hypoplasia. J Allergy Clin Immunol 2017;140:612–14.
45. Shiflett SL, Kaplan J, Ward DM. Chédiak-Higashi syndrome: a rare disorder of lysosomes and lysosome related organelles. Pigment Cell Res 2002;15:251–7.
46. Anderson LL, Paller AS, Malpass D, et al. Chédiak-Higashi syndrome in a black child. Pediatr Dermatol 1992;9:31–6.
47. Barbosa MD, Nyugen QA, Tchernev VT, et al. Identification of the homologous beige and Chédiak-Higashi syndrome genes. Nature 1996;382:262–5.
48. Karim MA, Suzuki K, Fukai K, et al. Apparent genotype-phenotype correlation in childhood, adolescent, and adult Chédiak-Higashi syndrome. Am J Med Genet 2002;108:1–22.
49. Grumach AS, Kirschfink M. Are complement deficiencies really rare? Overview on prevalence, clinical importance and modern diagnostic approach. Mol Immunol 2014;61:110–17.
50. Truedsson L. Classical pathway deficiencies - a short analytical review. Mol Immunol 2015;68:14–19.
51. Casanova JL, Abel L. Human mannose-binding lectin in immunity: friend, foe, or both? J Exp Med 2004;199:1295–9.
52. Macedo AC, Isaac L. Systemic lupus erythematosus and deficiencies of early components of the complement classical pathway. Front Immunol 2016;7:55.
53. Cai Y, Teo BH, Yeo JG, Lu J. C1q protein binds to the apoptotic nucleolus and causes C1 protease degradation of nucleolar proteins. J Biol Chem 2015;290:22570–80.
54. Shih AR, Murali MR. Laboratory tests for disorders of complement and complement regulatory proteins. Am J Hematol 2015;90:1180–6.
55. Chiriaco M, Salfa I, Di Matteo G, et al. Chronic granulomatous disease: clinical, molecular, and therapeutic aspects. Pediatr Allergy Immunol 2016;27:242–53.
56. Winkelstein JA, Marino MC, Johnston RB Jr, et al. Chronic granulomatous disease. Report on a national registry of 368 patients. Medicine (Baltimore) 2000;79:155–69.
57. Segal BH, Leto TL, Gallin JI, et al. Genetic, biochemical, and clinical features of the chronic granulomatous disease. Medicine (Baltimore) 2000;79:170–200.
58. Kuhns DB, Alvord WG, Heller T, et al. Residual NADPH oxidase and survival in chronic granulomatous disease. N Engl J Med 2010;363:2600–10.
59. Köker MY, Camcıoğlu Y, van Leeuwen K, et al. Clinical, functional, and genetic characterization of chronic granulomatous disease in 89 Turkish patients. J Allergy Clin Immunol 2013;132:1156–63.
60. Rada BK, Geiszt M, Kaldi K, et al. Dual role of phagocytic NADPH oxidase in bacterial killing. Blood 2004;104:2947–53.
61. Brinkmann V, Zychlinsky A. Beneficial suicide: why neutrophils die to make NETs. Nat Rev Microbiol 2007;5:577–82.
62. Crotzer VL, Matute JD, Arias AA, et al. Cutting edge: NADPH oxidase modulates MHC class II antigen presentation by B cells. J Immunol 2012;189:3800–4.
63. Marciano BE, Spalding C, Fitzgerald A, et al. Common severe infections in chronic granulomatous disease. Clin Infect Dis 2015;60:1176–83.
64. Prindaville B, Nopper AJ, Lawrence H, Horii KA. Chronic granulomatous disease presenting with ecthyma gangrenosum in a neonate. J Am Acad Dermatol 2014;71:e44–5.
65. Friend JC, Hilligoss DM, Marquesen M, et al. Skin ulcers and disseminated abscesses are characteristic of *Serratia marcescens* infection in older patients with chronic granulomatous disease. J Allergy Clin Immunol 2009;124:164–6.
66. Xie C, Cole T, McLean C, Su JC. Association between discoid lupus erythematosus and chronic granulomatous disease–report of two cases and review of the literature. Pediatr Dermatol 2016;33:e114–20.
67. De Ravin SS, Naumann N, Cowen EW, et al. Chronic granulomatous disease as a risk factor for autoimmune disease. J Allergy Clin Immunol 2008;122:1097–103.
68. Magnani A, Brosselin P, Beauté J, et al. Inflammatory manifestations in a single-center cohort of patients with chronic granulomatous disease. J Allergy Clin Immunol 2014;134:655–62.
69. Jirapongsananuruk O, Malech HL, Kuhns DB, et al. Diagnostic paradigm for evaluation of male patients with chronic granulomatous disease, based on the dihydrorhodamine 123 assay. J Allergy Clin Immunol 2003;111:374–9.
70. Gallin JI, Alling DW, Malech HL. Itraconazole to prevent fungal infections in chronic granulomatous disease. N Engl J Med 2003;348:2416–22.
71. Noel N, Mahlaoui N, Blanche S, et al. Efficacy and safety of thalidomide in patients with inflammatory manifestations of chronic granulomatous disease: a retrospective case series. J Allergy Clin Immunol 2013;132:997–1000.
72. Migliavacca M, Assanelli A, Ferrua F, et al. Pioglitazone as a novel therapeutic approach in chronic granulomatous disease. J Allergy Clin Immunol 2016;137:1913–15.
73. Güngör T, Teira P, Slatter M, et al. Reduced-intensity conditioning and HLA-matched haemopoietic stem-cell transplantation in patients with chronic granulomatous disease: a prospective multicentre study. Lancet 2014;383:436–48.
74. Cole T, Pearce MS, Cant AJ, et al. Clinical outcome in children with chronic granulomatous disease managed conservatively or with hematopoietic stem cell transplantation. J Allergy Clin Immunol 2013;132:1150–5.
75. Malech HL, Maples PB, Whiting-Theobald N, et al. Prolonged production of NADPH oxidase-corrected granulocytes after gene therapy of chronic granulomatous disease. Proc Natl Acad Sci USA 1997;94:12133–8.
76. Stein S, Ott MG, Schultze-Strasser S, et al. Genomic instability and myelodysplasia with monosomy 7 consequent to EVI1 activation after gene therapy for chronic granulomatous disease. Nat Med 2010;16:198–204.
77. Kaufmann KB, Chiriaco M, Siler U, et al. Gene therapy for chronic granulomatous disease: current status and future perspectives. Curr Gene Ther 2014;14: 447–60.
78. De Ravin SS, Reik A, Liu PQ, et al. Targeted gene addition in human CD34(+) hematopoietic cells for correction of X-linked chronic granulomatous disease. Nat Biotechnol 2016;34:424–9.
79. Grimbacher B, Holland SM, Gallin JI, et al. Hyper-IgE syndrome with recurrent infections – an autosomal dominant multisystem disorder. N Engl J Med 1999;340:692–702.

80. Engelhardt KR, Gertz ME, Keles S, et al. The extended clinical phenotype of 64 patients with dedicator of cytokinesis 8 deficiency. J Allergy Clin Immunol 2015;136:402–12.

81. Zhang Q, Davis JC, Lamborn IT, et al. Combined immunodeficiency associated with *DOCK8* mutations. N Engl J Med 2009;361:2046–55.

82. Engelhardt KR, McGhee S, Winkler S, et al. Large deletions and point mutations involving the dedicator of cytokinesis 8 (*DOCK8*) in the autosomal-recessive form of hyper-IgE syndrome. J Allergy Clin Immunol 2009;124:1289–302.

83. Zhang Y, Yu X, Ichikawa M, et al. Autosomal recessive phosphoglucomutase 3 (PGM3) mutations link glycosylation defects to atopy, immune deficiency, autoimmunity, and neurocognitive impairment. J Allergy Clin Immunol 2014;133:1400–9.

84. Holland SM, DeLeo FR, Elloumi HZ, et al. *STAT3* mutations in the hyper-IgE syndrome. N Engl J Med 2007;357:1608–19.

85. Minegishi Y, Saito M, Tsuchiya S, et al. Dominant-negative mutations in the DNA-binding domain of STAT3 cause hyper-IgE syndrome. Nature 2007;448:1058–62.

86. Milner JD, Brenchley JM, Laurence A, et al. Impaired TH17 cell differentiation in subjects with autosomal dominant hyper-IgE syndrome. Nature 2008;452:773–6.

87. Saito M, Nagasawa M, Takada H, et al. Defective IL-10 signaling in hyper-IgE syndrome results in impaired generation of tolerogenic dendritic cells and induced regulatory T cells. J Exp Med 2011;208:235–49.

88. Janssen E, Tohme M, Hedayat M, et al. A DOCK8-WIP-WASp complex links T cell receptors to the actin cytoskeleton. J Clin Invest 2016;126:3837–51.

89. Tangye SG, Pillay B, Randall KL, et al. Dedicator of cytokinesis 8-deficient CD4+ T cells are biased to a TH2 effector fate at the expense of TH1 and TH17 cells. J Allergy Clin Immunol 2017;139:933–49.

90. Yamamura K, Uruno T, Shiraishi A, et al. The transcription factor EPAS1 links DOCK8 deficiency to atopic skin inflammation via IL-31 induction. Nat Commun 2017;8:13946.

91. Minegishi Y, Saito M, Morio T, et al. Human tyrosine kinase 2 deficiency reveals its requisite roles in multiple cytokine signals involved in innate and acquired immunity. Immunity 2006;25:745–55.

92. Chamlin SL, McCalmont TH, Cunningham BB, et al. Cutaneous manifestations of hyper-IgE syndrome in infants and children. J Pediatr 2002;141:572–5.

93. Eberting CL, Davis J, Puck JM, et al. Dermatitis and the newborn rash of hyper-IgE syndrome. Arch Dermatol 2004;140:1119–25.

94. Aydin SE, Kilic SS, Aytekin C, et al. DOCK8 deficiency: clinical and immunological phenotype and treatment options—a review of 136 patients. J Clin Immunol 2015;35:189–98.

95. Chu EY, Freeman AF, Jing H, et al. Cutaneous manifestations of DOCK8 deficiency syndrome. Arch Dermatol 2012;148:79–84.

96. Woellner C, Gertz EM, Schäffer AA, et al. Mutations in *STAT3* and diagnostic guidelines for hyper-IgE syndrome. J Allergy Clin Immunol 2010;125:424–32.

97. Joshi AY, Iyer VN, Boyce TG, et al. Elevated serum immunoglobulin E (IgE): when to suspect hyper-IgE syndrome – a 10-year pediatric tertiary care center experience. Allergy Asthma Proc 2009;30:23–7.

98. Conley ME. Genes required for B cell development. J Clin Invest 2003;112:1636–8.

99. Di Renzo M, Pasqui AL, Auteri A. Common variable immunodeficiency: a review. Clin Exp Med 2004;3:211–17.

100. Chang MW, Romero R, Scholl PR, et al. Mucocutaneous manifestations of the hyper-IgM immunodeficiency syndrome. J Am Acad Dermatol 1998;38:191–6.

101. Etzioni A, Ochs HD. The hyper IgM syndrome – an evolving story. Pediatr Res 2004;56:519–25.

102. Grimbacher B, Schäffer AA, Peter HH. The genetics of hypogammaglobulinemia. Curr Allergy Asthma Rep 2004;4:349–58.

103. Castigli E, Wilson SA, Garibyan L, et al. *TACI* is mutant in common variable immunodeficiency and IgA deficiency. Nat Genet 2005;37:829–34.

104. Bogaert D, Dullaers M, Labrecht BN, et al. Genes associated with common variable immunodeficiency: one diagnosis to rule them all? J Med Genet 2016;53:575–90.

105. Chapel H. Common variable immunodeficiency. Diagnoses of exclusion, especially combined immune defects. J Allergy Clin Immunol Pract. 2016;4:1158–9.

106. Wasserman RL. The nuts and Bolts of Immunoglobulin Treatment for Antibody deficiency. J Allergy Clin Immunol Pract. 2016;4:1076–81.e3.

107. Halabi-Tawil M, Ruemmele FM, Fraitag S, et al. Cutaneous manifestations of immune dysregulation, polyendocrinopathy, enteropathy, X-linked (IPEX) syndrome. Br J Dermatol 2009;160:645–51.

108. Caudy AA, Reddy ST, Chatila T, et al. CD25 deficiency causes an immune dysregulation, polyendocrinopathy, enteropathy, X-linked syndrome, and defective IL-10 expression from CD4 lymphocytes. J Allergy Clin Immunol 2007;119:482–7.

109. Blaydon DC, Biancheri P, Di WL, et al. Inflammatory skin and bowel disease linked to ADAM17 deletion. N Engl J Med 2011;365:1502–8.

110. van de Vijver E, van den Berg TK, Kuijpers TW. Leukocyte adhesion deficiencies. Hematol Oncol Clin North Am 2013;27:101–16.

111. Bauer TR, Gu YC, Creevy KE, et al. Leukocyte adhesion deficiency in children and Irish setter dogs. Pediatr Res 2004;55:363–7.

112. Schmidt S, Moser M, Sperandio M. The molecular basis of leukocyte recruitment and its deficiencies. Mol Immunol 2013;55:49–58.

113. Svensson L, Howarth K, McDowall A, et al. Leukocyte adhesion deficiency-III is caused by mutations in *KINDLIN3* affecting integrin activation. Nat Med 2009;15:306–12.

114. Kilic SS, Etzioni A. The clinical spectrum of leukocyte adhesion deficiency (LAD) III due to defective CalDAG-GEF1. J Clin Immunol 2009;29:117–22.

115. Bauer TR Jr, Tuschong LM, Calvo KR, et al. Long-term follow-up of foamy viral vector-mediated gene therapy for canine leukocyte adhesion deficiency. Mol Ther 2013;21:964–72.

116. Buckley RH. The multiple causes of human SCID. J Clin Invest 2004;10:1409–11.

117. Kalman L, Lindegren ML, Kobrynski L, et al. Mutations in genes required for T-cell development: *IL7R, CD45, IL2RG, JAK3, RAG1, RAG2, ARTEMIS*, and *ADA* and severe combined immunodeficiency. Genet Med 2004;6:16–26.

118. Kesserwan C, Sokolic R, Cowen EW, et al. Multicentric dermatofibrosarcoma protuberans in patients with adenosine deaminase-deficient severe combined immune deficiency. J Allergy Clin Immunol 2012;129:762–9.e1.

119. Kwan A, Abraham RS, Currier R, et al. Newborn screening for severe combined immunodeficiency in 11 screening programs in the United States. JAMA 2014;312:729–38.

120. Naik S, Nicholas SK, Martinez CA, et al. Adoptive immunotherapy for primary immunodeficiency disorders with virus-specific T lymphocytes. J Allergy Clin Immunol 2016;137:1498–505.

121. Aiuti A, Cattaneo F, Galimberti S, et al. Gene therapy for immunodeficiency due to adenosine deaminase deficiency. N Engl J Med 2009;360:447–58.

122. Hacein-Bey-Abina S, Le Deist F, Carlier F, et al. Sustained correction of X-linked severe combined immunodeficiency by ex vivo gene therapy. N Engl J Med 2002;346:1185–93.

123. Bushman FD. Retroviral integration and human gene therapy. J Clin Invest 2007;117:2083–6.

124. Hacein-Bey-Abina S, Garrigue A, Wang GP, et al. Insertional oncogenesis in 4 patients after retrovirus-mediated gene therapy of SCID-X1. J Clin Invest 2008;117:3132–42.

125. Orange JS, Stone KD, Turvey SE, et al. The Wiskott-Aldrich syndrome. Cell Mol Life Sci 2004;61:2361–85.

126. Massaad MJ, Ramesh N, Geha RS, et al. Wiskott-Aldrich syndrome: a comprehensive review. Ann N Y Acad Sci 2013;1285:26–43.

127. Burns S, Cory GO, Vainchenker W, et al. Mechanisms of WASp-mediated hematologic and immunologic diseases. Blood 2004;104:3454–62.

128. Ochs HD, Notarangelo LD. Structure and function of the Wiskott-Aldrich syndrome protein. Curr Opin Hematol 2005;12:284–91.

129. Volpi S, Santori E, Abernethy K, et al. N-WASP is required for B-cell-mediated autoimmunity in Wiskott-Aldrich syndrome. Blood 2016;127:216–20.

130. Dupuis-Girod S, Medioni J, Haddad E, et al. Autoimmunity in Wiskott-Aldrich syndrome: risk factors, clinical features, and outcome in a single-center cohort of 55 patients. Pediatrics 2003;111:e622–7.

131. Moratto D, Giliani S, Bonfim C, et al. Long-term outcome and lineage-specific chimerism in 194 patients with Wiskott-Aldrich syndrome treated by hematopoietic cell transplantation in the period 1980–2009: an international collaborative study. Blood 2011;118:1675–84.

132. Shin CR, Kim MO, Li D, et al. Outcomes following hematopoietic cell transplantation for Wiskott-Aldrich syndrome. Bone Marrow Transplant 2012;47:1428–35.

133. Boztug K, Schmidt M, Schwarzer A, et al. Stem-cell gene therapy for the Wiskott-Aldrich syndrome. N Engl J Med 2010;363:1918–27.

134. Hacein-Bey Abina S, Gaspar HB, Blondeau J, et al. Outcomes following gene therapy in patients with severe Wiskott-Aldrich syndrome. JAMA 2015;313:1550–63.

135. Pala F, Morbach H, Castiello MC, et al. Lentiviral-mediated gene therapy restores B cell tolerance in Wiskott-Aldrich syndrome patients. J Clin Invest 2015;125:3941–51.

136. Conley ME, Saragoussi D, Notarangelo L, et al. An international study examining therapeutic options used in treatment of Wiskott-Aldrich syndrome. Clin Immunol 2003;109:272–7.

第 61 章　神经纤维瘤病和复合性结节性硬化症

Hensin Tsao，Su Luo

引言

神经纤维瘤病（neurofibromatosis，NF）和结节性硬化症（tuberous sclerosis，TS）是神经皮肤性疾病，或斑痣性错构瘤病。二者均以皮肤伴周围神经和（或）中央神经系统肿瘤为特征。同绝大多数遗传性肿瘤综合征一样，NF和 TS 均为常染色体显性遗传。尽管二者均有较高的外显率，但新发病例常有新生突变。由于这两种皮肤神经综合征表现的多样性，因此产生了复杂的分类方法和诊断标准。因其早期皮肤表现，特别是色素性病变的发现，皮肤科专家常被要求参与 NF1 型（NF1）和 TS 患者的临床诊断。分子水平的研究进展显示，两病发病机制有关联却不相同。

1982 年，Riccardi 提出了对 NF 患者的分型（表 61.1）。NF1、NF2、节段型/镶嵌型 NF1（曾被认为是 NF5）和 NF1 样综合征的分子水平的确认进一步细化了患者的分类。在这些类型中，NF1 具有最典型并有诊断价值的皮肤表现，作为本节的重点内容。

1 型神经纤维瘤病

同义名： ■ von Recklinghausen 病（von Recklinghausen disease）

要点

■ NF1 是一种常染色体显性遗传性疾病，患病率约为 1/3000。

■ 临床特点：咖啡牛奶斑、神经纤维瘤、腋下和腹股沟雀斑、Lisch 结节和骨损害。

■ NF1 患者发展为青少年粒细胞白血病和各种皮肤外肿瘤的危险性增加，包括视神经胶质瘤、恶性周围神经鞘膜瘤、嗜铬细胞瘤和中枢神经系统肿瘤。

■ 多达 50% 的 NF1 病例可能是基因自发突变，而不是遗传性突变。

■ NF1 的蛋白产物［神经纤维瘤蛋白（neurofibromin）］参与 Ras 信号转导的下调。

■ 其他类型的 NF 包括：节段型，NF1 嵌合体、NF2（前庭神经鞘瘤）。

历史

一直以来，人们对 NF1 的病例均有描述[1-2]。1882年，Recklinghausen[3] 首次详细描述了本病的临床表现和病理特征。50 年后，维也纳眼科医生 Lisch 描述了虹膜结节，该表现已在最近被列为诊断 NF 的一项重要标准。在 20 世纪中期，Crowe、Schull 和 Neel 编译了一本全面描述该病临床表现的著作，这已成为一本具有里程碑意义的专著[4]。

流行病学

世界各地均可发现 NF1。患病率约 1/3000[4-6]。

发病机制

NF1 属常染色体显性遗传。大多数大型研究发现30% ~ 50% 的病例无家族性受累，因此更可能由自发突变引起[4-6]。也可能是一方父母的种系嵌合体所致，特别是当无家族发病史而两个同胞子女患有 NF1 时。如经仔细检查，NF1 的成人外显率几乎为 100%[7]，但表达率可变。在具有相同潜在突变的个体中，临床表

表 61.1　Riccardi 神经纤维瘤病分型

类别	描述
NF1	von Recklinghausen 病
NF2	听神经鞘瘤
NF3*	混合型（中央和外周神经纤维瘤）
NF4*	变异型
NF5*†	节段型咖啡牛奶斑、神经纤维瘤，或二者均有，分布在一个或者多个皮节区
NF6*‡	仅有咖啡牛奶斑
NF7*	迟发型
NF-NOS	无特殊的 NF

* 主要是历史／概念价值。
† 现在指镶嵌型（节段型）NF1。
‡ 包括 Legius（NF1 样）综合征

现和并发症可有很大差异。因此特异性 *NF1* 突变并不是决定表型的唯一因素。

1987 年，一个国际研究组织将家族遗传性的 NF1 定位于 17 染色体近端着丝粒区域[8]。随后发现两个 NF1 患者的 17 号染色体长臂（17q11.2）存在平衡异位，进一步确定了 *NF1* 位点的位置[9-10]。来源于这些研究的定位数据实现了 *NF1* 基因克隆[11-13]。

NF1 基因编码 327 kDa 的蛋白——神经纤维瘤蛋白，该蛋白由 2818 个氨基酸组成，包含至少 59 个外显子（图 61.1）[14]。超过 80% 的 NF1 患者基因突变为神经纤维瘤蛋白的截断，约 5% 的患者为大范围缺失（"微缺失"），包括全部 *NF1* 基因及可变的旁侧基因[15]。虽然通常基因型与表型没有明确关联，但也有例外：① p.Met922del 单氨基酸缺失及影响 p.Arg1809 的错义突变，各自都与神经纤维瘤基因缺失有关，后者与 Noonan 综合征样表型有关[16-17]；②反复出现的 1.4- 巨型碱基对缺失（"1 型微缺失"）导致更为严重的表型[18]，包括早发，神经纤维瘤数量增加，恶性神经鞘膜瘤危险性增加，认知功能缺失，面部先天畸形，生长过度及结缔组织发育不良（如过度延展性皮肤，关节松弛）[18]。

神经纤维瘤蛋白内的中央 300 ～ 400 个氨基酸结构域和 GTP 激酶激活蛋白（GAP）序列相似，让我们认识到纤维蛋白瘤蛋白在下调 MAPK 通路（Ras-mitogen-activated protein kinase）中的作用，能够促进细胞生存增殖（见图 61.1，图 55.4）[19]。如同所有的 G 蛋白，Ras 系统的激活需要 GTP。神经纤维瘤蛋白和其他 GAP 可加速 GTP 水解为 GDP，从而终止 Ras 信号传导，并起到肿瘤抑制蛋白作用。神经纤维瘤蛋白也与微管蛋白相关[20]，但结论仍不清楚。

如同其他由肿瘤抑制基因缺陷引起的常染色体显性遗传的皮肤病（如基底细胞痣综合征）一样，在 NF1 患者的皮损内可发现自体的"二次打击"突变，能激活剩余的等位基因（也就是使 LOH 杂合性缺失）。双等位基因 *NF1* 的激活已经在神经纤维瘤的施旺细胞和 NF1 患者的牛奶咖啡斑的黑素细胞中确认[21-22]。小鼠模型中，施旺细胞的 Nf1 零合性（Nf[-/-]）对神经纤维瘤形成是必要而不充分条件[23]；然而，在微环境包括 Nf1[+/-]（而不是野生型）肥大细胞时[24]，从状神经纤维瘤产生于 Nf1[-/-] 施旺细胞。此种肥大细胞在神经纤维瘤发展早期出现，Nf1[-/-] 施旺细胞过度分泌 c-Kit 配体（干细胞因子），使其高活动性。一旦募集，肥大细胞产生许多生长因子，可能促进神经纤维瘤发生（图 61.2）。有报道发现 Nf1[+/-] 肥大细胞中的 kit 信号的遗传或药理衰减能够减少神经纤维瘤的发生及发展（见下面的"治疗"部分）。

临床特征

NF1 的临床特征（表 61.2）非常多样，但发生率

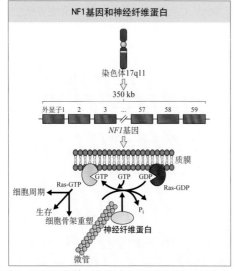

图 61.1 **NF1 基因和神经纤维蛋白**。NF1 定位在 17q11.2 位点，编码 GAP 相关神经纤维蛋白。其中一个功能是对 RAS 蛋白的负性调控作用。RAS 如同其他的相关 G 蛋白，依赖于结合 GTP 发挥全部活性，而 GAP 蛋白通过加速水解 GTP 为 GDP 使得信号通路阻断

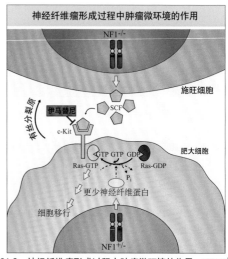

图 61.2 **神经纤维瘤形成过程中肿瘤微环境的作用**。NF1[-/-] 施旺细胞过度分泌干细胞因子（SCF），使 NF1 杂合的（NF1[+/-]）肥大细胞 Kit 受体失活。上述过程可募集并活化肥大细胞，产生许多生长因子，促进神经纤维瘤生长。甲磺酸伊马替尼所致的 KIT 信号抑制能够阻断神经纤维瘤发生发展

<table>
<tbody>
<tr><td colspan="1">表 61.2　1 型神经纤维瘤病的主要临床特征</td></tr>
</tbody>
</table>

皮肤

- 神经纤维瘤（60%～90%）
- 牛奶咖啡斑（>90%）
- 腋窝和（或）腹股沟雀斑（约 80%）
- 丛状神经纤维瘤（25%）
- 贫血痣（30%～50%）
- 幼年黄色肉芽肿（3 岁以内 15%～35%）

眼

- Lisch 结节（20 岁以前约 90%）
- 脉络膜结节（>80% 的成人）
- 新生血管性青光眼，视网膜血管增生性肿瘤

骨骼

颅骨

- 巨头畸形（20%～50%）
- 器官过距（25%）；
- 蝶骨翼发育不良（<5%）

脊柱

- 脊柱侧凸（5%～10%）
- 脊柱裂

四肢

- 长骨皮质发育不良（5%），假关节（2%）

其他

- 全身骨量减少（约 50%），骨质疏松（2%）
- 身材矮小（约 30% <第三百分位）
- 漏斗胸（30%～50%）

肿瘤

- 视神经胶质瘤（10%～15%）（有或没有性早熟）
- 恶性外周神经鞘瘤（3%～15%）
- 嗜铬细胞瘤（约 1%）
- 青少年粒细胞白血病
- 除视神经胶质瘤外的中枢神经系统肿瘤（约 5%）
- 横纹肌肉瘤，特别是泌尿生殖道
- 十二指肠类癌
- 生长激素抑制素瘤
- 甲状旁腺瘤
- 胃肠道间质肿瘤（GIST）
- 乳腺癌（<50 岁女性中增加约 5 倍风险）

神经系统

- MRI 上的明亮区域（50%～75%），意义不明
- 学习障碍（30%～50%）
- 癫痫发作（约 5%）
- 智力发育受损（严重者，<5%）
- 中脑导管硬化与脑积水（约 2%）

心血管系统

- 高血压（约 30%），必不可少，一些起因于肾动脉狭窄或嗜铬细胞瘤
- 肺动脉瓣狭窄（约 1%）
- 肾动脉狭窄（约 2%）
- 脑血管异常（2%～5%），包括血管狭窄和动脉瘤

不同[4-6, 25-35]。经过几十年的仔细研究发现 NF1 几乎可以累及各种器官系统。但是，NF1 的皮肤表现更具临床特征及诊断价值[36]。

眼和皮肤表现

牛奶咖啡斑（Café-au-lait macules，CALMs）一般为黄褐色至深棕色（取决于患者正常皮肤的肤色水平），颜色分布均匀的斑疹和斑片，散在分布在身体各处（除头皮及掌跖外）。皮疹境界清楚，边界规则，通常为椭圆形（图 61.3）。直径从几毫米至超过 4 cm 不等。牛奶咖啡斑在出生时可不明显，而常在 1 岁内逐渐清楚，有报道在成年后期皮损逐渐消退[37]。当其出现在真皮黑色素细胞增多的区域时，皮损周围常环绕着正常肤色（见第 112 章）。更大的牛奶咖啡斑，特别是出现多毛症的需要触诊排除潜在丛状神经纤维瘤病的可能（见下文）。

Crowe 等[4]报道约 10% 的正常人可有 1～5 个牛奶咖啡斑。Burwell[38]等调查了 732 名白人学龄儿童，其中 26% 的人至少有一个直径大于 1 cm 的咖啡牛奶斑。后来一项研究调查了来自于同一个患有 NF1 的家系的儿童，其中仅有三名儿童（0.4%）有 6 个及以上的牛奶咖啡斑。在 NF1 的诊断标准中规定至少有 6 个及以上牛奶咖啡斑（表 61.3，表 61.4）。为避免与雀斑样痣混淆，NF1 的诊断标准规定，牛奶咖啡斑在青春期前患者直径须大于 5 mm，青春期后患者大于 15 mm 才可诊断。

NF1 患者最多可出现数以千计的神经纤维瘤，因此 NF1 也称为**多发性神经纤维瘤**（图 61.4）。在 NF1 患者中可见到许多神经纤维瘤的异型，最常见的是在真皮层内出现梭形细胞增生，表现为**皮肤神经纤维瘤**（cutaneous neurofibromas，CNFs）。CNFs 为皮色、粉色、黄褐色或棕色，呈息肉状质软或略呈橡胶样韧性，

<table>
<tbody>
<tr><td>表 61.3　1 型神经纤维瘤病的 NIH 诊断标准。更新的诊断标准包括近期认可的临床表现（如贫血痣、脉络膜结节）和发展中的 NF1 基因测试。经过多步骤、综合性 NF1 基因分析发现（见正文），符合诊断标准的非首发病的父母 >95% 可以检测出突变</td></tr>
</tbody>
</table>

至少需要符合两个或两个以上标准：

- 6 个或以上的咖啡牛奶斑，青春期前直径大于 5 mm，青春期后直径大于 15 mm
- 2 个或以上任何类型的神经纤维瘤，或一个丛状神经纤维瘤
- 腋窝或腹股沟部位的雀斑
- 视神经胶质瘤
- 2 个或以上的 Lisch 结节（虹膜错构瘤）
- 骨损害，如蝶骨翼发育不良、长骨皮质细线化、有或无假关节
- 一级亲属关系（父母、同胞或后代）患有符合上述标准的 NF1

图61.3 **牛奶咖啡斑和"雀斑"。**卵圆形、轻至中度棕色斑片，边界规则、着色均一（A～C）。大量 1～3 mm 大小的雀斑样痣，最常见于腋窝（Crowe 征）（B），但也可以在其他区域出现，例如胸部（C）和口周（D）（A-D, Courtesy, Julie V Schaffer, MD.）

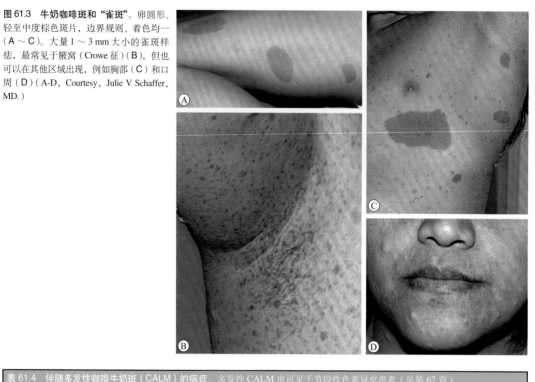

表 61.4 **伴随多发性咖啡牛奶斑（CALM）的病症。**多发性 CALM 也可见于节段性色素异常患者（见第 67 章）	
症状	**特点**
神经纤维瘤病和并发症	
1 型神经纤维瘤病	AD；90% 以上的患者出现 6 个或 6 个以上咖啡牛奶斑；*NF1* 基因突变；见正文
2 型神经纤维瘤病	AD；少数患者可见到 6 个或 6 个以上咖啡牛奶斑；*NF2* 基因变异；见表 61.6
镶嵌型（节段型）NF1（之前的 5 型神经纤维瘤病）	仅见到神经纤维瘤或咖啡牛奶斑，伴或不伴块状或其他镶嵌模式的"雀斑"；由于杂合性 *NF1* 基因突变，可能涉及一些患者的性腺
Legius（类 NF1）综合征	AD；> 80% 的患者有 6 个或更多发的咖啡牛奶斑，约 50% 的患者间擦部位"雀斑"；缺少神经纤维瘤、Lisch 结节、视神经胶质瘤及 NF1 的经典骨损害；常见巨头畸形及学习功能障碍；少数人可见脂肪瘤、色素减退斑及血管异常；*SPRED1* 基因功能缺失突变，其蛋白产物能够抑制 MAPK 通道
Watson 综合征	AD；身材矮小症；肺动脉瓣狭窄；ID；也可以有 Lisch 结节、腋窝和腹股沟雀斑、神经纤维瘤；NF1 的等位基因；60/100*
Jaffe-Campanacci 综合征	长骨颌骨播散的非骨化纤维瘤；性腺发育不全或隐睾症；D；巨细胞肉芽肿（下颌骨）；通常因为 *NF1* 突变
Noonan 综合征	AD；身材矮小症；翼状颈蹼；特征面容；心脏缺陷，如肺动脉瓣狭窄；骨骼肌和睾丸畸形；萎缩性毛发角化病；淋巴水肿；色素痣；突变在 *PTPN11*（LEOPARD 综合征等位基因）> *SOS1*、*RAF1*、*RIT1* > *KRAS*、*NRAS*、*MAP2K1*、*CBL*、*SHOC2*（伴疏松的生长期毛发），少见其他基因突变；患者有重叠的神经纤维瘤 Noonan 综合征表型，突变在 *NF1* 基因
心-面-皮肤综合征	AD；身材矮小症；特征面容；低位耳；心脏缺陷；ID；稀疏卷发；干性皮肤鱼鳞病样丘疹；激活 MSPK 通路的突变；*BRAF* > *MEK1*、*MEK2* > *KRAS*
错配修复缺失综合征（伴有 NF1 表型的儿童肿瘤综合征，之前称为 1 型 Turcot 综合征）	AR；多发牛奶咖啡斑，腋窝雀斑，神经纤维瘤，和（或）中枢神经系统胶质瘤（与 NF1 特征相似），也包括色素减退斑、血液系统恶性肿瘤和结直肠癌；DNA 错配修复基因的拷贝数异常，例如 *MLH1*、*MSH2*、*MSH6*、*PMS2*；杂合子可见遗传性非息肉性结肠直肠癌（HNPCC）

表 61.4　伴随多发性咖啡牛奶斑（CALM）的病症。多发性 CALM 也可见于节段性色素异常患者（见第 67 章）（续表）

症状	特点
McCune-Albright 综合征	非遗传性的；除嵌合体外通常为致死性的；多发性骨纤维性发育异常；内分泌功能亢进特别是性腺（例如性早熟）；咖啡牛奶斑通常在婴儿期出现，覆盖在骨变化上；典型的咖啡牛奶斑通常在中线终止，但与 NF 的咖啡牛奶斑特点相同；咖啡牛奶斑沿着 Blaschko 线；*GNAS1* 基因编码 G$_s$α；35/100*
其他的皮肤症状	
结节性硬化症	AD；ID；癫痫；色素减退斑；血管纤维瘤；纤维性斑块；*TSC1* 和 *TSC2* 基因突变；见正文
Westerhof 综合征	AD；先天性色素减退和色素沉着斑；ID；生长障碍
斑驳病	AD；受累和未受累皮肤可以出现咖啡牛奶斑；*KIT* 原癌基因突变
家族性进行性色素沉着和色素减退	AD；不同大小牛奶咖啡斑，与雀斑样痣、色素减退斑疹斑片重叠；*KITLG* 基因突变
Mukamel 综合征	AR；早熟性自发（婴儿期）；雀斑样痣；脱色斑；ID；强直性下肢轻瘫；小头畸形；脊柱侧凸
努南综合征伴多发雀斑样痣 /LEOPARD 综合征	AD；黑咖啡斑；雀斑样痣，ECG 异常，眼距过宽，肺动脉狭窄，生殖器异常，生长发育迟缓，耳聋综合征；*PTPN11* 基因突变；38/100*
卡尼（Carney）综合征（NAME 和 LAMB 综合征）	AD；黑咖啡斑；雀斑样痣，蓝痣；皮肤、心房黏液瘤；肾上腺、脑下垂体和（或）睾丸的内分泌瘤；*PRKAR1A* 突变
局限性单侧雀斑样痣	聚集的雀斑样痣；对是否伴发神经精神症状尚有争论；可以有单侧腋窝雀斑和 Lisch 结节（此类患者可能患有镶嵌型 NF1）
Bannayan-Riley-Ruvalcaba 综合征 ‡	AD；阴茎雀斑样痣；血管畸形；脂肪瘤；肠道错构瘤；巨头畸形；*PTEN* 基因突变；≤ 10% 的患者有咖啡牛奶斑
Cowden 综合征 ‡	AD；多发性毛外根鞘瘤；口腔黏膜鹅卵石样外观；掌跖角化病；巩膜纤维瘤；乳腺、甲状腺、结肠的癌和错构瘤；*PTEN* 基因突变；≤ 10% 的患者有咖啡牛奶斑
胃肠皮肤综合征 †	AD；多发性斑痣；消化道溃疡，食管裂孔疝；眼距过宽；近视
共济失调性毛细血管扩张	AR；结膜、头颈、肢端毛细血管扩张；早熟灰发症；小脑性共济失调；DNA 修复异常；淋巴瘤和白血病；免疫缺陷；鼻窦肺感染；*ATM* 基因突变；20/100*
Bloom 综合征	AR；面部毛细血管扩张红斑；光敏感；生长迟缓；姊妹染色单体交换增加；恶性肿瘤；性腺发育不全；编码 RecQ 蛋白样 -3DNA 解旋酶的 *BLM* 基因突变
Fanconi 贫血	AR；泛发性色素沉着过度，尤其是屈侧，伴或不伴点滴状色减斑；全血细胞减少；骨骼畸形，如发育不良；染色体脆性和恶性肿瘤，如急性骨髓性白血病
染色体异常或镶嵌现象	特别是环状染色体（7，11，12，15，17）；7 和 14 基因重排；环状染色体 7 伴随血管损害（血管瘤与毛细血管瘤）；先天性黑素细胞痣
多发性表皮皮脂腺痣	镶嵌性；综合征包括癫痫，ID，肌肉骨骼和视觉异常，血磷酸盐过少；维生素 D 抵抗性佝偻病；见表 62.7 基因部分
多发性内分泌腺瘤综合征 1	AD；垂体、甲状旁腺、胰岛细胞瘤；多发性颜面血管纤维瘤，胶体瘤，牙龈丘疹，雪花样低色素斑，脂肪瘤；*MEN1* 基因
多发性内分泌腺瘤综合征 2B	AD；黏膜神经瘤；马方综合征；甲状腺髓样癌；肠神经节瘤病，嗜铬细胞瘤；*RET* 原癌基因突变
Johnson-McMillin 综合征	可能为 AD；秃发；嗅觉丧失症；耳聋；性腺发育不良；小耳畸形
发–肝–肠综合征	AR；臀、腿部牛奶咖啡斑及雀斑样痣；弥漫性色素稀释（皮肤和头发），羊毛状发；距离过宽面容；难治性腹泻、肝病；免疫缺陷；*TTC37* 或 *SKIV2L* 基因突变
Tay 综合征 †	? AR；生长迟缓；ID；三角形面容；肝硬化；三叉手；早熟灰发症；白癜风
其他病症 §	
Russell-Silver 综合征	生长迟缓；三角形面容；第 5 指弯曲；偏侧肥大；染色体 15p13 或 7 号染色体的单亲代二染色体表观遗传学变化；45/100*

* 估计牛奶咖啡斑的发病率 [76]。
† 迄今为止，观察了单个家庭。
‡ 重叠条件统称为 PTEN 错构瘤综合征。
§ 单病例报告多发性 CALMs 与 X- 连锁少外胚层发育不良、羊毛状头发和皮肤骨瘤有关。
AD，常染色体显性遗传；ID，智力障碍；AR，常染色体隐性遗传；ID，智力发育异常；KITLG；KIT 配体；MAPK，促分裂原活化的蛋白激酶；MAP2K1，MAPK 激酶 1

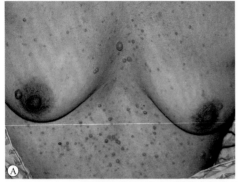

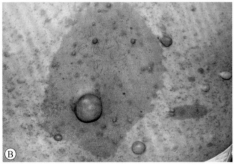

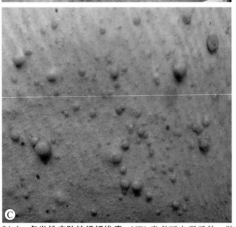

图 61.4　多发性皮肤神经纤维瘤。NF1 患者可出现柔软、肤色至粉红、棕褐色圆顶状或息肉状、界清、不同大小的丘疹和结节（A～C）。神经纤维瘤可能叠加于牛奶咖啡斑和雀斑样痣上。（B～C）（A，B，Courtesy，Julie V Schaffer，MD.）

直径数毫米至数厘米不等。充分发展的 CNFs 通常为穹顶状或有蒂，早期皮损几乎不隆起。轻微按压即可套叠于皮肤内，出现特征性的"扣眼"表现。通常无症状，也可出现瘙痒、偶尔刺痛。CNFs 最早可在 4～5 岁出现，青春期发展更为典型，偶尔在孕期生长加速。

皮下神经纤维瘤（subcutaneous neurofibromas，SNF）

发生在真皮深层和皮下，更为坚硬，没有 CNFs 局限。近 1/5 的 NF1 患者至少有一个 SNF[39]，其中 1/4 患者发生肿瘤相关局部并发症。NF1 患者的神经纤维瘤相对少见的皮肤表现包括：①蓝-红色斑疹，由厚壁血管及真皮乳头层的神经纤维瘤组织所致（图 61.5）；②假萎缩性斑疹，真皮网状层神经纤维瘤组织取代胶原纤维所致[40]。

丛状神经纤维瘤（plexiform neurofibromas，PNFs；图 61.6）可产生沿神经分布的柔软、坚硬的结节或触诊与"虫囊"一致的皮下组织肿块，或者可以广泛侵入皮肤各层组织、筋膜、肌肉甚至更深层的组织结构。大约 25% 的 NF1 患者发生 PNFs。大的皮损可能导致软组织增生及骨肥大，头颈部或肢体的扭曲变形偶可发生。侵犯神经时会导致神经功能缺损。

与其他的神经纤维瘤不同，PNFs 可能完全因先天遗传所致。浅表的和（或）广泛的皮损通常在 4～5 岁时表现明显[25]，而深在或内在的结节可能在成人期都不被发现，除非进行全身 MRI 检查[41]。年长儿童若没有出现 PNF 相关的软组织增生肥大以后也几乎不再发生。在 PNFs 皮损上可出现色素沉着及毛发增多[42]，导致有时被误诊为先天性黑素细胞痣（见图 61.6）。

3%～15% NF1 患者的 PNFs 可进展为恶性周围神经

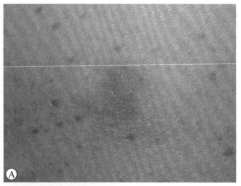

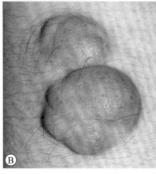

图 61.5　皮肤神经纤维瘤的皮损表现。皮损可为蓝红色斑（A）至外生结节伴随多毛症（B）（Courtesy，Julie V Schaffer，MD.）

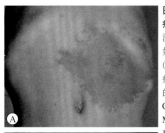

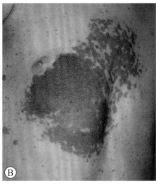

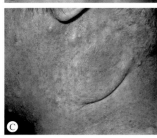

图 61.6 丛状神经纤维瘤。临床表现包括：色素沉着斑块，可能误诊为牛奶咖啡斑（没有触诊时）（A）或先天性黑素细胞痣（B）；界限不清、下垂的粉红色团块（C）（A, Courtesy, Antonio Torrelo, MD；B, C, Courtesy, Julie V Schaffer, MD.）

鞘瘤（malignant peripheral nerve sheath tumors, MPNSTs, 也称为"神经纤维肉瘤"）[6, 39]，高发于年轻人。PNFs 已有的皮损出现迅速增长、硬度增加或持续疼痛或新发神经缺陷可能预示恶变（表61.5；见"治疗"部分）。MPNSTs 极具侵袭性，常常致命[43]。

Crowe[4] 首先记载了腋窝及腹股沟的雀斑样皮损，因此被称为 Crowe 征（见图61.3）。数个 1～3 mm 的棕色斑疹（更似于雀斑样痣而不是雀斑）多分布于间擦部位、颈部，偶尔分布于大面积皮肤表面（见图61.3 和61.4）。最常累及腋窝，发生于约80%NF1 患者[39, 44]。这些皮损通常在 4～6 岁出现，继牛奶咖啡斑之后，但早于神经纤维瘤发生。因此，对评估其有多发的牛奶咖啡斑的幼儿来说，间擦部位雀斑样皮损是一种有价值的临床征象[45]。

多达 15%～35% 的 NF1 儿童在最开始的 2～3 年出现一个或多个幼年黄色肉芽肿（juvenile xanthogranulomas, JXGs），因而当患者同时表现多发牛奶咖啡斑时，这

些皮损成为 NF1 潜在的早期征象[46-48]。相对于一般儿童，患 NF1 的幼儿也有高达 200～500 倍风险发展为幼年粒单核细胞白血病（juvenile myelomonocytic leukemia, JML；发生率 1/2000～1/5000）。虽然 NF1、JML 和 JXG 三联征已经被报道过[49]，但是伴 JXGs 的 NF1 的患儿相对于不伴者发生 JML 的额外风险尚未阐明。已知神经纤维瘤蛋白能够调节髓系细胞增殖，但三联征的确切发病机制仍不清楚。

血管异常已被认可为 NF1 的临床表现，包括贫血痣和血管球瘤[47, 50-51]。两个前瞻性研究显示，在55%（92/166）的 NF1 患儿及36%（19/53）的成人患者中发现贫血痣存在，而在年龄及性别匹配对照组中只有2%（6/302）[50-51]。贫血痣好发于躯干，特别是胸部中央，摩擦皮肤后更明显。因为贫血痣好发于 NF1 患者，且在儿童期早期前明显，故被提出可作为诊断标准[47, 50-51]。

已证明在伴血管球瘤的 NF1 患者中存在 NF1 的双等位基因失活[52]。肿瘤常多发，且指多于趾；同散发型相同，本病伴阵发性疼痛及冷敏感（见第114章）。可能有局灶性肿胀，不明显的红色改变（通常为甲床），甲营养不良。

虹膜色素错构瘤，或称 Lisch 结节，大概 3 岁时开始出现，有90%的 NF1 患者在20岁或更年长时出现[31, 39, 53-54]。这些结节直径 1～2 mm，圆顶的黄棕色丘疹，裂隙灯下更容易被发现（图61.7）。Lisch 结节很少引起症状或并发症。无症状的脉络膜结节也在80%～100% NF1 成人及60%～70%NF1 儿童中被发现，并且被提出可作为一项诊断标准。但是，检测此类损害所需的近红外反射成像对幼儿来说是一项技术上的挑战[36]。

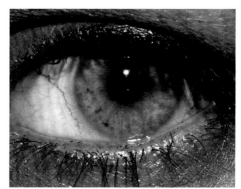

图 61.7 Lisch 结节。虹膜上可见多发黄棕色丘疹。虽然最好用裂隙灯观察，但瞳色浅的患者的 Lisch 结节在临床上也可以表现得很明显（Courtesy, Julie V Schaffer, MD.）

镶嵌型（节段型）NF1（以前被认为是 NF5）可见皮肤神经纤维瘤与牛奶咖啡斑和（或）雀斑样皮损分布于一个或多个皮区内（特别是神经纤维瘤；图 61.8A），或是镶嵌分布模式，如中轴区域（特别是牛奶咖啡斑和雀斑；图 61.8B）。这种 NF1 是由于合子后突变引起的，高达 30% 的患者也有 NF1 皮肤外表现[54a]。如果突变累及性腺及皮肤（种系镶嵌现象），有可能生出完全型表现的 NF1 后代。

神经系统表现

大约 15% 的 NF1 患儿发生视神经胶质瘤[55]，这些中枢神经系统肿瘤的表现多种多样，可以从无症状性增大到进行性视力损害，甚至因瘤体增大致眼球突出[56]。3% 的受累患儿可以发生性早熟，其大多数伴发视神经胶质瘤[57-58]。NF1 患者发生非视神经中枢系统肿瘤的概率大约为 5%[44]，发生嗜铬细胞瘤的概率大约为 1%[25, 59]。

50%～75% 的 NF1 患儿脑部 MRI 检查可见 T2 加权不可识别的光亮物（UBOs）[60]。多见于基底神经节、脑干及小脑。据报道 UBOs 会随时间发展[61]，并且可能通过丘脑皮质功能障碍导致神经障碍[62]。

重度精神发育迟缓并不常见，据报道 30%～50% 的患儿可发生学习障碍[39, 63]，另外发生注意力不集中、头痛、睡眠障碍可能性也有增多。虽然特异性皮

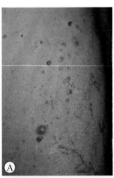

图 61.8 镶嵌型神经纤维瘤病。 A. 许多柔软、粉色至粉棕色丘疹，局限于大腿。与牛奶咖啡斑无关。B. 小而多发生牛奶咖啡斑及"雀斑"，局限于左侧躯干及腹股沟，轻度过中线（A，Courtesy，Jean L Bolognia，MD；B，Courtesy，Antonio Torrelo，MD.）

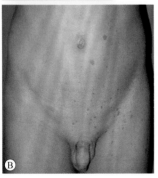

层损害灶与异常脑电波（EEG）之间并无联系，但 5% 的 NF1 患者可有癫痫发作[30]。

骨骼表现

巨头畸形[26, 64]、器官距离过远、脊柱侧弯[34, 63] 及骨质减少是 NF1 患者常见的颅骨异常。长骨的假性关节病是一个很具特征性但并不常见的表现，大多见于胫骨。这是一种先天性缺陷，常常以弓形突出为第一表现，最终侵蚀骨皮质，引起病理性骨折和假关节形成（假性关节病）[25, 39]。蝶骨翼发育不良是另一种出现在眶后壁单方的典型先天性骨损害，可能表现为搏动性眼球突出[39]。

表 61.5　NF1 患者的评估及治疗
诊断时及儿童或成人期每年评估（除非另有表现）
皮肤学检查（特别是表现为丛状神经纤维瘤时）：
● 出现疼痛或毁损性神经纤维瘤时需进行手术会诊
● 如果已存在的丛状神经纤维瘤并出现生长迅速、硬度增加或持续疼痛，或出现一个新的神经功能缺陷*，需行 PET-CT
眼科检查、视觉评估（8 岁前）
● 如视神经胶质瘤需行眼眶或脑部 MRI
脊柱侧凸及胫骨弯曲的评估
● 如果脊柱侧凸进展则需转诊至骨科
神经学检查、发展或表现评估及头围测量（儿童早期）
● 如果神经体征或症状进展需行眼眶或脑部和（或）脊柱 MRI†
● 学前或出现问题时综合评估
心脏评估及血压监测
● 如有检测到杂音，转诊至心内科
● 如有高血压，则需行肾动脉造影及 24 h 尿检查儿茶酚胺及甲氧基肾上腺素
青春期评估
● 眼眶或脑部 MRI，如有性早熟可转诊至内分泌科
成人非复杂性病例的每年最小化评估
有丛状神经纤维瘤时皮肤学评估
● 有征象时同上，行 PET-CT
神经学检查（特别是存在 PNF 时）
● 如神经系统体征或症状出现时，行 MRI 和（或）其他检查
血压监测
● 如有高血压出现，评估同上
女性患者需行乳腺癌相关检查，包括临床、乳腺 X 线 ±MRI（40 岁后开始）
可能影响家庭成员时
NF1 皮肤学表现的皮肤学检查
Lisch 结节的眼科检查
如有家系中的渊源者已检测到突变可考虑基因检测
* 一经发现应立即评估。
† 无症状患者的神经影像学检查颇具争议。
CT，电子计算机断层扫描；MRI，磁共振成像；PET-CT，正电子发射计算机断层显像

心血管系统表现

NF1 患者经常伴有高血压，虽然常为原发性高血压，但在某些患者中可能继发于原发病肾血管狭窄[65]（尤其是儿童）和嗜铬细胞瘤[66]。其他心血管病变表现见表 61.2。

出现临床症状的时间

NF1 患者在 20 岁以前出现多发性病变的临床表现（图 61.9）。PNFs 和骨损害可能为先天性，CALMs 和贫血痣都是先天发生，或者在出生几年内变得更为明显。间擦部位的"雀斑"、Lisch 结节和视神经胶质瘤通常在学龄期前出现，多数 CNFs 在接近青春期时出现。美国国立卫生研究院（NIH）制订的 NF1 标准与 97% 的 8 岁以内患儿符合，20 岁以内患者 100% 相符（见表 61.3）[31]。

病理学

与 NF1 相关的皮肤神经纤维瘤、咖啡牛奶斑和恶性周围神经鞘瘤与这些皮损的散发病例有着相似的组织学表现。受累者的咖啡牛奶斑具有特征性的表皮黑色素增多，其他非特异性表现包括巨大黑素颗粒和黑素细胞数量较正常皮肤增加[67]。

皮肤神经纤维瘤表现为真皮内境界清楚无包膜、由细小神经纤维和松散排列的梭形细胞组成的聚集体，梭形细胞有淡染的胞质和长波浪形细胞核（见第 115 章）。这些梭形细胞包括成纤维细胞、施旺细胞和神经周细胞，分布在含有不定量黏蛋白和散在的肥大细胞的胶原间质内。如细胞核有丝分裂活跃应怀疑恶变。

丛状神经纤维瘤是特殊的 NF1。组织学上由肥大的神经组成，绕以黏液基质中的梭形成纤维细胞和施旺细胞（见 115 章）。在某些丛状神经纤维瘤中，可见神经纤维瘤组织广泛累及真皮乳头层和网状层。间质中胶原多于黏液成分，并且可发生器官样分化，形成类似 Meissner 小体的结构。

恶性外周神经鞘瘤由细胞和黏液区交替组成。这些细胞（同神经纤维瘤细胞）S100 染色阳性，呈多形性，且有深染的波浪形核（见第 115 章）。常见有丝分裂活跃及血管周围涡形聚集的肿瘤细胞。病变区域可见骨质及软骨分化，伴有透明样化结节。

鉴别诊断

当符合 NIH（美国国立卫生研究院）会议制订的诊断标准时，有 NF1 全部表现的患者通常可以直接做出诊断[68]（见表 61.3）。因为缺乏与年龄相关的临床特征，因此对婴儿的诊断比较困难，对仅有 6 个或以上咖啡牛奶斑而无其他表现的儿童来说尤其如此（可疑 NF1）[69]。此类临床情况见图 61.10。一项对 110 名有 NF1 的牛奶咖啡斑表现但无其他 NF1 表现的儿童（年龄中位数：3 岁；范围：1 月至 17 岁）临床观察发现，33/44（77%）位具有 ≥6 个"典型"牛奶咖啡斑的儿童最终符合 NF1 诊断标准（几乎都在 6 岁以前），而具有 ≥6 个"不典型"牛奶咖啡斑（边界不清、不规则，着色不均匀）的儿童仅为 2/15（15%），<6 个牛奶咖啡的儿童为 0/51[70]。

临床上可行 *NF1* 基因检测的多步综合分析方法包括逆转录 PCR、直接测序、微卫星标记分析、多重连接探针扩增技术（multiplex ligation-dependent probe

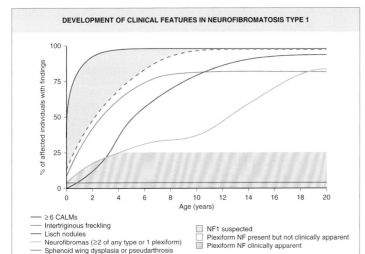

Fig. 61.9 Development of clinical features in neurofibromatosis type 1. The time course of major diagnostic lesions that develop in NF1. During the first few years of life, a child may have only café-au-lait macules. *Adapted from DeBella K, Szudek J, Friedman JM. Use of the National Institutes of Health criteria for diagnosis of neurofibromatosis 1 in children. Pediatrics 2000;105:608–14.*

由于授权限制，本图片保留英文

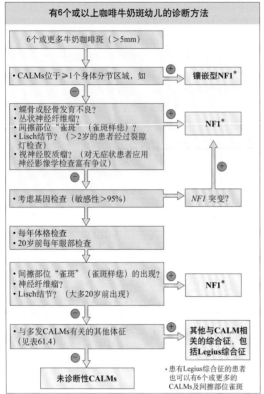

图 61.10　有 6 个或以上咖啡牛奶斑幼儿的诊断方法。 这些患者一半以上最终会被诊断 NF1，或其他伴随咖啡牛奶斑的综合征（见表 61.4）。虽然这些综合征罕见，但如不出现其他 NF1 征象，则还应考虑这些诊断。可行 *NF1* 的基因检测

amplification，MLPA）和间期荧光标记的原位杂交技术。此种基因检测能够确定 ≥ 95% 符合 NIH 诊断标准的非始发患者的潜在基因突变，还可以用于单独使用基因组 DNA 测序漏掉的致病性剪接位点突变和缺失的检测。使那些不能（或暂时不能）符合诊断标准的幼儿及不典型临床表现的患者能够得到准确的诊断。也可以作为受累家族的产前或胚胎植入前诊断的一种方法。

单侧腋窝或者腹股沟区的斑痣可见于节段性 NF1 患者（如上）以及局部单侧着色病（PUL）或斑点状雀斑样痣（雀斑痣）的患者[71]。典型特征为这种节段分布的皮疹在中线上被清楚地分隔开。但仍偶见双侧受累者。PUL 与节段型 NF1 可以同时发生在一个患者身上[72]。除斑痣外，牛奶咖啡斑的存在更支持 NF1 的诊断。当患者疑诊为节段性 NF1 但外周血没有检测到突变时，可以通过分析分离自皮疹处活检标本（如牛奶咖啡斑或神经纤维瘤）的黑素细胞或施旺细胞的

NF1 基因明确诊断。

有些患者家族倾向性地出现多发"典型"的 NF1 样牛奶咖啡斑（通常与间擦部位"雀斑"有关），却不出现神经纤维瘤或 Lisch 结节，缺乏潜在的 *NF1* 突变。大约 70% 的此类患者为杂合突变，使 *SPRED1* 基因失活。*SPRED1* 基因编码的蛋白能够抑制 Ras-Raf 相互作用，从而（如神经纤维瘤蛋白）负向调节 MAPK 通路[73-74]。这种常染色体显性遗传情况被称为 Legius 综合征或 NF1 样综合征，占符合 NF1 诊断标准患者的 2%[74]。其他与多发牛奶咖啡斑有关的疾病表现见表 61.4，其中有些是由基因缺陷导致 MAPK 通路增强的。

以前 2 型神经纤维瘤病（NF2）被划分在 NF1 内。然而 NF2 的临床与分子遗传学表现明显不同于 NF1（表 61.6）。与 NF1 相比，NF2 的患病率和皮肤表现发生率较低。Lisch 结节并非 NF2 的特征。NF2 的诊断依赖于前庭神经鞘瘤。1990 年 NF2 的诊断标准将神经纤维瘤作为一种标志性肿瘤纳入[75]。而在 1997 年更新的标准中，神经纤维瘤不再被作为 NF2 的诊断标准[76]。Mautner 等[77]发现 60% NF2 患者有皮肤肿瘤，通常为神经鞘瘤，位于四肢或躯干的周围神经，呈扁平状或皮下球形结节。在这组患者中，虽然有 1/3 的受累者有咖啡牛奶斑，但是 88 个患者中只有 2 个患者有 6 个或以上的咖啡牛奶斑。

McCune-Albright 综合征的患者也可以出现牛奶咖啡斑，出生时即出现或在婴儿期变得明显。但该病除了牛奶咖啡斑外，尚有多发性骨纤维发育异常（嵌合体外通常为致死性的）和内分泌功能亢进（通常为性早熟）等散发症状。在受累组织中编码 Gsα 蛋白（为 G 蛋白的 α-亚基，可激活腺嘌呤环化酶）的基因发生镶嵌突变的激活；Gsα 活性的增加导致细胞内环腺苷酸水平的增加。McCune-Albright 综合征的咖啡牛

表 61.6　2 型神经纤维瘤病的主要特征

- 常染色体显性遗传病；发病率约 1/40 000
- 约一半的病例来自于新发的突变而不是遗传（类似于 NF1）
- 双侧前庭神经鞘瘤、硬脑膜脊膜肉瘤和脊髓肿瘤
- 2/3 的患者发生皮肤神经鞘瘤，大约 50% 的患者可发生牛奶咖啡斑，但在数目上少于 NF1*
- 没有 Lisch 结节或精神发育迟缓 / 学习能力缺失
- *NF2* 基因定位于染色体 22q12，编码约 600 个氨基酸的细胞骨架相关蛋白，称为 merlin 蛋白 / 神经纤维瘤蛋白 2，其结构和膜细胞骨架连结蛋白 ERM（ezrin 蛋白－根蛋白－膜突蛋白）蛋白家族有关

* 在两大组 NF2 患者（n = 161）中，仅有 2 个患者有 5 个以上符合 NF1 诊断标准中大小要求的 CALMs，其中出现 CALMs 皮损的患者超过一半只有一个 CALMs（72 人中 41 人）

奶斑与 NF1 中的不同，前者及其他形式的"色素沉着镶嵌"通常直径更大，呈线性（如沿 Blaschko 线分布的宽条带）或节段性分布，通常不超过中线，边缘不规则，类似于"海岸线"。最常见于头颈部、躯干和臀部。

丛状神经纤维瘤需要与先天性黑素细胞痣鉴别，尤其当其出现色素沉着过度伴毛发增多时。同样，不要将伴有卫星灶与显著神经再生的巨大先天性黑素细胞痣患者误诊为 NF1。

治疗

NF1 患者的治疗需要多学科综合治疗[68, 76]，如有可能最好在具有多专科的 NF 诊所进行治疗。皮肤科医生常被要求对相关儿童进行协助诊断。确诊一个新的 NF1 患者需要综合评估详细病史（个人史及家族史）和体格检查，要特别注意体征及临床症状（见表 61.2）。作为对 NF1 患者的初期关怀，对患者深入的谈话应该包含疾病发生史、可能的并发症、神经发育后遗症、心理社会方面及遗传咨询。表 61.5 概括了 NF1 患者的评估及治疗建议[78-79]。全程治疗的目的包括早期认识并治疗并发症，学术及职业成就最大化，疾病的心理损伤最小化。

NF1 的皮损引起了许多年龄相关的治疗问题。先天性丛状神经纤维瘤可以在童年早期增长为巨大的瘤体。这时需要多学科的专家实行外科手术以切除深在弥漫的瘤体，但皮损术后易复发。牛奶咖啡斑可能有美容需要，但不需要治疗或对治疗反应好。当行激光治疗时，牛奶咖啡斑倾向于持续存在或复发（见第 137 章）。在青春期和成人期，移除皮肤神经纤维瘤可能为功能性或美容需要。简单的外科手术切除可作为一些特定皮损的治疗方案，激光切除或电烙术可以用来切除大量小的皮肤神经纤维瘤[80-81]，但是复发很常见，并且可能出现增生性瘢痕。

终身监测 MPNST 的发展十分必要，特别是那些有发展为恶性风险的患者，包括已知存在 PNF、继发于多发神经根肿瘤的多发神经病变、放射治疗史（有报道示放射区域发生 MPNST）或种系 NF1 微缺失[41]。生长速度、硬度、疼痛或与 PNF 相关的神经症状加剧需要进一步评估。[18]F-FDG 的 PET-CT 有助于 PNF 恶性变的早期检测[82]。对于症状性病变，推荐延迟显像（[18]F-FDG 注射 4 小时后）最大标准摄取值（SUVmax）≥ 3.5 的组织学评估[83]。

针对 NF1 患者的多个合并症 PNF 和（或）MPNST 的靶向治疗目前尚在研究中，包括：甲磺酸伊马替尼和肥大细胞上 c-Kit 受体的抑制剂（见"发病机制"部分和图 61.2）；雷帕霉素（西罗莫司）及其他哺乳动物

雷帕霉素靶蛋白（mTOR）、上游 PI3K/AKT 信号通路；MAPK 通道抑制剂（如司美替尼和其他 MEK 或 RAF 抑制剂）及血管内皮生长因子受体（VEGFRs）[24, 84-86a]。

以下机构为患者及家属提供资源：神经纤维瘤病网站（www.nfnetwork.org），神经纤维瘤病临床协会（www.nfpittsburgh.org），儿童肿瘤基金会（www.ctf.org）和英国神经纤维瘤病协会（www.nfauk.org）。

复合性结节性硬化症

同义名： ■ 结节性硬化（tuberous sclerosis）■ Bourneville 病（Bourneville disease）■ Bourneville-Pringle 病（Bourneville-Pringle disease）■ Epiloia（癫痫、智力降低、血管纤维瘤；epilepsy, low intelligence, angiofibroma）

要点

- ■ 结节性硬化症是一种常染色体显性遗传病，出生发病率约为 1/10 000。
- ■ 典型的皮肤表现包括：色素减退斑，面部血管纤维瘤，胶原瘤和甲周纤维瘤。
- ■ 具有特征性的口腔表现为牙龈纤维瘤和牙釉质小凹。
- ■ 错构瘤可见于眼睛和许多内脏器官，包括脑、肾、心和肺。
- ■ 常出现癫痫发作、精神异常和神经精神疾病。
- ■ 高达 75% 的病例来源于自发性突变。
- ■ 已明确的突变基因包括 2 个：TSC1 和 TSC2；他们的蛋白产物分别为 hamartin 和 tuberin。

引言

复合性结节性硬化症（tuberous sclerosis complex，TSC）是一种常染色体显性遗传性疾病。其特点为癫痫发作，智力缺陷和皮肤表现包括脱色斑和面部血管纤维瘤。如同 NF1，皮肤损害往往是其最初的临床表现，所以皮肤科医生常需要协助诊断 TSC。

历史

19 世纪中叶，Virchow 可能是第一个发现脑组织中硬结的人；同时 von Recklinghausen 描述了一个心脏中出现硬结和肌瘤的类似患者[39]。1880—1900 年，Bourneville 第一次系统描述了该病，包括神经系统和皮肤表现。1908 年，Vogt 第一次提出了经典的三联征，包括癫痫、智力低下和血管纤维瘤（称为 Vogt 三联

征）。1911 年 Sherlock 提出了"结节性硬化症"这个术语。1920 年 van der Hoeve 描述了他称之为"晶状体瘤"的视网膜错构瘤（后来称之为斑痣性错构瘤病）[87]。在当时，检查眼底是对活体唯一能做的中枢神经系统（CNS）检查。

流行病学

TSC 的出生发病率约 1/10 000，整体来说患病率约为 1/30 000 至 1/10 000 之间[88-89]。

发病机制

TSC 的发生似乎是一种细胞增殖、迁移和分化障碍，如错构瘤的形成过程。为常染色体显性遗传。大多数受累者为新的自发突变。

20 世纪 80 年代开始来自世界各地对 TSC 家族的研究报告，在受累家族中，该病的致病基因定位于染色体 9q34。进一步研究发现另一致病基因位于染色体 16p13[90]。1994 年，Povey 等对 32 个家系进行分析，发现约一半突变与染色体 9q34（TSC1）相关，而另一半突变与染色体 16p13 有关（TSC2）。

1993 年，在一组 TSC 家系中确定了位于 16 号染色体的 TSC2 基因，并且发现了该基因的缺失或突变[92]。TSC2 基因包含 41 个小外显子，编码 1807 个氨基酸，蛋白产物为 200 kDa，称为薯球蛋白（tuberin），与神经纤维蛋白相似，该蛋白也包含一个 GAP 结构域（图 61.11）。tuberin 参与激活 Rab5（参与胞吞作用的蛋白）

的鸟苷酸磷酸酶（GTPase）活性。Rheb 是一种 Ras 相关蛋白，激活 mTOR 通路。通过关闭 Rheb，tuberin 可以通过 mTOR 通路抑制细胞生长和增殖。mTOR 在细胞对营养、能量水平及许多生长因子的反应中起到重要调节作用。

1997 年确定了 TSC1 基因，包含 23 个外显子，编码 130 kDa 的蛋白质，名为 hamartin[94]。hamartin 与 tuberin 或其他已知抑癌基因无同源序列，但是 hamartin 与 tuberin[95] 和其他细胞骨架结构相互作用，与 tuberin 共同负向调节 mTOR 通路[96-97]。对 TSC 患者，mTOR 抑制剂雷帕霉素及相关药物能够起到治疗作用（见图 61.11 及"治疗"部分）。

TSC2 突变在大量 TSC 患者中被确认，比 TSC1 突变更频繁，大概比例约 3：1[98-99]。然而在家族性病例中，TSC2 及 TSC1 的比例更为相近。值得注意的是，相对于 TSC1 突变者，TSC2 突变的患者倾向于拥有更为严重的表型。因 TSC2 突变所致的家族性 TSC 比原发病例表现要轻[98-99]，可能反映了在表现更为严重的患者中基因突变复制的可能性减少。一些表现温和的散发性 TSC 患者为 TSC1 或 TSC2 基因突变的镶嵌型。如果有性腺受累，他们可能把疾病遗传给下一代。

在小鼠模型中，因野生型 TSC1 等位基因丢失，杂合子 TSC1 突变（Tsc1 +/−）小鼠可发展成肾和肾外肿瘤，如肝血管瘤。杂合子 Tsc2 小鼠（Tsc2 +/−）表现出多发双侧肾囊腺瘤、肝血管瘤及肺腺瘤的高发病率。进展为

图 61.11 TSC 基因及其蛋白产物。 TSC1 和 TSC2 基因分别位于染色体 9q34 和 16p13。TSC1 基因的产物 hamartin，与 TSC2 基因产物 tuberin 相互作用，通过小 GTP 酶 Rab 和 Rheb 负向调节信号通路。像 Ras 一样，Rab 和 Rheb 的活性依赖于结合 GTP；tuberin（类似于神经纤维瘤蛋白）加速 GTP 向 GDP 转化，从而关闭 Rab 和 Rheb。雷帕霉素（西罗莫司）及其类似物（如依维莫司）与 FK506- 结合蛋白 -12（FKBP12）结合组成一种复合物，然后结合并抑制 mTOR。AKT，人类中与小鼠 AKT8 逆转录病毒转化序列同源的蛋白

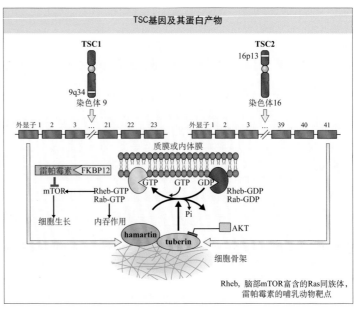

TSC基因及其蛋白产物

肾癌、肝血管瘤的致死性出血及血管肉瘤偶可发生[100]。这些小鼠也可出现与海马 mTOR 通路高度活化相关的学习及记忆异常。用 mTOR 抑制剂雷帕霉素治疗成年鼠能够改善认知功能[101]。

临床特征

与 NF1 相同，TSC 最早的一些临床表现为皮肤改变，因此需要皮肤科医生参与诊断（表 61.7）。

表 61.7　TSC 的主要临床特征

皮肤

- 颜面血管纤维瘤（约 80%）和前额纤维斑块（约 20%）
- 减色斑（90% ～ 100%）——多角形；披针状卵圆形（灰叶斑）；雪花样斑
- 鲨鱼皮样斑（40% ～ 50%）
- 甲周纤维瘤（30% ～ 60%）
- 锤状软疣
- 牛奶咖啡斑

眼

- 视网膜错构瘤（约 40%）
- 无色视网膜瘤（约 40%）
- 视网膜星形细胞瘤

骨骼系统

- 膀胱区域骨质疏松，特别是耻骨

牙齿

- 牙釉质凹陷（> 90%）
- 牙龈纤维瘤

肺

- 淋巴管平滑肌瘤（女性 ≥ 30% ～ 40%）

肾

- 多发性双侧血管肌脂瘤（75% ～ 90%）
- 囊肿
- 癌

内分泌

- 性早熟
- 甲状腺功能减退

神经系统

- 皮质结节（> 90%）
- 室管膜下结节 *（> 80%）
- 室管膜下巨细胞星形细胞瘤 †（5% ～ 15%）
- 癫痫（70% ～ 95%），包括婴儿性痉挛（约 60%）
- 神经智力发育迟缓（> 50%）

心血管系统

- 心肌横纹肌瘤 ‡（80% 的婴儿）
- Wolff-Parkinson-White 综合征

---

* 青春期前几乎所有患者均有。

† 也称为室管膜下巨细胞瘤。

‡ 在最初的几年后，随着患者年龄的增长，更难将其与正常心肌组区分开

眼、皮肤表现

图 61.12 显示了 TSC 皮肤损害的发展顺序。色素减退斑并不是像白癜风一样的色素脱失，而是色素减退（图 61.13）。伍德灯有助于检测此类皮损，在肤色浅的儿童中可能表现得很细微。减色斑常常在出生时或几个月内出现，但是有时白色皮肤患者的表现可延迟至儿童期早期。可能有许多种形态，最常见的为小的（< 2 cm）多边形或拇指纹形斑[102]。尖刀状卵圆形减色斑或者称灰叶斑（命名来源于东部山区灰树），一端为圆形另一端逐渐变尖，大小从 1 cm 至 12 cm 不等。虽然此类斑疹比多边形斑少见，但其为 TSC 的特征性表现。

超过 90% 的 TSC 患者有一个以上的色素减退斑[103]，一些患者的皮损甚至超过 100 个。还可以见到 1 ～ 2 mm 的点滴状减色斑（也称为"白雀斑"或"五彩纸屑斑"或"雪花斑"），特别是在肢端（图 61.14）。尽管点滴状减色斑在患病婴儿中的发生率不到 5%，但却可能是 TSC 最具特征性的色素表现[102-103]。

大约有 1% ～ 4% 的健康婴幼儿可以出现局限的减色斑，即无色素痣（见第 66 章）[102, 104-105]。Debard 和 Richardet[104] 对 9737 名 1 ～ 18 个月的婴儿皮肤进行了研究，发现 0.7% 的婴儿有一个或两个大于 1 cm 的白斑，但正常婴儿减色斑都不超过 3 个。因此，三个或三个以上减色斑（直径 ≥ 5 mm）被选定为临床诊断 TS 的主要标准[106]（表 61.8）。当下面皮肤受累时，成簇的头发、眉毛、睫毛可能颜色变浅或变白（白发症）。

据报道 30% 的 TS 患者有咖啡牛奶斑（CALMs），通常是在出生的头几个月出现[102-103]。但大多数 TSC 患者少于 6 个 CALMs，不能诊断为 NF1。

血管纤维瘤，以前称作"皮脂腺腺瘤"，在出生时通常不存在，在 2 岁内可在面部中央出现，在成人期前约有 80% 的患者会出现。皮损最初可为脸颊和前额的红斑，然后进展为粉红色至红色、红棕色的丘疹或丘疹结节，可融合为斑块。丘疹往往呈圆顶形，表面光滑有光泽（图 61.15A）。除了遗传嵌合体，面部血管纤维瘤总是双侧对称。因为一个或两个血管纤维瘤（纤维性丘疹）在人群中相对常见，所以 TSC 的诊断标准需要至少 3 个血管纤维瘤存在[106]。

头部纤维斑块为一类大的变异的血管纤维瘤，约 20% TSC 患者可于面部或头部出现。这类斑块好发于前额，通常质硬，黄棕色至粉棕色不等（图 61.15B）。随时间缓慢生长。

另一个位于躯干的特征性皮损是鲨鱼皮样（"皮

图 61.12　TSC 的皮损发展。减色斑通常是出生时能发现的唯一皮肤表现

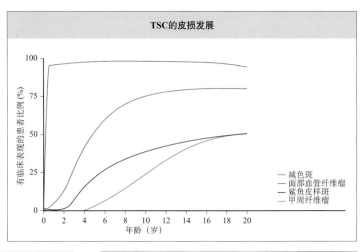

TSC的皮损发展

（纵轴：有临床表现的患者比例 (%)；横轴：年龄（岁））

— 减色斑
— 面部血管纤维瘤
— 鲨鱼皮样斑
— 甲周纤维瘤

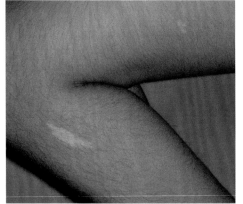

图 61.13　一位患 TSC 的男孩的灰叶斑（Courtesy，Ángela Hernández-Martín，MD.）

图 61.14　TSC 的点状白斑。多发 1～2 mm 大小的色素减退性雪花样斑（Courtesy，Jean L Bolognia，MD.）

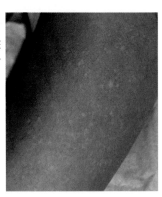

革"）斑，是一种胶原瘤（见第 116 章）。最常见于腰骶部，通常 2 岁左右开始出现，偶尔更早。这类皮损可在近一半的 TSC 患者中出现[103]。临床可见肤色、

表 61.8　2012 年更新的复合性结节性硬化症的诊断标准[106, 119] *与 1998 年诊断标准不同的部分用斜体字表示*
主要标准
减色斑（≥3 个，*直径≥5 mm*）
面部血管纤维瘤（≥3 个）或头部纤维斑块
甲纤维瘤（≥2 个）
鲨鱼皮样斑
多发性视网膜结节错构瘤
皮质发育不良（包括结节和脑白质径向迁移）
室管膜下结节
室管膜下巨细胞性星形细胞瘤
心肌横纹肌瘤
淋巴管平滑肌瘤
血管平滑肌脂肪瘤（≥2 个；肾＞＞其他器官，如肝）
次要标准
雪花斑样皮损
牙釉质凹陷（≥3 个）
口腔纤维瘤（≥2 个）
视网膜色素脱失斑
多发型肾囊肿
非肾性错构瘤
临床确诊标准
● 任意两个主要标准 * 或一个主要标准及≥两个次要标准
临床疑诊标准
● 任意一个主要标准或≥两个次要标准
基因确诊诊断 [†]
● 血或正常组织检测出明确病因：*TSC1 或 TSC2 基因突变*
关键：
皮肤　　　　　　*皮肤外*
* 除外淋巴管平滑肌瘤＋血管平滑肌脂肪瘤
[†] 当疑诊 TSC 但不能临床确诊及基因咨询和计划生育时可进行基因检测；10%～25% 的 TSC 患者无法通过传统的基因检测确认致病性突变，所以阴性结果并不能排除 TSC，除非相关亲属有已知致病性突变

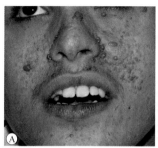

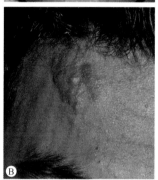

图 61.15　TSC 患者的面部血管纤维瘤和纤维性斑块。A.青少年多发颊部和鼻部圆顶状、粉红-褐色丘疹。B.最常见区域，额部，纤维性斑块（A, Courtesy, Julie V Schaffer, MD; B, Courtesy, Ángela Hernández-Martín, MD.）

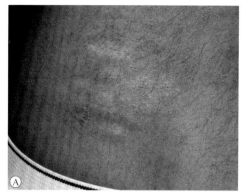

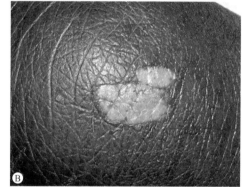

图 61.16　TSC 患者的鲨鱼皮样斑。A, B.鲨鱼皮样斑实际上是斑块，可为色素增加或肤色（A），或色素减退（B）。表面类似皮革或猪皮（A, B, Courtesy, Julie V Schaffer, MD.）

色素增加或偶为色素减退性斑块，直径可达 10 cm 大小，表面粗糙不平（图 61.16A、B）。皮疹可多发。其特点明显，稍有凹陷，毛孔扩张，产生猪皮样外观。在 TSC 患者中也出现了一种"滤泡囊肿与胶原错构瘤"，特点是含有粉刺、角质的囊肿及胶原沉积[107]。

甲周纤维瘤（Koenen 肿瘤）在儿童后期出现，在成年时可继续进展。甲周纤维瘤好发于指甲近端甲襞或侧缘甲襞，大多发生于趾甲周围（图 61.17）。相比之下，起源于甲板下的甲下纤维瘤、近端狭窄的纵向红线（"红色彗星"）则好发于指甲。除此之外，无明显可见肿瘤的皮损可造成甲板变形（如甲纵沟）（见图 61.17）。

有些 TSC 患者尚可见柔软、有蒂、肤色丘疹及结节（锤状软疣）。这些皮损类似大的软垂疣，好发于屈侧，如颈部、腋下和腹股沟区域。

有 20% ～ 70% 的 TSC 患者发生口腔纤维瘤，成人发病率较儿童更高[102, 108]。齿龈是最好发的区域，但是皮损也可发生于颊或唇黏膜上，偶发于舌头。几乎在所有 TSC 患者中都出现牙釉质小凹，而对照组只有 < 10% ～ 70%（经过仔细检查）的人出现[109-110]。但是，一个研究表明 70%TSC 患者出现 > 10 个小凹，对照组只有 4%[110]。

约一半的 ISC 患者有视网膜病变，其中约 40% 为视网膜错构瘤（图 61.18）。最常见的错构瘤为扁平的

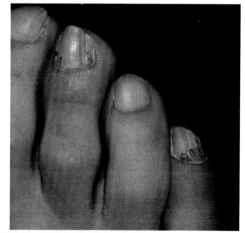

图 61.17　TSC 的甲纤维瘤。发生在甲周部分的趾部多发性纤维瘤。注意相关的纵行沟（Courtesy, Julie V Schaffer, MD.）

半透明损害（70%），其次为多结节的"桑葚"样损害（55%）和中间类型病变（9%）。40% 的受累患者可以

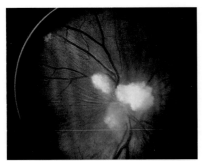

图 61.18　TSC 视网膜错构瘤（Courtesy, Jean L Bolognia, MD.）

出现凿孔状视网膜脱色区[111]。TSC 患者的眼部皮损大多不会造成视力丧失。

神经系统表现

约 70% 的患儿可出现婴儿痉挛症，屈伸四肢、躯干和头部 < 1 ~ 3 秒，间隔数秒，可持续数分钟。这种痉挛在 3 月龄左右开始发生，而其他类型 TSC 相关的癫痫发作在 1 月时开始[112]。婴儿痉挛症的特征性脑电图变化被称为高峰律[112-113]。

TSC 儿童及成人智力障碍发生率很高，但程度不同[112-113]。TSC 相关神经精神障碍（TAND）还包括自闭症、注意力缺陷障碍、攻击行为和精神疾病[114-116]。

80% 的 2 岁以下 TS 患儿，MRI（更敏感）或 CT 扫描可见沿心室表面分布的多发性室管膜下结节。这些结节进行性钙化，可见于所有的青春期患者[117]。室管膜下巨细胞性星形细胞瘤（SEGAs）发生于 5% ~ 15% 的 ISC 患者，通常在儿童期出现[118]。不像室管膜下结节，SEGAs 会随时间变化而增大，可能引发神经性症状，在 MRI 或 CT 上表现为对比度增强[119]。皮质发育不良的类型包括脑白质径向迁移及高度特征性结节（神经胶质错构瘤），约 90% 的患者能通过 MRI 检测到[117]。

心血管系统表现

> 80% 的 ISC 婴儿患有心脏横纹肌瘤，可在产前或出生后由心脏超声或 MRI 检测到[117]。然而，心脏横纹肌瘤在 3 岁内会逐渐消失[120]，通常在成年时完全消失。心律失常，尤其是预激综合征（Wolff-Parkinson-White syndrome）在患者中更常见[120]。

肾表现

TSC 患者的常规肾超声经常可以发现双侧多发性血管平滑肌脂肪瘤。尽管大多数损害是无症状的，特别是在童年时期且瘤体直径小于 4 cm 时[120]。患有严重肾囊肿的 TSC 儿童常常有相邻基因综合征，即在一单个大段染色体缺失中同时失去 TSC2 基因和多囊肾病

（PDK）基因[122]。偶见 TS 患者发生肾细胞癌。

其他临床表现

肺淋巴管平滑肌瘤通常无症状，发生于至少 30% ~ 40% 的 TSC 女性。高分辨率 CT 扫描显示这些损害为囊肿表现。男性很少出现这种表现[123]，雌激素可能有刺激肺平滑肌生长的作用[124]。有报道称因体细胞双等位基因 TSC2 基因突变导致淋巴管平滑肌瘤偶尔出现，也有很多患者出现肾血管平滑肌脂肪瘤。多中心微结节样肺泡细胞增生症、消化道错构瘤性息肉、血管异常和偏侧肥大也有报道[125-126, 126a]。

病理学

色素减退斑表现为表皮黑色素减少而黑素细胞数目正常。这些黑素细胞的树突发育不良[127]。电镜下可见小而幼稚的黑素小体，数目、黑素化的程度及转移至角质形成细胞的能力都有下降[127-129]。

血管纤维瘤由不规则增生的纤维组织及血管构成。错构瘤的不断扩增可能压迫附属结构。毛囊周围纤维化为其特征。头部纤维性斑块有相似的组织病理学表现。

鲨鱼皮样斑（图 61.19）和甲纤维瘤在组织学上为胶原瘤。真皮被大量的胶原纤维束取代，弹性纤维通常缺失。成纤维细胞可能增大且形态不典型。

鉴别诊断

TSC 的诊断依据于 1998 年提出，2012 年更新（见表 61.8）。四条主要诊断标准为皮肤相关，全面的皮肤科检查有助于诊断。虽然癫痫可发生于大部分受累婴儿，但是有多发色素减退斑的无症状婴儿才考虑 TSC 可能。这类临床情况的诊断方法列于图 61.20。心脏超声对婴儿诊断很有帮助，在此年龄阶段也比用头部 MRI 来检测 CNS 病变更容易实现。

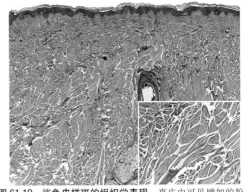

图 61.19　鲨鱼皮样斑的组织学表现。真皮内可见增加的胶原形成的胶原束（Courtesy, Lorenzo Cerroni, MD.）

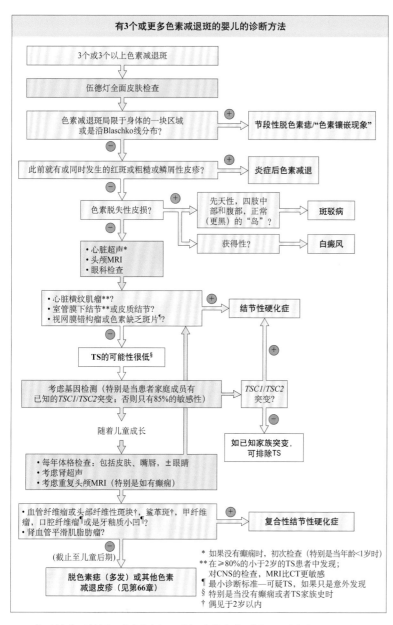

图 61.20　有 3 个或更多色素减退斑的婴儿的诊断方法。斑疹少于 3 个且没有 TSC 家族史的儿童患此病的可能性极低

有3个或更多色素减退斑的婴儿的诊断方法

3个或3个以上色素减退斑

伍德灯全面皮肤检查

色素减退斑局限于身体的一块区域 或是沿Blaschko线分布？ ⊕→ 节段性脱色素痣/"色素镶嵌现象"

⊖

此前就有或同时发生的红斑或粗糙或鳞屑性皮疹？ ⊕→ 炎症后色素减退

色素脱失性皮损？ ⊕→ 先天性，四肢中部和腹部，正常（更黑）的"岛"？ → 斑驳病

获得性？ → 白癜风

• 心脏超声*
• 头颅MRI
• 眼科检查

• 心脏横纹肌瘤**？
• 室管膜下结节**或皮质结节？
• 视网膜错构瘤或色素缺乏斑片？ ⊕→ 结节性硬化症

⊖

TS的可能性很低§

考虑基因检测（特别是当患者家庭成员有已知的TSC1/TSC2突变；否则只有85%的敏感性） → TSC1/TSC2 突变？

⊕→ 结节性硬化症

⊖→ 如已知家族突变，可排除TS

随着儿童成长

• 每年体格检查：包括皮肤、嘴唇、±眼睛
• 考虑肾超声
• 考虑重复头颅MRI（特别是如有癫痫）

• 血管纤维瘤或头部纤维性斑块†，鲨革斑†，甲纤维瘤，口腔纤维瘤¶或是牙釉质小凹¶？
• 肾血管平滑肌脂肪瘤？ ⊕→ 复合性结节性硬化症

⊖

（截止至儿童后期）

脱色素痣（多发）或其他色素减退皮疹（见第66章）

* 如果没有癫痫时，初次检查（特别是当年龄<1岁时）
** 在≥80%的小于2岁的TS患者中发现；对CNS的检查，MRI比CT更敏感
§ 最小诊断标准—可疑TS，如果只是意外发现
§ 特别是当没有癫痫或者TS家族史时
† 偶见于2岁以内

　　全面的基因检测，包括测序及重复或缺失序列分析，能够确定约 85% 符合临床诊断 TSC 标准的患者 *TSC1* 或 *TSC2* 基因的致病性突变。检测不到突变的 TSC 患者可能是镶嵌型或在非编码区有非常规突变，此类患者表现相对温和。

　　多发性内分泌腺瘤病 1（multiple endocrine neoplasia type 1，MEN1；见第 63 章）患者具有面部多发血管纤维瘤、胶质瘤、牙龈丘疹及雪花样色素减退斑。面部多发血管纤维瘤也可见于患 BHD 综合征（Birt-Hogg-Dube syndrome，见第 111 章）的患者。面部多发性血管纤维瘤的临床鉴别诊断可能包括寻常型痤疮、毛发上皮瘤，但是痤疮样皮疹会在数月后消退。毛发上皮瘤皮损的红色较浅，但往往需要通过活检以明确诊断。面部多发丘疹的其他原因列于表 36.2 和图 111.5。

同上，无色素痣是先天性色素减退斑疹或斑片的常见原因，一些婴儿有不止一个此类皮损。占一个节段区域（节段性色素沉着障碍）或沿 Blaschko 线的更大的无色素痣可能由受累区域的多发色素减退斑构成。鉴别 TSC 的色素减退斑与炎症后色素减退斑及斑驳病或白癜风的黑素缺乏的要点列于图 61.20。特发性滴状色素减少症（idiopathic guttate hypomelanosis，IGH）可类似于 TS 的雪花样白色区域。但是，IGH 是获得性的，好发于老年人的胫骨和伸侧臂。

先天性平滑肌错构瘤可以在婴儿期出现，表现为质硬、肤色至色素沉着性斑块，可能与鲨鱼皮样斑类似。但是，错构瘤在摩擦后更突出（假 Darier 征），包括毛囊性丘疹（由增生性立毛肌引起）、多毛症，而不是明显的毛囊孔凹陷。平滑肌错构瘤的组织病理特点为真皮内大量平滑肌束，而不是胶原束。

治疗

TSC 几乎会累及所有器官，即使在一个家系内临床表现也会有极大的不同。一些并发症和体征在出生时就可以出现，而其他的会较晚出现。2012 年国际结节性硬化症共识会议推荐的 TSC 患者的评估及治疗方法概述于表 61.9 中 [120, 130-131]。TSC 患者的检查应该集中于检查比较有意义的、可治疗的临床表现及并发症，为患者及家人提供基因咨询也十分重要。在 TSC 患者的临床试验中，mTOR 抑制剂雷帕霉素（西罗莫司）及依维莫司的系统治疗能够使 SEGAs、顽固性癫痫消退、

表 61.9　TSC 患者的评估与治疗 [131]
新诊断的
● TSC 相关神经精神障碍（TAND）相关的神经发育及行为测试（特别是儿童）
● 脑部 MRI（有或无钆）：评估结节、移行性缺失、室管膜下结节及 SEGA*
● EEG；如有 TAND 的异常或症状，需行 24 小时 EEG；教育患者家属能够识别婴儿痉挛症
● 眼科检查，包括扩张性眼底镜检查
● ECG
● 心脏超声（＜ 3 岁儿童）；如产前超声检查示横纹肌瘤，需考虑胎儿心脏超声
● 腹部 MRI：检测血管平滑肌脂肪瘤及肾囊肿（最好经过 CT 或超声检查）
● 评估血压，确定 GFR
● 高分辨率胸部 CT，肺功能测试（PFTs）：以检测淋巴管平滑肌瘤（所有 ≥ 18 岁女性；有症状的青少年及成人）
● 详细的牙科及皮肤科检查
已确诊的（检测并发症）
● 每年监测 TAND；全面正式评估 TAND：0 ～ 3 岁，3 ～ 6 岁，6 ～ 9 岁，12 ～ 16 岁及 18 ～ 25 岁
● 每 1 ～ 3 年行脑 MRI，直至 25 岁：检测 SEGA；如症状或 SEGA*† 较大或生长，需更频繁地行 MRI 检查
● 如果已知或怀疑癫痫或行为改变或认知功能下降，需行 EEG
● 如有眼部病变或视觉症状，则需每年进行眼科检查
● 无症状患者每 3 ～ 5 年行 ECG
● 患有心脏横纹肌瘤的无症状患儿需每 1 ～ 3 年检查心脏超声，直至监测到好转
● 每 1 ～ 3 年检查腹部 MRI：评估血管平滑肌脂肪瘤‡ 及肾囊肿的进展情况
● 至少每年监测血压、确定 GFR
● 有淋巴管平滑肌瘤风险的无症状患者每 5 ～ 10 年检查高分辨率胸部 CT，如有肺部囊肿每 2 ～ 3 年检查高分辨率胸部 CT 并每年检查 PFTs
● 至少每 6 个月进行一次牙科检查；7 岁前：全景 X 线
● 每年一次皮肤科检查
● 为生育年龄父母或考虑生孩子的新婚夫妇提供基因检测或基因咨询
潜在受累的家庭成员
● TSC 的皮肤科检查及眼科检查（如果皮肤表现无诊断价值）
● 考虑脑部 MRI、肾超声或心脏超声（婴儿）
● 考虑基因检测，如果家系中渊源者已确定有突变
* 如果 MRI 无法做，CT 或（囟门开放的婴儿）头部超声可作为次选。
† 儿童期确诊的无症状或稳定的 SEGA 患者应该在成人期继续定期行 MRI 检查，以确定 SEGA 没有生长。
‡ 无症状、持续生长、直径＞ 3 cm 的血管平滑肌脂肪瘤首选治疗为应用 mTOR 抑制剂；血管平滑肌脂肪瘤的急性出血推荐使用糖皮质激素的栓塞治疗。
CT，电子计算机断层扫描；MRI，磁共振成像；SEGA，室管膜下巨细胞星形细胞瘤

肾血管平滑肌脂肪瘤变小及（目前为止有 2～3 个临床试验）患淋巴管平滑肌瘤的女性肺功能改善[132-134]。

面部血管纤维瘤的数目及大小增加可能是在恶化。电外科学、磨削术及剥脱性点阵或脉冲燃料激光有不同效果。外用雷帕霉素已成功用于治疗血管纤维瘤、纤维性斑块及色素减退斑，系统吸收有限。雷帕霉素 <0.1% 至 1% 浓度都有应用，外用市售的 0.1% 的溶液（Rapamune® 1 mg/ml）比软膏、乳膏及凝胶制剂刺激性更强[135-138]。每日一次外用，3 个月内一般可以见到红斑退退、血管纤维瘤扁平，特别是在 10 岁以内开始治疗的患者。随机安慰剂对照研究中，TSC 患者应用 0.2% 的凝胶每日 2 次，3 个月后面部血管纤维瘤的

改善有统计学意义，而患儿对 0.1% 至 0.05% 浓度的凝胶也有有效反应[138]。

断续地用药经常会复发，每周三次外用药物效果有限[137]。不幸的是，雷帕霉素保险受限可能导致高额消费。

有许多对患者和家属有用的资源信息包括：结节性硬化协会（www.tsalliance.rog），美国国立神经疾病及脑卒中协会（www.ninds.nih.gov/disorder/tuberous_sclerosis/tuberous_sclerosis.htm）及结节性硬化协会（www.tuberous-sclerosis.org）。

（高嘉雯译　张悦昕校　王宝玺审）

参考文献

1. Zanca A, Zanca A. Antique illustrations of neurofibromatosis. Int J Dermatol 1980;19:55–8.
2. Ragge NK, Munier FL. Ancient neurofibromatosis. Nature 1994;368:815.
3. von Recklinghausen FD. Ueber die multiplen Fibrome der Haut und ihre Beziehung zu den multiplen Neuromen. Berlin: August Hirshwald; 1882.
4. Crowe FW, Schull WJ, Neel JV. A Clinical, Pathological and Genetic Study of Multiple Neurofibromatosis. Springfield, IL: Charles C Thomas; 1956.
5. Samuelsson B, Axelsson R. Neurofibromatosis. A clinical and genetic study of 96 cases in Gothenburg, Sweden. Acta Derm Venereol Suppl (Stockh) 1981;95:67–71.
6. Huson SM, Compston DA, Clark P, Harper PS. A genetic study of von Recklinghausen neurofibromatosis in south east Wales. I. Prevalence, fitness, mutation rate, and effect of parental transmission on severity. J Med Genet 1989;26:704–11.
7. Ritter JL, Riccardi VM. Von Recklinghausen neurofibromatosis (NF-1): an argument for very high penetrance and a comparison of sporadic and inherited cases. Am J Human Genet 1985;37:A135.
8. Skolnick MH, Ponder B, Seizinger B. Linkage of NF1 to 12 chromosome 17 markers: a summary of eight concurrent reports. Genomics 1987;1:382–3.
9. Fountain JW, Wallace MR, Bruce MA, et al. Physical mapping of a translocation breakpoint in neurofibromatosis. Science 1989;244:1085–7.
10. Ledbetter DH, Rich DC, O'Connell P, et al. Precise localization of NF1 to 17q11.2 by balanced translocation. Am J Human Genet 1989;44:20–4.
11. Wallace MR, Marchuk DA, Andersen LB, et al. Type 1 neurofibromatosis gene: identification of a large transcript disrupted in three NF1 patients. Science 1990;249:181–6.
12. Cawthon RM, Weiss R, Xu GF, et al. A major segment of the neurofibromatosis type 1 gene: cDNA sequence, genomic structure, and point mutations. Cell 1990;62:193–201.
13. Viskochil D, Buchberg AM, Xu G, et al. Deletions and a translocation interrupt a cloned gene at the neurofibromatosis type 1 locus. Cell 1990;62:187–92.
14. Shen MH, Harper PS, Upadhyaya M. Molecular genetics of neurofibromatosis type 1 (NF1). J Med Genet 1996;33:2–17.
15. Kluwe L, Siebert R, Gesk S, et al. Screening 500 unselected neurofibromatosis 1 patients for deletions of the NF1 gene. Hum Mutat 2004;23:111–16.
16. Upadhyaya M, Huson SM, Davies M, et al. An absence of cutaneous neurofibromas associated with a 3-bp inframe deletion in exon 17 of the NF1 gene (c.2970-2972 delAAT): evidence of a clinically significant NF1 genotype-phenotype correlation. Am J Hum Genet 2007;80:140–51.
17. Rojnueangnit K, Xie J, Gomes A, et al. High incidence of Noonan syndrome features including short stature and pulmonic stenosis in patients carrying NF1 missense mutations affecting p.Arg1809: genotype-phenotype correlation. Hum Mutat 2015;36:1052–63.

18. Mautner VF, Kluwe L, Friedrich RE, et al. Clinical characterisation of 29 neurofibromatosis type-1 patients with molecularly ascertained 1.4 Mb type-1 NF1 deletions. J Med Genet 2010;47:623–30.
19. Wigler MH. Oncoproteins. GAPs in understanding Ras. Nature 1990;346:696–7.
20. Gregory PE, Gutmann DH, Mitchell A, et al. Neurofibromatosis type 1 gene product (neurofibromin) associates with microtubules. Somat Cell Mol Genet 1993;19:265–74.
21. Colman SD, Williams CA, Wallace MR. Benign neurofibromas in type 1 neurofibromatosis (NF1) show somatic deletions of the NF1 gene. Nat Genet 1995;11:90–2.
22. De Schepper S, Maertens O, Callens T, et al. Somatic mutation analysis in NF1 cafe au lait spots reveals two NF1 hits in the melanocytes. J Invest Dermatol 2008;128:1050–3.
23. Zhu Y, Ghosh P, Charnay P, et al. Neurofibromas in NF1: Schwann cell origin and role of tumor environment. Science 2002;296:920–2.
24. Yang F-C, Ingram DA, Chen S, et al. Nf1-dependent tumors require a microenvironment containing Nf1+/− and c-kit-dependent bone marrow. Cell 2008;135:437–48.
25. Gutmann DH, Collins FS. Neurofibromatosis type 1. In: Vogelstein B, Kinzler KW, editors. The Genetic Basis of Human Cancer. New York: McGraw-Hill; 1998. p. 423–42.
26. White AK, Smith RJ, Bigler CR, et al. Head and neck manifestations of neurofibromatosis. Laryngoscope 1986;96:732–7.
27. Szudek J, Birch P, Friedman JM. Growth in North American white children with neurofibromatosis 1 (NF1). J Med Genet 2000;37:933–8.
28. Listernick R, Charrow J, Greenwald MJ, Esterly NB. Optic gliomas in children with neurofibromatosis type 1. J Pediatr 1989;114:788–92.
29. Listernick R, Darling C, Greenwald M, et al. Optic pathway tumors in children: the effect of neurofibromatosis type 1 on clinical manifestations and natural history. J Pediatr 1995;127:718–22.
30. Kulkantrakorn K, Geller TJ. Seizures in neurofibromatosis 1. Pediatr Neurol 1998;19:347–50.
31. DeBella K, Szudek J, Friedman JM. Use of the national institutes of health criteria for diagnosis of neurofibromatosis 1 in children. Pediatrics 2000;105:608–14.
32. Cnossen MH, Moons KG, Garssen MP, et al. Minor disease features in neurofibromatosis type 1 (NF1) and their possible value in diagnosis of NF1 in children < or = 6 years and clinically suspected of having NF1. Neurofibromatosis team of Sophia Children's Hospital. J Med Genet 1998;35:624–7.
33. Blatt J, Jaffe R, Deutsch M, Adkins JC. Neurofibromatosis and childhood tumors. Cancer 1986;57:1225–9.
34. Akbarnia BA, Gabriel KR, Beckman E, Chalk D. Prevalence of scoliosis in neurofibromatosis. Spine 1992;17:244–8.

35. Riccardi VM, Powell PP. Neurofibrosarcoma as a complication of von Recklinghausen neurofibromatosis. Neurofibromatosis 1989;2:152–65.
36. Tadini G, Milani D, Menni F, et al. Is it time to change the neurofibromatosis 1 diagnostic criteria? Eur J Intern Med 2014;25:506–10.
37. Duong TA, Bastuji-Garin S, Valeyrie-Allanore L, et al. Evolving pattern with age of cutaneous signs in neurofibromatosis type 1: a cross-sectional study of 728 patients. Dermatology 2011;222:269–73.
38. Burwell RG, James NJ, Johnston DI. Café-au-lait spots in schoolchildren. Arch Dis Child 1982;57:631–2.
39. Pivnick EK, Riccardi VM. The neurofibromatoses. In: Freedberg IM, Eisen AZ, Wolff K, et al., editors. Fitzpatrick's Dermatology in General Medicine. 6th ed. New York: McGraw-Hill; 2003. p. 1825–33.
40. Westerhof W, Konrad K. Blue-red macules and pseudoatrophic macules: additional cutaneous signs in neurofibromatosis. Arch Dermatol 1982;118:577–81.
41. Mautner V-F, Asuagbor FA, Dombi E, et al. Assessment of benign tumor burden by whole-body MRI in patients with neurofibromatosis 1. Neuro Oncol 2008;10:593–8.
42. Riccardi VM. Pathophysiology of neurofibromatosis. IV. Dermatologic insights into heterogeneity and pathogenesis. J Am Acad Dermatol 1980;3:157–66.
43. Storm FK, Eilber FR, Mirra J, Morton DL. Neurofibrosarcoma. Cancer 1980;45:126–9.
44. McGaughran JM, Harris DI, Donnai D, et al. A clinical study of type 1 neurofibromatosis in north west England. J Med Genet 1999;36:197–203.
45. Korf BR. Diagnostic outcome in children with multiple café au lait spots. Pediatrics 1992;90:924–7.
46. Cambiaghi S, Restano L, Caputo R. Juvenile xanthogranuloma associated with neurofibromatosis 1: 14 patients without evidence of hematologic malignancies. Pediatr Dermatol 2004;21:97–101.
47. Ferrari F, Masurel A, Olivier-Faivre L, Vabres P. Juvenile xanthogranuloma and nevus anemicus in the diagnosis of neurofibromatosis type 1. JAMA Dermatol 2014;150:42–6.
48. Fenot M, Stalder JF, Barbarot S. Juvenile xanthogranulomas are highly prevalent but transient in young children with neurofibromatosis type 1. J Am Acad Dermatol 2014;71:389–90.
49. Zvulunov A, Barak Y, Metzker A. Juvenile xanthogranuloma, neurofibromatosis, and juvenile chronic myelogenous leukemia. World statistical analysis. Arch Dermatol 1995;131:904–8.
50. Marque M, Roubertie A, Jaussent A, et al. Nevus anemicus in neurofibromatosis type 1: a potential new diagnostic criterion. J Am Acad Dermatol 2013;69:768–75.
51. Hernández-Martín A, García-Martinez FJ, Duat A, et al. Nevus anemicus: a distinctive cutaneous finding in neurofibromatosis type 1. Pediatr Dermatol 2015;32:342–7.
52. Brems H, Park C, Maertens O, et al. Glomus tumors in neurofibromatosis type 1: genetic, functional, and

clinical evidence of a novel association. Cancer Res 2009;69:7393–401.
53. Lewis RA, Riccardi VM. Von Recklinghausen neurofibromatosis. Incidence of iris hamartomata. Ophthalmology 1981;88:348–54.
54. Otsuka F, Kawashima T, Imakado S, et al. Lisch nodules and skin manifestation in neurofibromatosis type 1. Arch Dermatol 2001;137:232–3.
54a. García-Romero MT, Parkin P, Lara-Corrales I. Mosaic neurofibromatosis type 1: a systematic review. Pediatr Dermatol 2016;33:9–17.
55. Lewis RA, Gerson LP, Axelson KA, et al. von Recklinghausen neurofibromatosis. II. Incidence of optic gliomata. Ophthalmology 1984;91: 929–35.
56. Packer RJ, Bilaniuk LT, Cohen BH, et al. Intracranial visual pathway gliomas in children with neurofibromatosis. Neurofibromatosis 1988;1:212–22.
57. Habiby R, Silverman B, Listernick R, Charrow J. Precocious puberty in children with neurofibromatosis type 1. J Pediatr 1995;126:364–7.
58. Cnossen MH, Stam EN, Cooiman LC, et al. Endocrinologic disorders and optic pathway gliomas in children with neurofibromatosis type 1. Pediatrics 1997;100:667–70.
59. Sorensen SA, Mulvihill JJ, Nielsen A. Long-term follow-up of von Recklinghausen neurofibromatosis. Survival and malignant neoplasms. N Engl J Med 1986;314:1010–15.
60. Duffner PK, Cohen ME, Seidel FG, Shucard DW. The significance of MRI abnormalities in children with neurofibromatosis. Neurology 1989;39:373–8.
61. Kraut MA, Gerring JP, Cooper KL, et al. Longitudinal evolution of unidentified bright objects in children with neurofibromatosis-1. Am J Med Genet A 2004;129A:113–19.
62. Chabernaud C, Sirinelli D, Barbier C, et al. Thalamo-striatal T2-weighted hyperintensities (unidentified bright objects) correlate with cognitive impairments in neurofibromatosis type 1 during childhood. Dev Neuropsychol 2009;34:736–48.
63. Riccardi VM, Eichner JE. Neurofibromatosis: Phenotype, Natural history, and Pathogenesis. Baltimore: Johns Hopkins University Press; 1986.
64. Margariti PN, Blekas K, Katzioti FG, et al. Magnetization transfer ratio and volumetric analysis of the brain in macrocephalic patients with neurofibromatosis type 1. Eur Radiol 2007;17:433–8.
65. Walther MM, Herring J, Enquist E, et al. von Recklinghausen's disease and pheochromocytomas. J Urol 1999;162:1582–6.
66. Fossali E, Signorini E, Intermite RC, et al. Renovascular disease and hypertension in children with neurofibromatosis. Pediatr Nephrol 2000;14: 806–10.
67. Johnson BL, Charneco DR. Café au lait spot in neurofibromatosis and in normal individuals. Arch Dermatol 1970;102:442–6.
68. Neurofibromatosis. Conference statement. National Institutes of Health Consensus Development Conference. Arch Neurol 1988;45:575–8.
69. Ortonne JP, Brocard E, Floret D, et al. Diagnostic value of café-au-lait spots (author's transl). Ann Dermatol Venereol 1980;107:313–27.
70. Nunley KS, Gao F, Albers AC, et al. Predictive value of café au lait macules at initial consultation in the diagnosis of neurofibromatosis type 1. Arch Dermatol 2009;145:883–7.
71. Langenbach N, Pfau A, Landthaler M, Stolz W. Naevi spili, café-au-lait spots and melanocytic naevi aggregated alongside Blaschko's lines, with a review of segmental melanocytic lesions. Acta Derm Venereol 1998;78:378–80.
72. Lee WS, Yoo MS, Ahn SK, Won JH. Partial unilateral lentiginosis associated with segmental neurofibromatosis. J Dermatol 1995;22:958–9.
73. Brems H, Chmara M, Sahbatou M, et al. Germline loss-of-function mutations in SPRED1 cause a neurofibromatosis 1-like phenotype. Nat Genet 2007;39:1120–6.
74. Messiaen L, Yao S, Brems H, et al. Clinical and mutational spectrum of neurofibromatosis type 1-like syndrome. JAMA 2009;302:2111–18.
75. Mulvihill JJ, Parry DM, Sherman JL, et al. NIH conference. Neurofibromatosis 1 (Recklinghausen disease) and neurofibromatosis 2 (bilateral acoustic neurofibromatosis). An update. Ann Intern Med 1990;113:39–52.
76. Gutmann DH, Aylsworth A, Carey JC, et al. The diagnostic evaluation and multidisciplinary management of neurofibromatosis 1 and neurofibromatosis 2. JAMA 1997;278:51–7.
77. Mautner VF, Lindenau M, Baser ME, et al. Skin abnormalities in neurofibromatosis 2. Arch Dermatol 1997;133:1539–43.
78. Ferner RE, Huson SM, Thomas N, et al. Guidelines for the diagnosis and management of individuals with neurofibromatosis 1. J Med Genet 2007;44:81–8.
79. Williams VC, Lucas J, Babcock MA, et al. Neurofibromatosis type 1 revisited. Pediatrics 2009;123:124–33.
80. Becker DW Jr. Use of the carbon dioxide laser in treating multiple cutaneous neurofibromas. Ann Plast Surg 1991;26:582–6.
81. Levine SM, Levine E, Taub PJ, Weinberg H. Electrosurgical excision technique for the treatment of multiple cutaneous lesions in neurofibromatosis type I. J Plast Reconstr Aesthet Surg 2008;61:958–62.
82. Ferner RE, Golding JF, Smith M, et al. [18F]2-fluoro-2-deoxy-D-glucose positron emission tomography (FDG PET) as a diagnostic tool for neurofibromatosis 1 (NF1) associated malignant peripheral nerve sheath tumours (MPNSTs): a long-term clinical study. Ann Oncol 2008;19:390–4.
83. Warbey VS, Ferner RE, Dunn JT, et al. [18F]FDG PET/CT in the diagnosis of malignant peripheral nerve sheath tumours in neurofibromatosis type-1. Eur J Nucl Med Mol Imaging 2009;36:751–7.
84. Robertson KA, Nalepa G, Yang FC, et al. Imatinib mesylate for plexiform neurofibromas in patients with neurofibromatosis type 1: a phase 2 trial. Lancet Oncol 2012;13:1218–24.
85. Weiss B, Widemann BC, Wolters P, et al. Sirolimus for progressive neurofibromatosis type 1-associated plexiform neurofibromas: a neurofibromatosis Clinical Trials Consortium phase II study. Neuro Oncol 2015;17:596–603.
86. Jessen WJ, Miller SJ, Jousma E, et al. MEK inhibition exhibits efficacy in human and mouse neurofibromatosis tumors. J Clin Invest 2013;123:340–7.
86a. Dombi E, Baldwin A, Marcus LJ, et al. Activity of Selumetinib in Neurofibromatosis Type 1-Related Plexiform Neurofibromas. N Engl J Med 2016;375:2550–60.
87. Gomez MR. Phenotypes of the tuberous sclerosis complex with a revision of diagnostic criteria. Ann N Y Acad Sci 1991;615:1–7.
88. Osborne JP, Fryer A, Webb D. Epidemiology of tuberous sclerosis. Ann N Y Acad Sci 1991;615:125–7.
89. Wiederholt WC, Gomez MR, Kurland LT. Incidence and prevalence of tuberous sclerosis in Rochester, Minnesota, 1950 through 1982. Neurology 1985;35:600–3.
90. Kandt RS, Haines JL, Smith M, et al. Linkage of an important gene locus for tuberous sclerosis to a chromosome 16 marker for polycystic kidney disease. Nat Genet 1992;2:37–41.
91. Povey S, Burley MW, Attwood J, et al. Two loci for tuberous sclerosis: one on 9q34 and one on 16p13. Ann Hum Genet 1994;58:107–27.
92. European Chromosome 16 Tuberous Sclerosis Consortium. Identification and characterization of the tuberous sclerosis gene on chromosome 16. Cell 1993;75:1305–15.
93. Xiao GH, Shoarinejad F, Jin F, et al. The tuberous sclerosis 2 gene product, tuberin, functions as a Rab5 GTPase activating protein (GAP) in modulating endocytosis. J Biol Chem 1997;272:6097–100.
94. van Slegtenhorst M, de Hoogt R, Hermans C, et al. Identification of the tuberous sclerosis gene TSC1 on chromosome 9q34. Science 1997;277:805–8.
95. van Slegtenhorst M, Nellist M, Nagelkerken B, et al. Interaction between hamartin and tuberin, the TSC1 and TSC2 gene products. Hum Mol Genet 1998;7:1053–7.
96. Lamb RF, Roy C, Diefenbach TJ, et al. The TSC1 tumour suppressor hamartin regulates cell adhesion through ERM proteins and the GTPase Rho. Nat Cell Biol 2000;2:281–7.
97. Tee AR, Fingar DC, Manning BD, et al. Tuberous sclerosis complex-1 and -2 gene products function together to inhibit mammalian target of rapamycin (mTOR)-mediated downstream signaling. Proc Natl Acad Sci USA 2002;99:13571–6.
98. Sancak O, Nellist M, Goedbloed M, et al. Mutational analysis of the TSC1 and TSC2 genes in a diagnostic setting: genotype–phenotype correlations and comparison of diagnostic DNA techniques in Tuberous Sclerosis Complex. Eur J Hum Genet 2005;13:731–41.
99. Au KS, Williams AT, Roach ES, et al. Genotype/phenotype correlation in 325 individuals referred for a diagnosis of tuberous sclerosis complex in the United States. Genet Med 2007;9:88–100.
100. Onda H, Lueck A, Marks PW, et al. Tsc2(+/-) mice develop tumors in multiple sites that express gelsolin and are influenced by genetic background. J Clin Invest 1999;104:687–95.
101. Ehninger D, Han S, Shilyansky C, et al. Reversal of learning deficits in a Tsc2+/(mouse model of tuberous sclerosis. Nat Med 2008;14:843–8.
102. Hurwitz S, Braverman IM. White spots in tuberous sclerosis. J Pediatr 1970;77:587–94.
103. Jozwiak S, Schwartz RA, Janniger CK, et al. Skin lesions in children with tuberous sclerosis complex: their prevalence, natural course, and diagnostic significance. Int J Dermatol 1998;37:911–17.
104. Debard A, Richardet JM. Letter: Significance of achromic spots in the infant. Nouv Presse Med 1975;4:2405.
105. Vanderhooft SL, Francis JS, Pagon RA, et al. Prevalence of hypopigmented macules in a healthy population. J Pediatr 1996;129:355–61.
106. Northrup H, Krueger DA, International Tuberous Sclerosis Complex Consensus Group. Tuberous sclerosis complex diagnostic criteria update: recommendations of the 2012 International Tuberous Sclerosis Complex Consensus Conference. Pediatr Neurol 2013;49:243–54.
107. Torrelo A, Hadj-Rabia S, Colmenero I, et al. Folliculocystic and collagen hamartoma of tuberous sclerosis complex. J Am Acad Dermatol 2012;66:617–21.
108. Sparling JD, Hong C-H, Brahim JS, et al. Oral findings in 58 adults with tuberous sclerosis complex. J Am Acad Dermatol 2007;56:786–90.
109. Mlynarczyk G. Enamel pitting: a common symptom of tuberous sclerosis. Oral Surg Oral Med Oral Pathol 1991;71:63–7.
110. Flanagan N, O'Connor WJ, McCartan B, et al. Developmental enamel defects in tuberous sclerosis: a clinical genetic marker? J Med Genet 1997;34:637–9.
111. Rowley SA, O'Callaghan FJ, Osborne JP. Ophthalmic manifestations of tuberous sclerosis: a population based study. Br J Ophthalmol 2001;85:420–3.
112. Pampiglione G, Moynahan EJ. The tuberous sclerosis syndrome: clinical and EEG studies in 100 children. J Neurol Neurosurg Psychiatry 1976;39:666–73.
113. Friedman E, Pampiglione G. Prognostic implications of electroencephalographic findings of hypsarrhythmia in first year of life. Br Med J 1971;4:323–5.
114. Curatolo P, Cusmai R, Cortesi F, et al. Neuropsychiatric aspects of tuberous sclerosis. Ann N Y Acad Sci 1991;615:8–16.
115. Hunt A, Dennis J. Psychiatric disorder among children with tuberous sclerosis. Dev Med Child Neurol 1987;29:190–8.
116. Smalley SL, Tanguay PE, Smith M, Gutierrez G. Autism and tuberous sclerosis. J Autism Dev Disord 1992;22:339–55.
117. Jozwiak S, Schwartz RA, Janniger CK, Bielicka-Cymerman J. Usefulness of diagnostic criteria of tuberous sclerosis complex in pediatric patients. J Child Neurol 2000;15:652–9.
118. Roth J, Roach ES, Bartels U, et al. Subependymal giant cell astrocytoma: diagnosis, screening, and treatment. Recommendations from the International Tuberous Sclerosis Complex Consensus Conference 2012. Pediatr Neurol 2013;49:439–44.
119. Roach ES, Gomez MR, Northrup H. Tuberous sclerosis complex consensus conference: revised clinical diagnostic criteria. J Child Neurol 1998;13:624–8.
120. Roach ES, DiMario FJ, Kandt RS, Northrup H. Tuberous Sclerosis Consensus Conference: recommendations for diagnostic evaluation. National Tuberous Sclerosis Association. J Child Neurol 1999;14:401–7.
121. O'Callaghan FJ, Clarke AC, Joffe H, et al. Tuberous sclerosis complex and Wolff-Parkinson-White syndrome. Arch Dis Child 1998;78:159–62.
122. Brook-Carter PT, Peral B, Ward CJ, et al. Deletion of the TSC2 and PKD1 genes associated with severe infantile polycystic kidney disease–a contiguous gene syndrome. Nat Genet 1994;8:328–32.
123. Moss J, Avila NA, Barnes PM, et al. Prevalence and clinical characteristics of lymphangioleiomyomatosis (LAM) in patients with tuberous sclerosis complex. Am J Respir Crit Care Med 2001;164:669–71.
124. Henske EP, McCormack FX. Lymphangioleiomyomatosis - a wolf in sheep's clothing. J Clin Invest 2012;122:3807–16.
125. Hizawa K, Iida M, Matsumoto T, et al. Gastrointestinal involvement in tuberous sclerosis. Two case reports. J Clin Gastroenterol 1994;19:46–9.

126. Devroede G, Lemieux B, Masse S, et al. Colonic hamartomas in tuberous sclerosis. Gastroenterology 1988;94:182–8.

126a. Jenkins D, McCuaig C, Drolet BA, et al. Tuberous sclerosis complex associated with vascular anomalies or overgrowth. Pediatr Dermatol 2016;33:536–42.

127. Jimbow K. Tuberous sclerosis and guttate leukodermas. Semin Cutan Med Surg 1997;16:30–5.

128. Fitzpatrick TB. History and significance of white macules, earliest visible sign of tuberous sclerosis. Ann N Y Acad Sci 1991;615:26–35.

129. Fitzpatrick TB, Szabo G, Hori Y, et al. White leaf-shaped macules. Earliest visible sign of tuberous sclerosis. Arch Dermatol 1968;98:1–6.

130. Yates JR, Maclean C, Higgins JN, et al. The Tuberous Sclerosis 2000 Study: presentation, initial assessments and implications for diagnosis and management. Arch Dis Child 2011;96:1020–5.

131. Krueger DA, Northrup H, International Tuberous Sclerosis Complex Consensus G. Tuberous sclerosis complex surveillance and management: recommendations of the 2012 International Tuberous Sclerosis Complex Consensus Conference. Pediatr Neurol 2013;49:255–65.

132. Bissler JJ, McCormack FX, Young LR, et al. Sirolimus for angiomyolipoma in tuberous sclerosis complex or lymphangioleiomyomatosis. N Engl J Med 2008;358:140–51.

133. McCormack FX, Inoue Y, Moss J, et al. Efficacy and safety of sirolimus in lymphangioleiomyomatosis. N Engl J Med 2011;364:1595–606.

134. French JA, Lawson JA, Yapici Z, et al. Adjunctive everolimus therapy for treatment-resistant focal-onset seizures associated with tuberous sclerosis (EXIST-3): a phase 3, randomised, double-blind, placebo-controlled study. Lancet 2016;388:2153–63.

135. Haemel AK, O'Brian AL, Teng JM. Topical rapamycin: a novel approach to facial angiofibromas in tuberous sclerosis. Arch Dermatol 2010;146:715–18.

136. Mutizwa MM, Berk DR, Anadkat MJ. Treatment of facial angiofibromas with topical application of oral rapamycin solution (1 mg/mL) in two patients with tuberous sclerosis. Br J Dermatol 2011;165:922–3.

137. Malissen N, Vergely L, Simon M, et al. Long-term treatment of cutaneous manifestations of tuberous sclerosis complex with topical 1% sirolimus cream: a prospective study of 25 patients. J Am Acad Dermatol 2017;77:464–72.

138. Wataya-Kaneda M, Nakamura A, Tanaka M, et al. Efficacy and safety of topical sirolimus therapy for facial angiofibromas in the tuberous sclerosis complex: a randomized clinical trial. JAMA Dermatol 2017;153:39–48.

第62章　镶嵌现象和线状损害

Celia Moss，Fiona Browne

要点

- 在皮肤表达的基因的镶嵌现象表现为斑片状相间分布的正常皮肤和受累皮肤。
- 经典模式为沿布氏（Blaschko）线分布的皮损，但可因受累细胞类型和镶嵌现象发生的时间不同而变化。
- 多种基因的镶嵌现象都可表现为表皮痣和血管畸形，但分别各有各自相应的伴随特征。
- 部分线状损害是常染色体显性遗传皮肤病（包括多基因炎症性疾病）的局限型。
- 如镶嵌现象存在于性腺，患者的子代可能表现出相应的全身性疾病。

引言和历史

　　"镶嵌"描述个体由来自同一合子的不同基因型细胞组成的状态。例如，镶嵌性 Turner 综合征的患者同时具有染色体核型为 45，XO 和 46，XX 的细胞。皮肤为观察镶嵌现象（mosaicism）的模式提供了一幅理想的画布。

　　1901 年，柏林皮肤科医生 Alfred Blaschko[1] 记载了表皮痣和其他皮肤病（现已知亦为镶嵌现象所致）的皮损呈线样或涡轮状分布的特点（图 62.1A）。1961 年，针对 X 染色体上毛色基因为杂合子的雌性小鼠表现出的相似的条纹样模式，Mary Lyon 提出假说，认为这一现象提示存在两类细胞，一类表达母系的 X 染色体，另一类表达父系的 X 染色体。她进一步提出假说，认为所有女性就 X 染色体而言均有功能性镶嵌现象。

图 62.1　布氏线。A. 两图均引自 Blaschko 的原稿[1]。注意腹部的 S 型和背部中线的 V 型

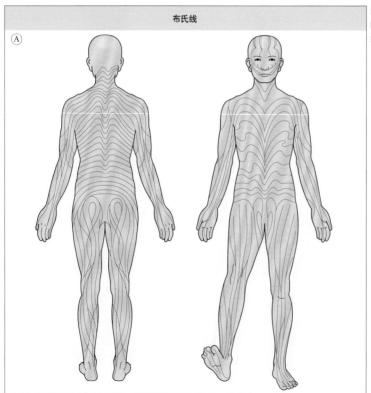

布氏线

Ⓐ

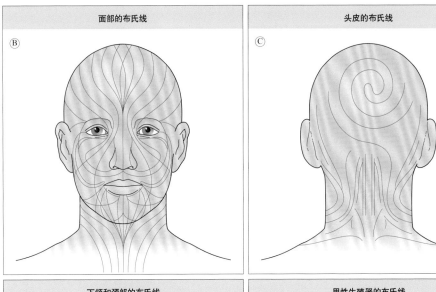

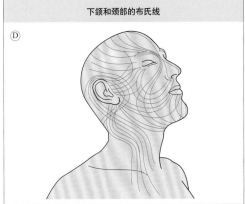

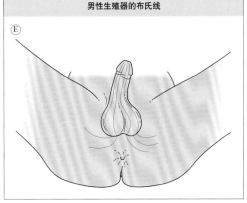

图 62.1 **布氏线（续）**。B. 面部的布氏线，基于本章作者个人观察和文献 8。C. 头皮的布氏线，基于文献 8。D. 下颌和颈部的布氏线，基于个人观察和文献 8。E. 男性生殖器的布氏线，基于文献 1

1965 年，Curth 和 Warburton[2] 以 Lyon 假说解释了 X 连锁疾病色素失禁症中皮损呈线状排列的现象。10 年后，Happle 提出莱昂化作用是其他 X 连锁遗传性皮肤病的女性杂合子患者中皮损沿布氏线分布的原因[3-4]。

现已认识到发生于常染色体及 X 染色体的镶嵌现象可源于两种途径（表 62.1）：①由于基因突变或染色体改变导致的 DNA 序列变化（**遗传 / 基因组层面的镶嵌现象**）；②基因表达的改变（**表观遗传 / 功能性镶嵌现象**），如莱昂化作用。常染色体镶嵌性疾病一般由合子后新发基因突变所致，而非自父母遗传获得。但部分常染色体显性遗传病的临床表现提示受累组织中存在"二次打击"的镶嵌现象，例如 1 型神经纤维瘤病

的皮损表现（NF1；参见下文"2 型镶嵌现象"）。家族性常染色体镶嵌性疾病罕见，其可能的原因包括：①遗传：不稳定"前突变"的遗传；②表观遗传：可调节其他基因表达的逆转录病毒来源转位子（"跳跃基因"）的遗传[5]。

布氏线代表了胚胎发育过程中皮肤细胞的迁移路径，这一想法首次以英文表述的作者是 Douglass Montgomery，他提出表皮痣的线状模式"可能是由于组织生长的走向或趋势所致"[6]。虽然 Montgomery 和 Blaschko 均于 1901 年 5 月发表了各自的发现，但 Blaschko 的报告获得了更多的关注。布氏线代表了胚胎细胞迁移路径的观点现已被广泛接受，但事实上直

表 62.1　镶嵌现象及嵌合体的发生原因

原因	原因出现时期	发生机制	结果
遗传学（基因组学）原因			
半染色单体突变	配子发生，第一次减数分裂时	碱基错配导致形成的双链并不匹配。该双链在有丝分裂时分开为两条不完全互补的模板，产生两个不同的子细胞系	个体由两种比例基本相等的细胞系构成
体细胞突变	合子后（受精后的任何时刻）	任何 DNA 改变	个体中含有一突变克隆细胞系，其余细胞均正常
染色体不分离	合子后	在减数或有丝分裂时染色体未正常分离，导致子细胞染色体数量或结构异常	个体由两个或以上不同细胞系构成
嵌合体	合子前或合子后	一个卵细胞同时接受两个精子受精，或两个受精卵融合	个体由两个基因型完全不同的细胞系构成
表观遗传学（功能性）原因			
莱昂化作用	胚胎早期发育阶段	父系或母系的 X 染色体随机失活，形成巴氏小体；此现象发生后，相应细胞所有的子代细胞中该 X 染色体均为失活状态	女性个体由两种不同的细胞系构成，分别表达父系或母系的 X 染色体
表观遗传学修饰	遗传自父/母或合子后	DNA 甲基化或组蛋白修饰导致基因表达的转变（常涉及 DNA 折叠）；此改变可传给子代细胞	个体中部分细胞的基因表达和其他细胞不同

到 20 世纪 70 年代晚期这一观点才重新引起学术界的重视[3, 7]。

皮肤镶嵌现象的模式和发病机制

Blaschko 最初的图示（图 62.1A）未提及面中部、头皮、侧颈部及生殖器。现已明确这些部位的布氏线走行[8]（图 62.1B ～ E），并确定了眼部、牙齿和口腔黏膜的类似模式。躯干两侧涡纹的程度和面部线条的方向变异很大；在躯干背侧，中线可向左或向右偏移，但前中线一般位于正中，从胸骨上段延至耻骨。

镶嵌现象导致的皮肤病变并非总是按布氏线分布。由于分布模式取决于细胞迁移，镶嵌现象出现的具体发育阶段（表 62.2）和受累细胞的类型（表 62.3）都将影响最终呈现的分布模式。Blaschko 描绘的经典模式见于表皮细胞疾病[9]，因为他正是基于表皮痣绘出了图示。胚胎角质形成细胞通过方向性增殖从神经嵴向外移动，其迁移路径为基本连续的线条，受细胞迁移和表层重塑间复杂的相互作用而出现迂曲。与此相反，黑素母细胞可能是以单细胞的形式迁移至皮肤，并在胎儿期期间增殖。这一现象，加上异常细胞的其他特征以及遗传学改变的发生时间，可解释部分镶嵌性色素性皮肤病中块状或叶状的分布模式，也可解释较大的先天性色素痣斑片状或外套状分布的现象。皮肤的血管、成纤维细胞、其他中胚层来源组织和神经细胞的迁移路径各不相同；累及这些组织的镶嵌性疾病很少沿布氏线分布，而是常与胚胎的节段或皮节相一致。Goltz 综合征（局限性**真皮**发育不良）和线状硬斑病的皮损沿布氏线分布，提示深层真皮的病变实际上是由在表皮中表达的基因发生变异导致的。

表 62.2　根据皮肤镶嵌现象出现的时期所预期的分布模式

镶嵌现象出现时期	皮损分布/形态	皮损数量	偏侧性	受累器官
减数分裂	线状	多发	双侧	多器官
极早期囊胚（包括莱昂化作用）	线状	多发	双侧	多器官
晚期囊胚	线状	较少	单侧或双侧	多器官
孕早期后段，器官发生前	线状或椭圆形	较少	单侧或双侧	多器官
孕早期，器官发生后	线状或椭圆形	少或单发	单侧或双侧	仅皮肤
孕中晚期	椭圆形或圆形	单发	单侧	仅皮肤
出生后	圆形（更小）	单发	单侧	仅皮肤

表 62.3　根据受累细胞或组织类型不同所预期的皮肤分布模式

受累细胞	胚胎期运动	预期的模式
黑素母细胞	单细胞迁移	色素改变：沿布氏线、块状、叶状 先天性色素痣：斑块状、外套状
角质形成细胞	在表面张力下有方向地增殖	沿布氏线
成纤维细胞，脂肪细胞，其他中胚层细胞	节段生长相应的多方向增殖	节段性
神经细胞	沿着未来皮节	按皮节分布
内皮及其他血管细胞	在节段 / 未来皮节分布区内	节段性 / 按皮节分布 *
* 节段性和按皮节分布可能难以区分		

镶嵌现象的表现还取决于表型是显性或隐性遗传，以及突变是"正向"突变（致病性；功能获得或缺失）还是"回复"突变（纠正性；逆突变）（表 62.2）。在 **1 型镶嵌现象**中，某个常染色体显性遗传病（如表皮松解性鱼鳞病）致病基因其中一个等位基因的合子后突

变可表现为单个或多个区域的皮肤损害（图 62.2A），皮损可呈线状分布，例如表皮松解性表皮痣。

在泛发的常染色体显性疾病基础上，有时局部可出现更为严重的线状损害。这种现象被称为 **2 型镶嵌现象**。其原因为具有常染色体显性疾病基因杂合性生

常染色体遗传性状的镶嵌现象

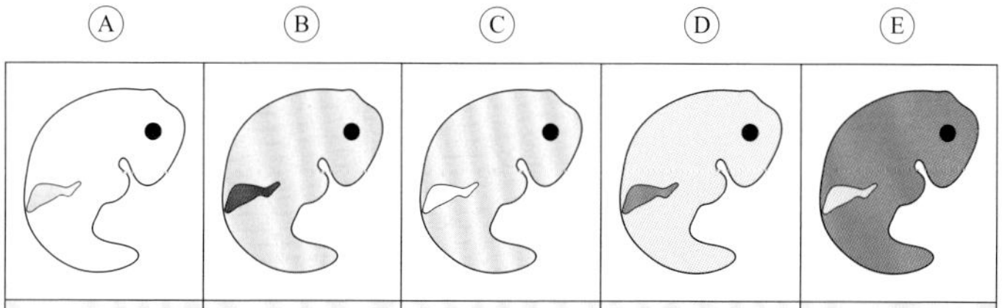

		常显1型正向突变	常显2型正向突变	常显回复突变	常隐正向突变	常隐回复突变
		(A)	(B)	(C)	(D)	(E)
背景皮肤 基因型		野生型	杂合子	杂合子	杂合子	异常纯合子
背景皮肤 表型		正常	异常	异常	正常	异常
"线样损害" 基因型		杂合子	异常纯合子	正常纯合子	异常纯合子	杂合子
"线样损害" 表型		异常	显著异常	正常	异常	正常
镶嵌发生 机制		体细胞突变 （杂合性获得）	杂合性缺失	回复正常*	杂合性缺失	回复杂合状态**
举例		1型线状 Darier病	2型线状 Darier病	纸屑鱼鳞病	镶嵌性隐性营养 不良性EB	回复性隐性营养 不良性EB

图 62.2　**常染色体皮肤病基因中的镶嵌现象**。表型部分取决于背景皮肤的基因型为野生型（A），或常染色体显性疾病杂合子（B，C），或常染色体显性疾病杂合子（D），或常染色体隐性疾病纯合子 / 复合杂合子（E）。正向突变的镶嵌现象表现为线状或节段性分布的异常皮肤（A，B，D）；其中，患有显性疾病个体中的杂合性缺失镶嵌现象表现为病情更加严重的镶嵌区域（B）。相反，回复突变（逆突变）的镶嵌现象表现为镶嵌在病变皮肤中的正常皮肤区域（C，E）。回复突变的表型取决于基因回复的程度（完全或部分）、回复突变发生的时间（胚胎发育早期发生可影响较大或多个区域，出生后发生则表现为小的点状区域），以及回复突变细胞的选择优势（如在大疱性表皮松解症中回复区域无水疱而得以维持完整）。

* 其他机制包括有丝分裂重组（同源染色体交叉导致子代细胞分别为突变纯合子和正常纯合子）、第二位点突变（如突变使得显性负性突变基因被沉默）。

** 其他机制包括基因转换（供体染色体无变化）和第二位点突变（例如突变使阅读框恢复、消除了终止子，或影响 RNA 剪接）

殖系突变的个体，其另一等位基因发生了合子后突变（二次打击），导致杂合性缺失，形成遗传负荷加倍的区域（图 62.2B），例如线性的皮损。2 型镶嵌现象已在 Hailey-Hailey 病、Darier 病[10]、PTEN 错构瘤肿瘤综合征[11]、NF1 和基底细胞痣综合征中获得分子层面的证实。

克隆性杂合性缺失导致的临床表现也可见于常染色体隐性皮肤病（如隐性营养不良大疱性表皮松解症[12]（EB；图 62.2D）基因的携带者。与此相反的现象 - 矫正性突变（回复镶嵌）导致疾病背景上局部皮肤正常——在常染色体显性和隐性疾病中均可见到，如纸

屑鱼鳞病和数类大疱性表皮松解症[13-14]（图 62.2C、E）。回复镶嵌具有治疗上的潜力，在隐性遗传营养不良型大疱性表皮松解症患者中已被用于获得多能干细胞和自体移植组织[15-16]。

镶嵌性皮肤病还可根据相应全身疾病的性质进行分类（表 62.4）。当评估线状分布的皮肤疾病时，一个有益的思路是考虑相应皮损累及全部皮肤时最可能的诊断。尽管在镶嵌性疾病中，皮损的形态和组织学表现常和相应的全身泛发疾病相似，但分布和总体外观的不同，两者之间的联系可能并非一目了然。如没有对应的全身泛发疾病与该线状皮损对应，则相应的突

表 62.4 根据泛发性疾病和相关基因分类的镶嵌性皮肤病。遗传基础已明确的表皮痣见表 62.7

镶嵌性疾病	泛发性疾病	基因简称 [？=可能与该镶嵌疾病相关的基因]	蛋白
X 连锁显性：女性患者中存在镶嵌现象，男性患者常不能存活			
色素失禁症	（亚效突变：伴免疫缺陷的少汗性外胚层发育不良症）	IBKBG（NEMO）	B 细胞 κ 轻链多肽基因增强子抑制剂 γ 激酶（NF-κB 关键调节因子）
Goltz 综合征	无报道	PORCN	豪猪同源体
Conradi-Hünermann-Happle 综合征（点状软骨发育不良）	无报道	EBP	依莫帕米结合蛋白
CHILD 综合征（先天性半侧发育不良伴鱼鳞病样痣和肢端缺陷）	无报道	NSDHL	NAD（P）依赖性类固醇脱氢酶样蛋白
MIDAS 综合征	无报道	HCCS	全细胞色素 C 合酶
口-面-指综合征 1 型	无报道	OFD1	OFD1 中心粒及中心粒卫星蛋白
末端骨发育不良伴色素缺陷 *	无报道	FLNA	细丝蛋白 A
X 连锁疾病：女性患者中呈现不同程度的镶嵌现象，男性患者中呈泛发			
线状少汗症，脱发 / 附属器缺乏，±色素沉着	少汗性外胚层发育不良	EDA	外异蛋白 A
色素失禁症样皮损（3 及 4 期）	伴免疫缺陷的少汗性外胚层发育不良症	IKBKG（NEMO）	见上文
线状色素沉着	X- 连锁网状色素性疾病	POLA1	DNA 聚合酶 α₁，催化亚单位
线状色素沉着	X- 连锁先天性角化不良	DKC1	角化不良蛋白
线状色素减退	Menkes 病	ATP7A	铜转运 ATP 酶 α 多肽
线状少毛和鳞屑	伴脱发和畏光的毛囊性鱼鳞病（IFAP），X 连锁棘状秃发性毛囊角化症，X 连锁 Olmsted 综合征	MBTPS2	膜结合型转录因子肽酶，位点 2
常染色体显性遗传病（包括致死性疾病）			
多种表皮痣和皮脂腺痣	见表 62.7		
线状 Darier 病	Darier 病	ATP2A2	钙转运 ATP 酶
线状 Hailey-Hailey 病	Hailey-Hailey 病	ATP2C1	钙转运 ATP 酶
线状汗孔角化症	汗孔角化症	？ MVK	羟戊酸激酶
线状基底细胞痣	基底细胞痣样综合征	PTCH1	Patched 1

表 62.4　根据泛发性疾病和相关基因分类的镶嵌性皮肤病。遗传基础已明确的表皮痣见表 62.7（续表）

镶嵌性疾病	泛发性疾病	基因简称［? =可能与该镶嵌疾病相关的基因］	蛋白
Happle-Tinschert/Curry-Jones 综合征	无报道	SMO	Smoothened
节段性牛奶咖啡斑、雀斑样痣和（或）神经纤维瘤	1 型神经纤维瘤病	NF1	神经纤维蛋白 1
节段性牛奶咖啡斑和雀斑样痣	Legius 综合征	SPRED1	人 Sprouty 相关 EVH1 域含蛋白 1
线状 / 节段性血管纤维瘤病	结节性硬化	? TSC1，TSC2	错构素，结节素
节段性平滑肌瘤	多发性皮肤和子宫平滑肌瘤病	FH	延胡索酸水合酶
线状毛发上皮瘤、小汗腺瘤和（或）圆柱瘤	多发家族性毛发上皮瘤，Brooke-Spiegler 综合征，家族性圆柱瘤病	? CYLD	圆柱瘤赖氨酸 63 去泛素化酶
静脉畸形	多发性皮肤和黏膜畸形（VM-CM），蓝色橡皮疱痣综合征	TEK（TIE2）	TIE-2 内皮酪氨酸激酶
节段性斑块型血管球-静脉畸形	遗传性血管球-静脉畸形	GLMN	肾小球蛋白
疣状静脉畸形（"疣状血管瘤"）	无报道	MAP3K3	MAPK 激酶激酶 3
Parkes Weber 综合征 / 动静脉畸形（AVM）	毛细血管畸形（CM）-AVM 综合征	RASA1	RAS p21 蛋白激活蛋白 1
Sturge-Weber 综合征，葡萄酒样斑，真皮黑素细胞增多，色素血管性斑痣性错构瘤，先天性血管瘤	无报道	CNAQ，GNA11	激活型 Q 型 G 蛋白 α 亚基
Becker 痣	Baraitser-Winter 综合征，幼年发病的肌张力障碍 **	ACTB	β - 肌动蛋白
McCune-Albright 综合征	激活突变无报道	GNAS	激活型 G 蛋白 α 亚单位
经典型斑点状雀斑样痣	Costello 综合征 **	HRAS	HRAS
大 / 巨大先天性色素痣，先天性色素痣型的斑点状雀斑样痣	Noonan 综合征 **	NRAS	NRAS
簇集性黑素细胞痣；生乳头汗腺囊腺瘤	心-面-皮肤综合征 **	BRAF	BRAF
脑颅皮肤脂肪过多症	颅缝早闭 / 骨骼发育不良综合征 **	FGFR1	成纤维细胞生长因子受体 1

多因素炎症性疾病（遗传易感性＋环境因素）

线状银屑病
线状扁平苔藓
节段性白癜风
线状苔藓样移植物抗宿主病（GVHD）
线状红斑狼疮和皮肌炎
线状固定性和苔藓样药疹
线状光泽苔藓
线状硬皮病
Moulin 线状皮肤萎缩（外观类似 Pasini-Pierini 皮肤萎缩）

* 表现为面部色素沉着的萎缩（伴真皮发育不全）斑片和指端纤维瘤。
** 通常，此基因在泛发性疾病中的突变不同于（例如严重程度较轻）其在镶嵌性疾病中的突变。
MIDAS，小眼畸形、真皮发育不良和角膜硬化。无报道；可能是致死性的变可能是个体仅在镶嵌状态下能够存活的（常染色体或X连锁）显性突变。

常染色体显性镶嵌性疾病常发生于受精后（合子后/体细胞突变），偶见于配子形成时（半染色单体突变）。尽管1型镶嵌现象本身不具遗传性，但如突变细胞不仅存在于皮肤，也在性腺中（性腺镶嵌），则子代存在通过遗传罹患相应全身性疾病的风险。亲代镶嵌皮损的大小和部位与遗传给子代的风险之间的关系尚未明确。如亲代突变已知，在临床必要时可行产前诊断；理论上，男性可行精子DNA分析以定量分析遗传给后代的风险[17]。

图62.3提供了沿布氏线分布的皮损的鉴别诊断思路。部分镶嵌性疾病将在接下来的部分详细讨论。

X连锁疾病中的镶嵌现象

在X连锁疾病女性杂合子中，X染色体随机失活（莱昂化作用）所致的功能性镶嵌现象可产生沿布氏线分布的皮损。遗传了异常X染色体的男性的所有细胞都携带并表达突变；隐性疾病常不影响存活（如少汗性外胚层发育不良），但显性疾病常因病情严重导致患儿在出生

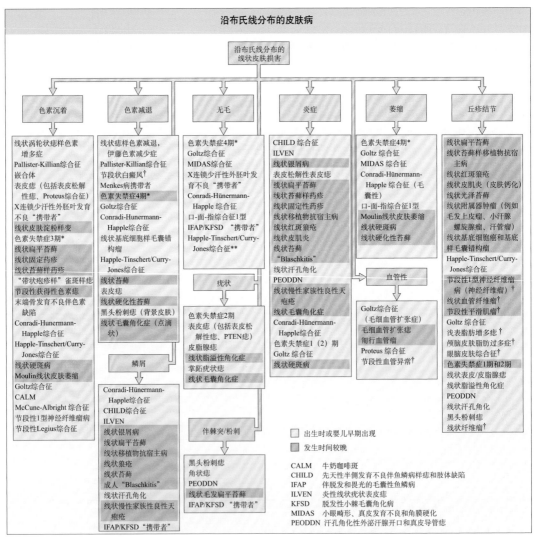

图62.3 沿布氏线分布的皮肤病。* 在伴免疫缺陷的少汗性外胚层发育不良症的女性"携带者"中也可出现，在这些患者中主要表现为色素性皮损。† 更常见呈节段性或（如为神经病变）皮节分布模式。** 也可出现多毛

前死亡（如色素失禁症和 Goltz 综合征）。男性患者中偶尔也可见到沿布氏线分布的皮损，这是因为他们有针对某一 X 连锁显性疾病的镶嵌现象，因存在部分正常的 X 染色体而得以存活。男性 X 染色体镶嵌的可能机制包括 Klinefelter 综合征（额外的 X 染色体使莱昂化作用可以发生）、合子后突变或半染色单体突变（见表 62.1 和 62.5）。

莱昂化作用在约 1000 个细胞的阶段同时发生于所有细胞，所以两个克隆从一开始就高度混合。X 连锁皮肤病的女性患者的典型皮损为数量众多的、沿布氏线分布的窄带。一个有趣的例外是 CHILD 综合征（**c**ongenital **h**emidysplasia with **i**chthyosiform nevus and **l**imb **d**efects，**伴鱼鳞病样痣和肢体缺陷的先天性半侧发育不良**），其特征性表现为单侧大块异常皮肤。这种偏侧模式的可能原因是突变 / 正常 X 染色体表达发生在控制大片发育区的组织者细胞中。此外，表达 *NSDHL* 突变的细胞，因音猥因子（sonic hedgehog）信号传导通路缺陷（该通路正常情况下参与左右不对称性的形成），可能在身体某一侧被选择性淘汰。

并非所有 X 连锁皮肤病都沿布氏线分布。例如，α - 半乳糖苷酶缺乏症（Fabry 病）、Wiskott-Aldrich 综合征、慢性肉芽肿性疾病的杂合子女性皮损可缺如或呈散在、非线状分布。这可能是因为表达突变基因的细胞是循环中的白细胞或非表皮细胞（如内皮细胞），其莱昂化作用不会产生临床上明显的模式。在类固醇硫酸酯酶缺陷性鱼鳞病中，基因缺陷累及表皮，但女

性携带者并无任何皮损，这是因为类固醇硫酸酯酶基因所在的 X 染色体位点不受莱昂化作用影响。

色素失禁症

同义名： ■ Bloch-Sulzberger 综合征（Bloch-Sulzberger syndrome）

要点

- X 连锁显性遗传病，皮损沿布氏线分布。
- 皮肤病变分为四个阶段：①炎症 / 水疱期；②疣状期；③色素沉着期；④色素减退 / 萎缩期。
- 可能存在其他外胚层异常（如脱发、甲营养不良、楔形牙或缺牙）。
- 可累及眼（20% ～ 40%）和神经系统（30%）。
- 由 IKBKG（NEMO）基因突变引起。

引言

色素失禁症（incontinentia pigmenti，IP）为一多系统疾病，新生儿患病率约 1 : 140 000，男女比例约 1 : 20。患儿可能就诊于新生儿科、神经内科、眼科、口腔科或皮肤科。但诊断依赖于皮肤表现。病名中的"色素失禁"指疾病第三阶段的病理所见，即噬黑素细胞出现在真皮内。线状皮损提示 X 染色体失活（莱昂化作用）导致的镶嵌现象。

表 62-5 携带 *NEMO* 突变的女孩和男孩的表现

	IP 女性患儿	IP + Klinefelter 综合征（男性）患儿	经典型 IP 女性的男性患儿	体细胞镶嵌性 IP 男性患儿	HED-ID 男性患儿 **
核型	XX	XXY	XY	XY	XY
NEMO 基因型	典型突变的杂合子 *	典型突变的杂合子 *	典型突变的半合子 *	典型突变的镶嵌性半合子 *（半染色单体或合子后突变）	亚效突变的半合子，突变减弱活性但不至完全失活
皮肤表现	经典的 IP	经典的 IP	不适用	经典的 IP，但分布更局限（如单侧或局部）	少毛，少汗，反复化脓性感染，广泛的脂溢性或特应性皮炎样皮炎，网状色素沉着（较少见）
免疫缺陷	无	无	有，极严重	无	有，γ 球蛋白异常血症（↑ IgM，↓ IgG）
预期寿命	正常	正常	常在出生前死亡	正常	常因化脓性和机会性感染而缩短；造血干细胞移植可能改善

* 在约 65% 的女性 IP 患者中发现有特征性的外显子 4 ～ 10 缺失；在男性镶嵌形患者的外周血中可能难以检测到 *NEMO* 突变（因为突变的白细胞容易凋亡），可能需要分析皮损皮肤的 DNA。

** 母亲可能患有 IP 的轻微变异型；受累的男孩常有齿缺失 / 圆锥齿。另一等位基因变异型表现为骨骼石化症和淋巴水肿；NF-κB 抑制因子 α 基因（*NFKBIA*）突变也可导致类似表型的常染色体显性遗传病。

HED-ED，伴免疫缺陷的少汗型外胚层发育不良症；IP，色素失禁症；NEMO，NF-κB 关键调节因子

历史

　　虽然 1906 年 Garrod 的报告可能是色素失禁症最早的描述，但 1926 年 Bloch 对一例"未曾报告过的色素性疾病"的报告以及两年后 Sulzberger 文献成为了该病另一名称（Bloch-Sulzberger 综合征）的来源。2000年，国际色素失禁症联盟确认 IP 是指由于 *IKBKG* 基因突变引起的疾病；该基因也称为 *NEMO* 基因（NF-κB essential modulator，NF-κB 关键调节因子），编码 B 细胞 κ 轻链多肽基因增强子抑制剂 γ 激酶。既往命名为 IP1 的另一疾病现认为是一种色素镶嵌现象（见下文）。

遗传学

　　IP 是 X 连锁显性疾病，由位于 Xq28 的 *IKBKG* 基因突变导致[18]，男性患儿常无法存活至出生。约三分之二患者存在外显子 4 ～ 10 的大范围缺失，常发生于父亲的减数分裂（精子形成）时。临床上偶可见到典型 IP 表现的男性患儿，其原因可能是 Klinefelter 综合征（约 10% 男性患者），或半染色单体 / 合子后 *NEMO* 突变导致的基因型镶嵌（表 62.5）[19]。后者中皮损的分布可能较局限。

发病机制

　　NEMO 蛋白是一种 NF-κB 激酶的亚单位。NF-κB 是一个转录因子，可保护细胞免于 TNF-α 诱导的凋亡（图 62.4）。IP 是促凋亡状态的理念可解释其在男性患者中的致死性、表皮细胞的破坏，以及表达突变 X 染色体的细胞被正常细胞进行性替代的现象[18]。在一例文献报告中，一名患有经典 IP 的母亲产下的男性活婴于出生后数小时死于致命的造血和免疫系统紊乱[20]。男性患儿中，较轻的亚效 *NEMO* 基因突变可导致伴有免疫缺陷的少汗性外胚层发育不良（HED-ID），这些患儿的母亲常有轻微的 IP 表现（见表 62.5 和第 63 章）[21]。

临床特征

　　IP 典型起病表现为无其他异常的女性患儿，在出生后数周或数月内出现线状的红斑和水疱（第一阶段）（见图 34.13）[22]。水疱大疱性损害最常见于四肢、头皮，躯干部亦常见，面部罕见（图 62.5A）。红斑和水疱在数天至数周内消退，常在四肢遗留疣状线状斑块（第二阶段，图 62.5B），斑块一般在婴儿后期消失。随后出现条纹和旋涡样灰褐色网状色素沉着（第三阶段），好发于躯干和间擦部位，其扇贝状的边缘被认为是正常角质形成细胞长入皮损区域而形成（图 62.5B，C）。在婴儿后期或儿童期，这一系列炎症性改变有时会在色素沉着区域内复发，并伴有间歇性发热。此

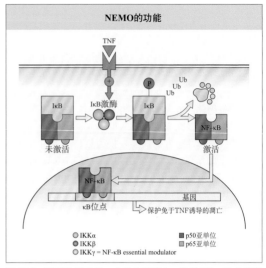

图 62.4　NEMO 的功能。色素失禁症中，缺乏 NF-κB 关键调节因子（NEMO；亦称 IKBKG，B 细胞 κ 轻链多肽基因增强子抑制剂 γ 激酶）导致 NF-κB 无法被激活，而 NF-κB 可保护细胞免于肿瘤坏死因子（TNF）-α 诱导的凋亡

外，青春期后偶尔会出现肢端角化性结节（包括甲下结节）。色素沉着斑一般在青春期消退，但一些浅灰色色素沉着区域可能持续终生。从青春期开始，下肢屈侧（尤其是小腿；图 62.5D）会出现缺少毛发和汗腺的线状色素脱失斑（第四阶段），这可能是本病在成年期仅有的特征[23]。IP 的各个阶段可能缺如或重叠。皮肤外表现见表 62.6。

病理学

　　IP 早期炎症阶段可见表皮嗜酸性海绵水肿和散在的角化不良细胞。疣状损害表皮可见棘层增厚、角化过度和灶状角化不良。3 期可见色素失禁及基底层角质细胞不同程度的空泡化。4 期的特点是表皮变薄和真皮内附属器缺如[23]。

鉴别诊断

　　新生儿 IP 因患儿良好的一般情况和特征性的皮损分布，常可与感染性疾病（如带状疱疹、水痘或单纯疱疹病毒感染）相鉴别。外周血嗜酸性细胞增多及白细胞升高在 IP 新生儿中常见，组织学检查可确诊。线状痣样色素增多症或色素减少症没有前驱的炎症期，色素增多位于表皮，附属器一般正常。

治疗

　　建议行基线眼科（特别在婴儿期）、神经科及牙科

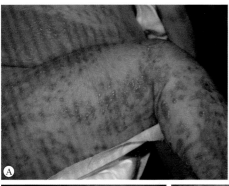

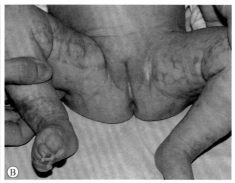

图 62.5 色素失禁症。A. 1 期，新生儿中的线状红斑及水疱。B. 2 期（疣状皮损）及 3 期（色素沉着）。注意脚趾的角化性损害（B）。C. 一名年轻女孩腋窝残留的 3 期损害。色素沉着带扇贝形的边缘一般认为是正常角质细胞长入细胞凋亡区域所致。D. 4 期（萎缩性及色素减退性皮损）。注意腓肠肌表面色素脱失带内毛发缺失（A，Courtesy，Robert A Silverman，MD；B、C，Courtesy，Julie V Schaffer，MD.）

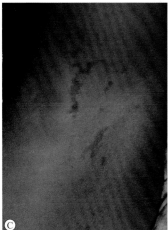

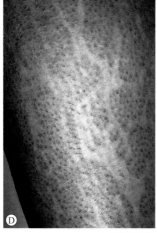

评估，并定期复查，如有异常及早干预。应检查患者母亲是否有萎缩性细纹（常在小腿后侧最为明显），并提供遗传咨询。可在色素失禁症国际基金会（www.ipif.org）找到有用的资源。

伴免疫缺陷的少汗型外胚层发育不良

本病详见第 63 章。

Goltz 综合征（局限性真皮发育不良）

同义名： ■ Goltz-Gorlin 综合征（Goltz-Gorlin syndrome）

要点

■ X 连锁显性遗传病，皮损沿布氏线分布，包括真皮萎缩伴不同程度的脂肪"疝"、毛细血管扩张及色素改变。
■ "山莓状"乳头状瘤，好发于口周和肛门生殖器部位。

■ 常见甲营养不良、眼部缺陷、牙齿异常及四肢畸形（如先天性缺指／趾）。
■ 由 *PORCN* 基因突变引起。

简介

Goltz 综合征（Goltz syndrome）是一种少见的遗传性疾病，由 Goltz 于 1962 年首次描述，是一种以镶嵌模式累及外胚层和中胚层结构（主要是皮肤、眼、牙齿和骨骼）的疾病。

遗传学

Goltz 综合征为 *PORCN* 基因突变导致的 X 连锁显性遗传病，女性患者皮损呈镶嵌性分布提示是由莱昂化作用所致。非镶嵌性半合子突变的男性患儿无法存活至出生（同色素失禁症；见表 62.5），但约 10% 的患者是存在基因组（例如合子后突变）或功能性镶嵌（见于 Klinefelter 综合征中）的男性患者。

约 95% 的 Goltz 综合征患者为散发病例，可能的原因一是患病严重的女性生育力下降，二是由于

表 62.6　色素失禁症的其他表现
表层外胚层缺陷
● 牙齿缺失或圆锥齿（40%～50% 患者）
● 线状分布的毛发缺失（30%～40% 患者为头顶部漩涡状）和汗腺缺失
● 甲营养不良（纵脊，点状甲＞甲下角化；10%～20% 患者）
● 乳房发育不对称或多乳头
眼异常（20%～40% 患者）
● 视网膜血管异常
● 斜视
● 白内障
● 小眼畸形
● 视神经萎缩
中枢神经系统异常（约 30% 患者）
● 癫痫发作
● 运动和智力发育迟缓
● 小头畸形
● 出血性脑卒中
骨骼缺陷（不常见）
● 颅骨异常
● 脊柱侧弯
其他器官（不常见）
● 肺动脉高压

PORCN 基因突变广泛表达时具有致死性。部分作者提出患病女胎能存活下来依赖于突变 X 染色体的优先失活或合子后突变[24]。罕见的家族性病例中，常见遗传早现现象，即子代表现比亲代更为严重，并有更高比例的细胞表达突变的 X 染色体。因此临床上即使患者母亲无明显异常，也应考虑其为携带者的可能性。

发病机制

PORCN 基因属于进化保守的豪猪基因家族，表达于皮肤、颅面骨及长骨、牙胚和眼——也是 Goltz 综合征中受累的组织。PORCN 蛋白为一具有多个跨膜区域的内质网蛋白，作为 O- 酰基转移酶，参与棕榈酰化作用和 Wnt 的分泌。Wnt 是外–中胚层组织发生过程中重要的成形素之一[24-25]。Wnt 信号促进成纤维细胞增殖、抑制脂肪形成、诱导骨生成，这可以解释 Goltz 综合征中的真皮萎缩、脂肪"疝"和纹状骨病（骨的条纹状密度减低）。Wnt 也在早期肢体模式确定和牙齿形成中发挥关键作用。

尽管 Goltz 综合征的主要皮肤异常在真皮层，其皮损沿布氏线分布的特征对应的却是表皮细胞胚胎迁移的路径。在小鼠中选择性敲除外胚层的 *PORCN* 基因发现，该基因在表皮中表达，通过 Wnt 信号通路调节深部的真皮和脂肪的发育[26]。值得注意的是，Goltz

综合征患者表皮变薄，并有附属器结构异常。这不难理解，因为 Wnt 信号通路（包括 β -catenin 依赖通路）对于表皮再生和附属器形成 / 维持具有重要作用（见图 55.6）。

在一组 24 位患者的病例报告中，有 3 位其基因改变为同时累及 *PORCN* 基因和临近的 *EBP* 基因（突变见于 Conradi-Hunermann-Happle 综合征，见下文）的微缺失。然而这些患者并没有后者的临床表现。这提示 *PORCN* 基因相关的皮肤发育不良表型比 Conradi-Hunermann-Happle 综合征的鱼鳞病和毛囊改变占优势[24]。

临床特征

Goltz 综合征的临床表型因表达突变 X 染色体的细胞比例和分布不同而具有多样性[25, 27]。患儿出生时常可见虫蚀状真皮萎缩纹和（或）毛细血管扩张（图 62.6A～C）。随后出现色素减退和色素沉着，以及脂肪"疝"。具有疣状表面和纤维血管核心的山莓样乳头瘤可出现于任何部位，但以肛门生殖器、唇（图 62.6D）、喉和肢端最为常见。超过 80% 的患者有肢体畸形，包括指（趾）的短缺畸形（分裂手 / 足畸形）、不对称并指、少指和长骨短缩缺陷。下肢中部 X 线摄片可发现特征性的条纹状骨病。眼异常多为单侧性，包括虹膜和脉络膜视网膜缺损、小眼畸形、无眼畸形和白内障。部分患者可见甲营养不良（如甲纵裂、甲发育不全）、毛发稀疏、牙

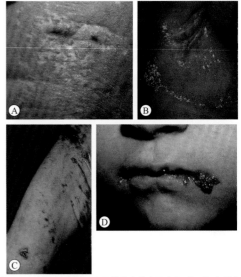

图 62.6　**Goltz 综合征（局限性真皮发育不良）**。A，B. 虫蚀状萎缩表现为色素减退条纹。注意脂肪疝（B）。C. 腿部毛细血管扩张条纹及糜烂。D. 上下唇数个红色、山莓状丘疹。口角处皮损最为明显。类似的皮损可见于肛门生殖器区域，可能与疣混淆

齿异常（如纵沟、缺牙）和异常面容（如锯齿状鼻翼、尖下巴、畸形大耳）。其他报道过的特征包括先天性皮肤发育不全、腹壁缺陷、唇/腭裂、胃肠道功能障碍、听力损害、智力缺陷，以及脊柱、泌尿道或子宫异常。

病理学

受累皮肤真皮明显变薄，附属器数量减少[25]。由于真皮变薄，可见脂肪组织紧邻表皮深面。亦可见真皮乳头层血管增多。

鉴别诊断

Goltz 综合征的特征性皮肤及皮肤外表现，尤其是真皮萎缩/脂肪"疝"和条纹状骨病，是该病与其他 X 连锁显性遗传皮肤病鉴别的要点。后者包括 MIDAS（不累及四肢远端）、Conradi-Hünermann-Happle 综合征和口-面-指综合征 1 型。虽然偶尔可见炎症性成分，但与 IP 中不断变化的病变相比，Goltz 综合征的皮肤损害相对稳定。

治疗

对症支持治疗，各种伴随异常可转诊至相关专科医师处治疗。脉冲染料激光可改善毛细血管扩张。外生性乳头状瘤如有不适可刮除或予光动力治疗。

Conradi-Hünermann-Happle 综合征（X 连锁显性遗传点状软骨发育不良）

罕见的 X 连锁显性遗传病，新生女性患儿表现为沿布氏线分布的鱼鳞病样红皮病，伴有羽毛状附着性鳞屑（见第 57 章）。特征性的皮肤外表现包括肢体近端不对称短缩伴骨骺点彩（点状软骨发育不良）和眼异常，如白内障、小眼畸形[28]。患者常有漩涡状瘢痕性脱发，毛发粗糙无光泽。婴儿期后，皮肤表现进展为毛囊性皮肤萎缩。Conradi-Hünermann Happle 综合征由依莫帕米结合蛋白（emopamil binding protein，EBP）基因突变引起[29]，该基因编码胆固醇生物合成必需的一种异构酶，位于 X 染色体，邻近 PORCN 基因。本病主要的生化异常表现为血清中 8(9)-胆甾烯醇和 8-脱氢胆固醇升高[28]。

CHILD 综合征［先天性偏侧发育不良伴鱼鳞病样红皮病（或痣）和肢体缺陷］

罕见的 X 连锁显性遗传病。表现为单侧骨骼发育不良（从严重的无肢畸形到轻微的肢体远端缺陷）、点状软骨发育不良，偶见内脏器官缺陷（见第 57 章）。红斑增厚性皮损伴有淡黄色鳞屑，以中线为界位于一侧，沿布氏线分布和（或）位于皱褶部位。随着时间

推移，脂质沉积，皮损出现疣状黄瘤样外观。CHILD 综合征由 NSDHL 基因突变导致，该基因位于 Xq28，编码参与胆固醇生物合成的 3β-羟类固醇脱氢酶[30]。有报道局部使用胆固醇联合洛伐他汀或辛伐他汀有一定治疗效果[31]。

MIDAS 综合征

X 连锁显性遗传病，男性胎儿无法存活至出生。本病特征为**小眼畸形**、**真皮发育不良**和**硬化性角膜**，偶有心律失常（见表 64.4）[32]；亦称为 MLS 综合征（**小眼畸形伴线状皮肤缺陷**）。皮损常局限于面颈部。其他报道的特征包括胼胝体发育不全、发育迟缓和身材矮小。病因为位于 Xp22 的 HCCS 基因突变，该基因编码线粒体全细胞色素 C 合酶[33]，这种酶参与氧化磷酸化和细胞凋亡。

口-面-指综合征 1 型（oral-facial-digital syndrome type I）

X 连锁显性遗传病，特征是唇/腭裂（或隐裂）、舌分裂和错构瘤、舌系带增生伴齿槽裂、指趾畸形、脑结构异常、智力障碍、多囊肾、面部粟丘疹（主要在婴儿期）和片状脱发（常位于头顶部，呈漩涡状）。病因为位于 Xp22.3-p22.2 的 OFD1（CXORF5）基因突变[34]，此基因编码一种位于初级纤毛（静止纤毛）基底部的中心体蛋白。初级纤毛可见于大部分细胞，在胚胎发育过程中介导 Hedgehog 和 Wnt 等信号传导通路。

X 连锁少汗型外胚层发育不良（女性患者）

X 连锁少汗型外胚层发育不良（hypohidrotic ecto-dermal dysplasia）的女性患者（"携带者"）可出现轻度的牙齿异常、片状脱发、不同程度的少汗，及附属器缺乏，有时可见沿布氏线分布的色素沉着（见第 63 章和图 55.10）。

Menkes 病（女性携带者）

铜离子转运 ATP 酶（α 肽）功能缺陷导致的 X 连锁隐性遗传病，详见第 69 章。由于铜代谢异常细胞的功能性镶嵌现象，女性携带者可表现为沿布氏线分布的斑块状毛发扭曲及色素减退。

X 连锁网状色素异常症

由 POLA1 基因突变引起，该基因编码调控 I 型干扰素反应的 DNA 多聚酶 α 的催化亚单位[35]。女性患者可出现沿布氏线分布的色素沉着性条纹，男性患者则表现为全身泛发性网状色素沉着和系统症状（见第

67 章)。病理表现在两性无差异，包括表皮黑色素增多、真皮噬黑素细胞及角质形成细胞坏死；在某些成年患者中可见淀粉样物质沉积于真皮乳头，这使得本病最初被描述为"家族性皮肤淀粉样变"。

表皮痣和相关综合征

疣状表皮痣和皮脂腺痣

表皮痣（epidermal nevi）代表了一组异质性的镶嵌性皮损，常沿布氏线分布。表面可为疣状、光滑或接近正常皮肤触感；颜色可为棕色、粉红色、黄色、黄褐色或色素减退（图 62.7）；分布可局限或广泛、单侧或泛发；可孤立存在，也可伴有皮肤外异常。临床表现因患者年龄和皮损部位不同而变化。由于被羊水浸泡，出生时表皮痣外观常苍白，触之光滑柔软。有时皮损在婴儿后期才变得明显，或似乎随着时间而延伸扩展，这种现象往往让家长焦虑，且难以接受皮损是"胎记"的说法。

表皮痣可单纯由角质形成细胞构成（**疣状表皮痣**；见第 109 章），或伴有皮脂腺（器官样）分化（**皮脂腺痣**；见第 111 章），尤其是在面部或头皮。皮脂腺成分在青春期后变得更加明显。常见泛发性表皮痣患者的皮损在躯干四肢为单纯角化性，但在头颈部则存在皮脂腺分化。头皮的表皮痣表面常无毛发，或有质地异常的毛发（如羊毛状发）（图 62.8）。

皮肤皱褶部位的表皮痣常增厚，且更为显著（图 62.7B），外观可近似黑棘皮病；在皮肤间擦部位也可见到软化和轻微角化的皮损。泛发性疣状表皮痣曾偶尔被称为**豪猪状鱼鳞病**，后者是对以棘状增厚性角化为特征的泛发性或镶嵌性疾病的描述性命名（见第 57 章）。

表皮痣是由于皮肤镶嵌产生。大多数引起表皮痣的基因也有对应的泛发性疾病（表 62.7；图 62.9）[35-49]。部分特定突变在两种情况中均可见到，其他突变则只在表皮痣中有报道；这可能是因为后者作为生殖系突变（即出现在每一细胞中）时为致死性突变。表皮痣

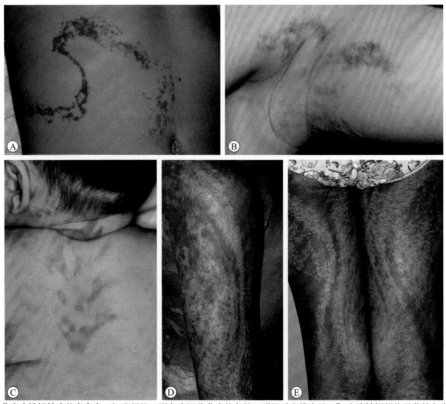

图 62.7 非表皮松解性疣状表皮痣。A. 腹部的 S 型色素沉着乳头状条纹，明显以中线为界。B. 皮肤皱褶部位显著的色素沉着角化性条纹。C. 中背部黄褐色 V 型皮损。D、E. 一名深肤色患者，广泛的色素脱失条纹伴不同程度的黏着性鳞屑，在腘窝处更显著（E）（A、B、D、E，Courtesy，Julie V Schaffer，MD.）

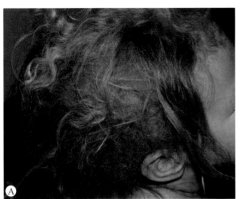

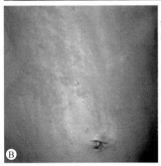

图 62.8 一名 *HRAS* 镶嵌突变女孩的羊毛发和表皮痣。A. 在直发背景中的局限性羊毛质地的卷发。B. 薄、棕褐色、轻微隆起的表皮痣，在侧光下更为明显（Courtesy，Julie V Schaffer，MD.）

相关的综合征提示了相关突变同时存在于皮肤和皮肤外组织中时的影响（见下文），通常镶嵌疾病比泛发性疾病表现更为局限，病变更轻。类似地，在**色素角化性斑痣性错构瘤**患者中，皮脂腺痣和斑点状雀斑样痣中具有相同的基因突变[46]。这提示两种痣的原因是多潜能干细胞中的单一突变，而不是影响多个基因的染色体重排，从而反驳了传统的"孪生斑"假说。

部分表皮痣病理可见表皮松解性角化过度，提示其为常染色体显性遗传病大疱性鱼鳞病的 1 型镶嵌型，两者均由角蛋白 1 或 10 的杂合突变导致（图 62.10）。尽管表皮松解性表皮痣不伴有皮肤外表现，如患者的

镶嵌现象除皮肤外也存在于性腺，则子代可能罹患泛发型大疱性鱼鳞病[38]。

表皮痣综合征群

同义名 / 变异型： ■ 线状皮脂腺痣综合征（LSNS）■ 皮脂腺痣综合征 ■ Schimmelpenning 综合征 ■ Schimmelpenning-Feuerstein-Mims 综合征 ■ Solomon 综合征 ■ Jadassohn 综合征

要点

■ 包括一组异质性疾病。
■ 经典表现为皮脂腺痣或非表皮松解性疣状表皮痣。
■ 系统异常主要累及眼、中枢神经系统和骨骼。
■ 多为 RAS 通路异常病变的镶嵌性形式。

引言

"表皮痣综合征群"包括一组异质性疾病，表现为皮脂腺痣或非表皮松解性疣状表皮痣伴有眼、神经系统和（或）肌肉骨骼异常[50-53]。这些痣和其相关综合征表现由相关基因的合子后突变引起，这些基因合成的蛋白参与促进细胞生长和增殖的两条主要信号通路：① RAS/MAPK 通路，引起镶嵌性的 RAS 通路异常病变[45, 47, 52]（图 55.4）；② FGFRs/PIK3CA/AKT1 通路，该通路被 PTEN 负性调节（图 55.3）。第 2 条通路激活还可引起过度生长综合征，包括 Proteus 综合征和 *PIK3CA* 相关的过度生长疾病谱，将会在下文详细讨论，并总结于表 104.5。

历史和术语

早在一个世纪前，就有表皮痣伴发其他系统器官异常的报道。Jadassohn、Schimmelpenning、Feuerstein、Mims 等作者都报道了类似的联系。1973 年，Solomon

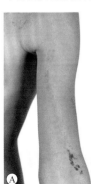

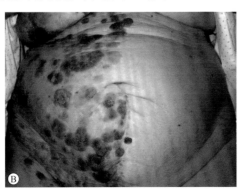

图 62.9 *FGFR3* 突变引起的表皮痣和沿布氏线分布的脂溢性角化症。A. 此皮损可以认为是致死性发育不良患者中黑棘皮病的镶嵌形式，屈侧受累多见。B. 单侧沿布氏线带状分布的脂溢性角化症。脂溢性角化症常有 *FGFR3* 或 *PIK3CA* 的体细胞激活突变（B，Courtesy，Luis Requena，MD.）

表 62.7 表皮痣：相关基因及可能的相关综合征。表皮痣中的镶嵌性 RAS 突变常（但并不总是）与泛发性疾病不同，提示前者是更为严重的、致死性的突变，因镶嵌现象方得以存活。其他曾在表皮痣中报道的镶嵌性遗传学改变包括 PTCH 缺失（在一例皮脂腺痣中），位于染色体 1q23 的断裂点，以及 6 号染色体三体[36-37]

表皮痣类型	基因	蛋白	生殖系突变导致的泛发性疾病	可能伴随表皮痣出现综合征
疣状（角化细胞性）表皮痣				
	镶嵌性角化异常			无
表皮松解性疣状表皮痣	KRT1, KRT10	角蛋白 1，角蛋白 10	表皮松解性鱼鳞病，PPK（限 KRT1）	无
掌跖非表皮松解性疣状表皮痣	KRT16	角蛋白 16	先天性厚甲，局限性 PPK	无
	镶嵌性 RAS 通道异常疾病（尚有羊毛状发和皮脂腺痣；见下）			眼，骨骼，神经
非表皮松解性疣状表皮痣（NEVEN）	NRAS（约 5% NEVEN）	NRAS	Noonan 综合征（见表 61.4）	皮肤骨骼低磷综合征（NRAS 或 HRASQ61R，HRASG13R）；色素角化性斑痣性错构瘤伴斑点状雀斑样痣（两种痣中均有 HRAS Q61R 或 G13R）；色素角化性斑痣性错构瘤伴聚合性色素痣＋局限性脑皮质发育不良（BRAF）
	HRAS（约 30% NEVEN）	HRAS	Costello 综合征（见表 97.6）	
	KRAS（< 5% NEVEN）	KRAS	心-面-皮肤（CFC）综合征和 Noonan 综合征	
	BRAF（K601Q）	BRAF	心-面-皮肤（CFC）综合征	
	镶嵌性 FiGR 通道异常疾病（尚有皮脂腺痣和痤疮样痣；见下）			颜面，肢端骨骼，神经
	FGFR2（5%～10%NEVEN）	成纤维细胞生长因子受体 2	见下	"卷"发，并指/趾，手足过度生长，巨脑，痣
	FGFR3***&（25%～30%NEVEN）	成纤维细胞生长因子受体 3	致死性发育不良**，Crouzon 综合征伴黑棘皮病，SADDAN	Garcia-Hafner-Happle 综合征：不对称颅面畸形，智力障碍
	镶嵌性 AKT 通道异常疾病			生长过度；血管和脂肪异常
	PIK3CA &（5% NEVEN）	磷脂酰肌醇 3-激酶催化亚单位 α	Cowden 综合征（5 型）	CLOVE（S）综合征：先天性脂肪增生，血管异常，表皮痣，脊柱侧凸/其他骨骼异常（尤其是手足宽大）；见表 104.5
	AKT1	AKT 丝氨酸/苏氨酸激酶 1	无报道	Proteus 综合征（见正文）
	PTEN	磷酸酶及张力蛋白同源体	PTEN 错构瘤肿瘤综合征（PHTS），包括 Cowden 综合征	"Proteus 样"表现：节段性生长过度，脂肪瘤病，动静脉畸形，表皮痣（SOLAMEN；合子后"二次打击"所致）；巨脑和 PHTS 的其他特征（见第 63 章）
其他表皮痣				
羊毛状发痣	HRAS（G12S）	HRAS	Costello 综合征	
	BRAF（K601Q）	BRAF	CFC 综合征	见上述 NEVEN
皮脂腺痣（NS）	HRAS（在 > 90% 的 NS 中为 G13R）	HRAS	Costello 综合征	Schimmelpenning 综合征（中枢神经系统，眼，骨骼）；皮肤骨骼低磷综合征
	KRAS	KRAS	CFC 综合征和 Noonan 综合征	
皮脂腺痣，乳头瘤状，带蒂	FGFR2（C382R）	成纤维生长因子受体 2	颅缝早闭综合征：Beare-Stevenson 回状皮肤，Apert***	腭裂
痤疮样痣伴背景皮肤色素减退（Munro 痤疮痣）	FGFR2（S252W，P252R）			肢端骨骼异常（如并指/趾、拇指宽大），发育迟缓

表 62.7　表皮痣：相关基因及可能的相关综合征。表皮痣中的镶嵌性 RAS 突变常（但并不总是）与泛发性疾病不同，提示前者是更为严重的、致死性的突变，因镶嵌现象方得以存活。其他曾在表皮痣中报道的镶嵌性遗传学改变包括 *PTCH* 缺失（在一例皮脂腺痣中）、位于染色体 1q23 的断裂点，以及 6 号染色体三体[36-37]（续表）

表皮痣类型	基因	蛋白	生殖系突变导致的泛发性疾病	可能伴随表皮痣出现综合征
黑头粉刺样痣	*NEK9*	NIMA 相关激酶 9	骨骼发育不良（伴双等位基因突变）	指趾异常，脊柱侧凸
汗孔角化性附属器痣（PAON）#	*GJB2*	连接蛋白 26	角膜炎 - 鱼鳞病 - 耳聋（KID）综合征	
炎症性线状疣状表皮痣（ILVEN）	*GJA1*	连接蛋白 43	可变性红斑角皮症	同侧远端肢体短缩
	? *NSHDL*		? CHILD 综合征（镶嵌型）	

* 如表皮痣患者除皮肤外尚有性腺的镶嵌现象，则子代可能出现。
** 常由于 *FGFR3* 的 R248C 激活突变；致死性发育不良表现为泛发的黑棘皮病、短肢侏儒症、颅面畸形、中枢神经系统缺陷和围产期死亡。
& 体细胞激活突变还可见于脂溢性角化症、黑色丘疹性皮病、灰泥角化病和角化日光性雀斑样痣。
*** Apert 综合征常由 *FGFR2* 的 S252W 和 P253R 突变引起，表现包括颅缝早闭、指趾异常（伴指/趾，拇指宽大）、严重痤疮、弥漫性色素减退和发育迟缓。
\# 包括汗孔角化性外泌汗腺开口和真皮导管痣（PEODDN）；无 PAON 的组织学特征的棘状角化过度性表皮痣也有报道。
CNS，中枢神经系统；FGF，成纤维细胞生长因子；PPK，掌跖角化病；SADDAN，严重软骨发育不全不伴发育迟缓和黑棘皮病；CHILD，先天性偏侧发育不良伴鱼鳞病样红皮病（或痣）和肢体缺陷；GJA1/B2，缝隙连接 α 1/β 2

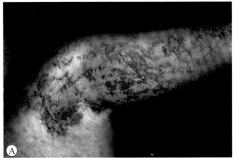

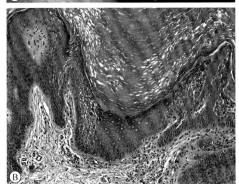

图 62.10　表皮松解性疣状表皮痣。 A. 色素沉着条纹，中央鳞屑脱落而呈粉色。B. 组织学表现为疣状表皮增生伴显著的角化亢进，棘细胞层和颗粒层的角质形成细胞颗粒空泡变性（表皮松解性角化过度）（B，Courtesy，Luis Requena，MD.）

和 Esterly 回顾了表皮痣和相关的皮肤外表现[50]；通常认为 Solomon 提出了"表皮痣综合征"（epidermal nevus syndrome，ENS）这一名称。之后，Happle 提出"表皮痣综合征群"（epidermal nevus syndromes，ENSs），以多种

具有镶嵌现象的疾病如 Proteus 综合征和 CHILD 综合征[51]，但其他学者仍将该概念局限于表示经典的与皮脂腺痣相关的 Schimmelpenning 表型[53]。

遗传学和发病机制

ENSs 呈散发，符合常染色体显性突变的镶嵌性模式。ENSs 的遗传学病因总结于表 62.7。Schimmelpenning 综合征可由 *HRAS* 或 *KRAS* 的体细胞突变引起[52]。这些基因的生殖系突变可导致泛发的 RAS 通道异常疾病，但引起 Schimmelpenning 综合征的基因突变在泛发时可能是致死性的。

临床特征

与疣状表皮痣或皮脂腺痣相关的其他皮肤表现包括镶嵌性分布的色素减退或色素沉着（如牛奶咖啡斑）、羊毛状发痣、先天性皮肤发育不全、色素痣（如色素角化性斑痣性错构瘤；见上文），以及 Proteus 综合征及相关疾病特征性的血管畸形和脂肪瘤过度生长。

表皮痣相关的系统性异常最常累及中枢神经系统（如半侧巨脑畸形、癫痫、偏瘫、发育迟缓）[53]、眼［如（脂肪）皮样囊肿、组织缺损、迷芽瘤］，以及骨骼（如不对称、颅形异常、脊柱后凸、肢体肥大）。其他报道过的相关表现包括心血管和生殖泌尿系异常。发生在头部的表皮痣可能比其他部位的表皮痣更易伴发脑缺陷，但这未经过全面的评估。头皮的皮脂腺痣如为线状，则比呈圆形时更易伴发神经系统异常；线状外观提示皮损出现时间更早，波及的组织范围也更广（见表 62.3）。有报道 RAS 突变引起的表皮痣与皮肤外的恶性肿瘤相关，尤其是横纹肌肉瘤和尿路上皮癌；这些肿瘤在由生殖系 *HRAS* 突变引起的 Costello 综

合征中好发（见表 97.6）。

部分具有广泛非表皮松解性疣状表皮痣和（或）皮脂腺痣的患者可发生维生素 D 抵抗性佝偻病，原因为成纤维细胞生长因子 23（FGF-23）产生过量；该因子正常情况下由骨细胞分泌，调节维生素 D 和磷的平衡。这种**皮肤骨骼低磷综合征**由特定的 *NRAS* 和 *HRAS* 突变引起[48]（见表 62.7）。

病理学

组织病理学表现取决于表皮痣的类型（见第 109 和 111 章）。受累皮肤或其他受累组织的遗传学分析可作出确定的分子诊断。

治疗

治疗取决于系统异常的类型和范围，可能需要转诊至神经科、眼科、骨科或内分泌科。皮肤骨骼低磷综合征的治疗包括口服磷酸盐和骨化三醇，但切除或刮除表皮痣通常并无帮助；抗 FGF-23 抗体的应用正在研究中。

变形综合征

要点

- 进行性、不成比例的不对称的组织过度生长
- 非表皮松解性角化细胞性表皮痣和血管畸形
- 真皮萎缩区域静脉突出
- 掌跖部脑回状增生
- 脂肪瘤和区域性脂肪发育不良

简介

变形综合征（Proteus syndrome）以希腊神话中擅长变形的神 Proteus 命名，是一种镶嵌性疾病，特点为多种组织的不对称性过度生长。

历史

本病于 1983 年被定义，在此之前患者常被归类为 Klippel-Trenaunay 综合征或 1 型神经纤维瘤病。1999 年确立的诊断标准强调了皮损的镶嵌分布、进展性病程（尤其是儿童期）及不成比例的过度生长。

遗传学

病例为散发，由 *AKT1* 的 G49A 激活突变镶嵌现象导致[54]。

发病机制

变形综合征中多种器官系统的临床表现符合 AKT1 过度表达的特征。AKT1 是一种丝氨酸-苏氨酸蛋白激酶，可在多种组织中促进细胞生长和存活。已经证实在表皮痣的角质形成细胞中存在 *AKT1* 突变。

临床特征[54]

变形综合征的表皮痣相对薄而"柔软"。其他皮肤表现包括低流量血管畸形（尤其是葡萄酒样痣）、手掌或足跖脑回状结缔组织痣、块状真皮发育不全（导致皮下静脉显露）、异常脂肪沉积（脂肪瘤以及脂肪萎缩）。不成比例的过度生长常导致不对称巨指（趾）或巨大肢体，常伴骨骼异常和软组织缺陷；此外，也可出现巨大脊柱发育不良相关的脊柱侧弯。内脏过度生长也可发生，尤其是巨脾。

病理学

表皮痣的病理表现和其他角化细胞性表皮痣相同，可见角化过度、乳头瘤样增生和棘层肥厚，不伴有附属器分化或表皮松解角化过度改变。

鉴别诊断

其他数种综合征也可以表皮痣、血管畸形和不对称性过度生长为特征，包括 2 型镶嵌性 PTEN 错构瘤肿瘤综合征（SOLAMEN）、CLOVE（S）、巨脑-毛细血管畸形（见表 62.7 和 104.5）。变形综合征与以上综合征的鉴别要点是掌跖脑回状结缔组织痣和进行性、不成比例的生长过度（而不单纯是"吹气球"效应）。NF1 中毁容性的丛状神经纤维瘤可通过临床病理特征、伴发的牛奶咖啡斑及 NF1 的其他特征表现与变形综合征鉴别。与变形综合征不同，Klippel-Trenaunay 综合征（KTS）中生长过度常位于血管畸形局部。

治疗

治疗主要是对症治疗和器官特异性治疗。单个错构瘤和局部过度生长有时可手术治疗。巨大肢体畸形常需要行血管成像，以指导选择性栓塞术作为手术治疗的替代或辅助。与 KTS 患者类似变形综合征患者，更容易发生深静脉血栓和肺栓塞。

2 型镶嵌性 PTEN 错构瘤肿瘤综合征

变形综合征受累组织中激活的促进生长的 PIK3CA/AKT 通路可被 PTEN 负向调节（见图 55.3）。在常染色体显性遗传病 PTEN 错构瘤肿瘤综合征（PHTS，包括 Cowden 综合征；见第 63 章）中，患者具有生殖系杂合性 *PTEN* 突变，错构瘤／肿瘤则是由于"二次打击"导致了杂合性缺失造成。同样的机制如发生在胚胎形成阶段早期，可引起"变形综合征样"的表型，可通过如下表现与真正的变形综合征鉴别：巨脑、更厚和疣状增生更为严重的表皮痣、血管畸形中含有高流量成分、无脑回状掌跖结缔组织痣。这种 2 型镶嵌性 PTEN 错构瘤肿瘤综合征／Cowden 综合征也被称为

SOLAMEN 综合征——节段性生长过度、脂肪瘤病、动静脉畸形和表皮痣（图 62.11）[11, 55]。

PTEN 负性调节 AKT1 下游的哺乳动物雷帕霉素靶点（mTOR）信号通路。mTOR 抑制剂西罗莫司（雷帕霉素）被报道可减缓 2 型镶嵌性 PTEN 错构瘤肿瘤综合征中的过度生长[56]，该药治疗 PHTS 的研究尚在进行中。

炎性线状疣状表皮痣（inflammatory linear verrucous epidermal nevus，ILVEN）

表现为沿布氏线分布的线状、红斑样、鳞屑性斑块，常伴瘙痒（图 62.12；见第 109 章）。虽然偶见于出生时，但皮损通常在儿童时期（更少见地，在成人期亦可）出现，并在几个月到几年中逐渐增长。局部抗炎药偶对皮损有短期疗效，但皮损极少自发缓解。偶有依那西普有效的报道。可考虑手术切除，但需要注意瘢痕形成相关的并发症的风险。

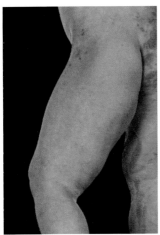

图 62.11 SOLAMEN——节段性生长过度、脂肪瘤病、动静脉畸形和表皮痣——综合征。大腿的表皮痣、血管畸形和局限性脂肪浸润

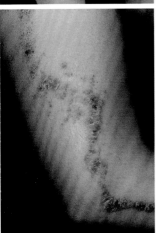

图 62.12 炎性线状疣状表皮痣。呈线状排列的银屑病样鳞屑性斑块

ILVEN 与线状银屑病（见图 62.14）可能难以鉴别，但后者对治疗反应更好；还需与表皮痣内部的继发炎症相鉴别。曾有文献报道编码连接素 43 的 GJA1 基因合子后突变引起的 ILVEN，是变异进行性红斑角化症的镶嵌形式[57]。ILVEN 是否存在其他遗传学机制尚待明确。

ILVEN 偶可伴同侧骨骼异常（通常是肢体短缩畸形），提示某些患者可能是 CHILD 综合征的顿挫型；ILVEN 女性患者是男性患者的 4 倍也支持这一观点。这种变异型也可用首字母缩略词 PEN/PENCIL 来描述（银屑病样表皮痣 ± 先天性同侧肢体缺陷）[58]。

其他常染色体显性遗传病的镶嵌现象

其他常染色体显性遗传病的镶嵌现象可表现为线状或节段性分布的皮损，皮损可见于全身。

线状 Darier 病（毛囊角化病，棘层松解性角化不良性表皮痣）

线状毛囊角化病与泛发性毛囊角化病形态学表现相同（图 62.13）。线状毛囊角化病的皮损中存在 ATP2A2 杂合突变，而患者外观正常的皮肤中没有该突变，在分子水平上证实此病为 1 型镶嵌性毛囊角化病[59]。较少见的情况下，在泛发性毛囊角化病患者可以见到 ATP2A2 "二次打击" 导致的更早出现、更严重的线状损害，即 2 型镶嵌现象。

线状 Hailey-Hailey 病（慢性家族性良性天疱疮，复发性线状棘层松解性皮病）

特点为特定节段区域内反复糜烂和结痂；组织学上，棘层松解呈 "倒塌的城墙样"（见第 59 章）。在一例泛发性 Hailey-Hailey 病患者的早发且更加严重的线

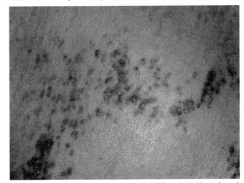

图 62.13 线状毛囊角化症的色素沉着性、角化性丘疹。有时在条纹状皮损内还可见到白点病皮损

状受累区域发现了另一 *ATP2C1* 等位基因的失活（杂合性丢失），证实为 2 型镶嵌现象[60]。

线状汗孔角化症

线状汗孔角化症（linear porokeratosis）的皮损由多个具有角化边缘（板层角化）的斑块组成。多为先天性，并持续终身。此病可能是常染色体显性遗传的汗孔角化症变异型［尤其是播散性浅表性光化性汗孔角化症（DSAP）或 Mibelli 汗孔角化症］的镶嵌形式。后两者的发病机制是编码甲羟戊酸激酶（MVK）、其他甲羟戊酸通路中的酶，或溶质运载蛋白家族 17 成员 9（*SLC17A9*）的基因发生生殖系杂合性突变。在播散性汗孔角化皮损的背景上出现线状汗孔角化则提示为 2 型镶嵌现象。与其他类型的汗孔角化症相比，线状型皮损具有更高的鳞状细胞癌风险[61]。

汗孔角化性附属器开口痣（porokeratotic adnexal ostial nevus，PAON）

PAON 包括汗孔角化性外泌汗腺开口和真皮导管痣（PEODDN），表现为角化性的棘突和（或）点状凹陷伴角栓（见图 111.40）。组织学上，可见外泌汗腺导管和（或）毛囊的角化不全柱。PAON 病因为编码接合素 26 的 *GJB2* 基因合子后突变，因此是常染色体显性遗传病角膜炎-鱼鳞病-耳聋（KID）综合征的镶嵌形式[62]（见第 57 章）。已报道的 PAON 相关其他皮肤表现包括糜烂（新生儿期）、鳞状细胞癌、银屑病样皮损，但 KID 综合征的皮肤外表现在 PAON 中未见报道。

线状分布的基底细胞癌和基底细胞痣 / 基底样毛囊错构瘤

偶可见基底细胞癌（BCCs）在其他方面正常的个体中呈线状分布。这可能是常染色体显性遗传的基底细胞痣样综合征（BCNS）或非综合征性遗传性多发基底细胞癌的镶嵌形式。至今在线状基底细胞癌中尚未发现 *PTCH1* 的体细胞突变。然而，有报道一名父亲患 BCNS 的女童表现为线状分布的先天性基底样皮肤肿瘤和掌跖凹点以及同侧牙源性囊肿，在受累皮肤中发现了 *PTCH1* 生殖系突变和"二次打击"，从而证实为 BCNS 的 2 型镶嵌现象[63]。

线状分布的基底样毛囊错构瘤（有时被称为基底细胞痣）可能为泛发性基底样毛囊错构瘤综合征的镶嵌形式。后者为常染色体显性遗传病，病因不明，表现为肤色或色素沉着性丘疹、粟丘疹样皮损、粉刺样角栓、掌跖凹点和少毛[64]。

在 Happle-Tinschert 综合征（HTS）中，线状或节段性分布的基底样毛囊错构瘤皮损可有色素沉着、色素减退、皮肤萎缩、多毛和少毛，同时伴有骨骼、牙齿和大脑异常[65]。在一名短指和前额突出男性患者的线状基底细胞癌和粉刺样凹点中，发现有 Smoothened（*SMO*）的合子后功能获得性突变，该基因在 Hedgehog 通路中被 Patched 抑制[66]。虽然该患者是 HTS 还是镶嵌型 BCNS 还存在争议，他的疾病和 HTS 均可能是 Curry-Jones 综合征（CJS）的变异型。后者由同一种 *SMO* 突变的镶嵌现象引起。CJS 表现为线状色素减退或色素沉着纹，伴不同程度的萎缩，组织病理表现为基底样细胞增殖；其他表现包括指 / 趾、颅骨、大脑和胃肠道异常。

节段性 1 型神经纤维瘤病和 Legius 综合征

牛奶咖啡斑（CALMs）和（或）神经纤维瘤呈节段性分布的患者可能为 1 型神经纤维瘤病或（仅限于 CALMs）Legius 综合征的 1 型镶嵌形式。两者原因分别为神经纤维瘤蛋白和 SPRED1 编码基因的合子后突变[67-68]（见第 61 章）。CALMs 常伴雀斑样痣，其分布可能呈铺路石样，或在少见的情况下沿布氏线；而神经纤维瘤常呈皮节分布模式（见表 62.4）。和其他 1 型镶嵌性疾病一样，节段性 NF1 常没有亲代家族病史，但患者子代可出现完全型的 NF1[69]。另外，NF1 和 Legius 综合征的 2 型镶嵌现象（合子后"二次打击"）表现为丛状神经纤维瘤和 CALMs（Legius 综合征仅限于 CALMs）。

线状或节段性血管纤维瘤及结节性硬化症的镶嵌现象

半侧面部的血管纤维瘤可能是结节性硬化症（TSC；见第 61 章）的 1 型镶嵌形式[70]。尽管有报道这类患者部分可出现 TSC 的其他表现，但尚未证实患者存在突变基因的镶嵌现象。然而，≥ 5% 的 TSC 患者有镶嵌现象，这些患者大多临床症状较轻，但皮损无明显节段性分布。在子女患 TS 但自身无临床症状的父母中，亦有镶嵌现象的报道。另外，有报道在 TSC 患者的血管纤维瘤中发现体细胞的"二次打击"突变。

线状或节段性良性肿瘤

毛发上皮瘤、汗腺腺瘤和（或）圆柱瘤偶尔可呈线状分布，可能为常染色体显性遗传病的镶嵌形式，如多发性家族性毛发上皮瘤、Brooke-Spiegler 综合征和 *CYLD* 的生殖系杂合突变导致的圆柱瘤病。类似地，散发的线状汗管瘤和常染色体显性遗传的非线状分布的多发性汗管瘤都曾见诸报道[71]。有报道 *BRAF* V600E 体细胞突变与线状分布的生乳头汗腺囊腺瘤有关。

延胡索酸水合酶突变导致的常染色体显性遗传性平滑肌瘤病肾癌患者中，平滑肌瘤可呈节段性分布，提示为 1 型镶嵌，或更多的是 2 型镶嵌现象（即生殖突变加上发生于受累节段的"二次打击"）。

脂溢性角化症有常染色显性遗传倾向，但还没有发现相应的基因。曾有报道成人期发病的、沿布氏线分布的脂溢性角化症（见图 62.9B）；在一例患者中，皮损内存在 *FGFR3* 和（或）*PIK3CA* 激活突变，部分皮损在组织学上可见角质形成细胞非典型增生，背景正常皮肤则无上述突变[72]。

颅脑皮肤脂肪过多症

颅脑皮肤脂肪过多症（encephalocraniocutaneous lipomatosis，Haberland 综合征）是一种罕见的镶嵌性疾病，病因是成纤维细胞生长因子受体 1 基因（*FGFR1*）合子后激活突变。临床表现为脑畸形、同侧眼异常（常为迷芽瘤）、丘疹结节性皮肤损害（包括脂肪瘤、纤维瘤、纤维脂肪瘤和血管脂肪瘤）。以上皮损好发于眼睑和头皮，头皮脂肪瘤部位的脱发（**psiloliparus 痣**）偶可伴先天性皮肤发育不良[73]。颅脑和眼病变常为单侧，但脂肪瘤可见于双侧头皮。值得注意的是，*FGFR1* 的生殖系突变可导致常染色体显性遗传性颅缝早闭和骨骼发育不良综合征群。**眼-脑-皮肤（Delleman-Oorthuys）综合征**是一种类似的疾病，表现为中枢神经系统畸形（如囊肿、小脑发育不全、胼胝体缺如）、眶周囊肿、小眼畸形、横纹肌错构瘤导致的指样皮肤附属器（尤其是眼周），以及外耳上方的先天性皮肤发育不良[74]。

血管畸形

数种散发性和家族性血管畸形已被证实是由镶嵌现象导致（见第 104 章）。

静脉和血管球-静脉畸形

近半数的散发**静脉畸形**患者存在体细胞杂合性 *TEK* 激活突变，该基因编码 TIE-2 内皮细胞酪氨酸激酶受体。因此，这些损害代表了多发性皮肤和黏膜静脉畸形综合征的 1 型镶嵌形式[75]，后者由 *TEK* 生殖系突变所致，为常染色体显性遗传。体细胞杂合性 *MAP3K3*（MAPK 激酶激酶 3）突变可导致**疣状静脉畸形**（"疣状血管瘤"）[76]。巨大节段性斑块型**血管球-静脉畸形**常为先天性的，可为遗传性血管球-静脉畸形的 2 型镶嵌形式，后者由 *GLMN* 基因生殖系杂合突变引起。

毛细血管畸形（葡萄酒样痣）

在大多数 Sturge-Weber 综合征和非综合征性葡萄酒样痣患者的受累组织中可发现 *GNAQ* 的体细胞激活突变[77]。该基因编码 Q 家族 G 蛋白 α 亚单位，其激活可上调 MAPK 信号通路。蓝痣和伊藤痣中亦可见到 *GNAQ* 及相关的 *GNA11* 的体细胞突变。因此，不难理解**色素血管性斑痣性错构瘤病 2 型**患者的葡萄酒样痣和真皮黑色素增多皮损中有相同的 *GNAQ* 和 *GNA11* 激活突变[78]。值得注意的是，*GNAQ*、*GNA11*、*GNA14* 和 *RAS* 的体细胞激活突变在先天性血管瘤（不消退型和快速消退型）、化脓性肉芽肿（*RAS*）和其他血管肿瘤中都有报道。*GNAQ*、*GNA11* 和 *GNA14* 突变目前仅有镶嵌现象的报道，非镶嵌型可能是致死性的。*RASA1* 突变可导致常染色体显性毛细血管畸形-动静脉畸形综合征，其皮损中可见杂合性缺失，但尚未有相应 1 型镶嵌现象的报道[79]。

以镶嵌模式分布的色素性皮损

斑点状雀斑样痣（SLN）、节段性簇集性色素痣和大/巨大先天性色素痣

传统的 SLN（斑痣，包括 Spitz 痣）和色素角化性斑痣性错构瘤的 SLN（以及皮脂腺痣），是由 *HRAS* 的体细胞激活突变导致[46, 80]。也有报道色素角化性斑痣性错构瘤的一种变异型，其表皮痣和簇集性色素痣（背景皮肤无色素沉着）中存在 *BRAF* 激活突变。在大 SLN 的斑片背景和点缀的痣中有报道发现特定的 *NRAS* 激活突变；这些大 SLN 的"斑点"类似小到中等大小的先天性色素痣，有时也称为斑痣型先天性色素痣[81]。大多数大/巨大先天性色素痣有其他 *NRAS* 体细胞激活突变，并可在其卫星痣及中枢神经系统病灶（在神经皮肤黑素细胞增多症中）中检出同样的突变。

有报道称，一名男性 LEOPARD 综合征患儿表现为受累和正常皮肤相间的斑片状分布，致病的 *PTPN11* 的生殖系变遗传自其父亲（患有经典型 LEOPARD 综合征），患儿还有性染色体镶嵌，这一病例可能是由于回复镶嵌导致[82]。节段性 NF1 也可表现为雀斑（常伴发于牛奶咖啡斑）和背景皮肤色素沉着，类似斑片状 SLN。也有报道在无 SLN 的色素沉着背景上出现大量节段性分布的获得性色素痣，提示其可能存在色

素痣易感基因突变的镶嵌现象[83]。

McCune-Albright 综合征

特点为大片牛奶咖啡斑状色素沉着，不超过中线，有时表现为沿布氏线分布的宽带状，并伴多骨纤维发育不良和（或）内分泌高功能状态（通常是性早熟）。病因为 GNAS 的特定合子后激活突变，该基因编码可刺激腺苷酸环化酶活性的 G 蛋白的 α 亚单位。突变导致环磷酸腺苷作为"第二信使"的信号通路的信号增强，从而引起内分泌过度活跃，并通过刺激酪氨酸酶导致色素沉着。

线状炎症性皮肤病

某些炎症性皮肤病偶尔也可沿布氏线分布。在相应的皮损为泛发时，其病因可能是多方面的，既有遗传的易感性，也有环境因素的作用。部分疾病可见 Koebner 现象，提示存在皮肤局部的诱发因素。如相应皮损呈线状分布，其原因可能是"易感性"突变的镶嵌现象。部分病例中可见到在广泛分布的皮损背景基础上局部线状分布着更为严重的相同皮损，这可能提示着克隆性杂合性缺失[04]。这些疾病提供了发现多因素皮肤病中涉及的基因的机会。

线状银屑病

线状银屑病临床罕见（图 62.14）[85]，许多报道的病例后来被重新归类为 ILVEN（见上文）。沿布氏线分布的银屑病可能与外源性损伤后呈现线状表现的 Koebner 现象相混淆。但在泛发的银屑病中这两种情况都可发生；银屑病还可出现于表皮痣中。线状银屑病可能在治疗使泛发性的皮损消退后才得以显现[86]。

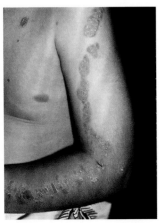

图 62.14　线状银屑病。条纹状皮损内可见红斑和鳞屑，亦可见相同改变的散在小皮损

线状扁平苔藓

线状扁平苔藓（LP）较线状银屑病多见，可出现在各年龄段[87]。表现为线状分布的典型 LP 损害，炎症后色素沉着往往是最突出的表现。可能需要组织学检查区别该病与其他原因造成的线状色素沉着（见图 62.3）。如 LP 病变累及到指（趾）末端，甲往往会受累。

线状苔藓

这一自限性线状炎症性疾病常发生在儿童期，最常见于特应性体质患儿的肢体（见第 11 章）[88]。皮损无明显瘙痒，但组织学特征与湿疹和扁平苔藓相似。线状苔藓与线状扁平苔藓均可出现甲营养不良，但炎症后色素脱失提示诊断为线状苔藓。线状苔藓的可能原因是易感性突变，或特应性体质基因的杂合性丢失。

Blaschko 皮炎

Blaschko 皮炎是一种罕见的炎症性皮肤病，典型表现为沿多条布氏线分布的瘙痒性丘疹和水疱，尤好发于躯干部。成人较儿童多见，病程反复，发作后常于数日内自行缓解。其与条纹状苔藓可能是同一疾病的不同变异型[89]，但本病在组织学上湿疹表现更加明显，苔藓样改变较少。

节段性白癜风

白癜风（见第 66 章）是另一种有时呈节段性分布的多因素疾病。与泛发分布的白癜风相比，线状类型发病年龄更早，很少向其他部位蔓延，较少伴随其他自身免疫性疾病。病灶多呈宽带状、片状或块状，偶沿布氏线分布。偶尔可见节段性及非节段性白癜风共同出现，原因可能是受累节段的白癜风易感基因的杂合性缺失[97]。

节段性白癜风可能与无色素痣或节段性色素异常相混淆，但后者的特点是色素减退而非脱失，随患儿的生长皮损大小和形状相对稳定，且皮损出现于出生时或生后不久。出生即有的线状色素脱失斑可能是斑驳病的镶嵌现象。

其他线状炎症性疾病

数种其他炎症性疾病偶可沿布氏线分布，提示可能存在易感性突变镶嵌现象。这些疾病包括红斑狼疮（其中一种变异型伴有硬斑病/硬皮病样特征）[90-91]、皮肌炎、苔藓样和固定型药疹[92-93]、苔藓样 GVHD[94]、硬斑病[95]、Pasini-Pierini 皮肤萎缩症（Moulin 线状皮肤萎缩[96]；图 62.15）。

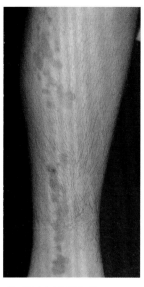

图 62.15　Moulin 线状皮肤萎缩。沿布氏线分布的凹陷性色素沉着，可见，凹陷边缘呈"断崖状"。皮损的形态与 Pasini-Pierini 皮肤萎缩类似（Courtesy, Julie V Schaffer, MD.）

色素镶嵌现象

　　色素减退和色素沉着都可呈线状或节段分布，提示存在镶嵌现象。传统上，这些表现被划分为以下所述的疾病，但事实上存在相当程度的重叠，区别也可能较模糊。需要引起重视的是，这是一组异质性疾病，皮肤的模式并不能可靠地预测皮肤外表现或染色体镶嵌的存在与否。

线状及块状色素减退和色素沉着

同义名：■ 布氏样色素异常（Blaschkoid dyspigmentation）■ 色素镶嵌（pigmentary mosaicism）■ 伊藤色素减少症（hypomelanosis of Ito）■ 线状涡轮状痣样色素增多症（linear and whorled nevoid hypermelanosis）■ 节段性色素异常（segmental pigmentation disorder）■ 无色性色素失禁症（旧称）[incontinentia pigmenti achromians（historical）]

要点

■ 描述性名称，而非特定的诊断。

■ 色素减退或色素沉着沿布氏线分布或呈块状，出生时即有或出生后出现；可能随着时间而扩展。

■ 多种皮肤外系统受累，可包括中枢神经系统、肌肉骨骼和眼异常。

■ 对应的镶嵌类型多种多样，在线状痣样色素减退/沉着中报道了多种染色体异常。

引言

　　本节将沿布氏线分布的色素减退或色素沉着称为**线状痣样色素减退/沉着**，提示了特征为皮肤细胞克隆性色素合成减少/增加的镶嵌现象。块状色素减退/沉着称为**"节段性色素异常"**[98]，也被认为是镶嵌现象所致。两种分布模式的患者中均有少数伴有皮肤外表现，类别多种多样[99-100]。作者仅对具有皮肤外表现的患者使用**"伊藤色素减少症"**（HI）描述。

历史

　　伊藤在 1952 年描述这种疾病时认为其外观是色素失禁症的负像，其特征为同样沿布氏线分布的纹理，但颜色较正常皮肤更淡，而非更暗。

流行病学

　　线状和块状色素改变可见于各种族的男性及女性，但在深色皮肤中更易发现。色素减退/沉着区域可于出生时即被发现，或在童年期逐渐明显，尤其在皮肤白皙的患者中。

遗传学

　　线状痣样色素减退/沉着几乎均为散发。罕见的家族性病例的可能原因是常染色体遗传的反转录转座子引起的表观遗传学镶嵌[5]。

发病机制

　　约 1/3 的 HI 患者的血液中可通过标准的细胞遗传学分析检出染色体镶嵌现象。在其他病例中，克隆性异常可能非常轻微而无法通过细胞遗传学手段检测，或仅表达于组织而非血中。部分患者的血细胞的染色体核型正常，但皮损来源成纤维细胞中可见染色体镶嵌现象。对培养的角质形成细胞进行检测能进一步提高检出的概率，因为镶嵌异常可能局限于表皮；但大多数细胞遗传学实验室并不常规开展角质形成细胞培养[101]。微阵列比较基因组杂交（CGH）可以更高分辨率检测染色体结构改变。

　　色素镶嵌现象的原因包括多种常染色体和 X 染色体的结构（如不平衡易位）或数目异常（非整倍体）。患者中已报道的染色体异常中，约 90% 与已知参与色素形成的基因位点相重叠[102]。

　　皮肤外表现取决于特定的染色体缺陷及受累组织。**Pallister-Killian 综合征**由镶嵌性 12p 四体引起，特征性表现为智力障碍、癫痫、面部畸形和条纹状色素减退/沉着[103]。**叶状色素减退症**由镶嵌性 13q 三倍体（或四倍体）引起[104]（见第 66 章）。

临床特征

　　沿布氏线分布的条纹状和涡轮状色素减退或沉着

可发生在任何部位的皮肤，累及单侧或双侧。偶可见表面点缀雀斑、多毛和脱发。就诊于三级转诊中心儿童皮肤科的线状痣样色素减退/沉着患儿仅有一小部分（<15%～30%）有皮肤外异常，后者一般在婴儿期即明显[99]。皮肤外异常多种多样，中枢神经系统、眼和肌肉骨骼系统最常受累。

块状色素减退/沉着好发于躯干，但任何部位均可受累。中线分界现象在腹侧比背侧更明显，而外侧的边界则较为模糊。节段性色素沉着偶尔与红色-粉红毛细血管畸形共存（"色素血管性斑痣性错构瘤"）。皮肤外表现少见，累及少于5%～10%的患者[67]。

部分患者同时存在色素减退和色素沉着条纹，或同时存在条纹和块状的色素减退。当广泛受累时，可能难以区分深色和浅色哪种是背景肤色。

病理学

色素减退皮肤可表现为正常或黑素细胞减少，而色素沉着皮肤表现为表皮色素增加。

鉴别诊断

需要详细采集病史和体格检查以评估皮肤外受累，根据异常发现决定进一步评估。图62.3展示了沿布氏线分布的色素减退和色素沉着皮损的鉴别诊断。块状色素沉着的诊断需考虑McCune-Albright综合征，后者的皮损颜色更深、界限更清晰锐利、呈沿布氏线分布的宽带状，并有大的牛奶咖啡斑、Becker痣和早期斑点状雀斑样痣。块状色素减退一般易于与节段性白癜风的无色素皮损鉴别（见上文）。

治疗

治疗为对症治疗和器官特异性治疗。需与患儿的儿科医师一同追踪其神经发育情况。

无色素痣

无色素痣（nevus depigmentosus）是另外被认为由皮肤镶嵌现象导致的色素减退性皮损。但其皮损往往较局限，一般不伴有皮肤外表现。最常见的表现为局限性的斑片，周围分散为小片状，类似泼画。典型皮损在出生时明显，但部分皮损在儿童后期才显现出来，尤其是在浅肤色个体。

嵌合体

嵌合体引起的块状色素减退和色素沉着

嵌合体不同于镶嵌现象，其不同的细胞克隆来自于不同的合子。人类嵌合体可由两个受精卵融合（即融合双卵双胞胎）或一个卵子与两个精子结合形成。嵌合体极其罕见，通常因血液科医生发现异常血型，或由内分泌科医生发现异常两性分化而检出。Findlay和Moores[105]分析了超过100万份血常规样本，仅发现两例有嵌合体证据。嵌合体患者的皮肤色素异常典型表现为棋盘格样；但也有报道沿布氏线分布的条纹，或深浅肤色混合不符合任何已知的镶嵌形模式[106]。在XX/XY嵌合体中，真皮成纤维细胞的核型不一定与表面肤色一致，这很可能反映了真皮和表皮的胚胎迁移路径存在差异[9]。

（李倩茹译　那　君校　朱学骏审）

参考文献

1. Blaschko A. Die Nervenverteilung in der Haut in ihrer Beziehung zu den Erkrankungen der Haut. Beilage zu den Verhandlungen der Deutschen Dermatologischen Gesellschaft VII Congress. Breslau: Braumuller, Wien; 1901.
2. Curth HO, Warburton D. The genetics of incontinentia pigmenti. Arch Dermatol 1965;92:229–35.
3. Happle R. Genetische Bedeutung der Blaschkoschen Linien. Z Hautkr 1977;52:935–44.
4. Sun BK, Tsao H. X-chromosome inactivation and skin disease. J Invest Dermatol 2008;128:2753–9.
5. Happle R. Monoallelic expression on autosomes may explain an unusual heritable form of pigmentary mosaicism: a historical case revisited. Clin Exp Dermatol 2009;34:834–7.
6. Montgomery DW. The cause of the streaks in naevus linearis. J Cutan Genito-urinary Dis 1901;19:455–64.
7. Shuster S. The skin as a diseased organ. In: Dermatology in Internal Medicine. Oxford: Oxford University Press; 1978. p. 21.
8. Happle R, Assim A. The lines of Blaschko on the head and neck. J Am Acad Dermatol 2001;44:612–15.
9. Moss C. Cytogenetic and molecular evidence for cutaneous mosaicism: the ectodermal origin of Blaschko lines. Am J Med Genet 1999;85:330–3.
10. Fölster-Holst R, Nellen RG, Jensen JM, et al. Molecular genetic support for the rule of dichotomy in type 2 segmental Darier disease. Br J Dermatol 2012;166:464–5.
11. Caux F, Plauchu H, Chibon F, et al. Segmental overgrowth, lipomatosis, arteriovenous malformation and epidermal nevus (SOLAMEN) syndrome is related to mosaic PTEN nullizygosity. Eur J Hum Genet 2007;15:767–73.
12. Shipman AR, Liu L, Lai-Cheong JE, McGrath JA. Somatic forward (nonrevertant) mosaicism in recessive dystrophic epidermolysis bullosa. JAMA Dermatol 2014;150:1025–7.
13. Kiritsi D, Garcia M, Brander R, et al. Mechanisms of natural gene therapy in dystrophic epidermolysis bullosa. J Invest Dermatol 2014;134:2097–104.
14. Choate KA, Milstone LM. Phenotypic expansion in ichthyosis with confetti. JAMA Dermatol 2015;151:15–16.
15. Gostyński A, Pasmooij AM, Jonkman MF. Successful therapeutic transplantation of revertant skin in epidermolysis bullosa. J Am Acad Dermatol 2014;70:98–101.
16. Tolar J, McGrath JA, Xia L, et al. Patient-specific naturally gene-reverted induced pluripotent stem cells in recessive dystrophic epidermolysis bullosa. J Invest Dermatol 2014;134:1246–54.
17. Callum P, Messiaen LM, Bower PV, et al. Gonosomal mosaicism for an NF1 deletion in a sperm donor: evidence of the need for coordinated, long-term communication of health information among relevant parties. Hum Reprod 2012;27:1223–6.
18. Fusco F, Bardaro T, Fimiani G, et al. Molecular analysis of the genetic defect in a large cohort of IP patients and identification of novel NEMO mutations interfering with NF-kappaB activation. Hum Mol Genet 2004;13:1763–73.
19. Pacheco TR, Levy M, Collyer JC, et al. Incontinentia pigmenti in male patients. J Am Acad Dermatol 2006;55:251–5.
20. Roberts JL, Morrow B, Bega-Rich C, et al. Incontinentia pigmenti in a newborn male infant with DNA confirmation. Am J Med Genet 1998;75:159–63.
21. Mansour S, Woffendin H, Mitton S, et al. Incontinentia pigmenti in a surviving male is accompanied by hypohidrotic ectodermal dysplasia and recurrent infection. Am J Med Genet 2001;99:172–7.
22. Minic S, Trpinac D, Obradović M. Incontinentia pigmenti diagnostic criteria update. Clin Genet 2014;85:536–42.
23. Moss C, Ince P. Anhidrotic and achromians lesions in incontinentia pigmenti. Br J Dermatol 1987;116:839–49.

24. Bornholdt D, Oeffner F, König A, et al. *PORCN* mutations in focal dermal hypoplasia: coping with lethality. Hum Mutat 2009;30:E618–28.
25. Clements SE, Mellerio JE, Holden ST, et al. *PORCN* gene mutations and the protean nature of focal dermal hypoplasia. Br J Dermatol 2009;160:1103–9.
26. Barrott JJ, Cash GM, Smith AP, et al. Deletion of mouse Porcn blocks Wnt ligand secretion and reveals an ectodermal etiology of human focal dermal hypoplasia/Goltz syndrome. Proc Natl Acad Sci USA 2011;108:12752–7.
27. Wang L, Jin X, Zhao X, et al. Focal dermal hypoplasia: updates. Oral Dis 2014;20:17–24.
28. Cañueto J, Girós M, González-Sarmiento R. The role of the abnormalities in the distal pathway of cholesterol biosynthesis in the Conradi-Hünermann-Happle syndrome. Biochim Biophys Acta 2014;1841:336–44.
29. Steijlen PM, van Geel M, Vreeburg M, et al. Novel *EBP* gene mutations in Conradi-Hünermann-Happle syndrome. Br J Dermatol 2007;157:1225–9.
30. Konig A, Happle R, Fink-Puches R, et al. A novel missense mutation of *NSDHL* in an unusual case of CHILD syndrome showing bilateral, almost symmetric involvement. J Am Acad Dermatol 2002;46:594–6.
31. Paller AS, van Steensel MA, Rodriguez-Martin M, et al. Pathogenesis-based therapy reverses cutaneous abnormalities in an inherited disorder of distal cholesterol metabolism. J Invest Dermatol 2011;131:2242–8.
32. Sharma VM, Ruiz de Luzuriaga AM, Waggoner D, et al. Microphthalmia with linear skin defects: a case report and review. Pediatr Dermatol 2008;25:548–52.
33. Wimplinger I, Morleo M, Rosenberger G, et al. Mutations of the mitochondrial holocytochrome c-type synthase in X-linked dominant microphthalmia with linear skin defects syndrome. Am J Hum Genet 2006;79:878–89.
34. Thauvin-Robinet C, Cossee M, Cormier-Daire V, et al. Clinical, molecular, and genotype-phenotype correlation studies from 25 cases of oral-facial-digital syndrome type 1: a French and Belgian collaborative study. J Med Genet 2006;43:54–61.
35. Hafner C, López-Knowles E, Luis NM, et al. Oncogenic *PIK3CA* mutations occur in epidermal nevi and seborrheic keratoses with a characteristic mutation pattern. Proc Natl Acad Sci USA 2007;104:13450–4.
36. Stosiek N, Ulmer R, von den Driesch P, et al. Chromosomal mosaicism in two patients with epidermal verrucous nevus. J Am Acad Dermatol 1994;30:622–5.
37. Sobey GJ, Quarrell OW, Williams S, McGrath HM. Mosaic chromosome 6 trisomy in an epidermal nevus. Pediatr Dermatol 2007;24:144–6.
38. Paller A, Syder AJ, Chan Y-M, et al. Genetic and clinical mosaicism in a type of epidermal nevus. N Engl J Med 1994;331:1408–15.
39. Terrinoni A, Puddu P, Didona B, et al. A mutation in the VI domain of *K16* is responsible for unilateral palmoplantar verrucous nevus. J Invest Dermatol 2000;114:1136–40.
40. Collin B, Taylor IB, Wilkie AO, Moss C. Fibroblast growth factor receptor 3 (*FGFR3*) mutation in a verrucous epidermal naevus associated with mild facial dysmorphism. Br J Dermatol 2007;156:1353–6.
41. Desai SD, Vora R, Bharani S. Hafner-Happle syndrome: a case report and review of a rare sub-type of epidermal nevus syndrome. J Pediatr Neurosci 2014;9:66–9.
42. Sapp JC, Turner JT, van de Kamp JM, et al. Newly delineated syndrome of congenital lipomatous overgrowth, vascular malformations, and epidermal nevi (CLOVE syndrome) in seven patients. Am J Med Genet A 2007;143A:2944–58.
43. Kiritsi D, Lorente AI, Happle R, et al. Blaschko-linear acne on preexistent hypomelanosis reflecting a mosaic FGFR2 mutation. Br J Dermatol 2015;172:1125–7.
44. Patrizi A, Neri I, Fiorentini C, Marzaduri S. Nevus comedonicus syndrome: a new pediatric case. Pediatr Dermatol 1998;15:304–6.
45. Luo S, Tsao H. Epidermal, sebaceous, and melanocytic nevoid proliferations are spectrums of mosaic RASopathies. J Invest Dermatol 2014;134:2493–6.
46. Groesser L, Herschberger E, Sagrera A. Phacomatosis pigmentokeratotica is caused by a postzygotic HRAS mutation in a multipotent progenitor cell. J Invest Dermatol 2013;133:1998–2003.
47. Aslam A, Salam A, Griffiths CE, McGrath JA. Naevus sebaceus: a mosaic RASopathy. Clin Exp Dermatol 2014;39:1–6.
48. Lim YH, Ovejero D, Sugarman JS, et al. Multilineage somatic activating mutations in HRAS and NRAS cause mosaic cutaneous and skeletal lesions, elevated FGF23 and hypophosphatemia. Hum Mol Genet 2014;23:397–407.
49. Levinsohn JL, Teng J, Craiglow BG, et al. Somatic HRAS p.G12S mutation causes woolly hair and epidermal nevi. J Invest Dermatol 2014;134:1149–52.
50. Solomon L, Esterly N. Epidermal and other congenital organoid nevi. Curr Probl Pediatr 1975;6:3–56.
51. Happle R. The group of epidermal nevus syndromes Part I. Well defined phenotypes. J Am Acad Dermatol 2010;63:1–22.
52. Sun BK, Saggini A, Sarin KY, et al. Mosaic activating RAS mutations in nevus sebaceus and nevus sebaceus syndrome. J Invest Dermatol 2013;133:824–7.
53. Menascu S, Donner EJ. Linear nevus sebaceous syndrome: case reports and review of the literature. Pediatr Neurol 2008;38:207–10.
54. Cohen MM Jr. Proteus syndrome review: molecular, clinical, and pathologic features. Clin Genet 2014;85:111–19.
55. Loffeld A, McLellan NJ, Cole T, Moss C. Type 2 segmental Cowden disease vs. Proteus syndrome: reply from authors. Br J Dermatol 2008;158:410–11.
56. Marsh DJ, Trahair TN, Martin JL, et al. Rapamycin treatment for a child with germline *PTEN* mutation. Nat Clin Pract Oncol 2008;5:357–61.
57. Umegaki-Arao N, Sasaki T, Fujita H, et al. Inflammatory linear verrucous epidermal nevus with a postzygotic GJA1 mutation is a mosaic erythrokeratodermia variabilis et progressiva. J Invest Dermatol 2017;137:967–70.
58. Moss C, Burn J. CHILD + ILVEN = PEN or PENCIL. J Med Genet 1990;27:390–1.
59. Sanderson EA, Killoran CE, Pedvis-Leftick A, Wilkel CS. Localized Darier's disease in a Blaschkoid distribution: two cases of phenotypic mosaicism and a review of mosaic Darier's disease. J Dermatol 2007;34:761–4.
60. Poblete-Gutierrez P, Wiederholt T, Konig A, et al. Allelic loss underlies type 2 segmental Hailey-Hailey disease, providing molecular confirmation of a novel genetic concept. J Clin Invest 2004;114:1407–9.
61. Murata Y, Kumano K, Takai T. Type 2 segmental manifestation of disseminated superficial porokeratosis showing a systematized pattern of involvement and pronounced cancer proneness. Eur J Dermatol 2001;11:191–4.
62. Easton JA, Donnelly S, Kamps MA. Porokeratotic eccrine nevus may be caused by somatic connexin26 mutations. J Invest Dermatol 2012;132:2184–91.
63. Torrelo A, Hernández-Martín A, Bueno E. Molecular evidence of type 2 mosaicism in Gorlin syndrome. Br J Dermatol 2013;169:1342–5.
64. Wheeler CE Jr, Carroll MA, Groben PA, et al. Autosomal dominantly inherited generalized basaloid follicular hamartoma syndrome: report of a new disease in a North Carolina family. J Am Acad Dermatol 2000;43:189–206.
65. Lo CS, Wu YF, Hsiao YW, et al. Unilateral segmentally arranged basaloid follicular hamartomas with osteoma cutis and hypodontia: a case of Happle-Tinschert syndrome. Clin Exp Dermatol 2013;38: 862–5.
66. Khamaysi Z, Bochner R, Indelman M, et al. Segmental basal cell naevus syndrome caused by an activating mutation in smoothened. Br J Dermatol 2016;175:178–81.
67. Tanito K, Ota A, Kamide R, et al. Clinical features of 58 Japanese patients with mosaic neurofibromatosis 1. J Dermatol 2014;41:724–8.
68. Jobling RK, Lara-Corrales I, Hsiao MC, et al. Mosaicism for a SPRED1 deletion revealed in a patient with clinically suspected mosaic NF. Br J Dermatol 2017;176:1077–8.
69. Consoli C, Moss C, Green SH, et al. Gonosomal mosaicism for a nonsense mutation (R1947X) in the *NF1* gene in segmental neurofibromatosis type 1. J Invest Dermatol 2005;125:463–6.
70. Camprubí M, Balaguer A, Azon Masoliver A, et al. Unilateral facial angiofibromas; a review of the literature. Pediatr Dermatol 2006;23:303–5.
71. Ceulen RP, Van Marion AM, Steijlen PM, et al. Multiple unilateral skin tumors suggest type 1 segmental manifestation of familial syringoma. Eur J Dermatol 2008;18:285–8.
72. Livingstone E, Hillen U, Hafner C, et al. Segmentally arranged seborrhoeic keratoses with impending atypia and squamous cell carcinoma in an elderly woman. Br J Dermatol 2015;172:1642–5.
73. Chiang CC, Lin SC, Wu HM. Clinical manifestation and neurosurgical intervention of encephalocraniocutaneous lipomatosis–a case report and review of the literature. Childs Nerv Syst 2014;30:13–17.
74. Hunter AG. Oculocerebrocutaneous and encephalocraniocutaneous lipomatosis syndromes: blind men and an elephant or separate syndromes? Am J Med Genet A 2006;140:709–26.
75. Soblet J, Limaye N, Uebelhoer M, et al. Variable somatic TIE2 mutations in half of sporadic venous malformations. Mol Syndromol 2013;4:179–83.
76. Couto JA, Vivero MP, Kozakewich HP, et al. A somatic MAP3K3 mutation is associated with verrucous venous malformation. Am J Hum Genet 2015;96:480–6.
77. Shirley MD, Tang H, Gallione CJ, et al. Sturge-Weber syndrome and port-wine stains caused by somatic mutation in GNAQ. N Engl J Med 2013;368:1971–9.
78. Thomas AC, Zeng Z, Rivière JB, et al. Mosaic activating mutations in GNA11 and GNAQ are associated with phakomatosis pigmentovascularis and extensive dermal melanocytosis. J Invest Dermatol 2016;136:770–8.
79. Revencu N, Boon LM, Mendola A, et al. RASA1 mutations and associated phenotypes in 68 families with capillary malformation-arteriovenous malformation. Hum Mutat 2013;34:1632–41.
80. Sarin KY, McNiff JM, Kwok S, et al. Activating HRAS mutation in nevus spilus. J Invest Dermatol 2014;134:1766–8.
81. Kinsler VA, Krengel S, Riviere JB, et al. Next-generation sequencing of nevus spilus-type congenital melanocytic nevus: exquisite genotype-phenotype correlation in mosaic RASopathies. J Invest Dermatol 2014;134:2658–60.
82. Writzl K, Hoovers J, Sistermans EA, Hennekam RC. LEOPARD syndrome with partly normal skin and sex chromosome mosaicism. Am J Med Genet A 2007;143A:2612–15.
83. Yu X, Nagai H, Nishigori C, Horikawa T. Acquired unilateral melanocytic nevi in otherwise normal skin. Dermatology 2008;217:63–5.
84. Lenormand C, Cribier B, Lipsker D. Blaschko-linear manifestations of polygenic inflammatory diseases: analysis of 17 cases. Eur J Dermatol 2013;23:671–6.
85. Saraswat A, Sandhu K, Shukla R, Handa S. Unilateral linear psoriasis with palmoplantar, nail, and scalp involvement. Pediatr Dermatol 2004;21:70–3.
86. Arnold AW, Happle R, Itin PH. Superimposed linear psoriasis unmasked by therapy with adalimumab. Eur J Dermatol 2010;20:573–4.
87. Horowitz MR, de Lima Vidal M, Resende MO, et al. Linear lichen planus in children–case report. An Bras Dermatol 2013;88:139–42.
88. Patrizi A, Neri I, Fiorentini C, et al. Lichen striatus: clinical and laboratory features of 115 children. Pediatr Dermatol 2004;21:197–204.
89. Müller CS, Schmaltz R, Vogt T, Pföhler C. Lichen striatus and blaschkitis: reappraisal of the concept of blaschkolinear dermatoses. Br J Dermatol 2011;164:257–62.
90. Lee MW, Choi JH, Sung KJ, et al. Linear cutaneous lupus erythematosus in the lines of Blaschko. Pediatr Dermatol 2001;18:396–9.
91. Julià M, Mascaró JM Jr, Guilabert A, et al. Sclerodermiform linear lupus erythematosus: a distinct entity or coexistence of two autoimmune diseases? J Am Acad Dermatol 2008;58:665–7.
92. Ozkaya-Bayazit E, Baykal C. Trimethoprim-induced linear fixed drug eruption. Br J Dermatol 1997;137:1028–9.
93. Happle R, Effendy I. Coexisting linear and disseminated drug eruption: a clinical clue to the understanding of the genetic basis of drug eruptions. Eur J Dermatol 2001;11:89.
94. Kikuchi A, Okamoto S, Takahashi S. Linear chronic cutaneous graft-versus-host disease. J Am Acad Dermatol 1997;37:1004–6.
95. Weibel L, Harper JI. Linear morphoea follows Blaschko's lines. Br J Dermatol 2008;159:175–81.
96. Villani AP, Amini-Adlé M, Wagschal D. Linear atrophoderma of moulin: report of 4 cases and 20th anniversary case review. Dermatology 2013; 227:5–9.
97. Taïeb A, Morice-Picard F, Jouary T, et al. Segmental vitiligo as the possible expression of cutaneous somatic mosaicism: implications for common non-segmental vitiligo. Pigment Cell Melanoma Res 2008;21:646–52.
98. Hogeling M, Frieden IJ. Segmental pigmentation disorder. Br J Dermatol 2010;162:1337–41.
99. Cohen J 3rd, Shahrokh K, Cohen B. Analysis of 36

cases of Blaschkoid dyspigmentation: reading between the lines of Blaschko. Pediatr Dermatol 2014;31:471–6.

100. Browne F, Taijbee SM, Moss C. Segmental pigmentation disorder – response. Br J Dermatol 2011;164:225–6.

101. Taibjee SM, Hall D, Balderson D, et al. Keratinocyte cytogenetics in pigmentary mosaicism including hypomelanosis of Ito: study of 10 patients including one with trisomy 20 mosaicism. Clin Exp Dermatol 2009;34:823–9.

102. Taibjee SM, Bennett DC, Moss C. Abnormal pigmentation in hypomelanosis of Ito and pigmentary mosaicism: the role of pigmentary genes. Br J Dermatol 2004;151:269–82.

103. Theisen A, Rosenfeld JA, Farrell SA, et al. aCGH detects partial tetrasomy of 12p in blood from Pallister-Killian syndrome cases without invasive skin biopsy. Am J Med Genet A 2009;149A:914–18.

104. Dhar SU, Robbins-Furman P, Levy ML, et al. Tetrasomy 13q mosaicism associated with phylloid hypomelanosis and precocious puberty. Am J Med Genet A 2009;149A:993–6.

105. Findlay GH, Moores PP. Pigment anomalies of the skin in human chimaera: their relation to systematised naevi. Br J Dermatol 1980;103:489–98.

106. Lipsker D, Flory E, Wiesel ML, et al. Between light and dark, the chimera comes out. Arch Dermatol 2008;144:327–30.

第63章 **其他遗传性皮肤病**

Susan J. Bayliss，*Monique G. Kumar*，*Ángela Hernández–Martín*，
Barbara K. Burton，*Bernard A. Cohen*，*Peter H. Itin*，
Alanna F. Bree，*Virginia P. Sybert*

引言

本章将讨论在本书其他章节未涉及的一系列遗传性皮肤病（表63.1）。

第一部分包括皮肤或黏膜肿瘤，良性及恶性的皮肤外肿瘤，以及伴有内分泌异常的疾病。其中包括多发

表63.1 遗传性皮肤病。也可见第55章

遗传性结缔组织病（第64、95、97、98章）
角化性疾病（第57～59章）
遗传性大疱性表皮松解症（第32章）
遗传性甲病及毛发疾病（第69～71、99章）
遗传性色素异常性疾病（第66、67章）
遗传性血管异常性疾病（第104章）
遗传性脂代谢异常综合征（第101章）
代谢性皮肤病（包括酶缺乏）（第48、49、92章）
遗传性钙化/骨化疾病（第50章）
遗传性光敏性疾病（第49、87章）
遗传性自身炎症性疾病（第45章）
原发性免疫缺陷病（第60章）
皮肤肿瘤易感性疾病（第108章）
以良性肿瘤（第61、111章）为主要特征的疾病或多发雀斑（第112章）
嵌合体皮肤病（第62章）

容易伴发皮肤外肿瘤的皮肤疾病
- MEN 1型，2A型，2B型 *
- Cowden 综合征 /PTEN 错构瘤综合征 *
- Gardner 综合征 *
- Muir-Torre 综合征 *
- Birt-Hogg-Dube 综合征（第111章）
- Peutz-Jeghers 综合征（第112章）
- 遗传性平滑肌瘤病合并肾细胞癌（Reed 综合征）（第117章）
外胚层发育不良 *
早老症 *
皮肤异色症 *
酶缺陷 *
- 黑尿病
- 生物素及羧化酶合酶缺乏症
- Fabry 病及墨角藻糖苷酶缺乏病
- Gaucher 病
- Hartnup 病
- 线粒体呼吸链缺乏症
- Niemann-Pick 病
- 苯丙酮尿症

* 在本章讨论

性内分泌瘤病1型、2A及2B型以及Cowden综合征、Gardner综合征及Muir-Torre综合征。这些病继发于酶缺陷、早老综合征、皮肤异色症及外胚层发育不良。

肿瘤形成

Susan J. Bayliss，*Monique G. Kumar*

多发性内分泌瘤病

多发性内分泌瘤病（multiple endocrine neoplasia, MEN）是一组表现为两个或更多内分泌器官肿瘤或增生性疾病，这类疾病常与皮肤黏膜损害相关。根据临床分型和遗传学特征将 MEN 分为三种综合征，分别为1型，2A型，2B型，具体表现见表63.2[1]。

皮肤黏膜损害在1型和2B型中最多见。多数1型患者有多发的面部血管纤维瘤和胶原瘤（图63.1），也有部分患者合并脂肪瘤[2-3]。与结节性硬化症相比，1型 MEN 患者的面部血管纤维瘤在形状上更小，在数量上更少，并且更有可能出现在上唇和唇红边缘，而不是鼻部和面中部。虽然曾报导过1型 MEN 患者并发黑色素瘤，并且有研究表明在个别的黑色素瘤患者中有 MEN1 基因的表达缺失[4-5]，但此病患者患有黑色素瘤的风险是否增高尚无定论。

2B型 MEN 患者以多发性黏膜神经瘤，主要在结膜、唇部及前舌为主（图63.2）。这些皮损可以在出生时即有或在儿童时期出现，在诊断上有特异性。但是，黏膜神经瘤有时可在 PTEN 错构瘤综合征中出现（见下文）。皮肤神经瘤却相对少见，若存在多发生在鼻周部位。

Cowden 综合征

同义名： ■ 多发性错构瘤综合征（multiple hamartoma syndrome）■ Cowden 病（Cowden disease）■ PTEN 错构瘤综合征（PTEN hamartoma tumor syndrome spectrum）

要点

■ 以内胚层、中胚层和外胚层来源的多发性错构瘤为特征的常染色体显性遗传性疾病。

■ 皮肤黏膜表现包括毛根鞘瘤、肢端角化症、口腔乳头状瘤、神经瘤和硬化性纤维瘤。

■ 患者有更高风险患乳腺癌、甲状腺癌及子宫内膜癌。

■ 由 PTEN 基因突变引起。

表 63.2　多发性内分泌瘤病（MEN）。较为少见的 4 型 MEN（MEN4）是由细胞周期蛋白依赖性激酶抑制因子 1B（CDKN1B）基因突变所致，临床表现为垂体及甲状旁腺肿瘤。家族性甲状腺髓样癌可由 NTRK1 和 RET 突变引起。另外，据报道，一例带有 RET 基因 768 位密码子突变的女性患者表现为甲状腺髓样癌、斑状淀粉样变及多发皮肤神经瘤（MEN2A 型及 MEN2B 型表现重叠）

MEN 亚型（同义名）	遗传方式	基因定位	致病基因	编码蛋白	突变区域	临床表现	
						系统表现	**皮肤黏膜表现**
1（Wermer 综合征，多发性内分泌腺瘤）	AD	11q13	*MEN1**［MENIN］	Menin（一种核蛋白）	多种突变类型；截断突变多于 70%	**甲状旁腺**：增生或腺瘤，甲状腺功能亢进 **胰腺**：岛细胞增生，腺瘤或癌，如胃泌素瘤，胰岛素瘤，胰高血糖素瘤 **垂体**：催乳素瘤＞肢端肥大症，Cushing 综合征 较为少见的有：小肠类癌肿瘤，肾上腺（皮质）肿瘤，滤泡腺瘤（甲状腺） 极少见：嗜铬细胞瘤	多发性面部血管纤维瘤、胶原瘤、脂肪瘤（皮肤和内脏系统） 较少见有：多发性牙龈丘疹；多彩状色素减退斑，咖啡牛奶斑，可能黑色素瘤
2 A（MEN2 型，Sipple 综合征）	AD	10q11.2	*RET*†	酪氨酸激酶受体	富半胱氨酸的胞外区域点突变，特别是 634 位密码子‡	**甲状腺**：C 细胞增生，髓样癌§ **肾上腺**：嗜铬细胞瘤（50% 为双侧） **甲状旁腺**：增生或腺瘤，甲状旁腺功能亢进（较 MEN1 型少见） 少见的有：Cushing 综合征，先天性巨结肠症	瘙痒症 苔藓样淀粉样变¶ 感觉异常性背痛¶ 斑状淀粉样变¶
2 B（MEN3 型，多发性黏膜神经瘤综合征）	AD	10q11.2	*RET*†	酪氨酸激酶受体	多于 95% 为底物识别槽区域的错义突变（Met⁹¹⁸Thr）	**甲状腺**：髓样癌§ **肾上腺**：嗜铬细胞瘤（50% 为双侧性） **胃肠道**：弥漫型节细胞性神经瘤病（巨结肠、憩室病） 角膜神经纤维髓样化 马方样体型 皮下脂肪减少 硬腭高拱 鼻梁平坦 漏斗状胸 近端肌群疾病 其他：双侧高弓足，高颧骨，脊柱侧凸，脊柱后凸，脊柱前凸，关节松弛 少见的有：Cushing 综合征	多发性黏膜神经瘤，好发于眼睑边缘、结膜、嘴唇、舌前部＞牙龈、腭部、鼻和喉黏膜正常皮肤的神经纤维增多 嘴唇突出 眼睑外翻 口周和手足关节周围色素沉着 牛奶咖啡斑 口周雀斑样痣 连眉 少见的有：鼻周皮肤多发神经瘤

* 抑癌基因。
† 在原癌基因转染时重排；能引起 Hirschsprung 病和家族性甲状腺髓样癌。
‡ 在缺少配体时引起受体二聚化和活化。
§ 在注射钙或胃泌素后测定血清降钙素水平。
¶ 常在甲状腺髓样癌之前发生。
AD，常染色体显性；NTRK1，神经营养性酪氨酸激酶 1 型受体

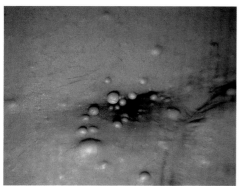

图 63.1　1 型多发性内分泌瘤病。存在多发胶原产生

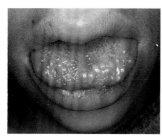

图 63.2　2B 型多发性内分泌瘤病。嘴唇增大，舌尖多发性黏膜神经瘤

引言

PTEN 错构瘤综合征（PTEN hamartoma tumor syndrome，PHTS）代表由同源性磷酸酶（PTEN）基因突变导致的一系列具有重叠临床症状的疾病。Cowden 综合征（Cowden syndrome，CS）是 PHTS 最常见的类型，主要特点是外胚层、中胚层和内胚层来源的多发性错构瘤。巨头畸形和皮肤黏膜损害（毛根鞘瘤、肢端角化症及口腔乳头状瘤）是最常见及特征性的表现[6]。超过 85% 的 CS 患者合并至少一种恶性肿瘤，最常见的是乳腺、甲状腺及子宫内膜肿瘤[7]。

历史

1963 年，Lloyd 和 Dennis 报道了一例以皮肤黏膜损害，乳腺、甲状腺及胃肠道多发肿瘤为特征的多系统疾病患者[6]。他们将这个病以第一个报道的患者姓名 Cowden 为名，称为 Cowden 病。

流行病学

CS 的病例数量可能比实际报道的要多，因为临床表现可以很轻。此病为伴有不同程度外显率的常染色体显性遗传，女性占多数[8]。多数报道的患者是高加索人，发病率约是 1 : 200 000[9]。

发病机制

多数 CS 患者以及 PHTS 病谱的患者有抑癌基因 PTEN 生殖细胞的杂合突变[10]。PHTS 病谱包括 Bannayan-Riley-Ruvalcaba 综合征（BRRS）、SOLAMEN 综合征（部分过度发育、脂肪过多症、动静脉畸形和表皮痣见第 62 章）、孤独症 / 巨头畸形综合征。CS 与 BRR 综合征患者在临床表现上有明显的重叠（表 63.3）。CS

表 63.3　**PTEN 错构瘤综合征的临床表现与筛查建议**。总之，出生时或儿童期明显的临床表现通常与 Bannayan-Riley-Ruvalcaba 综合征有关，青少年或成年人发生的疾病与 Cowden 综合征有关

临床表现

	发生于出生或儿童期	发生于青春期或成年	多变的表现
皮肤黏膜	外阴部色素沉着（龟头和阴茎体，阴唇） 脂肪瘤 血管畸形 * PTEN 软组织错构瘤（见正文） 神经瘤（面部、肢端、黏膜） 表皮痣 牛奶咖啡斑	面部多发丘疹 † 口腔多发乳头状瘤（唇，舌）‡ 硬化性纤维瘤 反向滤泡角化 多发软垂疣 黑棘皮症	肢端、掌跖角化 裂缝舌 口周色斑（少见）
颜面和骨骼	巨头畸形 下垂性睑裂 额头肿块 高腭弓，长人中 漏斗胸 关节伸展过度 手足畸形 §		脊柱侧凸 脊柱后侧凸
甲状腺		甲状腺肿和（或）腺瘤 甲状腺癌（滤泡型占多数）	

表 63.3　PTEN 错构瘤综合征的临床表现与筛查建议。 总之，出生时或儿童期明显的临床表现通常与 Bannayan-Riley-Ruvalcaba 综合征有关，青少年或成年人发生的疾病与 Cowden 综合征有关（续表）

临床表现

	发生于出生或儿童期	发生于青春期或成年	多变的表现
乳腺		纤维瘤病 乳腺增生 导管乳头瘤 纤维瘤 腺癌	
胃肠道	肝血管畸形	腺癌（少见）	多发息肉（直径多小于 5 mm）^ 神经节瘤 食管分散糖原棘皮症
泌尿生殖系统		卵巢囊肿 子宫平滑肌瘤 月经紊乱 睾丸脂肪瘤 子宫内膜癌 肾细胞癌 睾丸肿瘤（例如精原细胞瘤）	
中枢神经系统	发育迟缓，孤独症 惊厥 肌张力减退 发育性静脉畸形	发育不良性小脑神经节细胞瘤（Lhermitte-Duclos 病，LDD），引起颅内压升高，共济失调和惊厥 **	脑膜瘤 脊髓神经鞘瘤
眼部异常	角膜神经突出 Schwallbe 线突出 斜视，弱视 视网膜血管畸形 假乳头状瘤		白内障 近视 血管样条纹
肌肉	类脂质沉积性肌病		
其他	出生时巨大儿 永久性垂涎		

筛查建议

- 从 18 岁起（或家庭成员确诊肿瘤的年龄 5 年前）每年进行综合体检，包括皮肤、甲状腺和乳腺。女性需要 25 岁开始每年两次乳腺检查以及每月自检。
- 每年行甲状腺超声。
- 35 岁开始行结肠镜检查（若有症状或家族结肠癌病史发生在 40 岁前需要更早），至少重复 5 年。
- 女性在 30 ～ 35 岁间（或家庭最年轻诊断乳腺癌年龄的 5 ～ 10 年前）需要每年行乳腺 X 线和乳房 MRI 检查。
- 注意：①可根据个人情况行预防性乳房切除术。②从 30 ～ 35 岁起每年行子宫内膜活检和（或）子宫内膜超声。③ 40 岁后每 1 ～ 2 年行肾超声。

* 典型多发性皮损，有快速血流肌肉侵犯、脂肪异位，可能有毛细血管、静脉和淋巴成分。
† 包括外毛根鞘瘤，有疣组织学特点的皮损和很少见的毛囊漏斗肿瘤。
‡ 可表现为上皮增生、硬化纤维瘤或糖原棘皮症。
§ 包括快速增长的第一掌骨与第一和第二中间指骨，并指畸形和短指症。
^ 可以是错构瘤，腺瘤，神经节瘤或炎症。
** 可能单发或合并 Cowden 综合征 [51]，成人发病的 LDD 通常为 *PTEN* 突变

和 BBR 综合征患者有相同的突变位点，而且有同时出现两种疾病表型的家系。

PTEN 蛋白是一种在细胞周期调控和凋亡中发挥作用的一种脂质和蛋白磷酸酶 [11]。特别是 PTEN 抑制可以促进细胞增殖和存活的磷脂酰肌醇 3- 激酶（PI3K）/AKT/mTOR 信号通路（见图 55.3）。在这类由于抑癌基因缺陷引起的常染色体显性遗传疾病中，错构瘤和肿瘤常由于二次打击的体细胞突变引起，从

而使这个等位基因失活（缺少杂合性）。在 PHTS 中，引起组织过量的 mTOR 通路的表达，尤其是有增殖能力的组织，比如表皮、口腔和胃肠道黏膜及甲状腺和乳腺上皮。PTEN 也存在磷酸酶依赖的作用和细胞核依赖的 PI3K/AKT/mTOR 通路[11]。

临床特征

在 1995 年，国际 Cowden 综合征协作组制订了此病的诊断标准并且至今更新多次[12]。最新的标准见表 63.4。

皮肤黏膜表现

超过 80% 的 CS 患者有皮肤表现而且通常是此病的早期表现。典型的皮肤黏膜损害通常在 20～30 岁开始出现（平均 22 岁，范围从出生至 75 岁）。面部毛根鞘瘤一般为多个肤色或黄褐色疣状或角化性丘疹，类似疣[13]（图 63.3A；见第 111 章）。毛根鞘瘤和其他

非特异性皮肤丘疹易发生在面中部，在腔口部位（尤其是鼻孔）和耳周融合。CS 患者面部和颈部的丘疹也可表现为倒的滤泡角质或软垂疣。

CS 另一种特殊性皮损标志是皮肤多发性硬化性纤维瘤[14]，皮疹表现为境界清楚的局限性真皮丘疹，组织病理表现为高度均一的席纹状胶原纤维束（见第 116 章）。超过半数患者可出现伴有中心凹陷的点状掌跖角化[15]（图 63.4）。角化性丘疹还可以出现在足后跟、手足背以及前臂和小腿的伸侧。

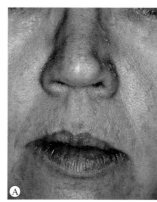

图 63.3 Cowden 综合征面部皮疹。A. 面部多发皮肉色丘疹，鼻部尤甚，部分呈疣状。B. 唇红鹅卵石样融合性丘疹（A，Courtesy，Kalman Watsky，MD；B，Courtesy，Jean L Bolognia，MD.）

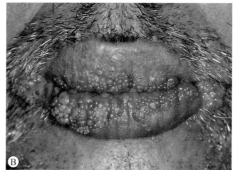

表 63.4　修订的 PTEN 错构瘤综合征诊断标准（2013）。引自参考文献 12。一个包括年龄和临床表现的评分系统也被用于评估患者 PTEN 突变的危险程度[52]

主要指标

- 多发皮肤黏膜损害（以下任一）
  - 毛根鞘瘤（≥3，至少一处活检证明）
  - 肢端角化病（≥3，丘疹或掌跖凹陷）
  - 皮肤黏膜神经瘤（≥3）
  - 口腔乳头瘤样皮损，尤其是舌和齿龈（≥3，有活检证明，或皮肤科医生诊断）
- 龟头阴茎色素斑
- 巨头畸形（>97th%ile；成人女性 58 cm，男性 60 cm）
- Lhermitte-Duclos 病（LDD，成人）
- 乳腺癌
- 子宫内膜癌（上皮）
- 甲状腺癌（滤泡型）
- 胃肠道（GI）错构瘤，包括神经节瘤，不包括增生性息肉（≥3）

次要指标

- 血管畸形，包括多发颅内静脉畸形
- 脂肪瘤（≥3）
- 睾丸脂肪增多症
- 自闭症
- 精神发育迟缓（IQ≤75）
- 肾细胞癌
- 结肠癌
- 食管糖原棘皮症
- 甲状腺癌（乳头状或滤泡变异型乳头状）
- 甲状腺损害（如多结节甲状腺肿，甲状腺腺瘤）

散发患者诊断：
3 个主要标准包括巨头畸形、LDD、GI 错构瘤或
2 个主要标准 + 3 个次要标准

有家族史或家族有 PTEN 突变的患者诊断标准：
2 个主要标准或 1 个主要标准 + 2 个次要标准或 3 个次要标准

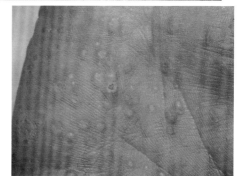

图 63.4　Cowden 综合征。多发有手掌角化，多数有玻璃样表现。一些皮损有中心萎缩（Courtesy，Joyce Rico，MD.）

其他皮肤和软组织的表现包括脂肪瘤（特别是睾丸脂肪过多症）、血管脂肪瘤和血管畸形。

CS 和 BRRS 的血管异常表现为多发性、急性肌肉内受累以及异位脂肪[16]。"PTEN 软组织错构瘤"可表现为皮下和肌肉内有脂肪细胞、纤维及血管成分（动脉、静脉）的肿物，有时也有淋巴系统、骨组织和神经的成分[17]。最近，一系列的研究表明 CS 患者可能有更高风险患有恶性黑色素瘤，终生发病率约为 5%[7]。

CS 的口腔损害表现为 1 ~ 3 mm 无症状、黏膜颜色的丘疹，常有鹅卵石表现（图 63.3B）。好发于唇部和舌部，也可侵犯整个口腔[15]。

皮肤外表现

超过三分之二的 CS 患者有结节性甲状腺肿或甲状腺腺瘤，一生中患甲状腺癌的风险为 10% 至 30% 以上。乳腺纤维性囊肿病和纤维腺瘤在四分之三的女性患者中出现。多达 85% 的女性 CS 患者有乳腺癌，在平均 40 岁左右出现[7, 18]，也有男性患者的报道[19]。

多发性息肉可以在胃肠道任何部位出现，最好发于结肠（超过 85% 的患者）。结肠癌的患病率估计约为 10%[12, 18]。患者会发生良性卵巢囊肿与子宫肌瘤，子宫内膜癌发生在 20% ~ 30% 的女性 CS 患者[12, 18]。肾癌的终生患病率估计高达 30%[18]。

病理学

毛根鞘瘤在组织学上表现为毛囊周围苍白色角质细胞小叶性增生。基底细胞分化成栅栏状，角化过度性皮疹可以形成皮角。通过免疫组化染色方式证明毛根鞘瘤缺失 PTEN 表达提示患者患有 CS[20]。CS 患者面部皮疹的组织学表现为单纯的鳞状乳头瘤，也可以是毛囊漏斗部过度增生。口腔损害多为伴有螺纹状排列胶原纤维的纤维瘤样结节。脸部以外及掌跖部位的丘疹组织病理活检往往是角化过度性乳头状瘤，常伴有类似疣或者疣状肢端角化不良的改变[21]。

鉴别诊断

CS 口腔乳头状瘤的临床鉴别诊断包括疣、局灶性表皮过度增生（Heck 病）、创伤性纤维瘤、多发性内分泌瘤病 2B 型的黏膜神经瘤、Goltz 综合征的乳头瘤以及脂蛋白沉积症的丘疹性损害。肢端角化（包括掌跖角化）加上口腔和面部丘疹还可以见于 Darier 病，而多发面部血管纤维瘤和牙龈纤维瘤是结节性硬化症的特点。这些疾病通常可以通过其他典型的临床表现以及组织病理检查与 CS 进行鉴别。

多发性面部毛根鞘瘤临床及病理上需要与血管纤维瘤（见于结节性硬化症及多发性内分泌瘤 1 型）、多发性毛发上皮瘤、纤维毛囊瘤（Birt-Hogg-Dubé 综合征）进行鉴别，除组织学特征外，毛根鞘瘤常有的疣状皮损临床上可以与这些皮损相互鉴别。还需要与寻常疣、脂溢性角化、基底细胞样毛囊错构瘤综合征及疣状表皮发育不良进行鉴别。需要鉴别的少见疾病包括多发性汗管瘤或痣样基底细胞癌综合征（见图 111.5）。

SDHB/C/D 基因编码线粒体琥珀酸脱氢酶的亚组，其胚系突变与常染色体显性 CS 样疾病有关，包括易患乳腺、甲状腺和肾癌。至今皮肤表现还没有被描述[22]。易患恶性肿瘤以及子宫内膜癌与 KLLN 基因胚系表观遗传突变有关，这个基因编码调节 p53 的 DNA 复制抑制子[23]。一项研究发现约 10% 的 CS 样疾病但没有 PTEN 或 SDHB/C/D 突变的患者有 PIK3CA 或 AKT1[24] 的胚系突变，这些基因编码激活 mTOR 信号的蛋白（见图 55.3），其中一些患者有外毛根鞘瘤及脂肪瘤。

治疗

虽然 CS 和其他类型 PHTS 的鉴别依据于临床及组织病理区别，基因检测可以帮助确定诊断并且帮助发现患病的家庭成员。由于有患恶性肿瘤的高风险，肿瘤监测是处理 PHTS 中一项重要工作（见表 63.3）。

抑制 mTOR 通路的药物比如西罗莫司（雷帕霉素）是现今正在研究有前景的治疗方式，有报道称用这个药治疗后渗透性的血管异常和脂肪过多症有好转[25-26]。CS 面部皮疹可以用 5- 氟尿嘧啶外用，口服异维甲酸，刮除术，激光或手术切除的方式治疗[13, 27]，但不同人的效果各异。

Gardner 综合征

同义名： ■ 家族性结肠息肉病（familial polyposis of the colon）

要点

- 常染色体显性遗传性疾病，主要表现为癌前病变性肠息肉及胃肠道癌症。
- 胃肠道以外的表现包括表皮样囊肿、骨瘤、硬纤维瘤和纤维瘤（皮肤、脑膜及后腹膜）。
- 先天性视网膜色素上皮细胞色素沉着症（CHRPE）是该病的一种早期体征。
- 由 APC（结肠腺瘤息肉）基因突变引起。

引言

Gardner 综合征（Gardner syndrome，GS）主要表现为癌前病变性肠息肉、表皮样囊肿、骨瘤、硬纤维瘤以及皮肤和其他部位的纤维瘤。该病被认为是家族性腺瘤性息肉综合征的一种表型变异，有明显的其他器官受累[28-29]。

历史

Gardner 和 Stephens 在 1953 年首先报道了一个大家系，其中有多位家族成员患有多发性皮肤损害及骨瘤病，并最终死于肠癌。这个综合征现在以 Gardner 综合征命名。

流行病学

GS 的发病率约为 1/8000 至 1/16 000。此病为有高外显率和不同的表型的常染色体显性遗传疾病，男女患病率相同。

发病机制

GS 由结肠腺瘤息肉（APC）肿瘤抑制基因杂合胚系突变引起。APC 基因编码下调 Wnt/β 连环蛋白信号通路的蛋白，此信号通路在细胞增殖、分化和黏附上有重要功能（见图 55.6）。

临床表现

皮肤和软组织表现

皮肤损害和骨骼损害通常出现在儿童和青春期，早于息肉出现。约 30% ～ 50% 的 GS 患者可以出现皮肤表皮样囊肿，并且常为多发。通常这些皮疹见于头部和颈部，可以一出生即有，逐渐增大增多到一定程度后停止增长。多发性家族性毛母质瘤也被报道为 GS 的临床表现[30]。

硬纤维瘤为无包膜、非转移性局限侵袭性良性肿瘤，大约发生在 10% ～ 20% 的 GS 患者中，女性患者多见（约占 70% ～ 85%）。硬纤维瘤可自发产生或在切口部位出现，特别是在肌腱膜软组织中。它们通常也在结肠切除术后出现，常在腹壁或腹内出现，其中腹内发病率更高，引起小肠和（或）输尿管梗阻。腹外损害包括肩甲带、胸壁或腹股沟区。尽管硬纤维瘤在细胞学上是良性的，但也可局部侵袭，引起大量扩散，甚至可能发生致死。遗传性硬纤维瘤病表现为多发硬纤维瘤，发生于不同部位，在有或没有结肠息肉的病人中都发现与 APC 突变有关[31]。

纤维瘤可以发生在皮肤、皮下组织、肠系膜或后腹膜。"Gardner 纤维瘤"常发生于 10 岁前，好发于背部和脊椎旁区域，可以之后发展为硬纤维瘤。脂肪瘤、平滑肌瘤、毛发上皮瘤、神经纤维瘤和卵巢囊肿相对少见。

其他肠外表现

大约 75% 的 GS 患者可出现先天性视网膜色素上皮细胞色素沉着症（CHRPE），因此该体征的出现可提示患有 GS[32]（图 63.5）。CHRPE 出生即出现且易被眼科检查发现，因此这个发现对于暂未出现其他表现的患者很有意义。单侧的 CHRPE 可以在不患有 GS 的人中发生，而多发和双侧的损害对于 GS 的诊断有敏感性和特异性。有个别 CHRPE 引发腺癌的报道。

约 80% 的患者发生骨瘤，最常出现骨瘤的部位为下颌骨和上颌骨，也可以发生在头盖骨及长骨。骨瘤最早可以在 8 岁的孩子中见到，无痛，可以长得异常巨大，临床上十分明显。骨瘤也可以很小，仅在放射线检查中发现。其他骨骼表现包括外生骨疣、内生骨疣及长骨皮质增厚。约 20% 的 GS 患者出现牙齿异常，包括额外牙、牙源性肿瘤、多发性未萌出牙和多发性龋齿。

GS 患者有更高合并的其他肿瘤的风险，包括甲状腺乳头状癌（尤其在女性）、肝胚细胞瘤（常发生于 3 岁以下的婴幼儿）、胰腺和胆管癌，肾上腺腺瘤（有时肾上腺腺癌）以及其他肉瘤（例如纤维肉瘤、骨肉瘤）。合并腺瘤性息肉病和脑肿瘤（最常见的为成神经管细胞瘤），且有杂合 APC 突变的患者历史上被称为 Turcot 综合征 2 型。此病与体质错配修复缺陷综合征（之前称为 Turcot 综合征 1 型）相鉴别。1 型表现为因错配修复基因双等位基因突变引起的儿童时期的脑肿瘤（主要是成胶质细胞瘤），结肠息肉，血液系统恶性肿瘤，以及多发牛奶咖啡斑（见下文和表 6.14）[33]。

胃肠道表现

在成人中，通常患者由于腺瘤性息肉导致消化道出血后才诊断出 GS。其他表现包括贫血、腹痛、腹泻、便秘及体重减轻。癌前性腺瘤性息肉多发生于结肠，但超过一半的 GS 患者也可以在小肠及胃。息肉

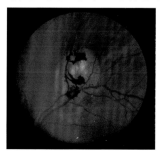

图 63.5 先天性视网膜色素上皮细胞色素沉着症（Courtesy, L Tychsen, MD.）

直径一般小于 1 cm，极少发生于 10 岁以下患者。50% 的 GS 患者在 20 岁之前可以发现明显的息肉。如不进行手术恶变成结直肠癌是不可避免的，主要在 40 岁前发生，大约 5% 的患者中于青春期早期发生[29, 34]。也可以发生小肠癌（尤其是十二指肠）[29]。

病理学

组织学上，肠息肉表现为黏膜局灶性腺瘤样增生。表皮样囊肿在显微镜下表现与普通表皮样囊肿类似，即线状角化性上皮，伴有颗粒层。GS 患者的表皮样囊肿里还可以见到伴有典型嗜碱性细胞及影细胞的钙化上皮瘤样损害。

鉴别诊断

表皮样囊肿通常为散发性（即不伴有特殊的综合征），但多发性表皮样囊肿通常提示家族史并且需要进一步寻找是否有 GS 的其他临床表现（比如骨瘤，CHRPE）。在 Peutz-Jeghers 综合征（PJS）中，口腔黏膜、口周及肢端可以见到多发性的黑子。PJS 患者肠息肉为错构瘤，而不是腺瘤。多发性胃肠道错构瘤性息肉亦可见于幼年性息肉病（可能与遗传性出血性毛细血管扩张表型相关，见表 104.2）和 PTEN 错构瘤综合征。但这两类患者没有骨瘤、CHRPE 和硬纤维瘤。MUTYH 碱基切除修复基因突变可导致常染色体隐性遗传的结直肠腺瘤样息肉，这些患者也有合并骨瘤、CHRPE、硬纤维瘤、钙化上皮瘤和皮脂瘤[35]（见下文）。

治疗

基因咨询是必要的，家庭成员需要检查肠外和肠的异常。APC 突变的分子检测也有机构可以进行。

由于 GS 患者将会不可避免发生结肠癌，当结肠镜提示有结肠息肉时，需进行早期预防性结肠切除术，此手术常于 15 ~ 25 岁进行。首先，GS 的患儿从 10 ~ 12 岁起需要每年行乙状结肠镜或结肠镜检查。一旦发现息肉，患者需要每年行结肠镜检查直到行结肠全切术。上消化道内镜检查推荐每 1 ~ 3 年行一次（根据息肉情况），特别要对 Vater 壶腹部进行仔细检查以除外该部位的高发癌变。可定期行钡餐或胶囊内镜（更倾向后者）检查小肠。由于肝母细胞瘤风险增加，一些专家推荐在 5 岁前每年行腹部超声和血清甲胎蛋白水平检查。

有症状的表皮样囊肿可以进行外科手术切除。硬纤维瘤也可以手术切除，不过复发率较高。术前腹部 MRI 检查可明确肿瘤性质和累及范围。如果无法进行广泛的手术切除，放疗、激素治疗（比如他莫昔芬或雷洛昔芬）、化疗或者上述方法联合均可以适用。GS

患者骨瘤可以不必进行外科干预。影响前列腺素代谢的药物，比如非甾体抗炎药（NSAIDs）可以降低结肠、直肠癌以及硬纤维瘤的风险[36]。

Muir–Torre 综合征

同义名： ■ 伴有胃肠道肿瘤及其他肿瘤的皮脂腺肿瘤及角化棘皮瘤（cutaneous sebaceous neoplasms and keratoacan-thomas, with gastrointestinal and other carcinomas）

要点

■ 常染色体显性遗传性疾病，主要表现为结肠腺癌以及生殖泌尿系统肿瘤。
■ 皮肤损害主要为皮脂腺肿瘤和角化棘皮瘤。
■ 本病是由三种 DNA 错配修复基因（MSH2, MLH1, MSH6）突变所致。

引言

Muri-Torre 综合征（Muri-Torre syndrome, MTS）是一种罕见的常染色体显性遗传性皮肤病，主要临床表现为皮脂腺肿瘤（腺瘤、上皮瘤或者癌，见第 111 章）、角化棘皮瘤和内脏恶性肿瘤。此病被认为是 Lynch 综合征的一个亚型，也被认为是遗传性非息肉病性结直肠癌（HNPCC）综合征[37]。

历史

Muir 在 1967 年，Torre 在 1968 年分别报道了一种以他们名字命名的综合征。他们所报道的两例患者均有多个器官的恶性肿瘤，且伴有角化棘皮瘤样皮损或多发性皮脂腺来源的肿瘤。

流行病学

男女比例为 3:2，有皮肤表现的平均年龄为 55 岁。Lynch 综合征的发病率约为 1/500。在一项 Lynch 综合征患者的研究中发现，MTS 在 28%（14/50）的家族中和 9%（14/152）的有确定错配修复基因突变的患者中发生[38]。

发病机制

MTS 是一种 DNA 错配修复基因杂合突变引起的疾病，包括 MSH2 基因突变（70% ~ 90%MTS 病例）和 MLH1 和 MSH6[39] 基因突变。MTS 的患者由于突变基因的等位基因失活（失去杂合性），有微卫星不稳定性，比如增加重复的微卫星基因序列长度的变异，也可以发生引起肿瘤形成的突变[40]。

临床特征

皮脂腺肿瘤可以早于（约 30%）、同时（约 10%）或晚于（约 60%）内脏恶性肿瘤发生。皮肤肿瘤有时发生于内脏恶性肿瘤数十年前或后。皮脂腺肿瘤通常发生在头颈部（图 63.6），皮脂腺癌通常位于眼周部位。但在 MTS 患者中，肿瘤常发生于其他部位（躯干多于四肢）[41]。皮脂腺腺瘤为皮脂腺肿瘤里最常见类型，主要表现为黄色丘疹或结节，数目从 1 个到数百个不等[42-43]。角化棘皮瘤是迅速生长的角化皮色或红色丘疹或结节，约 25% 的 MTS 患者可出现角化棘皮瘤，并出现皮脂腺分化。

MTS 患者中最常见的恶性肿瘤为结直肠肿瘤（61%）和泌尿生殖系统恶性肿瘤[44]（22%；子宫内膜，卵巢，尿道）。MTS 的结直肠肿瘤常累及近端结肠，常发生于 50 岁左右，比普通人群发生结直肠癌提前约 10 年。并且，MTS 患者还可发生乳腺癌（6%）、血液系统恶性肿瘤（11%）、头颈部肿瘤（5%）及小肠肿瘤（3%），胃及胰腺肿瘤[45]。

确诊 MTS 至少需要至少一处的皮脂腺肿瘤（或者向皮脂腺分化的角化棘皮瘤）和未伴有任何其他已知危险因素存在的内脏恶性肿瘤。如果患者没有皮脂腺肿瘤，诊断该疾病需要多发性角化棘皮瘤、多处内脏肿瘤加上 MTS 阳性家族史。对于 MTS 的诊断在表 63.5 总结[46]。检测错配修复基因突变对于确诊和帮助早期发现和监测患者病家庭成员有很大意义。

病理学

MTS 的皮肤肿瘤可分为两类：皮脂腺肿瘤和角化棘皮瘤。皮脂腺腺瘤（主要由成熟皮脂腺细胞组成）、皮脂腺增生（大多来源于嗜碱性皮脂腺细胞）、上皮瘤（很多有皮脂腺分化的皮损的统称）及皮脂腺癌都可以发生（见第 111 章）。一种这个综合征特异的皮脂腺腺瘤称为皮脂腺棘皮瘤，其有角化棘皮瘤结构，但有高分化的皮脂腺小叶（图 63.7）[47]。另外在一些 MTS 患

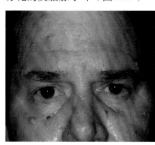

图 63.6 Muir Torre 综合征，伴多发性皮脂腺肿瘤（Courtesy, Dan Ring, MD.）

者中还发现囊性皮脂腺肿瘤，是界限清楚深在的有囊性生长模式的皮脂腺皮损[48]。

免疫组化染色（IHC）检测 MSH2、MSH6、MLH1 及 PMS2 基因的表达对于筛查 MTS 相关肿瘤具有很大的帮助。常有一种或多种错配修复蛋白的表达缺失（见表 63.5）[42, 44, 49]。但是，异常的 IHC 染色有时在散发皮脂腺瘤中也可以出现，尤其是免疫抑制的患者；另一方面，有错配修复基因突变的患者有时 IHC 染色是正常的（见第 111 章）[49-50]。PCR 也可以用来检测 MTS 相关的肿瘤组织的微卫星不稳定性位点（MSI）。针对这些蛋白皮损的 IHC 染色异常、有 MSI 表现或临床上高度怀疑 MTS 的患者，需要进行错配修复基因突变检测。

鉴别诊断

皮脂腺增生在正常人群中较为常见，皮脂腺腺瘤和皮脂腺癌可以在非 MTS 患者中发生。皮脂腺腺瘤、皮脂腺癌、结直肠癌以及其他恶性肿瘤均可见于常染色体隐性遗传 MUTYH 碱基切除修复基因突变引起的结直肠

表 63.5 MTS 危险因素分析。[ ] 中的数字之和 ≥ 2 对于切除修复基因突变有约 100% 的敏感性和约 80% 的特异性[46]

MTS 可能性增加	MTS 可能性降低
皮损的临床病理特点	
• ≥ 2 皮脂腺瘤 [2] • 发生于头颈部以外部位 • 有高特异性提示 MTS 的皮脂腺增生，比如囊性皮损或皮脂腺棘皮瘤	• 单发皮脂腺瘤 • 发生于面部光暴露部位 • 皮脂腺增生
患者及家族史特点	
• 年龄 < 60 岁 [1] • 结直肠癌病史 * 和（或）其他 Lynch 综合征相关的恶性肿瘤（小肠、胃、子宫内膜、膀胱、输尿管、肾、胆管、胰腺、胶质瘤）[1]，尤其是超过 1 处 • 家庭成员有结直肠癌和（或）其他 Lynch 综合征相关的恶性肿瘤 [1]，尤其是 50 岁前患病的一级亲属	• 没有 Lynch 综合征相关的恶性肿瘤的老年患者 • 家族成员没有结直肠癌 / 其他 Lynch 综合征相关的恶性肿瘤
其他皮脂腺肿瘤分析	
• 免疫组化染色，缺乏 MSH2、MLH1、MLH6 和（或）PMS2 表达‡ • 在皮损组织有 MSI 证据（更特异）§	• 免疫组化染色表达 MSH2、MLH1、MSH6 和 PMS2 • 在皮损组织无 MSI 证据§

* 尤其当组织学有 MSI 高表达——出现肿瘤浸润淋巴细胞，克罗恩样的淋巴反应，髓系增长模式，或印戒 / 黏蛋白分化。

‡ MSH2 和 MSH6 蛋白组成一异二聚体，所以缺少一个可导致另一个缺失；相同的，没有 MLH1 蛋白发挥功能 PMS2 是不稳定的。

§ 可在石蜡包埋组织中做检测，结肠肿瘤的诊断可能更多。

MSI, 微卫星不稳定性

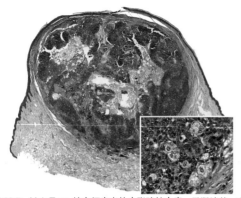

图 63.7 Muir-Torre 综合征患者的皮脂腺棘皮瘤。界限清楚，有大量分泌物的嗜碱性肿瘤，由压缩的假包膜纤维组织包裹。注意皮脂腺分化（插图）（Courtesy，Luis Requena，MD.）

腺瘤息肉病患者中 [35]。多发性角化棘皮瘤也可以独立存在（即不伴有内脏恶性肿瘤），特别是在 Ferguson-Smith（多发自限）或 Grzybowski（泛发）型的角化棘皮瘤中。不过，这类患者也须排查是否有 MTS 的可能性。

治疗

伴发内脏恶性肿瘤的患者需要进行相应的转诊和治疗。高危个体的建议在表 63.6 中。长期服用阿司匹林可能减少 Lynch 综合征患者结直肠癌的风险 [37]。

对于良性皮脂腺肿瘤的治疗方法有刮除、切除、冷冻和放疗。Mohs 显微手术适合面部的皮脂腺癌。口

表 63.6 Lynch 综合征（包括 MUIR-TORRE 综合征）患者监测指南。根据国家综合癌症网络指南与参考文献 53. 结肠镜（加粗）是这些指南中唯一一强烈推荐的项目。对于普通人群的常规乳腺和前列腺检查目前未被推荐

检查	何时开始	频率
● 全面体检，包括皮肤和神经系统检查	● 20 ～ 25 岁	● 每年
● 结肠镜	● 20 ～ 25 岁 ● 如果家庭成员 25 岁前确诊，需要在家庭成员最早患结肠癌的年龄前 2 ～ 5 年	● 每 1 ～ 2 年
● 骨盆检查，子宫内膜活检和经阴道超声 *	● 30 ～ 35 岁 *	● 每年
● 食管胃十二指肠内镜，胃窦活检与幽门螺杆菌感染诊疗	● 30 ～ 35 岁	● 每 2 ～ 3 年，根据个人危险因素
● 尿分析 ± 细胞学检查	● 25 ～ 30 岁	● 每年

* 推荐 40 岁或已生育的患者行子宫切除与双侧输卵管卵巢切除术

服维甲酸药物联合或不联合 α - 干扰素对于防止新的皮脂腺肿瘤可能起一定的作用。

酶缺乏疾病

Ángela Hernández–Martín，*Barbara K. Burton*

黑尿病

同义名： ■ 褐黄病（ochronosis）

要点

■ 常染色体隐性遗传性疾病，主要由于尿黑酸 1，2- 氧化酶缺乏引起。

■ 临床症状包括软骨（比如耳郭软骨）、巩膜和皮肤（如腋窝）色素沉着。

■ 皮肤外的临床表现包括静置尿液变黑、关节炎和心脏瓣膜病。

黑尿病（alkaptonuria）是一种常染色体隐性的先天性代谢异常，是由于苯丙氨酸和酪氨酸代谢中间产物尿黑酸（HGA）无法进一步被代谢而沉积在体液和组织中引起 [54]。此病主要由于尿黑酸 1,2- 氧化酶缺乏。在多数人种中发病率 1/250 000，但由于奠基者效应，在斯洛伐克和多米尼加共和国的发病率高达 1/20 000。

其主要的临床表现包括静置尿液变黑，软骨以及其他结缔组织的色素沉着以及关节炎（图 63.8）。这种关节炎多发生与 30 ～ 40 岁，有慢性背痛和僵硬，放射学检查示平的钙化的椎间盘。之后侵犯外周大关节，临床表现与类风湿关节炎相似，但放射学检查与骨关节炎相似。肾并发症包括结石发生率升高以及偶尔出现的肾衰竭，主动脉瓣狭窄常在 60 ～ 70 岁发生，也可发生动脉钙化 [55]，但寿命和正常人一致。

黑尿病的皮肤表现在 10 ～ 15 岁以前极少出现，一般在成年期开始表现，常在 40 岁左右开始出现症状。腋窝常为首先出现色素改变的部位，颜色变化从蓝色、黄色到褐色。本病经典的蓝灰色色素改变通常会首先出现在耳郭软骨和巩膜（见图 63.8）。之后色素沉着出现在全面部及掌跖。在疾病最早期的临床表现包括尿布变褐色（由于黑色尿液引起）以及褐色或黑色的耵聍。

黑尿病可以通过尿有机酸检测进行确诊。治疗包括物理治疗和对疼痛的治疗。40 岁以后推荐定期行超声心动图检查 [55]。虽然临床效果还需进一步证实，口

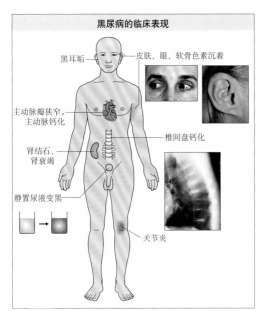

图 63.8　黑尿病的临床表现（Eyes, courtesy, William Gahl, MD PhD; ear, courtesy, Julie V Schaffer, MD; radiograph, courtesy, Jean L Bolognia, MD.）

服尼替西农（一种抑制尿黑酸产生的药物）每日 2 mg，可减少尿中 HGA 分泌 > 95%。低蛋白饮食联合这种药物治疗可能帮助预防过高的血浆酪氨酸水平[54, 56]。

生物素酶及羧化全酶合成酶缺乏

同义名： ■ 迟发性和早发性多羧化酶缺乏症（late- and early-onset forms of multiple carboxylase deficiency）

要点

■ 由于生物素是羧化酶的主要辅助因子，故这两种常染色体隐性遗传病有重叠。

■ 皮肤表现包括脱发以及口周红斑和糜烂（营养性皮炎）。

■ 这两种疾病都可以出现代谢性酸中毒。

■ 生物素酶缺乏症在婴儿儿童期通常伴有发育延迟、听力丧失以及惊厥，而羧化全酶合成酶缺乏症在出生 3 个月内会出现脑病和肌张力低下。

生物素酶缺乏症（biotinidase deficiency）和羧化全酶合成酶缺乏症（holocarboxylase synthetase deficiency）是两种不同的遗传性疾病，分别导致多发性羧化酶缺

乏症，前者初发于婴儿儿童期，后者于出生 3 个月内发病。皮肤表现与其他营养性皮炎有重叠（见图 51.13），在超过 50% 的生物素酶缺乏症患者和小部分羧化全酶合成酶缺乏症的患者中出现[57-58]。典型的皮肤表现包括进展性脱发与界限清楚有红斑鳞屑的皮炎，常初发于口周、肛周和肢端区域，之后可以泛发全身。有时有糜烂或皲裂，还可以出现皮肤念珠菌病。

生物素酶缺乏症是一种各种族都可以发生的疾病，发病率约为 1/60 000，是一种生物素再循环缺陷性疾病。这类疾病的患者在正常生物素摄入的饮食条件下会出现功能性生物素缺乏。由于生物素是羧化酶的主要辅助因子，多发性羧化酶缺乏症会伴随生物素缺乏而出现。该病的临床表现，可以通过每天摄入 5 ~ 20 mg 生物素进行彻底预防，因此具有高度可变性而难以辨认。许多国家，包括美国[58]在内已经开始对新生儿进行生物素缺乏症的排查。皮肤和皮肤外表现在出生 3 个月和 2 年间发生，但可能在学龄期才被发现。此类疾患常见的皮肤外的临床表现包括发育延迟、听力丧失、惊厥、结膜炎、视神经萎缩、脊髓病和代谢性酸中毒。尿有机酸检测异常很常见，但也非必然。确诊需要对血液生物素酶活性分析，也可以通过酶学或者分子生物学分析方法进行该病的产前诊断。

羧化全酶合成酶缺乏症的发病率远远低于生物素酶缺乏症，本病主要是由于脱辅基羧化酶的生物素化作用缺陷，导致完整的功能性羧化全酶合成障碍。患者典型的临床表现为出生后 3 个月内出现代谢异常性脑病，包括喂养困难、嗜睡、呼吸窘迫以及肌张力低下。患者还可以出现代谢性酸中毒、高氨血症及有机酸尿症。确诊需要通过白细胞或者培养的皮肤成纤维细胞的羧化酶分析。可以通过酶学和细胞学分析进行产前诊断。每天口服生物素 10 mg 可以使多数患者获得明显的改善。

Fabry 病

同义名： ■ Anderson-Fabry 病（Anderson-Fabry disease）

要点

■ 由 α - 半乳糖苷酶 A 缺乏导致的 X- 连锁遗传性疾病。

■ 典型皮肤黏膜表现为多发性血管角皮瘤。

■ 其他临床表现包括肢体疼痛以及感觉异常、少汗和肾及冠状动脉功能不全。

Fabry 病（Fabry disease）是一种由于鞘糖脂代谢缺陷引起的溶酶体贮存异常的 X 连锁性疾病[59]。此病无种族特异性，男性发病率约为 1/40 000。女性杂合子也可以发病，临床表现会比男性更为复杂多变，且发病较晚。本病是由于编码 α- 半乳糖苷酶 A 的 GLA 基因突变引起的。突变引起神经糖脂系统沉积，主要是神经酰胺三己糖苷、半乳二糖神经酰胺沉积。临床表现主要是由于鞘糖脂在多器官组织血管内皮细胞沉积，导致局部缺血和梗死。

Fabry 病患者在儿童及青春期主要表现为肢体疼痛、感觉异常、皮肤黏膜的少汗和血管角皮瘤（图 63.9）。还可以在约 75% 的男性半合子和女性杂合子儿童期或青春期见到特征性的角膜（角膜涡状营养不良）。也可发现后晶状体浑浊和肾及结膜血管弯曲。但是在迟发的不典型 Fabry 病的变异型中这些早期表现可能不明显或不出现。

伴随着年龄增长还会出现进行性肾功能不全，大多数男性患者最终在 40 ～ 50 岁需要透析或肾移植。大

多数男性患者中年还可以出现肥厚型心肌病、心律失常、瓣膜异常和冠状动脉功能不全等心脏后遗症，这也是此病男性和女性早期死亡的原因。其他器官系统的表现包括：短暂性脑缺血发作和卒中、腹痛、腹泻和呕吐（尤其是儿童），阻塞性肺疾病、关节痛、骨量减少和听觉损失[59-60]。男性患者典型的面部表现包括眶周凸起、眉毛浓密、宽鼻梁、厚嘴唇、凸腭和大耳垂。

血管角皮瘤是 Fabry 病的最早临床表现之一，常在儿童期和青春期出现[61-63]。除了可以在几乎所有的男性患者中出现，血管角皮瘤还可以见于约 30% 的女性杂合子患者。皮疹表现为点状深红色或者蓝黑色斑疹或丘疹（图 63.10）。皮疹压之不褪色，随着皮疹增大，可以出现轻度角化。在 Fabry 病中，血管角皮瘤称为弥漫性体部血管角皮瘤，主要集中在脐部到膝盖之间，但身体其他部位也可以出现（见图 63.10）。口腔黏膜和结膜受累也很常见。较少见的血管病变有线状毛细血管扩张，主要出现在面部、唇部和口腔黏膜。间歇的肢端血管痉挛与雷诺现象相似，合并疼痛与感觉异常，以及外周水肿和淋巴水肿[62-63]。少汗也是 Fabry 病的一种早期和常见表现，引起热不耐受。也有部分患者有体毛减少。

组织学上，血管角皮瘤由真皮上层扩张的毛细血管组成，部分扩张的毛细血管被延长的表皮突包围（见第 114 章）；陈旧的损害中还可以见到角化过度。在皮肤中可以见到脂质在内皮细胞、周皮细胞、毛细血管平滑肌和立毛肌中沉积。这种沉积可以通过苏丹黑 B 或者 PAS 染色显示出来。脂质沉积还可见于汗腺上皮细胞（见第 39 章）和神经周围细胞。汗腺超微结构可以在这些细胞中见到细胞质包涵体。

Fabry 病的确诊需要证实血浆、白细胞、产前检查的羊水细胞或绒毛膜培养中 α- 半乳糖苷酶 A 缺乏。但是在超过三分之一的女性杂合子中酶活性是正常的。临床上可以进行 GLA 基因检测，有如下帮助：①确定女性患者的疾病类型，②预测男性患者的疾病严重程度，③进行产前/胚胎植入前诊断。患者的尿液偏光显微镜检测可以发现双折射的脂质小体（"马耳他十字"）[60]（见图 63.9）。尽管常伴有血管角皮瘤，但是血管角皮瘤并非仅见于该疾病，还可以见于其他溶酶体沉积性疾病，如表 63.7[64-70] 所列。在老年患者中阴囊和外阴血管角皮瘤也较常见（见第 114 章）。

治疗上推荐重组半乳糖苷酶 -α 或 β 的酶替代治疗（后者经 FDA 认可），每两周一次静脉注射。积累数据显示这种治疗对于阻滞疾病的进展有良好效果，尤其对于疾病初期[71-73]。目前指南推荐所有有症状

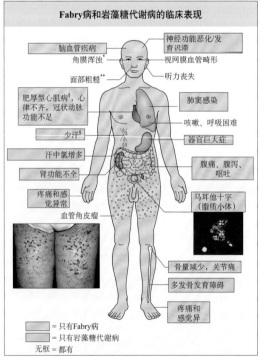

图 63.9 Fabry 病和岩藻糖代谢病的临床表现。* 在 Fabry 病中也有晶状体受累。** 在 Fabry 病更轻。§ 有时在岩藻糖代谢病中出现（Angiokeratomas of Fabry disease, courtesy, Luis Requena, MD; photomicrograph of urinary sediment demonstrating Maltese crosses（via polarization）, courtesy, Robert J Desnick, MD PhD.）

图中内容：

Fabry病和岩藻糖代谢病的临床表现

脑血管疾病 | 神经功能恶化/发育迟滞
角膜浑浊* | 视网膜血管畸形
面部粗糙** | 听力丧失
肥厚型心肌病§，心律不齐，冠状动脉功能不足 | 肺窦感染
少汗§ | 咳嗽、呼吸困难
汗中氯增多 | 器官巨大症
肾功能不全 | 腹痛、腹泻、呕吐
疼痛和感觉异常 | 马耳他十字（脂质小体）
血管角皮瘤 | 骨量减少，关节痛
| 多发骨发育障碍
| 疼痛和感异

= 只有Fabry病
= 只有岩藻糖代谢病
无框 = 都有

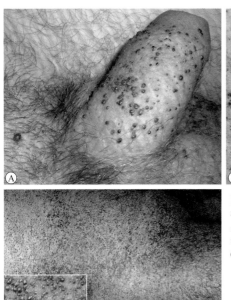

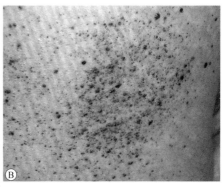

图 63.10　Fabry 病的血管角皮瘤。多个黑红色到红棕色的斑点和丘疹:(Ａ)阴茎和阴囊是血管角皮瘤少见的发生部位;(Ｂ)在下肢;(Ｃ)在躯干下部更广泛的分布(Ａ,Ｂ,Courtesy,Paula Luna,MD;Ｃ,Courtesy,Edward Cowen,MD.)

的患者以及 8 ～ 10 岁有 *GLA* 基因功能丧失性突变的无症状男孩行酶替代治疗[73]。目前的对照研究发现,口服一种药物伴侣 migalastat 进行治疗可以缓解有一定突变的 Fabry 病肾鞘糖脂沉积、左心室肥厚、胃肠道症状,这种药可以稳定特定的半乳糖苷酶 - α 突变型[73a, 73b]。其他治疗包括针对神经痛治疗,以及用加巴喷丁或卡马西平以及血管紧张素转换酶抑制剂减轻蛋白尿。

表 63.7　伴有身体弥漫性血管角皮瘤的代谢性疾病				
疾病	缺乏的酶(基因)	其他临床表现	遗传模式	诊断性检查*
天冬氨酰葡萄糖氨尿症	天冬氨酰氨基葡萄糖苷酶(*AGA*)	MR,粗糙面容,通常伴有呼吸道感染	AR	尿液寡糖分析;白细胞或成纤维细胞中酶活性检测
半乳糖唾液酸苷贮积症	β - 半乳糖苷酶及唾液酸苷酶 1 继于组织蛋白酶 A(*CTSA*)缺陷	粗糙面容,多发性骨发育不全,肌阵挛,共济失调,神经退行性病变,樱桃红点	AR	尿液寡糖分析;白细胞或成纤维细胞中酶活性检测
GM1 神经节苷脂贮积病	β - 半乳糖苷酶(*GLB1*)	粗糙面容,多发性骨发育不全,神经退行性病变,器官巨大症,皮肤黑素细胞增多	AR	尿液寡糖分析;白细胞或成纤维细胞中酶活性检测
Fabry 病	α - 半乳糖苷酶 A(*GLA*)	肢体疼痛及感觉异常,少汗、角膜及晶状体混浊,肾功能不全,心脑血管疾病	X-L	血浆或白细胞中酶活性测定
墨角藻糖苷酶缺乏病	α - 岩藻糖苷酶(*FUCA1*)	粗糙面容,退行性发育,肝脾肿大,多发性成骨不全	AR	尿液寡糖分析;白细胞或成纤维细胞中酶活性检测
Kanzaki 病	α -N- 乙酰氨基半乳糖苷酶(*NAGA*)	高度可变性,可从没有任何临床症状到淋巴水肿,听力丧失及心脏扩大,智力正常	AR	尿液寡糖分析;血浆或白细胞中酶活性测定
β - 甘露糖苷病	β - 甘露糖苷酶(*MANBA*)	MR,轻度面容畸形,听力丧失	AR	尿液寡糖分析;白细胞或成纤维细胞中酶活性检测
唾液酸沉积症	唾液酸酶(唾液酸苷酶)(*NEU1*)	粗糙面容,多发性成骨不全,MR,肌阵挛,樱桃红点	AR	尿液寡糖和唾液酸分析;成纤维细胞中酶活性测定

* 也可用基因检测。
AR,常染色体隐性;MR,智力障碍;X-L,X- 连锁(女性杂合子表现可不同)

墨角藻糖苷酶缺乏病

要点

- 由 α-岩藻糖苷酶缺乏导致的常染色体隐性遗传性疾病。
- 皮肤和口腔黏膜多发性血管角皮瘤。
- 皮肤外表现包括粗糙面容、多发性成骨不全及精神运动发育迟缓。

墨角藻糖苷酶缺乏病（fucosidosis）是一种罕见的常染色体隐性溶酶体沉积性疾病，由 *FUCA1* 基因突变引起，这个基因编码 α-岩藻糖苷酶。患者以前被分为两型：1 型为重型，临床表现从出生第一年开始出现；2 型为轻型，临床表现从出生第二年或者之后开始出现[67]。但是目前公认本病的严重程度有连续谱。此病的皮肤外表现包括面容粗糙、生长迟缓、内脏巨大、多发性成骨不全及由于髓鞘形成减少引起神经发育迟缓（见图 63.9）。患者还可以出现角膜混浊、视网膜血管异常及肺窦部的反复感染。

随着年龄增长，Fabry 病及墨角藻糖苷酶缺乏病的血管角皮瘤会变得无法区分。血管角皮瘤在本病中可见于 1/3 的 10 岁以下患者及 85% 的 10～19 岁患者，主要分布于躯干及下肢，也可出现在口腔内。其他报道过的皮肤表现还包括毛细血管扩张、手足发绀、贫血痣、干皮症和汗液氯含量增高[74]。本病的血管角皮瘤光镜下的表现与 Fabry 病相似，电子显微镜检查临床上正常的皮肤可以发现内皮细胞、黑素细胞、小汗腺及成纤维细胞中存在空泡贮存小体。

本病可以通过尿液中典型的寡糖检测异常进行初步诊断，确诊还需要对白细胞或培养的成纤维细胞进行 α-岩藻糖苷酶表达量检测。产前诊断可以通过酶分析或基因检测进行。本病没有确定的治疗方案，死亡率较高，特别是 20 岁以后的患者。曾经尝试过使用骨髓移植进行治疗，并且有一定的临床效果[75]。

戈谢病

要点

- 由葡萄糖苷酶（葡萄糖脑苷脂酶）缺乏导致的常染色体隐性遗传性疾病。
- 皮肤外表现包括肝脾肿大、骨病、血细胞减少、多变的神经系统症状。

- 本病 1 型皮肤表现包括黄褐色色素沉着、容易晒黑及瘀斑。
- 本病 2 型的一种亚型（急性神经病型）可表现为严重的先天性鱼鳞病。

戈谢病（Gaucher disease）是一种相对常见的常染色体隐性溶酶体贮积异常性疾病。它是由 β 葡萄糖苷酶（葡萄糖脑苷脂酶）缺乏引起的葡萄糖脑苷脂沉积所致。本病可分为三种亚型，急性和慢性神经型（2 型和 3 型）被认为是很接近的。1 型戈谢病最为常见，在犹太人中发病率高达 1/850。

1 型戈谢病不伴有中枢神经系统受累，是该型区别于其他类型的特点，虽然在 80 岁前有约 10% 的患者有帕金森病样症状。1 型戈谢病临床表现包括肝脾肿大、血小板减少、贫血及骨骼疼痛。1 型戈谢病的皮肤表现不常见而且相对不特异[76]。皮疹包括广泛的棕色或黄棕色皮肤色素沉着和容易晒黑。另外，由于骨髓细胞被充满脂质的组织细胞浸润或者是脾功能亢进引起血小板减少，可以出现皮肤瘀点或者瘀斑。

2 型戈谢病，又称为急性神经病型戈谢病，是一种严重的快速进展性疾病，通常患者会在 2 岁之前死亡。患者出生 1 年内出现临床表现，包括肝脾肿大、严重的肌张力亢进、角弓反张、眼球运动不能及进行性神经退行性病变。这些疾病的一种亚型可以表现为出生时胶样婴儿改变或先天性鱼鳞病[77-78]，所以戈谢病需要与先天性鱼鳞病进行鉴别。对小鼠模型研究发现，葡萄糖脑苷脂酶对于正常的表皮屏障功能的形成至关重要。2 型的戈谢病患者皮肤的电镜表现，包括没有鱼鳞病表现的皮肤显示有典型电子致密龟裂的不成熟的层状膜[79]。1 型和 3 型戈谢病患者没有类似的表皮功能缺陷，故这两型戈谢病的残余酶活性还足以维持形成一个正常的表皮屏障系统。事实上，3 型戈谢病又称为慢性神经病型，也没有特异性的皮肤表现。

戈谢病的确诊需要通过检测证实白细胞或者培养的皮肤成纤维细胞中葡萄糖苷酶缺乏。携带者可以通过基因检测证实，产前诊断可以通过取绒毛膜绒毛或羊水穿刺进行。1 型戈谢病有症状的患者可以通过静脉输注重组酶进行替代治疗。可以使疾病的进展停滞，肿大的器官逐渐吸收以及骨骼疾病有所改善[80]。葡萄糖神经酰胺合酶抑制剂 eliglustat 或 miglustat 的底物还原治疗也有临床效果[81]。但是这些治疗对于改善中枢神经症状的效果很小。3 型戈谢病进行外周血干细胞移植可以有一定效果。

Hartnup 病

要点

- 由于肾和小肠对中性氨基酸转运缺陷导致的常染色体隐性遗传性疾病。
- 明显的氨基酸尿和色氨酸缺乏。
- 伴有裴拉格样的光敏感皮炎。
- 系统表现包括共济失调及震颤。

Hartnup 病（Hartnup disease）是一种常染色体隐性遗传性疾病，致病基因为 *SLC6A19*，该基因编码介导肾和小肠上皮吸收中性氨基酸的转运蛋白[82]。本病的标志性特征为肾对于中性氨基酸重吸收下降导致的特殊性氨基酸尿。多数患者还伴有小肠对于一些中性氨基酸吸收的减少，特别是色氨酸。Hartnup 病是一种最为常见的氨基酸代谢性疾病，发病率大约为 1/30 000。多数患者，特别是在发达国家的患者，可以终身没有症状，但有时疾病的症状可以在一些加重因素作用下表现出来，如营养不良、乳糜泻或其他原因引起的持续腹泻。

有症状的 Hartnup 病患者最常见光敏性"裴拉格样"皮炎[83]。这种常见于烟酸（色氨酸是合成烟酸的一种前体物质）相对缺乏的光敏性皮炎多见于 13 岁以下的患者，临床表现类似于严重的日晒伤或急性皮肤型红斑狼疮，主要分布于身体的光曝露部位。当患者出现日晒后红斑后，皮疹表现为境界清楚的干燥性脱屑损害，之后会出现脱屑和色素减退或色素沉着。皮疹有时可以伴有瘙痒和水疱，类似于肠病性肢端皮炎和种痘样水疱病[83]。有症状性 Hartnup 病患者的第二种常见的临床表现是间歇性共济失调，可以伴有眼球震颤和肢体震颤。精神紊乱、发育迟缓和其他神经异常表现也有报道。

Hartnup 病可以通过尿氨基酸分析进行确诊，可发现明显的中性氨基酸尿。虽然与糙皮症临床表现相似，但本病血清氨基酸和烟酸是正常的。本病患者口服烟酰胺 50 ～ 300 mg/ 天可以使皮肤和神经系统的症状有所好转。高蛋白饮食或补充蛋白在一些患者中也是有效的。

线粒体病

同义名： ■ 呼吸链缺陷病（respiratory chain defects）
■ 氧化磷酸化缺陷病（oxidative phosphorylation defects）

要点

- 明显的表型和基因型异质性。
- 5% ～ 10% 的患者出现色素改变、脱发、多毛或者毛干异常。
- 常见表现有肌病、脑病、心肌病和视力障碍。

线粒体性呼吸链缺陷病是一类临床和生物化学上异质性代谢性疾病，主要由线粒体呼吸链缺陷引起，呼吸链产生细胞代谢需要的大多数腺苷三磷酸（ATP）[84]。线粒体基因组包括 37 个基因，它们编码呼吸链亚基以及转移 RNA 和核糖体 RNA（tRNA 和 rRNAs），用来翻译线粒体 DNA（mtDNA）。但是一些呼吸链成分和其他线粒体蛋白的基因由细胞核 DNA 编码。线粒体异常可能由于母系遗传 mtDNA 突变或细胞核 DNA 孟德尔遗传突变。呼吸链由五个酶复合体组成（I ～ V），测量肌肉或其他组织酶复合体的活性可以帮助诊断线粒体异常。虽然一些线粒体综合征有一系列的临床表现，但酶复合体相关的疾病没有特定的临床表现。

线粒体疾病可以在任何年龄出现临床表现，并且可以累及任何一个器官。此病更好发于需要高能量的细胞中，比如神经和肌肉系统[84]。表现为精神发育迟缓、惊厥、脑卒中、虚弱、肌张力低下以及心肌病。其他常见的临床表现包括视力缺陷、听力丧失、近端肾小管功能障碍、肝衰竭、发育受限以及疲劳感。临床过程和疾病发展过程高度不同，即使是生物化学缺陷相似的患者[85]。

可以表现为多种的皮肤和毛发异常（表 63.8）[86]。5% ～ 10% 确诊线粒体病的患者可以在疾病的早期出现这些表现。当出现此类表现，并伴随着看似不相关的其他器官系统异常时，必须考虑线粒体病的可能性。

很少有线粒体病可以通过生物化学和（或）分子遗传学的手段直接确诊。检测血浆的乳酸盐、血浆的

表 63.8　线粒体呼吸链疾病的皮肤表现
● 脱发
● 发干异常：裂发、卷发、纵沟发，结节性脆发及毛发硫营养不良
● 多毛
● 无汗或多汗
● 色素异常：斑状或网状色素沉积
● 掌跖角化病（与耳聋有关）
● 甲发育不良
● 脂肪瘤
● 手足发绀

氨基酸以及尿里的有机酸水平对于本病的诊断有一定帮助。其他辅助诊断的办法包括运动检查、神经影像、肌肉活检病理检查或组织化学检查,肌肉组织或培养的皮肤成纤维细胞中呼吸链酶复合体的检验与基因分析[84]。

线粒体病患者的治疗主要是对症治疗。饮食治疗可能对于部分患者有一定的帮助。辅酶Q10和左旋肉碱、白藜芦醇、姜黄素、萝卜硫素和核黄素的补充治疗被广泛运用于本病的治疗,有良好的效果。

Niemann–Pick 病

要点

- 酸性鞘磷脂酶缺乏引起的常染色体隐性遗传性疾病。
- A 型较少出现皮肤受损,可以出现脸部黄褐色色斑和面部丘疹。
- 发育停滞、肝脾肿大、血小板减少和神经退行性病变(A 型)。
- 轻度神经病变以及轻型临床表现(B 型)。

Niemann Pick 病(Niemann-Pick disease)是一种常染色体隐性溶酶体贮积异常性疾病,由鞘磷脂酶缺乏引起的鞘磷脂和其他磷脂堆积引起[87]。包括两种亚型:A 型最常见于北欧犹太人,发病率大约为 1/40 000,B 型发病率低于 A 型且没有明显种族好发性。A 型为本病的严重亚型,可出现发育停滞、肝脾肿大和神经快速退行性病变,并导致患者在 2 ~ 3 岁死亡。在约 50% 的患者有明显视网膜樱桃红斑。B 型很少或没有神经系统受累,发生较晚,一般可以活到成年。两种亚型都可以出现进行性肺浸润。C 型主要特征为未脂化的胆固醇沉积和不同基因的突变,此型主要有神经系统症状,在此章不予探讨。

典型皮肤受累仅见于 A 型 Niemann-Pick 病。皮肤出现广泛的赭石样或者棕黄色的色素改变,也可以见到丘疹损害,多位于面部和上肢。Niemann-Pick 病在组织学上可以看到泡沫样组织细胞、多核细胞及不同程度的淋巴细胞浸润。

A 型和 B 型 Niemann-Pick 病的诊断主要依赖于在白细胞或者培养的皮肤成纤维细胞中检测到鞘磷脂酶缺乏。可以通过基因检测查出 A 型携带者,产前诊断可以通过取绒毛膜绒毛或者羊水穿刺进行分析。B 型的酶代替治疗目前在研究中,造血干细胞移植对于治疗,尤其是对于非神经系统表现有一定作用[87]。

苯丙酮尿症

要点

- 由苯丙氨酸羟化酶缺乏引起的常染色体隐性遗传性疾病。
- 皮肤、眼睛及头发出现色素减退。
- 特应性皮炎以及硬皮病样改变。
- 若不治疗可出现进行性发育迟缓或者精神发育迟滞。

苯丙酮尿症(phenylketonuria,PKU)是最常见的先天性代谢性疾病之一,全世界发病率接近 1/10 000。本病为常染色体隐性遗传病,是由于患者体内缺乏苯丙氨酸羟化酶,该酶催化苯丙氨酸转化为酪氨酸。由于该酶的缺乏,未治疗的患者在含有苯丙氨酸的饮食条件下,血液和组织中的苯丙氨酸升高,后者对于中枢神经系统有强烈毒性作用。进行性发育迟缓最终导致智力障碍,并可伴有惊厥、行为异常以及精神症状[88]。

PKU 患者酪氨酸相对缺乏和(或)由于过多的左旋苯丙氨酸的竞争性抑制作用导致黑素生成减少,最终出现弥漫性色素改变。典型的 PKU 患者出现金色头发和蓝色眼睛,但是不同的民族及家族中颜色变化不完全一致。汗液的霉味或者鼠尿味可以提示该病。非特异性皮炎发病率增高,高达一半的患者经常在早期出现特应性皮炎,还可见到近端肢体进行性硬皮病样改变[89](图 63.11),并且多在出生的第一年出现,而传统的系统性硬皮病发病较晚。

在很多国家有对新生儿 PKU 进行统一筛查计划,并根据血氨基酸分析进行诊断。早期诊断并且严格限制苯丙氨酸饮食以及控制血液中的苯丙氨酸浓度可以预防智力障碍和皮肤症状,虽然会有较弱的神经认知影响。不幸的是,在发展中国家儿童中仍能发现未经治疗的患者。虽然已推荐终生的饮食治疗,一些青少

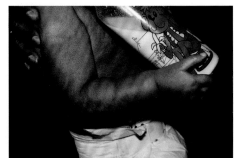

图 63.11 苯丙酮尿症(PKU)。患儿的硬皮病样皮肤改变(Courtesy, New York Medical College.)

年和成人患者也不能很好地依从饮食限制。在这种情况下，患者可以出现皮肤表现。患者如果在童年晚期或者成人期开始治疗，头发颜色仍然可以变黑，硬皮病样表现也可消退。饮食治疗不仅是限制苯丙氨酸的摄入，还需要补充除苯丙氨酸以外的其他氨基酸。补充沙丙蝶呤、神经氨基酸和长链多不饱和脂肪酸会有益处。患者需要有经验的营养师密切监测。

早老症和皮肤异色症

Bernard A. Cohen

尽管人类的早老综合征很罕见，但是研究这类遗传性疾病可以帮助人们了解正常的衰老过程。这类疾病可以通过临床过程、临床表现、生化指标和遗传学标志进行诊断（表63.9）。遗传性先天性和儿童期皮肤异色症，包括Kindler综合征（见第32章）也可以表现出早老的特征，并且需要与早衰症进行鉴别（图63.12）。

Hutchinson-Gilford早衰综合征

同义名： ■ 早衰症（progeria）■ 郝-吉综合征（Hutchinson-Gilford syndrome）

要点

- 罕见疾病，发病率 1/8 000 000 ～ 1/4 000 000。
- 因编码核纤层蛋白A和C的*LMNA*基因突变引起。
- 精神和运动发育正常。
- 患者有头皮静脉突出和钩状鼻的典型面容。
- 皮肤皱缩以及硬皮病样的皮肤、脱发和发育不良。
- 广泛的动脉粥样硬化，早期死于心血管或脑血管疾病（平均寿命为14岁）。

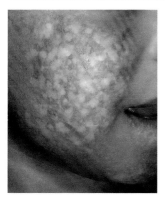

图 63.12 Rothmund-Thomson综合征的3岁患儿面部皮肤异色症改变。该患儿还有身材矮小及光过敏（Courtesy, Sarah Chamlin, MD.）

■ 目前正在进行法尼基转移酶抑制剂阻止早老蛋白沉积的临床试验。

引言

Hutchinson-Gilford早衰综合征（Hutchinson-Gilford progeria syndrome，HGPS）是一种婴儿期开始、人类加速老化的基因疾病[90-91]。早衰症这个词来源于古希腊词语 "geras"（老年），由Gilford在1904年描述几位患者时首次提出。

历史

本病在1886年由Hutchinson首先描述，Gilford报道第二例病例并描述了该例患者尸检结果。在2003年，此病编码纤层蛋白A的基因突变被首次提出[91-92]。

流行病学

DeBusk[90]估计发病率约为1/800万。自1900至2005年在荷兰的发病率为1/400万[93]。男性与女性比例为1.2：1[93]，在全世界多种族背景的人群中都有报道。

在DeBusk[90]总结的64个病例中，患者父亲的年龄中位数和平均年龄都偏高，很少有近亲结婚，并且患者家庭中流产率与普通家庭类似。这些发现提示散发的显性突变可能性较大，后来也被遗传学分析所证实（见下文）。由于多数的患者会早期在20岁左右去世，无法性成熟，故本病很少出现家族性发病。然而，有些病例可能是由于种系镶嵌突变导致的[93]。有报道呈常染色体隐性遗传的近亲结婚的HGPS家庭，但患者伴有其他的临床特征，如锁骨发育不良。这与伴有下颌骨末端发育不良的患者有所重叠（也是由*LMNA*双等位基因突变引起；见表63.10）[94-95]。

发病机制

绝大多数经典型和非典型HGPS患者带有核纤层蛋白A（*LMNA*）基因的新发点杂合突变[91, 96]。该基因编码两种蛋白产物（核纤层蛋白A及C），为核膜层的主要组成部分，并构成细胞核的支架。典型的HGPS由常见突变c.1824C＞T引起，位于第11号外显子，该外显子突变可激活一个隐藏的剪切位点并可导致一种50个氨基酸片段的缺失，缺失部分包含一个裂解位点，该裂解位点对于前核纤层蛋白A转化为成熟核纤层蛋白A至关重要[97]（图63.13）。由此，细胞包含一个含有占主导优势的前核纤层蛋白A突变体（早老蛋白），从而破坏细胞核结构。在患者的细胞中，包括淋巴细胞和成纤维细胞，可以见到细胞核大小及

表 63.9 早老综合征及遗传性皮肤异色症。 遗传性纤维化皮肤异色症有 *FAM111B* 基因杂合突变引起，合并肌腱挛缩、肌病和肺纤维化。有早老症特点的皮肤松弛症和 Ehlers-Danlos 综合征在第 97 章讨论，共济失调毛细血管扩张在第 60 章讨论。其他少见的早老症包括 Wiedemann-Rautenstrauch（新生儿早老症）、Hallermann-Streiff、Lenz-Majewski、SHORT 综合征［矮小身材、伸展过度、疝气、眼窝凹陷、Reiger 异常（角膜和虹膜畸形）、出牙延迟］

	Hutchinson-Gilford 早老综合征	Werner 综合征	MDPL 综合征	Penttinen 综合征	Néstor-Guillermo 早衰综合征
遗传模式/致病基因	散发或 AD/*LMNA*	AR/*RECQL2*（*WRN*）基因不典型变异 -AD/*LMNA*	AD/*POLD1*	AD/*PDGFRB*	AR/*BANF1*
性别比例（男：女）	1.2：1	相等	相等	相等	相等
发病年龄	第一年	20 岁左右	幼年	婴儿至幼年	第三年
身材	矮小，低体重	矮小，向心性肥胖	矮小或正常，向心性肥胖	正常	体型小
面容特征	眼睛及头皮静脉突出，口周发绀，前额隆起，小颌畸形，钩状鼻，小嘴，薄唇	细而紧缩的钩状鼻，眼睛突出，口周裂纹，牙齿突出，小颌畸形	钩状鼻，眼球突出牙齿突出，小颌畸形	颧骨发育不全，上颌骨内缩，假凸颌，眼球突出，枕部平	眼和头皮静脉突出，小颌畸形，窄鼻，面中部发育不全，薄唇
皮肤表现	干燥，皱缩，硬皮病样改变，斑状色素沉着，皮下脂肪消失	萎缩（表皮，真皮，皮下组织），斑状色素沉着，硬皮病样改变，关节受力点角化及溃疡，皮下组织钙化	皮下脂肪缺少萎缩，毛细管扩张，硬皮病样改变，关节受力点角化及溃疡	脂肪萎缩，薄且透明的皮肤，受力点肥厚的瘢痕样损伤	广泛皮下脂肪缺少萎缩，斑状色素沉着，指趾皮肤红肿
甲	（＋/－）营养不良或发育不全	（＋/－）营养不良	正常	正常或由于肢端骨质溶解缺失	营养不良
头发	细，颜色浅，进行性脱发	细，早白头	± 早白头，细	细且稀少	幼儿期进行性脱发
骨骼肌肉	胸廓变窄，薄，关节突出，胸骨后凸，髋外翻，锁骨短小	肢体细长，骨质疏松，指（趾）骨硬化	肢体细，肌肉缺少，骨量减少，关节挛缩	肢体细，肢端骨质溶解，拇指及拇趾宽，脊柱后侧凸	明显的肢端骨质溶解，下颌骨及锁骨骨质吸收，严重骨质疏松，脊柱侧凸
代谢性疾病/恶性肿瘤	生长受限，胰岛素抵抗	缺少青春期迅速生长；糖尿病；恶性肿瘤发生率增加，甲状腺癌，黑色素瘤	糖尿病，高脂血症	无	无
心血管系统	早期动脉硬化，心肌纤维化	早期动脉硬化，主动脉瓣钙化	正常	正常	正常
预后	平均寿命 12 岁	平均寿命 50 岁	寿命正常	活至成年	活至早期成年
其他	高音调，出牙延迟或异常，前囟大且不闭合，眉毛和睫毛稀疏或者缺失	双侧白内障（99%），高音调，性腺功能减退	感觉神经听力障碍，高音调，牙列拥挤，男性性腺功能减退	角膜浑浊，眼翼状胬肉，出牙迟延	前囟门延迟闭合

* 血管型 Ehlers-Danlos 综合征的肢端表型，由编码Ⅲ型胶原的基因突变引起，也出现在 *LMNA* 突变的儿童早老症核纤层蛋白病中（见表 63.10）。

AD，常染色体显性；AR，常染色体隐性；BANF1，障碍自整合因子 1；FERMT1，fermitin 家族同源 1；MDPL，下颌发育不良，耳聋，早老症状，脂肪代谢障碍；PDGFRB，血小板来源生长因子受体 β 基因；POLD1，DNA 聚合酶 δ 1；PPK，掌跖角化病；USB1，U6 snRNA 生源 1

肢端早老症（Gottron 综合征）*	变形性早老症	Kindler 综合征（见第 32 章）	Cockayne 综合征（见第 87 章）	Rothmund-Thomson 综合征（见第 87 章）	伴白细胞减少性皮肤异色症（Navajo 皮肤异色症）
AD，AR	AR	AR/FERMT1（KIND1）	AR/ERCC8（CSA），ERCC6（CSB）	AR/RECQL4	AR/USB1
多为女性	相等	相等	相等	相等	相等
出生时	出生时	出生时	第一年以后	第一年	第一年
正常	高，瘦	正常	侏儒，低体重	身材矮小	身材矮小
小颌畸形，鼻尖伴唇萎缩，眼球突出	钩状鼻，眼球突出	正常	眼睛由于眼眶周围脂肪萎缩而凹陷，老年性鸟样面容，钩状鼻，下颌前突	前额隆起，鞍状鼻，下颌前突	面中部发育不良
皮肤异色改变，手足皮肤明显萎缩，易擦伤，躯干静脉突出	皮肤异色改变，片状色素沉着，肢体萎缩，少见下肢溃疡	先天性肢端水疱及光过敏，逐渐出现皮肤异色症，皮肤萎缩，肢端角化过度，偶尔可以出现湿疹样皮炎	早期出现急性光过敏，愈后留下色素沉着；后期出现皱纹及皮下脂肪消失，皮肤异色症	早期出现急性红斑及肿胀，特别是脸部，可以伴有或不伴有光过敏；后期出现皮肤异色症（图 63.12）及肢端角化	早期在脸部和躯干出现红色丘疹或鱼鳞病样皮炎，伴或不伴有光过敏，晚期出现皮肤异色症，PPK，面部和前臂角化性丘疹，反复皮肤感染
营养不良，增厚	正常	± 营养不良	± 营养不良	± 营养不良	营养不良（尤其第一脚趾）及甲下角化过度（厚甲样改变）
正常	细且薄	正常	干燥，细，早白头	细且薄，脱发	正常
指（趾）骨短，肢端骨溶解	广泛的皮下脂肪缺失，偶见下肢溃疡	指（趾）蹼	肢体长，手足不成比例增大，关节挛缩，小头畸形	长骨畸形或缺失，骨骺软骨发育不良，骨形成延缓	正常
无	早期发生糖尿病	恶性肿瘤发生率可能增加	细胞对日光敏感，DNA 修复缺陷，但恶性肿瘤发生率不增加	恶性肿瘤特别是骨肉瘤和鳞状细胞癌发生率增加	无
正常	早期动脉硬化	正常	正常	正常	正常
寿命正常	取决于糖尿病和动脉硬化的严重程度	寿命正常	30 岁之前因神经变性而死亡	正常或寿命变短（由于恶性肿瘤）	寿命正常
		黏膜受累，伴有狭窄（如尿道）睑外翻，齿龈炎引起出牙不良	视神经萎缩，耳聋，步态不稳，神经系统脱髓鞘	白内障，性腺功能减退，牙发育不全	周期性粒细胞减少；反复发作的肺窦炎、泪道阻塞、牙齿腐烂，有或无发育迟缓

外观发生变化，分叶的细胞核以及染色质的外溢，和核仁的变化。这种结构的改变可能会导致细胞功能缺陷，比如异常的 DNA 损伤修复，线粒体损害和异常的细胞周期调节，从而引起早老症[98]。

其他杂合产生早老蛋白的 *LMNA* 突变可引起与典型 HGPS 临床表现相似的非典型的 HGPS，或形成有独特表型的常染色体显性遗传早老症核纤层蛋白病，此病与 HGPS 一些特点相似（见表 63.10）。这些疾病的严重程度与早老蛋白占核纤层蛋白 A 的比例有关，高水平早老蛋白与新生儿发生的早老症及早期死亡有关[99]。常染色体显性遗传早老症核纤层蛋白病包括早老症发育不良重叠综合征，*LMNA* 双等位基因突变可影响核纤层蛋白 A 和 C，破坏与核蛋白的相互作用[94-95]。

本病还伴有一些引起 HGPS 发病的细胞学和分子学异常，包括表观遗传调节改变和基因表达异常，早老细胞染色体端粒缩短和增加细胞衰老[98]。值得注意

的是，正常老化细胞可见进行性端粒长度缩短，这与早老蛋白产生和端粒酶活性减低有关[100]。在端粒酶敲除小鼠模型中（见第 4 章），可以见到加速老化的临床表现。HGPS 患者还可见其他与正常的老化相关的异常，包括胰岛素抵抗以及成纤维细胞培养成活率下降。

临床特征

虽然患儿出生表现正常，但在出生第一年某些时候突然出现生长不足以及其他异常[90, 92-93, 101]。体重增长会很缓慢，在发生其他疾病的时候还可以出现体重明显下降。线性生长速度仅为正常人的一半，青春期的生长加速缺失。多数病例无法性成熟，体重和身高都明显偏低。

由于生长不足，患儿皮肤显得薄且干燥，头发少于正常人。有些部位的皮肤显得紧绷且有光泽，而其他部位（特别是手指和脚趾）会显得疏松并且有皱褶。一些患者在出生时或者婴儿早期出现肥厚、无弹性

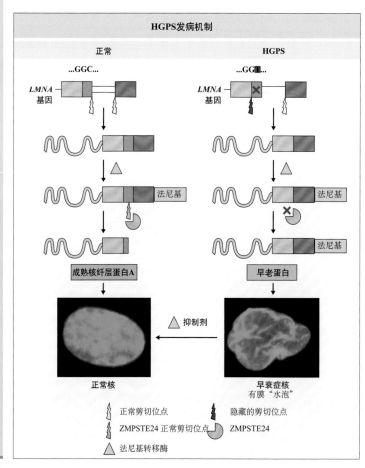

图 63.13 **HGPS 发病机制**。典型 HGPS 患者有 C 变为 T 的点突变，激活一个隐蔽剪接位点引起内在 50 个氨基酸框内缺失。因为缺失区域包括 ZMPSTE24 锌金属蛋白酶切割位点，这个酶可使前清蛋白 A 脱去一个法尼基化和甲基，产生成熟核纤层蛋白 A，但 HGPS 患者尤法产生此蛋白。突变的早老蛋白仍有法尼基，使其固定于核膜，破坏核骨架，引起起疱。法尼基转移酶抑制剂可以抑制这种核结构的破坏以及早老蛋白的作用。*ZMPSTE24* 突变可引起一些遗传皮肤病和发育不良（见表 63.10）

表 63.10 **核包膜病**。多种基因异常都有皮肤纤维化和骨发育不良表现。Néstor-Guillermo 早老症综合征（见表 63.9）表现为核膜核纤层异常，这种常染色体隐性异常由 *BANF1* 突变引起，此基因编码与前层蛋白 A 相互作用的蛋白

原发特征和相关疾病	遗传模式
核纤层蛋白相关疾病——由于编码核纤层蛋白 A 和 C 的 *LMNA* 基因突变引起的 *	
早老症和（或）皮肤硬化症	
早老症（典型和非典型）	AD
限制性皮肤病 **	AD > AR
不典型 Werner 综合征	AD
其他早老症核纤层蛋白病	AD > AR
骨骼发育不良和（或）关节病	
下颌末端发育不良 **	AR
关节病，肌腱钙化和类早老表现	AR
脂营养不良	
邓尼根家族性部分脂肪营养不良症	AD
青春期发病的泛发性脂肪营养不良症 †	AD
肌肉营养不良	
Emery-Dreifuss 肌肉营养不良症	AD > AR
肢体–腰带肌肉营养不良症 1B 型	AD
伴有类早老表现的早发型肌肉营养不良症	AD
心肌病	
扩张型心肌病 1A 型	AD
心–手综合征	AD
神经病	
Charcot-Marie-Tooth 2B1 型	AR
伴有内核膜功能异常的皮肤疾病——由于编码核纤层蛋白 A 相关蛋白产物的 *LEMD3* 突变导致	
皮肤硬化症和（或）骨骼发育不全	
Buschke-Ollendorff 综合征	AD
全身脆性骨硬化症	AD
肢骨纹状肥大	2 型节段性 ‡

* 编码核膜层的核纤层蛋白 B2 的 *LMNB2* 基因的杂合突变能引起"获得性"部分脂质营养不良（Barraquer-Simons 综合征）。
** 也能由酶醇锌金属蛋白酶的 *ZMPSTE24* 基因的隐性突变所引起，该酶涉及加工前核纤层蛋白 A 至成熟的核纤层蛋白 A（见图63.13）；发育不良常发生于类早老表现和脂肪代谢障碍。
† 与不典型 Werner 综合征有重叠；在一些患者中有广泛的色素沉着基础上的多数白色纤维性丘疹。
‡ 在受累组织中有种系的杂合突变伴可能的二次打击；多数与 Buschke-Ollendorff 综合征或全身脆性骨硬化有关。
AD，常染色体显性遗传；AR，常染色体隐性遗传

的硬皮病样皮肤，通常位于下腹部、腹侧、大腿和臀部。由于生长不足，幼儿脂肪快速减少，并出现浅表静脉突出及口周发绀。随着老化表现的进展，光曝露部位会出现不规则的褐色色素沉着斑。

伴随着生长不足而出现的是患者特征性的面容，包括巨大颅、额部隆起、巨大开放前囟、头皮静脉突出、眼球突出（由于面部骨骼发育相对迟缓）、细薄的如雕刻样的钩状鼻及小颌畸形。在患者 2 ~ 3 岁左右脸部可以出现一种"脱毛鸡样"的外观。

患者在第一年就可以出现脱发，并且逐渐扩大，后期出现细且浅金头发。眉毛和睫毛通常很稀疏或者缺失。尽管甲可以正常，但通常会出现营养不良性的短小以及菲薄的甲。多数患者乳牙和恒牙的出现时间明显推迟。牙齿可拥挤、旋转、重叠或者错合。患者声音尖锐，类似笛音。

躯干特征包括梨状胸、锁骨短且薄、明显的胸骨后凸，类似于佝偻病。腹部的突出（相对于胸部）以及发育不全的乳头使整体身体显得很特殊。肢体也会成比例地进行性地变细，且关节部位，特别是膝盖、肘部和手的小关节会显得更加突出。髋外翻伴随着关节僵硬会在 2 ~ 3 岁左右出现，从而出现宽基步态。

患者一般智力中等，许多患者会由于他们的奇特外观而显得害羞。早期出现的冠状动脉及脑动脉硬化导致患者平均寿命只有 14 岁[102]。其他合并症包括骨量减少、低频听力丧失、角膜干燥和远视[92]。虽然超过一半的患者有轻度胰岛素抵抗，糖尿病比较少见。

病理学及实验室检查

皮肤组织病理表现会随着年龄和部位而变化，通常对于诊断没有太大帮助[103-104]。表皮大致正常，可有轻微的角化过度及基底细胞层黑素的轻度增加。真皮的弹性组织正常，而胶原纤维可以增厚以及透明化。附属器结构正常或者密度减少，立毛肌显著突出。

影像学检查可以发现面部骨骼发育不全，颅骨变薄，囟门开放以及下颌骨发育不全伴牙齿拥挤。进行性的手指及脚趾骨吸收也是 HGPS 的一种典型表现，但非诊断性表现。

鉴别诊断

鉴别诊断要点列在表 63.9 中，包括 Werner 综合征、"非典型 Werner 综合征"、Néstor-Guillermo 早老症、变形性早老症及肢端早老症[105]。与 HGPS 相比，Werner 综合征的患者有少白头，白内障以及恶性肿瘤的更高发病率。HGPS 需要与下列疾病进行鉴别：Cockayne 综合征（见第 87 章）、Rothmund-Thomson 综合征（见第 87 章）、共济失调毛细血管扩张综合征（见第 60 章）、Kindler 综合征（见第 32 章）、Wiedemann-Rauterstrauch 综合征（新生儿类早老综合征）、Ehlers-Danlos 综合征和有早老症表现的皮肤松弛症（见第 97 章）。最后，临

床表现的重叠还可以见于由于 *LMNA* 基因突变引起的其他疾病，如伴随类早老特征的早发性肌病、限制性皮肤病（见第 34 章）以及下颌末端发育不良（表 63.10）。

治疗

本病的治疗主要是针对已知的并发症，特别是心脑血管并发症和骨骼肌并发症。没有任何食疗显示可以治疗这个疾病。虽然 HGPS 的生长抑制与生长激素缺乏无关，利用外源性生长激素治疗对于一些患者有体重增加、身高小幅度增长。物理和职业疗法可以帮助患者保持关节活动度，患者和家庭可以从心理和基因咨询中受益。

基于本病是由于法尼基化前核纤层蛋白 A 显性突变体导致该蛋白锚附于细胞核膜，引起核结构破坏（见图 63.13），法尼基化抑制剂被视为可能的治疗方法。早期研究发现法尼基化抑制剂（FTIs）在体外实验中使 HGPS 患者成纤维细胞有正常的核表型，这个抑制剂在鼠早老症模型中成功增加了体重、骨密度、力量和成活率[97, 106]。其他鼠模型的研究中显示二磷酸盐和他汀类药物的联合治疗有一定效果，因为分别抑制了法尼基焦磷酸盐合酶和 HMG-CoA 还原酶。这两种酶作用在蛋白异戊烯化通路，对于 FTI 治疗中的法尼基化和致病的香叶酰香叶酰化有重要作用。

对于 HGPS 患者的 FTI 药物洛那法尼治疗，单药或者联合二磷酸盐唑来膦酸，可提高生存率，虽然幅度较小但很重要[102, 107]。其他亚临床研究治疗方法包括调节法尼基化的氨基嘧啶，减少早老蛋白产生的反义寡核苷酸，增加早老蛋白自噬降解的雷帕霉素，异戊基半胱氨酸羧基甲基转移酶抑制剂使早老蛋白不结合于细胞核区域，白藜芦醇修复去乙酰化酶 -1 蛋白脱乙酰酶的活性，抑制干细胞减少，维生素 D 有减少早老蛋白产生的可能性，曲前列尼尔抑制 N- 乙酰转移酶 -10 以保护细胞核[108-109, 109a]。

Werner 综合征

同义名：■ 成人早老症（progeria of the adult）

要点

■ 发病率为 1/100 万，日本人多发。
■ 由于编码 DNA 螺旋酶的 *RECQL2*（WRNN）基因突变引起的常染色体隐性遗传性疾病。
■ 在 10 ～ 20 岁之间出现伴有白发、白内障、骨质疏松、糖尿病和动脉硬化的早老表现。

■ 其他特征包括硬皮病样改变，骨骼突出部位的角化病及溃疡改变，身材矮小以及血管和软组织钙化。
■ 面部特征类似于早老症表现，并可伴有憔悴面容以及小颌畸形。
■ 发生脑膜瘤、肉瘤和（尤其在日本患者中）甲状腺癌和黑色素瘤的概率增加。

引言

Werner 综合征（Werner syndrome）常初发于 10 ～ 20 岁，是快速衰老的基因异常引起的。这种少见的早老综合征在日本有更高的发病率[110-114]。虽然此病常被称为成人早老症，也有一些特异的与衰老无关的临床表现，比如性腺功能减退、喉部萎缩与肢体末端骨硬化[110-113]。发现的 *RECQL2*（WRN）基因位点突变使得研究者对于本病的研究集中于分子生物学改变上[111]。

历史

在 1904 年，Otto Werner 描述了一个家庭中的两个兄弟及两个姐妹在 36 和 40 岁之间出现早老的临床特征。1934 年，Oppenheimer 和 Kugel 报道了两个类似的病例，并将该疾病命名为 Werner 综合征。

流行病学

Werner 综合征是一种罕见的常染色体隐性遗传性疾病，总发病率约为 1/100 万。然而在日本由于某些社区的近亲结婚现象普遍，本病的发病率可以高达 1/3500。正是对几个日本的大家系进行研究后才发现本病的致病位点[113]。此病在各种族都有报道，性别无差异。

发病机制

Werner 综合征由 *RECQL2*（WRN）基因突变引起，该基因编码一种大肠埃希菌 RecQ DNA 螺旋酶同源物。目前发现的几乎所有突变都导致截短蛋白的产生。超过一半的日本患者是由于一个特殊的剪切位点纯合突变导致[111]。

Werner 蛋白（WRN）具有核酸外切酶及螺旋酶活性，其主要功能是优化 DNA 修复（特别是碱基切除修复）以及抑制不正确的重组。因此，缺乏 RecQ 螺旋酶导致基因组的不稳定。由此产生复制能力下降的衰老细胞聚集以及突变基因的增多，导致临床早老表现的出现以及恶性肿瘤产生的危险性增加。异染色质稳定性减小在加速细胞衰老和生理性衰老有影响[115]。正常人群中由于老化的原因也可以出现 *RECQL2* 基因功能的缺失性变化[111]。

不典型 Werner 综合征亚型的患者不伴有 *RECQL2* 基因突变，而是由于 *LMNA* 基因的杂合错义突变所导致（见早老症部分），突变影响七价重复区域，从而可能影响蛋白之间的相互作用[116]。该亚型患者可比由 *RECQL2* 基因突变引起的临床表现出现得更早且更加严重。该亚型可能是一种迟发型的 HGPS。

临床特征

多数患者直到十几岁才出现发育正常化，这时身材矮小以及肢体纤细已经明显。患者可能在儿童时期就开始出现头发变灰，但特征性表现在青春期晚期或者 20 多岁早期出现。Werner 综合征的其他典型临床表现在 20～30 岁左右逐渐显现出来[110-113]。

典型的患者身材矮小，平均身高为 5 英尺（即 1.5 米），伴有细长的肢体以及向心性肥胖。患者可以出现手足短小、脸瘦伴憔悴面容、眼球突出、钩状鼻、口周放射性皱纹、紧绷性嘴唇、牙齿外突和小颌畸形（图 63.14）。声音尖锐而刺耳。

皮肤改变多见于脸部、前臂、手部、腿部以及足部，包括萎缩（表皮、真皮以及皮下组织）、鳞屑、斑状色素沉着、类似硬皮病的紧张性外观。甲可以呈现营养不良、发育不全或者缺失的改变，掌跖角化也很常见。肥厚性角化病可以见于受压部位，如手指、足趾、脚踝、肘部，偶尔也可以见于耳部。无意或有意地通过创伤去除角化部位将遗留下进行性疼痛性溃疡。进展性外周血管性疾病导致溃疡部位缺血，故溃疡往往很难治愈并且容易继发感染。营养不良性软组织钙化以及骨髓炎也可以并发慢性溃疡。

其他提示 Werner 综合征加速老化的特征性表现包括双侧白内障、2 型糖尿病、高脂血症、广泛的动脉硬化和骨质疏松。其他在正常老化中通常不能见到的表现包括性腺功能减退、喉部萎缩、肢体骨硬化。患者

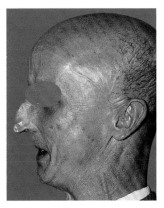

图 63.14 Werner 综合征。典型的临床表现，包括钩状鼻、皮肤紧绷、静脉突出以及小颌畸形（Courtesy，Ronald P Rapini，MD.）

脑膜瘤、软组织肉瘤与骨肉瘤发生率增加。日本患者中还可以见到甲状腺癌和黑色素瘤发生率增加，尤其在肢端和黏膜部位[114]。

本病患者的平均寿命为 50 岁，通常患者死于心血管或者脑血管疾病。患者家族中其他健康的杂合子亲属恶性肿瘤和心肌梗死的发病率较一般人要高[111-112]。

病理学及实验室检查

患者表皮萎缩及过度角化，伴有灶性基底层色素增加。附属器数量减少并且萎缩，真皮可见纤维化及不同程度的透明化改变。脂肪组织萎缩并通常被透明结缔组织取代。血管改变类似于糖尿病血管病的典型改变。

鉴别诊断

当出现典型的早白头、特殊面容、皮肤表现以及身体特征时，容易想到本病的诊断。但此病与下颌发育不全、耳聋、早老症类表现和脂代谢障碍（MDPL）综合征有相似之处（见表 63.9）[117]，此病由编码 DNA 聚合酶 δ 的 *POLD1* 基因突变引起，在 DNA 复制和修复中与 Werner 解旋酶相互作用。MDPL 的鉴别点包括常见的听力损害、无白内障以及无恶性肿瘤倾向。除了表 63.9 所列的其他早老综合征以外，Werner 综合征还需要与共济失调毛细血管扩张症（见第 60 章）、脯氨酰氨基酸酶缺乏（表现为面部先天性畸形、毛细血管扩张、顽固的腿部溃疡以及少白头）以及其他伴有掌跖角化及硬皮病样改变的疾病，比如 Huriez 综合征相鉴别（见第 58 章）。

治疗

患者应该接受遗传学咨询，可对患者家族提供产前诊断。由于皮肤溃疡难以治疗，故必须早期并积极处理，必要时进行植皮。根据文献报道，依替膦酸可以消除疼痛性软组织钙化。合理饮食控制及适当的药物（如吡格列酮、西他列汀、降脂药）治疗糖尿病和高脂血症可以帮助降低如动脉粥样硬化的并发症发生。补充维生素 C 可逆转年龄相关的代谢异常，并在鼠模型中发现可延长寿命，这说明维生素 C 对 Werner 综合征患者有益处[118]。

外胚叶发育不良

Peter H. Itin，*Alanna F. Bree*，*Virginia P. Sybert*

要点

- 这些基因异常疾病的共同点是出现至少两种主要的外胚层来源结构异常——头发、牙齿、指甲和汗腺。
- 其他外胚层结构也可受累，比如黏膜、皮脂腺及

非外胚层来源结构。

■ 不同亚型之间可通过外胚叶异常的类型、相关的非外胚叶畸形、遗传模式和基因缺陷区分。

■ 仅有一种结构（比如头发或甲）发生异常与外胚叶发育不良基因异常有关系，比如由于杂合 *WNT10A* 突变的牙发育不全与同一基因双等位基因突变的外胚叶发育不良综合征。

外胚叶发育不良（ectodermal dysplasias）一直被认为是一种特殊的遗传性疾病，Danz 在 1792 年、Wedderburn 在 1838 年、Darwin 在 1875 年对于该病患者有早期描述。"遗传性外胚叶发育不良"于 1929 年由 Weech 提出。目前，超过 180 个单基因异常与此病相关，引起两个以上的外胚叶结构异常——包括头发、指甲、汗腺与其他外胚叶结构，如皮脂腺和黏液腺[119-120]。其中有一些情况被认为不属于外胚叶异常，因为它们根据另一些表现进行诊断，例如皮肤角化病、鱼鳞病、先天性表皮发育不全或骨骼发育不良。外胚层的附属器异常被认为是主要的区分和诊断外胚叶发育不良的临床表现。

这些年来有很多分类方式被提出来，包括 Pinheiro 和 Freire-Maia[121] 描述的临床分类，Priolo 和 Lagana[122] 提出的临床基因模型，以及 Lamartine[123] 提出的功能性分类。近 20 年以来，有很多对于外胚叶发育不良分子基础的研究，也使得人们开始了解外胚叶结构诱导和发育相关的细胞信号，以及它们与中胚层结构的相互作用[119, 124]。2008 和 2012 年举办的国际会议目标是制订一个外胚叶发育不良的分类系统，其中包含临床、基因、功能、通路相关的数据，并且可以包含新的研究发现[125-126]。

表 63.11、63.12 和 63.13 在一个已知的分子基础和（或）临床表现方面总结了外胚叶发育不良重要的临床和基因

表 63.11	最常见的外胚叶发育不良亚型			
	少汗型 ED*	少汗型 ED——免疫缺陷	有汗型 ED	牙及甲综合征（Witkop）
遗传模式（致病基因）	XL[†]（*EDA*）；AD, AR（*EDAR* > *EDARADD*）	XL 隐性（*IKBKG/NEMO*）；AD（*NFKBIA*）	AD（*GJB6*）	AD（*MSX1*）
蛋白产物	外胚叶发育不良素 A；EDAR；EDARADD	NF-κB 重要调节子；NF-κB 抑制剂 -α	连接蛋白 30	肌肉部分同源框蛋白 1
头发	稀，薄，儿童发色浅	稀	金属丝状，脆，片状脱发；经常为浅色发	正常或略细
牙齿	发育不全，圆锥形	发育不全，圆锥形	正常	牙发育不良，恒牙缺失或小/钉状齿
出汗	明显减少	轻度减少	正常	正常
甲	正常	正常	出生时白甲小甲，增厚，远端分离	反甲，并随着年龄增长而好转，趾甲较指甲受累严重
其他	特殊面容，新生儿火棉胶样改变，常见湿疹，鼻分泌物及耵聍浓稠；多发呼吸道感染	间擦，脂溢性皮炎，红皮病，结肠炎；反复感染（化脓性或机会性）；IgM and IgA 升高，IgG 下降；少见骨硬化病和淋巴水肿，关节炎和（或）（尤其在常染色体显性遗传中）自身免疫血球减少和内分泌病	点状掌跖角化病，网格样排列肢端小丘疹睑炎，结膜炎	乳牙遗留

* *WNT10A* 突变可引起少汗型 ED 表型（见表 63.13 和正文）。

[†] 在女性患者中，临床表现变化多且可以有嵌合体（见正文）。

AR，常染色体隐性；AD，常染色体显性；ED，外胚叶发育不良；EDAR，外层蛋白 A 受体；EDARADD，EDAR 相关的死亡结构域；GJB6，间隙连接 β6；IKBKG，κ 轻链多肽基因 B 细胞增强子抑制剂，激酶 γ；XL，X 连锁

表 63.12	p63 相关的外胚叶发育不良综合征。*TP63* 突变也可为常染色体显性遗传非综合征裂掌/足畸形（SHFM）与单独唇/腭裂的亚型			
	AEC 综合征*	EEC 综合征	肢体乳腺综合征	ADULT
遗传模式	AD	AD	AD	AD
典型 *TP63* 突变	SAM 结构域错义突变	DNA 结合结构域错义突变	C 末端区域截断[†]	DNA 结合结构域末端热点错义突变[†, ‡]
头发	颜色浅，硬，稀疏，有片状脱发	颜色浅，粗糙，可能稀疏	正常	颜色浅，稀疏，额部脱发
牙	发育不全，畸形（如锥形）牙齿	发育不全，牙釉质发育不全	发育不全	发育不全，小牙

表 63.12　p63 相关的外胚叶发育不良综合征。*TP63* 突变也可为常染色体显性遗传非综合征裂掌 / 足畸形（SHFM）与单独唇 / 腭裂的亚型（续表）

	AEC 综合征 *	EEC 综合征	肢体乳腺综合征	ADULT
出汗	一些患者少汗	通常正常	一些患者少汗	通常正常
甲	凸，增厚或缺失	横线，凹陷	多变的萎缩	脊线，凹陷
唇裂 / 腭裂	基本 100%，腭裂 ± 唇裂	约 50%，常腭裂 + 唇裂	约 30%，只有腭裂	无
手指畸形	有些患者并指，少见缺指畸形	缺指畸形 > 并指	缺指畸形 > 并指	缺指畸形，并指
皮肤	新生儿红皮病，侵蚀性皮炎，尤其是头皮，弯曲网状色素沉着过度	干燥病，掌跖角化	无	干燥病，光敏感，雀斑
其他	睑缘粘连，泪小管缺陷，异位乳腺组织，尿道下裂，GER	泪小管缺陷，角膜病，角膜瘢痕，GU 异常	泪小管缺陷，乳头 / 乳房发育不全，GU 异常	泪小管缺陷，乳头 / 乳房发育不全

* Rapp-Hodgkin 综合征目前包含在 AEC 以内。
† 也可由富含脯氨酸区域错义突变引起。
‡ 此突变可刺激反式激活结构域。
ADULT，皮肤−指甲−泪腺−牙齿；AEC，睑缘粘连−外胚叶缺陷−唇裂 / 腭裂；EEC，缺指畸形−外胚也发育不良−龟裂；GER，胃食管反流；GU，泌尿生殖器；SAM，无菌 alpha 序列

表 63.13　其他有皮肤表现和已知分子基础的外胚叶发育不良。最近发现的常染色性遗传外胚叶发育不良（ED）综合征由于 *GRHL2* 基因突变引起，特点为毛发少或缺失，牙发育不全，手足背角化以及口色素沉着[126]。另一个少见的常染色体隐性遗传 ED 是 SOFT 综合征，由 *POC1A* 突变引起，此基因编码中心粒蛋白。临床表现为矮小身材，关节骨指甲发育不良，面部先天畸形与少毛症。Naegeli-Franceschetti-Jadassohn 综合征与皮肤网状色素斑在第 67 章讨论。大疱性表皮松解单纯皮肤脆性增加综合征与 ED 在第 32 章讨论

	毛发−齿−骨综合征	Ellis-van-Creveld 综合征	颅骨外胚层发育不良（Sensenbrenner 综合征）	唇裂 / 腭裂 ED（CLPED），ED-并指（EDS）	ED，缺指畸形及黄斑营养不良（EEM）	牙−甲−皮肤发育异常 *	"纯粹" 头发−甲型 ED	免疫抑制肌病和 ED
遗传（相关基因）	AD（*DLX3*）	AR（*EVC*，*EVC2*）	AR（*IFT122*，*WDR35*，*WDR19*，*IFT43*）	AR［*PVRL1*（*CLPED*），*PVRL4*（*EDS*）］	AR（*CDH3*）	AR（*WNT10A*）	AR（*KRT85*，*KRT74*，*HOXC13*）	AR（*ORAI1*）
蛋白产物	末端相关同源框 3	EVC 和 EVC2（肢蛋白）	细胞纤毛转运蛋白	粘连蛋白 1（CLPED），粘连蛋白 4（EDS）	钙黏素 3（P-钙黏素）	WNT10A	角蛋白 85 或 74，同源框 C13 转录因子	ORAI 钙释放激活钙调节子 1
头发	卷曲（随年龄增长可能变直）	正常	细，稀疏	脆，稀疏，包括眉毛和睫毛，扭发，进展性脱发	稀疏，包括眉毛和睫毛	细、稀疏、包括眉毛和睫毛	稀疏至无发，脆，包括眉毛和睫毛	正常
牙	小，分隔宽，窄珐琅质凹陷；牛牙症（细长的髓室）	新生儿牙；牙发育不全；延迟出牙	小，分隔宽；牙发育不全；珐琅质缺陷，形状异常	牙发育不全；钉状牙	小，分隔宽	牙发育不全；小牙	正常	珐琅质异常
出汗	正常	正常	正常	正常	正常	手掌足底多汗；偶尔少汗	正常	少汗
指甲	易碎	营养不良	小，宽，薄	营养不良（多变）	正常	营养不良或缺失	营养不良；脆，末端不规则	正常
其他	长头，额部肿块，骨密度增加	四肢短小体儒症，骨骼发育不良，先天性心脏病	皮肤松弛，近端肢体短，指过短，胸腔狭窄，长头，额部肿块，肾消耗病	唇腭裂（CLPED）；PPK（尤其 CLPED）；部分皮肤并指（EDS > CLPED）	黄斑营养不良，并指，缺指畸形	面部毛细血管扩张，网状红斑，萎缩干燥病，毛囊角化，PPK；舌光滑	头皮毛囊性丘疹	反复严重感染，肌病

* Schöpf-Schulz-Passarge 综合征的等位基因，有相重叠的表型，也有眼睑汗囊肿与掌跖角化，组织学上有外分泌腺汗管纤维腺瘤证据。并且，约 15% 有少汗 ED 表型的患者有 *WNT10A* 突变，在杂合子中表现较轻。多发粟丘疹，附件肿瘤，基底细胞癌及环状发也在有 *WNT10A* 突变的患者中出现。
AD，常染色体显性；AR，常染色体隐性；PVRL1，脊髓灰质炎病毒受体相关 1；PPK，掌跖角化症

表现，此章节将讨论一些经典的外胚叶发育不良类型。

少汗型外胚叶发育不良

同义名： ■ 无汗型外胚叶发育不良（anhidrotic ectodermal dysplasia）■ Christ-Siemens-Touraine 综合征（Christ-Siemens-Touraine syndrome）

少汗型外胚叶发育不良（hypohidrotic ectodermal dysplasia，HED）是一组伴有以下常见特征的疾病：头发稀疏或者缺如；钉状齿或牙齿缺如；不能充分出汗。最常见的类型为 X 连锁，并且传统意义上的 HED 就是 X 连锁的少汗型外胚叶发育不良。另外，已经有报道常染色体显性和隐性遗传模式的类似疾病及其发病分子机制。

流行病学

X 连锁的 HED 在男孩中发病率约为 0.5 ～ 2/10 000，并且在各个种族都可发生。常染色体显性和隐性遗传的亚型较为少见。

发病机制

HED 是由影响外异蛋白信号传导通路的基因突变导致的[127]（图 63.15）。上皮细胞在发展成牙齿、毛囊、小汗腺的成型过程中需要利用这条通路，故这条通路上的遗传缺陷可以导致上述结构的不发育、发育不全或者发育不良。随着该通路被激活，转录因子 NF-κB 转移进入这些上皮细胞的细胞核中并改变一系列目的基因的表达。这些基因表达量的改变可能会影响细胞的分化及存活[128]。

X 连锁的 HED（*EDA*）致病基因编码的可溶性配体叫做外胚叶发育不良素 A，它是由一组上皮细胞分泌并可以结合到另一组上皮细胞表达的相应受体上（外胚叶发育不良素 A 受体，EDAR）。*EDAR* 基因突变可以导致常染色体隐性或显性遗传的 HED[129]。常染色体显性或者隐性遗传 HED 可以由于一种细胞内衔接蛋白（*EDARADD*）异常引起，该蛋白可辅助激活受体的信号传导到细胞核内[130]。在实验室可以对 *EDA*、*EDAR* 及 *EDARADD* 基因进行分子检测。

临床特征

新生儿患者可能会出现胶样婴儿改变或者伴有明显的鳞屑。头发稀疏或缺失（图 63.16），若有头发，多为浅色的。头发可能在青春期左右变深，第二性征

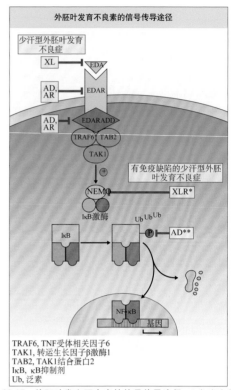

图 63.15　外胚叶发育不良素的信号传导途径。* 色素失禁症等位基因。** 编码 1κBα 基因的超等位基因突变导致该患者磷酸化过程受阻（以及下游的泛素化作用及降解），从而导致 NF-κB 的持续性抑制，产生免疫缺陷及少汗型外胚叶发育不良的表型。AD，常染色体显性；AR，常染色体隐性；EDA，外胚叶发育不良素 A；EDAR，EDA 受体；EDARADD，EDAR 相关性死亡结构域衔接蛋白；NEMO，NF-κB 主要调节因子（也称为 IKBKG，B 细胞 κ 轻多肽基因增强子抑制剂，激酶 γ）；XLR，X 连锁隐性。其他 NEMO 功能见图 62.4

的毛发可以是正常的，但是体毛一般稀疏或者缺失。多数男性患者不能出现可察觉性出汗[131]。这将导致患儿在热的环境中无法维持他们正常体温，高热往往是这种情况下患者的主要临床表现。婴儿患者常表现为不明原因的发热，最初几年的过高热对于未及时诊断的患者可以是致命的[131-132]。患者皮肤光滑，皮纹可能会由于汗孔的缺失而消失。湿疹是这类患者的主要问题，多于 2/3 的患者发生湿疹。眼周皱纹和色素沉着很常见。随着时间推移，患者还可以出现类似于粟丘疹的脸部皮脂腺过度增生（见图 63.16D）。患者的甲一般正常。

患者的乳牙和恒牙的生长都会受累。牙齿可能会

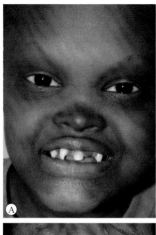

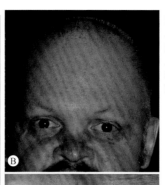

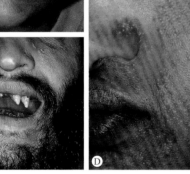

图 63.16　少汗型外胚叶发育不良的男性患者。注意患者鼻梁扁平，鼻尖下降，毛发稀疏（头发、眉毛、睫毛），钉状牙，双唇及皮脂腺过度增生。注意成年患者的第二性征毛发正常（A，Courtesy，Julie V Schaffer，MD；B，D，Courtesy，Mary Williams，MD.）

缺失或者数量减少伴有形状异常（如钉状牙）。患者呈现一种特殊的面容，表现为鞍状鼻、外翻唇及额部隆起（见图 63.16）。鼻部分泌物以及耵聍异常浓稠，并且患者经常会出现呼吸道感染。患者声音一般比较沙哑粗糙。胃食管反流以及婴儿期喂食困难也较为常见。单侧或双侧无乳房是常见的表现。

有 X 连锁遗传方式的女性 HED 患者分为三种类型：①无临床表现的携带者；②有限的临床表现比如部分位置头发稀疏，一个或数个钉状牙，牙缺失以及部分区域的汗腺受累（沿着布氏线），皮肤相对色素沉着缺乏附属器（背部最明显）；③完全表现出 HED 的临床表型（图 63.17）。临床症状的严重程度取决于 X 染色体随机失活的程度（见第 62 章）。

病理学

皮肤活检通常不是必需的，但头皮和手掌活检缺少分泌腺结构需考虑 HED 的诊断[133]。头发的镜下检查可见直径小或多变，以及类似条形码的不同长度的黑色平行条带[134]。

鉴别诊断

绝大多数 HED 患者，不管是男性或女性，多为

X 连锁类型。分子诊断对散发病例可能有帮助。纯合子或复合杂合子 WNT10A 基因突变提示不伴面部先天畸形的 HED 表型，也可引起牙-甲-皮肤发育不良和 Schöpf-Schulz-Passarge 综合征[135]（见表 63.13 和图 55.6）。杂合 WNT10A 突变也可为轻度 HED 或单独牙发育不全的常见病因。在新生儿期，当 HED 伴有胶样婴儿的改变时很难与先天性鱼鳞病进行鉴别（见第 57 章，表 57.3）。在诊断 HED 之前的患儿如出现反复发热容易被误诊为感染性疾病。伴有免疫缺陷（HED-ID）的 HED 由 IKBKG（NEMO）基因突变引起，可以通过临床和相关免疫异常的实验室表现进行鉴别（见下文）。

治疗

控制环境温度以及使用外源性方法来预防高热对于 HED 患儿十分重要，包括穿湿 T 恤、带湿头带，以及可以穿降温马甲。规律使用润肤霜对于干燥皮肤很有帮助。可以从 3 岁开始带义齿。从青少年时期开始就可以对患者进行牙齿植入。患者可以根据不同的并发症进行多学科联合治疗，症状包括鼻石、哮喘、反复呼吸道感染、体重过轻和唾液分泌减少。将患者介绍至国家外胚叶发育不良基金会（http://www.nfed.org）也是一种重要的办法。该组织为患者家庭提供信

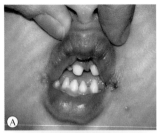

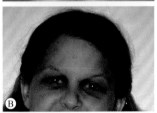

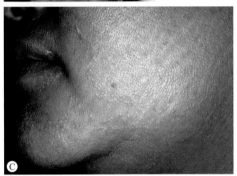

图 63.17　X 连锁少汗型外胚叶发育不良的女性患者。注意钉状牙、牙发育不全和厚嘴唇（A）睫毛稀疏和眼周色素沉着（B）沿 Blaschko 线分布的皮脂腺增生（C）（A，Courtesy，Julie V Schaffer, MD.）

息和支持，并且每年举行地区和全国大会。

对于 HED 患者的蛋白质治疗指日可待[136-137]。在 Tabby 小鼠（一种 X 连锁隐性遗传的外胚叶发育不良动物模型）运用重组 EDA 蛋白对宫内或者新生小鼠进行治疗可以完全地或者部分地改变其表型[138]。在犬类 X 连锁 HED 模型中新生儿应用重组 EDA 也有效改善外胚叶发育不良表型[139-140]。最近刚开始第一个对于重组 EDA 治疗新生儿和儿童的人类研究[137]。

伴免疫抑制的少汗型外胚叶发育不良

伴免疫抑制的少汗型外胚叶发育不良（HED-ID）是一个少见的疾病，与经典型 HED 有很多相同表现，但在免疫异常上有区别（见第 60 章）。

发病机制

HED-ID 最常见的遗传方式是由于 IKBKG（B 细胞 κ 轻多肽基因增强子抑制剂）亚等位基因突变的 X 连锁隐性遗传，也可称为 NEMO（核因子 - κ B 重要调

节子）。此基因是编码激活 NF- κ B 下游外异蛋白调节激酶的一个亚基（见图 63.15）以及肿瘤坏死因子 α（TNF- α）通路[141]。此病主要影响男孩，与色素失禁症是相同等位基因，色素失禁症是由更有害的 IKBKG 基因突变引起，除了镶嵌状态，对于男性胚胎是致死的（见第 62 章）。HED-ID 患者在其 T 细胞有高频率体细胞嵌合，反映回复突变体对于细胞的存活很重要。一种由于 NFKBIA 基因突变的常染色体显性遗传 HED-ID 也被描述。这些患者由于 NF- κ B 抑制子 α 成分突变退化抵抗，NF- κ B 信号降低（见图 63.15）。

临床特征

HED-ID 患者的外胚叶结构异常较经典型 HED 轻。临床表现包括牙发育不全、圆锥形牙、少毛症，出汗功能减退、额部肿块、眶周皱纹和唇外翻也可见到。脂溢性或特应性皮炎进展为红皮病也是诊断的一个证据[142]，可见网状色素沉着。皮肤外的炎症表现包括结肠炎，影响约 25% 的患者，还有慢性关节炎。

免疫缺陷引起反复化脓性细菌感染，尤其是皮肤和呼吸道，也有机会性感染。其特点为对于多糖抗原的弱抗体反应，丙种球蛋白异常血症（常见 IgM 和 IgA 升高，IgG 下降），自然杀伤细胞活性缺陷。常染色体显性 HED-ID 患者也有严重的 T 细胞缺陷。通常，有 X 连锁遗传的婴儿患者有骨硬化病（异常的密质骨）及淋巴水肿[141, 143]。女性携带者，如患儿的母亲可能有较轻的色素失禁症（见第 62 章）。

治疗

静脉输注免疫球蛋白（IVIg）治疗一般不会减少感染的风险。同种异体造血干细胞移植可纠正免疫缺陷，但报道的接受者有移植困难并有移植后并发症如结肠炎加重[142, 144]。

有汗型外胚叶发育不良

同义名：■Clouston 综合征（Clouston syndrome）

有汗型外胚叶发育不良（hidrotic ectodermal dysplasia）最早在一个法国–加拿大家系中被报道[145]，该家族中有多位患者，可以追溯到一个共同祖先。以后，该疾病陆续在不同的种族中均有报道[146]。

发病机制

有汗型外胚叶发育不良是一种由于 GJB6 基因错

义突变导致的常染色体显性遗传性疾病。GJB6 基因编码连接蛋白 30，由 p63 转录因子调节[147]。连接蛋白寡聚体化形成缝隙连接蛋白，对于细胞间交流十分重要（见第 58 章），GJB6 主要在角质形成细胞表达。编码其他连接蛋白的基因突变可引起许多皮肤疾病，如 GJB2 突变可以引起 Vohwinkel 综合征和角膜炎-鱼鳞病-耳聋（KID）综合征，GJB3 和 GJB4 突变可以引起可变性红斑角化症（见表 58.5）。GJB6 基因突变也可以引起常染色体显性遗传的非综合征性双基因（联合 GJB2 突变）耳聋，伴有正常牙齿和头发，此病较少见的遗传类型为常染色体隐性遗传。GJB6 基因突变还可引起 KID 综合征样表型（伴有先天性无汗症）。本病已经可以通过分子遗传学手段进行 GJB6 基因检测。

临床特征

这种常染色体显性遗传性疾病影响头发和甲。患者的牙齿和出汗是正常的。头发为金属丝状的，易断且无光泽，还经常可以见到斑状脱发。头发减少及甲改变会在成人以后逐渐加重。受累的患者婴儿期甲为乳白色的，较正常小，并且整个儿童期甲逐渐增厚。进入成年期后，甲板变厚，生长缓慢并且在远端与甲床分离（图 63.18）。患者可以出现缓慢进展的掌跖角化过度（见第 58 章）。小汗腺顶端汗管上网格样排列的小丘疹，或更大的丘疹融合成鹅卵石样，从掌跖扩展至手背足背，尤其是末端（见图 63.18 和 58.10），皮纹多的地方更明显。相似的丘疹也可发生在四肢伸侧。有些患者还可见到口腔白斑。患者由于睫毛稀疏而经常患结膜炎或眼睑炎。

病理学

肥厚的掌跖部位病理显示伴有正常颗粒层的正角化过度。丘疹部位表现为分泌腺汗腺纤维性瘤，特点为纤维血管基质的导管结构增生。头发改变的病理为非特异性。

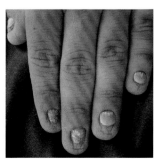

图 63.18 有汗型外胚叶发育不良（Clouston syndrome）。注意增厚、短的甲末端分离，指尖规律分布的小丘疹

鉴别诊断

此病与先天性厚甲可有相似指甲表现，头发的表现可以将两者鉴别。有作者曾经报道过由于 GJB2 基因突变引起的伴有耳聋的有汗性外胚层发育不良样患者。

治疗

美国国立外胚叶发育不良基金会可以为患者及家人提供帮助。对于伴有疼痛的患者可以通过消融法去除甲母质，脱发的患者可以带假发。掌跖角化的治疗相对困难，可以参考掌跖角化病的患者治疗，比如给予 α 羟酸、尿素以及浸泡和剥脱法进行治疗。

Witkop 牙及甲综合征

同义名： ■ 牙及甲综合征（tooth and nail syndrome）■ Witkop 综合征（Witkop syndrome）■ 牙发育不全伴甲发育不全（hypodontia with nail dysgenesis）

Witkop 牙及甲综合征（Witkop tooth and nail syndrome）在 1965 年首先被报道，为常染色体显性遗传，可能比之前所估计的发病率要高[148]。患者出生时可以出现反甲，通常患者甲板小、薄且脆，生长缓慢。趾甲受累通常比指甲要严重。甲损害可以随着年龄增长而改善。患者偶尔可以出现细薄毛发。乳牙可以正常或略小，并可以出现钉状牙改变（图 63.19）。患者的恒牙通常是部分或者完全缺失，尤其是下颌切牙、第二白齿和上颌尖牙，乳牙存留时间延长。

在一个 Witkop 综合征的家系中发现了 MSX1（肌肉节段同源框 1）基因的突变，该基因在小鼠中主要表达于发育的牙齿以及甲板中[149]。MSX1 基因突变还可见于单独性牙发育不全家系中或非综合征的唇裂和（或）腭裂中。MSX1 是一种转录因子，它可与一系列调节牙齿及可能调节甲生长的转录调节蛋白相互作用。

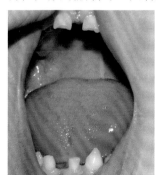

图 63.19 Witkop 牙及甲综合征。7 岁男孩乳牙小，一些圆锥形牙。影像学显示基本缺失所有恒牙（Courtesy, Julie V Schaffer, MD.）

Freid 综合征是一种比本病有更持久的头发异常的常染色体隐性遗传性疾病。

睑缘粘连-外胚叶发育不良-唇腭裂综合征

同义名： ■ Hay-Wells 综合征（Hay-Wells syndrome）
■ Rapp-Hodgkin 综合征（Rapp-Hodgkin syndrome）

本病为常染色体显性遗传性外胚叶发育不良，最早在 1976 年被报道[150]，现在各个种族和地区均有本病的家族或者散发病例报道[151]。

发病机制

睑缘粘连-外胚叶发育不良-唇腭裂（ankyloblepharon-ectodermal defects-clefting lip/palate，AEC）综合征是由 TP63 基因中编码 p63 蛋白的 SAM 结构域突变导致的[152]。p63 是一种表达于皮肤基底细胞的转录因子，皮肤基底细胞具有高度的增生能力，一旦分化后便失去这种增生能力。p63 蛋白有多种不同亚型，而仅部分亚型中有 SAM 蛋白结构域。这就是为何 AEC 综合征与 DNA 结合结构域 TP63 突变引起的外胚叶发育不良-先天性指（趾）缺失-唇腭裂综合征（EEC）（见表 63.12 和下文）的临床表型有所不同的原因[152-153]。

临床特征

患者出生时即可出现明显的临床表现，超过 90% 患者在新生儿期可出现红皮病、皮肤鞍裂剥脱以及浅表性糜烂，引起威胁生命的感染并发症（图 63.20A）。头皮通常受累，可出现慢性糜烂性皮炎（图 63.20B、C）。患者头发通常为金属丝状的，颜色浅且稀疏，常有片状脱发。一定程度的甲萎缩通常较明显，或出现过度隆起并增厚，也可是甲缺失。患者可出现排汗减少及热耐受能力降低[154-155]。

患者常出现肉芽组织异常和反复皮肤细菌感染。筛状的和星形的瘢痕出现在肩和躯干上侧，呈披肩样分布[154]。进展的网状色素沉着常在间擦部位出现，皮肤深的患儿会有头皮和面部色素减退。

约 3/4 患者可出现眼睑之间条状组织（由于眼睑粘连所致）（图 63.20D）。这种组织甚至在出生前可自发降解，但有时需外科手术去除。泪导管可能闭锁。基本所有患者出现腭裂，伴或不伴唇裂。外耳畸形和伴有继发性传导性听力丧失的复发性中耳炎较为常见[156]。牙异常包括牙发育不良和畸形（如圆锥形牙），多数患者有上颌发育不全。

多数 AEC 患者有胃食管反流，四分之一的患儿无法生长，需要胃造口术[157]。约 80% 的男患者有尿道下裂，也有患者有多乳头和（或）异位乳房组织[158]。患者肢体畸形比之前所想的更常见[154-155, 159]。这些畸形通常较 EEC 综合征（见下文）的缺陷轻，包括并指（部分或完全）、屈曲指、指过短，甚至缺指畸形[158]（图 63.20E）。

病理学

可观察到毛干畸形，如扭曲发和三角发。病理改变常为非特异，包括轻度表皮萎缩和真皮噬黑素细胞浸润[160]。

鉴别诊断

Rapp-Hodgkin 综合征曾被认为是一种独立的疾病，现在被归入 AEC 病谱。患者有 TP63 的 SAM 结构域杂合突变，除了无睑缘粘连外，临床表现与 AEC 综合征重叠，包括上颌发育不全、腭裂 ± 唇裂、甲萎缩和牙及头发异常[161]。AEC 临床表现也与卷发-睑缘粘连-甲发育不良综合征（CHANDS）重叠，此病由受体相互作用丝氨酸苏氨酸激酶 4 基因（RIPK4）纯合突变引起，这个基因是 p63 的直接转录靶点[162]。AEC 综合征的婴儿剥脱性红皮病需要与人疱性表皮松解或先天性鱼鳞病进行鉴别。

治疗

患者通常需要外科手术治疗唇腭裂。侵蚀性头部皮炎的治疗应该既保守又积极，同时必须十分小心此部分可能继发的感染。清创术常导致皮损加重，植皮术通常失败。溃疡和肉芽组织十分难治，糜烂面愈合也很慢。

外胚叶发育不良-先天性指（趾）缺失-唇腭裂综合征

同义名： ■ 分裂手-分裂足-外胚叶发育不良-唇腭裂综合征（split hand-split foot-ectodermal dysplasia-clefting syndrome）

本病在 1804 年首先由 Eckholdt 和 Martens 报道，在全世界所有种族均有发病报道。

发病机制

外胚叶发育不良-先天性指（趾）缺失-唇腭裂（ectodermal dysplasia-ectrodactyly-clefting，EEC）综合征是一种由于 TP63 基因区域突变导致的常染色体显性遗

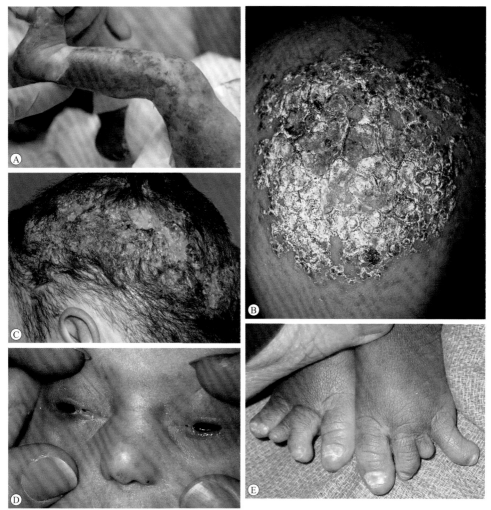

图 63.20　睑缘粘连-外胚叶发育不良-唇腭裂综合征。A. 婴儿皮肤广泛糜烂面引起败血症。B、C. 头皮厚鳞屑及痂皮和脱发。D. 眼睑之间的条状组织物（由于眼睑粘连所致）。E. 指异常（包括并指、指过短）与甲萎缩（甲板增厚变黄）（B，Courtesy，Jean L Bolognia，MD；C，Courtesy，Julie V Schaffer，MD.）

传性疾病，此基因编码蛋白的 DNA 结合结构域[163-164]。突变引起 p63 转录因子功能障碍。p63 表达于增生的表皮基底细胞，该基因有调节基因表达作用。TP63 突变可引起几种其他相关常染色体显性遗传疾病，包括少数单独患有分裂手-分裂足综合征的家族中可检测到 TP63 基因突变，TP63 基因突变还可见于肢体-乳房综合征、ADULT 综合征及 AEC 综合征（见表 63.12 和见上）。与其他疾患突变位点不同，EEC 综合征主要是由于基因 DNA 结合域发生了错义突变[164]。现在对于 TP63 突变已经可以进行商业化检测。

临床特征

　　部分外胚叶发育不良患者临床症状是多变的，可以相对较轻[165]。患者头发通常颜色浅、干燥且粗糙，而且生长缓慢并显得很稀疏。第二性征毛发也可受累。少见头皮毛囊炎和皮炎[166-167]。约 80% 患者甲有横脊、凹点，且甲板生长缓慢。患者可见有干燥皮肤和掌跖角化，排汗通常正常。

　　除了约 50% 患者可出现唇腭裂外，患者还可出现其他口腔异常，包括珐琅质发育不全、牙齿发育不全及恒牙提前脱落。患者还经常可出现泪管异常和泪囊炎，缺少角膜缘干细胞可引起畏光、角膜病和角膜溃疡及瘢痕[168]。继发传导性耳聋也很常见，鼻后孔闭锁也常发生。

本病最重要的鉴别特征是指（趾）先天性缺失，由于肢体中线发育缺陷导致典型的裂手和裂足畸形（图63.21）。足部受累通常更常见且比手部要重，常为非对称性受累。家族中变化显著。泌尿生殖系统并发症常被忽视，可有泌尿生殖道上皮发育不良，超过1/3的患者可出现肾和生殖器结构性畸形，可导致肾积水。

病理学

病理改变为非特异性且没有诊断意义。

鉴别诊断

患者手足分裂异常以及无睑缘粘连或皮肤侵蚀可以将 EEC 综合征与 AEC 综合征进行鉴别。此病与肢体-乳房综合征及 ADULT 综合征的鉴别见表63.12。其他外胚叶发育不良引起手指异常的包括外胚叶发育不良-短指畸形-黄斑营养不良（EEM）综合征，唇腭裂外胚层发育不良，眼齿指发育不良与尺骨-乳房综合征（见表63.13和64.6）。虽然 Goltz 综合征（局灶性真皮发育不良）可以表现为分裂掌/足及其他手指异常、甲萎缩、头发稀疏、牙甲异常和（偶见）唇腭裂，通过十分典型的皮肤表现以及眼和骨骼缺陷（纹状骨病）是很容易鉴别的（见第62章）。最后，腘翼状胬肉综合征是由干扰素调节因子6基因（IRF6）突变引起的，其转录受p63激活，此病表现与 EEC 有重叠（见第64章）。

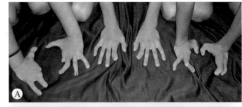

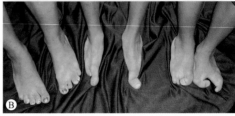

图63.21 外胚叶发育不良-先天性指（趾）缺失-唇腭裂综合征。注意这三个同胞中典型的裂手（A）及裂足（B）畸形

治疗

与其他伴有唇腭裂及泪管异常的外胚叶发育不良性疾病一样，本病治疗也需要多学科协作。肢体畸形可通过外科手术纠正。所有本病的患者都应常规行肾B超检查。小分子复合物 APR-246/PRIMA-I^MET，是被用来激活肿瘤细胞中发生突变的 p53 基因的，现发现在体外可以修复 EEC 患者受损的表皮和角膜分化细胞，这是一个有前景的治疗方式[169]。

（王向熙译 常 远校 王宝玺审）

参考文献

1. Romei C, Pardi E, Cetani F, Elisei R. Genetic and clinical features of multiple endocrine neoplasia types 1 and 2. J Oncol 2012;2012:705036.

2. Darling TN, Skarulis MC, Steinberg SM, et al. Multiple facial angiofibromas and collagenomas in patients with multiple endocrine neoplasia type 1. Arch Dermatol 1997;133:853–7.

3. Asgharian B, Turner ML, Gibril F, et al. Cutaneous tumors in patients with multiple endocrine neoplasm type 1 (MEN1) and gastrinomas: prospective study of frequency and development of criteria with high sensitivity and specificity for MEN1. J Clin Endocrinol Metab 2004;89:5328–36.

4. Nord B, Platz A, Smoczynski K, et al. Malignant melanoma in patients with multiple endocrine neoplasia type 1 and involvement of the MEN1 gene in sporadic melanoma. Int J Cancer 2000;87:463–7.

5. Fang M, Xia F, Mahalingam M, et al. MEN1 is a melanoma tumor suppressor that preserves genomic integrity by stimulating transcription of genes that promote homologous recombination-directed DNA repair. Mol Cell Biol 2013;33:2635–47.

6. Starink TM. Cowden's disease: analysis of fourteen new cases. J Am Acad Dermatol 1984;11:1127–41.

7. Bubien V, Bonnet F, Brouste V, et al. High cumulative risks of cancer in patients with PTEN hamartoma tumour syndrome. J Med Genet 2013;50:255–63.

8. Starink TM, Van der Veen JPW, Arwert F, et al. The Cowden syndrome: a clinical and genetic study in 21 patients. Clin Genet 1986;29:222–3.

9. Pilarski R. Cowden syndrome: a critical review of the clinical literature. J Genet Couns 2009;18: 13–27.

10. DiCristofano A, Pesce B, Cordon-Cardo C, Pandolfi PP. Pten is essential for embryonic development and tumour suppression. Nat Genet 1998;19:348–55.

11. Song MS, Salmena L, Pandolfi PP. The functions and regulation of the PTEN tumour suppressor. Nat Rev Mol Cell Biol 2012;13:283–96.

12. Pilarski R, Burt R, Kohlman W, et al. Cowden syndrome and the PTEN hamartoma tumor syndrome: systematic review and revised diagnostic criteria. J Natl Cancer Inst 2013;105:1607–16.

13. Salem OS, Steck WD. Cowden's disease (multiple hamartoma and neoplasia syndrome). J Am Acad Dermatol 1983;8:686–96.

14. Requena L, Guiterrez J, Yus ES. Multiple sclerotic fibromas of the skin, a cutaneous marker of Cowden's disease. J Cutan Pathol 1992;19:346–51.

15. Wade TR, Kopf AW. Cowden's disease: a case report and review of the literature. J Dermatol Surg Oncol 1978;4:459–64.

16. Tan WH, Baris HN, Burrows PE, et al. The spectrum of vascular anomalies in patients with PTEN mutations: implications for diagnosis and management. J Med Genet 2007;44:594–602.

17. Kurek KC, Howard E, Tennant LB, et al. PTEN hamartoma of soft tissue: a distinctive lesion in PTEN syndromes. Am J Surg Pathol 2012;36: 671–87.

18. Tan MH, Mester JL, Ngeow J, et al. Lifetime cancer risks in individuals with germline PTEN mutations. Clin Cancer Res 2012;18:400–7.

19. Fackenthal JD, Marsh DJ, Richardson AL, et al. Male breast cancer in Cowden syndrome patients with germline PTEN mutations. J Med Genet 2001;38:159–64.

20. Al-Zaid T, Ditelberg JS, Prieto VG, et al. Trichilemmomas show loss of PTEN in Cowden syndrome but only rarely in sporadic tumors. J Cutan Pathol 2012;39:493–9.

21. Starink TM, Hausman R. The cutaneous pathology of facial lesions in Cowden's disease. J Cutan Pathol 1984;11:331–7.

22. Ni Y, He X, Chen J, et al. Germline SDHx variants modify breast and thyroid cancer risks in Cowden and Cowden-like syndrome via FAD/NAD-dependant destabilization of p53. Hum Mol Genet 2012;21:300–10.

23. Mahdi H, Mester JL, Nizialek EA, et al. Germline PTEN, SDHB-D, and KLLN alterations in endometrial cancer patients with Cowden and Cowden-like syndromes: an international, multicenter, prospective study. Cancer 2015;121:688–96.

24. Orloff MS, He X, Peterson C, et al. Germline PIK3CA and AKT1 mutations in Cowden and Cowden-like syndromes. Am J Hum Genet 2013;92:76–80.

25. Iacobas I, Burrows PE, et al. Oral rapamycin in the treatment of patients with hamartoma syndromes and PTEN mutation. Pediatr Blood Cancer 2011;57:321–3.

26. Schmid GL, Kässner F, Uhlig HH, et al. Sirolimus treatment of severe PTEN hamartoma tumor syndrome: case report and in vitro studies. Pediatr Res 2014;75:527–34.

27. Chang IK, Lee Y, Seo YJ, et al. Treatment of multiple trichilemmomas with the pinhole method using a carbon dioxide laser in a patient with Cowden syndrome. Dermatol Ther 2015;28:71–3.

28. Ballhausen WG. Genetic testing for familial adenomatous polyposis. Ann N Y Acad Sci 2000;910:36–47.

29. Galiatsatos P, Foulkes WD. Familial adenomatous polyposis. Am J Gastroenterol 2006;101:385–98.

30. Trufant J, Kurz W, Frankel A, et al. Familial multiple pilomatrixomas as a presentation of attenuated adenomatous polyposis coli. J Cutan Pathol 2012;39:440–3.

31. Eccles DM, van der Luijt R, Breukel C, et al. Hereditary desmoid disease due to a frameshift mutation in codon 1924 of the APC gene. Am J Hum Genet 1996;59:1193–201.

32. Nusliha A, Dalpatadu U, Amarasinghe B, et al. Congenital hypertrophy of retinal pigment epithelium (CHRPE) in patients with familial adenomatous polyposis (FAP); a polyposis registry experience. BMC Res Notes 2014;7:734.

33. Wimmer K, Kratz CP, Vasen HF, et al. Diagnostic criteria for constitutional mismatch repair deficiency syndrome: suggestions of the European consortium 'care for CMMRD' (C4CMMRD). J Med Genet 2014;51:355–65.

34. Naylor EW, Lebenthal E. Early detection of adenomatous polyposis coli in the Gardner's syndrome. Pediatrics 1979;63:222–7.

35. Vogt S, Jones N, Christian D, et al. Expanded extracolonic tumor spectrum in MUTYH-associated polyposis. Gastroenterology 2009;137:1976–85.

36. Hughes-Fulford M, Boman B. Growth regulation of Gardner's syndrome colorectal cancer cells by NSAIDs. Adv Exp Med Biol 1997;407:433–41.

37. Rubenstein JH, Enns R, Heidelbaugh J, et al. American Gastroenterological Association Institute guideline on the diagnosis and management of Lynch syndrome. Gastroenterology 2015;149:777–82.

38. South CD, Hampel H, Comeras I, et al. The frequency of Muir-Torre syndrome among Lynch syndrome families. J Natl Cancer Inst 2008;100:277–81.

39. Mangold E, Rahner N, Friedrichs N, et al. MSH6 mutation in Muir-Torre syndrome: could this be a rare finding? Br J Dermatol 2007;156:158–62.

40. Lynch HT, Fusaro RM. The Muir-Torre syndrome in kindreds with hereditary nonpolyposis colorectal cancer (Lynch syndrome): a classic obligation in preventive medicine. J Am Acad Dermatol 1999;41:797–9.

41. Dores GM, Curtis RE, Toro JR, et al. Incidence of cutaneous sebaceous carcinoma and risk of associated neoplasms: insight into Muir-Torre syndrome. Cancer 2008;113:3372–81.

42. Eisen DB, Michael DJ. Sebaceous lesions and their associated syndromes: part II. J Am Acad Dermatol 2009;61:563–78.

43. Eisen DB, Michael DJ. Sebaceous lesions and their associated syndromes: part I. J Am Acad Dermatol 2009;61:549–60.

44. Curry ML, Eng W, Lund K, et al. Muir-Torre syndrome: role of the dermatopathologist in diagnosis. Am J Dermatopathol 2004;26:217–21.

45. Cohen PR. Muir-Torre syndrome in patients with hematologic malignancies. Am J Hematol 1992;40:64–5.

46. Roberts ME, Riegert-Johnson DL, Thomas BC, et al. A clinical scoring system to identify patients with sebaceous neoplasms at risk for the Muir-Torre variant of Lynch syndrome. Genet Med 2014;16:711–16.

47. Schwartz RA, Torre DP. The Muir-Torre syndrome: a 25-year retrospect. J Am Acad Dermatol 1995;33:90–104.

48. Rutten A, Burgdorf W, Hugel H, et al. Cystic sebaceous tumors as marker lesions for the Muir-Torre syndrome: a histopathologic and molecular genetic study. Am J Dermatopathol 1999;21:405–13.

49. Everett JN, Raymond VM, Dandapani M. Screening for germline mismatch repair mutations following diagnosis of sebaceous neoplasm. JAMA Dermatol 2014;150:1315–21.

50. Ponti G, Pellacani G, Ruini C, et al. Muir-Torre syndrome or phenocopy? The value of the immunohistochemical expression of mismatch repair proteins in sebaceous tumors of immunocompromised patients. Fam Cancer 2014;13:553–61.

51. Perez-Nunez A, Lagares A, Benitez J, et al. Lhermitte-Duclos disease and Cowden disease: clinical and genetic study in five patients with Lhermitte-Duclos disease and literature review. Acta Neurochir (Wien) 2004;146:679–90.

52. Tan M-H, Mester J, Peterson C, et al. A clinical scoring system for selection of patients for PTEN mutation testing is proposed on the basis of a prospective study of 3042 probands. Am J Hum Genet 2011;88:42–56.

53. Giardiello FM, Allen JI, Axilbund JE, et al. Guidelines on genetic evaluation and management of Lynch syndrome: a consensus statement by the US Multi-Society Task Force on Colorectal Cancer. Dis Colon Rectum 2014;57:1025–48.

54. Arnoux JB, Le Quan Sang KH, Brassier A, et al. Old treatments for new insights and strategies: proposed management in adults and children with alkaptonuria. J Inherit Metab Dis 2015;38:791–6.

55. Hannoush H, Introne WJ, Chen MY, et al. Aortic stenosis and vascular calcifications in alkaptonuria. Mol Genet Metab 2012;105:198–202.

56. Introne WJ, Perry MB, Troendle J, et al. A 3-year randomized therapeutic trial of nitisinone in alkaptonuria. Mol Genet Metab 2011;103:307–14.

57. Wolf B. Disorders of biotin metabolism. In: Scriver CR, Beaudet AL, Sly WS, Valle D, editors. The Metabolic and Molecular Bases of Inherited Disease. 8th ed. New York: McGraw-Hill; 2001. p. 3935–64.

58. Wolf B. Biotinidase deficiency: "If you have to have an inherited metabolic disease, this is the one to have". Genet Med 2012;14:565–75.

59. Zarate YA, Hopkin RJ. Fabry's disease. Lancet 2008;372:1427–35.

60. Martins AM, D'Almeida V, Kyosen SO, et al. Guidelines to diagnosis and monitoring of Fabry disease and review of treatment experiences. J Pediatr 2009;155:S19–31.

61. Zampetti A, Orteu CH, Antuzzi D, et al. Angiokeratoma: decision-making aid for the diagnosis of Fabry disease. Br J Dermatol 2012;166:712–20.

62. Orteu CH, Jansen T, Lidove O, et al. Fabry disease and the skin: data from FOS, the Fabry outcome survey. Br J Dermatol 2007;157:331–7.

63. Giuseppe P, Daniele R, Rita BM. Cutaneous complications of Anderson-Fabry disease. Curr Pharm Des 2013;19:6031–6.

64. Arvio M, Autio S, Louhiala P. Early clinical symptoms and incidence of aspartylglucosaminuria in Finland. Acta Paediatr 1993;82:587–9.

65. d'Azzo A, Andria G, Strisciuglio P, Galjaard H. Galactosialidosis. In: Scriver CR, Beaudet AL, Sly WS, Valle D, editors. The Metabolic and Molecular Bases of Inherited Disease. 8th ed. New York: McGraw-Hill; 2001. p. 3811–26.

66. Beratis NG, Varvarigou-Frimas A, Beratis S, et al. Angiokeratoma corporis diffusum in GM1 gangliosidosis, type 1. Clin Genet 1989;36:59–64.

67. Willems PJ, Gatti R, Darby JK, et al. Fucosidosis revisited: a review of 77 patients. Am J Med Genet 1991;38:111–31.

68. Kodama K, Kobayashi H, Abe R, et al. A new case of alpha-N-acetylgalactosaminidase deficiency with angiokeratoma corporis diffusum, with Meniere's syndrome and without mental retardation. Br J Dermatol 2001;144:363–8.

69. Wenger DA, Sujansky E, Fennessey PV, et al. Human beta-mannosidase deficiency. N Engl J Med 1986;315:1201–5.

70. Lowden JA, O'Brien JS. Sialidosis: a review of human neuraminidase deficiency. Am J Hum Genet 1979;31:1–18.

71. Eng CM, Guffon N, Wilcox CR, et al.; International Collaborative Fabry Disease Study Group. Safety and efficacy of recombinant human alpha-galactosidase A replacement therapy in Fabry's disease. N Engl J Med 2001;345:9–16.

72. Germain DP, Charrow J, Desnick RJ, et al. Ten-year outcome of enzyme replacement therapy with agalsidase beta in patients with Fabry disease. J Med Genet 2015;52:353–8.

73. Hopkin RJ, Jefferies JL, Laney DA, et al. The management and treatment of children with Fabry disease: a United States-based perspective. Mol Genet Metab 2016;117:104–13.

73a. Germain DP, Hughes DA, Nicholls K, et al. Treatment of Fabry's disease with pharmacologic chaperone migalastat. N Engl J Med 2016;375:545–55.

73b. Hughes DA, Nicholls K, Shankar SP, et al. Oral pharmacological chaperone migalastat compared with enzyme replacement therapy in Fabry disease: 18-month results from the randomised phase III ATTRACT study. J Med Genet 2017;54:288–96.

74. Fleming C, Rennie A, Fallowfield M, McHenry PM. Cutaneous manifestations of fucosidosis. Br J Dermatol 1997;136:594–7.

75. Miano M, Lanina E, Gatti R, et al. Four year follow-up of a case of fucosidosis treated with unrelated donor bone marrow transplantation. Bone Marrow Transplant 2001;27:747–51.

76. Goldblatt J, Beieghton P. Cutaneous manifestations of Gaucher disease. Br J Dermatol 1984;111:331–4.

77. Finn LS, Zhang M, Chen SH, et al. Severe type II Gaucher disease with ichthyosis, arthrogryposis and neuronal apoptosis: molecular and pathological analyses. Am J Med Genet 2000;91:222–6.

78. Fujimoto A, Tayebi N, Sidransky E. Congenital ichthyosis preceding neurologic symptoms in two sibs with type 2 Gaucher disease. Am J Med Genet 1995;59:356–8.

79. Chan A, Holleran WM, Ferguson T, et al. Skin ultrastructural findings in type 2 Gaucher disease: diagnostic implications. Mol Genet Metab 2011;104:631–6.

80. Martins AM, Valadares ER, Porta G, et al. Recommendations on diagnosis, treatment and monitoring for Gaucher disease. J Pediatr 2009;155:S10–18.

81. Bennett LL, Mohan D. Gaucher disease and its treatment options. Ann Pharmacother 2013;47:1182–93.

82. Scriver CR, Mahon B, Levy HL, et al. The Hartnup phenotype: Mendelian transport disorder, multifactorial disease. Am J Hum Genet 1987;40:401–12.

83. Seyhan ME, Selimoğlu MA, Ertekin V, et al. Acrodermatitis enteropathica-like eruptions in a child with Hartnup disease. Pediatr Dermatol 2006;23:262–5.

84. Chi CS. Diagnostic approach in infants and children with mitochondrial diseases. Pediatr Neonatol 2015;56:7–18.

85. Debray F-G, Lambert M, Chevalier I, et al. Long-term outcome and clinical spectrum of 73 pediatric patients with mitochondrial diseases. Pediatrics 2007;119:722–33.

86. Bodemer C, Rotig A, Rustin P, et al. Hair and skin disorders as signs of mitochondrial disease. Pediatrics 1999;103:428–33.

87. Schuchman EH, Wasserstein MP. Types A and B Niemann-Pick disease. Best Pract Res Clin Endocrinol Metab 2015;29:237–47.

88. Williams RA, Mamotte CD, Burnett JR. Phenylketonuria: an inborn error of phenylalanine metabolism. Clin Biochem Rev 2008;29:31–41.

89. Al-Mayouf SM, Al-Owain MA. Progressive sclerodermatous skin changes in a child with phenylketonuria. Pediatr Dermatol 2006;23:136–8.

90. DeBusk FL. The Hutchinson-Gilford progeria syndrome. Report of 4 cases and review of the literature. J Pediatr 1972;80:697–724.

91. Eriksson M, Brown WT, Gordon LB, et al. Recurrent de novo point mutations in lamin A cause Hutchinson-Gilford progeria syndrome. Nature 2003;423:293–7.

92. Merideth MA, Gordon LB, Clauss S, et al. Phenotype and course of Hutchinson-Gilford progeria syndrome. N Engl J Med 2008;358:592–604.

93. Hennekam RC. Hutchinson-Guilford progeria syndrome: review of the phenotype. Am J Med Genet 2006;140A:2603–24.

94. Plasilova M, Chattopadhyay C, Ghosh A, et al. Discordant gene expression signatures and related phenotypic differences in lamin A-and A/C-related Hutchinson–Gilford progeria syndrome. PLoS ONE 2011;6:e21433.

95. Luo DQ, Wang XZ, Meng Y, et al. Mandibuloacral dysplasia type A-associated progeria caused by homozygous LMNA mutation in a family from Southern China. BMC Pediatr 2014;14:256.

96. Worman HJ, Ostlund C, Wang Y. Diseases of the nuclear envelope. Cold Spring Harb Perspect Biol 2010;2:a000760.

97. Capell BC, Erdos MR, Madigan JP, et al. Inhibiting farnesylation of progerin prevents the characteristic nuclear blebbing of Hutchinson-Gilford progeria syndrome. Proc Natl Acad Sci USA 2005;102:12879–84.

98. Gonzalo S, Kreienkamp R. DNA repair defects and genome instability in Hutchinson-Gilford progeria syndrome. Curr Opin Cell Biol 2015;34:75–83.

99. Reunert J, Wentzell R, Walter M, et al. Neonatal progeria: increased ratio of progerin to lamin A leads to progeria of the newborn. Eur J Hum Genet 2012;20:933–7.

100. Cao K, Blair CD, Faddah DA, et al. Progerin and telomere dysfunction collaborate to trigger cellular senescence in normal human fibroblasts. J Clin Invest 2011;121:2833–44.

101. Mazereeuw-Hautier J, Wilson LC, Mohammed S, et al. Hutchinson-Gilford progeria syndrome: clinical findings in 3 patients carrying the G608G mutation in LMNA and a review of the literature. Br J Dermatol 2007;156:1308–14.

102. Gordon LB, Massaro J, D'Agostino RB, et al. Impact of farnesylation inhibitors on survival in Hutchinson-Gilford progeria syndrome. Circulation 2014;130:27–34.

103. Gabr M, Hashem N, Hashem M, et al. Progeria: a pathologic study. J Pediatr 1960;57:70–7.

104. Atkins L. Progeria, report of a case with post-mortem findings. N Engl J Med 1954;250:1065.

105. Greally JM, Boone SG, Lenkey SL, Steele MW. Acrometageria: a spectrum of premature aging syndromes. Am J Med Genet 1992;44:334–9.

106. Fong LG, Frost D, Meta M, et al. A protein farnesyltransferase inhibitor ameliorates disease in a mouse model of progeria. Science 2006;311:1621–3.

107. Mehta IS, Bridger JM, Kill IR. Progeria, the nucleolus and farnesyltransferase inhibitors. Biochem Soc Trans 2010;38:287–91.

108. Ibrahim MX, Sayin VI, Akula MK, et al. Targeting isoprenylcysteine methylation ameliorates disease in a mouse model of progeria. Science 2013;340:1330–3.

109. Larrieu D, Britton S, Demir M, et al. Chemical inhibition of NAT10 corrects defects of laminopathic cells. Science 2014;344:527–32.

109a. Kreienkamp R, Croke M, Neumann MA, et al. Vitamin D receptor signaling improves Hutchinson-Gilford progeria syndrome cellular phenotypes. Oncotarget 2016;7:30018–31.

110. Epstein CJ, Martin GM, Schultz AL, Motulsky AG. Werner's syndrome: a review of its symptomatology, natural history, pathologic features, genetics and relationship to the natural aging process. Medicine (Baltimore) 1966;45:177–222.

111. Lebel M. Werner syndrome: genetic and molecular basis of a premature aging disorder. Cell Mol Life Sci 2001;58:857–67.

112. Goto M, Tanimoto K, Horiuchi Y, Sasazuki T. Family analysis of Werner's syndrome: a survey of 42 Japanese families with a review of the literature. Clin Genet 1981;19:8–15.

113. Goto M, Ishikawa Y, Sugimoto M, Furuichi Y. Werner syndrome: a changing pattern of clinical manifestations in Japan (1917–2008). Biosci Trends 2013;7:13–22.

114. Lauper JM, Krause A, Vaughan TL, Monnat RJ. Spectrum and risk of neoplasia in Werner syndrome: a systematic review. PLoS ONE 2013;8:e59709.

115. Zhang W, Li J, Suzuki K. Aging stem cells. A Werner syndrome stem cell model unveils heterochromatin alterations as a driver of human aging. Science 2015;348:1160–3.

116. Chen L, Lee L, Kudlow BA, et al. LMNA mutations in atypical Werner's syndrome. Lancet 2003;362:440–5.

117. Weedon MN, Ellard S, Prindle MJ. An in-frame deletion at the polymerase active site of POLD1 causes a multisystem disorder with lipodystrophy. Nat Genet 2013;45:947–50.

118. Massip L, Garand C, Paquet ER, et al. Vitamin C restores healthy aging in a mouse model for Werner syndrome. FASEB J 2010;24:158–72.

119. Visinoni AF, Lisboa-Costa T, Pagnan NA, et al. Ectodermal dysplasias: clinical and molecular review. Am J Med Genet A 2009;149A:1980–2002.

120. Pagnan NA, Visinoni AF. Update on ectodermal dysplasias clinical classification. Am J Med Genet A 2014;164A:2415–23.

121. Pinheiro M, Freire-Maia N. Ectodermal dysplasias: a clinical classification and a causal review. Am J Med Genet 1994;53:153–62.

122. Priolo M, Lagana C. Ectodermal dysplasias: a new clinical-genetic classification. J Med Genet 2001;38:579–85.

123. Lamartine J. Towards a new classification of ectodermal dysplasias. Clin Exp Dermatol 2003;28:351–5.

124. Priolo M. Ectodermal dysplasias: an overview and update on clinical and molecular-functional mechanisms. Am J Med Genet A 2009;149A:2003–13.

125. Salinas CF, Irvine AD, Itin PH, et al. Second International Conference on a classification of ectodermal dysplasias: development of a multiaxis model. Am J Med Genet A 2014;164A:2482–9.

126. Petrof G, Nanda A, Howden J, et al. Mutations in GRHL2 result in an autosomal-recessive ectodermal dysplasia syndrome. Am J Hum Genet 2014;95:308–14.

127. Mikkola ML. Molecular aspects of hypohidrotic ectodermal dysplasia. Am J Med Genet A 2009;149A:2031–6.

128. Sadier A, Viriot L, Pantalacci S, Laudet V. The ectodysplasin pathway: from diseases to adaptations. Trends Genet 2014;30:24–31.

129. Monreal AW, Ferguson BM, Headon DJ, et al. Mutations in the human homologue of mouse dl cause autosomal recessive and dominant hypohidrotic ectodermal dysplasia. Nat Genet 1999;22:366–9.

130. Headon DJ, Emmal SA, Ferguson BM, et al. Gene defect in ectodermal dysplasia implicates a death domain adapter in development. Nature 2001;414:913–16.

131. Clarke A, Phillips DI, Brown R, et al. Clinical aspects of X-linked hypohidrotic ectodermal dysplasia. Arch Dis Child 1987;62:989–96.

132. Fete M, Hermann J, Behrens J, Huttner KM. X-linked hypohidrotic ectodermal dysplasia (XLHED): clinical and diagnostic insights from an international patient registry. Am J Med Genet A 2014;164A:2437–42.

133. Rouse C, Siegfried E, Breer W, et al. Hair and sweat glands in families with hypohidrotic ectodermal dysplasia: further characterization. Arch Dermatol 2004;140:850–5.

134. Rogers M. The "bar code phenomenon": a microscopic artifact seen in patients with hypohidrotic ectodermal dysplasia. Pediatr Dermatol 2000;17:329–30.

135. Cluzeau C, Hadj-Rabia S, Jambou M, et al. Only four genes (EDA1, EDAR, EDARADD, and WNT10A) account for 90% of hypohidrotic/anhidrotic ectodermal dysplasia cases. Hum Mutat 2011;32:70–2.

136. Hermes K, Schneider P, Krieg P, et al. Prenatal therapy in developmental disorders: drug targeting via intra-amniotic injection to treat X-linked hypohidrotic ectodermal dysplasia. J Invest Dermatol 2014;134:2985–7.

137. Huttner K. Future developments in XLHED treatment approaches. Am J Med Genet A 2014;164A:2433–6.

138. Gaide O, Schneider P. Permanent correction of an inherited ectodermal dysplasia with recombinant EDA. Nat Med 2003;5:614–18.

139. Casal ML, Lewis JR, Mauldin EA, et al. Significant correction of disease after postnatal administration of recombinant ectodysplasin A in canine X-linked ectodermal dysplasia. Am J Hum Genet 2007;81:1050–6.

140. Mauldin EA, Gaide O, Schneider P, et al. Neonatal treatment with recombinant ectodysplasin prevents respiratory disease in dogs with X-linked ectodermal dysplasia. Am J Med Genet A 2009;149A:2045–9.

141. Kawai T, Nishikomori R, Heike T. Diagnosis and treatment in anhidrotic ectodermal dysplasia with immunodeficiency. Allergol Int 2012;61:207–17.

142. Mancini AJ, Lawley LP, Uzel G. X-linked ectodermal dysplasia with immunodeficiency caused by NEMO mutation. Arch Dermatol 2008;144:342–6.

143. Doffinger R, Smahi A, Bessia C, et al. X-linked anhidrotic ectodermal dysplasia with immunodeficiency is caused by impaired NF-kappaB signaling. Nat Genet 2001;27:277–85.

144. Fish JD, Duerst RE, Gelfand EW, et al. Challenges in the use of allogeneic hematopoietic SCT for ectodermal dysplasia with immune deficiency. Bone Marrow Transplant 2009;43:217–21.

145. Clouston HR. A hereditary ectodermal dysplasia. Can Med Assoc J 1929;21:18–31.

146. Kibar Z, Dube MP, Powell J, et al. Clouston hidrotic ectodermal dysplasia (HED): genetic homogeneity, presence of a founder effect in the French Canadian population and fine genetic mapping. Eur J Hum Genet 2000;8:372–80.

147. Fujimoto S, Kurban M, Nakamura M, et al. GJB6, of which mutations underlie Clouston syndrome, is a potential direct target gene of p63. J Dermatol Sci 2013;69:159–66.

148. Memarpour M, Shafiei F. Witkop tooth and nail syndrome: a report of three cases in a family. Pediatr Dermatol 2011;28:281–5.

149. Jumlongras D, Bei M, Stimson JM, et al. A nonsense mutation in MSX1 causes Witkop syndrome. Am J Hum Genet 2001;69:67–74.

150. Hay RJ, Wells RS. The syndrome of ankyloblepharon, ectodermal defects and cleft lip and palate: an autosomal dominant condition. Br J Dermatol 1976;94:277–89.

151. Fete M, vanBokhowen H, Clements SE, et al. International research symposium on ankyloblepharon-ectodermal defects-cleft lip/palate (AEC) syndrome. Am J Med Genet A 2009;149A:1885–93.

152. McGrath JA, Duijf PH, Doetsch V, et al. Hay-Wells syndrome is caused by heterozygous missense mutations in the SAM domain of p63. Hum Mol Genet 2001;10:221–9.

153. Rinne T, Brunner HG, van Bokhoven H. p63-associated disorders. Cell Cycle 2007;6:262–8.

154. Julapalli MR, Scher RK, Sybert VP, et al. Dermatologic findings in ankyloblepharon-ectodermal defects-cleft lip/palate (AEC) syndrome. Am J Med Genet A 2009;149A:1900–6.

155. Bree AF. Clinical lessons learned from the international research symposium on ankyloblepharon-ectodermal defects-cleft lip/palate (AEC) syndrome. Am J Med Genet A 2009;149A:1894–9.

156. Cole P, Hatef DA, Kaufman Y, et al. Facial clefting and oroauditory pathway manifestations in ankyloblepharon-ectodermal defects-cleft lip/palate (AEC) syndrome. Am J Med Genet A 2009;149A:1910–15.

157. Motil KJ, Fete TJ. Growth, nutritional, and gastrointestinal aspects of ectodermal-cleft lip and/or palate (AEC) syndrome. Am J Med Genet A 2009;149A:1922–5.

158. Sutton VR, Plunkett K, Dang DX, et al. Craniofacial and anthropometric phenotype in ankyloblepharon-ectodermal defects-cleft lip/palate syndrome (Hay-Wells syndrome) in a cohort of 17 patients. Am J Med Genet A 2009;149A:1916–21.

159. Chiu YE, Drolet BA, Duffy KJ, et al. A case of ankyloblepharon, ectodermal dysplasia, and cleft lip/palate syndrome with ectrodactyly: are the p63 syndromes distinct after all? Pediatr Dermatol 2011;28:15–19.

160. Dishop MK, Bree AF, Hicks MJ. Pathologic changes of skin and hair in ankyloblepharon-ectodermal defects-cleft lip/palate (AEC) syndrome. Am J Med Genet A 2009;149A:1935–41.

161. Kannu P, Savarirayan R, Ozoemena L, et al. Rapp-Hodgkin ectodermal dysplasia syndrome: the clinical and molecular overlap with Hay-Wells syndrome. Am J Med Genet A 2006;140A:887–91.

162. Gollasch B, Basmanav FB, Nanda A, et al. Identification of a novel mutation in RIPK4 with phenotypic features of Bartsocas-Papas and CHAND syndromes. Am J Med Genet 2015;167A:2555–62.

163. Celli J, Duijf P, Hamel BC, et al. Heterozygous germline mutations in the p53 homolog p63 are the cause of EEC syndrome. Cell 1999;99:143–53.

164. van Bokhoven H, Hamel BC, Bamshad M, et al. p63 Gene mutations in EEC syndrome, limb-mammary syndrome, and isolated split hand-split foot malformation suggest a genotype-phenotype correlation. Am J Hum Genet 2001;69:481–92.

165. Rinne T, Hamel B, van Bokhoven H, Brunner HG. Pattern of p63 mutations and their phenotypes: update. Am J Med Genet A 2006;140A:1396–406.

166. Trueb RM, Bruckner-Tuderman L, Wyss M, et al. Scalp dermatitis, distinctive hair abnormalities and atopic dermatitis in the ectrodactyly-ectodermal dysplasia-clefting syndrome. Br J Dermatol 1995;132:621–5.

167. Trueb RM, Tsambaos D, Spycher MA, et al. Scarring folliculitis in the ectrodactyly-ectodermal dysplasia-clefting syndrome. Dermatology 1997;194:191–4.

168. Di Iorio E, Kaye SB, Ponzin D, et al. Limbal stem cell deficiency and ocular phenotype in ectrodactyly-ectodermal dysplasia-clefting syndrome caused by p63 mutations. Ophthalmology 2012;119:74–83.

169. Shalom-Feuerstein R, Serror L, Aberdam E, et al. Impaired epithelial differentiation of induced pluripotent stem cells from ectodermal dysplasia-related patients is rescued by the small compound APR-246/PRIMA-1MET. Proc Natl Acad Sci USA 2013;110:2152–6.

第64章　发育异常

Richard J. Antaya，Julie V. Schaffer

要点

- 人类神经管通过间断、多点模式闭合。表现有正中线皮损的神经管缺陷（如脑膨出、脑组织异位、残余脑膜膨出）通常位于两个闭合点的连接处。

- 鼻部和头皮的正中线损害伴发颅内交通可能性较大，应在外科手术前进行 CT 或 MRI 检查。

- 头皮发生神经组织异位或膜状皮肤发育不全时，皮损周围会出现"发圈征"。膜状皮肤发育不全属于顿挫型神经管缺陷。

- 位于脊柱第二颈椎上方的皮损可作为脊柱裂的重要标志，其存在提示需要进行影像学检查。

- 先天性皮肤发育不全可以反映子宫内皮肤发育的中断，临床上可根据皮损的形态、分布、是否伴发相关异常而进行诊断。

- 许多发育异常可以影响皮肤，因此即使是孤立的缺陷，也应注意潜在伴发情况。

引言

发育异常（developmental anomalies）是一类由形态发生异常导致的先天性疾病。发育异常包括畸形（malformations）和发育阻断（disruptions）两大类。畸形指胚胎发育异常而引起的结构缺陷，如神经管闭合不全导致脑膨出；发育阻断指胚胎或胎儿本身没有内在缺陷，发育过程中体外的某些因素，使组织、器官的发育受阻或破坏而造成畸形，如羊膜带综合征引发的四肢挛缩。大多数发育异常引起的皮肤损害在出生时或婴儿期即可发现，少数患者直到多年后才被确诊。发育异常引起的皮肤受累程度不一，轻者可以是在查体时才发现的孤立、微小的损害（如残存多余指/趾），重者具有潜在的致死性（如 Adams-Oliver 综合征可见深在、不规则的头皮先天性发育不全）。此外，有些皮损本身不会引起严重的临床症状，但可成为提示某些复杂的先天异常综合征的重要线索，尤其是累及中线时，其深部组织可能会并发严重的缺陷。这种联系反映了在形态发生和分化过程中，外胚层和中胚层之间复杂的相互作用。

本章首先概述各类中线损害及其与神经管闭合的关系，讨论有关特殊组织如鼻、头皮和脊柱的中线损害，并回顾在这些部位出现的其他类型异常。其次探讨先天性皮肤发育不全及对于不同皮损、分布和有无相关异常相应的临床处理。最后，讨论多种非中线发育异常，包括先天性唇凹、附耳、多乳症、皮肤陷窝、皮纹发育畸形、残存多余指/趾以及羊膜带综合征。第 110 章概述了包括耳窝、腮裂、甲状舌管、支气管、正中缝、卵黄管发育异常及脐尿管囊肿。

正中线损害

胚胎发育的第 3～5 周是神经管形成、神经外胚层与体表外胚层分离、中胚层成分移入等许多事件发生的重要阶段（见第 2 章）。在这些复杂的过程中可能出现异常，其导致的畸形程度不一。重者可以形成显著的暴发性神经管缺陷，轻者仅为细微的皮肤异常，但仍可提示某些潜在的严重畸形。

通常认为，人类神经管闭合是从颈部区域一点开始、呈双向、如拉链样闭合的连续过程，其中前区神经孔先于后端后区神经孔闭合。但最近的证据显示，人类和其他哺乳动物一样，头颅区域的神经管闭合是呈间断性的或表现为多点闭合模式。已证明小鼠神经管闭合时有四个起始点，有人提出人类神经管具有与鼠相似的闭合模式，只是在尾部多了一个起始点（图 64.1）[1]。

据观察，大多数神经管缺陷（如无脑畸形、脑膨出以及脊髓脊膜突出）都发生于不连续的区域，即全部位于一个完整的闭合区域或两个闭合区的连接处，如鼻根（2～3）或顶部（2～4；见图 64.1）。这种现象支持了多点闭合模式。颅后区神经管闭合不是由正中线折叠融合形成，而是通过形成膜状物完成的。动物胚胎发育过程中，该部位在形态学上与人类新生儿膜状皮肤发育不全相似[2]。有报道证实人体内存在特异的基因控制个体神经管闭合位点，故部分患者具有家族史。

头颈部正中线损害

本节重点探讨两部分内容：①正中线鼻（图 64.2）和头皮发育异常的发病机制、鉴别诊断和治疗；②头颈

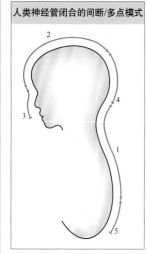

图 64.1 人类神经管闭合的间断/多点模式。 图中 1～5 标记为按出现时间顺序标记的 5 个独立的起始点，箭头指示神经管闭合的方向。2～3 连接点与额筛骨区神经管缺陷相对应，2～4 连接点与顶骨区缺陷相对应，1～4 连接点与枕骨区缺陷相对应。4 区通过膜状物向上生成闭合，因此该区域的不完全闭合可导致 2～4 连接点的膜状缺陷（如顶部）

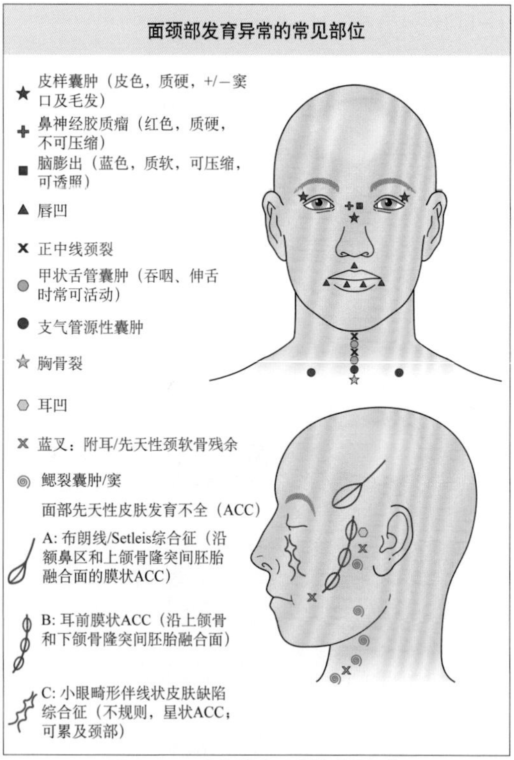

面颈部发育异常的常见部位

★ 皮样囊肿（皮色，质硬，+/−窦口及毛发）

✚ 鼻神经胶质瘤（红色，质硬，不可压缩）

■ 脑膨出（蓝色，质软，可压缩，可透照）

▲ 唇凹

✖ 正中线颈裂

● 甲状舌管囊肿（吞咽、伸舌时常可活动）

● 支气管源性囊肿

☆ 胸骨裂

◎ 耳凹

✖ 蓝叉：附耳/先天性颈软骨残余

◎ 鳃裂囊肿/窦

面部先天性皮肤发育不全（ACC）

A：布朗尔/Setleis 综合征（沿额鼻区和上颌骨隆突间胚胎融合面的膜状 ACC）

B：耳前膜状 ACC（沿上颌骨和下颌骨隆突间胚胎融合面）

C：小眼畸形伴线状皮肤缺陷综合征（不规则，星状 ACC；可累及颈部）

图 64.2 面颈部发育异常的常见部位

部正中线部位的发育异常。该部位的中线囊肿（如甲状舌管囊肿、支气管源性囊肿）将在第 110 章详细阐述。

正中线鼻损害

临床医生应认识到正中线鼻部肿物或凹陷可能的

颅内交通[3]。皮样囊肿、皮窦、脑膨出和脑组织异位（鼻神经胶质瘤）都是由于胚胎发育过程中颅骨前部基底部和（或）相邻的外胚层/神经外胚层组织发育不完善引起的。这些发育缺陷都会表现为先天性鼻部损伤（表 64.1）。作为一类疾病，每 100 000 个新生儿中仅有 2～5 人发生正中线鼻部肿物。本病常被误诊为一些其他的常见病，如表皮囊肿、婴儿毛细血管瘤等。

各种先天性正中线鼻部肿块具有相似的起源。当妊娠第 2 个月胎儿颅骨形成时，硬脑膜憩室：①向下延至前鼻骨间隙（该间隙是从颅底至鼻尖），向深处达鼻骨和皮肤，向表面达鼻软骨；②向前通过鼻额骨囟门至眉间区。这些憩室可与上方的表皮相连，但通常会完全退化，经骨融合形成颅底和筛板。但如果硬脑膜不发生分离，伴或不伴有开放性颅内交通的残存，外胚层组织可以持续存在。神经管闭合异常可进一步导致骨缺损，最终可导致脑疝。这种组织异位可发生在前鼻骨内或眉间[4]。根据皮损内容物不同（皮肤或神经组织，囊肿或仅有通道），以及是否伴发开放性颅内交通，正中线鼻部肿块可以分为皮样囊肿、皮窦、

表 64.1 出生时或婴儿期鼻部包块鉴别诊断

发育缺陷

- 皮样囊肿 *†
- 脑膨出（脑膨出＞脑脊膜膨出）*
- 鼻神经胶质瘤 *
- 淋巴管畸形
- 鼻泪导管畸形

其他囊肿

- 表皮囊肿
- 钙化上皮瘤
- 筛骨黏液囊肿

良性赘生物和错构瘤

- 婴儿毛细血管瘤
- 血管外皮细胞瘤
- 神经纤维瘤
- 婴儿黑色素神经外胚瘤
- 错构瘤：软骨间质，软骨样，脂肪瘤性的或血管瘤性的
- 畸胎瘤 ‡

恶性肿瘤

- 横纹肌肉瘤
- 纤维肉瘤
- 骨肉瘤
- 神经母细胞瘤

* 中线损伤。

† 先天性鼻中线包块最常见原因。

‡ 可能为恶性

脑组织异位和鼻神经胶质瘤（见下文）。

许多正中线鼻损害可能与颅内存在交通，因此患者有发生严重中枢神经系统感染的危险（如脑膜脑炎或脑脓肿）。此外，反复发生的炎症以及进行性增大的肿物可引起骨萎缩和鼻畸形，因此应尽早进行彻底的手术切除并修复受累骨质及硬脑膜。为避免上行感染，应避免活检、针吸术及其他术前操作。

术前应进行详细的影像学检查。超声检查能发现部分骨缺陷，但敏感度有限。CT是提示颅骨缺陷最准确的方法，但仍常有假阳性，尤其对于处在骨成熟阶段的青少年。MRI在发现颅内肿块和软组织病变时具有优势，并且可以帮助指导制订手术方案[5]。此外，由于影像学无法显示出小纤维束，为排除颅内交通，手术探查也经常是必要的。

正中线头皮损害

头部皮下结节样损害很常见。成人通常是获得性损害，如表皮囊肿和外毛根鞘囊肿。而出生时或儿童早期出现的正中线头皮损害可高度提示发育缺陷，如皮样囊肿、脑膨出、脑组织或脑脊膜组织异位和先天性皮肤发育不全。在一组70例单发、非外伤性头部皮下结节的患儿中[6]，皮样囊肿占61%，脑膨出占4%。更重要的是，有37%的患儿病变累及硬脑膜或脑组织。

在评估头皮皮下小结节患者的过程中，下列临床指征提示患者有发生颅内病变的可能[7]：

- 患者为婴儿或儿童。
- 出生时或儿童早期即发现皮损。
- 神经管缺陷有家族史。
- 脑膜炎病史。
- 神经病学的症状或体征。
- 皮损位于正中线或颅骨闭合线上方的头皮。
- 哭闹或用力时皮损搏动、大小改变、透照试验阳性。
- 皮损有中央孔（表皮囊肿中罕见）。
- 表面毛细血管畸形（葡萄酒色痣）。
- 发圈征阳性（见下文）。

如果先天性正中线皮损或头皮小结节伴有其他相关特征，则需要在手术或活检前进行详细的检查。若超声检查或CT已提示有骨质缺陷，后续MRI检查可以更好地确定是否有经颅的软组织延伸。如果影像学检查阳性，则需要神经外科的处理。由于小的交通不易查出，因此即使影像学检查阴性，也可考虑完全性手术切除[8]。

发圈征是指先天性头皮小结节被一圈深色、长的粗

发环绕，是异位神经组织相关的特殊标志[8-9]。发圈征也可见于膜状表皮发育不全（图64.3和图64.4），这是由顿挫型神经管缺陷导致的异常（无异位神经组织）[2]。Drolet等[8]推测，这是由于发育早期毛囊在形成过程中，脑疝膨出而产生异常的剪切力，使毛囊在缺陷部位膨出而引起的。邻近的神经外胚层分泌的神经黏附分子也可改变正常的表皮-真皮间相互作用，包括形成粗大异常的毛囊[2]。这些推测与从发圈征边缘取材发现的大量肥大毛囊相关[9-10]。发圈征阳性的鉴别诊断和评估见图64.5。

其他头皮发育异常

颅骨膜血窦是一种罕见的疾病，其特点为先天或偶发获得性颅内静脉畸形，由膨大的板障颅静脉与颅内硬脑膜窦交通[11]。皮损通常邻近中线，尤其是在额区。多数患者无症状，仅表现为可压缩的搏动性包块，其大小可随颅内压的变动而变化（图64.6）。鉴别诊断包括单纯动静脉畸形、脑膜膨出及脑膨出。

先天性无毛头皮皮损，如**皮脂腺痣**（详见第62及111章）及**秃发脂肪痣**（特点为脑颅皮肤脂肪过多症；

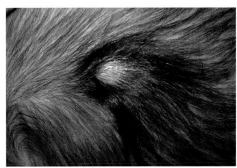

图64.3　发圈征。具有发圈征的膜状先天皮肤发育不全

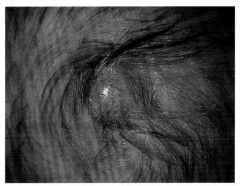

图64.4　发圈征。膜状先天皮肤发育不全大疱样表现及环绕的发圈征

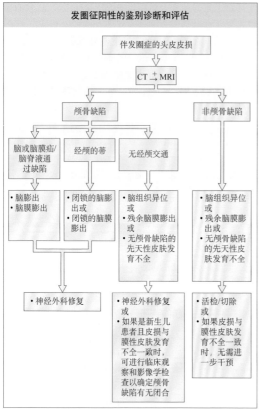

发圈征阳性的鉴别诊断和评估

伴发圈症的头皮皮损

CT ± MRI

颅骨缺陷 / 非颅骨缺陷

脑或脑膜疝/脑脊液通过缺陷 / 经颅的蒂 / 无经颅交通

· 脑膨出
· 脑膜膨出

· 闭锁的脑膨出
或
· 闭锁的脑膜膨出

· 脑组织异位
或
· 残余脑膜膨出
或
· 无颅骨缺陷的先天性皮肤发育不全

· 脑组织异位
或
· 残余脑膜膨出
或
· 无颅骨缺陷的先天性皮肤发育不全

· 神经外科修复

· 神经外科修复
或
· 如果是新生儿患者且皮损与膜性皮肤发育不全一致时，可进行临床观察和影像学检查以确定颅骨缺陷有无闭合

· 活检/切除
或
· 如果皮损与膜性皮肤发育不全一致时，无需进一步干预

图 64.5 发圈征阳性的鉴别诊断和评估。一般情况下，CT 是检测颅骨缺陷的最佳方法。如 CT 显示有骨质破坏，需要进行 MRI 检查以确定是否有软组织经颅延伸

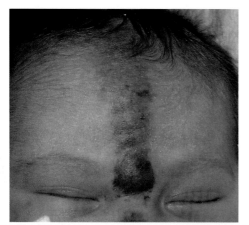

图 64.6 颅骨膜血窦。累及前额正中线的静脉畸形与颅内真皮窦相通，在出生时即发现。患儿哭闹时皮损充盈（Courtesy, Susan Psaila, MD. ）

详见第 62 章），由于突变的镶嵌激活，表现可类似头皮发育异常。

皮样囊肿

皮样囊肿（dermoid cysts）是在发育过程中由外胚层组织和胚胎融合板之间形成的先天性隔离结构。该病与良性囊性畸胎瘤和赘生物不同。虽然皮样囊肿为先天性损害，且出生时即可发现，但有时皮损直至增大、有炎症或感染时才被注意到。本病一般发生于幼儿早期，但可以直到 60 多岁时才被确诊。皮样囊肿为直径 1 ~ 4 cm，质硬、不可压缩、无搏动、透照阴性的皮下小结节，常位于眼周，尤其是眉毛外侧（图 64.7），也可见于鼻、头皮（前囟或枕中部常见）、颈部、胸骨、骶骨和阴囊。

本病位于鼻部或头皮正中线比位于眼周更有可能会出现颅内蔓延。有 < 10% 的颈颜面皮样囊肿位于鼻部。皮损可出现在任何部位，从眉间到鼻尖（见下文），并可导致鼻梁增宽。当有毛发伸出或皮脂腺排出时，提示为窦口。窦口的出现使鼻部皮样囊肿发生颅内受累的危险增加到 50%，而全部皮样囊肿患者中有 25% 颅内受累[3]。无皮下包块的皮窦有时与颅内皮样囊肿有关。这种情况常位于枕骨正中，但亦可发生于头皮及面部的其他位置，反复渗出及炎症可能提示深部受累[12]。除了合并感染，颅内皮样囊肿可发生化学性脑脊膜炎，或者由于角质物和皮脂排入脑脊液而引起脑水肿。脊柱上方的皮样囊肿和皮窦可能伴有隐蔽的闭合不全（见下文），如果其与蛛网膜下隙相通，则发生脑膜炎的危险性更大。

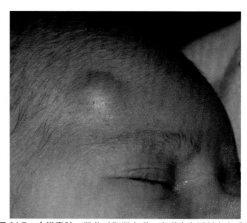

图 64.7 皮样囊肿。婴儿时期即出现，表现为右眉斜上方质硬的皮下结节

组织学上，囊壁由逐渐角化的复层鳞状上皮构成，囊内含有发育成熟的皮肤附件结构（见第 110 章）。本病治疗上选择手术切除治疗。为排除中枢神经系统受累，应在术前进行影像学检查，尤其当皮损位于鼻、头皮中或颈部枢椎，或其他可疑特征时（如皮窦内有渗出）。

脑膨出

脑膨出（cephalocele）是对颅内结构经颅骨缺损处穿出而形成的先天性疝的总体概括。脑膜膨出（cranial meningoceles）是指形成的疝囊内含有脑膜和脑脊液，而脑膜脑膨出（encephaloceles）是指疝囊内包括脑膜和脑组织（图 64.8）。因此由定义可知，所有的脑膨出都存在颅内交通。这些损害是由头侧神经管在发育中由于闭合异常引起的，它们没有邻近尾部的同类损害常见（如脊髓脊膜突出）。每 10 000 名新生儿中约有 1～3 例发生脑膨出，在神经管闭合缺陷家族史的患者中其发生率更高，并且在患者之后出生的同胞中约 5% 可发生神经管缺陷。皮损通常位于正中或旁正中，最常见于枕部或顶部（75%）（见图 64.1）、枕外（眉间或眼眶内侧；15%）、鼻内或咽部（10%）[4]。脑膨出可引起畸形，因而在早年即被发现。偶有额部小皮损不易被发现，如婴儿深部血管瘤、血管畸形、器官间距过远或鼻息肉[3-4]。在 3 岁以内的儿童中未发现鼻息肉。

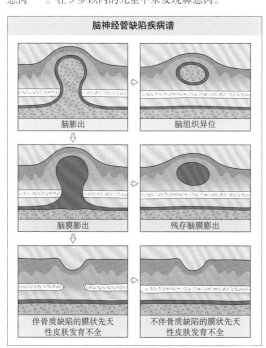

脑神经管缺陷疾病谱

脑膨出　　　　脑组织异位

脑膜膨出　　　　残存脑膜膨出

伴骨质缺陷的膜状先天性皮肤发育不全　　　不伴骨质缺陷的膜状先天性皮肤发育不全

图 64.8　脑神经管缺陷疾病谱

脑膨出通常为柔软、可压缩、搏动的蓝色肿块。膨出物的表面既可覆盖正常皮肤，也可为一层白色薄层上皮细胞膜。膨出物的体积差异巨大，从 1 cm 的结节到含有接近半个脑组织的肿块，并且其大小与骨质缺陷的程度无关。鼻内脑膨出的患者表现为鼻梁变宽但无可触及肿物，位于头皮的脑膨出表面可出现毛细血管畸形和（或）发圈征（见上文，头皮正中线损害）[8]。透照试验可用于显示脑脊液。另外，哭闹、Valsalva 动作或压迫颈静脉（Furstenberg 试验）时可致皮损暂时增大。该病可出现脑脊液漏（如脑脊液鼻漏），并且患者可有脑膜炎病史。鼻部脑膨出可与面裂及其他正中线缺损相继发生，常伴有神经病学异常。

组织学上，脑膨出可见发育成熟的神经胶质组织嵌入数量不等的纤维间质中。异位脑组织（见图 64.8）与脑膨出在组织学上有相似的特点，因此通过组织学检查不易区别。当怀疑患者有脑膨出时，应尽早进行影像学检查和神经外科修复。

鼻神经胶质瘤

同义名：■ 脑鼻异位（nasal cerebral heterotopia）■ 鼻异位脑组织（nasal heterotopic brain tissue）

鼻神经胶质瘤（nasal gliomas）是大量的脑组织异位于鼻外（如位于鼻根或眉间；60%）、鼻内（30%）或两部分均有（10%）[14]。值得注意的是，本病仅为发育异常而无潜在恶变的可能。鼻神经胶质瘤是一种独立的疾病，应与以同名为神经胶质瘤的恶性脑肿瘤相区分。鼻神经胶质瘤是由于在发育过程中骨融合形成颅底时经颅膨出的脑组织被分离而造成的（见图 64.8）。虽然在 15%～25% 的病例[14]中仍有纤维茎与颅腔连接，但与脑膨出不同的是，鼻神经胶质瘤没有与软脑膜或蛛网膜下隙脑脊液的交通。本病出生时即存在，占先天性鼻正中线损害的比例小于 5%[3, 15]，该比例在儿童成长过程中逐渐增大。

鼻外神经胶质瘤一般表现为位于鼻根或鼻根外侧，质硬、不可压缩、无搏动、不透照的肿块（见图 64.9；图 115.20）。由于明显的毛细血管扩张，本病的皮肤表面呈红色，因此有可能被误诊为婴儿毛细血管瘤，但是鼻神经胶质瘤没有婴儿毛细血管瘤的增大和退化期。鼻内神经胶质瘤表现为鼻梁增宽或鼻腔内息肉状结节。息肉状结节可从鼻孔突出，有时会引起鼻塞而导致呼吸窘迫，而发生在鼻咽部的皮损可与腭裂有关[16]。同侧可出现溢泪[15]。

组织学上，鼻神经胶质瘤可见带状分布的星形胶质细胞，其他胶质细胞和细胞间疏松胶质物互相编织，

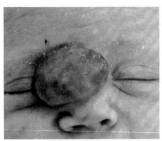

图 64.9　鼻神经胶质瘤。该肿物在产前超声已经发现，出生后可见红色、有蒂、有弹性结节（Courtesy, Mary Chang, MD.）

呈纤维组织表现。局部可见神经元，通常在包块及其上方的表皮中有显著的血管扩张。免疫组化提示 S100 蛋白和神经胶质纤维酸性蛋白的免疫过氧化物酶染色阳性。通过影像学检查确定其是否有颅内蔓延后可通过手术切除。

脑组织异位和残余脑膜膨出

同义名： ■ 脑膜残存–脑膜异位（rudimentary meningoceles-heterotopic meningeal tissue），脑膜膨出闭锁（sequestrated meningoceles），脑（脊）膜错构瘤（meningeal hamartomas）

脑组织异位和残余脑膜膨出是一类少见的先天异常，表现为脑膨出或脑膜失去其颅内的联系[8, 17]（见图 64.8）。位于异位脑组织和残存脑膨出下方的骨质通常是完整的。脑神经管缺陷作为一种谱性疾病，通常有一些残存物以蒂与颅内相连的过渡类型，经过纤维化伴不同程度的腔隙缩小，最终形成闭锁的脑膨出和脑膜膨出[8]。脑组织异位可位于头皮、眼睑、唇、咽和鼻区（鼻神经胶质瘤）；残余脑组织常位于头皮或脊柱上方[10, 17]。

脑组织异位和残余脑膜膨出通常为 1～4 cm 致密或囊样的皮下小结节，呈红蓝色。残余脑膨出偶尔会出现大疱样外观，因而与膜状皮肤发育异常不易区分[17]。皮损常位于枕部或顶部头皮正中，皮损上方可出现秃发或发圈征，也可见毛细血管畸形。

脑组织异位的组织学特点与鼻神经胶质瘤相似。尽管在一些病例中有典型的改变，如囊腔内覆以脑膜瘤细胞，但组织学特点通常很细微，如脑膜成分模拟血管或疏松结缔组织的形态。当出现脑膜细胞环绕胶原束和出现沙砾体的趋势时对诊断很有帮助，上皮膜抗原（EMA）和弹性蛋白免疫组化染色对确定诊断也十分关键[17]。由于很难靠临床检查确定是否存在颅内交通，所以当怀疑脑组织异位时应在手术前进行影像学检查。

正中线颈裂

正中线颈裂（middle cervical clefts）是由于腹侧颈中线鳃弓不完全融合而引起的罕见先天异常。至今在英文期刊中报道的该病约 100 例，男女比例 2∶1[18]。正中线颈裂可单独发生或与本疾病谱中的其他缺陷并存，包括其他正中线裂（如下唇、舌、下腭）和甲状舌管裂、腮裂和支气管源性囊肿。

患者出生时颈中部即有垂直走向的线性裂口，可位于下颌骨下缘至胸骨间的任何部位。损害表面覆以萎缩的皮肤，该损害在新生儿期可有内容物流出。其他特点包括：起源于下方部位的闭锁的黏膜窦道和顶部的皮肤突起。深部起始止于后者的皮下纤维束上延至下颚，这样可导致进行性颈挛缩和（或）颈部网状蔓延（正中翼状颈皮）。

组织病理可见正中线颈裂包括角化不全的成层鳞状上皮，无正常皮肤附件结构。皮下组织中常含有密集的结缔组织，纤维束中可包含束状骨骼肌。为了阻止畸变进展，在超声检查评估是否有相关甲状舌管囊肿后（详见第 110 章），应在 1 岁以内进行完整的手术切除和多样的 Z 成形术闭合切口。应避免直线型切口，以减少瘢痕挛缩。

胸骨裂和脐上缝

胸骨裂（sternal clefts）是罕见的先天畸形，由腹侧面正中线成对的中胚层胚胎融合缺陷而致。皮损常累及胸骨上段，但也可发生胸骨下方裂或完全裂为两半。胸骨裂上方的皮肤可以出现萎缩（图 64.10）、瘢痕、溃疡，偶见皮肤窦道。大约 40% 的胸骨裂与面颈部巨大血管瘤伴发，以 PHACE（S）综合征为代表［后窝畸形（posterior fossa malformations），血管瘤（hemangiomas），动脉、心脏、眼异常（arterial, cardiac and eye anomalies），

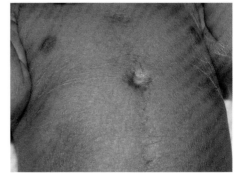

图 64.10　胸骨裂。注意缺损上方皮肤萎缩及前胸正中隆起的静脉。广泛的鳞屑也可见于此出生后 1 天的新生儿。该女性患儿无婴儿毛细血管瘤和心脏缺陷及其他 PHACE（S）综合征特点

胸骨裂 / 脐上缝（sternal cleft/supraumbilical raphe）；详见第 103 章][19]。PHACE（S）综合征中胸骨异常可能仅为胸骨区皮肤萎缩或凹陷，而其下方的骨质是完整的[20]。当胸骨裂伴发大量骨缺损时，手术修复可以保护纵隔器官并改善呼吸，同时达到美容的效果。脐上缝是一种罕见的正中线异常缺陷，表现为坚实、瘢痕样线状隆起，从脐部向头侧延伸数厘米。脐上缝常与胸骨裂伴发，或可伴有 PHACE（S）综合征的其他特征。

正中线脊柱损害

脊柱裂（spinal dysraphism）是背部中线结构在胚胎发育时异常融合形成的[21]。这个概念广泛涵盖了各种先天性脊柱缺陷，从脊髓脊膜突出（突出上方无皮肤覆盖）、神经组织暴露的其他显著异常（开放性脊柱裂）到有皮肤覆盖的不明显的畸形（闭合或隐蔽性脊柱裂）。后者包括脊髓纵裂（脊髓裂缝）、脑脊膜突出、脂肪瘤脊髓脊膜突出（脊柱外索突入附着的脂肪瘤中）、致密或含脂的丝状末端、皮样囊肿、皮窦和孤立的臀部脊柱裂[22]。

脊柱裂伴神经功能损害的程度不同。任何能产生牵拉力和压力的损害都能引起脊髓的进一步损害，进而出现神经系统症状。利用影像学对一般人群的检查发现，孤立的臀部脊柱裂发生率为 15% ～ 25%，但无临床症状，其他形式的闭合不全一般在儿童期或成人期时各具特征，当然也有患者成年后仍无症状。当延误诊断时许多上述的畸形可引起脊柱栓系综合征，它可发生在脊髓圆锥位置很低或固定不动时（正常在 3 个月之后应当位于 L_1 ～ L_2）。临床上这种综合征表现为背痛、尿失禁、四肢末端触压觉缺失和畸形（图 64.11）。在分娩、持重或脊柱外伤的诱发下偶可突发。早期诊断并及时进行神经外科手术可以阻止并预防不可逆的神经系统损伤。

由于皮肤和神经系统共同起源于外胚层，所以这些组织常常同时发生异常。正中线皮损作为脊柱裂的标志具有一定的价值，而且在大多数患者中这些标志有助于诊断。在闭合性脊柱裂患者中约 80% 有脊柱旁皮肤异常，多数病例具有一种类型以上的皮损[23-24]。在全部新生儿中，近 3% 的新生儿可有脊柱异常的皮肤表现[25]。另有 4% 的婴儿可发生骶部浅凹陷和深部臀裂，一般凹陷多于臀裂（图 64.12）。这些通常被看做是正常变异而并非存在畸形的标志[25-27]。多数伴有脊柱裂的皮损位于骶骨区，而颈胸廓处较少[28]。

多毛症也是脊柱裂的皮肤标志，出生时在背部正中腰骶部即存在粗长柔软的毛发，呈 V 型分布（图

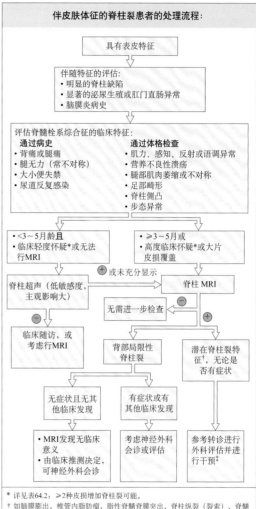

伴皮肤体征的脊柱裂患者的处理流程：

图 64.11　伴皮肤体征的脊柱裂患者的处理流程

64.13），常称为"福恩尾"（faun tail）[29]。总体来说，腰骶部脂肪瘤的皮损通常与脊柱裂相关[23-24]。椎管内脂肪瘤或脂肪瘤脊髓脊膜突出通常为大量皮下脂肪瘤的一部分，表现为位于臀裂上方的软包块并在臀部呈不对称扩大。臀裂扭曲可提示这种损害，临床表现最初很轻微，但会随时间推移而明显。

位于背中部或近背中部的婴儿毛细血管瘤和血管畸形也可能提示脊柱裂。伴发脊柱裂的婴儿毛细血管瘤除经常发生在腰骶部外，常表现有节段性且浅表，可伴发网状红斑或毛细血管扩张（图 64.14，详见第 103 章）[30-32]。在

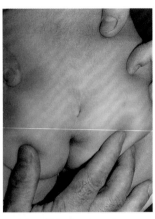

图 64.12 骶正中深凹陷。凹陷位于臀裂上方，与一小尾相连。相比之下，浅凹陷较常见且不提示脊柱裂（Courtesy, Seth J Orlow, MD, PhD.）

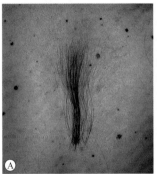

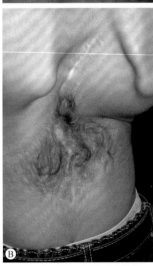

图 64.13 脊柱裂相关多毛。A. 一成年脊柱裂患者胸椎上方皮肤正中局部多毛。患者定期剪短毛发。B. 一出生时即有胸椎大块脊髓脊膜突出男童背部正中的 V 形粗、长毛发。多次手术后仍残留脊柱侧凸（A, Courtesy, Jean L Bolognia, MD.）

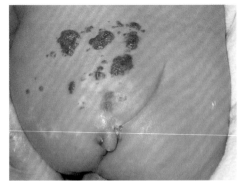

图 64.14 LUMBAR 综合征患者骶椎皮肤正中的多发红斑。该患儿在腰骶部有节段性婴儿血管瘤，巨大非典型凹陷，假尾，臀裂扭曲伴皮下脂肪瘤和脂肪性脊髓脊膜突出征。L：下肢 / 腰骶部（lower body/lumbosacral）血管瘤、脂肪瘤（lipomas），及其他表皮发育异常（如"皮赘"）；U：泌尿生殖器（urogenital）发育异常及溃疡（ulceration）；M：脊髓疾病（myelopathy）（脊柱裂）；B：骨骼（bony）畸形；A：肛门直肠（anorectal）以及动脉（arterial）发育异常；R：肾（renal）发育异常。应注意，在脊柱缺陷上方的毛细血管扩张斑片可提示受限生长的婴儿血管瘤。

血管畸形与其他中线损伤（大多为可见的脂肪瘤）并发时常常是脊柱裂的一个标志。在 Cobb 综合征中，同一节段内的脊柱动静脉畸形和表皮受累相关，这为毛细血管畸形 - 动静脉畸形综合征的特点之一，该病由 RASA1 基因突变导致。皮肤表现可以类似毛细血管畸形或血管角皮瘤，并伴发脊髓受压的神经症状（详见第 104 章）。此外，常见的颈后血管性色斑（鹤咬斑）是一种单纯性痣，并非脊柱缺陷的标识。腰骶部毛细血管色斑为菱形或三角形（"蝴蝶样"），常合并头颈部、背部（偶有）痣。许多学者认为无论这些单发毛细血管色斑皮损发生在脊髓的任何节段，都极少和脊柱裂有关[26, 28]。最近一项对 3632 例新生儿的前瞻性研究显示，25 例儿童骶尾区有局限性血管斑，而影像学检查只发现一例存在脊柱异常[33]。

临床医生应重视枢椎上方的皮损，因为有伴发脊柱闭合异常的可能，总结见表 64.2。一项研究显示[27]，39%（22/56）有"高度可能性"皮肤异常（如多毛症、皮下包块、血管瘤、尾或臀裂上凹陷）的新生儿存在脊柱裂（图 64.13 和 64.14）。出现两处或两处以上皮损时可能性更大，研究显示 61%（11/18）的这类患者有脊柱裂，而 8%（3/36）仅有单一皮损的患者发生脊柱裂[34]。

当脊柱上方皮肤出现红斑时应进行影像学检查。对

腰骶部中线有直径 > 2.5 cm 血管瘤的患者中 35% 存在脊柱裂。血管瘤直径越大，破溃或出现其他表皮标记时概率上升[32]。区域性真皮外发育异常伴发下肢的节段性血管瘤有多种缩写，其中最全面的是 LUMBAR 综合

表 64.2 　和脊柱裂相关的脊髓轴线皮损。2 种及以上皮损提示脊柱发育异常可能性增加	
皮损	**特征**
脂肪瘤	皮下软包块，臀不对称，臀裂扭曲（图 64.14）
多毛症	分布呈 V 型，粗长或柔软毛发（福恩尾）（图 64.13）
凹陷	婴儿臀裂上方或距肛周 2.5 cm 以上（图 64.12 和图 64.14）；直径或深度大于 0.5 cm*
皮窦	窦口可见毛发 *
软垂疣	可与皮窦和凹陷伴发
假尾	脊柱延长或错构成分（脂肪组织或软骨）而形成尾部突出（图 64.14）
真尾	中央轴由发育成熟的脂肪组织、肌肉、血管和神经构成的遗留附属物。可能具有自主性或反射运动
婴儿毛细血管瘤	浅表的，跨中线（图 64.14），常伴溃疡
毛细血管扩张	可表示早期或退化的婴儿毛细血管瘤
毛细血管畸形（CM）	常与其他皮损同时出现
	Cobb 综合征：CM 或血管角质瘤样皮损与脊髓相应节段的血管畸形分布一致
先天性皮肤发育畸形（ACC）	溃疡、瘢痕、皮肤萎缩
结缔组织痣	通常和其他皮损一起发现
色素减退	贫血痣或 ACC 残余物
色素沉着	常与其他皮损并存
先天性黑素细胞痣	神经-皮肤黑素沉着病患者伴有脊柱裂
皮下包块	可表现脑膨出、脂肪瘤、脊髓脊膜突出、畸胎瘤、室管膜瘤及丛状神经纤维瘤
* 由于有发生脑膜炎的可能，应避免探查皮损	

于眼睑上方的红斑，在未排除皮损下方无异常前，不应以美容原因而祛除。对于各年龄怀疑脊柱裂的患者而言，MRI 是高度敏感的检查手段。虽然小于 5 个月的婴儿椎骨尚未完全骨化，脊髓 MRI 依然比超声检查更敏感。在一组对婴儿皮肤红斑的 MRI 及超声检查敏感度研究发现，超声对于低位圆锥的敏感度为 75%，但对其他结果，如皮窦及异常终丝（增厚或肥大）的敏感度仅 20% ～ 40%[35]。另一组研究与之类似，超声检查对筛查脊柱发育异常（脊髓栓系、脊柱脂肪瘤＞椎管内血管瘤）的敏感度为 50%，特异度为 78%[32]。然而，在伴发肛门直肠畸形的脊柱裂婴儿中，脊柱超声敏感度仅为 15%[36]。当发现婴儿存在可导致脊髓牵拉或压迫的异常时，应密切随访并推荐行神经外科手术。图 64.11 提供了具有皮损标志的脊柱裂患者的临床处理流程。

先天性皮肤发育不全

同义名： ■ 皮肤发育不全（cutis aplasia）■ 皮肤先天性缺损（congenital absence of skin）■ 先天性瘢痕（congenital scars）

先天性皮肤发育不全（aplasia cutis congenita，ACC）为出生时局限性或泛发性皮肤缺失或瘢痕形成。本病可以是一种独立的疾病，也可以与其他发育异常并存，或者作为多种异常的特征之一（表 64.3 和 64.4）。引起 ACC 的原因至今尚不清楚，因为通过物理检查仅发现患者在子宫内皮肤发育被阻断。其病因学可能为遗传因素、血管损害、外伤、致畸因子和子宫内感染[37]。

由于病因的不均一性，出生时 ACC 的临床表现多样，从糜烂／溃疡／瘢痕（在子宫内愈合）到离散的由膜覆盖的卵圆形缺损。后者是最常见的类型，即膜状表皮发育不全。本病最早发生在头皮，常由发圈征围绕（见图 64.3 和 64.4），这些皮损可能代表不完全型神经管缺陷[2]。当然，膜状皮肤发育不全也可沿面部的胚胎融合线分布（表 64.4；图 64.2 和 64.15）[38]。膜状皮肤发育不全在出生时表现为边缘锐利（"凿除样"）的圆形或椭圆形损害，上覆白色、半透明的上皮细胞薄膜。在新生儿期，皮损内可有浆液而形成大疱（见图 64.4）。最终皮损变平形成萎缩性瘢痕（图 64.16A）。典型皮肤镜表现为毛囊开口缺失，毛细血管扩张，及外围部分毛囊放射状水平排列（"星爆样"）[38a]。增生性瘢痕为常染色体显性遗传头皮 ACC 的一种特征表现，该病与核糖体内 GTPase BMS1 突变导致细胞周期异常相关[39]。

ACC 的第二种主要类型为星状或多角状皮损，学者们通常认为其是血管畸形和（或）子宫内局部缺血引起的。例如 Adams-Oliver 综合征[40-41]中不规则头皮正中线缺损和广泛对称的躯干和（或）四肢皮损伴有纸样胎儿、胎盘梗死和其他形式的血管功能不全（图 64.17）[42]。这种缺陷通常表现为深度不同、伴有刺痛、出血或颗粒状的基底（图 64.16B、C）。

ACC 的其他形式包括胚胎畸形上方明显或隐蔽的皮肤缺如，大疱性表皮松解症新生儿四肢边缘参差不齐的大片糜烂。后者有可能是因为胎儿在胚胎期皮肤脆性增加，由胎动引起的机械损伤造成的。皮肤缺陷的形态学发生（见图 64.17）、分化和相伴发的其他异常都是 ACC 病因学的重要线索。表 64.3 基于这些特点对 ACC 进行了分类，而表 64.4 描述了几个与 ACC

表 64.3　先天性皮肤发育不全（ACC）分类表。表格第四列中黑体字为主要项目

	遗传特征（基因）	特点	相关异常
第1组：无其他畸形的头皮 ACC	散发 > AD	通常位于顶骨 膜性 发圈征	**无伴发的异常** **孤立性异常**（多与膜状 ACC 伴发）：唇裂和（或）上腭、气管食管瘘，高度近视，动脉导管未闭，肠淋巴管扩张症，脐突出，多囊肾，双子宫及宫颈，智力发育迟缓，暂时性三角形脱发
	通常 AD（*BMS1*）	通常位于顶骨 不规则瘢痕样	
第2组：伴 Adams-Oliver 综合征的头皮 ACC（1～6型）	AD（*ARHGAP31*, *RBPJ*, *NOTCH1*, *DLL4*） AR（*DOCK6*, *EOFT*）	头皮中线 常为大的不规则皮损 颅骨缺损 头皮静脉膨大	**Adams-Oliver 综合征**：横向指端缺陷（变形，并指/趾，甲营养不良），先天性毛细血管扩张性大理石样皮肤，心脏畸形，CNS 异常
第3组：伴表皮和器官样痣的头皮 ACC（偶见大的先天性色素细胞痣）	由于镶嵌突变（如 *HRAS*, *KRAS*），散发	头皮，通常单侧膜性	**表皮痣或皮脂腺痣**，通常邻近 ACC **大的先天性色素细胞痣**：仅有数例报道 * **同侧眼异常**：角膜混浊，皮样巩膜，睑裂口，视网膜营养不良 **CNS 异常**：精神运动性阻滞，癫痫发作
第4组：位于胚胎畸形上方的 ACC	不定	头皮，如果位于神经管上方常伴发圈征 腰骶部 胸、腹	**颅畸形**：脑膨出，脑组织或脑膜组织异位，先天性中线，脑穿通畸形，前脑无裂畸形，颅狭窄，软脑膜血管畸形，后窝动静脉瘘 **脊柱畸形**：隐蔽型闭合不全，脊髓脊膜突出 **胸廓畸形**：胸骨裂 **腹部畸形**：脐突出，腹裂（畸形） **广泛、致死性的多发畸形（"系统性" ACC）**：角膜浑浊，鼻后孔闭锁，肺发育不全，大网膜缺失，肠道畸形和闭锁，肝脾肿大，颅骨缺损，并指（趾），甲缺失
第5组：伴纸样胎儿、胎盘梗死或其他局部缺血的 ACC	散发	头皮、胸部、肋腹、腋窝和（或）四肢（见图64.17） 多发，对称 星状/多角形排列	**伴发纸样胎**：由于妊娠第三个月时双生/三生子死亡 **胎盘梗死，仅脐动脉** **伴肠内栓塞的十二指肠、髂骨和（或）胆道闭锁** 前臂缺血挛缩 颅内出血/CNS 畸形 羊膜带，杵状手/足，甲营养不良
第6组：伴 EB 的 ACC	AD 或 AR，由 EB 类型决定	下肢（"Bart 综合征"）或躯干四肢大面积	**单纯型、交界型和营养不良型 EB**：皮肤和（或）黏膜大疱，脆性皮肤，甲营养不良 **更严重病例（多与营养不良型 EB 相关）**：幽门闭锁，输尿管狭窄，肾畸形，关节弯曲，耳鼻异常，羊膜带
第7组：无水疱肢端 ACC	AD 或 AR	胫骨前区，前臂伸肌，手足背	**桡骨发育不良**（与前臂伸肌 ACC 伴发）
第8组：由致畸物、母体因素或宫内感染引起的 ACC	无遗传性	头皮药物 任何部位先天性感染	**甲巯咪唑，卡比马唑**：肛门闭锁，脐尿管畸形 **米索前列醇** **低分子肝素** **丙戊酸** **母体抗磷脂综合征** **宫内水痘、单纯疱疹、风疹感染**：这类感染征象
第9组：伴畸形综合征的 ACC	不定	不定	见表64.4 羊膜带综合征（见正文）

* 被称作 SCALP 综合征（皮脂腺痣，中枢神经系统畸形，ACC，皮样囊肿，色素痣）。

AD，常染色体显性；AR，常染色体隐性；*ARHGAP31*, Rho GTPase 活化蛋白 31；*BMS1*, 核糖体生物发生因子；CNS，中枢神经系统；*DDL4*, Delta 样蛋白 4；DOCK6，胞质分裂作用因子 6；EB，大疱性表皮松解症；*EOGT*, EGF 特异性 O-GlcNAc 糖基转移酶；*RBPJ*, 免疫球蛋白 KJ 区重组信号结合蛋白（Notch 信号通路转录调节因子）（Adapted from Frieden IJ. J Am Acad Dermatol. 1986；14：646-60，with permission.）

表 64.4　先天性皮肤发育不全（ACC）相关综合征（ACC，第 9 组）。ACC 也可见于局部皮肤发育不全（Golt 综合征）、鳃–眼–脸综合征及若干类型的外胚层发育不良症的患者，包括 EEC 综合征［先天性缺指（趾）畸形，外胚层发育不良症，裂缝］，AEC 综合征（睑缘粘连，外胚层发育不良，唇／腭裂）及发–齿–甲发育不良。并且有头皮 ACC 患者并发 Pallister-Killian 综合征（12p 四体性）、Opitz 综合征、翼状胬肉综合征、Marshall 综合征及 1 型遗传性感觉及运动神经病的报道

	遗传特征（基因）	ACC 特征	其他临床特征
面部 ACC（见图 64.2）			
局灶性面部皮肤发育不良（FFDD） FFDD1-Brauer FFDD2-Brauer-Setleis FFDD3-Setleis FFDD4- 耳前	FFDD1 & 2：AD，外显率和基因表现度变异 FFDD3：AR（*TWIST2*） FFDD4：AR（*CYP26C1*）> AD	圆形或椭圆形， 膜状 ± 发圈 线状排列 FFDD1 ~ 3：双鬓（"钳痕"），从眉毛侧面至前发际 * FFDD4：双侧，从耳前至口角 †	FFDD1：眉侧稀疏，双行睫；扁平鼻尖 FFDD2 & 3：睫毛异常，眉上倾，狮面（图 64.15）；肛门闭锁 FFDD4：颊黏膜息肉
小眼畸形并线状皮肤缺陷综合征（MLS，MIDAS）	X 连锁显性遗传（*HCCS*）	颊正中至鼻梁 也可发生在颈部 星状侵蚀，预后形成线网状瘢痕	小眼畸形，硬化性角膜，胼胝体发育不全，生殖器异常，身材矮小症
头皮 ACC			
Adams-Oliver 综合征（见表 64.3，ACC 第 2 组）			
眼脑皮肤综合征（Delleman 综合征）	散发或 AD	膜性，位于头皮（常为新月形）也可发生于颈部和腰骶部	眶（内）囊肿，小眼畸形，巨大顶盖缺如蚓体，胼胝发育不全，面部皮赘，骨骼肌来源面部赘生物
眼外皮肤综合征	镶嵌（*KRAS*）	膜性	眼球外层皮样囊肿，巨头畸形，躯干色素沉着
Johanson-Blizzard 综合征	AR（*UBRI*）	星状或膜性	侏儒，鼻翼发育不全，牙发育不全／钉状牙，耳聋，小头畸形，甲状腺功能减退，抑酶酶缺乏
头皮–耳–乳头综合征（Finlay-Marks 综合征）	AD（*KCTD1*）	愈后形成肥厚性瘢痕	乳头／乳房发育不全，耳、牙齿异常，甲营养不良，并指／趾，顶分泌减少
13- 三体综合征（Patau 综合征）	散发	膜性 大块缺陷	前脑无裂畸形，眼异常，耳聋，唇／腭裂，心脏畸形，多指（趾）畸形，甲变窄和变凸；夭折
4p 综合征（Wolf-Hischhorn 综合征）	散发	中线	小头畸形，眼异常，唇／腭裂，耳前凹和皮赘；常见夭折

* 沿第一鳃弓额鼻突和上颌骨凸间的胚胎融合线。

† 沿第一鳃弓上颌骨和下颌突间的胚胎融合线。

AD，常染色体显性；AR，常染色体隐性；*CYP26C1*，细胞色素 P450，家族 26，亚科 C，多肽 1；*HCCS*，人全细胞色素 C 合酶；*KCTD1*，钾离子通道蛋白四聚体 1；MIDAS，小眼畸形，皮肤发育不全，角膜硬化；UBR1，泛素蛋白 E3 成分 N- 识别蛋白 1

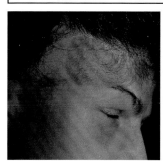

图 64.15　先天性皮肤发育不全。一例 Setleis 综合征患者，从眉弓外侧至前发际的皮肤萎缩。注意向上倾斜的眉弓和"狮面"（Courtesy, Seth Orlow, MD, PhD.）

相关的综合征。然而，由于宫内任何使皮肤发育阻断的因素都可能导致 ACC 的发生，因此并非所有的病例都能被完全分类。罕见的 ACC 表现可从阴茎腹侧的单一缺陷到大于全身 90% 皮肤和皮下组织的缺陷（"系统性" ACC；见表 64.3）。

头皮是 ACC 最常发生的部位，占单一皮损的 85% 以上。头皮 ACC 主要位于或近头顶，接近发轮的侧壁，为膜状、不规则的、瘢痕样的皮损[43]。约 25% 的患者具以有一处以上的皮损，而多发的膜状皮损可

排列呈线状。缺损范围为 0.5～10 cm，多数直径在 1～2 cm 之间。20%～30% 头皮 ACC 皮损下方可出现颅骨受累[44]。大的不规则皮损有可能延伸到深部结构，并可累及硬脑膜和 / 或软脑膜。ACC 可能伴发头皮静脉扩张，尤其是在 Adams-Oliver 综合征的患者中（见表 64.3）[40]。

膜状皮肤发育的组织学特点包括表皮萎缩、变平，表皮由疏松结缔组织替代，皮肤附属结构缺如。其他类型的 ACC 组织学特点有所不同，但都是通过瘢痕形成逐渐痊愈且亦无皮肤附属结构。虽然在某些情况下组织学检查会有帮助，但 ACC 的诊断主要依靠临床。

出生时的皮肤缺陷可能会被错误地认为是产科外伤所致，如产钳或胎儿头皮电极造成的损伤。如果家族成员中有相同受累者，可以通过询问是否有过特征性的瘢痕形成来诊断。可直接以病史（包括出生史和家族史）和体格检查来诊断。如果是新生儿，可直接进行特殊检查，如胎盘检查、单纯疱疹病毒和水痘带状疱疹病毒的检查[45]。如果患者皮损深在、巨大、不规则或呈膜状位于头部（图 64.16B、E），可以通过影像学检查以明确是否伴有骨质缺损、血管畸形或脑异常。最后，妊娠中期 3 个月孕妇血清 α- 胎球蛋白增高和羊膜液增多，羊膜液中乙酰胆碱酯酶增多可作为早期 ACC 的标志，但这个标志既不敏感也不特异。

多数 ACC 的小皮损在生后几个月内即可愈合，遗留萎缩的（见图 64.16A）或少见的肥大性瘢痕。在这种情况下，仅需要每日清洁和外用抗生素软膏直至皮疹完全愈合即可。在婴儿期，潜在的颅骨缺陷有自行消退的趋势。头皮深部 ACC 有发生致死性的矢状窦出血、血栓形成和脑脊膜炎等并发症的可能。如果愈合延迟，出现并发症的可能性更大，推荐对大的头皮星状损害或伴有硬脊膜缺损或矢状窦暴露的损害进行手术修复。要在术前进行影像学检查以明确其下方的血管结构。即使不进行外科手术，残留的瘢痕和无发区也会随儿童的生长而不明显。如果有美容需要，可以手术切除或行毛发移植。

其他发育畸形

先天性唇凹

根据发病位置不同，先天性唇凹分为 3 种：①口角，②上唇，③下唇。其中口角性唇凹最常见，发病率为新生儿的 1%～2%。唇凹可能是面突上皮包埋导致融合异常的结果。先天性唇凹临床表现为开放的窦

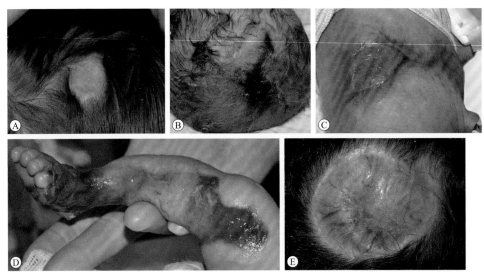

图 64.16　先天性皮肤发育不良（ACC）。A. 患儿 6 个月，头顶部秃发斑块，出生时即有。B. 新生儿头皮正中的星状 ACC。这种出血性皮损与下方颅骨缺损以及脑血管发育异常相关。C. 新生儿躯干侧壁可见星状 ACC。患儿母亲因六胞胎妊娠曾行减胎术。D. 大疱性表皮松解症（Bart 综合征）患儿下肢的 ACC。E. Goltz 综合征患者，黏膜部位的 ACC 合并其下颅骨发育异常（A，Courtesy，Anthony J Mancini，MD；D，Courtesy，Emily Berger，MD.）

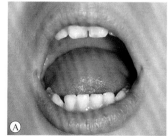

部分先天性皮肤发育不全的典型位置

- 🟦 膜性ACC
- 🟦 Adams-Oliver综合征
- 🟦 小眼畸形并线状皮肤缺陷
- 伴纸样胎儿，缺血的ACC
- 🟦 常见区域
- 🟦 罕见区域
- ▦ Bart综合征（伴大疱性表皮松解症的ACC）
- 🟦 眼脑皮肤综合征

图 64.17 部分先天性皮肤发育不全（ACC）的典型位置。Brauer 线 /Setleis 综合征，耳前膜性 ACC，小眼畸形并线状皮肤缺陷。详见图 64.2

道，可以深达口轮匝肌 10 mm 以上。有时窦道与其下方的小涎腺导管沟通，唾液或黏液经由窦道排出。先天性唇凹可以导致口唇的肿胀，当病变位于人中时，可发生反复的感染。

典型的**口角性唇凹**对称分布于两侧口角的黏膜（图 64.18A）。口角性唇凹常为独立分布的畸形，本型亦可见于腮耳综合征，并发耳前瘘管及听力障碍。腮耳综合征遗传模式为常染色体显性遗传，发病基因位于 1q31[46]。口角唇凹也被报道和牙槽粘连，与丝状睑缘粘连（上下睑先天粘连）、与外胚层发育不全伴发。

上唇部唇凹也被称为先天性上唇正中线瘘管，发

病率极低。本型病变多位于人中部位。该病常为孤立损害，但可伴有眼距过宽等其他面部畸形。此外，可有上唇部正中唇凹（图 64.18B），双侧发病可见于腮-眼-面综合征（见下文，腮裂窦道与腮裂瘘）。

下唇部唇凹可以单独发生，也可见于 Van der Woude 综合征，临床表现为下唇唇红部中线旁唇凹，唇裂伴或不伴腭裂以及牙齿发育不全。唇凹常对称分布，位于下唇圆锥形突起的顶端（图 64.18C）。Van der Woude 综合征由干扰素调节因子 -6 基因（*IRF6*）或 *GRHL3* 基因突变所致[47]，遗传模式为常染色体显性遗传。每 100 000 个新生儿中有 1 ～ 3 人发病。下唇部唇凹还可见于翼综合征，其致病基因同样为 *IRF6*，临床特征还包括唇裂伴或不伴腭裂、连颌畸形、后皮肤翼蹼、甲发育不良、并指（趾）畸形以及生殖器发育异常。下唇部唇凹偶见于口-面-指综合征 I 型（见表 64.5）及歌舞伎面谱综合征（www.ncbi.nlm.nih.gov/OMIM）。

组织学上，唇凹窦道壁可见复层鳞状上皮，偶见相连的唾液腺或黏液腺。诊治患者的过程中，应详细问问患者的家族史并排除其他畸形。若有临床表现或有美容需求，治疗首选手术切除。手术前可以向窦道内注射 X 射线造影剂以探查其深度。

附耳

同义名： ■ 耳前赘（preauricular tags）■ 耳前附件（preauricular appendages）

附耳（accessory tragi）是一种常见的头面部畸形，平均每 1000 个新生儿中有 3 ～ 6 人发病。具有家族史且患者经常累及同一部位。在胚胎发育过程中，第一、二鳃弓形成 6 个间充质结节，每个结节发育成耳的一部分。来源于第一鳃弓的第 1 ～ 3 个结节发育成耳屏和耳蜗前脚[48]。间质结节的融合缺陷导致耳前瘘管及

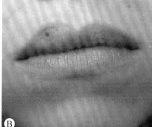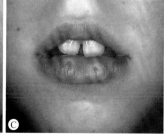

图 64.18 唇凹。A. 双侧分布的口角性唇凹。**B.** 右侧上唇凹。**C.** 对称分布的正中线旁下唇唇凹，均位于下唇圆锥形突起的顶端。均为孤立的发育异常

表 64.5　唇/腭裂相关皮肤受累疾病。其他具有唇裂伴或不伴腭裂表现的综合征包括 Cornelia de Lange 综合征，Simpson-Golabi-Behmel 综合征，Roberts 综合征，Pallister-Hall 综合征，CHIME 综合征，眼耳脊柱发育不良综合征，Meige 综合征以及 13- 三体综合征

综合征	其他特征
外胚层发育不良（见第 63 章）	
● ECC 综合征	AD，TP63 基因；外胚层发育不良，缺指畸形，唇/腭裂
● AEC 综合征	AD，TP63 基因；睑缘粘连，外胚层发育不良，唇/腭裂
● 唇/腭裂-外胚叶发育不良 *	AR，nectin（PVRL1）基因；外胚层发育不良，扭转发，并指（趾）
腮-眼-面综合征	见正文"鳃裂瘘"节
口-面-指综合征 I 型	X-D，OFD1 基因；分叶舌，肥厚性口腔系带，手指畸形，头顶部漩涡状脱发，一过性面部粟丘疹，多囊肾，中枢神经系统异常
眼脑皮肤综合征	见表 64.4
4p 综合征（Wolf-Hirschhorn 综合征）	见表 64.4
Pai 综合征	面部皮赘，鼻息肉，中线唇裂，中枢神经系统脂肪瘤
痣样基底细胞癌综合征（Gorlin 综合征）	见第 107 章
Goltz 综合征	见第 62 章
Waardenburg 综合征，1 型或 3 型	见第 66 章
Van der Woude 综合征 †	见正文"先天性唇凹"节
腘翼综合征 †	见正文"先天性唇凹"节
甲-髌骨综合征	见第 71 章
Beare-Stevenson 回状皮肤综合征	AD，FGFR2 基因；颅缝早闭，黑棘皮病，回状皮肤
局限性皮损	
真皮黑素细胞增生症	
脑膨出或鼻神经胶质瘤	

* 包括 Zlotogora-Ogur 综合征，Rosselli-Gulienetti 综合征，Margarita 岛外胚层发育不良。

† 等位基因疾病。

AD，常染色体显性遗传；AR，常染色体隐性遗传；CNS，中枢神经系统；PVRL1，脊髓灰质炎病毒受体相关分子 1；X-D，X 连锁显性遗传

囊肿形成（见第 110 章），而附耳的形成是残余的或过多的间充质结节（来源于第一鳃弓）所致。

附耳常表现为皮色的丘疹或结节，好发于耳前，亦可见于面颊部或颈部胸锁乳突肌的外缘。后者也被称为颈部先天性软骨残余（见下文）[49]（图 64.19），反映了颌骨发展过程中外耳由颈部到头外侧的迁移。附耳通常为多发（图 64.19B），约有 10% 的患者对称发病。皮损表现覆有毳毛，质地随是否有软骨核心而有差异[48]。

本病多为孤立的疾病，但也可伴有第一腮弓的其他发育畸形，如唇/腭裂[50]。附耳是 Goldenhar 综合征的一个重要临床特征，其他临床表现包括同侧面部发育不全、眼球外层皮样囊肿/结膜脂肪皮样囊肿以及脊柱畸形。附耳还可见于多种先天发育异常综合征中，包括 Nager 头面骨发育不全、Townes-Brocks 综合征、Treacher Collins-Francheschetti 综合征、VACTERL 综合征、Wildervanck 综合征和 Wolf Hirschhorn 综合征（www.ncbi.nlm.nih.gov/OMIM）。除此之外，附耳患者发生听力损失的风险远高于正常人群，但大量对照研究并未发现单发附耳和尿路畸形的关系。

组织学上，附耳可见大量分化成熟的毛囊结构，形态较小；皮下脂肪中有大量的结缔组织；有时可以见到弹性软骨形成的中央板。附耳的治疗主要采取从美学的角度将附耳切除。手术时需注意有时附耳与软骨相连，切除时要彻底[49]。对患儿的诊治过程中要注意有无听力的损害以及是否伴有其他发育畸形。

颈部先天性软骨残余

同义名： ■肉垂（wattles）■颈部附耳（cervical acessory tragi）■颈部皮肤突耳（cutaneous cervical tabs）

颈部先天性软骨残余（congenital cartilaginous rests of the neck）是附耳（见上文）在颈部的异型，由鳃弓的残余物形成。别名"肉垂"原义指某些动物（如火鸡和山羊）颈部的多肉赘生物。典型的皮损位于胸锁乳突肌的前外侧缘（见图 64.19C），可单侧或双侧分布。皮损多无自觉症状，为非囊性或瘘管性损害，常与其下方的筋膜通过纤维带相连。手术时可以将其切除[51]。

鳃裂窦道及鳃裂瘘

同义名： ■颈外侧窦道及颈外侧瘘（lateral cervical sinuses and fistulae）

鳃裂窦道（branchial clefts sinuses）是由残存的第二鳃裂成分构成。与发病率更高的鳃裂囊肿不同，鳃裂窦道多见于新生儿或出生后不久的婴儿；而鳃裂囊肿多见于大龄儿童或成年人（见第 110 章），皮损表面无开口。第二鳃裂窦道开口多位于胸锁乳突肌前外侧缘下 1/3 处，排出黏液性分泌物；相通管道向上累及皮

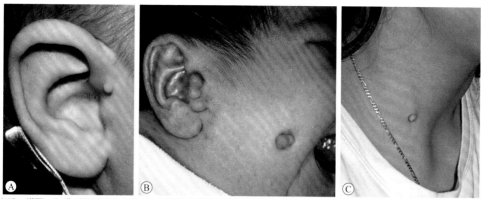

图 64.19 **附耳**。A. 典型的耳前小丘疹。B. 耳前及面颊部可见多发的肤色丘疹、结节。C. 颈部先天性软骨残余，附耳在颈部亚型

下组织，部分可触及。更少见的第一鳃裂形成的窦道可以开口于颈部更高部位或耳郭周围。约 70% 的鳃裂窦道在右侧，5% ～ 10% 为双侧分布。开口处常有皮赘或软骨成分并有反复感染的病史。窦道内端可深达皮下，多数窦道内端为盲端，偶与外耳道或咽部的扁桃体窝相交通[52]。腺癌或鳞癌偶有在鳃裂窦道内发生。

本病大部分为单独发病，但也可见于多种先天性发育畸形，其中包括如鳃-耳综合征以及鳃-耳-肾综合征。两种疾病均为常染色体显性遗传，表现为耳凹，听力丧失，后者可有肾畸形。这些综合征由 *EYA1*（2 种）、*SIX1*（鳃-耳）和 *SIX5*（鳃-耳-肾）基因突变导致。这些基因编码在一种复合物中相互作用的转录因子。由于这些基因编码转录因子 AP2-α，萎缩性、侵蚀性或血管瘤样皮损可以见于腮-眼-面综合征患者的颈部或耳郭周围的鳃裂窦道表面。该病其他表现包括唇 / 腭裂、闭锁性鼻泪管、眼睛以及耳部畸形、须发早白。

组织学上，鳃裂窦道内壁为分层的鳞状上皮细胞或有纤毛的伪复层柱状细胞。为避免感染并发症，病变应手术彻底切除。影响检查可以帮助确定皮损的方向及长度，虽然耳鼻喉科医生对此评价不一。术前检查包括 CT 瘘管造影和核磁；此外，也可术中对比瘘管造影和（或）注射甲基蓝[52-53]。

多乳头症及其他附属乳腺组织性疾病

同义名：■ 副乳头（accessory nipple），多乳头（polythelia）■ 假乳房（乳头＋乳晕）（pseudomamma）■ 多乳房（supernumerary breasts），乳房畸形（polymastia）

多乳头或其他附属乳腺组织由残余的"乳线"或

乳嵴成分构成。乳嵴为对称的外胚层增厚，起自腋前襞，止于大腿内侧（图 64.20）。正常情况下，除胸肌区的乳嵴成分进一步发育成乳房外，其余部分均自行消退。未消退的成分则形成附属乳腺组织，其中多乳头症（supernumerary nipples）发病率最高，约为全部人群的 1% ～ 6%[54]。多乳头症多为散发病例，但有10% 的患者有家族史。该病男女发病率相近。但女性患者在青春期以及怀孕期间症状更加明显。换言之，多乳头的改变是妊娠的早期皮肤标志。

多乳头症的好发部位为乳房下胸壁，亦可发生于"乳线"的任何位置（包括外阴），偶见上背、肩部、大腿后部以及面颈部。除此之外，该病还可直接发生于乳房或乳晕之上。多乳头症可单发，亦可多发或对称分布。皮损为粉红色或棕色丘疹，质软，周围伴（图 64.21）或不伴有乳晕。多乳头、乳晕以及异位

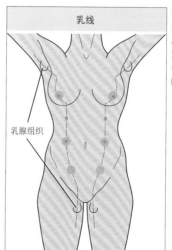

乳线

乳腺组织

图 64.20 **"乳线"**。乳线为对称的外胚层增厚，起自腋前襞，止于大腿内侧。多乳头或其他附属乳腺组织由残余的"乳线"成分构成

的乳腺腺体均可单独或合并发生。异位的乳腺腺体单独发生时常位于腋下或外阴，具有与正常乳房类似的功能，如月经周期时的压痛与肿胀，哺乳期泌乳等。需要注意的是，沿乳线分布的毛发常是附属乳腺组织（披毛多乳头）存在的标识[55]。

本病可伴有多种畸形。多乳头症和泌尿系统畸形之间的联系仍存在争议。一些早期报道提出了"多乳头/肾野畸形"，但一些对照研究未能确认其间的关系[56]。还有一些研究提出该病患者的泌尿生殖系统恶性肿瘤发病率高于正常人群[57]。该病患者的 Becker 痣发病率也被报道较正常人群高。多乳头症可见于一些先天发育畸形综合征，包括 Simpson-Golabi-Behmel 综合征、唇/腭裂唇/腭裂-外胚层发育不良综合征以及牙齿-毛发-甲床发育不良综合征（www.ncbi.nlm.nih.gov/OMIM）。

多乳头症的组织学表现与正常乳腺相似，光镜下可见棘层肥厚、毛囊皮脂腺结构、平滑肌以及乳腺结构。细针抽吸细胞学检查、切口活组织检查以及切除活组织检查均有助于确诊发生于腋窝或会阴部可疑病变。同正常的乳腺组织类似，异位的乳腺组织也可以

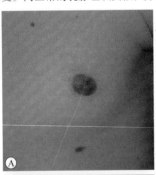

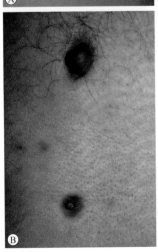

图64.21　乳房下多乳头。A. 易被误诊为色素痣的棕色丘疹。B. 乳头周围伴有乳晕（B, Courtesy, Jean L Bolognia.）

发生乳腺纤维囊性变、乳腺炎、乳腺纤维腺瘤以及肿瘤。但多乳头症发生恶变的概率与正常乳腺组织相比并不高，因此一般不需要预防性切除，患者只需进行定期的常规体检以及放射学检查（乳房 X 线照相术或超声检查）即可。若出现症状或有美容需求，可行完整切除多余乳腺组织。由于本病多为独立发生，因此大多数学者并不主张对无临床症状的患者行放射学检查以排除尿道畸形。

无乳头、乳头发育不良或异常乳头

同义名： ■ 无乳头畸形（athelia）■ 乳房缺失（amastia）■ 乳腺过小（hypomastia）

无乳头或乳头发育不良（absent, hypoplastic）可以单独发病，也可以合并其他畸形。Poland 异常多为散在发病，临床表现为乳头或乳房的缺失/发育不良、同侧胸骨端胸大肌发育不全、腋毛片状脱失以及短指粘连畸形。Becker 痣综合征临床表现亦包括同侧的乳头、乳房、胸大肌甚至上肢的发育不良[57a]。除此之外，乳头以及乳房的发育不全或发育不良还可见于外胚层发育不良的多种亚型（X-连锁少汗型、牙齿-毛发-甲床发育不良型或其他亚型）、头皮-耳-乳头综合征（见表64.4）、肢乳综合征（先天性缺指/趾、其他手足发育异常以及甲发育不良）、尺骨-乳房综合征（详见表64.6）以及无睑-巨口综合征。Blomstrand 软骨发育不良症是一种少见的致死性侏儒症，编码甲状旁腺激素受体-1的基因发生无义突变导致本病发生，临床也可见乳头缺失。受体型酪氨酸蛋白磷酸酶 F（PTPRF）的等位基因突变导致无乳头畸形伴发尖眉[58]，中断该基因的染色体易位可导致女性乳房缺失及单侧肾发育不全。由乳腺上皮分泌的甲状旁腺激素相关蛋白，和周围成纤维细胞分泌的 PTPRF 均在 Wnt 介导信号通路中调节胚胎阶段乳腺间充质的生长，对于乳头和乳腺导管同样是必要的。

乳头内陷常以常染色体显性遗传，一般为孤立的疾病，但是也同样可以见于一些先天性综合征，比如先天性糖基化异常 I a 型。宽距乳头可见于 Turner 综合征、Noonan 综合征，脑-眼-面-骨骼综合征、肾发育不良综合征以及一系列染色体异常性疾病（www.ncbi.nlm.nih.gov/OMIM）。

皮肤陷窝

同义名： ■ 皮肤凹（skin fossae）

表 64.6　**具有皮肤损害及先天性指（趾）畸形的综合征** 其他具有皮肤损害及先天性指（趾）畸形的综合征包括蓝氏症候群、罗伯茨综合征（缺肢-毛发稀少-颜面血管瘤综合征）、Simpson-Golabi-Behmel 综合征、Pallister-Hall 综合征、Russell-Silver 综合征、Rubinstein-Taybi 综合征、Hurler 综合征、Fanconi 贫血、13（号染色体）三体型综合征以及 Poland 异常

综合征	并指（趾）	缺指（趾）	多指（趾）	指（趾）弯曲	短指（趾）	其他特征
外胚叶发育不良（见第 63 章）						
● EEC 综合征 *	X	X				AD；外胚叶发育不良，先天性缺指（趾），唇 / 腭裂
● EEM 综合征	X	X				AR；P- 钙黏蛋白基因；外胚叶发育不良；先天性缺指（趾）；黄斑营养不良
● 唇 / 腭裂-外胚叶发育不良	X					见表 64.5
● ED- 并指（趾）	X					AR，结合素 4（*PVRL4*）基因；颅面骨畸形伴发扭转发，牙发育不全，PPK
● 眼-齿-指发育不良	X				X	AD，*GJA1* 基因；小眼畸形，牙釉质发育不全，中指发育不良，PPK，颅面骨畸形
● 头皮-耳-乳头综合征	X					见表 64.4
● 尺骨-乳房综合征		X	X			*TBX3* 基因；乳头少 / 缺失，尺侧列缺失，生殖器发育异常，畸形犬齿
口-面-指发育不良综合征，Ⅰ 型	X		X			见表 64.5
Goltz 综合征（局灶性真皮发育不全）	X	X	X			见第 62 章
肢端骨发育不良伴色素异常				X	X	X-D；色素沉着，面部萎缩性斑块，指（趾）纤维瘤，器官间距过远，多发性系带
Happle-Tinschert 综合征	X		X			卵泡样滤泡畸胎瘤散在分布；口腔、骨骼、大脑异常
表皮 / 皮脂腺痣"综合征"	X		X	X		见第 62 章
镶嵌性 / 脱色性色素失禁症	X		X	X		见第 62 章
Klippel-Trenaunay 综合征 †	X		X			见第 104 章
Proteus 综合征 †	X					见第 61 章
Adams-Oliver 综合征	X				X	见表 64.3
巨头-毛细血管畸形	X		X			见第 104 章
Waardenburg 综合征，3 型	X					见第 66 章
Apert 综合征	X					AD；*FGFR2* 基因；颅缝早闭；重型痤疮；弥漫性色素减退
痣样基底细胞癌（Gorlin）综合征		X			X	见第 107 章
腘翼综合征		X				见"先天性唇凹"节
毛发-鼻-指（趾）综合征					X	AD，*TRPS1* 基因；锥状骨垢，梨状鼻，头发稀疏
先天性无甲-甲发育不良	X		X		X	见第 71 章

* 由 *TP63* 基因突变引起，具有类似临床表现的疾病包括肢端-皮肤-爪-泪-齿综合征以及皮夫综合征。

† 患者经常伴有巨指（趾）症。

AD，常染色体显性遗传；AR，常染色体隐性遗传；PPK，掌跖角化病；*PVRL4*，人脊髓灰质炎病毒受体相关分子 4；X-D，X 连锁显性遗传

　　皮肤陷窝（skin dimples）是一种多见于面颊和下颌处的深在皮肤凹陷，单侧或双侧分布，遗传模式为常染色体显性遗传。病变亦可发生于身体其他的骨突起部位，如肩胛骨的肩峰、肘部、膝部、胫骨以及骶椎等处。这些部位的共同点在于胚胎发育过程中，皮肤与其下方的骨骼较为贴近。陷窝的形成被认为是皮肤过早固定以及皮下脂肪形成缺陷所致。

　　双侧分布的肩峰部皮肤陷窝可以作为一种常染色体显性遗传性疾病独立发病，也可合并其他畸形。具有双侧分布的肩峰部皮肤陷窝临床表现的综合征包括 18q 缺失综合征、9p 三体综合征、Say 综合征以及 Russell-Silver 侏儒症[59]。皮肤陷窝常合并骨骼发育异常，如肢体弯曲发育不良患者的胫骨弯曲处及低磷酸酯酶症患者长骨的弓凹或外生骨疣处均可并发本病。

远端关节挛缩（"吹口哨面容"）综合征 2A 型的重要特征为下颌部 H 型陷凹。尾骨的浅陷窝常为单独的疾病[25-27]，但腰骶部中线的深大陷窝可能提示脊柱闭合不全（见上文），或者其他一些发育不全综合征[59]。先天性风疹、Joubert 综合征、肢乳综合征、尺骨-乳腺综合征以及双翼状胬肉综合征患者的肘部和（或）膝部可发生本症（www.ncbi.nlm.nih.gov/OMIM）。另外新生儿脂肪母细胞瘤患者可发生扩张的皮肤陷凹（见第 117 章）。

先天性皮纹发育畸形

根据皮嵴的形态，先天性皮纹发育畸形（congenital malformation of the dermatoglyphs）可以分为 4 型：①皮纹缺失，②皮纹发育不良，③嵴纹裂解，④末端皮纹失常。胚胎发育过程中，皮纹与掌跖部的小汗腺关系密切，两者同时发生，汗孔即位于皮嵴之上。临床上皮纹缺失症患者的掌跖部位亦同时缺失小汗腺及汗管[60]。近期有研究发现 ADAM 金属肽酶和凝血酶敏感蛋白模体 9 反义 RNA2（ADAMTS9-AS2）影响皮纹内的走行[60a]。

先天性皮纹发育畸形均可为单发的常染色体显性遗传病。一种非综合征的常染色体显性遗传皮纹疾病（"移居延期病"）由皮肤特异性的 SMARCAD1（解旋酶蛋白总科下 SNF 亚群成员之一）的变异导致[61]。此外，在一个 Basan 综合征家族内，发现了 SMARCAD1 的无显著性突变。该病为常染色体显性遗传，表现为皮纹疾病伴发新生儿期肢端大疱，广泛面部粟丘疹，肢端少汗，掌跖角化，指（趾）挛缩及甲营养不良。皮纹发育畸形可合并染色体畸变，肢端畸形，以及外胚层发育不良。后者甚至可以发生皮纹缺失，包括少汗性外胚叶发育不良、AEC 综合征（睑缘粘连、外胚层发育不良、唇/腭裂）、网状色素性皮病以及 Naegeli-Franceschetti-Jadassohn（NFJ）综合征（见第 63 和 67 章）。嵴纹裂解也可见于 Rosenthal-Kloepfer 综合征（肢端肥大样变化、回状头皮、角膜白斑）以及囊性纤维性变。皮纹发育异常的疾病谱包括 Kindler 综合征以及先天性角化不良的后天缺失（见第 32 和 67 章），点状皮纹（厚皮症候）可见于 Costello 综合征、KID（角膜炎-鱼鳞病-聋）综合征，以及有汗性外胚层发育不良（见第 55、57 和 63 章）。异常皮纹模式已用来筛查儿童龋齿，先天性口牙发育异常，神经发育异常以及精神分裂症的易感性。

多指畸形

> **同义名：**■ 残存多余指/趾（rudimentary supernumerary digits）

多指畸形（rudimentary polydactyly）为软组织增生，不含骨骼成分，多见于正常手指的侧缘，尤其是小指的尺侧。不同人种的发病率稍有差异，每 1000 新生儿中白人约有 0.5～1 人，黑人有 3～10 人发病。本病通常为常染色体显性遗传，为 GLI 家族 zinc 锌指 3（GLI3）和其他基因突变导致。在子宫内切断后依然残留的较大结构被称作残端神经瘤。皮损多双侧分布，大小不等的丘疹至结节。丘疹可呈疣状（图 64.22），结节基底呈蒂状，内含软骨和（或）残留的甲成分。亦有小指指端发生遗传性异位甲的报道，为孤立发生的病变。

组织学上，残存多余指（趾）的皮损中可见分布模式与获得性神经瘤类似的神经纤维束（见第 115 章）。如有需要，治疗方法应以手术切除为主[62]。用缝合线以结扎法治疗会增加感染的风险，术后往往残留丘疹。接受此治疗的患者可能发生疼痛性的神经瘤。

羊膜带序列征和紊乱综合征

> **同义名：**■ 羊膜带综合征（amniotic band syndrome）■ 羊膜破裂序列征（amniotic rupture sequence）■ 先天性环状挛缩带（congenital constriction bands）■ ADAM 症候群［ADAM（amniotic deformity, adhesions and mutilations）complex］

羊膜带序列征（amniotic band sequence，ABS）指一类先天性发育异常，累及四肢、面部、躯干以及内脏，导致肢体畸形。此过程随机分布，和胚胎融合顺序无关。临床表现包括挛缩环以及和纤维带相关的断肢。本病多为散发病例，每 10 000 新生儿中有 1～10 人发病，但也有报道家族史病例，其中一名患者有 IQCK 基因突变。该病更常见于初产妇的新生儿[63]。假性羊膜带综合征是单绒毛膜双胎侵袭性宫内过程的

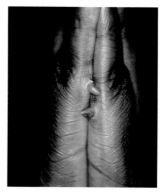

图 64.22 双侧分布的残存多余指（趾）。 小指的尺侧是最好发部位

罕见并发症。

对于 ABS 的发病机制有 2 种经典假设。外源性理论假设：在妊娠早期，羊膜的断裂及修复、之后的羊水流失以及撕裂的羊膜缠绕胎儿，形成缠绕四肢、面部及躯干的环。内源性理论提出导致纤维环以及其他发育畸形（如内脏畸形，重复结构）的内部生长过程并不能仅通过羊膜带解释。尽管外源性理论更被人们广泛接受，ABS 和人类"混乱综合征"的高度相似，以及在老鼠上的实验为内源性机制提供了证据[64]。混乱综合征表现为随机的缺陷，多为肢体的重复，减少以及纤维挛缩带。其特点还有错构肢体样赘生物以及颅面＞躯干裂。或假设由于胚胎发育过程中的上皮间质转化过程异常，导致了纤维化。

ABS 临床表现差异较大。轻者仅为线状挛缩带或小的肢体畸形，重者可导致颜面甚至内脏的发育缺陷。其中包括由于体壁缺陷伴发胸、腹器官缺失的肢体-体壁综合征，不规则无脑儿/脑膨出，以及颜面裂[65]。

疾病的严重程度与羊膜破裂的时间以及遗传特性关系密切。挛缩环在肢端、四肢、颈、躯干表现为深度不同的环形凹槽，这应与"米其林轮胎婴儿"综合征的环形褶皱进行鉴别（见第 97 章）。深在的损害可导致远端淋巴水肿、神经受压甚至子宫内断裂。挛缩带累及相邻手指（足趾）时可以导致并指（趾）畸形。除此之外，本病尚可导致伴有卫星灶的先天性皮肤发育不良以及皮纹畸形。

外科整形手术是治疗的主要手段。Z 形整形术、前鞘 Y-V 成形术、腹壁瘢痕筋膜松解术可以缓解挛缩带对发育的影响，减轻神经受压，改善血管或淋巴循环。

其他与皮肤相关的发育异常

与唇/腭裂以及先天性指（趾）发育异常的相关综合征详见表 64.5 和表 64.6。

（王　澍译　陈　曦校　王宝玺审）

参考文献

1. Van Allen MI, Kalousek DK, Chernoff GF, et al. Evidence for multi-site closure of the neural tube in humans. Am J Med Genet 1993;47:723–43.
2. Drolet B, Prendiville J, Golden J, et al. 'Membranous aplasia cutis' with hair collars: congenital absence of skin or neuroectodermal defect? Arch Dermatol 1995;131:1427–31.
3. Paller AS, Pensler JM, Tomita T. Nasal midline masses in infants and children: dermoids, encephaloceles, and gliomas. Arch Dermatol 1991;127:362–6.
4. Kennard CD, Rasmussen JE. Congenital midline nasal masses: diagnosis and management. J Dermatol Surg Oncol 1990;16:1025–36.
5. Barkovich AJ, Vandermarck P, Edwards MS, Cogen PH. Congenital nasal masses: CT and MR imaging features in 16 cases. AJNR Am J Neuroradiol 1991;12:105–16.
6. Ruge JR, Tomita T, Naidich TP, et al. Scalp and calvarial masses of infants and children. Neurosurgery 1988;22:1037–42.
7. Baldwin HE, Berck CM, Lynfield YL. Subcutaneous nodules of the scalp: preoperative management. J Am Acad Dermatol 1991;25:819–30.
8. Drolet BA, Clowry L Jr, McTigue MK, Esterly NB. The hair collar sign: marker for cranial dysraphism. Pediatrics 1995;96:309–13.
9. Commens C, Rogers M, Kan A. Heterotropic brain tissue presenting as bald cysts with a collar of hypertrophic hair: the 'hair collar' sign. Arch Dermatol 1989;125:1253–6.
10. Khallouf R, Fétissof F, Machet MC, et al. Sequestrated meningocele of the scalp: diagnostic value of hair anomalies. Pediatr Dermatol 1994;11:315–18.
11. Sheu M, Fauteux G, Chang H, et al. Sinus pericranii: dermatologic considerations and literature review. J Am Acad Dermatol 2002;46:934–41.
12. Barnard AR, Jones AP, Hodgkinson PD, Jenkins AJ. Beware frontotemporal dermoids – they may have intracranial extension: a case of a middle cranial fossa cyst. J Plast Reconstr Aesthet Surg 2012;65:e185–8.
13. Reissis D, Pfaff MJ, Patel A, Steinbacher DM. Craniofacial dermoid cysts: histological analysis and inter-site comparison. Yale J Biol Med 2014;87:349–57.
14. Karma P, Rasanen O, Karja J. Nasal gliomas: a review and report of two cases. Laryngoscope 1977;87:1169–79.
15. Irkoren S, Selman Ozkan H, Karaca H. Nasal glioma presenting with strabismus. Ophthal Plast Reconstr Surg 2015;31:e57–9.
16. Puppala B, Mangurten HH, McFadden J, et al. Nasal glioma presenting as neonatal respiratory distress: definition of the tumor mass by MRI. Clin Pediatr (Phila) 1990;29:49–52.
17. El Shabrawi-Caelen L, White WL, Soyer HP, et al. Rudimentary meningocele: remnant of a neural tube defect? Arch Dermatol 2001;137:45–50.
18. Eastlack JP, Howard RM, Frieden IJ. Congenital midline cervical cleft: case report and review of the English language literature. Pediatr Dermatol 2000;17:118–22.
19. Frieden IJ, Reese V, Cohen D. PHACE syndrome: the association of posterior fossa brain malformations, hemangiomas, arterial anomalies, coarctation of the aorta and cardiac defects, and eye abnormalities. Arch Dermatol 1996;132:307–11.
20. Boulinguez S, Teillac-Hamel D, Bedane C, et al. Cervicofacial hemangioma and a minor sternal malformation: inclusion in PHACES syndrome? Pediatr Dermatol 1998;15:119–21.
21. Lichtenstein BW. Spinal dysraphism: spina bifida and myelodysplasia. Arch Neurol Psychiatr 1940;44:792–809.
22. Tortori-Donati P, Rossi A, Cama A. Spinal dysraphism: a review of neuroradiological features with embryological correlations and proposal for a new classification. Neuroradiology 2000;42:471–91.
23. McAtee-Smith J, Hebert AA, Rapini RP, Goldberg NS. Skin lesions of the spinal axis and spinal dysraphism: fifteen cases and a review of the literature. Arch Pediatr Adolesc Med 1994;148:740–8.
24. Schropp C, Sörensen N, Collmann H, Krauss J. Cutaneous lesions in occult spinal dysraphism – correlation with intraspinal findings. Childs Nerv Syst 2006;22:125–31.
25. Powell KR, Cherry JD, Hougen TJ, et al. A prospective search for congenital dermal abnormalities of the craniospinal axis. J Pediatr 1975;87:744–50.
26. Drolet B. Birthmarks to worry about: cutaneous markers of dysraphism. Dermatol Clin 1998;16:447–53.
27. Kriss VM, Desai NS. Occult spinal dysraphism in neonates: assessment of high-risk cutaneous stigmata on sonography. AJR Am J Roentgenol 1998;171:1687–92.
28. Enjolras O, Boukobza M, Jdid R. Cervical occult spinal dysraphism: MRI findings and the value of a vascular birthmark. Pediatr Dermatol 1995;12:256–9.
29. Tavafoghi V, Ghandchi A, Hambrick GW Jr, Udverhelyi GB. Cutaneous signs of spinal dysraphism: report of a patient with a tail-like lipoma and review of 200 cases in the literature. Arch Dermatol 1978;114:573–7.
30. Iacobas I, Burrows PE, Frieden IJ, et al. LUMBAR: association between cutaneous infantile hemangiomas of the lower body and regional cutaneous anomalies. J Pediatr 2010;157:795–801.
31. Albright AL, Gartner JC, Wiener ES. Lumbar cutaneous hemangiomas as indicators of tethered spinal cords. Pediatrics 1989;83:977–80.
32. Drolet BA, Chamlin SA, Garzon MC, et al. Prospective study of spinal anomalies in children with infantile hemangiomas of the lumbosacral skin. J Pediatr 2010;157:789–94.
33. Ben-Amitai D, Davidson S, Schwartz M, et al. Sacral nevus flammeus simplex: the role of imaging. Pediatr Dermatol 2000;17:469–71.
34. Guggisberg D, Hadj-Rabia S, Viney C, et al. Skin markers of occult spinal dysraphism in children: a review of 54 cases. Arch Dermatol 2004;140:1109–15.
35. Chern JJ, Aksut B, Kirkman JL, et al. The accuracy of abnormal lumbar sonography findings in detecting occult spinal dysraphism: a comparison with magnetic resonance imaging. J Neurosurg Pediatr 2012;10:150–3.
36. Scottoni F, Iacobelli BD, Zaccara AM, et al. Spinal ultrasound in patients with anorectal malformations: is this the end of an era? Pediatr Surg Int 2014;30:829–31.
37. Frieden IJ. Aplasia cutis congenita: a clinical review and proposal for classification. J Am Acad Dermatol 1986;14:646–60.
38. Drolet BA, Baselga E, Gosain AK, et al. Preauricular skin defects: a consequence of a persistent ectodermal groove. Arch Dermatol 1997;133:1551–4.
38a. Verzi AE, Lacarrubba F, Micali G. Starburst hair follicles: a dermoscopic clue for aplasia cutis congenita. J Am Acad Dermatol 2016;.
39. Marneros AG. BMS1 is mutated in aplasia cutis congenita. PLoS Genet 2013;9:1–12.
40. Mempel M, Abeck D, Lange I, et al. The wide spectrum of clinical expression in Adams–Oliver syndrome: a report of two cases. Br J Dermatol 1999;140:1157–60.
41. Shaheen R, Faqeih E, Sunker A, et al. Recessive mutations in DOCK6, encoding the guanidine nucleotide exchange factor DOCK6, lead to abnormal actin cytoskeleton organization and Adams–Oliver syndrome. Am J Hum Genet 2011;89:328–33.
42. Lane W, Zanol K. Duodenal atresia, biliary atresia and intestinal infarct in truncal aplasia cutis congenita. Pediatr Dermatol 2000;17:290–2.
43. Baselga E, Torrelo A, Drolet B, et al. Familial nonmembranous aplasia cutis of the scalp. Pediatr Dermatol 2005;22:213–17.
44. Demmel U. Clinical aspects of congenital skin defects I:

congenital skin defects on the head of the newborn. Eur J Pediatr 1975;121:21–50.

45. Evers ME, Steijlen PM, Hamel BC. Aplasia cutis congenita and associated disorders: an update. Clin Genet 1995;47:295–301.

46. Kumar S, Deffenbacher K, Marres HA, et al. Genomewide search and genetic localization of a second gene associated with autosomal dominant branchio-oto-renal syndrome: clinical and genetic implications. Am J Hum Genet 2000;60:1715–20.

47. Kondo S, Schutte BC, Richardson RJ, et al. Mutations in IRF6 cause Van der Woude and popliteal pterygium syndromes. Nat Genet 2002;32:285–9.

48. Jansen T, Romiti R, Altmeyer P. Accessory tragus: report of two cases and review of the literature. Pediatr Dermatol 2000;17:391–4.

49. Sebben JE. The accessory tragus – no ordinary skin tag. J Dermatol Surg Oncol 1989;15:304–7.

50. Brownstein MH, Wanger N, Helwig EB. Accessory tragi. Arch Dermatol 1971;104:625–31.

51. Vaughan TK, Sperling LC. Diagnosis and surgical treatment of congenital cartilaginous rests of the neck. Arch Dermatol 1991;127:1309–10.

52. Black CJ, O'Hara JT, Berry J, et al. Magnetic resonance imaging of branchial cleft abnormalities: illustrated cases and literature review. J Laryngol Otol 2010;124:213–15.

53. Guarisco JL, Fatakia A. Intraoperative fistulograms in

the management of branchial apparatus abnormalities in children. Int J Pediatr Otorhinolaryngol 2008;72:1777–82.

54. Grossl NA. Supernumerary breast tissue: historical perspectives and clinical features. South Med J 2000;93:29–32.

55. Camacho F, González-Cámpora R. Polythelia pilosa: a particular form of accessory mammary tissue. Dermatology 1998;196:295–8.

56. Grotto I, Browner-Elhanan K, Mimouni D, et al. Occurrence of supernumerary nipples in children with kidney and urinary tract malformations. Pediatr Dermatol 2001;18:291–4.

57. Ferrara P, Giorgio V, Vitelli O, et al. Polythelia: still a marker of urinary tract anomalies in children? Scand J Urol Nephrol 2009;43:47–50.

57a. Cai ED, Sun BK, Chiang A, et al. Postzygotic mutations in beta-actin are associated with Becker's nevus and Becker's nevus syndrome. J Invest Dermatol 2017;137(8):1795–8.

58. Borck G, de Vries L, Wu HJ, et al. Homozygous truncating PTPRF mutation causes athelia. Hum Genet 2014;133:1041–7.

59. Spencer JM, Schneiderman PI, Grossman ME. Bilateral skin dimples on the shoulders. Pediatr Dermatol 1993;10:16–18.

60. Limová M, Blacker KL, LeBoit PE. Congenital absence of dermatoglyphs. J Am Acad Dermatol 1993;29:

355–8.

60a. Ho YY, Evans DM, Montgomery GW, et al. Common genetic variants influence whorls in fingerprint patterns. J Invest Dermatol 2016;136:859–62.

61. Nousbeck J, Sarig O, Magal L, et al. Mutations in SMARCAD1 cause autosomal dominant adermatoglyphia and perturb the expression of epidermal differentiation-associated genes. Br J Dermatol 2014;171:1521–4.

62. Leber GE, Gosain AK. Surgical excision of pedunculated supernumerary digits prevents traumatic amputation neuromas. Pediatr Dermatol 2003;20:108–12.

63. Guzman-Huerta ME, Muro-Barragan SA, Acevedo-Gallegos S, et al. Amniotic band sequence: prenatal diagnosis, phenotype descriptions, and a proposal of a new classification based on morphologic findings. Rev Invest Clin 2013;65:300–6.

64. Purandare SM, Ernst L, Medne L, et al. Developmental anomalies with features of disorganization (Ds) and amniotic band sequence (ABS): a report of four cases. Am J Med Genet A 2009;149A:1740–8.

65. Romero-Valdovinos M, Bobadilla-Sandoval N, Flisser A, Vadillo-Ortega F. The epithelial mesenchymal transition process may contribute to the pathogenesis of amniotic band syndrome. Med Hypotheses 2014;83:306–11.

第 65 章 黑素细胞生物学

Jean L. Bolognia, Seth J. Orlow

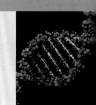

要点

- 正常肤色的主要决定因素是黑素细胞的活性，即产生黑色素的量和质，而非黑素细胞的密度。
- 黑素细胞内有独特的胞内细胞器——黑素小体，是黑色素合成及储存的场所。
- 与浅色皮肤相比，深色皮肤的黑素小体含有更多黑色素、体积更大；且转运入角质形成细胞后，黑素小体分布更分散、降解更慢。
- 酪氨酸酶是黑色素合成途径的关键酶。
- 黑素细胞可以产生两种类型的黑色素：棕-黑色的真黑素以及黄-红色的褐黑素。
- 黑素细胞刺激素与黑皮素受体 1 的结合影响了真黑素和褐黑素的产生比例。

引言

为了更好地理解色素增加和色素减少性皮肤病的

病理生理基础，以及色素合成的正常生理过程，首先需要了解黑素细胞（melanocyte）的结构和功能。一个关于其发病机制的经典实例是 1 型眼-皮肤白化病（type 1 oculocutaneous albinism，OCA1）。在该病中，酪氨酸酶等位基因（TYR）突变造成酪氨酸酶活性降低或丧失，进一步导致皮肤、毛发和眼部的色素减退。在生理性色素调节中，红发个体的黑素细胞常表达黑皮素受体 1（melanocortin 1 receptor，MC1R）的突变体[1]。MC1R 突变体的氨基酸序列改变影响了其在细胞膜上的表达及与黑素细胞刺激素（melanocyte-stimulating hormone，MSH）的结合，进一步使黑素细胞产生的褐黑素多于优黑素。群体遗传学提示，OCA 的突变基因（如 TYR、OCA2、TYRP1、SLC45A2、SLC24A5）在肤色变异中亦起了重要作用（表 65.1）[2-6]。

这一章的主要内容包括：

- 黑素细胞的起源和功能
- 黑素小体的形成和功能
- 黑素生物合成的调节

表 65.1 基因缺陷已知的弥漫性色素减退性疾病。临床表现详见第 66 章。BLOC-1 可通过招募 Rab5 GTP 酶活化蛋白 Msb3 促进内体成熟。BLOC-2 作用于运输黑素小体的微管蛋白。BLOC-3 是 Rab32/38 鸟苷酸活化因子，可活化小 GTP 酶（转运酪氨酸酶和 TYRP-1 至黑素小体需要活化的 Rab32/38）

疾病名称	基因	蛋白产物	注释
眼-皮肤白化病（OCA）[约 40% 的患者有 OCA1，约 50% 的患者有 OCA2]			
OCA1A 型	TYR	酪氨酸酶	• 酪氨酸酶活性及黑素合成功能完全缺失 • 错误折叠的酪氨酸酶蛋白滞留在内质网
OCA1B 型	TYR	酪氨酸酶	• 降低的酪氨酸酶活性；可以产生褐黑素 • 具有温度敏感性酪氨酸酶的突变体（35℃为正常活性，37℃时活性降低） • 其他突变体
OCA 2 型	OCA2	P 蛋白（OCA2 既往也称为 P）	• 内质网中也存在黑素小体跨膜蛋白 • 可能的功能包括调节细胞器的 pH 值，易化谷胱甘肽在囊泡中聚集，加工 / 转运酪氨酸酶
OCA 3 型	TYRP1	酪氨酸酶相关蛋白 1*	• 在鼠和人中，TYRP1 可稳定酪氨酸酶，且可作为 DHICA 氧化酶 • "突变" TYRP1 及酪氨酸酶皆会滞留在内质网中并被降解 • 红褐色表型≫褐色表型；见于 OCA2
OCA 4 型	SLC45A2	溶质载体家族 45 成员 2（既往称为 MATP）	• 表型变异大，发色可从白色至黄棕色，多见于亚裔 • 跨膜转运蛋白，与酪氨酸酶加工以及向黑素小体的胞内转运有关
OCA 5 型	未知	—	• 定位在 4q24
OCA 6 型	SLC24A5	溶质载体家族 24 成员 5	• 阳离子交换器，可能与黑素小体的离子转运有关
OCA 7 型	C10orf11	10 号染色体开放阅读框 11	• 在黑素母细胞和黑素细胞中表达 • 可能与黑素细胞分化有关

表 65.1　**基因缺陷已知的弥漫性色素减退性疾病**。临床表现详见第 66 章。BLOC-1 可通过招募 Rab5 GTP 酶活化蛋白 Msb3 促进内体成熟。BLOC-2 作用于运输黑素小体的微管蛋白。BLOC-3 是 Rab32/38 鸟苷酸活化因子，可活化小 GTP 酶（转运酪氨酸酶和 TYRP-1 至黑素小体需要活化的 Rab32/38）（续表）

疾病名称	基因	蛋白产物	注释
Hermandky-Pudlak 综合征 †			
HPS1	*HPS1*	HPS1（BLOC-3 亚基 1）	• 细胞器特异性蛋白向黑素小体、溶酶体及胞内颗粒（包括血小板致密颗粒、细胞毒性 T 细胞的溶酶颗粒）转运障碍 • 肺纤维化和肉芽肿性结肠炎 • BLOC-3 的组成部分（见图 65.8）
HPS2	*AP3B1*	衔接蛋白 3 的 β1 亚基	• AP-3 与蛋白从高尔基体外侧网络向合适的细胞器转运有关（见图 65.8） • 肺纤维化（部分患者） • AP-3 与 CD1 的异常结合可能在免疫缺陷中起作用
HPS3	*HPS3*	HPS3（BLOC-2 亚基 1）	• BLOC-2 的组成部分
HPS4	*HPS4*	HPS4（BLOC-3 亚基 2）	• 肺纤维化 • BLOC-3 的组成部分
HPS5	*HPS5*	HPS5（BLOC-2 亚基 2）	• BLOC-2 的组成部分
HPS6	*HPS6*	HPS6（BLOC-2 亚基 3）	• BLOC-2 的组成部分
HPS7	*DTNBP1*	肌养蛋白结合蛋白 1	• BLOC-1 的组成部分
HPS8	*BLOC1S3*	BLOC1S3（BLOC-1 亚基 3）	• BLOC-1 的组成部分
HPS9	*BLOC1S6*	BLOC1S6（BLOC-1 亚基 6）	• BLOC-1 的组成部分
HPS10	*AP3D1*	衔接蛋白 3 的 δ1 亚基	• 见于 AP-3 • 神经损害（例如癫痫）、免疫缺陷
Chédiak-Higashi 综合征			
	LYST	溶酶体转运调节蛋白	• 在溶酶体相关细胞器中，异常的囊泡转运 / 融合可形成巨大细胞器[例如黑素小体、中性粒细胞颗粒（溶酶体）、血小板致密颗粒]
Griscelli 综合征			
GS1	*MYO5A*	肌球蛋白 Va（将黑素小体连接于肌动蛋白微丝）	• 在三种类型中，黑素小体皆蓄积在黑素细胞胞体中，不能运输至树突尖端并转运至角质细胞中 • 三种类型均有银发 • 肌球蛋白 Va 在神经元中表达（黑素细胞中也表达），其功能异常导致神经损害
GS2	*RAB27A*	RAB27A（黑素小体膜 GTP 酶，能与黑素亲和素连接）	• GTP 酶在造血细胞上亦有表达，细胞毒性 T 细胞的溶酶颗粒的异常释放将导致反复感染以及噬血细胞综合征
GS3	*MLPH*	黑素亲和素（连接肌球蛋白 Va 和 RAB27A）	• 黑素亲和素只在黑素细胞中有表达，因此 GS3 的症状仅有色素减退
	MYO5A	肌球蛋白 Va 的 F 外显子缺失	• F 外显子仅表达于黑素细胞

* 可被 Mel-5 抗体识别。
† 波多黎各裔常见 HPS1 和 HPS3（比例 3∶1）；非波多黎各裔最常见的是 HPS1，其次是 HPS3 和 HPS4。
AP-3，衔接蛋白 -3；BLOC，溶酶体相关细胞器生物发生复合体；DHICA，二羟吲哚羧酸；ER，内质网；MATP，细胞膜相关转运蛋白；TYRP，酪氨酸相关蛋白

黑素细胞的起源和功能

黑素细胞来源于神经嵴细胞。在胚胎发育过程中，前体细胞（黑素母细胞）沿背外侧和腹侧途径经间充质迁移至躯干表皮和毛囊（见第 2 章）。近期研究显示，皮肤黑素细胞还可由神经嵴来源的施万细胞前体，沿神经腹侧途径迁移转变而来[7]。此外，黑素细胞迁移的目的部位还包括眼葡萄膜（脉络膜、睫状体和虹膜）、软脑膜及内耳（耳蜗）（图 65.1）。据推测，Vogt-Koyanagi-Harada 综合征患者的无菌性脑膜炎、听

觉异常以及白癜风样损害可能就是由于软脑膜、内耳以及皮肤中的黑素细胞死亡造成的（见第 66 章）。

在内耳尤其是血管纹中，黑素细胞被认为在听力发育中起到一定作用。Waardenburg 综合征是一种经典的神经嵴病变，内耳、虹膜、前额中部和肢端黑素细胞迁移和存活的异常解释了该病先天性耳聋、虹膜异色症以及白斑等临床表现。类似地，肠神经节细胞（另一种神经嵴来源细胞）迁移和存活异常亦可用来解释先天性巨结肠（Hirschsprung 病）与 Waardenburg 综合征、斑驳病的联系。

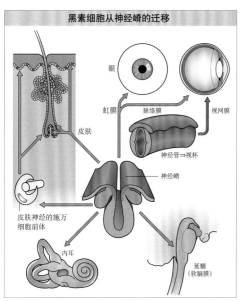

图 65.1　黑素细胞从神经嵴的迁移。黑素细胞向眼葡萄膜(脉络膜、睫状体和虹膜)、软脑膜及内耳耳蜗迁移。皮肤神经的施万细胞前体亦可分化成皮肤黑素细胞,前者也是来源于神经嵴。视网膜实际上是一种膨出的神经管

在胚胎发育过程中,神经嵴来源细胞的迁移和存活依赖于细胞膜上的特异性受体与胞外配体的相互作用。例如,KIT 配体(又名 steel 因子或干细胞生长因子)可以与黑素细胞或黑素前体细胞(黑素母细胞)上的 KIT 跨膜受体结合(图 65.2 和 65.3)。黑素母细胞通过表达 KIT 受体维持正常的趋化性迁移,而这一过程正是受到了生皮肌节产生的 KIT 配体的调控。*KIT*基因的杂合突变将降低 KIT 受体被 KIT 配体激活的能力,致使出现人类的斑驳病;而在小鼠中,不论是 *KIT*基因或 *Steel* 基因突变都会导致出现皮肤白斑。胚胎发育过程中,外胚层和生皮肌节表达内皮素 3(endothelin 3,EDN3),驱动了表达内皮素 B 型受体(endothelin B receptors,EDNRB)的黑素母细胞迁移。*EDN3* 或 *EDNRB* 基因的杂合或纯合突变可导致 Waardenburg 综合征和先天性巨结肠(见图 65.3)。

转录因子代表了在胚胎发育中起关键作用的另一类分子。转录因子可以与 DNA 结合并影响其他基因的转录活性,因此可以实现胚胎发育所需的众多基因之间复杂调控。许多编码转录因子的基因(例如 *PAX3*、*MITF*和 *SOX10*,见表 66.4)发生突变后可引发 Waardenburg综合征。图 65.4 部分展示了这些分子间的相互作用(例如 PAX3 和 SOX10 可调控 MITF 的表达)[8-9]。MITF

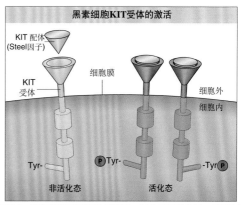

图 65.2　黑素细胞 KIT 受体的激活。因为 KIT 受体是一种酪氨酸激酶受体,它可以磷酸化其他蛋白的酪氨酸残基(包括它本身,即"自磷酸化")。*KIT* 基因杂合突变会阻碍 KIT 受体与 KIT 配体(也称为 Steel 因子)的结合、活化,导致斑驳病,而体细胞活化性突变则主要见于肥大细胞增生症以及发生于肢端、黏膜、慢性光损伤部位的黑素瘤(见图 118.2 和 113.1)。当编码 KIT 配体的基因发生杂合性功能获得型突变时,会导致家族性进行性色素沉着,可伴有或不伴色素减退[49]。P,磷酸化;Tyr,酪氨酸

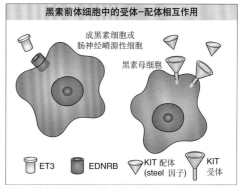

图 65.3　黑素前体细胞中的受体-配体相互作用。胚胎发育过程中,外胚层和生皮肌节产生内皮素 3(endothelin 3,ET3),驱动了表达内皮素 B 型受体(EDNRB)的黑素母细胞迁移。生皮肌节产生的 KIT 配体 /steel 因子与 KIT 受体结合,对维持黑素母细胞的趋化性迁移亦十分重要

被视为调控黑素细胞发育和功能的关键分子,其可调控多个分化基因并早期即可在神经嵴细胞中高表达,这些细胞最终将发育成黑素细胞并从背侧神经管迁出。

在胚胎发育过程中,产色素的黑素细胞弥散地分布在真皮中。在妊娠 10 周左右,其首先出现于头、颈部。然而在妊娠末期,活跃的真皮黑素细胞大部分"消失"了,除了起始的三个解剖部位——头颈部、肢体远端背侧以及骶前区仍有保留[10]。一部分真皮黑素细胞将迁移到表皮中,但鉴于真皮与表皮中黑素细胞的绝对数量,

图65.4 参与黑素细胞分化的信号传导和转录因子。在多能神经嵴细胞向黑素母细胞分化的早期阶段，MITF 表达即被激活，这对黑素母细胞的存活至关重要[8]。*MITF* 基因突变将导致 Waardenburg 综合征，一种经典的神经嵴病变。MITF 也调控了多个色素基因的表达，其编码产物包括酪氨酸酶、TYRP1、TYRP2、PMEL/PMEL17/gp100 和 MART-1/Melan-A。被调控的靶基因还包括转录因子 *CDK2*、*CDKN2A* 和 *BCL-2*（编码产物为凋亡抑制剂）[9]。小分子抑制剂如盐诱导型激酶（salt inducible kinase，SIK）可上调 MITF 表达，导致人类皮肤色素沉着[54]。小鼠模型中，黑素干细胞中的 Wnt 信号通路对毛发色素至关重要[50]。图 65.15 展示了 G 蛋白偶联受体激活后如何上调细胞内 cAMP。值得注意的是，EDNRB 可与 G 蛋白 GNA11 和 GNAQ 相互作用，后两者基因的激活突变蓝痣和色素血管性斑痣性错构瘤。cAMP，环磷酸腺苷；CREB，cAMP 反应元件结合蛋白；ET3，内皮素 3；EDRB，内皮素 B 型受体；LEF1，淋巴增强因子 1；MC1R，黑皮素受体 1；MITF，小眼畸形相关转录因子；MSH，黑素细胞刺激素；P，磷酸化；PKA，蛋白激酶 A；SOX10，SRY 盒基因 10

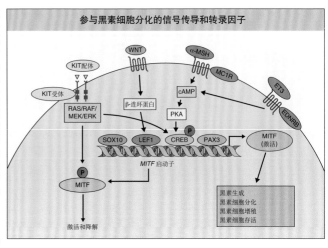

参与黑素细胞分化的信号传导和转录因子

黑素细胞凋亡应亦有发生。出生时仍然有活跃真皮黑素细胞存在的三个解剖部位，也正是真皮黑素细胞增生症和真皮黑素细胞瘤（蓝痣）最常发生的部位。肝细胞生长因子被认为在真皮黑素细胞的存活和增殖中发挥重要作用。另外，在蓝痣中还发现编码 G 蛋白的 *GNA11* 和 *GNAQ* 基因出现了体细胞激活突变（见表 112.3）。

如图 65.1 所示，黑素细胞也能迁移到毛母质的基底层和毛囊外毛根鞘。在有色素的生长期毛发的毛母质中，很容易辨认出活跃生成色素的黑素细胞；而外毛根鞘中的黑素细胞一般是无色素的，所以难以辨认[11]。有假说认为，皮肤中存在两群黑素细胞，一群位于毛囊之间的表皮中，另一群存在于毛囊中[12]。根据抗原表达和临床观察，前者更易在白癜风中受到破坏。所以，若白癜风皮损仍有未退色毛发，其复色取决于外毛根鞘黑素细胞的活化和上行迁移[11]。值得注意的是，黑素干细胞已被证实存在于毛囊隆突下段，即毛囊恒定部的最下段（见图 2.6）。另外，毛球内亦发现了可生成毛干的 KROX20+ 前体细胞，其分泌的干细胞因子（stem cell factor，SCF）对毛发色素至关重要。当 *SCF* 基因敲除后，小鼠毛发变白[12a]。

免疫组织化学染色显示，早在妊娠第 50 天即可在胚胎表皮中发现黑素细胞[13]。电子显微镜显示，妊娠第 4 个月即可发现含有黑色素的黑素小体。除良、恶性肿瘤之外，黑素细胞终其一生都定植在表皮基底层中（图 65.5）。尽管黑素细胞胞体位于基底膜，但它们的树突可与角质形成细胞接触，最远可达棘层中部。黑素细胞与其周围的 30～40 个角质形成细胞共同组成一个"表皮黑素单元"，从而将黑素小体传递给角质形成细胞[14]。然而黑素细胞与相邻的角质形成细胞不是以桥粒相连接，而是通过钙黏素相互作用。

表皮皮片多巴染色显示，人体不同部位的表皮黑素细胞密度有所差异（图 65.6），例如外阴部位（约 1500 个 /mm^2）高于背部（约 900 个 /mm^2）。尽管不同人种间肤色存在较大差异，但不同个体的相同解剖部位的黑素细胞密度差异并不明显。换言之，浅肤色、难晒黑的人与深色皮肤的人在黑素细胞密度上是相近的。的确，即便是在最严重的白化病 OCA1 A 型患者中，表皮黑素细胞密度亦正常。

肤色的主要决定因素是黑素细胞的活性，即产生的黑色素的数量和质量，而非黑素细胞的密度[15]。影响黑素细胞活性的因素众多，既包括单个黑素小体的特点（如大小），也包括黑素合成过程中酶类的基础水平（组成性表达）、应激水平（功能性表达）及活性。黑素细胞膜受体与胞外配体（如 MSH）结合，调控转录因子（如 MITF）的表达，并进一步影响黑素合成酶类（见图 65.4）。

黑素小体的形成和功能

黑素小体是黑素细胞胞质内独有的细胞器，它是黑色素合成、储存和转运的场所。黑素小体与溶酶体关系密切[16]。这两种细胞器都通过区室化作用为细胞提供保护：溶酶体帮助抵挡蛋白酶等酶原物质损伤细胞，而黑素小体则保护细胞免受黑色素前体物质（如

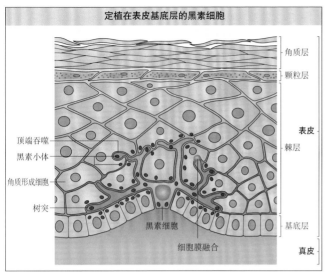

定植在表皮基底层的黑素细胞

角质层
颗粒层

表皮

顶端吞噬
黑素小体
角质形成细胞
树突

棘层

基底层

黑素细胞
细胞膜融合

真皮

图 65.5　**定植在表皮基底层的黑素细胞**。在正常皮肤中，黑素细胞大约占基底层细胞的十分之一。黑素小体通过树突结构由黑素细胞转运至角质形成细胞、毛母质以及黏膜层；在视网膜色素上皮中不发生这种转运。黑素细胞与其周围 30 ～ 40 个角质形成细胞共同组成一个表皮黑素单元，以便黑素小体转运

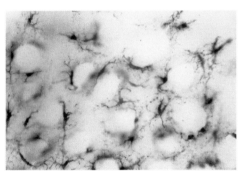

图 65.6　**表皮皮片的多巴染色**。经 5 mM 左旋多巴（L-DOPA）孵育 4 ～ 5 个小时，黑素细胞含有的酪氨酸酶将多巴转化为多巴-黑素，故而呈黑色。请注意黑素细胞的多树突结构以及规则的间距

酚类和醌类）所造成的细胞损伤。

　　黑素小体中既含有为黑色素沉积提供支架的基质蛋白（主要是 PMEL/PMEL17/gp100），也含有调节黑素合成的酶类（如酪氨酸酶）。这些蛋白经核糖体合成后都转存于粗面内质网（RER）的囊腔中（图 65.7）。在 OCA1 和 OCA3 白化病患者黑素细胞中，可见错误折叠的酪氨酸酶、异常的酪氨酸酶相关蛋白 1（tyrosinase-related protein 1，TYRP1）及酪氨酸酶多肽滞留在内质网中[17]。这将导致内质网应激，并激活未折叠蛋白反应（unfolded protein response，UPR）[18]。某种程度上 UPR 可视为一种"质控"，这些异常蛋白将被蛋白酶体降解破坏，不再整合入黑素小体（见图 65.7 插图）。

　　许多黑素合成相关酶类是糖蛋白，需要在合成后加上糖链以获得完整的功能。因此，它们需要在内质网和高尔基复合体中经过翻译后修饰，然后再与基质蛋白（如 PMEL/PMEL17/gp100）结合后启动黑素合成。如何将这些蛋白靶向投递至细胞膜或胞质细胞器，以及如何将特定蛋白投递至正确类型的细胞器是一个复杂的过程。此种分选过程需要一个类似于细胞内"交通警察"的蛋白，一个例子就是衔接蛋白复合体 3（adaptor protein 3，AP-3），该蛋白 β 3A 亚基编码基因突变将会导致 Hermansky-Pudlak 综合征（HPS2）[19]。而其他类型 HPS 是由于溶酶体相关细胞器生物发生复合体（biogenesis of lysosome-related organelles complexe，BLOC；图 65.8）的组成蛋白失活所致。这些患者同时可有多种胞质细胞器的功能障碍，不仅黑素小体，还可以累及其他溶酶体相关细胞器如 NK 细胞溶酶颗粒、血小板致密体（见表 65.1）。色素减退的成因是由于黑素细胞不能将黑素合成相关蛋白（如酪氨酸酶、TYRP1）有效投递至黑素小体内。

　　为方便起见，黑素小体从无黑素演变成完全黑素化的过程被划分为 4 个阶段（图 65.9）。在生成黑素小体的早期阶段，发挥关键作用的蛋白主要是 PMEL/PMEL17/gp100、MART-1/Melan-A 和 1 型眼白化病 G 蛋白偶联受体[21]。PMEL/PMEL17/gp100 是一种淀粉样基质蛋白，经剪切后形成纤维丝状骨架，供黑素附着沉积。黑素小体一边将黑素沉积其内，一边沿着微管迁移入树突中，准备向周围表皮或生长期毛发毛母质的角质形成细胞输送黑素。除了微管，驱动蛋白（kinesin）和动力蛋白（dynein）也参与了黑素小体

图 65.7 黑素小体的形成和 OCA1 白化病的病理生理学。经过在内质网和高尔基复合体中的糖基化和加工，多种与黑素合成相关的酶（包括酪氨酸酶）被包装入囊泡中并与基质蛋白（如 PMEL/PMEL17/gp100）结合。随着更多的黑素沉积于黑素小体，黑素小体迁移入树突中并准备向周围的角质形成细胞输送。在 OCA1 和 OCA3 型白化病中（三角形插图），酪氨酸酶多肽链在粗面内质网腔中滞留时间过长而易被蛋白酶体降解破坏，所以它们不能进入黑素小体中。最主要的基质蛋白是 PMEL/PMEL17/gp100 蛋白（可被 HMB45 抗体识别）。基质纤维的形成需要前蛋白转化酶将基质蛋白进行剪切[51]。将蛋白分选送入正确的细胞器是个复杂过程，需要调控因子例如衔接蛋白复合体 3（AP-3，见图 65.8）的协助。就酪氨酸酶而言，其胞膜端的双亮氨酸残基参与了这种分选。M，基质蛋白；RER，粗面内质网；SER，滑面内质网；T，酪氨酸酶

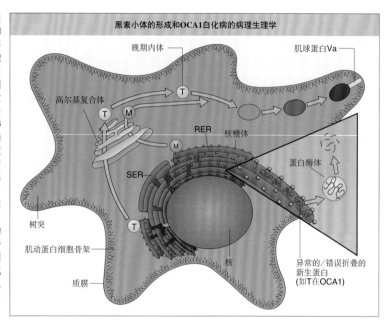

图 65.8 AP-3 和 BLOCs 对蛋白运输的调节。溶酶体相关细胞器包括黑素小体、血小板致密体，以及细胞毒性 T 细胞和 NK 细胞的溶酶颗粒。Hermansky-Pudlak 综合征（HPS）不同亚型如涉及同一 BLOC，可有相似的表型。例如 HPS1 和 HPS4 都与 BLOC-3 有关，二者皆有肺纤维化和肉芽肿性结肠炎

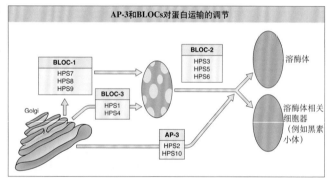

的转运（图 65.10）[23]。

　　树突中有一种特殊的肌球蛋白（myosin Va，MyoVa），其可通过协助细胞器与质膜下肌动蛋白细胞骨架的结合，参与黑素小体的转运。除此之外，蛋白 RAB27A 和黑素亲和素（melanophilin）亦参与了这一过程。三者（myoVa、RAB27A 和黑素亲和素）相互作用的重要性从 Griscelli 综合征中可见一斑（表 65.1）[24-25]：该病的三种亚型有着各自相应的突变基因，临床表现的差异是由于突变基因表达的组织差异性，例如累及神经元、细胞毒性 T 细胞。而上述三个基因均在黑素细胞表达，因此正如预期，由黑素细胞向角质形成细胞转运黑素小体的功能障碍导致了弥漫的色素减退。组织学上，在黑素细胞的中心部位可看到很多黑素小体的聚集。

　　需要重申的是，正常肤色的形成有赖于黑素小体有序地从黑素细胞转运到角质形成细胞。当这种转运被干扰后，不论是遗传性疾病（如 Griscelli 综合征），还是获得性疾病（如特应性皮炎），都将会造成色素减退。前者的色素减退往往较弥漫，而后者中色素减退是局限性的。角质形成细胞摄取黑素小体受多种机制调控，例如角质形成细胞生长因子受体（keratinocyte growth factor receptor，KGFR/FGFR2b）与 KGF（也称为成纤维细胞生长因子 7）结合后活化，以及蛋白酶激活受体 -2（protease activated receptor 2，PAR-2）的活化。针对 PAR-2 的化学抑制剂（丝氨酸蛋白酶抑制剂），可以在动物模型中造成皮肤色素脱失。

　　综上所述，正常肤色主要取决于黑素细胞的活性及与周围角质形成细胞的相互作用，而非黑素细胞的

真黑素黑素小体四个主要阶段

阶段	描述	电子显微镜视野
I	圆形；无黑素沉积	
II	椭圆形；明显的沿长轴方向的基质微丝；较少黑素沉积；高酪氨酸酶活性	
III	椭圆形；中度黑素沉积；高酪氨酸酶活性	
IV	椭圆形；较多黑素沉积；电子致密；椭圆形；低酪氨酸酶活性	

图 65.9 真黑素黑素小体四个主要阶段（Courtesy, Raymond Boissy, PhD.）

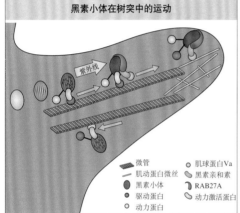

黑素小体在树突中的运动

紫外线

微管 | 肌球蛋白Va
肌动蛋白微丝 | 黑素亲和素
黑素小体 | RAB27A
驱动蛋白 | 动力激活蛋白
动力蛋白

图 65.10 黑素小体在树突中的运动。当黑素沉积于黑素小体中，黑素小体沿着微管从胞体向树突运输，为向角质形成细胞转运做准备。驱动蛋白和动力蛋白分别作为微管运输黑素小体前向和后向运动的分子马达。紫外线照射可以通过增加驱动蛋白活性并降低动力蛋白活性而增强了黑素小体的前向运动。肌球蛋白 Va 通过黑素亲和素与黑素小体 RAB27A GTP 酶相连接，可以在成熟的黑素小体到达细胞边缘时捕捉到它们并连接到肌动蛋白细胞骨架上。

密度。黑素细胞活性具体体现在产生色素化黑素小体的数目和大小，以及转到角质形成细胞的效率。例如，II 期和 III 期的黑素小体多见于浅色皮肤，而 IV 期黑素小体多见于深色皮肤（表 65.2）。另一个决定因素是黑素小体转运到周围角质形成细胞后的降解速率，这与黑素小体的大小有关。浅色皮肤中黑素小体较小，以 2 ～ 10 个聚集成簇位于角质形成细胞次级溶酶体中，并在棘层中部降解（表 65.3）[15]。在深色皮肤中，黑素小体较大而且散在分布在角质形成细胞溶酶体中；它们降解得较慢，因此，在角质层中仍然可以找到黑素颗粒。

表 65.2 黑素细胞和角质形成细胞内黑素小体类型的变化与皮肤颜色

皮肤颜色	黑素小体阶段	
	黑素细胞	角质形成细胞
白色	II，III	偶有 III 型
中等	II，III，IV	III，IV
黑色	IV＞III	IV

表 65.3 浅色皮肤和深色皮肤中黑素小体的区别

	浅色皮肤	深色皮肤
黑化阶段	II，III 阶段	IV 阶段
大小（直径）	0.3 ～ 0.5 mm	0.5 ～ 0.8 mm
每个细胞中的数量	＜ 20	＞ 200
在角质形成细胞溶酶体中的分布	2 ～ 10 个群集	单个
降解	快	慢

黑素生物合成的调节

这一部分首先将介绍黑素生物合成的途径，并简介影响黑素合成水平的外源性及内源性因素。无论是棕-黑色的优黑素还是黄-红色的褐黑素，用于生产它们的原材料都是酪氨酸。调节黑素合成途径的关键酶是酪氨酸酶，酪氨酸酶控制着该途径的最初生化反应（图 65.11）。所以将白化病分子机制的初步探索集中在酪氨酸酶的编码基因上就不足为奇了。

在 1A 型白化病中，一对酪氨酸酶的编码基因都发生突变导致酶功能的完全缺失，在毛发、皮肤或眼中都找不到黑素的存在（见表 65.1）。然而，在 1B 型白化病中，酶活性仅仅是降低，产生褐黑素，随着患者年龄增加在其发色中尤其明显。褐黑素的形成相较优黑素需要较低的酪氨酸酶活性（见图 65.11），所以褐黑素的形成可以看做是备用途径。

多巴（DOPA）可以增强酪氨酸酶的活性，酪氨酸酶相关蛋白（tyrosinase related protein 1，TYRP1）可以稳定该酶活性（见下文）。酪氨酸酶活性的竞争性抑制剂包括氢醌和左旋苯丙氨酸，氢醌可以用来治疗色素沉着性疾病如黄褐斑。患有苯丙酮尿症（phenylketonuria，PKU）的患者常出现弥漫的色素减退，这是由于缺乏将左旋苯丙氨酸转换为左旋酪氨酸的苯丙酸羟化酶，从而导致左旋苯丙氨酸升高而造成

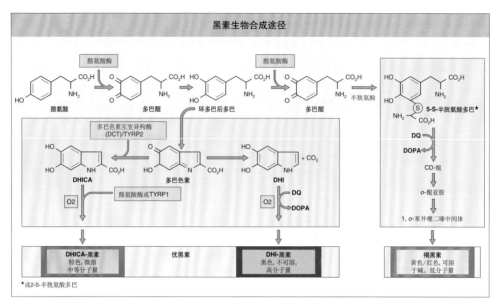

图 65.11　黑素生物合成途径。该途径包括 1 型白化病（酪氨酸酶）和 3 型白化病（TYRP1）发生功能障碍的位点。皮肤中两种主要的黑素形式是棕-黑色的优黑素以及黄-红色的褐黑素。酶是位于黑素小体中的跨膜蛋白。DHI：5,6- 二羟吲哚；DHICA：5,6- 二羟吲哚 -2- 羟酸；DOPA：多巴；MW：分子量；TYRP：酪氨酸酶相关蛋白（Adapted from Hearing VJ. Determination of melanin synthetic pathways. J Invest Dermatol. 2011；131：E8-E11.）

的[15]。当给予苯丙酮尿症患者低苯丙氨酸饮食，这种患者的特征性的金色头发颜色会加深。值得注意的是，酪氨酸酶是一种以铜为亚基的酶，它有两个铜结合位点。罕见的铜缺乏症可以导致皮肤色素减退，而在 Menkes 卷发症候群患者中，由于跨膜的铜离子转运 ATP 酶功能异常[29]，导致卷曲的头发色素减退。

在试管里，左旋多巴可以自发地氧化形成不溶的多聚体——黑素。因此，关于黑素合成途径的最初描述往往将酪氨酸酶定为该途径唯一的酶。然而，在 20 世纪 70 年代末，人们清楚地认识到在这个途径中还有其他的调控点（见图 65.11）。例如，多巴色素异构酶（dopachrome tautomerase），由于它的氨基酸序列与酪氨酸酶相近，也被称作酪氨酸酶相关蛋白 2（ tyrosinase-related protein 2，TYRP2），它可以将多巴色素转化为 5,6- 二氢吲哚 -2- 羧酸（DHICA）。在人和小鼠中，TYRP1 起到稳定酪氨酸酶的作用[30]，*TYRP1* 的两个基因拷贝都发生突变时可导致 3 型白化病（见表 65.1）。

另一种跨膜蛋白 P 蛋白功能的降低会导致 2 型白化病（图 65.12）[31]。根据它的氨基酸序列，一种推测认为 P 蛋白参与了小分子物质在黑素小体中的跨膜转

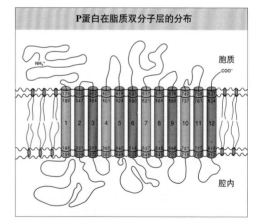

图 65.12　P 蛋白在脂质双分子层的分布。该多肽有 12 个公认的跨膜区。4 型白化病中发生故障的溶质运载家族 45 第 2 号成员（以往也被称为膜相关转运蛋白）在脂质上有与其类似的结构（Adapted from Rinchik EM, Bultman SJ, Horsthemke B, et al. A gene for the mouse pink-eyed dilution locus and for human type II oculocutaneous albinism. Nature. 1993；361：72-6.）

运。酪氨酸是黑素合成的最初原料，曾被认为最有可能通过这种跨膜转运结构进行运输。然而，P 蛋白转运的可能物质的特点至今仍不清楚。研究结果证实 P 蛋

白有可能通过控制细胞内区室内的 pH 值或谷胱甘肽含量，从而调控了酪氨酸酶的加工和转运[32]。

黑素代表了一群复合多聚体，其功能包括从物理屏障伪装到灭活紫外线辐射（UVR）产生的过氧化自由基。各种与黑素生物合成相关的酶活性、像 P 蛋白一样的蛋白活性以及一些稳定酪氨酸酶活性的蛋白（如 TYRP1）之间相互作用，这种复杂的相互作用决定了黑素合成的水平和类型。几种已知的可以影响这些黑素合成关键蛋白功能的因素包括 α-MSH、碱性成纤维细胞生长因子（bFGF）、内皮素-1、KIT 配体以及紫外线辐射（见下文）。

阿黑皮素原（POMC）基因编码的蛋白产物包括促肾上腺皮质激素（ACTH）、β-内啡肽以及三种类型的 MSH（α、β 和 γ）（图 65.13）；在人类中，α-MSH 代表了生物活性最强的 MSH。POMC 基因表达的主要部位是脑垂体；其他表达部位也包括了睾丸、内皮，以及相当重要的——表皮角质形成细胞。尽管 MSH 与色素系统有经典的联系，这种肽还有广泛的生物学功能，包括抗炎以及体重调节作用。例如，POMC 基因突变可以导致严重的早发性肥胖、肾上腺功能不全以及红色头发[33]。编码与 POMC 产物相结合的相应受体的基因发生突变可以导致类似的临床症状也就不足为奇了；例如，MC4R 基因突变与病理性肥胖而 MC1R 基因突变与红发相关（见下文）。值得注意的是，皮下阿法诺肽（afamelanotide，4-正亮氨酰-7-苯丙氨酸-α-MSH）相比 α-MSH 可增加与 MC1R 的结合，从而导致皮肤色素沉着。当给予患者每月一次的皮下

阿法诺肽治疗，红细胞生成性原卟啉病的患者表现除了较少的光毒性反应且可耐受更多的日光直射，而白癜风患者相比接受 UVB 治疗则出现了更多、更快的复色。

像表 65.4 中总结的那样，共有 5 种主要的黑皮素受体（melanocortin receptors），所有的受体都具有 7 个跨膜结构（图 65.14）。从内皮细胞到成纤维细胞，MC1R 在皮肤中的许多种细胞上都有表达，但它们在黑素细胞上的表达密度是最高的[34]。与 β-肾上腺素受体相似，MC1R 是一种 G 蛋白偶联受体，即它利用可以与三磷酸鸟苷（GTP）和二磷酸鸟苷（GDP）结合的蛋白作为中间信使（图 65.15）。当 MSH 与 MC1R 结合后，它们的复合体与 G 蛋白复合体相互作用。GTP-G$_s$α 亚基随后活化腺苷酸环化酶，导致黑素细胞内 cAMP 水平升高。而胞内环磷腺苷（cAMP）可以通过 MITF 增加酪氨酸酶活性，促进真黑素的生成（见图 65.4）。如果 MC1R 功能障碍不能引发胞内 cAMP 水平的显著升高，则优先产生褐黑素（图 65.16）。值得注意的是，大部分具有红发的个体其 MC1R 编码基因存在复合杂合子或纯合子的 R 等位基因突变（见图 65.14）[1, 35]。

MC1R 还可以与一种 agouti 蛋白（鼠）或 agouti 信号蛋白（ASIP；人）相互作用。Agouti 这个名词用于形容狗、狐以及鼠等哺乳动物因优黑素和褐黑素产生的量发生变化所致的带状发色的表现（图 65.17）。在毛囊中，毛乳头中的细胞表达 agouti 蛋白是周期式的，当 agouti 蛋白存在时，能有效地与 MSH 竞争，这时褐黑素小体比较容易产生褐黑素（图 65.16）[36-37]。相对于真黑素，褐黑素小体的特点是其有更圆的形状

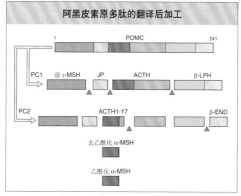

图 65.13　阿黑皮素原多肽的翻译后加工。Addison 病的患者垂体分泌过多 ACTH 和（或）α-MSH 可导致广泛性的色素沉着。ACTH，促肾上腺皮质激素；END，内啡肽；JP，连接肽；LPH，亲脂激素；MSH，黑素细胞刺激素；PC，激素原转化酶；POMC，阿黑皮素原

表 65.4	黑皮素受体（MCR）的主要形式	
受体	分布，主要（次要）	配体
MC1R*	黑素细胞（角质形成细胞，成纤维细胞，内皮细胞，抗原提呈细胞）	α-MSH，ACTH＞β-MSH
MC2R	肾上腺皮质（脂肪细胞）	ACTH
MC3R†	脑（肠，胎盘）	α-，β-，γ-MSH，ACTH
MC4R†	脑	α-，β-MSH，ACTH
MC5R	外周组织（皮脂腺、成纤维细胞、脂肪细胞）	α-，β-MSH，ACTH

* 拮抗性配体—agouti 蛋白（鼠）以及 agouti 信号蛋白（人）
† 拮抗性配体—神经肽 agouti 相关蛋白
ACTH，促肾上腺皮质激素；MSH，黑素细胞刺激素

图 65.14 黑素细胞膜上的黑皮素受体 1（MC1R）。
MC1R 有七个跨膜区，是一个 G- 偶联受体（见图
65-15）。MC1R 有多种基因突变体。无效或亚效 R
等位基因 D84E，R151C，R160W 以及 D294H 其
红发的优势比分别为 62，118，50 和 94；V60L，
V92M 和 R163Q 的低外显率 r 等位基因的红发优
势比分别为 6，5 和 2[52]。总来说，R/R 个体有红
发和浅肤色

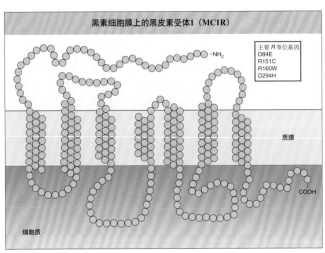

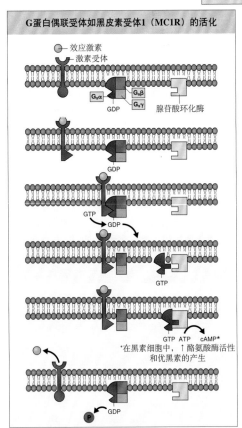

图 65.15 G 蛋白偶联受体如黑皮素受体 1（MC1R）的活化。
以 MC1R 为例，胞内 cAMP 含量的升高导致酪氨酸酶活性的增
强以及优黑素的产生。GDP，鸟苷二磷酸；GTP，鸟苷三磷酸；
P，磷酸基团；S，活化性（Adapted from Alberts B. Molecular
Biology of the Cell. Garland Publishing; 1989.）

以及囊泡小体中有无定型基质。

　　将黑素细胞暴露于可以使胞内 cAMP 水平升高的
物质如霍乱毒素、forskolin[38]、双丁酰 cAMP 以及
MSH 可以增强黑素的合成（见图 65.15）。被 cAMP
激活的蛋白激酶 A（PKA）可导致许多蛋白的磷酸
化，从而引起这些蛋白自身的活化。被 PKA 磷酸化
的蛋白之一是 cAMP 反应元件结合蛋白（CREB），
这是一种调控其他基因表达，包括 MITF 的转录因
子（见 图 65.4）。McCune-Albright 综合征（多骨
纤维发育不良）的患者表现为 Gs α 蛋白的镶嵌性突
变（见图 65.15）。尽管呈镶嵌样，其导致的结果为
cAMP 级联反应永久性"开放"，随着 CREB 控制的
基因持续的转录，出现骨内和内分泌器官的肥大。据推
测，在这种疾病特征性的节段性咖啡斑中，升高的胞
内 cAMP 含量导致酪氨酸酶活性增强以及优黑素的合
成增加。

　　黑素细胞暴露于佛波酯类物质，如佛波醇
（TPA），可以通过激活蛋白激酶 C（PKC）从而促
进黑素的形成（图 65.18）。生长因子，包括 bFGF 和
KIT 配体也可以增加黑素细胞内色素含量，反之，KIT
受体抑制剂（如伊马替尼）可导致色素减退。内皮
素 -1，一种最初从内皮细胞中分离出的小分子肽，由
角质形成细胞产生，可增加酪氨酸酶活性从而导致黑
素产生增加。

　　多种基因被认为可能与人类正常的色素多样性有
关，包括① MC1R 和 ASIP；②在白化病发病中起作
用的一些基因，如 TYR、OCA2、TYRP1、SLC45A2
以及 SLC24A5（见表 65.1）；③编码 KIT 配体的
KITLG；④编码铁通道传输的 TPCN2；以及⑤编码干

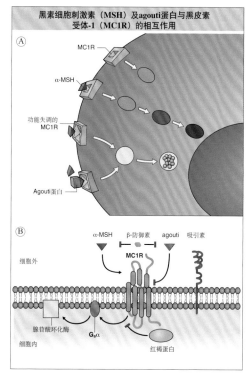

图 65.16 黑素细胞刺激素（MSH）及 agouti 蛋白与黑皮素受体 -1（MC1R）的相互作用。A. MC1R 与 MSH 结合可增加它的基础活性水平。agouti 蛋白代表了 MC1R 的拮抗性配体，它们的结合可以导致褐黑素形成。MC1R 功能障碍也可导致褐黑素的形成，正像在红发人群中看到的那样。B. 这一相互作用实际更复杂，为了效益最大化，agouti 需要席吸引素及红褐蛋白；前者可以协助 agouti 与 MC1R 的结合，而后者在胞质侧发挥作用。β- 防御素，是一种中立的激动剂，它既可以和激动剂合物也可以和拮抗剂结合物相互作用（Adapted from Schiaffi no MV. Signaling pathways in melanosome biogenesis and pathology. Int J Biochem Cell Biol. 2010；42：1094-104.）

扰素 4 的 *IRF4*[2-4]。*SLC24A5* 等位基因的编码产物是位于黑素小体膜的阳离子交换蛋白，这个基因的突变（排除非洲裔血统）与较浅的肤色有关[5]。此外，*OCA2* 基因突变被认为至少部分决定了人类眼球颜色表型的多态性[2]。ASIP 中有多个多态性的单倍型（以及可能的 ASIP 功能获得）与红或金发、雀斑以及易烧伤性相关，而导致 ASIP mRNA 不稳定的变体则与较深的肤色类型相关[3, 39-40]。致使对 *WNT* 激活的转录因子 LEF1 反应减低的 *KITLG* 调节区域的多态性与金发有关[41]，而在老鼠中，减少的 LEF1 会导致毛发颜色变浅[41]。值得注意的是，一些 *MC1R* 基因的功

能缺失性突变会带来皮肤黑素瘤的风险，且与其色素表型无关[35]。

在人类，毛发变灰或者变白是正常老化的现象。有证据表明毛囊内的活性氧聚集可导致毛囊黑素细胞的氧化损伤。毛球黑素细胞及隆突区的前体细胞均可受累[42]。此外，黑素细胞无法表达 TYRP2 及 SOX10。毛球中的 KROX20+ 细胞产生的 SCF 的作用已在前文中提及。

紫外线照射（UVR）

随着单一的 UV 光照，可以观察到黑素细胞体积的增大以及酪氨酸酶活性的提高[15]。反复暴露于紫外线可以增加转运入角质形成细胞的第 IV 阶段的黑素小体的数量以及活性黑素细胞的数量。处于慢性曝光部位（例如上肢外侧）与非曝光部位相比（例如上肢内侧），前者的黑素细胞的密度要比后者高将近 2 倍[43]。黑素细胞像其他神经嵴来源的组织一样，有丝分裂水平较低，目前尚不知道黑素细胞数目上的增加是由于分裂效率的提高还是由于"非活化"黑素细胞或前体黑素细胞的活化所造成的。

UVA 照射过后几分钟就可以观察到**即刻的肤色变深**，20 ～ 30 分钟后消退。这个现象在深色皮肤中更显著，可能代表了预先存在的黑素或黑素前体的氧化。由于其短暂性，并没有光保护作用。**迟发的黑化**常出现在 UVB 和 UVA 照射 48 ～ 72 小时后，这反映了由于酪氨酸酶活性增高而引起的新的色素生成。除了黑素细胞的大小和数量、酪氨酸酶活性、黑素小体向角质形成细胞的转移增加之外，PUVA 还会引起黑素小体大小以及聚集模式的改变，即从小而聚集转变为大而分散（见表 65.3）。

紫外线的作用机制包括：

- 上调酪氨酸酶基因的转录（通过 MITF）。
- 上调黑素细胞上的 MC1R 的数量或活性。
- 上调角质形成细胞或真皮内其他细胞（如内皮细胞、皮脂腺细胞、淋巴细胞）POMC 及其衍生物的表达。
- 增加蛋白激酶 C（PKC）激活剂二酰甘油（DAG）从脂膜的释放。
- 活化 NO/cGMP 信号通路。
- 促进角质形成细胞分泌细胞因子和生长因子（例如内皮素 -1）。
- 触发针对 UVR 诱导的 DNA 损伤的 SOS 反应[33, 44-45]。
- 通过 p53 上调 *POMC* 的转录活性[46-47]。

图 65.17 带状发色（agouti 头发）的形成——潜在的生理。A. 狐狸毛中的单根毛发中有优黑素和褐黑素的改变，这一模式被称为带状发色（agouti）。B. 与 MC1R 发生作用的不同配体解释了带状发色现象。Agouti 位点的获得性基因突变及缺失性基因突变均可造成小鼠的毛发变黄。在中枢神经系统中，过多的 agouti 蛋白可导致肥胖，agouti 位点获得性基因突变的黄色小鼠也会发生肥胖[53]

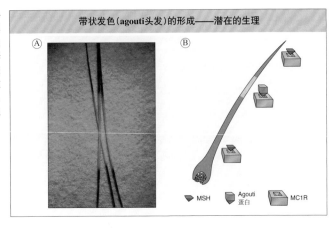

图 65.18 紫外线介导的色素沉着机制。包括增加下面一项或几项：①阿黑皮素原及其衍生肽在皮肤中，尤其是角质形成细胞中的表达；②黑皮素受体 1（MC1R）在黑素细胞上的数量；③蛋白激酶 C 激活物二酰甘油（DAG）从细胞膜上的释放；④介导紫外线诱发的 DNA 损伤而引起的 SOS 反应；⑤一氧化氮（NO）的产生，NO 可激活 cGMP 途径；⑥角质形成细胞释放的细胞因子和生长因子。其结果是 MITF 转录因子以及黑素合成相关的蛋白如酪氨酸酶、酪氨酸酶相关蛋白 1（TYRP1）、酪氨酸酶相关蛋白 2（TYRP2）、PMEL/PMEL17/gp100 的转录增加。此外，Rac1（与树突形成有关）活性的增加、驱动蛋白与动力蛋白比值升高以及增加蛋白酶激活受体 -2（PAR-2，与黑素转运相关）还可激活黑素细胞树突形成及转运黑素小体至角质形成细胞

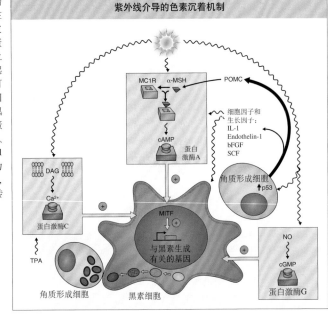

- 上调驱动蛋白（kinesin）/ 动力蛋白（dynein）比值，从而影响黑素小体转运（见图 65.10）。

大部分红发个体都难以发生紫外线照射后的黑化反应，黑素细胞 MC1R 功能的异常至少可以部分解释这一现象。这种现象以及紫外线照射后氧自由基的产生可能与红发人群中皮肤黑素瘤和角化细胞癌的发病率较高有关。此外，黑素衍生物的化学激发可在 UV 暴露后很久继续介导 DNA 光产物[48]。

（姜 敏 王莜莜译 项蕾红审校）

参考文献

1. Valverde P, Healy E, Jackson I, et al. Variants of the melanocyte-stimulating hormone receptor gene are associated with red hair and fair skin in humans. Nat Genet 1995;11:328–30.
2. Sturm RA. Molecular genetics of human pigmentation diversity. Hum Mol Genet 2009;18:R9–17.
3. Nan H, Kraft P, Hunter DJ, Han J. Genetic variants in pigmentation genes, pigmentary phenotypes, and risk of skin cancer in Caucasians. Int J Cancer 2009;125:909–17.
4. Binstock M, Hafeez F, Metchnikoff C, Arron ST. Single-nucleotide polymorphisms in pigment genes and nonmelanoma skin cancer predisposition: a systematic review. Br J Dermatol 2014;171:713–21.
5. Lamason RL, Mohideen MA, Mest JR, et al. SLC24A5, a putative cation exchanger, affects pigmentation in zebrafish and humans. Science 2005;310:1782–6.
6. Montoliu L, Gronskov K, Wei A-H, et al. Increasing the complexity: new genes and new types of albinism. Pigment Cell Mel Res 2013;27:11–18.
7. Adameyko I, Lallemend F, Aquino JB, et al. Schwann cell precursors from nerve innervations are a cellular origin of melanocytes in skin. Cell 2009;139:366–79.
8. Lin JY, Fisher DE. Melanocyte biology and skin pigmentation. Nature 2007;445:843–50.
9. Cheli Y, Ohanna M, Ballotti R, Bertolotto C. Fifteen-year quest for microphthalmia-associated transcription factor target genes. Pigment Cell Melanoma Res 2010;23:27–40.
10. Zimmerman AA, Becker SW Jr. Precursors of epidermal melanocytes in the Negro fetus. In: Gordon M, editor. Pigment Cell Biology. New York: Academic Press; 1959. p. 159–70.
11. Horikawa T, Norris DA, Johnson TW, et al. DOPA-negative melanocytes in the outer root sheath of human hair follicles express premelanosomal antigens but not a melanosomal antigen or the melanosome-associated glycoproteins tyrosinase, TRP-1, and TRP-2. J Invest Dermatol 1996;106:28–35.
12. Tobin DJ, Bystryn JC. Different populations of melanocytes are present in hair follicles and epidermis. Pigment Cell Res 1996;9:304–10.
12a. Liao C-P, Booker RC, Morrison SJ, Le LQ. Identification of hair shaft progenitors that create a niche for hair pigmentation. Gene Develop 2017;31:1–13.
13. Holbrook KA, Underwood RA, Vogel AM, et al. The appearance, density and distribution of melanocytes in human embryonic and fetal skin revealed by the antimelanoma monoclonal antibody, HMB-45. Anat Embryol 1989;180:443–55.
14. Jimbow K, Quevedo WC Jr, Fitzpatrick TB, et al. Some aspects of melanin biology: 1950–1975. J Invest Dermatol 1976;67:72–89.
15. Bolognia JL, Pawelek JM. Biology of hypopigmentation. J Am Acad Dermatol 1988;19:217–55.
16. Orlow SJ. Melanosomes are specialized members of the lysosomal lineage of organelles. J Invest Dermatol 1995;105:3–7.
17. Halaban R, Svedine S, Cheng E, et al. Endoplasmic reticulum retention is a common defect associated with tyrosinase-negative albinism. Proc Natl Acad Sci USA 2000;97:5889–94.

18. Ron D, Walter P. Signal integration in the endoplasmic reticulum unfolded protein response. Nat Rev Mol Cell Biol 2007;8:519–29.
19. Dell' Angelica EC, Shotelersuk V, Aguilar RC, et al. Altered trafficking of lysosomal proteins in Hermansky-Pudlak syndrome due to mutations in the beta 3A subunit of the AP-3 adaptor. Mol Cell 1999;3:11–21.
20. Wei ML. Hermansky-Pudlak syndrome: a disease of protein trafficking and organelle function. Pigment Cell Res 2006;19:19–42.
21. Giordano F, Bonetti C, Surace EM, et al. The ocular albinism type 1 (OA1) G-protein-coupled receptor functions with MART-1 at early stages of melanogenesis to control melanosome identity and composition. Hum Mol Genet 2009;18:4530–45.
22. McGlinchey RP, Shewmaker F, McPhie P, et al. The repeat domain of the melanosome fibril protein Pmel17 forms the amyloid core promoting melanin synthesis. Proc Natl Acad Sci USA 2009;106:13731–6.
23. Hara M, Yaar M, Byers HR, et al. Kinesin participates in melanosomal movement along melanocyte dendrites. J Invest Dermatol 2000;114:438–43.
24. Pastural E, Barrat FJ, Dufourcq-Lagelouse R, et al. Griscelli disease maps to chromosome 15q21 and is associated with mutations in the myosin-Va gene. Nat Genet 1997;16:289–92.
25. Ménasché G, Ho CH, Sanal O, et al. Griscelli syndrome restricted to hypopigmentation results from a melanophilin defect (GS3) or a MYO5A F-exon deletion (GS1). J Clin Invest 2003;112:450–6.
26. Belleudi F, Purpura V, Scrofani C, et al. Expression and signaling of the tyrosine kinase FGFR2b/KGFR regulates phagocytosis and melanosome uptake in human keratinocytes. FASEB J 2011;25:170–81.
27. Choi HI, Sohn KC, Hong DK, et al. Melanosome uptake is associated with the proliferation and differentiation of keratinocytes. Arch Dermatol Res 2014;306:59–66.
28. Seiberg M, Paine C, Sharlow E, et al. Inhibition of melanosome transfer results in skin lightening. J Invest Dermatol 2000;115:162–7.
29. Setty SR, Tenza D, Sviderskaya EV, et al. Cell-specific ATP7A transport sustains copper-dependent tyrosinase activity in melanosomes. Nature 2008;454:1142–6.
30. Boissy RE, Sakai C, Zhao H, et al. Human tyrosinase related protein-1 (TRP-1) does not function as a DHICA oxidase activity in contrast to murine TRP-1. Exp Dermatol 1998;7:198–204.
31. Rinchik EM, Bultman SJ, Horsthemke B, et al. A gene for the mouse pink-eyed dilution locus and for human type II oculocutaneous albinism. Nature 1993;361:72–6.
32. Puri N, Gardner JM, Brilliant MH. Aberrant pH of melanosomes in pink-eyed dilution (p) mutant melanocytes. J Invest Dermatol 2000;115:607–13.
33. Krude H, Biebermann H, Luck W, et al. Severe early onset obesity, adrenal insufficiency and red hair pigmentation caused by POMC mutations in humans. Nat Genet 1998;19:155–7.
34. Luger TA, Scholzen T, Grabbe S. The role of alpha melanocyte-stimulating hormone in cutaneous biology. J Investig Dermatol Symp Proc 1997;2:87–93.
35. Raimondi S, Sera F, Gandini S, et al. MC1R variants, melanoma and red hair color phenotype. Int J Cancer 2008;122:2753–60.

36. Lu D, Willard D, Patel IR, et al. Agouti protein is an antagonist of the melanocyte-stimulating-hormone receptor. Nature 1994;371:799–802.
37. Suzuki I, Tada A, Ollman MM, et al. Agouti signaling protein inhibits melanogenesis and the response of human melanocytes to alpha-melanotropin. J Invest Dermatol 1997;108:838–42.
38. D'Orazio JA, Nobuhisa T, Cui R, et al. Topical drug rescue strategy and skin protection based on the role of Mc1r in UV-induced tanning. Nature 2006;443:340–4.
39. Gudbjartsson DF, Sulem P, Stacey SN, et al. ASIP and TYR pigmentation variants associate with cutaneous melanoma and basal cell carcinoma. Nat Genet 2008;40:886–91.
40. Duffy DL, Zhao ZZ, Sturm RA, et al. Multiple pigmentation gene polymorphisms account for a substantial proportion of risk of cutaneous malignant melanoma. J Invest Dermatol 2010;130:520–8.
41. Guenther CA, Tasic B, Luo L, et al. A molecular basis for classic blond hair color in Europeans. Nat Genet 2014;46:748–52.
42. Shi Y, Luo L-F, Liu X-M, et al. Premature graying as a consequence of compromised antioxidant activity in hair bulb melanocytes and their precursors. PLoS ONE 2014;9:e93589.
43. Gilchrest BA, Blog FB, Szabo G. Effects of aging and chronic sun exposure on melanocytes in human skin. J Invest Dermatol 1979;73:141–3.
44. Gilchrest BA, Park HY, Eller MS, et al. Mechanisms of ultraviolet light-induced pigmentation. Photochem Photobiol 1996;63:1–10.
45. Luger TA. Immunomodulation by UV light: role of neuropeptides. Eur J Dermatol 1998;8:198–9.
46. Cui R, Widlund HR, Feige E, et al. Central role of p53 in the suntan response and pathologic hyperpigmentation. Cell 2007;128:853–64.
47. Oren M, Bartek J. The sunny side of p53. Cell 2007;128:826–8.
48. Premi S, Wallisch S, Mano CM, et al. Chemiexcitation of melanin derivatives induces DNA photoproducts long after UV exposure. Science 2015;347:842–7.
49. Wang ZQ, Si L, Tang Q, et al. Gain-of-function mutation of KIT ligand on melanin synthesis causes familial progressive hyperpigmentation. Am J Hum Genet 2009;84:672–7.
50. Rabbani P, Takeo M, Chou WC, et al. Coordinated activation of Wnt in epithelial and melanocyte stem cells initiates pigmented hair regeneration. Cell 2011;145:941–55.
51. Leonhardt RM, Vigneron N, Rahner C, Cresswell P. Proprotein convertases process Pmel17 during secretion. J Biol Chem 2011;286:9321–37.
52. Duffy DL, Box NF, Chen W, et al. Interactive effects of MC1R and OCA2 on melanoma risk phenotypes. Hum Mol Genet 2004;13:447–61.
53. Barsh G. From agouti to POMC – 100 years of fat blonde mice. Nat Med 1999;5:984–5.
54. Mujahid N, Liang Y, Murakami R, et al. A UV-independent topical small-molecule approach for melanin production in human skin. Cell Rep 2017;19:2177–84.

第66章　白癜风和其他色素减少性疾病

Thierry Passeron，Jean-Paul Ortonne

要点

- 白斑病和色素减退通常是指由于表皮黑素减少（色素减退）所致的皮肤颜色变浅。
- 黑素细胞减少性色素减退主要特征为由于黑素细胞增殖、分化、迁移和（或）存活障碍导致的黑素细胞数目减少。
- 黑素减少性色素减退主要特征为黑素细胞数目正常，但其黑素合成能力或向角质形成细胞转运黑素能力降低，主要与黑素小体功能异常相关。
- 发病年龄（先天性或获得性）、色素脱失程度（色素减少 vs 色素完全脱失）、前期有无炎症发生、解剖学位置以及分布模式-局限型、弥漫型、线型或点滴型等是对色素减退患者进行评估的关键因素。
- 白癜风是一种常见的与黑素细胞自身免疫性损害相关的多种因素参与色素减退性疾病。患者可表现为局限型（包括节段型）或泛发型的色素脱失斑。
- 遗传性色素减退症包括先天性、稳定、局限的色素减退，如斑驳病和 Waardenburg 综合征，以及可以发生皮肤、毛发和（或）眼睛弥漫性色素减退的各种类型的眼皮肤白化病及相关疾病。
- 炎症后、感染和化学因素引起的黑素减退以及晕痣和黑素瘤相关白斑可能包含其他引起局限型色素减退或色素脱失的病因。
- 线状痣样色素减退和特发性点状色素减退是引起线状和点滴状色素减退最常见的原因。

引言

　　白斑病和色素减少性疾病通常是指那些皮肤颜色变浅的疾病。这些疾病的常见原因是表皮黑素减少（即黑素相关的），也可能是继发于皮肤血供减少（即血红蛋白相关的）。黑素减少病是一种更特异的称谓，主要指皮肤黑素减少或缺乏，而无黑素病是特指黑素全部缺乏。黑素脱失通常意味着皮肤颜色全部丧失，但是最常是指原先存在的黑素沉着消失，如白癜风。

色素稀释是描述皮肤、毛发普遍性颜色变浅，如眼皮肤白化病，通常需将患者与其正常亲属比较时才能发现。

　　皮肤色素减退通常分两类：

- **黑素细胞源性**：由表皮和（或）毛囊的黑素细胞部分或全部缺乏引起。
- **黑素源性**：表皮和（或）毛囊的黑素细胞数目正常，但这些黑素细胞不能合成正常量的黑素和（或）不能将黑素转运至其周围的角质形成细胞。

　　黑素细胞源性的色素减少病可能是遗传的和（或）先天的，也可能是获得性的，还可能由于成黑素细胞分化、增殖、迁移和（或）存活缺陷引起。获得性黑素细胞源性色素减少的原因可能包括功能性黑素细胞受外部损伤（如冷冻手术）或免疫攻击等破坏而消失。调控黑素细胞生存的因素，也可能在真皮黑素细胞的出生后消失中起一定作用。黑素源性的色素减少可能与复杂的病理学机制引起的黑素小体功能异常，如黑素生成、黑素化、转运和降解等有关。

白斑病的诊断

　　任何白斑病（leukoderma）的患者都需要在可见光和伍德灯（约365 nm）下仔细检查。后者对局限性白斑病、肤色较浅（Ⅰ、Ⅱ型）的患者和新生儿特别有用。在可见光下，有时很难在黑素减少和黑素缺失之间进行识别。但在伍德灯下，表皮色素减少越多，与周围皮肤对比就越明显。伍德灯也有助于色素减退和血红蛋白相关性白斑病之间的鉴别，如贫血痣在伍德灯下就变得不明显。

　　根据完整的病史和体检可以对大多数白斑病作出诊断。根据皮损分布模式是否为**局限性**（如白癜风）、**弥漫性**（如白化病）或**点滴性**（如特发性点状色素减少症）等特征可以缩小鉴别诊断的范围。其他相关特征包括发病年龄，发病前有无炎症，解剖学位置及色素脱失程度。病变皮肤的组织学检查对于那些与炎症相关的黑素减少性皮肤病是有帮助的（如结节病、硬化性苔藓和蕈样肉芽肿）。

白癜风

白癜风（vitiligo）是一种获得性的由于功能性黑素细胞缺失而以局限性脱色斑为特征的疾病。

流行病学

白癜风世界患病率约为 0.5% ~ 2%[1]。可发生于任何年龄，从出生不久到老年。平均发病年龄为 20 岁。尽管认为发病与外伤、日晒、精神创伤、疾病、怀孕等因素有关，除了皮肤同形反应现象外，没有证据支持这些因素能引起或诱发白癜风。

发病机制

白癜风是一种多因子疾病，与遗传性和非遗传性因素均有关。通常认为是皮损中功能性黑素细胞缺失和毁损并导致组化可识别的黑素细胞的缺失。

白癜风的遗传学说

双胎和家系的研究表明遗传因素在白癜风的发病中起重要作用[2-3]。例如，一项在美国和英国进行的调查研究发现白癜风患者的一级亲属中 7% 发生白癜风。然而，在同卵双胎中只有 23% 的一致率提示环境因素也在白癜风的发生发展中发挥着作用[4]。多种患者人群的全基因组连锁分析已经确定了一些易感位点和候选基因。这些基因多涉及黑素生成、免疫调节或细胞凋亡，并且与其他色素性、自身免疫性或自发炎症性疾病相关[5-7]（表 66.1）。

白癜风的发病假说

目前白癜风有多种发病假说，这也部分地反映出对白癜风复杂发病机制的理解还不够透彻（图 66.1）。一个主要的挑战就是目前我们称之为"白癜风"的疾病是一类有着不同基因背景和环境诱发因素的疾病。

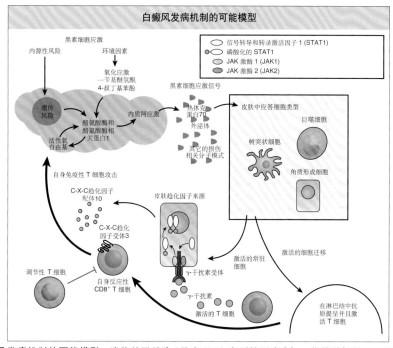

图 66.1 **白癜风发病机制的可能模型**。遗传基因风险（见表 66.1）和环境因素［如一苄基醚氢醌（MBEH），4- 叔丁基苯酚（4-TBP）］引起黑素细胞应激反应，如内质网应激。应激状态下的黑素细胞通过包含抗原的外泌体、损伤相关分子模式（DAMPs）、可溶性热休克蛋白 70（HSP70）以及一些其他因子将信号传递给局部固有的常驻皮肤细胞。一些被该类信号激活的细胞可以迁移至淋巴结激活 T 细胞，T 细胞可以分泌 IFN- γ。IFN- γ 可以与角质形成细胞或其他细胞表面 IFN- γ 受体结合，活化 JAK1 和 JAK2 并使转录因子 STAT1 磷酸化。磷酸化的 STAT1 可以形成同源二聚体并进入胞核，转录 IFN- γ 依赖基因如 CXCL10（C-X-C 趋化因子配体 10）。细胞表面表达 C-X-C 趋化因子受体 3（CXCR3）的自身反应性 T 细胞可依据 CXCL10 定向迁移至皮肤，杀伤黑素细胞。靶向作用于引起黑素细胞损伤的 IFN- γ -STAT1-CXCL10 通路（如 JAK 抑制剂或 CXCR3 单抗）是潜在的治疗白癜风的方法。ROS，活性氧；STAT1，信号转导和转录激活子 1；TYRP-1，酪氨酸酶相关蛋白 1（Adapted from Strassner JP, Harris JE. Understanding mechanisms of autoimmunity through translational research in vitiligo. Curr Opin Immunol. 2016；443：81-8.）

表 66.1 白癜风易感基因和候选基因。 有证据显示白癜风在不同人种中具有显著的遗传异质性。全基因组连锁分析中已经确定了其他易感基因，如 7p13、7q11、9q22 和（在中国患者中）4q13 ～ q21

染色体位点	候选基因	缺陷蛋白
与免疫调节相关		
1p13	PTPN22	蛋白酪氨酸磷酸酶，非受体型 22
1p31.3	FOXD3*	叉头蛋白 D3*
2q24	IFIH1	干扰素诱导的含解旋酶 C 结构域蛋白 1
2q33.2	CTLA4	细胞毒性 T 淋巴细胞抗原 4
3p14.1	FOXP1	叉头蛋白 P1
3q13.33	CD80	CD80 分子
3q27 ～ q28	LPP	含有脂肪瘤中的优选易位配偶体（partner）的 LIM 结构域
4p16.1	CLNK	细胞因子依赖性的造血细胞连接体
5q22.1	TSLP	胸腺基质淋巴细胞生成素
6q15	BACH2	BTB 结构域和 CNC 同源物 2
6p21.3	HLA（多种基因），BTNL2	组织相容性复合物 I ～ Ⅲ，嗜乳汁蛋白样分子 2
6q27	CCR6	趋化因子受体 6
	SMOC2	SPARC 相关的模块化钙结合蛋白 2
8q24	SLA	Src 样适配器
10p15 ～ p14	IL2RA	白介素 2 受体 α
11p13	CD44	CD44 分子
11q23.3	CXCR5	趋化因子受体 5
12q13	IKZF4	IKAROS 家族锌指 4
12q24	SH2B3	SH2B 衔接蛋白 3
17p13	NLRP1（旧称 NALP1）	NOD 样受体家族，包含 pyrin 结构域蛋白 1
18q21.33	TNFRSF11A	肿瘤坏死因子受体超家族成员 11a（RANK）
19p13.3	TICAM1	Toll 样受体衔接分子 1
20q13.13	PTPN1	酪氨酸蛋白磷酸酶非受体 1 型
21q22.3	UBASH3A，AIRE	泛素相关的和含 SH3 结构域的蛋白质 A，自身免疫调节剂
22q12.1	XBP1	X-box 结合蛋白 1
22q13.1	C1QTNF6	C1q 和肿瘤坏死因子相关蛋白 6
22q13.2	TOB2	ERBB2，2 传感器
Xp11.23	FOXP3	叉头蛋白 P3
与凋亡和（或）细胞毒性相关		
1q24.3	FASL	Fas 配体
1p36.23	RERE	精氨酸-谷氨酸二肽重复蛋白
10q22.1	SLC29A3	溶质载体家族 29 成员 3
10q25	CASP7	半胱天冬酶 7
14q11.2	GZMB	颗粒酶 B
黑素细胞相关		
6p25.3	IRF4	干扰素调节因子 4
6q27	FGFR1OP，RNASET2	成纤维细胞生长因子受体 1 癌基因伴侣，核糖核酸酶 T2
10q22.3	ZMIZ1	锌指 MIZ 结构域蛋白 1
11q14 ～ q21	TYR	酪氨酸酶
12q13.2	PMEL	黑素体前体蛋白
15q13.1	OCA2，HERC2	眼皮肤白化病 2 型跨膜蛋白，包含 HECT 和 RLD 结构域的 E3 泛素蛋白连接酶 2
16q24.3	MC1R	黑皮质素 1 受体
20q11.22	ASIP	刺鼠信号蛋白

* 在一个家族中，成黑素细胞发育调节基因 FOXD3 启动子中的功能性变异与非典型白癜风表型的常染色体显性遗传相关。
HLA，人类白细胞抗原

免疫系统在白癜风发病中扮演着重要的角色，特别是Th1和Th17细胞以及细胞毒性T细胞、调节性T细胞和树突状细胞；关键的介质包括IFN-γ、CXCL10以及IL-22[8-12b]。在携带针对黑素细胞抗原的反应性T细胞白癜风的动物模型上已经证实了炎症性树突状细胞（DC）表型和IFN-γ通路的重要性[13-14]。

黑素细胞的内在缺陷以及外源性刺激也可能在白癜风的发生发展中发挥了重要的作用。此外，研究发现氧化应激可以作为致病因子激发白癜风中的免疫应答并且引起WNT通路损伤从而导致黑素母细胞分化障碍[15-18a]。越来越多的数据证实白癜风极其复杂，其发病涉及多种细胞，包括角质形成细胞、成纤维细胞、干细胞以及免疫细胞[19-20]。这些假说之间并不互相排斥，多种多样的通路最后可能都汇集，导致皮肤和毛囊中黑素细胞的消失。然而，这一系列精确的级联反应仍有待进一步阐明。

临床特征

白癜风最常见的表现是完全脱色（牛奶白或粉笔白）的斑点或斑片，周围环以正常皮肤。皮疹多为圆形、椭圆形、不规则或线条状白斑，边缘多不连续且常常凸出，如同脱色过程向正常皮肤侵入。然而当疾病刚发生或快速进展时，白斑部位往往较不清晰并且多表现为色素减退而非脱色[21]。

白斑范围一般以一定速率离心性扩大，速度可快可慢。白癜风的斑点或斑片大小可从数毫米到数厘米不等，在同一受累部位常大小不等。在肤色较浅的患者中，白斑不是很明显，但在伍德灯下或未受累的皮肤晒黑后可清楚辨认。在肤色较深的患者中，白斑和正常皮肤对比鲜明（图66.2）。白癜风常无自觉症状，累及部位的皮肤偶有瘙痒，尤其表现在活动期皮损。

虽然白癜风可发生在身体任何部位，通常白斑好发于身体肤色相对较深的部位，如面、手背、乳头、腋下、肚脐、骶部、腹股沟和肛门生殖器部位（见图66.2）。典型的面部白癜风发生于眼周和口周，白癜风也常累及肘、膝、趾、腕屈侧、踝背侧和胫前（图66.3和图66.4）。最常受累的部位包括反复受伤的部位，经常受压处或摩擦处（如体褶部位或衣服接触处）。肤色较浅的患者，其掌跖和口腔黏膜受累时，不用伍德灯检查很难发现。头面部的和甲周的白癜风，往往伴有口唇的色素减退，后者也可以单独出现。

体毛变白的发病率为10%至60%以上，因为白癜风常可以调动毛囊黑素细胞。其他毛变白与疾病的活动无关，但是它很少发生在皮损周围的正常皮肤[21a]。

虽然头皮、眉毛和睫毛的白癜风常常出现一片或多片局限性的白色或灰色头发（白发病；图66.5），但也可以发生仅少量毛囊受累引起的散在白发或整个头发毛发全部脱色。

特殊的临床类型

碎纸屑样白癜风（vitiligo ponctué）是一种白癜风的特殊表现，以多发、细小、不连续的色素脱失斑（碎纸屑样）为主要特征，有时也会出现在色素沉着斑上。当色素脱失斑周边出现红斑时，称之为"边界隆起的炎症性白癜风"或炎性白癜风（图66.6）；也有报道表现为固定形状的丘疹鳞屑改变。色素沉着性皮损边缘有偶见报道。当白癜风进展时，炎症后色素加深的区域可观察到蓝色白癜风现象。

三色白癜风（trichrome vitiligo）是指白癜风的脱失斑和正常肤色的皮肤间存在的宽度不等的褐色区域。这一褐色区域并非表现为从色素脱失的白斑到正常肤色间逐渐加深，而是表现为均匀一致的褐色条带。在这一褐色区域中，黑素细胞的数量也介于色素脱失斑与正常皮肤之间。与典型白癜风相比，此类患者皮损

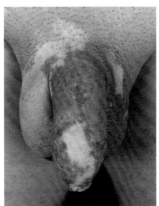

图66.2 生殖器白癜风。 阴茎和阴囊上完全的色素脱失。注意：无任何继发皮损（Courtesy, Lorenzo Cerroni, MD.）

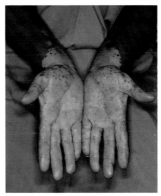

图66.3 白癜风。 手腕屈侧及手掌的色素脱失（Courtesy, Jean L Bolognia, MD.）

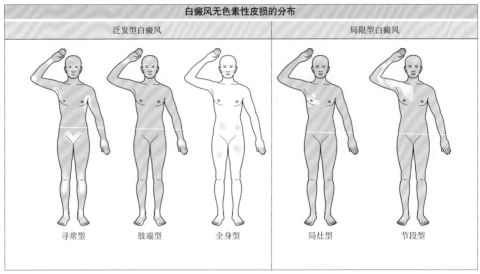

图 66.4　白癜风无色素性皮损的分布（Adapted with permission from Le Poole C，Boissy RE. Vitiligo. Semin Cutan Med Surg. 1997；16：3-14.）

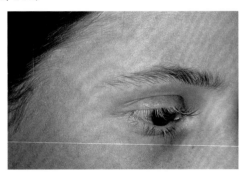

图 66.5　节段型白癜风。正常光线下，深肤色个体的白癜风易被察觉。诊断的线索在于睫毛脱色（Courtesy，Jean L Bolognia，MD.）

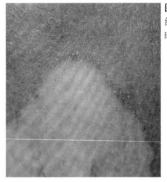

图 66.6　炎症性白癜风。红斑炎性边界明显，有时易误诊为体癣

离心性进展。亦有发现**四色白癜风和五色白癜风**。

低色素性白癜风（hypochromic vitiligo；小白癜风）好发于Ⅴ型和Ⅵ型皮肤类型的人群[22]，主要表现为发生在皮脂腺分布区域的持久性色素减退斑，皮损在面部常融合并分散在颈部、躯干和头皮。部分患者还可发生色素脱失斑，色素脱失前无炎症发生。组织学显示黑素细胞密度降低。

白癜风患者存在同形反应（IKP），在皮肤受损伤（包括手术切割、灼伤或擦伤等）部位发生色素脱失斑。同形反应较常发生于进展期白癜风患者，也可发生在各种类型白癜风中。同形反应的发生可能需要损伤达到最小阈值，因此也引起为何诸如衣服的摩擦（没有受到真正损伤）也能引起同形反应的疑问。

白癜风的临床分类

白癜风分类常常令人困惑。一般认为白癜风有两种类型：①节段型，通常损伤不超过中线；②非节段型，常被简称为"白癜风"[23-24]。混合型白癜风是指节段型和非节段型白癜风出现在同一患者[25]。

以下分类法将白癜风分为两种主要类型，局限型和泛发型（图 66.4）。

局限型：

● **局灶型**：同一解剖部位存在一片或数片白斑，但白斑不成节段型分布。

● **单侧型／节段型**：肢体一段或偶见数段发生一片或数片白斑（图 66.7）；白斑通常位于身体一侧且至中线处中断。

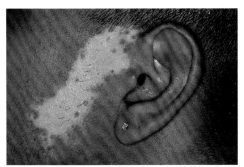

图 66.7 节段型白癜风。单侧面部的条状色素脱失，是节段型白癜风最好发的部位。注意受累区域内着色和脱色的毛发（Courtesy，Kalman Watsky，MD.）

- **黏膜型**：仅黏膜存在白斑。

泛发型：

- **寻常型**：广泛分布的散在白斑。
- **肢端型**：白斑发生于肢体末梢和面部。
- **混合型**：节段型和泛发型白癜风〔肢端型和（或）寻常型〕同时存在。
- **全身型**：周身全部或基本全部色素脱失。

总的来说，90% 以上的白癜风患者属于泛发型中的寻常型或肢端型白癜风，其余患者中局限型白癜风混合型或全身型白癜风更多见。较成人而言，节段型白癜风更易发生在儿童中，约占儿童白癜风中的 15% ～ 30%（见下文）。

病程

白癜风通常隐匿起病。大多数患者在春夏季反复接受日晒后发生。临床上，偶尔见到发生白斑前先有红斑或瘙痒的症状。

白癜风的病程是不可预知的。病情加重时可以表现为白斑增多变大，也可为白斑的离心性扩大，或者两种情况皆有。皮损周围色素减退或皮损边界不清提示白癜风处于活动期[21]。点状脱色斑也许是疾病处于进展期的一个标志。泛发型白癜风的自然病程常为缓慢进展，有时白斑长时间稳定不发展也可急剧扩大。只有少数会在短短数周或数日内白斑发展到全身。相较而言，节段型白癜风通常在 1 ～ 2 年内发展完全并且皮损局限于初始的受累区域。晕痣和白发的出现提示白癜风将由节段型转为混合型的可能性增高[26]。某些程度的日晒引起的或自发的复色在白癜风中亦不少见，但完全的和稳定的复色极少。

白癜风面积评分指数（vitiligo area scoring index，VASI）和欧洲白癜风特别工作组（Vitiligo European Task Force，VETF）评分可以作为经过验证的评估量表[27]。然而仍然缺乏可以被广泛接受的对活动期和稳定期白癜风的界定。

白癜风与眼科疾病

葡萄膜（虹膜、睫状体和脉络膜）和视网膜色素上皮中含有色素细胞。葡萄膜炎是与白癜风密切相关的眼科疾病。Vogt-Koyanagi-Harada（VKH）综合征特征有：①葡萄膜炎、②无菌性脑膜炎、③听力受损（例如听觉不良）和④主要分布于面部和骶骨区域的白癜风及白发。皮肤的色素缺失通常发生于皮肤以外的症状之后。组织病理学检查显示，在无黑素的皮损中有明显的 CD4$^+$ 淋巴细胞组成的单核细胞浸润，提示细胞免疫在发病中起主要作用。

在某些白癜风患者中观察到眼底非炎性无色素性损害，推测可能是局灶性黑素细胞缺失。尽管在某些白癜风患者中发现异常的感觉性听力丧失提示耳蜗黑素细胞受损，但耳内异常的具体情况需进一步研究。

Alezzandrini 综合征（眼-皮肤-耳综合征）是一种罕见的疾病，表现为单侧的头发、眉毛、睫毛变白以及同侧的面部皮肤变白和视觉改变。在受累的眼睛中有视力下降和虹膜萎缩。Alezzandrini 综合征的发病机制不明，但目前认为与 VKH 综合征相关。

伴随疾病

尽管大多数白癜风患者在其他方面都是健康的，但泛发型白癜风与不少自身免疫性疾病相关，尤其是在一些有白癜风和其他自身免疫性疾病家族史的患者。自身免疫性甲状腺疾病在成人白癜风中发病率接近 15%，在儿童白癜风中发病率为 5% ～ 10%[28]。其他较少关联的疾病包括恶性贫血、Addison 病、红斑狼疮、类风湿性关节炎和成年发病的胰岛素依赖型糖尿病[29-30]。值得注意的是，这些疾病和白癜风有着相同的易感基因（如 PTPN22、NLRP1；见表 66.1）。晕痣、斑秃和硬化性苔藓也是可能与白癜风相关的自身免疫性皮肤病。

常染色体隐性遗传的自身免疫性多内分泌腺病-念珠菌病-外胚层营养不良（APECED）综合征的患者常伴有白癜风。APECED 调控基因 AIRE（自身免疫调节因子）编码一种可以促进胸腺组织特异性自身抗原表达的转录因子，从而促进外周耐受。APECED 疾病中对自身反应性 T 细胞的清除失败导致了该自身免疫性疾病。在一个小鼠的模型中发现 AIRE 基因缺陷可以导致酪氨酸酶相关蛋白 1（TYRP1）特异性 T 细胞增多并增强了对黑色素瘤的免疫应答[31]。

儿童白癜风

尽管在临床中发现寻常型白癜风是儿童白癜风中最常见的类型，但是和成人节段型白癜风（≤5%～10%）[32]相比，在儿童中节段型白癜风（15%～30%）的发病率要高很多。白癜风患儿伴发内分泌疾病的发病率较白癜风成人患者低。有家族史的患儿发病年龄更早[30]。

病理学

在白癜风皮损处存在黑素细胞缺失或数目减少（图66.8）。表皮的黑素细胞密度可以通过黑素细胞特异性免疫组织化学染色进行评估，如黑素-A（MART-1）、MITF和HMB45；或者可以通过多巴（DOPA）染色检测酪氨酸酶活性。尽管超微结构研究可以用于科研探索，但是只有极少数的色素减少性疾病有特异性的超微结构改变。

鉴别诊断

当皮损出现完全色素减退时，应考虑以下鉴别诊断：使用化学品后白斑病、药物诱发（如伊马替尼）白斑与炎症后色素减退、黑色素瘤或硬皮病相关的白斑病、晚期螺旋体病、盘尾丝虫病和斑驳病（先天性病变）。如果是年轻患者躯干部位出现单一的圆形皮损，应考虑三期晕痣（见下文）。早期皮损或者部分色素减退的皮损，应考虑炎症后色素减退、花斑癣和其他皮肤感染（例如麻风）。无色素痣除为色素减少而非色素完全脱失外，也可通过其稳定和早发的特点与白癜风相鉴别，但对于部分肤色较浅患者，可能要到儿童中期才能发现。局部外用强效糖皮质激素也可造成皮肤黑素细胞减少。

治疗

白癜风治疗的目的是使皮损停止发展和复色。尽管目前还没有治疗白癜风的特效药，但是许多有效的疗法能使很多患者取得满意的效果。治疗方案取决于病变程度、部位和疾病的活动性以及患者的年龄、皮肤类型和治疗积极性。总的来说，至少需要2～3个月的时间来评估一种治疗方法是否有效。面部、颈部、四肢中端和躯干部位对于治疗反应较好，而四肢末端和唇部对治疗最为抵抗。除非皮损部位无毛或毛发颜色完全脱失，复色一般从毛囊周围和（或）皮损边缘开始（图66.9）。在治疗复色后，白斑复发概率可达40%[33]。

糖皮质激素治疗

外用糖皮质激素对于治疗局限型白癜风有效。一

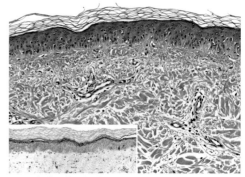

图66.8 白癜风的组织学。黑色素-A（MART-1）染色显示皮损基底层黑素细胞完全缺失，相邻正常皮肤可见数目正常的黑素细胞（Courtesy, Lorenzo Cerroni, MD.）

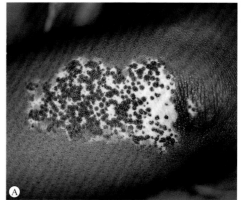

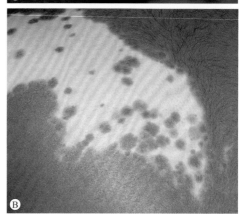

图66.9 毛囊周围复色。PUVA和NB-UVB治疗肘部白癜风（A）和背部的节段型白癜风（B）有效，表现为显著的毛囊周围复色和皮损周围复色。A图中复色区域的颜色深于未受累区域，B图中复色区域有两种色调（边界清楚时较深，皮损扩张边缘处较浅）（A, Courtesy, Jean L Bolognia, MD；B, Courtesy, Julie V Schaffer, MD.）

项 meta 分析显示，小于体表面积 20% 的白癜风患者有将近半数在外用 1 级（超强效）或 2 到 3 级（高强效）糖皮质激素治疗后可以取得 75% 以上复色，而分别有 14% 和 2% 的患者出现了皮肤萎缩[34]。为了将副作用降至最小，1 级糖皮质激素使用周期应为 6 ~ 8 周或在每周两次的基础上与外用他克莫司或弱效糖皮质激素交替使用[35]。如果经过 2 ~ 3 个月的治疗皮损没有明显改善，应该停止治疗。

一般而言，由于皮损内注射糖皮质激素时产生疼痛及可能发生皮肤萎缩（≥ 30%），应该避免使用。有报道系统使用糖皮质激素（大剂量冲击疗法、小剂量冲击疗法、低剂量每日口服）来控制快速进展期白癜风[36-37]。但是由于其潜在的严重副作用，系统使用糖皮质激素在治疗白癜风中的作用仍存在争议。

局部外用钙调磷酸酶抑制剂治疗

多项研究表明，每日两次局部外用 0.1% 他克莫司软膏或 1% 吡美莫司软膏可以使白癜风复色，有效率与在儿科患者中外用糖皮质激素相当。在面部和其他日光照射部位使用能取得更好的疗效。局部外用糖皮质激素也可联合窄波 UVB 或准分子激光治疗促进复色[38-39]。值得注意的是，在该药的包装说明书上已标注使用后避免 UV 照射，其风险收益比仍需讨论。局部外用他克莫司软膏也可与局部外用糖皮质激素交替循环使用（见上文）或者作为复色后的维持治疗。近期一项随机对照研究中发现，与安慰剂组相比，复色后每周两次局部外用他克莫司可使白斑复发率从 40% 降低至 10%[40]。

光（化学）治疗

窄波 UVB

窄波 UVB（NB-UVB，见第 134 章）NB-UVB 治疗已经成为成人和 6 岁以上儿童泛发型白癜风的一线治疗[41]，尤其对白斑面积大于体表面积 20% 以上或治疗反应较好的美容相关部位。已有多项研究证实，窄波 UVB 作为单一疗法在白癜风的治疗中有效[42-43]，且疗效优于宽波 UVB。NB-UVB 起始剂量一般为 100 ~ 250 mJ/cm²，此后每次照射剂量增加 10% ~ 20%，直至照射部位出现无症状的轻微红斑。治疗频率一般为每周 2 ~ 3 次，但是不宜连续两天进行照射[42]。短期副作用包括瘙痒和皮肤干燥；长期副作用（包括致皮肤癌）未见报道。NB-UVB 治疗较 PUVA 治疗有以下优点：治疗时间更短、没有胃肠道不良反应、很少有光毒性反应、在无色素区域和正常皮肤之间不容易出现明显的色差且治疗后不需要光保

护。此外，NB-UVB 可用于儿童、孕妇和哺乳期妇女，也可用于肝肾功能不全的患者。

补骨脂素加 UVA

补骨脂光化学疗法包括补骨脂素联合 UVA 照射（见第 134 章）。最常用的补骨脂素类为 8- 甲氧基补骨脂素（8-MOP，甲氧沙林）。5- 甲氧基补骨脂素（5-MOP，香柠檬烯）在美国没有被批准使用，而 4, 5′, 8- 三甲基补骨脂素（TMP，三甲沙林）已退市。补骨脂素可先口服（口服 PUVA）或局部外用（局部 PUVA），然后照射 UVA 或自然光（PUVASOL）。

口服补骨脂素加 UVA（PUVA）疗法通常使用 8-MOP（0.4 ~ 0.6 mg/kg），每周 2 次。对于白癜风患者，UVA 的初始剂量是 0.5 ~ 1.0 J/cm²，随后剂量逐渐增加，直到照射部位出现无症状的轻微红斑。为避免发生同形反应，应避免发生光毒性红斑。在白癜风的治疗中，5-MOP 的复色率与 8-MOP 相近，但是其引起光毒性、恶心和呕吐的发生率更低。

PUVA 的有效率存在很大的差异，大部分患者仅得到美容上可以接受的复色，只有少数患者能够达到完全的复色。PUVA 治疗的总次数一般需要达到 50 ~ 300 次。口服 PUVA 治疗的相对禁忌证和绝对禁忌证，以及短期副作用和长期副作用，在第 134 章中已经提及。迄今为止，据报道只有很少的白癜风患者在 PUVA 治疗后发生了皮肤癌。尽管与其他需要 PUVA 治疗的疾病（如银屑病）相比，白癜风患者在 PUVA 治疗中 UVA 的累积剂量较小，但是目前仍然缺乏大量的随访研究。因此，直到有更多的数据支持，否则我们推荐白癜风患者最大的 UVA 累积剂量及最多的 UVA 治疗次数分别为 1000 J/cm² 和 300 次。

由于**局部使用补骨脂素**很容易引起光毒性反应、起水疱和同形反应，因此，局部 PUVA 很难掌握应该使用低浓度的制剂（≤ 0.1%），市售制剂常需要被稀释。在皮损处局部外用补骨脂霜剂或膏剂 20 ~ 30 分钟后，进行 UVA 照射，初始剂量不应超过 0.25 J/cm²，然后逐渐增大剂量直到治疗区域出现微弱的红斑。

PUVASOL（补骨脂素结合日晒）疗法可以用于拥有充足阳光的地区，需要遵循的原则与 PUVA 疗法相同。尽量选取光毒性较小的补骨脂素类如 5-MOP 以避免光毒反应。

其他的光疗法

口服凯林（khellin）联合 UVA 治疗（KUVA）和苯丙氨酸联合 UVA 治疗也曾被建议用于白癜风治疗。关于这些治疗方法的有效性还存在争议，而且也应充

分考虑到凯林的肝毒性。由于这些原因，这些方法不被推荐用于治疗白癜风。局部使用 KUVA 有相对较低的光毒性，但是需要更久的治疗时间以耐受，且与口服 PUVA 治疗相比，需要更高的 UVA 照射剂量[44]。

聚焦微光疗法的优点在于可以仅在色素脱失区域照射。光点大小为 1～5 cm 的一束宽波或窄波 UVB 直接照射在白癜风皮损处。治疗次数可以从一周数次到一月两次。一项大型研究中发现 70% 的白癜风患者在接收了平均一年 24 次治疗后获得 75% 以上复色。

激光和相关设备

准分子激光和准分子灯

308 nm 准分子激光和准分子灯的工作波长与窄波 UVB 相近[45]。已有多项研究探究准分子激光治疗白癜风的疗效，结果发现 20%～50% 的皮损可以取得 75% 以上复色[46-48]；而准分子灯疗效与之相似[49-50]。只有少数研究直接将准分子激光和窄波 UVB 进行对比，其中部分研究结果显示前者疗效更好[48, 51]。这可能是由于准分子激光有更高的辐照度（每单位面积功率），可以更好地促进黑素细胞生长[52]。

局限性白癜风皮损每周接受治疗 1～3 次，平均约 24～48 次。复色率取决于总的治疗次数而非治疗频率[39]。临床应用推荐一周治疗两次，总共 40 次。和其他治疗白癜风的方法相似，面部皮损疗效优于肢体远端和骨骼突出处[48]。潜在的副作用包括红斑和偶发水疱[38]。

氦氖激光

氦氖激光发射的波长（632.8 nm）在红色可见光范围内，体外研究显示可以促进黑素细胞增殖和黑素生成[53]。一项关于 30 例节段型白癜风患者的研究发现，在每周治疗 1 或 2 次，平均总次数达 79 次后，20% 的皮损取得了 75% 以上复色[54]。

外科疗法

对于那些经保守治疗而没有显著复色的白癜风患者，可考虑使用自体移植[55-56]。一般来说，自体移植患者的选择标准包括：皮损稳定至少 6 个月，无同形反应、非瘢痕体质及年龄大于 12 岁的患者[57]。微小皮片移植测试显示受皮区在 2～3 个月后有色素保留或扩散，且供皮区无同形反应者也可考虑外科疗法。

目前已有多种外科疗法成功运用。微小皮片移植是最简单的方法。将从未受累部位采取的小的圆孔状皮片（1～2 mm）移植到无色素区，每个微小皮片之间相距 5～8 mm。鹅卵石效应、移植区产生杂色、凹

点是可能存在的副作用。由于供皮区可能产生瘢痕和色素沉着不均，所以尽量选取不影响美观的部位作供皮区。**负压吸引水疱表皮移植**优点在于避免了供皮区的瘢痕形成，且供皮区皮肤可被反复使用，但可能发生移植片吸取失败和同形反应。**自体黑素细胞培养后移植**是一种昂贵的技术，该技术需要特殊的实验室技术。这种技术的移植物包括单纯的黑素细胞或者黑素细胞与角质形成细胞混合培养物[58]。为了避免运用促细胞分裂剂促进细胞生长进行体外培养，提倡使用一种非培养的含有黑素细胞的表皮细胞混悬液[59]。移植个体毛发使白癜风患者的白发重新变黑也已获得成功。这些技术大多需要临床专家鉴定。

联合治疗

和传统的单一治疗方法相比，联合治疗也许能取得更高的复色率。如外科手术后联合光疗以及外用钙调磷酸酶抑制剂和（或）外用糖皮质激素与窄波 UVB 或准分子激光联合治疗[60-65]。尽管局部外用维生素 D 类衍生物作为单一治疗方法时相对疗效不够显著，但其与光疗联合治疗时仍可产生协同的复色作用。

文身

永久性的皮肤微色素形成，使用一种非变应原性的三氧化二铁色素，来化妆修复顽固的白癜风病损。文身法特别适用于通过现有的治疗方法仍然很难复色的区域如唇、乳头和手指末端。尽管文身的颜色很难和周围的皮肤颜色完全吻合并且可能慢慢消退，但是这种立刻有效的技术仍然产生了一种明显的美容效果。

去色素治疗

当泛发性的白癜风患者只在暴露部位存有很小面积的正常色素皮肤时，可选择退色剂进行治疗。但必须严格挑选治疗对象。例如那些意识到他们的外貌会非常引人注目的成人，并懂得去色素区域必须终身采取光保护措施（遮光剂、衣服和伞）。最常用的去色剂是 20% 一苄基醚氢醌（MBEH）。MBEH 每日应用 1～2 次，共使用 9～12 个月或更长[66]。MBEH 是一种对皮肤有很强作用的刺激剂和（或）变应原，因此在广泛使用前，应先进行开放使用试验。在正常情况下一般需要使用 1～3 个月开始起效。尽管 MBEH 引起的脱色被认为是永久性的，然而可出现晒斑甚至在强烈日光照射后复色（尤其是毛囊周围或在有色素的头发的区域）。含有 20% 的一甲基醌醚（MMEH）乳膏可作为 MBEH 的替代品[67]。副作用包括接触性皮炎、外源性褐黄病、五彩碎纸样白斑黑皮病。据报道 Q 开关红宝石激光引

起脱色比漂白剂引起的脱色快[68]。Q 开关红宝石激光联合局部外用 4- 对甲氧酚进行脱色已开始应用[68]。最近有报道，Q 开关紫翠宝石激光也可用于脱色[69]。

心理支持

白癜风给许多患者的生活质量产生了极大的影响。医生应该注意到这个问题并考虑患者的心理需求。尽管目前还没有特效的治疗白癜风的方法，但是总有一些对患者有益的措施可以试用。患者首先想要知道这种皮肤病是怎么回事。向患者解释白癜风的发病过程，可能的治疗手段以及其局限性是重要的，这比只是很消极地说没有好的治疗方法，或这只是个美容问题等对患者来说要有益得多。甚至帮助患者想办法来遮盖皮损也是治疗的一部分。向支持性的团体寻求帮助，必要的时候，进行心理辅导也是重要的补充治疗。

其他尚有争论的治疗

仿过氧化氢酶联合窄波 UVB 治疗

这种治疗方法是基于白癜风患者皮肤中过氧化氢的积聚导致过氧化氢酶失活的假说（表 66.2）。在一项开放性非对照试验中，33 例患者每天两次外用仿过氧化氢酶和钙剂，并联合每周两次的 UVB 照射，有 30 例（90%）患者的脸部和手部完全复色，在治疗的 2 ～ 4 个月开始复色[70]。然而在对照试验中显示，局部外用仿过氧化氢酶 / 超氧化物歧化酶与安慰剂组相比无效，并且仿过氧化氢酶与 UVB 联合治疗相比单独使用 UVB 治疗无协同治疗作用[71-72]。

系统使用抗氧化剂治疗

这项治疗的理论是基于一项白癜风发病的假说，即天然抗氧化机制的缺陷造成了白癜风。尽管至今还没有被临床对照实验确认，但是一些医生在治疗白癜风时使用了硒、甲硫氨酸、生育酚类、抗坏血酸和辅酶 Q10。

潜在的新兴治疗

剥脱性激光后联合窄波 UVB 照射及局部外用 5-氟尿嘧啶或糖皮质激素治疗

对于难治部位（如四肢末端或骨突处），先使用 Er：YAG 激光对皮损部位进行磨削，再联合窄波 UVB 照射及局部外用 5- 氟尿嘧啶或强效糖皮质激素治疗，每周 2 次，治疗 3 ～ 4 个月后较单用窄波 UVB 治疗或窄波 UVB 联合外用糖皮质激素治疗复色效果更佳[73-74]。有类似研究表明剥脱性二氧化碳点阵激光联合窄波 UVB、日晒和（或）强效糖皮质激素治疗白癜风顽固区域疗效较佳[75-76]。为减少同形反应发生，该类方法仅适用

于稳定期白癜风患者。

局部外用前列腺素

已有研究显示局部外用前列腺素 E_2 和拉坦前列素（一种前列腺素 F_2 的类似物）治疗白癜风有效[77-78]。但是其疗效仍待进一步确认。

阿法诺肽

阿法诺肽是一种 α- 促黑激素（α-MSH）类似物，可以通过与黑素皮质素受体 1（MC1R，见第 65 章）结合促进黑素生成及黑素细胞增殖。近期一项随机对照试验发现和单用 UVB 治疗相比，阿法诺肽（每月 1 次皮下植入）与窄波 UVB 联合治疗泛发型白癜风可以促进复色，尤其对于皮肤类型为 IV ～ VI 型的患者[79]。然而阿法诺肽引起非皮损皮肤的过度晒黑会增加皮损处与正常皮肤之间的对比，从而减少了一些浅肤色患者在美容上的接受度[80]。阿法诺肽治疗白癜风的适应证和禁忌证仍有待进一步研究。

JAK 激酶抑制剂

有报道显示 JAK 激酶抑制剂鲁索替尼和托法替尼可以使白癜风复色。如何利用靶向作用于引起黑素细胞损伤的 IFN-γ-JAK-STAT1 信号通路治疗白癜风有待进一步研究。

遗传性色素减退症

眼皮肤白化病

眼皮肤白化病（oculocutaneous albinism，OCA）是一组以弥漫性色素减退为特点的遗传性疾病，原因是存在于皮肤、毛囊和眼睛的黑素细胞内的黑素部分或全部缺失[81]。但表皮和毛囊中的黑素细胞数量正常。仅原发于视网膜色素上皮细胞的色素减退被称为眼白化病（OA）。

流行病学

眼皮肤白化病是一组常见的遗传性疾病，会导致弥漫性色素减退。在大多数人群中它的发病率估计为 1：20 000。然而在某些非洲种族，其发病率则为 1：1500。

发病机制

除了极少数家族被报道为常染色体显性遗传外，几乎所有类型的眼皮肤白化病都是常染色体隐性遗传模式[82]。基于分子水平的研究，已有四种类型眼白化病被定义（见表 65.1）。OCA1 型是由于酪氨酸酶活性减少（OCA1B）或缺乏（OCA1A）；在 OCA1 型患者中

表66.2 白癜风发病假说。 一种白癜风是由多种发病机制组合而成的"汇聚学说"已被提出。仅有较少支持的假说包括由神经化学物质或病毒感染（如巨细胞病毒）导致黑素细胞损伤

假说	假说依据	与假说相悖的证据
黑素细胞自身免疫损伤学说	• 与自身免疫性疾病的流行病学联系（见正文） • 白癜风和相关自身免疫疾病的免疫调节基因变异（见表66.1） • 在白癜风患者血清中检测到黑素细胞蛋白抗体（如 TYR、TYRP1、DCT、MCHR1、SOX10） • 注射白癜风患者血清后，移植在裸鼠上的人正常皮肤的黑素细胞受到损伤 • 在白癜风皮损周围有 CD8$^+$ T 细胞浸润 • 常在白癜风患者外周血中检测到皮肤归巢、黑素细胞特异性细胞毒性 T 细胞（如抗 Melan-A/MART-1 等表面蛋白） • 有报道移植白癜风患者的骨髓后出现泛发型白癜风 • 可以识别酪氨酸酶表位的 T 细胞受体转基因小鼠表现出与人类白癜风相似的脱色皮损	• 节段型白癜风自身免疫性发病的证据有限 • 尽管有着很强的证据表明自身免疫是泛发型白癜风的一个病因，但是先有免疫反应攻击正常黑素细胞还是免疫反应继发于由内外源因素导致的黑素细胞的损伤仍不清楚
黑素细胞及其黏附性能和（或）影响其生存的关键因素的内在缺陷	• 培养的白癜风黑素细胞异常 　– 粗面内质网扩张 　– TYRP1 合成 / 加工异常 　– 对氧化应激敏感性增加（如 UVB） • 由于黑素细胞黏附缺陷导致黑素细胞的经表皮丢失的依据 　– 在白癜风皮肤的在体研究中发现黑素细胞脱落和经表皮丢失 　– 由机械应激导致的细胞脱落可以解释同形反应 　– 非稳定期白癜风皮损周围的黑素细胞经培养后发现其与Ⅳ型胶原黏附性降低且树突变短变粗 • 白癜风中黑素细胞存活率降低及黑素细胞凋亡调节异常的证据 　– 在 bcl-2$^{-/-}$ 小鼠中观察到的毛囊黑素细胞的进行性丢失提供了一个黑素细胞凋亡性丢失的模型 　– 调节和白癜风相关的细胞凋亡基因出现变异（见表66.1） 　– 白癜风皮肤中维持黑素细胞稳态的重要因子（如 SCF、KIT、MITF）发生障碍 　– 在使用靶向作用于 KIT 的酪氨酸激酶抑制剂的患者中出现了白癜风样的色素减少和灰发	• 仅在白癜风皮损处或皮损周围处观察到黑素细胞丢失并且这可能是一种继发的过程 • 和正常黑素细胞相比，白癜风中黑素细胞无凋亡调节分子表达的改变
氧化应激防御缺陷导致黑素细胞损伤	• 在白癜风患者表皮检测到高水平的 H_2O_2，其可能的来源有： 　– 氧化蝶啶的堆积，如 6-生物蝶呤（蓝色荧光）和 7-生物蝶呤（黄 / 绿色荧光） 　– 单胺氧化酶 A 活性增加有关的儿茶酚胺生物合成增加 　– 在白癜风表皮中存在钙转运和钙稳态缺陷，钙依赖的硫氧还蛋白 / 硫氧还蛋白还原酶抑制 • 起保护性作用的过氧化氢酶的氧化降解导致其在白癜风患者皮肤中水平较低	• 这些异常是否是白癜风出现皮损的起因，还是免疫攻击导致的继发性结果或是黑素细胞的内在缺陷仍未确定 • 临床研究中没有得到使用仿过氧化氢酶或系统性使用抗氧化剂治疗有效的确凿证据

DCT，多巴色素互变异构酶；MCHR1，黑色素浓缩激素受体 1；MITF，小眼畸形相关转录因子；SCF，干细胞因子；TYR，酪氨酸酶；TYRP1，酪氨酸酶相关蛋白 1；UVB，紫外线 B

酪氨酸酶基因（*TYR*）至少有 320 个不同的突变[83]。OCA2 型是由于 P 基因的突变（粉红眼稀释法，现适用于 *OCA2* 型）[84]。尽管 P 蛋白的功能尚在讨论中，研究指出它可能对调节细胞器的 pH 值以及促进谷胱甘肽的液泡积聚起作用。

OCA3 型起因于酪氨酸酶相关蛋白 -1 基因的突变[85]。酪氨酸酶相关蛋白 -1 是一种黑素细胞特异基因的产物，它可能通过稳定酪氨酸酶来参与真黑素的合成（见图 65.11）。OCA1 型和 OCA3 型都是与内质网贮留有关的疾病，在内质网中的异常的蛋白（如酪氨酸酶和酪氨酸酶相关蛋白 -1）从不离开内质网被整合到黑素小体中[86]（见图 65.7）。众所周知，P 蛋白的功能障碍可导致酪氨酸酶加工和运输过程的异常。OCA4 型由 *SLC45A2* 基因突变所致，该基因编码溶质运载蛋白家族 45 成员 2（既往称膜相关运输蛋白，MATP），这一跨膜转运蛋白具有加工酪氨酸酶以及将细胞内的蛋白质运输给黑素小体的功能[87]。

OCA5 型被认为与染色体 4q24 相关，然而其致病

基因尚未被确定。OCA6 型近来被发现由 *SLC24A5* 基因突变所致,该基因编码位于黑素小体膜上的假定的阳离子交换器[88]。值得注意的是,该基因先前被认为是人类成色的生理变化中的决定性因素之一。最后,OCA7 型是由 *C10orf11*(染色体 10 开放性阅读框 11)基因突变所致;C10orf11 蛋白在成黑素细胞及黑素细胞中都有表达,被认为在黑素细胞的分化中起一定作用[89]。

常染色体隐性遗传的眼白化病(AROA)遗传上是异质的。一些病例表现为 OCA1B 或 OCA2,但皮肤表现轻微。最常见的眼白化病是一种 X 连锁隐性遗传病,是由 G 蛋白偶联受体 143 基因(*GPR143*;先前称 *OA1*)突变所致。该基因编码一种色素细胞特异性的细胞内 G 蛋白偶联受体,该受体在黑素细胞及视网膜色素上皮细胞中调控黑素小体的合成和转运[90]。导致眼白化病的 *GPR143* 基因突变可造成异常蛋白滞留于内质网中。

临床特征

眼部表现

眼白化病和眼皮肤白化病患者的许多眼部表现,反映了在发育过程中眼睛结构中的黑素含量减少或视神经纤维异常。前者导致形成半透明状的虹膜,使光线眼球上呈透明,并导致视网膜和小窝的色素较少,造成畏光和视觉分辨力下降。这些表现的严重程度和黑色素的减少数量有关。视神经纤维异常造成特征性的斜视、眼球震颤、双眼视力不足。

OCA1

根据酪氨酸酶的活性是降低(OCA1B)还是缺乏(OCA1A),OCA1 有两个临床亚型。

OCA1A

OCA1A 是符合经典的"酪氨酸酶阴性的"OCA。毛发、眼睛中的黑素细胞不能合成黑色素。其特征性的表型为:出生时即为白色的毛发、乳白色的皮肤、蓝灰色的眼睛。随着年龄增长,肤色仍为白色,并出现无黑色素的黑素细胞痣,但头发由于毛发角蛋白变性而呈淡黄色。这些患者对紫外线极度敏感且对皮肤癌有极强的易感性。OCA1A 的视力敏锐度降低是最严重的,一些患者基本为盲人。

OCA1B

由于酪氨酸酶活性减低程度不同,与一级亲属相比,其表型的排列从明显的色素减少到细微的色素减少。OCA1B 最初的表型被称作黄色白化病,其是根据患者毛发最终的颜色而命名,鉴于褐黑素的合成需

要较低的酪氨酸酶活性。OCA1B 的其他临床类型包括"极少量色素的 OCA""铂色的 OCA"和"温度敏感的 OCA"。所有这些患者出生时有很少色素或无色素,但 10 ~ 20 岁时毛发和皮肤会出现些色素。日晒后大部分患者会被晒伤但不会被晒黑,并常出现一定程度的半透明的虹膜。患者会出现无黑素的或有黑素的黑素细胞痣。

在温度敏感型的 OCA1B 表型中,患者出生时即有白色的毛发、皮肤和蓝色的眼睛。在青春期,头皮和腋毛仍保持白色,但手臂的体毛变为淡红褐色,下肢体毛变为暗褐色。异常的酪氨酸酶对温度敏感,在 35℃以上则失去其活性。因此,在身体温暖的部位黑色素就不能合成,这与暹罗猫的表型类似,因它们的酪氨酸酶也是温度敏感性的。

OCA2

OCA2 表型(除 OCA1B 外)符合经典的酪氨酸酶阳性的眼皮肤白化病。它的临床表型多样,毛发、皮肤和虹膜由轻度至中度的色素变淡,但极少或不被晒黑。大多数非洲血统患者为 OCA2 型。曝光部位出现色素痣和色素斑(图 66.10),其中色素斑逐渐增大颜色加深(图 66.11)。在非洲和非洲裔美国人中有一种"棕色的 OCA"表型主要是由 P 基因突变导致的。这

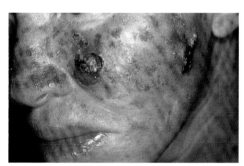

图 66.10　眼皮肤白化病,2 型(OCA2)。非洲裔患者,颊部发生明显的鳞状细胞癌,伴有多发的雀斑样痣(Courtesy, James Nordlund, MD.)

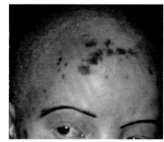

图 66.11　眼皮肤白化病,2 型(OCA2)。非洲裔患者,伴有毛发色素减退,以及大的色素沉着的雀斑样痣(Courtesy, James Nordlund, MD.)

些患者出生时毛发和皮肤呈淡褐色，虹膜呈灰褐色，很少被晒伤。

一部分患有巴达-威利综合征（Prader-Willi syndrome，PWS）和安格曼症候群（Angelman syndrome，AS）的患者所表现出的色素减退代表了 OCA2 的一种形式。PWS 的特征性表现有饮食过量、肥胖、性腺发育不全和智力障碍。然而，AS 的临床特点是重度智力障碍、小头、共济失调和异常笑声。基因组印记技术（见第54 章），发现父系的染色体 15q 区（包括 P 基因）缺失从而导致 PWS。而母系中染色体的缺失则导致 AS。AS 或 PWS 的患者中大约 1% 的人也患有 OCA2，这是在 P 基因复制缺失后，再复制时即发生突变。

OCA3

OCA3 患者的表型分为淡红褐色的（大多数是OCA3 患者）和褐色的（更常见于 OCA2）。淡红褐色的 OCA 与 Ⅲ ~ Ⅴ 型肤色的人是一致的，其表型包括红铜色皮肤、淡赤黄色毛发和蓝色或棕色虹膜。红褐色OCA 和 *TYRP1* 型基因突变相关。一例由两个 *TYRP1* 基因复制突变所致的褐色 OCA 表型的病例亦被报道：一位患有淡褐色皮肤、毛发和蓝灰色虹膜的非洲裔美国儿童。

OCA4

OCA4 是最常见的白化病类型，占日本患者的25%，中国患者的 10% ~ 20%，印度患者的 10% 以及

在高加索人群的患者中占有 5%[91]。OCA4 的临床表型多样，患者的发色可是白色、黄色或者棕色，随时间发展，患者的皮肤和毛发不一定会出现色素增加。

OCA5 ~ 7

OCA5 在一个巴基斯坦血缘家族中被报道，患者具有白色皮肤和金色毛发。来自中国和法属几内亚的OCA6 患者被报道具有可被晒黑的白色至浅棕色皮肤、出生时的黄色毛发、颜色随年龄加深，以及浅棕色巩膜[88]。OCA7 主要在丹麦法罗群岛的患者中被报道，患者相比于其正常亲属，肤色更浅，他们的毛发表现为浅黄色至棕色[89]。

眼白化病 1 型（OA1）

眼白化病 1 型特点是视力敏锐度严重降低，视网膜色素减退，眼内出现巨大黑素体。男性患儿有眼球震颤、畏光、中心凹发育不全[90]。尽管有报道深肤色的患者出现色素减退斑，临床表现上他们的皮肤通常是正常的，没有明显的色素脱失。皮肤组织学检查发现存在巨大黑素体。

病理学

尽管显示表皮黑素减少，但黑素细胞的数量是正常的。

鉴别诊断

见图 66.12。偶尔全身泛发的白癜风患者会被认为

图 66.12 出生即有或发生于婴幼儿期的弥散性色素减退性疾病的鉴别诊断。 Griscelli 综合征和 Chédiak-Higashi 综合征（CHS）患者有银发，并且 CHS 患者的慢性曝光部位皮肤具有混合性的色素沉着和色素减退。引起弥漫性色素减退症的其他少见原因有核内体衔接蛋白 p14 和双等位基因 *KIT* 突变（Adapted from Bolognia JL. A clinical approach to leukoderma. Int J Dermatol. 1999；38：568-72.）

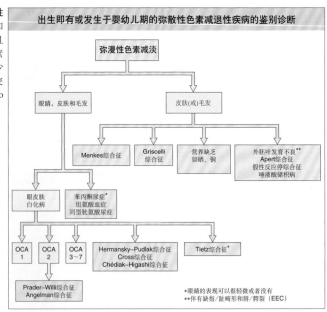

出生即有或发生于婴幼儿期的弥散性色素减退性疾病的鉴别诊断

弥漫性色素减淡

眼睛，皮肤和毛发 ── 皮肤（或）毛发

Menkes综合征 — Griscelli综合征 — 营养缺乏如硒、铜 — 外胚叶发育不良** Apert综合征 假性反应停综合征 唾液酸储积病

眼皮肤白化病 — 苯丙酮尿症* 组氨酸血症 同型胱氨酸尿症

OCA 1 — OCA 2 — OCA 3~7 — Hermansky–Pudlak综合征 Cross综合征 Chédiak-Higashi综合征 — Tietz综合征*

Prader-Willi综合征 Angelman综合征

*眼睛的表现可以很轻微或者没有
**伴有缺指/趾畸形和唇/腭裂（EEC）

是眼皮肤白化病，但它们的表皮缺乏黑素细胞。

治疗

没有有效的治疗。有少量色素或没有色素的患者必须注意光防护（防晒霜、帽子、衣服、避光）。这样可避免光致癌性皮肤病，特别是鳞状细胞癌。后者是发病和致死最主要的原因，尤其在热带地区（见图66.10）。所有患者都需早期接受眼科检查，并需长期随访。

尼替西农是美国食品及药品管理局（FDA）批准用于治疗1型遗传性酪氨酸血症的药物，对OCA具有一定的治疗潜力。在OCA1B小鼠模型中，给予尼替西农后血浆中酪氨酸水平升高并且导致毛发及眼的色素加深[92]。

斑驳病

斑驳病（piebaldism）是一种少见的常染色体显性遗传性疾病，由于受累部位缺乏黑素细胞，临床特点为白发症和先天的、稳定的局限性白斑病。

流行病学

虽然这种疾病确切的患病率不详，但估计在高加索人中大约为1：40 000。

发病机制

斑驳病通常是由于 KIT 原癌基因的突变所致[93]，该基因编码黑素细胞表面的跨膜受体的酪氨酸激酶家族成员（见图65.2）。成黑素细胞从神经嵴迁移出之前和在出生后，黑素细胞的正常发育都需要功能性的KIT 受体。SNAI2 基因的杂合缺失被发现导致一些患者发生斑驳病，该基因编码的转录因子对黑素细胞的发育非常重要。

临床特征

白斑的分布特点是好发在躯干前中部、四肢中部、前额中央和额中部头皮，后者引起白额发（图66.13）。这些损害出生时即有。80% ~ 90%的患者会出现白额发，它是斑驳病最常见的特征。但是无白额发不能排除诊断。所有白额发患者的体毛也是白色的。其额发下的皮肤也是无色素的。色素脱失斑位于中线，呈三角形或菱形，常对称分布。额发的顶端可达头顶，前面可延至鼻根，包括眉毛的中1/3，很少累及鼻。

斑驳病的皮损分别很有特征性，即使无白色额发也会考虑到斑驳病。皮损的形状不规则，呈局限的牛奶白色。通常，直径从几毫米至数厘米不等，正常色素的、色素过度的斑疹和斑片是白斑病皮损的特征性

表现（图66.14）。色素沉着斑也可出现于未被累及的皮肤中，不应被误认为是神经纤维瘤1型。眉毛和睫毛变白也很常见，犹如白斑病的白发。偶尔有个别患者的皮损随时间缩小，毛发过早变灰并非罕见。

病理学

通过光学和电子显微镜，都无法在毛囊间表皮或无色素皮肤的毛囊内观察到黑素细胞[94]。在色素沉着斑的黑素细胞和角质形成细胞内有丰富的黑素小体。

鉴别诊断

出生即有的稳定的无色素斑片，特征性的分布模式以及白斑范围内正常色素的或色素沉着的斑疹可帮助我们进行斑驳病与白癜风的鉴别。需要与局限性的白发鉴别的疾病也很多，包括遗传和后天的因素（表66.3）[95]。众所周知，孤立的白色额发也可以是常染色体显性遗传。斑驳病的诊断应引起临床医师的重

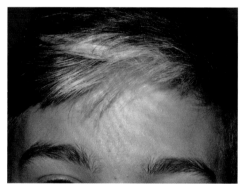

图66.13 斑驳病。白色额发和位于额部中央的特征性的三角形无色素斑（Courtesy, Julie V Schaffer, MD.）

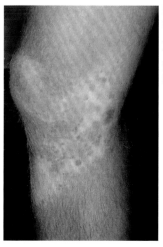

图66.14 斑驳病。具有特征性的肢体中央受累。注意白斑内兼具正常色素和色素沉着性斑疹（Courtesy, Julie V Schaffer, MD.）

表 66.3　局限性白发症的鉴别诊断
炎症性、自身免疫性或外伤性
● 白癜风
● 晕痣
● 斑秃（恢复期初始毛发期）
● 炎症后［如盘状红斑狼疮，眼睑炎（睫毛）］
● 创伤后
● Vogt-Koyanagi-Harada 综合征
● Alezzandrini 综合征
● 黑素瘤相关的白斑病（自发性或继发于免疫疗法后）
遗传性
● 结节硬化 *
● 斑驳病（中线前额）
● Waardenburg 综合征（中线前额）
● 孤立性前额白发 †
● 孤立性枕部白发（X 连锁隐性遗传）
● 前额白发伴纹状骨病（常染色体或 X 连锁显性遗传）
● 前额白发伴多发性畸形（常染色体或 X 连锁隐性遗传）
● 1 型多发性神经纤维瘤病-叠加神经纤维瘤
● 腈肽酶缺乏症与马方综合征（单个病例报道）
痣样的
● Angora 毛痣
● 黑头粉刺样痣相关
● 继发于镶嵌现象的头皮异色症 *
药物性
● 咪喹莫特
● 拉坦前列素（睫毛白发症）
● 酪氨酸激酶抑制剂（如西妥昔单抗引起的睫毛白发症）
特发性
* 比周围毛发颜色要浅但非白发（如棕色的头发中有一缕缕淡黄色的头发）。
† 独立的疾病或者是斑驳病的一种。
Adapted from Bolognia JL, Shapiro PE. Albinism and other disorders of hypopigmentation. In: Arndt KA, et al（eds）. Cutaneous Medicine and Surgery. Philadelphia: WB Saunders, 1995

视，并通过眼睛及听力检查排除 Waardenburg 综合征的可能性。**白化病-耳聋综合征（Albinism-deafness syndrome）** 又称齐-马综合征（Ziprkowski-Margolis syndrome）或沃耳夫综合征（Woolf syndrome），是一种罕见的与染色体 Xq26.3 ～ q27.1 有关的 X 连锁遗传病，临床表现为先天性神经性耳聋，广泛的色素脱失的斑驳样表型[96]。

治疗

将正常皮肤和黑素细胞移植至无色素区，是一种治疗选择，但都需要许多复杂过程。可使用化妆品来掩饰受累区域，防止晒伤的保护也是非常必要的。

Waardenburg 综合征

Waardenburg 综合征（Waardenburg syndrome，WS）是一种少见的常染色体显性或隐性遗传性疾病（后者少见），可同时具有以下多种特征[97]：

- 白发，皮肤白斑，或两者均有如同斑驳病的临床表现（见上文）
- 先天性耳聋
- 局部或全部虹膜异色症（包括对称的色素减退）
- 内侧眉毛增生（连眉）
- 鼻根部宽
- 内眦错位（两眼内眦距离较宽，但瞳孔间距离正常）

WS 分四种临床亚型（表 66.4）：WS 1 型，为经典型（WS1）；WS 2 型，无内眦错位（WS2）；WS 3 型，伴有肢体异常（WS3，Klein-Waardenburg 综合征）；WS 4 型，伴有先天性巨结肠症（WS4，Shah-Waardenburg 综合征）。

流行病学

WS 在荷兰的发病率为 1/20 万。在美国，WS 中耳聋患者占人群的 1/50 000。WS 可以发生在世界各地和任何种族。男女发病率相同。

发病机制

有学者指出 WS 患者的面部畸形是在胎儿发育过程中形成。多个基因（PAX3，MITF，SNAI2，SOX10；见表 66.4）参与编码转录因子，它们通过与 DNA 结合并调节其他基因的功能，并在胚胎发育时期起到关键的作用（见表 65.4）。头颈的结缔组织、肠内的神经节细胞以及成黑素细胞均来源于神经嵴，这也就解释了神经嵴疾病的各种表现。据推测，WS 的耳聋表现反映了黑素细胞在内耳发育中的作用。

WS1 型和 WS3 型患者中 PAX3 转录因子的突变促进了成黑素细胞及其他细胞的增殖，随后使之迁移出神经嵴。WS 3 型患者上肢的异常暗示了 PAX3 基因也参与了介导肢体发育[98]。小眼畸形相关转录因子（MITF；表达受 PAX3 和 SOX10 调节）基因突变可导致 WS 2，该基因编码螺旋-环-螺旋/亮氨酸拉链转录因子。众所周知，MITF 基因错义突变将导致 Tietz 综合征（色素异常聋哑综合征）（见下文）[99]。此外 MITF 在黑素细胞发育中起到重要作用，调节许多黑素细胞特异性基因（如酪氨酸酶；见第 65 章）的表达。在 WS 2 型患者中亦发现了 SNAI2 基因（其表达受 MITF 调节）纯合子缺失。SNAI2 基因是一种锌指转录因子，在神经嵴衍生细胞发育中起到关键作用，它的缺失可以同时导致听力和色素的异常[100]。

表 66.4　黑素细胞发育障碍					
人类疾病		小鼠模型	遗传	基因	蛋白
斑驳病 *		显性斑点	AD	*KIT*	KIT 酪氨酸激酶
			AD	*SNAI2*	蜗牛同源物 2 转录因子
Waardenburg 综合征					
WS1		斑点基因	AD	*PAX3*	成对盒 3 转录因子
WS2**	A	小眼畸形	AD	*MITF*	小眼畸形相关转录因子
	D		AR	*SNAI2*	蜗牛同源物 2 转录因子
	E		AD	*SOX10*	性别决定区盒 10 转录因子
WS3		斑点基因	AD ≫ AR†	*PAX3*	成对盒 3 转录因子
WS4	A	斑驳位点	AD，AR	*EDNRB*	内皮素 B 受体
	B	致死性位点	AD，AR	*EDN3*	内皮素 -3
	C	显性巨结肠	AD	*SOX10*	性别决定区盒包含基因 10
Tietz 综合征			AD	*MITF*	小眼畸形相关转录因子
白化病，黑色锁，肠道神经细胞移行障碍和耳聋综合征（ABCD 综合征）			AR	*EDNRB*	内皮素 B 型受体

* KIT 等位基因突变的患者表现为皮肤、毛发和眼的弥漫性色素脱失以及发育迟缓。
** WS2 的其他表型与 1p21 ～ p13.3（WS2B）和 8p23（WS2C）有关。
† *PAX3* 纯合突变发生于父母为 WS1 的 WS3 患者中。
AD，常染色体显性遗传；AR，常染色体隐性遗传

SOX10 转录因子在成黑素细胞和神经节前体发育中起到关键作用，该基因的突变会导致 WS4 或 WS2（若轻度）[101]。编码内皮素 B 受体及其配体内皮素 3 的基因突变亦可导致 WS4[102]。在生长发育的神经嵴中的成黑素-神经节细胞前体上发现了内皮素 B 受体，它与内皮素 3 的结合对这些细胞的产生至关重要（见图 65.3）。

临床特征

Waardenburg 综合征 1 型（WS1）

白色额发，一般与斑驳病的白色额发相似，可能是 WS（20% ～ 60% 患者）最常见的皮肤色素异常。尽管额发通常是白色的，但是也可以看到红色、棕色或者黑色的头发。少数患者在额顶部或者枕部有额外的白发区域。早生灰发可以累及头发、眉毛或者体毛，在 10 多岁左右即发生。约 15% 患者的白斑形态、分布类型及自然病史与斑驳病类似。听力障碍的患病率从 15% 到超过 35% 不等[103]，可以单侧发病也可以双侧发病，中度或重度。

20% 以上的患者具有局部（扇形的）或者完全的虹膜异色症（图 66.15）。单侧完全的虹膜异色症引起双侧虹膜的颜色不同，一侧为浅蓝色。双侧受累为双侧浅蓝色眼睛（等比例色素减退）。可存在眼底色素减退。

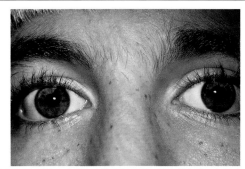

图 66.15　Waardenburg 综合征 2 型。异色性虹膜，但没有内眦外移。左上角可见白色额发（Courtesy，Daniel Albert，MD.）

眉毛可以连在一起（连眉）或者中间部分增生（15% ～ 70% 患者）。内眦错位显示内眦之间的距离增加，而两眼瞳孔和外眦之间的距离正常。这一症状可伴有睑裂长度缩短（睑裂狭小）和下泪点横移至角膜前方。这种移位也可以是不对称的。内眦错位是 WS1 和 WS3 的特征。

Waardenburg 综合征 2 型（WS2）

与 1 型不同缺少内眦错位，耳聋常见。

Klein-Waardenburg 综合征（WS3）

WS3 与 WS1 表现相似但是具有上肢畸形〔如发

育不全，并指（趾）]。

Shah-Waardenburg 综合征（WS4）

WS4 中的特征性发现是与 Hirschsprung 病（先天性巨结肠症）有关。许多患者具有白色额发，无黑素的斑点和虹膜异色。耳聋常见，眦错位和鼻根增宽少见。此外，罕见的临床表现（与 SOX10 基因突变有关）还包括中枢神经系统功能障碍、新生儿肌张力减退和关节弯曲。

Tietz 综合征

Tietz 综合征是一种少见的常染色体显性遗传病，以皮肤和毛发弥漫性色素减退、耳聋、眉毛发育不全为特征。尽管患者的眼睛是蓝色的，但是无畏光和眼球震颤，眼底正常。尽管与 WS2 是等位基因但是临床表现明显不同。

病理学

在光学显微镜或电子显微镜下观察，可以发现 WS 的斑驳状皮损内，黑素细胞缺失或仅有少量黑素细胞。

诊断

完全型的 WS 患者诊断是明确的。由于有时有一些临床表现的异质性，所以在诊断不完全型病例时会有困难。对家族成员的检查，特别是当他们具有此病的其他特征时对疾病的诊断很有帮助。

治疗

无特殊治疗。但是早期诊断，则有利于耳聋获得及时治疗。

黑素小体生成障碍性疾病

目前认为黑素小体属于溶酶体相关细胞器家族成员。细胞器家族还包括血小板致密颗粒，细胞毒淋巴细胞和自然杀伤细胞（NK）的溶解颗粒。当这些细胞器的生物合成被破坏，患者就会因为黑素小体功能缺陷而呈现 OCA 的临床表现及其他症状（如出血素质、免疫缺陷），后者提示了其他溶酶体相关细胞器的功能异常[104-105]。这类基因疾病包括 Hermansky-Pudlak 综合征（Hermansky-Pudlak syndrome，HPS）和 Chédiak-Higashi 综合征（Chédiak-Higashi syndrome，CHS）。

Hermansky-Pudlak 综合征

迄今为止，10 种 HPS 亚型被发现，均呈常染色体隐性遗传（见表 65.1）[106]。

发病机制

多数 HPS 亚型由基因突变所致，这些基因编码溶酶体相关细胞器生物发生复合体 1-3（BLOC1/2/3；见表 65.1 和图 65.8）的组成成分。这些复合物参与溶酶体相关细胞器的合成，其中包括黑素小体，其机制与衔接蛋白 3（AP-3）复合物不同。HPS2 和最近报道的 HPS10 是例外，它们分别由 AP3B1 和 AP3D1 基因突变所致[107]。这些基因编码 AP-3 复合物上的 β 3A 和 δ 1 亚基，它们参与将蛋白协调至溶酶体及溶酶体相关细胞器（见图 65.8）。AP-3 也参与了 CD1b 相关抗原提呈和细胞毒性 T 细胞溶解颗粒的分泌，这解释了 HPS2 和 HPS10 患者所具有的额外的免疫缺陷的临床特征。此外，一个神经元特异性 AP-3 异四聚体包含 δ 1 而非 β 3A，因此 HPS10 患者具有精神症状，而 HPS2 患者没有。

临床特征

与未患病一级亲属比较，HPS 患者具有皮肤、眼睛、毛发的色素减退。根据人种以及基因突变的情况不同，程度也有所不同。随着年龄增长，通常可以看到患者黑素沉着增多，但是仍然很难被晒黑。也存在白化病的眼部症状，如眼球震颤和视力敏感度降低。

由于细胞器功能障碍导致的系统症状包括出血倾向（如拔牙或分娩时）、间质性肺纤维化、继发于溶酶体内蜡样脂褐质聚积的肉芽肿性结肠炎。肉芽肿性斑块、女阴"刀切样"溃疡、糜烂面、与皮肤型克罗恩病相似的瘘口周围皮肤表现亦有被报道[108]。肾衰竭和心肌病较少发生，通常在成人期发病。由于中性粒细胞减少和细胞毒性 T 细胞的功能异常，HPS2 和 HPS10 患者患有复发性细菌感染，同时 HPS10 患者表现出神经发育迟缓和癫痫。

实验室检查和病理学

电镜下，第Ⅰ～Ⅲ期（很少有Ⅳ期）黑素小体和巨大黑素小体均可被看到。尽管血小板计数正常，但是由于其功能的障碍，出血时间和血小板功能分析仪（PFA）-100 检测时间延长。超微结构显示血小板内缺乏致密体。在受累内脏器官，包括肺和胃肠道的溶酶体内可见来源于脂质和糖蛋白降解的蜡样质沉积。因此推测，可能存在溶酶体功能缺陷。

鉴别诊断

除了图 66.12 所示以外，诊断还需考虑常染色体隐性遗传内含体接头蛋白 P14 缺陷，主要表现为皮肤和毛发的弥漫性色素减退，中性粒细胞减少，以及复发性肺部感染。

治疗

进行性肺纤维化的发展是通常导致 HPS 患者早逝的原因，这些患者的平均寿命只有 30～50 岁。尽管在一项最初的对照研究中抗纤维化药物吡非尼酮显示出可以减缓 HPS1 患者肺纤维化的进程，近期更多的对照实验显示该药物对患有轻度至中度肺部疾病的 HPS1 患者无效[109]。在 HPS 患者行外科手术前可给予血小板输注。

Cross 综合征

Cross 综合征以色素减退、银发、眼睛畸形和神经系统异常（如精神运动性阻滞、共济失调和僵直状态）为特征。如果家族中出现 HPS 和 Cross 综合征的重叠特征，很有可能后者是 HPS 的一种临床变型[110]。

Chédiak-Higashi 综合征

Chédiak-Higashi 综合征（CHS）是一种少见的常染色体隐性遗传疾病，临床表现包括 OCA 的银灰白色毛发、畏光、眼球震颤和眼睛色素减退；长期暴露于太阳下的皮肤可能显示出明显的混合性的色素减退和色素沉着，特别是在基础肤色相对较深的患者中。除此之外，本病的临床表现还包括由血小板致密颗粒功能下降而引起的出血倾向，进行性神经系统功能障碍以及由于淋巴细胞、NK 细胞和中性粒细胞溶解颗粒障碍引起的严重的免疫缺陷（见第 60 章）。组织学标志可见巨大的溶酶体相关细胞器，包括黑素小体，血小板致密颗粒和中性粒细胞颗粒。外周血涂片检查，在中性粒细胞内发现巨大的溶酶体是简单的筛查方法。CHS 由溶酶体转运调节基因（LYST）突变所致，该基因编码一种胞质蛋白用于介导溶酶体相关细胞器的分裂 / 融合[111]。

Tricho-hepato-enteric 综合征（婴儿腹泻症候群）

这一常染色体隐性遗传病由四肽重复结构域 37 基因（TTC37）突变引起，临床表现为皮肤和毛发的弥漫性色素减退，血小板功能缺陷（包含异常颗粒）以及免疫缺陷。与 CHS 不同，伴有结节性脆发症的焦枯毛发，婴儿期难治性腹泻，原发性肝病，面部先天畸形和心脏缺陷亦是本病的特征性临床表现。

黑素小体转运和（或）传递障碍性疾病

识别 Griscelli 综合征（Griscelli syndrome, GS）各类型中的功能缺陷蛋白可以帮助更好地理解黑素转运的过程。

流行病学

Griscelli 综合征是一种罕见的常染色体隐性遗传病。

发病机制

根据分子遗传学（和临床表现），GS 被分为三个

亚型——GS1、GS2 和 GS3（见表 65.1）。GS1 是由于编码肌球蛋白 Va 的基因突变所致[112]。肌球蛋白 Va 一端与肌动蛋白细胞骨架连接，而另一端结合一种细胞器，例如黑素小体。这种连接在黑素小体从黑素细胞转运至角质形成细胞的过程中起关键作用。GS2 与 RAB27A 基因突变相关[113]，该基因编码存在于黑素小体中的小的 Ras 样鸟苷三磷酸酶（GTPase）（属于 Rab 家族）。GS3 是由于 MLPH 基因突变所致，其蛋白产物为载黑素因子，连接肌球蛋白 Va 和 RAB27A[114]（见图 65.10）。由于 MLPH 仅表达于黑素细胞，因此其相关临床表现局限于弥漫性色素减退和银发。另一方面，神经元中 MYO5A 的表达也解释了 GS1 伴有神经系统的异常，造血细胞中 RAB27A 的表达解释了 GS2 与免疫缺陷和血吞噬细胞综合征相关。Elejalde 综合征（Elejalde syndrome, ES）现被认为可能是 GS1 的一种变异型。

临床特征

GS 的所有类型（三型）都以皮肤色素的减退和银灰毛发为特征——在黑素细胞中有明显的色素聚集。当出现上述情况时，GS1 患者显示原发性的神经系统的损伤[112]，来自造血细胞细胞毒性溶酶体含量减少可造成 GS2 患者免疫异常。噬血细胞综合征也能发生于 GS2，由于失控的 T 淋巴细胞和巨噬细胞活化导致死亡[113]。这个过程也可以进而累及中枢神经系统。

治疗

造血干细胞移植适用于 GS2 的治疗（但不适用于 GS1 或 GS3）。

结节性硬化症

结节性硬化症（tuberous sclerosis complex, TSC）是一种常染色体显性遗传性疾病，特征表现为发生于多个器官的错构瘤，最常见于皮肤、脑组织、眼部、心和肾（见第 61 章）。

临床特征

经典的 TSC 三联征——面部血管纤维瘤（"皮脂腺瘤"）、癫痫和智力障碍出现于白色斑疹之后。在一项应用伍德灯进行检查的调查中，在 65 例 TSC 患者中发现 64 例具有色素减退斑。

色素减退斑通常出生时即有，或见于新生儿期。实际上，所有的皮损都能在出生时即有，但也许并不明显，特别是有轻度色素沉着的婴儿，直至皮肤露于紫外线，或用伍德灯检查后才会发现。大多数患者色素减退斑的数目是 2 ～ 20 个，50% 的患者少于

6 个，另 50% 患者有 6 个或更多。皮疹形态可为多边形、柳叶-卵圆形、"拇指纹"样、点滴状（纸屑样）或节段状（罕见）。TSC 最具特征性但并不最常见的皮损是柳叶-卵圆形（一端是圆、一端是尖的），像花楸树的嫩叶，因而有了"花楸叶状斑点"的名称。

色素减退斑常见于躯干，尤其是背部，并且可见于身体任何部位。下肢较上肢或头、颈部更常发生；头皮皮损的头发常伴有轻度色素沉着。柳叶状卵圆形（花楸叶）斑的分布，在四肢其长轴与四肢纵向一致，在躯干其长轴与躯干的横向一致。皮损的边缘通常平滑，但可不规则。斑点和斑片呈暗白色（色素减退的），而不是白癜风的"纯白色"（无黑素的）。因此，在轻度色素沉着的皮肤上难以检出这种色素减退斑。伍德灯检查显示色素沉着减退，而不是色素沉着缺失。色素减退斑相对大小和数目并不随年龄而变化，也不会自行消失。部分患者可见咖啡牛奶斑。

发病机制

TSC 的局限性黑素减少不是黑素细胞数目减少，而是黑素小体变小、黑素合成受损、黑素小体黑化作用减弱所致。不论种族背景如何，黑素小体群集于角质形成细胞的溶酶体中（见表 65.3）。黑素小体体积缩小并不是其他先天性局限性黑素减少病的特征。TSC 与两个抑癌基因的突变有关，它们是 TSC1 和 TSC2 基因，分别编码错构瘤蛋白和结节蛋白（见第 61 章）。这两种蛋白在体内相互关联，两者间的相互作用对哺乳动物雷帕霉素靶蛋白（mTOR）信号通路进行负调控。

诊断

如果一个婴儿患有 3 个或更多的色素减退斑，应考虑诊断 TSC，并且超声心动图需作为首要的检查进行（若没有癫痫病史）（见图 61.20）。当出现 3 个或更多的色素减退斑，尤其形状呈柳叶-卵圆形时，诊断可能是 TSC。白斑合并癫痫发作，增加了 TSC 的可能性。当新生儿仅有 1 个或 2 个色素减退斑点或斑片，而其他方面均健康时，虽然 TSC 不能被完全除外，但诊断色素减退痣的可能性更大。

根据其典型分布方式、纯白色斑，本病易与白癜风鉴别。若缺乏炎症或外伤所引起皮损的既往史或病史，炎症后色素减退很容易被排除。贫血痣可通过玻片压诊后"消失"而做出鉴别；此外，在 TSC 皮损处剧烈地摩擦或冰敷 TSC 皮损后，在色素减少的皮肤中可引起红斑，而贫血性痣不然。在运动失调性毛细血管扩张症患者中也可观察到一些色素减退斑（可能显示"色素镶嵌/嵌合"现象）。Westerhof 综合征的

特征性表现为色素沉着和色素减退斑，它被推测可能是一种常染色体显性遗传性疾病，可能与发育迟缓有关，然而病因尚不明确。**家族性进行性色素沉着症伴或不伴有色素减退**，也是一种常染色体显性遗传病。它的特征性皮损从小斑点至大斑片不等，该病由 KIT 配体基因（*KITLG*）激活性杂合突变所致[115]。

极少数 TSC 的色素减退斑表现为节段型，需与节段型白癜风（病程超过数月至 2 年并且不含黑色素的）和"色素镶嵌"鉴别（见下文）。特发性点滴状黑素减少病（IGH）可能与 TSC 的纸屑样皮损相像，但是 IGH 是后天获得性的且通常成年发病。任何患点滴状白斑病的婴幼儿应排除 TSC。其他引起点滴状白斑病的病因见表 66.5。

"色素镶嵌"现象：线状痣样色素减退症，伊藤黑素减少症，节段性色素沉着障碍和无色素痣

沿 Blaschko 线分布的皮肤色素减退反映了以克隆性皮肤细胞产生色素的能力障碍为特征的嵌合现象（称"色素镶嵌"；见第 62 章），所涉及的疾病有线状痣样色素减退症等。伊藤黑素减少症（hypomelanosis of Ito，HI）这个称谓是基于既往儿童神经学中心的研究，主要是描述具有以下特点的患者：有线状痣样色

表 66.5　点状白斑的鉴别诊断。点状色素减退也可能见于色素异常症（见表 67.10）

特发性点状白斑

慢性苔藓样糠疹

硬化性苔藓

无色素扁平疣 *

点状白斑（PUVA 治疗后）

点滴型白癜风

Darier 病（通常与角化性病变混合）

结节性硬化症的点滴状皮损

着色性干皮病

与点状掌跖角化病有关（Cole 病）

与染色体异常有关

播散性色素减退性角化病（PUVA 治疗后）*

摩擦样苔藓样皮病 *

白色糠疹

花斑癣（尤其在儿童的面部）

透明细胞丘疹病 *

* 轻微高起的顶部扁平的丘疹。

Adapted from Bolognia JL, Shapiro PE. Albinism and other disorders of hypopigmentation. In：Arndt KA, et al（eds）. Cutaneous Medicine and Surgery. Philadelphia：WB Saunders，1995

素减退同时合并有皮肤外症状，这是由于除皮肤细胞以外，组织细胞也存在异常克隆。尽管细胞遗传学上的资料不多，"节段性色素沉着障碍"和无色素痣也被认为是皮肤镶嵌症的一种临床表现[116]。

临床特征

线状痣样色素减退症可在出生时即有，或在新生儿期或幼童期变得明显。条纹状和旋涡状的特征性皮损呈单侧或双侧分布（图66.16）[116]。15%～30%的线状痣样色素减退症患者伴有中枢神经系统、眼、或肌肉骨骼系统的异常，这些患者会被三级转诊中心转诊至小儿皮肤科。

每50～75名个体中即可出现1例无色素痣。该名称有不当之处，因为白斑区域为色素减退，而不是无黑素。绝大多数皮损直径数厘米，边界不规则但清晰，通常在边缘分解成数枚较小的斑疹（图66.17）。多区块分布的无色素痣亦如"节段性色素沉着障碍"的色素减退型，其典型特征为单侧累及，很少同时累及中线两侧[117]。

叶状黑素减少症是黑素减少病中的一个特殊类型，患者有13或13q染色体嵌合三倍体症（或四倍体症）。这种黑色素减少病的临床表现有：①圆形或卵圆形皮损；②大片非对称性区域，外形似秋海棠树叶；③梨形或长方形斑疹。其他临床表现还包括毛细血管扩张

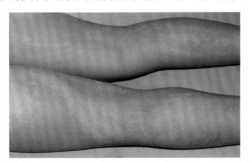

图66.16 线状痣样色素减退症。双下肢后侧沿Blaschko线分布的不同宽度的色素减退性条纹（Courtesy, Antonio Torrelo, MD.）

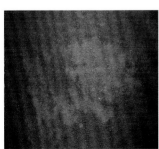

图66.17 无色素痣。色素减少而非完全消失的色素减退斑

斑，多毛症，中枢神经系统损害（特别是胼胝体缺失），传导性耳聋，脉络膜和视网膜缺损，颜面缺陷，及指趾畸形[118]。

病理学

受累皮损的黑素细胞数量可以是正常或者减少的[119]。检测发现线状痣样色素减退症患者的外周血淋巴细胞和（或）皮损处成纤维存在有多种细胞遗传学异常，同时伴有 MTOR 基因的嵌合突变（见第62章）。

诊断

线性白斑病的鉴别诊断见图66.18和表66.6。无色素痣的鉴别诊断之前已讨论过（见结节性硬化症）。

营养性黑素减退症

加西卡病（kwashiorkor）由重度蛋白质缺乏所致，皮损最初表现为红色至红褐色斑，伴有明显的脱屑（见第51章）。可同时见到黑素减少和斑状炎症后黑素过度。在鲜红色斑病例中，色素变化尤为显著。黑素减少常首发于面部。毛发干燥、无光泽，可变成浅红褐色。饮食中蛋白质摄入的恢复可使皮肤缓慢复色。有报道**缺铜或缺硒**可导致弥漫性色素减退（见图66.12）。

表66.6　线状色素减退的鉴别诊断
皮损通常沿 Blaschko 线分布
• 线状痣样色素减退症 */ 伊藤黑素减少症
• 线状苔藓
• 局部表皮发育不全（Goltz 综合征）
• Menkes 扭曲发综合征（女性携带者）
• Conradi-Hünermann-Happle 综合征
• 表皮痣
• 与黑头粉刺痣有关
• 线状硬化性苔藓
• 线性毛囊角化病和线性基底细胞样毛囊错构瘤的点滴状斑
皮损可能沿 Blaschko 线分布
• 节段型白癜风
• 节段性花楸叶状斑
• 色素失禁症的第四阶段
皮损不沿 Blaschko 线分布
• 继发于皮损内糖皮质激素注射的线状色素减退
• 色素性分界线，C型
* 块状色素减退（节段性色素沉着障碍）代表了"色素镶嵌"的另一表型并且可能与线状皮损共存；先前的定义包括线状分布的"系统型"无色素痣。
Adapted from Bolognia JL, Shapiro PE. Albinism and other disorders of hypopigmentation. In: Arndt KA, et al（eds）. Cutaneous Medicine and Surgery. Philadelphia: WB Saunders, 1995

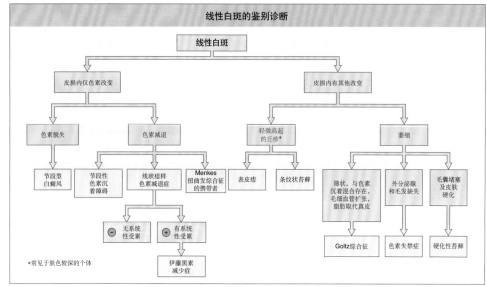

图 66.18　线性白斑的鉴别诊断

继发于皮肤炎症的色素减退症

流行病学

炎症后色素减退病（postinflammatory hypomelanosis，PIH）是一种很常见的皮肤病。在深肤色或晒黑的人群中更加明显。很多皮肤病可导致炎症后黑素减少症[120]，包括银屑病、脂溢性皮炎、特应性皮炎、线状苔藓、慢性苔藓样糠疹和红斑狼疮（图 66.19）；蕈样肉芽肿、结节病和硬化性苔藓也可以表现为色素减退性皮损。某些患者需反复检查以辨别原发炎症性皮损。

发病机制

多个环节决定皮肤的颜色，包括黑素生成，这些环节受多种直接或间接地对角质形成细胞和黑素细胞作用的因素（如生长因子、细胞因子）调控。这一过程的调节异常可导致间质形成细胞与黑素细胞之间的相互作用异常，例如皮肤炎症可以改变黑素小体的生物合成、黑素产生、黑素小体转运，尤其是向角质形成细胞转运黑素小体。严重的局部炎症可导致功能性黑素细胞丧失甚至死亡。

临床特征

黑素减少症通常继发于炎性皮损或与之共存，但偶尔仅见色素减退性皮损，例如在结节病或蕈样肉芽肿中。无论是局限性或广泛性的 PIH，通常都与色素减少有关，而不是色素缺失。完全性的色素脱失主要

见于严重的特应性皮炎和盘状红斑狼疮（见图 65.19E、G）。色素减退/缺失究竟代表的是炎症区发生白癜风同形反应，还是重度炎症的结果，目前尚有争议。

病理学

某些类型的 PIH（如结节病、蕈样肉芽肿）中，色素减退性皮损的组织学检查可以帮助确立诊断，然而在其他一些疾病中（如慢性苔藓样糠疹），组织学表现常缺乏特异性，且诊断主要建立在临床基础上。

治疗

一旦根本的炎症性病变得以有效治疗，PIH 即可逐渐消退。尽管日晒可以使皮损与正常皮肤间的对比增强，暴露于日光或 UVB 光疗可能是有效的。黑素细胞完全丢失的无黑素皮损，可考虑表皮或黑素细胞移植（见上文）。

白色糠疹

白色糠疹（pityriasia alba）很常见，覆细小鳞屑，圆形至卵圆形，通常为边界不清的斑疹和斑片，伴有轻度至中度色素减退（见第 12 章）。尽管可见于任何人种，但在在深肤色的个体更加明显。发生于儿童期和青春期，夏季更明显。皮损通常为 0.5 ～ 3 cm 大小不等，或者更大。

最早期的皮损常呈粉红色，数周后红斑消退，皮肤表面呈发白、干燥、粉状外观，有时轻微高起，边

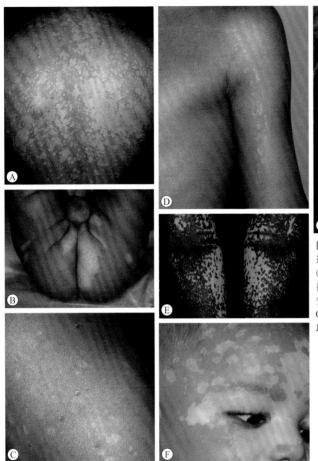

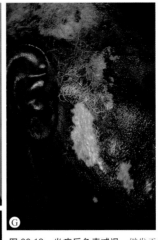

图 66.19 炎症后色素减退。继发于银屑病的色素减退（A），新生儿脂溢性皮炎（B），慢性苔藓样糠疹（C）和线状苔藓（D）。后者以微小的扁平丘疹为特征。完全性色素脱失可见于重度特应性皮炎（E），新生儿红斑狼疮（F）和盘状红斑狼疮患者（G）（B，Courtesy，Jean L Bolognia，MD；D，F，Courtesy，Julie V Schaffer，MD.）

缘粉红色或略带红色。面部，尤其是颊部最常受累。皮损偶可见于颈部、躯干和四肢。本病通常无症状，但某些患者可诉瘙痒和烧灼感。伍德灯检查可见更多明显的皮损，以及明确的色素减少（不同于白癜风的色素缺失）。尽管黑素减少斑常保持稳定，数年不变，然而常（但并不总是）在青春期自行消退。

光学镜和电镜显示受累皮肤处活跃的黑素细胞减少，黑素体减少和体积变小。

除面部皮损外需与花斑癣、白癜风（见上文），与病毒性症状相关的"发疹性黑素减少"以及其他类型的 PIH（特别是慢性苔藓样糠疹）鉴别。

局部应用糖皮质激素结合紫外线照射可能有效，但润肤剂似乎与其他制剂同样有效。

结节病

白斑在结节病（sarcoidosis）中的实际发生率尚不清楚，据分析约在 6% 患者中存在色素减退。男女比例 1：2。皮损为局限性或边界不清的丘疹、斑块，直径 1 至数厘米不等，可有或无硬结。还可见色素减退围绕着皮肤结节[122]。皮损主要见于四肢，无症状，无其他继发性改变。它的出现无特征性先兆，并可能会自发性再着色。

组织学上可见真皮中有非干酪样肉芽肿。电镜下可见一些正常黑素细胞，然而还见到其他细胞空泡形成，角质形成细胞内黑素小体的数目减少。根据临床和组织学特征，易与麻风鉴别。

色素减退性蕈样肉芽肿

色素减退性蕈样肉芽肿（mycosis fungoides，MF）是早期 MF 的一种变型的表现，常见于深肤色的个体（图 66.20），可能是因为在深色皮肤中临床表现更明显。色素减退发生于躯干或四肢，可能伴有瘙痒。通常出现红斑和轻度浸润。诊断时患者的典型年龄范围为 30 ～ 40 岁，但在青少年患者中，色素减退型 MF 占的比例（约 25% ～ 50%）较高。成功治疗［如经光（化学）疗法或局部盐酸氮芥（氮芥）治疗］后可发生再着色。常规组织学检查显示 MF 的典型表现，电镜证实表皮角质形成细胞内黑素体数量减少。黑素细胞内有许多形态正常的黑素体。这些观察提示黑素体转运异常，这一变化也见于大多数炎症后色素减退。

系统性硬化（硬皮病）和硬化性苔藓

硬皮病患者可出现弥漫性色素过度[123]，尤其在一些曝光部位；在慢性硬化症部位（如手）色素增多和色素减退的混合；在硬化和无硬化的皮肤中出现特征性的白斑。后者特征性表现为局部色素完全缺失，仅毛囊周围和静脉处保留色素（图 66.21）。当此特征性的白斑出现时，需除外系统性硬化症，因为该皮损除此之外只出

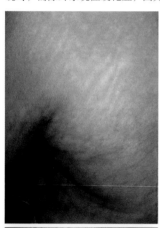

图 66.20 色素减退性蕈样肉芽肿。这一情况最常见于深肤色的患者

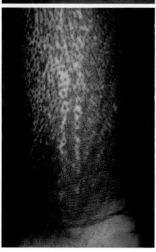

图 66.21 系统性硬化（硬皮病）白斑。白斑内均一地保留毛囊周围的色素。亦可见沿浅表静脉走行的色素沉着

现在重叠综合征和硬化性黏液水肿中。系统性硬化症伴发的色素障碍的病因和发病机制仍不清楚。

生殖器和生殖器外的硬化性苔藓的损害是色素缺失。其他改变还包括表皮萎缩、毛囊角栓和肛门生殖器部位紫癜。偶尔生殖器外硬化性苔藓呈现滴状的白斑（表 66.5；图 66.22）。电子显微镜显示色素细胞受损或黑素细胞减少、退化。

红斑狼疮

在盘状红斑狼疮（DLE）中色素减退和色素缺失常伴有皮肤萎缩和瘢痕形成（见图 66.19G）。皮损的中央常有色素减退其周围色素过度。对慢性瘢痕性DLE 而言，色素改变是持久的。组织学上除了表皮黑素细胞减少外，还有表皮萎缩，基底层的空泡变性，富含 CD123[+] 的浆细胞样树突状细胞的炎性浸润，色素失禁和纤维化，它们有助于对本病的诊断。常在亚急性皮肤型 LE 的环形皮损中央出现色素减少，但通常是可逆的。

感染和寄生虫引发的色素减退

花斑癣

花斑癣［tinea（pityriasis）versicolor］原发皮损呈圆形或椭圆形，直径一般从几毫米至 1 ～ 3 cm 大小的色素减退斑（图 66.23）。皮损的中央有融合的倾向。搔抓或牵拉皮肤时通常可见鳞屑。皮损多对称分布于肩部和躯干；也可见于下腹部、颈和面部（见第 77 章）。虽然深色皮肤患者以及浅色皮肤患者日晒后，色素减退皮损与周围皮肤色差非常明显，可能仍需要伍

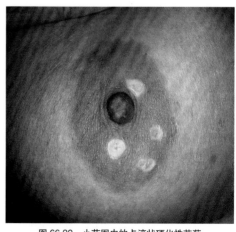

图 66.22 小范围内的点滴状硬化性苔藓

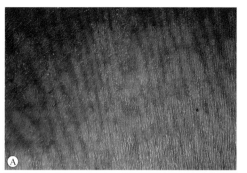

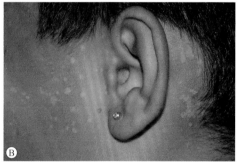

图 66.23　花斑癣。A. 覆有明显鳞屑的不同的色素减退。B. 儿童面颊部的点状色素减退；注意耳后典型的鳞屑性皮疹（B，Courtesy，Julie V Schaffer，MD.）

德灯检查帮助找出所有皮损。

在色素减退的皮损中，角质形成细胞内黑素小体密度降低，但黑素细胞密度没有改变。异常的黑素小体的产生，黑素合成减少，部分黑素体转运至角质形成细胞过程中发生故障提示存在相应的缺陷。壬二酸是一种竞争性的酪氨酸酶抑制剂——由马拉色菌产生的，可能在减少黑素合成的过程中起作用。虽然一些鉴别诊断包括：炎症后色素减退（如继发于副银屑病）、进行性色素减退斑和早期白癜风，但是通过鳞屑的氢氧化钾法检查可容易地确诊该病。

经治疗病菌消灭后，无鳞屑的色素减退斑仍然可以保持数月。

麻风病（Hansen 病）

色素减退斑可能是瘤型麻风的最早表现。皮损常常很小、多发、色淡较难识别，特别在浅色的皮肤上更难识别。面部、四肢和臀部等是好发部位，机体较为温暖的部位少发。可表现为轻度的无汗症或感觉丧失。之后出现斑块、结节、弥漫性皮肤浸润（见第 75 章）。

瘤型麻风的色素减退斑和结核样麻风表现有很大的区别。结核样麻风色素减退斑的特点为：边缘不连续，可能很大，直径可达 30 cm（图 66.24）。边界可以隆起或皮损呈均一性的浸润或呈特征性的卵石样表现。其表面可能为轻微的鳞屑、干燥、萎缩。皮损常不对称分布在四肢外侧、背部、臀部和面部，并伴有脱发、无汗以及温度觉和触觉减退。

在界线类麻风中，斑块状和环形皮损较色素减退斑更为多见；后者如果发生，边界往往模糊不易识别。常见的典型的皮损是"瑞士乳酪"与环形红斑，并伴有周边不连续的色素减退。在未分类的麻风病中，多为色素减退斑也可以伴有红斑，可出现感觉减退。皮损分布不对称，多好发于暴露部位。

麻风皮损处的色素减退机制目前仍不知道。组织学上，超微结构上黑素细胞的结构没有改变。经过治疗后色素减退斑或许可以再着色。

密螺旋体病

在品他病中，色素减退性皮损出现在疾病的晚期，在继发性皮疹出现后的几个月到几年内。不规则的、白癜风样的脱色斑好发于骨隆起的上方，周围有褐色至蓝灰色的色素沉着。可见萎缩、皮肤干燥和脱发。长期的色素减退性皮损通常不会再复色。

色素减退偶尔发生在未经治疗的三期雅司病患者身上。对称性的色素减退斑持续扩大以至累及整个区域。最常侵袭的部位是腕、手的伸侧和整个掌指关节、指间关节。

色素减退也可发生在非性病性梅毒的晚期。多表现为对称性的边界清楚的色素减退斑。色素斑可以和色素减少性皮损混染在一起。通常对称分布于累及四肢、外生殖器、乳晕和躯干。早期的青霉素治疗有较好的复色效果。

色素减退偶尔在二期梅毒中出现，常被称为"梅毒性白斑"。"维纳斯项链"是一种位于颈部，在大片

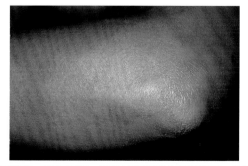

图 66.24　结核样麻风。肘部大而菲薄的色素减退斑块，边缘轻度高起，呈淡红色

色素沉着区出现散在的星星点点的色素减退斑，直径为 1～2 mm。色素减退也可发生于既往的炎症性皮疹部位，以颈部、四肢近端、躯干上部、腹部、腋窝和腹股沟多见。经过治疗梅毒性白斑逐渐好转，通常在治疗后数月到一年，皮损可以消失。

盘尾丝虫病

最先，小的（点状）、黄褐色的色素减退斑出现在胫部 1/3 到胫骨嵴前面的皮肤。之后色素减退斑扩大，融合并进行性淡化直至色素完全缺失（图 66.25）。色素小岛可以持续出现在色素减退斑中，因此得名为"豹（样）皮肤"（见第 83 章）。其他累及部位包括下肢侧面、腹股沟和覆盖骨盆隆起的皮肤。

黑热病后的真皮利什曼病皮肤病

色素减退斑出现在结节前期，表现为小的色素减退斑，对称分布在上躯干和手臂。经过数月或数年后，皮疹逐渐隆起。即使经过锑剂系统治疗后，也几乎不可能完全复色。

带状疱疹

在带状疱疹原先发生部位有时会出现色素缺失或色素脱失，产生黑素缺失可能是由于在炎症和愈合过程中黑素细胞被破坏，同时也可能引起萎缩和纤维化。

晕痣和黑色素瘤相关的白斑

晕痣

晕痣（halo nevus）好发于伴有多发的黑素细胞痣的儿童和青少年（见第 112 章），40 岁以上者发病很少。其中央为黑素细胞痣，周边绕以圆形或卵圆形的无色素环。皮损无症状，好发于躯干，尤其是背部。晕痣的演变分 4 个阶段，持续数月或十年以上：①晕

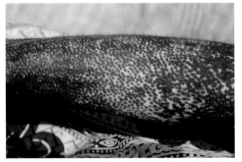

图 66.25　盘尾丝虫病（豹皮）。皮肤色素减退，受累白斑处常伴有再着色或毛囊周围色素保留

细胞出现；②痣中央色素丢失；③痣消失；④晕消失。部分患者可发生多个晕痣，有的发展为白癜风。晕痣和白癜风的关系目前存在争议。

组织学检查和超微结构研究发现，晕痣周围的痣细胞和表皮黑素细胞被破坏。晕痣内有 CD4$^+$ 和 CD8$^+$ T 细胞浸润；体外试验发现：患者的外周血 T 细胞可以溶解正常痣内的黑素细胞，提示 T 细胞可能参与晕痣的发病过程。晕痣患者的 T 细胞反应寡克隆进一步提示黑素细胞的破坏，可能是通过有一定量的 T 细胞克隆介导的免疫过程使一种特定细胞类型溶解[124]。

晕痣的诊断相对容易，必要时可以借助伍德灯。晕圈现象也可出现在一系列的黑素细胞痣（如蓝痣、先天黑素细胞痣）和黑色素瘤。所以仔细地检查皮损中心是很有必要的。典型的晕痣除非让患者安心，否则无需治疗。40 岁以上新发的晕痣应该仔细检查是否有黑色素瘤（眼部和皮肤）。

黑色素瘤相关的白斑

白癜风样的色素减退可出现在皮肤或眼黑色素瘤患者身上。至少有三种类型的白斑病与黑色素瘤相关：①肿瘤（原发的或转移的）内的色素减退（由于肿瘤衰退）（见第 113 章）；②肿瘤周围的色素缺失（见上文）和③远离肿瘤部位的白癜风样的色素减退。后者也有报道可累及眼黑素细胞（如眼葡萄膜炎、视网膜病和 VKH 样改变）。

越来越多的证据提示：黑色素瘤相关的白癜风样白斑病是免疫反应直接作用于正常和恶性黑素细胞的共同抗原决定子的结果。虽然黑色素瘤患者体内常能发现抗黑素细胞的抗体，但是越来越多的证据指出细胞免疫反应起到重要作用（图 66.26）。白癜风样皮损可出现在成功接收免疫治疗的黑色素瘤患者，包括使用抗细胞毒性 T 淋巴细胞相关抗原 -4（CTLA-4，例如伊匹单抗；图 66.27）或抗程序性细胞死亡蛋白 -1（PD-1；如派姆单抗、纳武单抗）抗体、IL-2、对酪氨酸酶、gp100- 或 TYRP1- 衍生抗原特异的肿瘤浸润淋巴细胞，或针对这些抗原的肽疫苗。另外，来源于黑色素瘤患者的细胞毒性 T 细胞克隆可以有效地溶解培养的人黑素细胞。

已在原发性黑色素瘤和肿瘤周围的脱色晕内发现拥有相同 Vp 区的克隆扩充 T 细胞，这再次验证了在与黑色素瘤相关的白癜风样白斑病的发展中，T 细胞介导了抗肿瘤反应。在输注 Melan-A/MART1-1 特异性 CD8$^+$ T 细胞克隆治疗的转移性黑色素瘤患者的炎症性色素减少的皮损中发现了 Melan-A/MART1 特异性 CD8$^+$ T 细

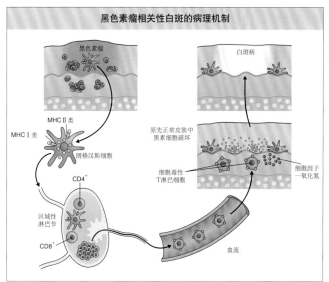

图 66.26　黑色素瘤相关性白斑的病理机制（From Schaffer JV，Bolognia JL. The biology of the melanocyte. In：Rigel DS，et al（eds）. Cancer of the Skin，2nd edn. Philadelphia：Elsevier Saunders，2011.）

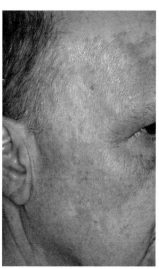

图 66.27　使用抗细胞毒性 T 淋巴细胞相关抗原 -4（CTLA-4）治疗转移性黑色素瘤产生的白癜风样白斑（Courtesy，Jean L Bolognia，MD.）

胞[125]。因此，在黑色素瘤患者中，"白癜风"可能是一种针对黑素细胞分化抗原而自发或治疗诱导的抗分化抗原的抗肿瘤免疫应答的外观效应（见第 113 章）。除了偶尔先于自发消退的转移性黑色素瘤，白癜风样白斑的发展与接收免疫治疗的转移性黑色素瘤患者的生存情况相关[126]。

化学和药物性的色素减退

　　大量的化学和药物制剂可以导致皮肤和毛发的色素

减退[127-128]。脱色的化合物有三类，它们是（表 66.7）：

- 酚类 / 儿茶酚类
- 巯基类
- 其他类

　　氢醌（HQ）及其衍生物（MMEH、MBEH）是最为常用的"漂白"剂。HQ 可以诱导可逆的皮肤色素减退，因此可以用来治疗黄褐斑。相反的，MBEH 可以导致治疗部位而且也可累及远离治疗部位的皮肤永久的色素减退，所以只能用于泛发性白癜风的治疗（见上文）。值得注意的是，橡胶工人的暴发性职业白斑病是由于接触了脱色剂（MMEH、MBEH）而诱发的。

　　色素减退也可由局部或全身应用糖皮质激素引起，尤其在肤色较黑的个体。不幸的是，在一些国家（特别是在非洲和亚洲国家）糖皮质激素被作为美白药物而广泛使用。在大多数病例中色素减退是可逆的，但是其他不良反应也很严重（比如痤疮、萎缩、皮纹）。由皮损内和关节内注射糖皮质激素而引起的色素减退，可呈卫星形、线形或不规则形，并常被错误地解释（图 66.28）。皮肤色素减退多在注射后数周到数月后出现，大多数患者在停止注射后一年内会恢复。

　　对于每一位患者，特别是成人，初发白癜风时（图 66.29）必须详细询问对已知脱色剂的接触史或容易引起脱色药物的使用史（见表 66.7）。斑贴试验有助于确诊化学性白癜，延迟解读则是必需的（如第一次为 2 周内，再一次则在 4 ～ 6 周内）。避免接触致病因子后一般会自发性复色，但仍需按照白癜风进行治疗

表 66.7　与白斑有关的部分化学药物
苯酚或儿茶酚衍生物
对苄氧酚（MBEH）
氢醌单甲醚（MMEH）（对甲氧基苯酚，对羟基茴香醚）
氢醌单乙醚（MEEH）（对乙氧基苯酚）
氢醌（HQ）（1,4- 二羟基苯，1,4- 苯二酚，对苯二酚，对羟基苯基）
杜鹃醇
对-叔丁基邻苯二酚（PTBC）
对-叔丁基苯酚（PTBP）
对-叔戊基苯酚（PTAP）
对苯基苯酚
对-辛基酚
对壬基酚
对异丙基邻苯二酚
对-甲基儿茶酚
二叔丁对甲酚（BHT）*
叔丁对甲氧酚（BHA）*
邻苯二酚（1,2- 苯二酚）
对-甲酚
巯基
β- 巯基乙醇盐酸盐（MEA）（巯乙胺）
N-（2- 巯乙基）- 二甲胺氢氯化物（MEDA）
甲巯咪唑（1- 甲基 -2- 巯基咪唑 -MMI）
磺胺酸
巯乙胺氟安定
氢氯化 3- 巯苯丙胺
其他
汞制剂
砷
肉桂醛
对苯二胺（PPD）
苯甲醇
壬二酸
皮质激素
咪喹莫特
哌醋甲酯贴剂
眼科制剂
● 毒扁豆碱（毒扁豆碱）
● 二异丙基氟
● 噻替哌（N，N′，N″ - 三乙撑硫代磷酰胺）
● 鸟粪硝基呋喃
系统药物治疗
● 氯喹
● 氟奋乃静（Prolixin®）
● 酪氨酸酶抑制剂（如甲磺酸伊马替尼、帕唑帕尼、卡博替尼）
* 脱色作用弱或不清楚

（见上文）。

在氢醌及其衍生物引起的色素减退斑中，黑素细胞数量减少或消失。其他脱色剂则可抑制酪氨酸酶（从而抑制色素合成）或黑素小体的转运。

近来发现，服用甲磺酸伊马替尼药物可以导致多种类型的色素减退，包括泛发性皮肤色素减少、指（趾）端的色素减退、皮肤难以晒黑和白癜风进展。这些改变是可逆的，可能与剂量效应相关，且肤色较黑的个体更易出现[129]。

甲磺酸伊马替尼是一种酪氨酸激酶抑制剂，靶向作用于慢性粒细胞性白血病的特征性 bcr-abl 融合蛋白；它还抑制其他三种酪氨酸激酶−血小板衍生生长因子（PDGF）受体 -α、PDGF 受体 -β 和 KIT 受体。甲磺酸伊马替尼诱导的 KIT 受体的抑制（参与色素合成及黑素细胞稳态有关），是对色素减退最有可能的解释。在接受另一酪氨酸激酶受体（包括 KIT 受体）抑制剂苹果酸舒尼替尼的患者中，有发现毛发脱色。舒尼替尼诱导的毛发脱色随着治疗的停止似乎是可逆的[130]。

物理因素引起的色素减退

各种物理损伤都可导致皮肤的色素减退或色素缺失，包括热灼伤、冷冻、紫外线照射、激光、电离辐射和外科手术所致的身体创伤。结合损伤史，色素减退的形状和相关发现，通常较易作出诊断。

色素再取决于较多因素，包括损伤的类型和深度，解剖位置，毛囊及有色毛发是否存在。

其他

特发性点状色素减退症

特发性点状色素减退症（idiopathic guttate hypomelanosis, IGH）是一种常见的疾病，发病率随年龄增长。80% 的患者年龄在 70 岁以上。IGH 可发生在所有的人种和皮肤类型，但深色皮肤更易发生。在白种人，其更好发于那些有棕色眼睛和头发的人中。由于美容问题增多以致该病明显以女性患者为主。

典型的 IGH 皮损是局限、有明显边界、无症状的瓷白色斑点[131]。通常皮损直径为 0.5 ～ 6 mm，通常被皮纹所勾勒，偶尔可达 2.5 cm（图 66.30）。皮损一旦出现，其大小不会改变，不会相互融合，表面光滑且不萎缩。色素不会自发再生，皮损内的毳毛保持原有的颜色。多数患者在前臂和胫部的伸侧有多发皮损。四肢的其他部位也可受累，但面部极少受累。

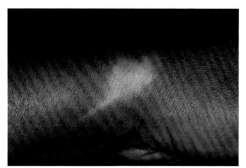

图 66.28　因向解剖学鼻咽壶腹部位注射糖皮质激素导致的色素减退。边界为星状为为线性

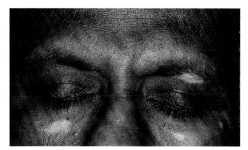

图 66.29　化学性白斑。因接触橡胶游泳眼镜而发生接触部位的色素脱失（Courtesy，Kalman Watsky，MD.）

IGH 的组织学特征为真皮-表皮连接处变平，基底层和基底上层黑素颗粒有中度至明显减少或局灶缺失，蓝网状的角化过度。DOPA 阳性黑素细胞的数量为中度至较明显减少（与正常皮肤相比为 10% ～ 50%）。但这些细胞从未完全消失。在超微结构水平，有些黑素细胞具有正常的黑素生成活力，但有些黑素细胞则缺乏成熟的黑素体。角质形成细胞的黑素含量有明显的变异，有的可能缺失或明显减少。

IGH 的诊断通常依靠临床。点状白斑的鉴别诊断，包括无色扁平疣、慢性苔藓样糠疹、PUVA 治疗后的播散性色素减退性角化病（图 66.31；见表 66.5）。尽管白色萎缩的皮损好发于胫、踝的远侧，但这些瓷白色瘢痕通常是凹陷的，周围有丘疹性毛细血管扩张环绕。IGH 的病因尚不清楚，但日光照射发挥一定作用。

液氮冷冻治疗可能是一种治疗 IGH 的方法。由于日光很可能是促发因素，因此推荐使用防晒霜和物理防护。

Vagabond 白斑黑皮病

流浪汉白斑黑皮病（leukomelanoderma）常发生于年龄较大、食物缺乏且卫生不良、人虱严重感染的人群中。这些患者在播散型色素过度的背景上重叠出现

图 66.30　特发性点状黑素减退症。A. 典型的 1 ～ 5 mm 大小的斑疹。B. 偶可混有较大的皮损

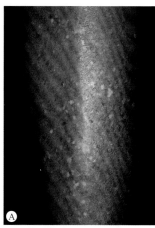

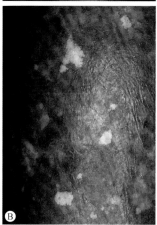

由于挠抓引起的小的色素减退斑点，尤其是腕部、腋窝下、腹股沟、大腿内侧、颈后部。

躯干部进行性斑状色素减退

进行性斑状色素减退（progressive macular hypomelanosis，PMH）是一种相当常见的皮肤病。常发生在出生或居住在热带环境中肤色较深的年轻女性。其特点为躯干上有边缘不清的圆形、无鳞屑的色素减退斑，极少扩展到邻近的四肢、头和颈部。中央可发生融合（图 66.32）[132]。PMH 另一个变异的特征是大而圆的皮损。不伴瘙痒或前驱炎症，患者有时被误诊为花斑癣相关性的残余色素减退。组织学上在表皮和外观正常的真皮中可见色素减少。电子显微镜可见未受累皮肤中大的黑素小体移至色素减退皮肤中小的聚集的膜结合黑素小体中。毛囊中痤疮丙酸杆菌和丙酸杆菌属的增殖在 PMH 发病中可能起一定作用[133]。治疗方法是联合外用 1% 克林霉素、5% 过氧化苯甲酰和 NB-

图 66.31 点状白斑。A. 弥漫性色素减退性角化病表现为 > 200 个点滴状、轻度隆起的色素减退性丘疹。于 PUVA 治疗数月后发生。组织学上无扁平疣相关证据。B. 2 岁男童患有透明细胞丘疹病，表现为在耻骨弓及腹部沿着"乳线"分布的多发色素减退性、略高出皮面的扁平小丘疹和斑疹。组织学上，皮损的特征性表现为表皮下层出现大的透明细胞，其免疫组化染色模式与 Toker 透明细胞及乳房外 Paget 病相似。C. 患有着色性干皮病的 3 岁西班牙裔男孩，在其手臂伸侧的曝光区域可见点状色素减退。值得注意的是在被 T 恤衫遮盖的上臂近端缺乏类似皮损（A, Courtesy, Jean L Bolognia, MD; B, C, Courtesy, Julie V Schaffer, MD.）

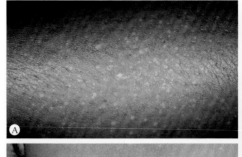

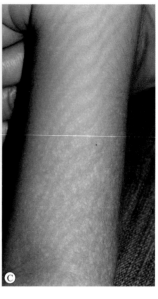

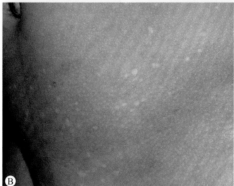

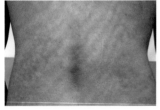

图 66.32 进行性斑状色素减退症。后背中央可发生非鳞屑性色素减退斑的融合

表 66.8 与早发灰发相关的疾病
● 斑驳病
● Waardenburg 综合征
● 白癜风
● 突然的头发变白
● 遗传性早熟灰发征
● 鸟头样侏儒
● 早老症
● Werner 综合征
● 运动失调性毛细血管扩张征
● Rothmund-Thomson 综合征
● 先天性角化不良
● Fisch 综合征
● 肌强制性营养不良
● 氨酰基脯氨酸缺乏（参见表 66.9）
● Oasthouse 病

UVB 或 UVA（一周三次，共 12 周）。

毛发色素减退

白发症（poliosis）是指局限的毛发色素减退（见表 66.3），而灰发症（canities）则指更广泛的毛发色素减退。局限或泛发的灰发特点是正常色素、色素减退、无色素的毛发混合。毛发变白是灰发症和头发变灰的终点。随年龄增长而出现的头发变灰或变白是由于黑素干细胞维持缺陷[134-135]。

许多遗传病与早年白发有关（表 66.8），而泛发的毛发色素减退有遗传性和后天获得性原因（表 66.9）。在 Chédiak-Higashi 综合征、Griscelli 综合征中，头发由于色素凝集呈银色。

无黑素减少的白斑病

沃诺尔环

沃诺尔环（Woronoff's ring）是银屑病患者在光疗或外用药局部治疗后，皮损周围出现宽度较一致的白色的晕环。有血管收缩的因素，但不确定其中是否有色素沉着减少。

贫血痣

贫血痣（nevus anemicus）表现为大小不同的苍白区（直径通常为 3 ～ 6 cm），断续不规则的皮损边界（见第 106 章）。通常位于躯干一侧。可出现在出生时，但通常在以后观察到。当遇热或情绪紧张，皮损周围有血管扩张时更明显。用玻片压诊法，皮损与周围皮

表 66.9　与泛发性头发色素减少相关的疾病。参见图 66.12

- Fanconi 综合征
- 遗传性过早白发综合征
- Down 综合征
- Hallerman-Streiff 综合征
- Treacher Collins 综合征
- 氨酰基脯氨酸缺乏症（参见表 66.8）
- 甲状腺功能亢进
- 慢性蛋白丢失或缺乏（如恶性营养不良症、肾病、溃疡性结肠炎、吸收不良）
- 维生素 B_{12} 缺乏
- 酪氨酸激酶抑制剂（如舒尼替尼、伊马替尼、达沙替尼、卡博替尼）
- 抗疟药（氯喹＞羟氯喹）

肤不能区分。组织学上黑素细胞和黑素含量也未见异常。贫血痣是由于局部血管对儿茶酚胺高敏感性，从而使流经真皮乳头内微血管的血流量减少造成的。大约有 30% ～ 60% 的 1 型神经纤维瘤患者有贫血痣，并

以此作为诊断标准。

皮肤水肿和贫血

皮肤水肿和贫血也会导致皮肤和黏膜颜色变淡。贫血是由于皮肤内血红素水平下降。

血管痉挛性斑

血管痉挛性斑为苍白色斑，通常直径为 3 ～ 6 mm，最初见于四肢，腿部更明显（见第 106 章）。皮损由于局部血管收缩而产生，多见于年轻女性。它们的出现可能是由依赖位置（dependent position）或止血带绑在肢体上引起的。显著或泛发的血管痉挛性斑疹常与妊娠、淋巴水肿、冷球蛋白血症、结节性硬化症和主动脉发育不全相关。

（应佳映　乔朱卉　杨奕雯译
张成锋　项蕾红审校）

参考文献

1. Ortonne JP, Mosher DB, Fitzpatrick TB. Piebaldism. In: Vitiligo and Other Hypomelanoses of Hair and Skin. New York: Plenum; 1983. p. 310–37.
2. Passeron T, Ortonne JP. Physiopathology and genetics of vitiligo. J Autoimmun 2005;25(Suppl.):63–8.
3. Zhang XJ, Chen JJ, Liu JB. The genetic concept of vitiligo. J Dermatol Sci 2005;39:137–46.
4. Alkhateeb A, Fain PR, Thody A, et al. Epidemiology of vitiligo and associated autoimmune diseases in Caucasian probands and their families. Pigment Cell Res 2003;16:208–14.
5. Spritz RA. The genetics of generalized vitiligo: autoimmune pathways and an inverse relationship with malignant melanoma. Genome Med 2010;2:78.
6. Shen C, Gao J, Sheng Y, et al. Genetic susceptibility to vitiligo: GWAS approaches for identifying vitiligo susceptibility genes and loci. Front Genet 2016;7:3.
7. Jin Y, Andersen G, Yorgov D, et al. Genome-wide association studies of autoimmune vitiligo identify 23 new risk loci and highlight key pathways and regulatory variants. Nat Genet 2016;48:1418–24.
8. Ratsep R, Kingo K, Karelson M, et al. Gene expression study of IL10 family genes in vitiligo skin biopsies, peripheral blood mononuclear cells and sera. Br J Dermatol 2008;159:1275–81.
9. Gregg RK, Nichols L, Chen Y, et al. Mechanisms of spatial and temporal development of autoimmune vitiligo in tyrosinase-specific TCR transgenic mice. J Immunol 2010;184:1909–17.
10. Klarquist J, Denman CJ, Hernandez C, et al. Reduced skin homing by functional Treg in vitiligo. Pigment Cell Melanoma Res 2010;23:276–86.
11. Lili Y, Yi W, Ji Y, et al. Dysregulation of CD8(+) cytotoxic T lymphocytes correlates with an impairment in regulatory T cells in patients with generalized vitiligo. PLoS ONE 2012;7:e37513.
12. Kotobuki Y, Tanemura A, Yang L, et al. Dysregulation of melanocyte function by Th17-related cytokines: significance of Th17 cell infiltration in autoimmune vitiligo vulgaris. Pigment Cell Melanoma Res 2012;25:219–30.
12a. Richmond JM, Bangari DS, Essien KI, et al. Keratinocyte-derived chemokines orchestrate T-cell positioning in the epidermis during vitiligo and may serve as biomarkers of disease. J Invest Dermatol 2017;137:350–8.
12b. Richmond JM, Masterjohn E, Chu R, et al. CXCR3 depleting antibodies prevent and reverse vitiligo in mice. J Invest Dermatol 2017;137:

982–5.
13. Mosenson JA, Zloza A, Nieland JD, et al. Mutant HSP70 reverses autoimmune depigmentation in vitiligo. Sci Transl Med 2013;5:174ra28.
14. Rashighi M, Agarwal P, Richmond JM, et al. CXCL10 is critical for the progression and maintenance of depigmentation in a mouse model of vitiligo. Sci Transl Med 2014;6:223ra23.
15. Maresca V, Roccella M, Roccella F, et al. Increased sensitivity to peroxidative agents as a possible pathogenic factor of melanocyte damage in vitiligo. J Invest Dermatol 1997;109:310–13.
16. Bellei B, Pitisci A, Ottaviani M, et al. Vitiligo: a possible model of degenerative diseases. PLoS ONE 2013;8:e59782.
17. Schallreuter KU, Salem MA, Holtz S, Panske A. Basic evidence for epidermal H2O2/ONOO(-)-mediated oxidation/nitration in segmental vitiligo is supported by repigmentation of skin and eyelashes after reduction of epidermal H2O2 with topical NB-UVB-activated pseudocatalase PC-KUS. FASEB J 2013;27:3113–22.
18. Toosi S, Orlow SJ, Manga P. Vitiligo-inducing phenols activate the unfolded protein response in melanocytes resulting in upregulation of IL6 and IL8. J Invest Dermatol 2012;132:2601–9.
18a. Regazzetti C, Joly F, Marty C, et al. Transcriptional analysis of vitiligo skin reveals the alteration of WNT pathway: a promising target for repigmenting vitiligo patients. J Invest Dermatol 2015;135:3105–14.
19. Lan CC, Ko YC, Tu HP, et al. Association study between keratinocyte-derived growth factor gene polymorphisms and susceptibility to vitiligo vulgaris in a Taiwanese population: potential involvement of stem cell factor. Br J Dermatol 2009;160:1180–7.
20. Passeron T, Ortonne JP. Activation of the unfolded protein response in vitiligo: the missing link? J Invest Dermatol 2012;132:2502–4.
21. Benzekri L, Gauthier Y, Hamada S, Hassam B. Clinical features and histological findings are potential indicators of activity in lesions of common vitiligo. Br J Dermatol 2013;168:265–71.
21a. Gan EY, Cario-André M, Pain C, et al. Follicular vitiligo: a report of 8 cases. J Am Acad Dermatol 2016;74:1178–84.
22. Ezzedine K, Mahe A, van Geel N, et al. Hypochromic vitiligo: delineation of a new entity. Br J Dermatol 2015;172:716–21.
23. Taieb A, Picardo M. The definition and assessment of

vitiligo: a consensus report of the Vitiligo European Task Force. Pigment Cell Res 2007;20:27–35.
24. Ezzedine K, Lim HW, Suzuki T, et al; Vitiligo Global Issue Consensus Conference Panelists. Revised classification/nomenclature of vitiligo and related issues: the Vitiligo Global Issues Consensus Conference. Pigment Cell Melanoma Res 2012;25:E1–13.
25. Ezzedine K, Gauthier Y, Leaute-Labreze C, et al. Segmental vitiligo associated with generalized vitiligo (mixed vitiligo): a retrospective case series of 19 patients. J Am Acad Dermatol 2011;65:965–71.
26. Ezzedine K, Diallo A, Leaute-Labreze C, et al. Halo naevi and leukotrichia are strong predictors of the passage to mixed vitiligo in a subgroup of segmental vitiligo. Br J Dermatol 2012;166:539–44.
27. Komen L, da Graça V, Wolkerstorfer A, et al. Vitiligo Area Scoring Index and Vitiligo European Task Force assessment: reliable and responsive instruments to measure the degree of depigmentation in vitiligo. Br J Dermatol 2015;172:437–43.
28. Vrijman C, Kroon MW, Limpens J, et al. The prevalence of thyroid disease in patients with vitiligo: a systematic review. Br J Dermatol 2012;167:1224–35.
29. Alkhateeb A, Fain PR, Thody A, et al. Epidemiology of vitiligo and associated autoimmune diseases in Caucasian probands and their families. Pigment Cell Res 2003;16:208–14.
30. Laberge G, Mailloux CM, Gowan K, et al. Early disease onset and increased risk of other autoimmune diseases in familial generalized vitiligo. Pigment Cell Res 2005;18:300–5.
31. Zhu ML, Nagavalli A, Su MA. Aire deficiency promotes TRP-1-specific immune rejection of melanoma. Cancer Res 2013;73:2104–16.
32. Halder RM, Grimes PE, Cowan CA, et al. Childhood vitiligo. J Am Acad Dermatol 1987;16:948–54.
33. Nicolaidou E, Antoniou C, Stratigos AJ, et al. Efficacy, predictors of response, and long-term follow-up in patients with vitiligo treated with narrowband UVB phototherapy. J Am Acad Dermatol 2007;56:274–8.
34. Njoo MD, Spuls PI, Bos JD, et al. Nonsurgical repigmentation therapies in vitiligo: meta-analysis of the literature. Arch Dermatol 1998;134:1532–40.
35. Sassi F, Cazzaniga S, Tessari G, et al. Randomized controlled trial comparing the effectiveness of 308-nm excimer laser alone or in combination with topical hydrocortisone 17-butyrate cream in the treatment of

vitiligo of the face and neck. Br J Dermatol 2008;159:1186–91.
36. Radakovic-Fijan S, Furnsinn-Friedl AM, Honigsmann H, Tanew A. Oral dexamethasone pulse treatment for vitiligo. J Am Acad Dermatol 2001;44:814–17.
37. Seiter S, Ugurel S, Tilgen W, Reinhold U. Use of high-dose methylprednisolone pulse therapy in patients with progressive and stable vitiligo. Int J Dermatol 2000;39:624–7.
38. Passeron T, Ortonne JP. Use of the 308-nm excimer laser for psoriasis and vitiligo. Clin Dermatol 2006;24: 33–42.
39. Ortonne JP, Passeron T. Melanin pigmentary disorders: treatment update. Dermatol Clin 2005;23:209–26.
40. Cavalie M, Ezzedine K, Fontas E, et al. Maintenance therapy of adult vitiligo with 0.1% tacrolimus ointment: a randomized, double blind, placebo-controlled study. J Invest Dermatol 2015;135:970–4.
41. Taieb A, Alomar A, Bohm M, et al. Guidelines for the management of vitiligo: the European Dermatology Forum consensus. Br J Dermatol 2013;168:5–19.
42. Westerhof W, Nieuweboer-Krobotova L. Treatment of vitiligo with UV-B radiation vs topical psoralen plus UV-A. Arch Dermatol 1997;133:1525–8.
43. Scherschun L, Kim JJ, Lim HW. Narrow-band ultraviolet B is a useful and well-tolerated treatment for vitiligo. J Am Acad Dermatol 2001;44:999–1003.
44. Valkova S, Trashlieva M, Christova P. Treatment of vitiligo with local khellin and UVA: comparison with systemic PUVA. Clin Exp Dermatol 2004;29:180–4.
45. Baltas E, Nagy P, Bonis B, et al. Repigmentation of localized vitiligo with the xenon chloride laser. Br J Dermatol 2001;144:1266–7.
46. Hofer A, Hassan AS, Legat FJ, et al. The efficacy of excimer laser (308 nm) for vitiligo at different body sites. J Eur Acad Dermatol Venereol 2006;20:558–64.
47. Hofer A, Hassan AS, Legat FJ, et al. Optimal weekly frequency of 308-nm excimer laser treatment in vitiligo patients. Br J Dermatol 2005;152:981–5.
48. Park KK, Liao W, Murase JE. A review of monochromatic excimer light in vitiligo. Br J Dermatol 2012;167: 468–78.
49. Le Duff F, Fontas E, Giacchero D, et al. 308 nm excimer lamp versus 308 nm excimer laser for treating vitiligo: a randomized study. Br J Dermatol 2010;163:188–92.
50. Lopes C, Trevisani VF, Melnik T. Efficacy and safety of 308-nm monochromatic excimer lamp versus other phototherapy devices for vitiligo: a systematic review with meta-analysis. Am J Clin Dermatol 2016;17: 23–32.
51. Sun Y, Wu Y, Xiao B, et al. Treatment of 308-nm excimer laser on vitiligo: A systemic review of randomized controlled trials. J Dermatolog Treat 2015;26:347–53.
52. Lan CC, Yu HS, Lu JH, et al. Irradiance, but not fluence, plays a crucial role in UVB-induced immature pigment cell development: new insights for efficient UVB phototherapy. Pigment Cell Melanoma Res 2013;26:367–76.
53. Lan CC, Wu CS, Chiou MH, et al. Low-energy helium-neon laser induces locomotion of the immature melanoblasts and promotes melanogenesis of the more differentiated melanoblasts: recapitulation of vitiligo repigmentation in vitro. J Invest Dermatol 2006;126:2119–26.
54. Yu HS, Wu CS, Yu CL, et al. Helium-neon laser irradiation stimulates migration and proliferation in melanocytes and induces repigmentation in segmental-type vitiligo. J Invest Dermatol 2003;120:56–64.
55. Gupta S, Olson M, Kanwar AJ, Ortonne JP. Surgical management of vitiligo. In: Passeron T, Ortonne JP, editors. Medical Treatment of Vitiligo. Oxford: Blackwell; 2007. p. 31–8.
56. Mulekar SV, Isedeh P. Surgical interventions for vitiligo: an evidence-based review. Br J Dermatol 2013;169(Suppl. 3):57–66.
57. Falabella R, Arrunategui A, Barona MI, Alzate A. The minigrafting test for vitiligo: detection of stable lesions for melanocyte transplantation. J Am Acad Dermatol 1995;32:228–32.
58. Guerra L, Capurro S, Melchi F, et al. Treatment of "stable" vitiligo by Timedsurgery and transplantation of cultured epidermal autografts. Arch Dermatol 2000;136:1380–9.
59. van Geel N, Wallaeys E, Goh BK, et al. Long-term results of noncultured epidermal cellular grafting in vitiligo, halo naevi, piebaldism and naevus depigmentosus. Br J Dermatol 2010;163:1186–93.
60. van Geel N, Ongenae K, De Mil M, et al. Double-blind placebo-controlled study of autologous transplanted epidermal cell suspensions for repigmenting vitiligo. Arch Dermatol 2004;140:1203–8.
61. Passeron T, Ostovari N, Zakaria W, et al. Topical tacrolimus and the 308-nm excimer laser: a synergistic combination for the treatment of vitiligo. Arch Dermatol 2004;140:1065–9.
62. Kawalek AZ, Spencer JM, Phelps RG. Combined excimer laser and topical tacrolimus for the treatment of vitiligo: a pilot study. Dermatol Surg 2004;30:130–5.
63. Fai D, Cassano N, Vena GA. Narrow-band UVB phototherapy combined with tacrolimus ointment in vitiligo: a review of 110 patients. J Eur Acad Dermatol Venereol 2007;21:916–20.
64. Sassi F, Cazzaniga S, Tessari G, et al. Randomized controlled trial comparing the effectiveness of 308-nm excimer laser alone or in combination with topical hydrocortisone 17-butyrate cream in the treatment of vitiligo of the face and neck. Br J Dermatol 2008;159:1186–91.
65. Bae JM, Hong BY, Lee JH, et al. The efficacy of 308-nm excimer laser/light (EL) and topical agent combination therapy versus EL monotherapy for vitiligo: A systematic review and meta-analysis of randomized controlled trials (RCTs). J Am Acad Dermatol 2016;74:907–15.
66. Mosher DB, Parrish JA, Fitzpatrick TB. Monobenzylether of hydroquinone. A retrospective study of treatment of 18 vitiligo patients and a review of the literature. Br J Dermatol 1977;97:669–79.
67. Thissen M, Westerhof W. Laser treatment for further depigmentation in vitiligo. Int J Dermatol 1997;36:386–8.
68. Njoo MD, Vodegel RM, Westerhof W. Depigmentation therapy in vitiligo universalis with topical 4-methoxyphenol and the Q-switched ruby laser. J Am Acad Dermatol 2000;42:760–9.
69. Rao J, Fitzpatrick RE. Use of the Q-switched 755-nm alexandrite laser to treat recalcitrant pigment after depigmentation therapy for vitiligo. Dermatol Surg 2004;30:1043–5.
70. Schallreuter KU, Wood JM, Lemke KR, Levenig C. Treatment of vitiligo with a topical application of pseudocatalase and calcium in combination with short-term UVB exposure: a case study on 33 patients. Dermatology 1995;190:223–9.
71. Bakis-Petsoglou S, Le Guay JL, Wittal R. A randomized, double-blinded, placebo-controlled trial of pseudocatalase cream and narrowband ultraviolet B in the treatment of vitiligo. Br J Dermatol 2009;161:910–17.
72. Naini FF, Shooshtari AV, Ebrahimi B, Molaei R. The effect of pseudocatalase/superoxide dismutase in the treatment of vitiligo: A pilot study. J Res Pharm Pract 2012;1:77–80.
73. Anbar TS, Westerhof W, Abdel-Rahman AT, et al. Effect of one session of ER: YAG laser ablation plus topical 5Fluorouracil on the outcome of short-term NB-UVB phototherapy in the treatment of non-segmental vitiligo: a left-right comparative study. Photodermatol Photoimmunol Photomed 2008;24:322–9.
74. Bayoumi W, Fontas E, Sillard L, et al. Effect of a preceding laser dermabrasion on the outcome of combined therapy with narrowband ultraviolet B and potent topical steroids for treating nonsegmental vitiligo in resistant localizations. Br J Dermatol 2012;166:208–11.
75. Shin J, Lee JS, Hann SK, Oh SH. Combination treatment by 10 600 nm ablative fractional carbon dioxide laser and narrowband ultraviolet B in refractory nonsegmental vitiligo: a prospective, randomized half-body comparative study. Br J Dermatol 2012;166:658–61.
76. Helou J, Maatouk I, Obeid G, et al. Fractional laser for vitiligo treated by 10,600 nm ablative fractional carbon dioxide laser followed by sun exposure. Lasers Surg Med 2014;46:443–8.
77. Kapoor R, Phiske MM, Jerajani HR. Evaluation of safety and efficacy of topical prostaglandin E2 in treatment of vitiligo. Br J Dermatol 2009;160:861–3.
78. Anbar TS, El-Ammawi TS, Abdel-Rahman AT, Hanna MR. The effect of latanoprost on vitiligo: a preliminary comparative study. Int J Dermatol 2015;54: 587–93.
79. Lim HW, Grimes PE, Agbai O, et al. Afamelanotide and narrowband UV-B phototherapy for the treatment of vitiligo: a randomized multicenter trial. JAMA Dermatol 2015;151:42–50.
80. Passeron T. Indications and limitations of afamelanotide for treating vitiligo. JAMA Dermatol 2015;151: 349–50.
81. Passeron T, Mantoux F, Ortonne JP. Genetic disorders of pigmentation. Clin Dermatol 2005;23:56–67.
82. King RA, Oetting WS. Oculocutaneous albinism. In: Nordlund JJ, Ortonne JP, editors. The Pigmentary System. 2nd ed. Oxford: Blackwell; 2006. p. 599–613.
83. Toyofuku K, Wada I, Spritz RA, Hearing VJ. The molecular basis of oculocutaneous albinism type 1 (OCA1): sorting failure and degradation of mutant tyrosinase results in a lack of pigmentation. Biochem J 2001;355:259–69.
84. Brilliant MH. The mouse p (pink-eyed dilution) and human P genes, oculocutaneous albinism type 2 (OCA2), and melanosomal pH. Pigment Cell Res 2001;14:86–93.
85. Sarangarajan R, Boissy RE. Tyrp1 and oculocutaneous albinism type 3. Pigment Cell Res 2001;14:437–44.
86. Toyofuku K, Wada I, Valencia JC, et al. Oculocutaneous albinism types 1 and 3 are ER retention diseases: mutation of tyrosinase or Tyrp1 can affect the processing of both mutant and wild-type proteins. FASEB J 2001;15:2149–61.
87. Newton JM, Cohen-Barak O, Hagiwara N, et al. Mutations in the human orthologue of the mouse underwhite gene (uw) underlie a new form of oculocutaneous albinism, OCA4. Am J Hum Genet 2001;69:981–8.
88. Morice-Picard F, Lasseaux E, François S, et al. SLC24A5 mutations are associated with non-syndromic oculocutaneous albinism. J Invest Dermatol 2014;134:568–71.
89. Grønskov K, Dooley CM, Østergaard E, et al. Mutations in c10orf11, a melanocyte-differentiation gene, cause autosomal-recessive albinism. Am J Hum Genet 2013;92:415–21.
90. Shen B, Orlow SJ. The ocular albinism type 1 gene product is an N-glycoprotein but glycosylation is not required for its subcellular distribution. Pigment Cell Res 2001;14:485–90.
91. Inagaki K, Suzuki T, Shimizu H, et al. Oculocutaneous albinism type 4 is one of the most common types of albinism in Japan. Am J Hum Genet 2004;74: 466–71.
92. Onojafe IF, Adams DR, Simeonov DR, et al. Nitisinone improves eye and skin pigmentation defects in a mouse model of oculocutaneous albinism. J Clin Invest 2011;121:3914–23.
93. Spritz RA. The molecular basis of human piebaldism. Pigment Cell Res 1992;5:340–3.
94. Jimbow K, Fitzpatrick TB, Szabo G, Hori Y. Congenital circumscribed hypomelanosis: a characterization based on electron microscopic study of tuberous sclerosis, nevus depigmentosus, and piebaldism. J Invest Dermatol 1975;64:50–62.
95. Sleiman R, Kurban M, Succaria F, Abbas O. Poliosis circumscripta: overview and underlying causes. J Am Acad Dermatol 2013;69:625–33.
96. Shiloh Y, Litvak G, Ziv Y, et al. Genetic mapping of X-linked albinism-deafness syndrome (ADFN) to Xq26.3-q27.I. Am J Hum Genet 1990;47:20–7.
97. Spritz RA. Piebaldism, Waardenburg syndrome, and related disorders of melanocyte development. Semin Cutan Med Surg 1997;16:15–23.
98. Hoth CF, Milunsky A, Lipsky N. Mutations in the paired domain of the human PAX3 gene cause Klein-Waardenburg syndrome (WS-III) as well as Waardenburg syndrome type I (WS-I). Am J Hum Genet 1993;52:455–62.
99. Smith SD, Kelley PM, Kenyon JB, Hoover D. Tietz syndrome (hypopigmentation/deafness) caused by mutation of MITF. J Med Genet 2000;37:446–8.
100. Sanchez-Martin M, Rodriguez-Garcia A, Perez-Losada J, et al. SLUG (SNAI2) deletions in patients with Waardenburg disease. Hum Mol Genet 2002;11:3231–6.
101. Pingault V, Bondurand N, Kuhlbrodt K, et al. SOX10 mutations in patients with Waardenburg-Hirschsprung disease. Nat Genet 1998;18:171–3.
102. Edery P, Attie T, Amiel J, et al. Mutation of the endothelin-3 gene in the Waardenburg-Hirschsprung disease (Shah-Waardenburg syndrome). Nat Genet 1996;12:442–4.
103. Ortonne JP, Mosher DB, Fitzpatrick TB. Vitiligo and other hypomelanosis of hair and skin. In: Parrish JA, Fitzpatrick TB, editors. Monograph in Topics in Dermatology. New York: Plenum Press; 1983. p. 1–683.
104. Huizing M, Anikster Y, Gahl WA. Hermansky-Pudlak syndrome and related disorders of organelle formation. Traffic 2000;1:823–35.

105. Stinchcombe J, Bossi G, Griffiths GM. Linking albinism and immunity: the secrets of secretory lysosomes. Science 2004;305:55–9.

106. Morgan NV, Pasha S, Johnson CA, et al. A germline mutation in BLOC1S3/reduced pigmentation causes a novel variant of Hermansky-Pudlak syndrome (HPS8). Am J Hum Genet 2006;78:160–6.

107. Ammann S, Schulz A, Krägeloh-Mann I, et al. Mutations in AP3D1 associated with immunodeficiency and seizures define a new type of Hermansky-Pudlak syndrome. Blood 2016;127:997–1006.

108. Salvaggio HL, Graeber KE, Clarke LE, et al. Mucocutaneous granulomatous disease in a patient with Hermansky-Pudlak syndrome. JAMA Dermatol 2014;150:1083–7.

109. O'Brien K, Troendle J, Gochuico BR, et al. Pirfenidone for the treatment of Hermansky-Pudlak syndrome pulmonary fibrosis. Mol Genet Metab 2011;103:128–34.

110. Tezcan I, Demir E, Asan E, et al. A new case of oculocerebral hypopigmentation syndrome (Cross syndrome) with additional findings. Clin Genet 1997;51:118–21.

111. Faigle W, Raposo G, Tenza D, et al. Deficient peptide loading and MHC class II endosomal sorting in a human genetic immunodeficiency disease: the Chediak-Higashi syndrome. J Cell Biol 1998;141:1121–34.

112. Pastural E, Barrat FJ, Dufourcq-Lagelouse R, et al. Griscelli disease maps to chromosome 15q21 and is associated with mutations in the myosin-Va gene. Nat Genet 1997;16:289–92.

113. Menasche G, Pastural E, Feldmann J, et al. Mutations in RAB27A cause Griscelli syndrome associated with haemophagocytic syndrome. Nat Genet 2000;25:173–6.

114. Menasche G, Ho CH, Sanal O, et al. Griscelli syndrome restricted to hypopigmentation results from a melanophilin defect (GS3) or a MYO5A F-exon deletion (GS1). J Clin Invest 2003;112:450–6.

115. Amyere M, Vogt T, Hoo J, et al. KITLG mutations cause familial progressive hyper- and hypopigmentation. J Invest Dermatol 2011;131:1234–9.

116. Loomis CA. Linear hypopigmentation and hyperpigmentation, including mosaicism. Semin Cutan Med Surg 1997;16:44–53.

117. Hogeling M, Frieden IJ. Segmental pigmentation disorder. Br J Dermatol 2010;162:1337–41.

118. Happle R. [Phylloid hypomelanosis and mosaic trisomy 13: a new etiologically defined neurocutaneous syndrome]. Hautarzt 2001;52:3–5.

119. Ruiz-Maldonado R, Toussaint S, Tamayo L, et al. Hypomelanosis of Ito: diagnostic criteria and report of 41 cases. Pediatr Dermatol 1992;9:1–10.

120. Ruiz-Maldonado R, Orozco-Covarrubias ML. Postinflammatory hypopigmentation and hyperpigmentation. Semin Cutan Med Surg 1997;16:36–43.

121. Zawar V, Bharatia P, Chuh A. Eruptive hypomelanosis: a novel exanthem associated with viral symptoms in children. JAMA Dermatol 2014;150:1197–201.

122. Mitchell IC, Sweatman MC, Rustin MH, Wilson R. Ulcerative and hypopigmented sarcoidosis. J Am Acad Dermatol 1986;15:1062–5.

123. Ortonne JP, Perrot H. Scleroderma: ultrastructural study of the melanin pigmentary disturbances of the skin. Clin Exp Dermatol 1980;5:13–25.

124. Musette P, Bachelez H, Flageul B, et al. Immune-mediated destruction of melanocytes in halo nevi is associated with the local expansion of a limited number of T cell clones. J Immunol 1999;162:1789–94.

125. Yee C, Thompson JA, Roche P, et al. Melanocyte destruction after antigen-specific immunotherapy of melanoma: direct evidence of T cell-mediated vitiligo. J Exp Med 2000;192:1637–43.

126. Teulings HE, Limpens J, Jansen SN, et al. Vitiligo-like depigmentation in patients with stage III-IV melanoma receiving immunotherapy and its association with survival: a systematic review and meta-analysis. J Clin Oncol 2015;33:773–81.

127. Briganti S, Camera E, Picardo M. Chemical and instrumental approaches to treat hyperpigmentation. Pigment Cell Res 2003;16:101–10.

128. Solano F, Briganti S, Picardo M, Ghanem G. Hypopigmenting agents: an updated review on biological, chemical and clinical aspects. Pigment Cell Res 2006;19:550–71.

129. Tsao AS, Kantarjian H, Cortes J, et al. Imatinib mesylate causes hypopigmentation in the skin. Cancer 2003;98:2483–7.

130. Moss KG, Toner GC, Cherrington JM, et al. Hair depigmentation is a biological readout for pharmacological inhibition of KIT in mice and humans. J Pharmacol Exp Ther 2003;307:476–80.

131. Ortonne JP, Perrot H. Idiopathic guttate hypomelanosis. Ultrastructural study. Arch Dermatol 1980;116:664–8.

132. Relyveld GN, Menke HE, Westerhof W. Progressive macular hypomelanosis: an overview. Am J Clin Dermatol 2007;8:13–19.

133. Relyveld GN, Westerhof W, Woudenberg J, et al. Progressive macular hypomelanosis is associated with a putative Propionibacterium species. J Invest Dermatol 2010;130:1182–4.

134. Nishimura E, Granter SR, Fisher DE. Mechanisms of hair graying: incomplete melanocyte stem cell maintenance in the niche. Science 2005;307:720–4.

135. Steingrimsson E, Copeland NG, Jenkins NA. Melanocyte stem cell maintenance and hair graying. Cell 2005;121:9–12.

Mary Wu Chang

第67章 | 色素沉着性疾病

皮肤的颜色是由皮肤各层中黑色素（也包括其他生色团）的数量和分布，及其对光的吸收、反射、反向散射等因素决定的。色素增多性疾病常常是由于黑素的产生增多，有时是由于活跃的黑素细胞密度增加引起的。皮肤变色也可能是一些物质在真皮内的沉积，如药物、药物复合物（如含黑色素或铁）或重金属。

在临床上，色素增多性疾病可以被分为弥漫性、局限性、线性及网状等亚型（图 67.1）。每一种亚型都将在色素异常性疾病，即色素减少性疾病及色素沉着性疾病中详述。良性黑素细胞肿瘤将在第 112 章中介绍。

弥漫性和局限性皮肤色素沉着过度

引言

弥漫性和局限性皮肤色素沉着过度在一起论述是由于炎症后色素沉着及系统性用药反应是引起色素沉着过度两个主要的原因，而且所引起的色素沉着既可以是弥漫性的，也可以是局限性的。在炎症后色素沉着过度的病例中，常见局限性皮损，其大小、形状及分布情况可为病因提供线索。黄褐斑则是另一种引起

局限性皮肤色素沉着过度的原因。除了药物外，弥漫性皮肤色素沉着过度的主要鉴别诊断包括代谢性疾病、硬皮病样疾病、营养缺乏，有时还有 HIV 感染。

炎症后色素沉着

要点

- 非常常见，尤其是在肤色较深的个体。
- 继发于炎症或皮肤损伤，炎症可以是短暂或亚临床的。
- 增加的黑素最初可能位于真皮（如扁平苔藓）或者表皮（如痤疮，特应性皮炎）。
- 表皮色素沉着对治疗的反应比真皮色素沉着要好。

引言

炎症后色素沉着（postinflammatory hyperpigmentation）

图 67.1　色素沉着性疾病的诊断思路

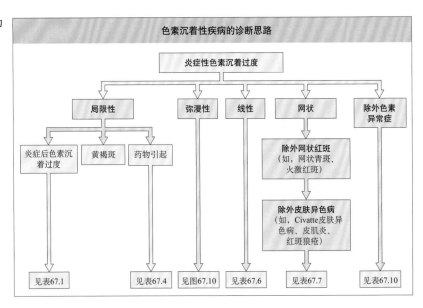

是在皮肤炎症或受伤后的（如烧伤、摩擦）一种获得性的黑素沉着过度。它可以发生于身体任何部位，包括黏膜和指甲内。炎症后色素沉着非常普遍，并且会给患者在美容上和心理上带来一定影响。

流行病学

炎症后色素沉着可发生于任何年龄，也没有性别上的差异。肤色较深的患者更容易发生严重的、持续时间较长的炎症后色素沉着。

发病机制

在**表皮**炎症后色素沉着中，黑素产生增加和（或）黑素转运给角质形成细胞增多。炎症介质（如前列腺素 E_2 和 D_2）可以促进色素合成，并在这一过程中起到一定的作用。在**真皮**的色素沉着中，黑色素通过受损的基底膜进入真皮，被吞噬并残留在真皮的巨噬细胞内（即噬色素细胞）。此外，巨噬细胞也能够迁移至表皮，吞噬黑素小体后返回真皮。这些黑素颗粒在真皮的噬色素细胞中可以存在很长时间，有些甚至长达数年。

临床特征

无症状的色素沉着性斑疹和斑片，颜色从褐色到黑褐色（表皮黑色素）或蓝灰色到褐灰色（真皮黑色素）不等。可能有炎症性疾病的原发病灶或没有原发病灶的证据。然而，即使没有发现原发病灶，通过色素沉着过度皮损的大小、形状以及分布情况可以为病因提供基本线索（表 67.1）。持续的炎症、外伤、紫外线照射或治疗相关的刺激均可加剧炎症后色素沉着。

通常导致表皮型炎症后色素沉着的疾病包括痤疮、虫咬皮炎、脓皮病、特应性皮炎、银屑病及玫瑰糠疹（图 67.2A ～ D）。相反，真皮型炎症后色素沉着常伴随基底层的空泡变性及真皮－表皮连接处的炎症，如扁平苔藓、苔藓样药物疹、红斑狼疮和固定性药疹（图67.2E）。一般而言，一旦潜在的疾病能被有效治疗，表皮型炎症后色素沉着最终会随时间消退。然而，肤色深的患者消退需要数月甚至数年。真皮型色素沉着则持续时间很长，有时甚至会永久存在。

病理学

表皮型炎症后色素沉着是表皮角质形成细胞中色素增加。真皮型炎症后色素沉着则是真皮噬色素细胞中黑色素沉积。

鉴别诊断

前面已提及，色素沉着皮损的大小、形状和分布都有助于确定先前的炎症性皮肤病或外伤（表 67.1），全面的皮肤检查可能发现活动的原发病皮损。此外，了解患者的炎症性皮肤病病史和用药史（处方药、非处方药、替代药）也是非常必要的。对于没有病史或没有证据表明先前有炎症的患者，应考虑以下疾病，如：持久性色素异常性红斑、黄褐斑、花斑癣以及Pasini 和 Pierini 皮肤萎缩。有时，活检可以帮助诊断。

治疗

如果潜在的皮肤病被成功地治疗，最终大多数患者的炎症后色素沉着过度会好转，尤其是那些表皮色素沉着过度的患者。此外，光防护包括每天应用广谱遮光剂是有帮助的。如果色素沉着仅限于表皮，局部使用氢醌（2% ～ 4%）3 ～ 6 个月可以使皮损变白。与黄褐斑的治疗一样（见下文），由氢醌、维甲酸以及皮质类固醇组成的联合疗法比单一疗法更有效。局部外用壬二酸、α- 羟酸、左旋维生素 C、曲酸、熊果苷、甘草萃取物、对甲氧基苯酚、烟酰胺、N- 乙酰葡萄糖胺或大豆也是另外的治疗选择。然而，避免外用制剂引起的刺激性接触性皮炎也是非常重要的。化学剥脱（如，水杨酸或乙醇酸）和激光可能有效，但是具有局限性，尤其对那些褐色或黑色皮肤类型的患者可能导致色素减退。Q 开关红宝石激光，翠绿宝石激光或Nd：YAG 激光可去除真皮色素，但是疗效不稳定（见第 137 章）。

持久性色素异常性红斑

同义名： ■ 灰皮病（ashy dermatosis）■ 灰色皮病（dermatosis cenicienta）

要点

- 最常见于皮肤光反应类型Ⅲ～Ⅳ型的个体，特别是拉丁美洲人种。
- 灰色、灰棕色至蓝灰色斑疹或斑片，对称分布。
- 皮损好发于颈部、躯干和四肢近端。
- 目前还没有一个持久有效的治疗方法。

引言

1957 年 Ramirez 首先报道了持久性色素异常性红斑（erythema dyschromicum perstans，EDP）。他认为这组皮损是灰色的，以后命名为"灰色皮病"。它是一种以真皮局限性色素沉着过度为表现的无症状的、慢性进展

表 67.1 与炎症后色素沉着相关的疾病	
炎症性疾病	临床表现
常见的	
寻常痤疮	头 / 颈部，躯干上部，小于 1 cm 毛囊周围皮炎
特应性皮炎	特应性，累及婴儿的面部、前臂、四肢屈侧，抓痕，特应性褶皱，干皮病，苔藓样变，横褶痕
脓疱病	好发于面部，儿童多见
虫咬皮炎	好发于暴露部位，皮疹通常小于 1 cm；下肢多发蚤咬；簇状或线性分布（"早-中-晚餐"现象，见图 67.2B）
慢性单纯性苔藓	好发部位：颈后、肘前和腘窝
新生儿暂时性脓疱性黑变病	黑婴；脓疱出现先于色素沉着（见图 67.2C）
不常见	
刺激性变应原性接触性和光接触性皮炎	初发部位取决于病原学和暴露的形式；光化性皮炎与光曝露部位处线性色素沉着过度相关
玫瑰糠疹	好发于躯干、四肢近端，皮损沿皮纹分布，椭圆形
银屑病	好发于肘部和膝盖（见图 67.2D），可累及头皮、指甲
脂溢性皮炎	好发于面部（尤其是前额、上眼睑、鼻唇沟、颏褶皱）、皮肤褶皱和胸前区；头皮和耳朵也会累及；可能伴有色素减退
多形性日光疹	上肢伸侧，上胸部，面部；有季节性
盘状红斑狼疮	累及面部和外耳郭，伴毛囊角栓形成；口腔受累；在瘢痕性皮损中央有色素减退、周围有色素增加
扁平苔藓	累及腕、胫骨、骶前；伴甲和口腔累及
持久性色素异常性红斑 *	颈部、上肢近端和躯干，圆形或椭圆形，灰棕色至蓝灰色；皮损沿皮纹分布（类似玫瑰糠疹）；少见于浅肤色人群
特发性发疹性斑状色素沉着症 *	躯干、四肢近端、颈部、面部；圆形或椭圆形；散在棕色斑疹和小斑片；有时可呈天鹅绒样微微隆起的斑块；组织学表现：表皮基底层色素沉着 ± 乳头瘤样增生。与持久性色素异常性红斑相比，无空泡样变、真皮内噬色素细胞少见；主要累及儿童和青少年，持续数月至数年
固定性药疹	环状：好发于口周、肢端和生殖器，反复接触致敏药物后皮疹在同一部位反复发作（见图 67.2E）
麻疹样药物疹	泛发，孤立的皮损，有药物接触史
病毒疹	泛发，孤立的皮损，有病毒感染症状
硬斑病	躯干和四肢，除滴点状变型外皮损多呈大片状，也可呈节段型的，伴有皮肤发硬和真皮萎缩
Pasini 和 Pierini 皮肤萎缩	躯干，大面积，cliff 征，无硬结
神经官能（精神）性表皮剥脱、人工痤疮	好发于面部、头皮、上肢伸侧、上背部（可够及处）；线状或角形；皮损可呈多种时期表现，如糜烂 / 溃疡、瘢痕
鞭索形红斑	与使用博来霉素、食用香菇、皮肌炎和成人 Still 病相关

* 在临床上或组织学上通常没有典型的炎症阶段的证据。

Adapted from Bolognia JL. Disorders of hypopigmentation and hyperpigmentation. In：Harper J，Oranje A，Prose N（eds）. Textbook of Pediatric Dermatology，2nd edn. Oxford：Blackwell Science，2006：997-1040

的皮肤病[2]。

流行病学

尽管在世界各地都报道过这种疾病，但是持久性色素异常性红斑患者主要来自拉丁美洲。通常于 20 ～ 30 岁发病，无性别差异。然而，皮损也可见于非常年幼的儿童或老年人。

发病机制

持久性色素异常性红斑的病因还不清楚。目前虽然没有任何致敏物与它有明确的关联，专家推测它可能是一种由食入物、接触物或微生物导致的细胞介导的免疫反应引起的局限性色素失禁。在大多数患者中，致敏物从未被明确[2]。在少数患者中，疾病可能与摄入硝酸铵、口服 X 射线对比剂和一些药物（如苯二氮䓬类、青

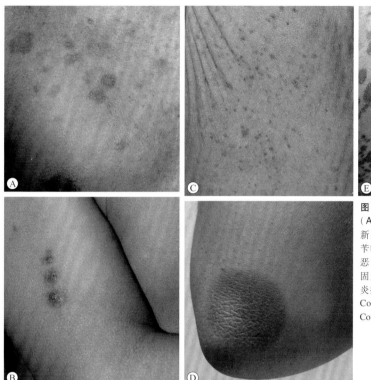

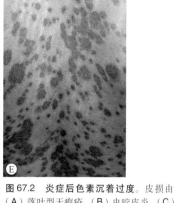

图 67.2　炎症后色素沉着过度。皮损由（A）落叶型天疱疮，（B）虫咬皮炎，（C）新生儿脓疱病，（D）银屑病，（E）甲氧苄啶（trimethoprim，TMP）- 磺胺甲基异恶唑（sulfamethoxazole，SMZ）诱导的固定性药疹引起。在图 B 中可见残留的炎症反应和"早 - 中 - 晚餐"现象（A-C，Courtesy，Julie V Schaffer，MD；D，E Courtesy，Justin Finch，MD.）

霉素），接触各种杀虫剂、杀真菌剂或毒素，患有甲状腺疾病等内分泌疾病，感染鞭虫或 HIV 有关。在墨西哥患者中 HLA-DR4 等位基因可能是患病的危险因素。

临床特征

卵圆形、圆形或形状不规则的直径为 0.5～3 cm 的斑疹、斑片，颜色为蓝灰色至蓝褐色，逐渐发展为对称分布并融合（图 67.3A）。皮损最初常累及躯干，随后发展至颈部、上肢近端，有时累及面部。不累及黏膜、掌、跖及头皮较少累及。有时，早期皮损边缘有微隆起的红斑，这种红斑将在数月后消失。并且皮损长轴与皮纹线一致，陈旧皮损的周边有色素减退。

持久性色素异常性红斑通常无症状，但有些患者有轻度瘙痒。疾病发展缓慢且很少消退，尤其在成年患者中。然而在一项对 33 名青春前期儿童的研究中，大多数患儿为高加索人，有 2/3 的患儿皮损自然消退，并且在之后的 2～3 年没有复发[3]。

病理学

在活动期皮损中发现基底细胞层空泡变性，真皮上层血管周围单核细胞浸润，表皮黑素增多及真皮噬

色素细胞增多（图 67.3B）。可以发现胶样小体及真皮含铁血黄素。免疫组化发现与炎症和细胞毒性 T 细胞激活有关的细胞黏附分子和淋巴细胞活化分子［如 CD36、细胞间黏附分子 -1（ICAM-1）、CD69、CD94］表达。在非活动期皮损中基底细胞层没有水肿改变，真皮中有极轻微的单核细胞浸润和噬色素细胞增多。

鉴别诊断

特发性发疹性斑状色素沉着症（IFMH）主要表现为棕色斑疹和斑片，其皮疹大小和分布与持久性色素异常性红斑类似，但却以表皮色素沉着为主。近期研究发现，它有天鹅绒样的外观和组织病理上的乳头瘤样增生[4-5]（见表 67.1）。持久性色素异常性红斑的鉴别诊断包括苔藓样药疹（见第 11 章）、扁平苔藓（尤其是色素性扁平苔藓）、泛发性固定性药疹、肥大细胞增多症。较少见的感染性疾病如麻风病或品他病也需与其鉴别。

治疗

至今，治疗持久性色素异常性红斑尚无有效的方法。局部皮质类固醇及氢醌治疗通常无效。无对照的治疗结果显示，局部外用他克莫司、口服皮质类固醇、

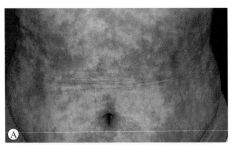

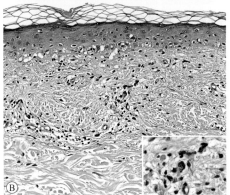

图 67.3 持久性色素异常性红斑（灰皮病）。A.腹部多发的灰褐色斑疹和斑片。"灰"的颜色很有特征性。B.组织病理学特征包括基底层空泡变性，稀疏的血管周围淋巴细胞浸润，真皮内噬色素细胞显著增多（见插图）（B, Courtesy, Lorenzo Cerroni, MD.）

抗生素、抗疟药、异烟肼、灰黄霉素以及 UV 光疗可以有一定的疗效。据报道，在少数患者中，使用氨苯砜和氯法齐明治疗持久性色素异常性红斑获得了成功。

色素性扁平苔藓

要点

- 在印度是最常见的扁平苔藓类型。
- 分布在光曝露部位，为灰褐色至黑褐色的斑疹和斑片，或者呈反转型（即分布于间擦部位）。

色素性扁平苔藓（lichen planus pigmentosus，LPP）是一种少见的扁平苔藓变型，较多累及Ⅲ～Ⅳ型皮肤型的中青年人群，包括来自印度[6]、拉丁美洲及中东部人种。色素性扁平苔藓表现为不规则形状或圆形、褐色、灰褐色斑疹和斑片，分布在曝光部位（尤其是前额、颞部和颈部）或间擦部位（图 67.4）。色素性扁平苔藓除了有轻微的瘙痒或灼热感，没有其他相关

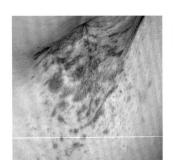

图 67.4 色素性扁平苔藓。一位中年女性的腋窝区可见许多融合的褐色及灰褐色斑片

的症状，并且与一些持久性色素异常性红斑患者相比较，色素性扁平苔藓早期皮损没有红斑边缘。大多数患者的皮损分布对称，但是也有罕见的单侧线性的变型。有时，也发现网状的或囊泡型。尽管掌、跖、指甲及口腔黏膜不常被累及，但是有报道在 124 例色素性扁平苔藓患者中，19 例兼有典型的扁平苔藓皮损[6]。色素性扁平苔藓是一种慢性疾病，时有恶化，时有缓解。组织病理学表现包括表皮萎缩，基底细胞液化变性，真皮浅层致密的带状细胞浸润或血管周围细胞浸润，伴噬色素细胞增多。

色素性扁平苔藓的病因还未明确。一些患者的皮损主要出现于曝光部位，这提示紫外线照射可能起着关键的作用。在印度，芥子油（含有烯丙基硫氰酸，一种潜在的光敏剂）及余甘子油被认为是疾病的刺激因素[6]。色素性扁平苔藓的鉴别诊断包括光化性和反转型扁平苔藓（见第 11 章）、苔藓样药疹、持久性色素异常性红斑、黄褐斑、炎症后色素沉着过度及皮肤T细胞淋巴瘤。如果是位于面部的色素性扁平苔藓，需与表 67.2 中的疾病相鉴别。在一项非对照研究中，54%（7/13）的患者在经过 12～16 周的局部外用他克莫司治疗后，色素沉着得到缓解[7]。

黄褐斑

同义名： ■ 黄褐斑（chloasma） ■ 妊娠斑（mask of pregnancy）

要点

- 主要见于女性（至少 90%）。
- 在西班牙裔、亚洲或者非洲人种中发病率更高。
- 最常见的部位是面部，然后是前臂。
- 为表皮和（或）真皮色素增加引起的对称性色素沉着斑，边界不规则。

表 67.2　黄褐斑的鉴别诊断	
疾病	**与黄褐斑的主要不同之处**
药物引起的色素沉着或变色	● 用药史（例如多西环素、胺碘酮；见表 67.4） ● 边缘色素沉着不明显且不规则；可能累及鼻尖 ● 散在的椭圆形或圆形固定性药疹很少与黄褐斑混淆 ● 可能由光毒性药物反应造成 ● 口服避孕药和苯妥英可能加重黄褐斑
炎症后色素沉着，如皮肤红斑狼疮、光敏反应、接触性皮炎（如氢醌或维甲酸引起的刺激性接触性皮炎）或其他皮炎	● 现病史（或既往史）有炎症，出现红斑、脱屑，可能伴瘙痒或灼热感 ● 原发皮疹——可以表现为多种皮疹或在身体其他部位
色素性接触性皮炎（Riehl 黑变病）	● 常在接触部位发疹，特别是化妆品 ● 可以是网状的 ● 由于是真皮色素沉着，故呈褐灰色 ● 组织学特点：基底层空泡变性、早期皮疹呈苔藓样浸润
获得性太田痣（Hori 痣）	● 亚洲女性，常于 40 ～ 50 岁发病 ● 多形褐灰色或褐蓝色斑，初发于颊部 ● 少见发病区域：前额外侧、鬓角、上眼睑、鼻根或鼻翼 ● 不累及眼睛和黏膜 ● 组织学特点：真皮色素细胞产生黑素
光化性扁平苔藓	● 如果在炎症阶段，可见紫色的皮疹上附细小鳞屑 ● 组织学特点：基底层水肿变性，苔藓样浸润
色素性扁平苔藓	● 常在鬓角和耳前初发，发展至颈部 ● 伴典型的扁平苔藓（约 20% 的患者） ● 组织学特点：基底层空泡变性；不同程度的苔藓样浸润和表皮萎缩
持久性色素异常性红斑	● 偶见边缘有炎性红斑 ● 暗蓝灰色或蓝褐色皮疹 ● 避光处也累及
外源性褐黄病	● 在色素沉着区有氢醌使用史，使用后色素不断加深 ● 可以见到成层的色素性丘疹 ● 组织学特点：真皮层香蕉型黄褐色沉着（见图 67.8）
皮肤水银沉积	● 使用过含水银的肥皂或霜剂 ● 常伴皮炎 ● 组织学特点：真皮层弹力纤维和巨噬细胞内见褐黑色颗粒
面部毛囊性红斑黑变病	● 两颊或颈部红褐色斑 ● 重叠的细小白色毛囊性丘疹
Civatte 皮肤异色病	● 伴萎缩和毛细血管扩张 ● 好发于颈前或两侧，不累及毛囊周围皮肤和颏下区
黑棘皮病	● 两颊或耳前皱褶处天鹅绒样斑块

引言和流行病学

黄褐斑（melasma）是一种常见的、获得性疾病，其特征为最常见于面部的、对称的、不规则形的色素沉着斑。常见于西班牙人、亚洲人、非洲人或中东地区的青年和中年女性。日光照射、怀孕以及口服避孕药等因素常使症状加重。

发病机制

黄褐斑的确切发病机制还不十分清楚，一般认为

是皮肤暴露于紫外线照射（或其他诱因）后，与未受累的皮肤相比较，受累的皮肤中功能活跃的黑素细胞产生过多的黑色素[8-9]。在冬季黄褐斑皮损颜色变淡，皮损分布多在曝光部位，光照较少部位如人中部位则很少发生黄褐斑等，这些情况都支持紫外线照射在黄褐斑发生中起着关键作用。

可以加重黄褐斑的因素包括口服避孕药、高雌激素水平、药物（如苯妥英类抗惊厥药、光毒性药物）以及自身免疫性甲状腺疾病等。在皮损的表皮和真皮

中有 c-KIT 和干细胞因子的表达增加，这也可能在黄褐斑的色素沉着过度中起重要作用[10]。

临床特征

表现为淡褐色到深褐色或灰褐色斑片，边缘不规则，主要见于面部（图 67.5）。对称性色素增多的分布有三个经典的类型：面部中央型、颧骨型、下颌型。面部中央型最常见，其累及额部侧面、面颊、鼻、上唇（很少见于人中和鼻唇沟）以及颏部。颧部型和下颌型的皮损分布较为局限，前者在面颊和鼻部，后者沿着下颌角分布。其他皮损分布包括前臂伸侧和胸部上中部。皮损常常在紫外线照射或在怀孕时首次出现或加剧。在肤色较浅的患者中，"妊娠斑"常在分娩后缩小或消失，然而在肤色较深的患者中则可持续存在。

黄褐斑临床分型除了根据其分布外，也可根据其在伍德灯下皮损不同表现分为四种类型：表皮型、真皮型、混合型和不确定型（在肤色极深的患者中）。理论上，用伍德灯检查，因表皮黑色素增加引起的皮损会明显加深，而因真皮黑色素增加引起的皮损变得更不明显（与周围正常皮肤无法区分）。然而，近来临床病理学研究（利用邻近的未受累的皮肤而不是非面部皮肤作为对照）发现伍德灯检查与组织学表现不具有相关性[9, 11]。另外，在组织学上没有发现真正的真皮型黄褐斑，可能有时会将双侧获得性太田痣误诊为

黄褐斑（见表 67.2）。由于表皮型色素沉着对局部外用药物的反应性更好，我们需要对伍德灯检查黄褐斑的临床应用价值和预后价值进入更深入的研究。

病理学

与未受累的邻近皮肤相比，在黄褐斑皮损的所有表皮层中都有黑素颗粒沉积增多。真皮巨噬细胞（噬色素细胞）在真皮浅层中的数量增加。表皮黑素细胞的数量是正常或轻度增加的，并且黑素细胞的胞体增大、树突显著[9, 11]。

在超微结构中，黄褐斑皮损处黑素细胞中的黑素小体数量增加。此外，线粒体、高尔基体和粗面内质网的数量也增加。这些发现支持这一理论，即可能是由于紫外线照射或激素刺激功能活跃的黑素细胞产生过多的黑素（见上文"发病机制"）。

鉴别诊断

黄褐斑的鉴别诊断可见表 67.2。黄褐斑与其他疾病的鉴别主要通过病史（例如药物摄入、前驱炎症）、皮损的颜色和分布类型、组织学特征以及原发病皮损。

治疗

黄褐斑的治疗方案总结于表 67.3 中。严格的光防护和患者的积极配合是任何黄褐斑治疗成功所必需的。表皮型黄褐斑通常需要治疗 2 个月才开始起效，而治

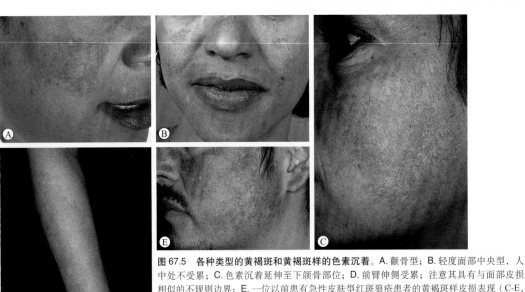

图 67.5 各种类型的黄褐斑和黄褐斑样的色素沉着。A. 颧骨型；B. 轻度面部中央型，人中处不受累；C. 色素沉着延伸至下颌骨部位；D. 前臂伸侧受累；注意其具有与面部皮损相似的不规则边界；E. 一位以前患有急性皮肤型红斑狼疮患者的黄褐斑样皮损表现（C-E, Courtesy, Jean L Bolognia, MD.）

表 67.3　黄褐斑的治疗选择
推荐给所有患者的治疗方案
● 避免阳光暴晒和日光浴晒黑
● 每天使用广谱遮光剂（SPF ≥ 30 并含有氧化锌或二氧化钛等物理防晒成分的最为理想）
● 穿戴遮光帽和防晒衣
● 遮瑕类化妆品
● 尽可能停用口服避孕药
积极治疗方案 *、**
一线外用治疗方案
● 睡前使用氢醌＋维甲酸＋皮质类固醇 [a] 联合制剂
● 每天使用 4% 氢醌，通常建议睡前使用
● 壬二酸（15% ～ 20%）
辅助外用治疗方案
● 左旋维生素 C（10% ～ 15%）
● 曲酸（1% ～ 4%）
二线治疗方案
● 每 4 ～ 6 周予乙醇酸（从 30% 开始，在可耐受的范围内逐渐增加浓度）或水杨酸（20% ～ 30%）化学剥脱
三线治疗方案 [b]
● 点阵激光
● 强脉冲光（IPL）
长期维持疗法
● 每天持续使用遮光剂和其他防晒措施（见上文）
● 外用维甲酸
● 外用 α - 羟基酸（如：乙醇酸类霜剂）
● 其他外用制剂，如左旋维生素 C（10% ～ 15%），壬二酸（15% ～ 20%），或曲酸（1% ～ 4%）
* 外用治疗方案需要坚持至少 6 个月以上才能见效，不同患者具有个体差异；氢醌或氢醌＋维甲酸＋皮质类固醇联合制剂通常推荐每天使用，持续 2 ～ 4 个月，然后频率减少至每周 1 ～ 2 次；过久的每天使用可能会导致眼周皮炎、皮肤萎缩（由皮质类固醇引起）或外源性褐黄病（氢醌：见第 129 章）等不良反应。
** 外用氢醌可能引起变应性接触性皮炎，而其他所有外用制剂都可能引起刺激性接触性皮炎，这些均会加重色素异常。若担心接触性皮炎的发生，可以在大面积部位使用前事先在非面部区域进行小面积试用。
[a] 通常选用 5 ～ 7 类的外用皮质类固醇（见第 125 章）。
[b] 可能存在术后色素异常的风险；在大面积面部治疗前应当进行小面积试验

疗 6 个月才可能获得满意的效果。

其他形式的局限性色素沉着

节段性色素沉着症

　　这一术语最早由 Metzker 于 1983 年建立，并于 2010 年被 Hogeling 和 Frieden 重新提出 [12]。它是一种色素嵌合体的类型，是由于合子后的遗传学改变导致某个区域的色素合成出现变化。其特征是块状的色素

沉着或色素脱失（更少见）（图 67.6，见第 62 章）。色素沉着斑片可以在出生时即有，或者也可能在婴儿期变得明显。其皮疹好发于躯干，中线分界在腹侧较背侧更明显，在外侧较模糊。通常来说，节段性色素沉着症不伴有皮肤以外的异常表现。

家族性进行性色素沉着症

　　家族性进行性色素沉着症是一种常染色体显性遗传的疾病，表现为大面积分布于掌、跖、唇和结膜的色素沉着斑片。皮疹从婴儿期开始出现，随着年龄增长其大小和数目不断增多，并逐渐融合。杂合子 KIT 配体基因（*KITLG*）的功能获得性突变能导致这一疾病的发生 [13]。此外，**家族性进行性色素沉着和色素减退症** 也与这一机制相关，但是它的临床表现还包括色素减退斑疹和斑片。

原发性（局限性）皮肤淀粉样变病

　　斑疹型和苔藓样原发性（局限性）皮肤淀粉样变病与色素沉着相关（见第 47 章）。最常累及的部位是上背部（斑疹型皮肤淀粉样变病）及下肢伸侧（苔藓样淀粉样变病）。平行谱带样或隆起的色素沉着过度形成波纹型特征。皮损处常伴有瘙痒，而摩擦则在皮损的发生发展中起着主要作用。在组织学上，真皮上部可以看到抗角蛋白抗体染色阳性的噬色素细胞和淀粉样蛋白沉积。

肥大细胞增生症

　　肥大细胞增生症（mastocytosis）包含一系列疾病，其特征是正常肥大细胞在皮肤中积聚，有时在其他器官中也发生积聚（见第 118 章）。伴随色素沉着过度的肥大细胞增生症是色素性荨麻疹，表现为数个至数百个褐色至红褐色斑疹和丘疹。然而，孤立性肥大细胞

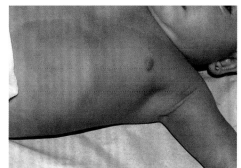

图 67.6　节段性色素沉着症。 一位婴儿的胸部、腹部、上臂见单侧分布的块状色素沉着。注意下方的中线分界（Courtesy, Julie V Schaffer, MD.）

瘤也可以表现为浅褐色皮疹。在皮肤肥大细胞增生症中，Darier 征（轻轻摩擦皮损处后形成荨麻疹）阳性，并且在组织切片中肥大细胞数量增多。肥大细胞增生症色素沉着的原因并不明确，可能与肥大细胞衍生的细胞介质，如 KIT 配体（干细胞因子）或 α 黑色素细胞刺激素（α-MSH）相关[14]。编码 KIT 受体的基因的克隆体激活突变可能是导致儿童和成人色素性荨麻疹的原因。初发于儿童期的色素性荨麻疹预后良好，许多患者的皮疹可于青少年期自然消退。然而，大多数初发于成人的色素性荨麻疹病情持续（见第 118 章）。

花斑癣

花斑癣［pityriasis（tinea）versicolor］是一种浅表的皮肤感染，其病原菌是酵母糠秕马拉色菌（见第 77 章）。在色素减退或色素沉着性斑疹、非常薄的丘疹或斑块上覆盖着细微的鳞屑，皮损常位于躯干上部及上肢近端，但也出现于颈部、面部和腹股沟。皮损常常在中央处融合，尤其是躯干部位的皮损。在光学和电子显微镜检查中发现，在未受累及的皮肤和色素减退、色素沉着的皮损中，黑素细胞数量相似；但是在色素减退和色素沉着的皮损中角质层增厚并含有较多病原菌。对于色素沉着花斑癣皮损的主要鉴别诊断有炎症后色素沉着过度和融合性网状乳头瘤病，但是用氢氧化钾检查鳞屑的方法发现马拉色菌的菌丝和酵母可以快速诊断花斑癣。

Pasini 和 Pierini 皮肤萎缩

Pasini 和 Pierini 皮肤萎缩常见于年轻人，目前被认为是硬斑病的一种萎缩类型（见第 99 章）。最常见的表现是在背部有数个椭圆形直径为 4～10 cm 的色素沉着过度斑片，其皮损有轻微的凹陷，但是不伴有硬化或继发改变。通过触诊皮损边缘可以发现凹陷，这一特征被称为"悬崖征（cliff sign）"。

色素沉着性皮损

雀斑样痣

雀斑样痣在第 109 章和第 112 章中详述。

咖啡牛奶斑

咖啡牛奶斑（café-au-lait macules，CALMs）表现为较未累及的皮肤颜色深两至三个色调的色素沉着斑疹或斑片（见第 112 章）。它在人群中的发病率为 10%。虽然约 3% 的新生儿有一片或多片咖啡牛奶斑，并且近 30% 的黑色人种的新生儿有咖啡牛奶斑，但它在浅肤色人群中的临床表现在婴儿期和儿童早期之前都不明显。当出现多个咖啡牛奶斑时，患 1 型神经纤维瘤病或其他遗传性综合征的可能性增大（见表 61.4）；图 61.10 概述了当儿童出现多发咖啡牛奶斑时的诊断程序和方法。咖啡牛奶斑常通常很容易与成熟的先天性黑素细胞痣相区别，但是在刚出生的新生儿中两者的临床表现可能有所重叠。咖啡牛奶斑的鉴别诊断还包括早期斑痣（在"斑点"出现前）、Becker 痣、先天性平滑肌错构瘤以及肥大细胞瘤。此外，节段性咖啡牛奶斑和"色素嵌合体"有明显的重叠。尽管已有报道激光可以治疗咖啡牛奶斑（见第 137 章），但是其疗效个体差异大且容易复发。

药物引起的"色素沉着"

要点

- 局限或泛发的色素增加或其他的色素异常。
- 许多种类的药物都可以引起色素沉着或色素异常，最常见的是米诺环素、抗疟药、化疗药和齐多夫定。
- 也可能出现纵向或水平方向的黑甲。

许多化学品和药物能够引起皮肤色素沉着或色素异常，最常见的有化疗药、抗疟药、米诺环素和齐多夫定（表 67.4，图 67.7～67.9）。其根本的机制不尽相同，包括诱导黑色素产生，以及药物复合物或重金属在皮肤中沉积。色素沉着可以表现为局限性的，也可以是泛发性的。虽然色素沉着通常会在中断用药后自行消退，但是这个过程可能很长。纵向、水平方向或弥漫性的黑甲和口腔黏膜色素沉着也可能出现。

其他形式的弥漫性色素沉着

除了药物，弥漫性色素沉着也可能由代谢异常、维生素缺乏或许多遗传性和获得性综合征引起。弥漫性色素沉着患者的诊疗流程可见图 67.10。

线性色素沉着

线性色素沉着由多种病因导致，包括炎症后改变、药物反应以及嵌合体基因改变导致的沿着 Blaschko 线分布的色素沉着（见第 62 章）。色素性分界线是指正常的色素背侧-腹侧解剖分布类型。评定患者是否伴有线性色素沉着，首先应确定色素沉着是否沿着 Blaschko 线分布。

药物或化学品	临床特征	病理学 / 备注
化疗药物		
BCNU（卡氯芥）	• 局部使用的地方出现色素沉着（肠外使用没有反应）	• 基底层黑素细胞增生 • 表皮黑素增加
博来霉素	• 好发于躯干部位的线性、鞭索形条带，与小外伤有关 • 横向黑甲 • 受压处或关节处色素沉着，或局限于皮纹和掌纹的色素沉着 • 硬皮病样改变	• 表皮黑素增加，但是黑素细胞的数量没有增加 • 极少量的真皮噬色素细胞
白消安	• 广泛的色素沉着类似 Addison 病；有时与药物引起的肺纤维化有关	• 基底层角质形成细胞和真皮巨噬细胞中的黑素增加
环磷酰胺	• 弥漫性皮肤和黏膜色素沉着 • 色素沉着甲（横向、纵向或弥漫性黑甲）、掌跖或牙齿色素沉着	• 停药 6～12 个月后，色素沉着消退
放线菌素 D	• 泛发性色素沉着，面部尤其明显	• 停药后色素沉着减退
柔红霉素	• 曝光区域色素沉着 • 横向褐黑色黑甲	
阿霉素	• 手的小关节和掌褶、掌跖和口腔黏膜（颊黏膜、舌）色素沉着过度 • 横向黑甲	• 表皮黑素增加 • 黑素细胞数量增加
5- 氟尿嘧啶	• 曝光区色素沉着（5% 的系统性用药患者；通常出现在红斑性光敏反应之后） • 输注用药的静脉处皮肤色素沉着 • 其他部位包括手背、掌跖和放疗辐射区 • 横向或弥漫黑甲；甲新月体色素沉着	• 放疗区域炎症后色素沉着加重
羟基脲	• 受压处及背部可逆性色素沉着 • 横向、纵向或弥漫黑甲；甲新月体色素沉着	• 苔藓样变，继发炎症后色素沉着过度
二氯甲基二乙胺（氮芥）	• 皮肤 T 细胞淋巴瘤局部用药导致泛发性色素沉着 • 皮损处皮肤反应强烈	• 角质形成细胞中的黑素小体崩解 • 黑素细胞数量增加
甲氨蝶呤	• 统一的曝光区色素沉着（有时出现在红斑性光敏反应之后）	• 不常见
抗疟药		
氨基喹啉（如氯喹、羟氯喹、奎纳克林）	• 灰色至蓝黑色色素沉着，常出现在胫前（氯喹、羟氯喹），还可累及面、硬腭、巩膜、甲下 • 使用奎纳克林有弥漫性黄色至褐黄色的色素沉着 • 约有 25% 的患者有色素紊乱	• 真皮内沉积黑素–药物复合物；毛细血管周围含铁血黄素沉积 • 停药后可能会变淡但很难完全消退
重金属		
砷	• 青铜色色素沉着区域 ± 浅色皮肤中重叠的"雨点状"色素沉着 • 在砷接触 1～20 年后出现色素紊乱，并且有强烈的浓度依赖性 • 掌跖角化病和鳞状细胞癌常在色素紊乱后出现（见第 88 章）	• 真皮和表皮中砷沉积 • 表皮黑素合成增加
铋	• 发生于面部、颈部和手背的广泛性蓝灰色变色 • 口腔黏膜、齿龈黏膜可累及	• 铋颗粒在毛细血管和网状真皮中沉积
金（柯啶）	• 曝光区域永久性的蓝灰色变色，尤其多见于眼周	• 金沉积于真皮巨噬细胞溶酶体中，尤其在血管周围和小汗腺周围

表 67.4 与色素沉着或色素紊乱有关的药物和化学品

表 67.4　与色素沉着或色素紊乱有关的药物和化学品（续表）

药物或化学品	临床特征	病理学/备注
铁	● 在注射区域或使用硫酸铁溶液作为止血剂区域永久性的褐色色素沉着 ● 真皮内含铁血黄素沉积常见于静脉高压、色素性紫癜性皮病或浅表静脉硬化疗法的副作用中（由于血管外红细胞溶血，储存铁释放引起的）	● 色素包被胶原纤维，并在真皮巨噬细胞中沉积
铅	● 齿龈缘有"铅线" ● 甲变色	● 铅线是由上皮中铅颗粒的沉积引起的
汞	● 暗蓝灰色的色素紊乱，尤其在皮肤皱褶处	● 褐黑色颗粒游离在真皮层、弹力纤维、巨噬细胞中
银（银中毒）	● 泛发性石板色-灰色变色（见图 67.7A），曝光区域加重；出现于职业暴露、替代疗法或广泛烧伤/外伤时使用的磺胺嘧啶银盐被系统性吸收 ● 甲（新月体，弥漫或局部）以及巩膜可累及 ● 局部使用的区域有色素沉着（如磺胺嘧啶银盐用于烧伤处或溃疡处）	● 暗视野检查突出显示：银颗粒在基底膜、小汗腺固有膜沉积；也常见于弹力纤维、毛囊周围组织以及竖毛肌中（见图 67.7B）
激素		
口服避孕药	● 黄褐斑，乳头色素沉积，色素痣	● 黑素细胞数量增加，黑素合成增加
ACTH/MSH［ACTH目前较少使用；（NIe4-D-Phe7）-a-MSH/阿法诺肽是用于治疗成年红细胞生成性卟啉病的"罕见病用药"］	● 弥漫性褐色和青铜色色素沉着，曝光区加重	● 黑素合成增加
其他成分		
胺碘酮	● 在曝光区域石板灰色至紫色的色素异常，尤其多见于面部（比光敏反应引起的红斑少见） ● 浅肤色患者多于长期持续用药后才出现	● 褐黄色颗粒在真皮巨噬细胞内沉积，大多数分布于血管周围 ● 光镜下可见溶酶体包涵体内有脂类物质 ● 通常在停药数月至数年后逐渐变淡，但有时会持续存在
叠氮胸腺嘧啶（齐多夫定，AZT）	● 纵向＞横向和弥漫性黑甲（见于 10% 的患者）；蓝色新月体 ● 皮肤黏膜色素沉着（例如，广泛的、弥漫的或肢端的和口腔黏膜的）；最常见于深色皮肤的患者，并且可能在摩擦区域或曝光区域加重	● 皮肤活检显示表皮和真皮黑素增加，真皮内可见噬色素细胞 ● 停药后可逐渐变淡
氯法齐明	● 弥漫性红色到红褐色皮肤和结膜变色 ● 紫褐色至蓝灰色的变色，尤其在皮损处	● 在脂肪中有（高亲脂性）药物沉积而呈现红色 ● 在真皮巨噬细胞内有褐色粒状色素而呈现蓝紫色 ● 电镜检查发现：吞噬溶酶体内含有无定形颗粒样物质和板层结构的脂褐素 ● 停药后可逐渐变淡
地尔硫草（氨氯地平罕见）	● 在Ⅳ～Ⅵ型皮肤的患者中，曝光区域石板色-灰色至灰褐色变色；毛囊周围特别明显，并呈网状型	● 散在的苔藓样浸润，真皮中有许多噬色素细胞
二噁英	● 光曝露部位可能发生色素沉着过度 ● 氯痤疮是更常见的皮肤表现	● 少见，除意外曝露
依佐加滨（抗癫痫药）	● 蓝灰色变色，多见于唇、面部、甲床和硬腭 ● 结膜黑色色素沉着	● 永久性的视觉改变 ● 粗糙的黑色素颗粒在血管周围和附属器周围的细胞内沉积

表67.4 与色素沉着或色素紊乱有关的药物和化学品（续表）

药物或化学品	临床特征	病理学/备注
氢醌	• 在使用部位发生刺激性接触性皮炎，造成（炎症后）色素沉着过度，或外源性褐黄病；后者也可能引起小的鱼子酱样丘疹	• 在外源性褐黄病中，黄褐色香蕉型纤维在真皮乳头内沉积（见图67.8）* • 可能的机制是氢醌被黑素细胞代谢成丝状结构，并成为了褐黄色纤维的前体物质 • 在停用氢醌后可能逐渐消退；以黑色素为靶点的调Q激光对它的疗效个体差异大
伊马替尼（又称达沙替尼）	• 局限性或弥漫性色素沉着过度（见于<5%的患者） • 弥漫性黑甲、灰发和牙龈、牙齿变黑	• 局限性或弥漫性的色素减退或色素脱失更多见（见于40%～60%深肤色患者）
米诺环素	• Ⅰ型：在痤疮或剥脱性激光后的炎症和瘢痕处有蓝黑变色（见图127.6A） • Ⅱ型：在先前正常的皮肤（最常位于胫骨处）的蓝灰色斑疹/斑片（见图67.9 & 127.6B-D）；有时被误诊为淤斑 • Ⅲ型：在曝光区域出现泛发性的"混浊的褐色"色素沉着 • 甲、巩膜、口腔黏膜、骨、甲状腺和牙齿的蓝黑色变色	• 铁包含型（Ⅰ型，Ⅱ型）或黑素包含型（Ⅱ型）真皮内色素颗粒沉着** • 前者既可以是胞内的也可以是胞外的，可能是含铁血黄素和（或）米诺环素衍生物和螯合物的复合物 • 表皮基底层和（或）真皮噬黑素细胞中的黑素颗粒增加（Ⅲ型） • 米诺环素是高度脂溶性的黄色晶体状物质，在氧化后变为黑色 • 停药后数月至数年可逐渐消退；对于Ⅰ型和Ⅱ型，应用以黑色素为靶点的调Q激光可以减轻色变（类似于去除文身）
补骨脂素类	• 在UVA（PUVA）照射部位的弥漫性色素沉着 • 局部外用PUVA处或植物日光性皮炎（含补骨脂的植物接触史＋光照）处局限性或线性条带状色素沉着	• 毛囊黑素细胞增殖，黑素颗粒的合成和转运增加 • 在角质形成细胞内有分散的黑素小体 • 补骨脂是呋喃香豆素类复合物，最初来源于植物
精神类药物（氯丙嗪、甲硫哒嗪、丙咪嗪、地昔帕明、阿米替林）	• 曝光部位石板色-灰色的变色	• 真皮上部有金褐色的颗粒 • 高电子密度的包涵体

* 组织学改变与尿黑酸尿症相似（也被称为褐黄病），它是一种常染色体隐性遗传的疾病，由于缺乏尿黑酸氧化酶，导致尿黑酸积聚于组织中，而这些不可溶性的色素颗粒与胶原相结合，从而导致蓝黑色变色（例如，螺旋纹和巩膜；见第63章）。

** 有时，Ⅰ型临床表现可见含钙而非铁的黑素样物质；此外，铁和黑素的包含型在先前麻风皮损的色素沉着中已有描述。

ACTH，肾上腺素；EPP，红细胞生成性原卟啉病；MSH，黑素细胞刺激素。

Adapted from Kang S，Lerner EA，Sober AJ，Levine N. In：Levine N（ed.）. Pigmentation and Pigmentary Disorders. Boca Raton：CRC Press，1993：417-31

色素性分界线

同义名： ■Futcher 线（Futcher's lines）■Voight 线（Voight's lines）■Ito 线（Ito's lines）

要点

■ 在背侧和腹侧间的分界线，背侧的色素更深。

■ 色素性分界线（pigmentary demarcation lines）是人类色素正常的生理性分布。

■ 更多见于肤色深的个体。

■ 最常见于前臂的前外侧和大腿的后中部。

引言

在所有人种中，背部皮肤色素沉着较腹侧皮肤沉着过度更深。在肤色深的患者中，背部与腹侧的分界线更明显，尤其在上臂的前外侧部分（图67.11A）。这些分界线是双侧的和对称的，从婴儿期出现并持续至整个成年期。其他的分界线在大腿后中部（图67.11B），上胸部（图67.11C），背部的脊柱旁及面部（表67.5，图67.12）。

鉴别诊断

炎症后色素沉着有时可能会与A型、B型、D型和F～H型色素性分界线相混淆。然而，色素性分界

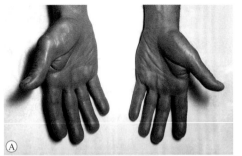

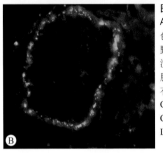

图 67.7 银质沉着病。A.手掌见弥漫性石板色-灰色改变；B.暗视野显微镜显示一位银质沉着症患者的外泌汗腺。注意固有膜区域具有折光性的颗粒（A, Courtesy, Mary Beth Cole, MD, and Michael L Smith, MD.）

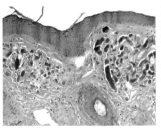

图 67.8 外用氢醌引起的外源性褐黄病的组织病理学特征。真皮乳头内可见黄褐色香蕉型纤维（Courtesy, Lorenzo Cerroni, MD.）

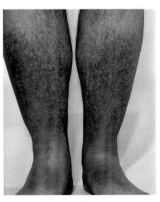

图 67.9 下肢服用米诺环素后引起的色素沉着。在胫前分布和灰蓝色的颜色与抗疟药引起的色素沉着很相似

线没有先前的皮肤炎症或损害，并且色素性分界线完全对称且长期不变。C 型以及 E 型色素性分界线可能会与无色素痣相混淆。黑线，即孕妇从脐部延伸到耻骨的色素沉着线（见图 27.11A），十分容易与色素性分界线区分。

治疗

这些色素性分界线是正常的色素分布，没有治疗的指征。

线性炎症后色素沉着

线性炎症后色素沉着是一种最常见的获得性色素沉着，局限型（见以上）比弥漫型或线性型更常见。一般而言，在临床上肤色深的个体较肤色浅的个体更容易出现炎症后色素沉着。

临床特征

线性炎症后色素沉着发生于线性外伤、皮炎或其他炎症性皮肤病之后（如植物日光性皮炎，见表 67.6；图 67.13）。有时，炎症后色素沉着可沿着 Blaschko 线分布，这是由于先前在此发生过炎症性皮肤病，如线性扁平苔藓。其颜色从褐色（表皮）到褐灰色（真皮）不等。如果皮损没有发生进一步的外伤，炎症后色素沉着可随着时间缓慢地消退。然而，色素完全消退可能需要数月至数年，尤其是在那些肤色较深的患者和黑色素主要位于真皮的患者中。线性炎症后色素沉着的发病机制、组织学表现和治疗与局限型炎症后色素沉着相似（见上文）。

鉴别诊断

对于那些先前有皮肤创伤史或皮肤炎症的患者，线性炎症后色素沉着的诊断相对比较容易，然而那些炎症短暂的或未察觉的患者，诊断较困难。鉴别诊断包括罕见的如由博来霉素或蘑菇引起的鞭索形色素沉着（见下文）及相对常见的黑色皮肤划痕症现象。后者是由含金属（如：镍、黄金、银）的珠宝被含氧化锌粉末的坚硬物质磨损而致。颜色从深灰色到黑色，且金属的粉末沉积可以很容易地被去除。与毒漆藤皮炎相关的黑漆沉积也可以导致线性色素沉着，但是颜色是乌黑的（见第 17 章）。

博来霉素导致的鞭索形色素沉着

同义名：　■ 搔抓皮炎（scratch dermatitis）

要点

- 在系统使用博来霉素的患者中有 10% ～ 20% 的人出现。
- 条索形的线状色素沉着最常见于前胸和后背。

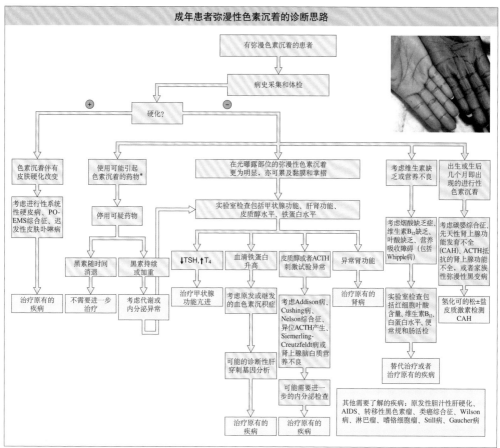

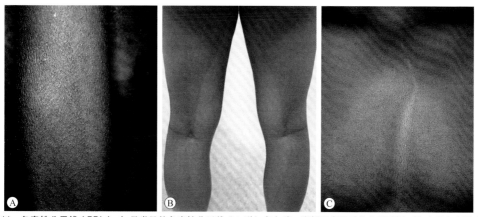

图 67.10　成年患者弥漫性色素沉着的诊断思路。插图中表现为弥漫性色素沉着的右侧手掌来自一位 POEMS 综合征患者（P，多发性周围神经病；O，脏器肿大；E，内分泌疾病；M，单克隆 γ 球蛋白病；S，皮肤病变）

图 67.11　色素性分界线（PDL）。A. 最常见的色素性分界线（A 型）在上臂，腹侧面有相对的色素减退。B. 出现在大腿后部的 B 型 PDL，内侧面有相对的色素减退。C. C 型 PDL（由平行线组成）可能会与无色素痣混淆（A，C，Courtesy，Jean L Bolognia，MD；B，Courtesy，Justin Finch，MD.）

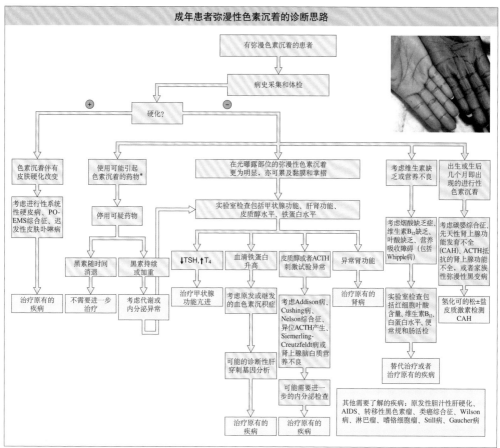

成年患者弥漫性色素沉着的诊断思路

有弥漫色素沉着的患者

病史采集和体检

硬化?

色素沉着伴有皮肤硬化改变

考虑进行性系统性硬皮病、PO-EMS综合征、迟发性皮肤卟啉病

使用可能引起色素沉着的药物*

停用可疑药物

黑素随时间消退

治疗原有的疾病

黑素持续或加重

不需要进一步治疗

考虑代谢或内分泌异常

在光曝露部位的弥漫性色素沉着更为明显，亦可累及黏膜和掌褶

实验室检查包括甲状腺功能、肝肾功能、皮质醇水平、铁蛋白水平

↓TSH,↑T₄

治疗甲状腺功能亢进

血清铁蛋白升高

考虑原发或继发的血色素沉积症

可能的诊断性肝穿刺基因分析

皮质醇或者ACTH刺激试验异常

考虑Addison病、Cushing病、Nelson综合征、异位ACTH产生、Siemerling-Creutzfeldt病或肾上腺脑白质营养不良

可能需要进一步的内分泌检查

治疗原有的疾病

异常肾功能

治疗原有的肾病

治疗原有的疾病

考虑维生素缺乏或营养不良

考虑烟酸缺乏、维生素B₁₂缺乏、叶酸缺乏、营养吸收障碍（包括Whipple病）

实验室检查包括红细胞叶酸含量、维生素B₁₂、白蛋白水平、便常规和肠活检

替代治疗或者治疗原有的疾病

其他需要了解的疾病：原发性胆汁性肝硬化、AIDS、转移性黑色素瘤、类癌综合征、Wilson病、淋巴瘤、嗜铬细胞瘤、Still病、Gaucher病

出生或生后几个月即出现的进行性色素沉着

考虑碳综合征、先天性肾上腺功能发育不全（CAH）、ACTH抵抗的肾上腺功能不全，或者家族性弥漫性黑变病

氢化可的松±盐皮质激素检测CAH

表67.5	五种主要的皮肤分界线（A～E）和皮肤类型（F～H）。参见图67.12
类型	描述
A	一垂直线沿着上臂的前外侧直至胸肌区（最常见的类型）（见图67.11A）
B	一条曲线沿着大腿后中部，从会阴延伸至腘窝，偶尔可至踝部（见图67.11B）
C	一条位于胸部正中的垂直线或曲线低色素带将其分为两条平行的色素性分界线（见图67.11C）
D	一条位于棘前或脊椎旁的垂直线
E	双侧的胸部纹理（色素减退斑疹和斑片）位于锁骨中线1/3到乳晕周处
F & G	位于颏外侧和颧骨突出区之间的"V"形或"W"形线；一条曲线可向内延伸至眶下区
H	一条从嘴角至颏外侧的斜线

- 停药后可恢复。
- 其他的临床表现包括皮肤连接处关节表面的局限性色素沉着过度，并伴有横向黑甲和硬皮病样改变。

引言

博来霉素是细胞毒性抗生素，常用于治疗恶性肿瘤，尤其是霍奇金淋巴瘤和睾丸癌。有时，它的病灶内局部应用可治疗病毒疣或作为血管畸形的硬化疗法。由博来霉素引起的鞭索形色素沉着是在1970年被首次报道[15]。

流行病学

博来霉素导致的鞭索形色素沉着是一个相当常见的并发症，发生于10%～20%的博来霉素系统治疗的患者

色素性分界线

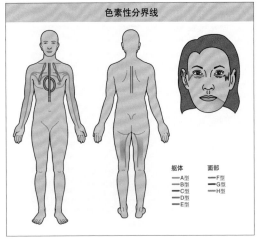

躯体
- A型
- B型
- C型
- D型
- E型

面部
- F型
- G型
- H型

图67.12　色素性分界线

表67.6	表现为线状色素沉着的疾病

沿 Blaschko 线分布的线状色素沉着

遗传性/早发性

- 线形和漩涡形痣样黑素过度病（"色素镶嵌现象"*，图67.15）
- 早期的表皮痣
- 色素失禁症Ⅲ期**（图67.19）
- X连锁网状色素异常症**
- 局限性真皮发育不全**（Goltz综合征：线状排列的色素沉着斑片，伴真皮筛状萎缩，脂肪疝，色素脱失，毛细血管扩张）
- X连锁少汗性外胚层发育不良综合征**
- Conradi-Hünermann-Happle 综合征
- McCune-Albright综合征中的咖啡斑（常为宽条带状或大块状）
- 嵌合现象（区块状或边界不清）

获得性/迟发性

- 线状扁平苔藓，色素性扁平苔藓，持久性色素异常性红斑，固定性药疹
- Moulin 线样皮肤萎缩（图67.17），线状硬斑病
- Blaschko 皮炎后炎症后色素沉着（PIH）
- 线状双相型皮肤淀粉样变‡

不沿 Blaschko 线分布的线状色素沉着

- 色素分界线（图67.11和67.12，表67.5）
- 妊娠线（孕期腹部正中的色素沉着，见图27.11A）
- 植物日光性皮炎（图67.13）
- 袜套/手套致线状色素沉着
- 鞭索形色素沉着（如博来霉素引起，图67.14），香菇皮炎，皮肌炎，Still病中的持久性斑块
- 蜿蜒、沿静脉分布的色素沉着，见于静脉炎、静脉输液、系统性硬化症
- 其他引起线状PIH的原因：抓痕，外伤，烧伤，接触性皮炎（尤其是植物引起的），同形反应皮损（银屑病，扁平苔藓），压痕

* 色素镶嵌可表现为区块状色素沉着，提示节段性色素性疾病（见正文）。
** 这些表现主要出现于X连锁疾病的女性患者中，因X染色体失活出现功能性嵌合体；偶尔在携带体细胞嵌合体的Klinefelter综合征（XXY综合征）男性患者中出现。
‡ 单一病例

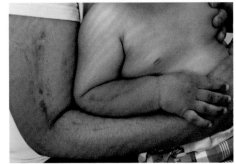

图67.13　由植物日光性皮炎引起的线状炎症后色素沉着。在日晒天母亲和婴儿的手臂接触柑橘汁后出现色素沉着性条纹

中，有时也会发生于病灶内局部应用博来霉素的患者。

发病机制

博来霉素导致的鞭索形色素沉着存在一定的剂量依赖性，但是其发病机制仍旧不清。它可能是炎症后色素沉着的一种形式，少数患者在此皮损出现之前有鞭索形红斑。皮损的形态与抓痕十分相似。然而，对使用了博来霉素的患者皮肤经常搔抓却不能产生这种皮损，并且部分患者否认瘙痒或之前有搔抓史[16]。其他的假说包括博来霉素诱导局部黑素合成增加或是"色素成熟"改变[15]。

临床特征

博来霉素相关的色素沉着可以是局限性、弥漫性或鞭索形的。典型的局限型皮损最常见于关节处或受压部位，但是它也可能局限于掌纹、皮纹或电极板黏附处。鞭索形色素沉着常常发生在使用博来霉素并累计剂量在 100～300 mg 时。然而，也有报道当剂量低至 15～30 mg 时也有发生鞭索形色素沉着的可能，包括它病灶内局部应用治疗病毒疣或血管畸形时[15-16]。鞭索形色素沉着可发生于用药后 1 天至 9 周。部分患者在色素沉着条纹发生前有瘙痒（从轻度到重度不等）或有线性的荨麻疹性风团样皮损，但是其他患者既没有相关症状也没有前述的皮疹。线性的条带或条纹为褐色的，最常见于胸部及背部（图 67.14）。

博来霉素的其他皮肤不良反应包括：手指上的疼痛性结节，膝盖及肘部的疣状斑块，硬皮病样改变以及由雷诺现象导致的手指坏疽。博来霉素引起的指甲改变包括黑甲（横向最典型）、Beau 线、甲脱落和甲剥离。

病理学

不同的组织病理学发现包括：从基底层色素增加

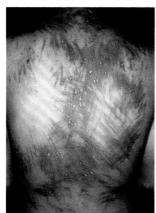

图 67.14 鞭索形色素沉着。图中的年轻患者因淋巴瘤接受博来霉素治疗。可见线状抓痕（Courtesy, David E Cohen, MD MPH.）

到基底层海绵水肿，血管周围淋巴组织细胞浸润，并可见噬色素细胞。电镜下可见基底层角质形成细胞内的黑素小体数量和大小增多，在黑素细胞中有时可见增加的线粒体。[17]

鉴别诊断

本病需与线状 PIH 进行鉴别（见表 67.6）。系统使用博来霉素的病史及特征性的临床表现往往指向正确的诊断。香菇皮炎（见下文）同样也有鞭索形皮损，但患者有食入或职业暴露于生香菇的病史，且皮损由突起的丘疹为组成。鞭索形红斑也可出现于皮肌炎患者，在成人 Still 病中也曾观察到固定的褐红色斑块和线状排列的条索状色素沉着。组织学上，这些皮损可见界面性皮炎（皮肌炎中）和表皮上部角质形成细胞坏死及真皮中性粒细胞浸润（Stilll 病中）。

治疗

尽管没有针对性的治疗，识别出博来霉素是致病因素对这些患者是至关重要的，因为他们往往同时服用多种药物。瘙痒症状可通过局部外用糖皮质激素和口服抗组胺药来改善。化疗完成、停用博来霉素后 3～4 个月，色素沉着将自行消退。

鞭索形香菇皮炎

同义名： ■ 香菇皮炎（shiitake mushroom dermatitis）
■ 香菇引起的中毒性疾病（shiitake-induced toxicoderma）

要点
■ 往往在食用大量生的或半熟的香菇后发病。
■ 可表现为面部、躯干、四肢的鞭索样条纹皮损，由红斑丘疹和瘀点排列而成。

引言

香菇皮炎出现于食入牛或半熟的香菇（*Lentinula edodes*）的人群中[18-19]。表现为线状条索形分布的红斑性丘疹和瘀点，可逐渐转变为鞭索形色素沉着，或与博来霉素引起的鞭索形色素沉着相混淆[18]。值得注意的是，香菇养殖人员由于职业性的皮肤和呼吸道暴露可出现接触性皮炎和过敏性肺炎，称为"香菇工人病"。

历史及流行病学

香菇摄入引起的中毒性皮炎最早于 1977 年于日本文献中报道。此后，共有超过 150 例香菇皮炎的报道，主要发生于日本和欧洲。近来，有学者发现牛肝菌（*Boletus* spp.）也可导致类似的皮损。

发病机制

香菇多糖，一种香菇中的不耐热毒素可能是导致这种皮疹的原因。在该病患者中使用香菇提取物进行点刺和斑贴试验往往结果阴性，口服激发试验亦然。研究者推测可能与光毒性机制有关[18]。

临床特征

在香菇皮炎中，患者常于摄入香菇后 1 ～ 2 天于面部、头皮、躯干及四肢出现瘙痒性红斑性丘疹、水疱及水肿。搔抓使躯干四肢的红斑性丘疹及瘀点连成长条状鞭索状皮疹，一般不会出现在后背中央等难以抓挠的部位。此后，由于含铁血黄素沉积及炎症后色素沉着，可出现线状的肤色加深。在半数的日本香菇皮炎患者中，可出现光照部位的弥漫性红斑和水肿，偶可伴发发热和乏力[18]。

病理学

表皮内可见海绵水肿及坏死角质形成细胞，真皮可见淋巴细胞浸润，在色素沉着的病例中可见到噬色素细胞[18]。

治疗

急性期避免接触香菇，局部使用皮质类固醇及口服抗组胺药物，皮损消退需要 1 ～ 8 周。完全煮熟的香菇可防止此类疾病的发生。

沿 Blaschko 线分布的色素沉着

Blaschko 线的特点是在后中线呈 V 形，在腹部呈 S 形，在枕部头皮呈螺旋形[20-21]（见第 62 章）。沿 Blaschko 线分布的皮肤疾病是镶嵌现象所致。

线状和漩涡状痣样过度黑素沉着病

同义名： ■线性痣样色素沉着（linear nevoid hyperpigmentation）■ Lijima、Naito、Uyeno 网状色素沉着（reticulate hyperpigmentation of Iijima, Naito, and Uyeno）■斑马样线状和漩涡状色素沉着病（zebralike hyperpigmentation in whorls and streaks）■网状及带状疱疹样色素沉着（reticulate and zosteriform hyperpigmentation）■进行性筛样及带状疱疹样色素沉着（progressive cribriform and zosteriform hyperpigmentation）

要点

- 表现为沿 Blaschko 线分布的线形和漩涡状色素沉着。
- 往往在出生后第一年即出现。
- 少部分患者可伴有系统损害。
- 病理可见表皮内黑素增加，噬黑素细胞较少。

引言

线状和漩涡状痣样过度黑素沉着病（linear and whorled nevoid hypermelanosis，LWNH），以沿 Blaschko 线分布的漩涡状和条纹状的色素沉着斑疹为特点[22]，于 20 世纪 70 年代首次报道，偶可伴发系统损害。

流行病学

LWNH 为一种散发性疾病，无明显性别差异。LWNH 是一种罕见的疾病，但可能是由于对其认识不足。

发病机制

LWNH 为一种遗传异质性导致的皮肤镶嵌现象，其特点为具有合成色素增多的细胞克隆。大量潜在的染色体镶嵌异常亦有报道。

临床特征

在出生后 1 年内出现漩涡状和线状褐色色素沉着（图 67.15）。在患儿 2 ～ 3 岁时皮损发展至稳定[22]。线装的色素沉着往往永久留存。偶尔有"色素镶嵌"的患者可同时出现色素减退和色素沉着条纹，称为"线状痣样色素沉着"。

于儿科皮肤科就诊的 LWNH 患者中，约 10% ～ 25% 的患者存在皮肤以外的系统累及，往往在婴儿期即出现，包括神经系统、骨骼肌肉系统和相对少见的心血管系统损害[23]。然而，在 LWNH 患者中出现皮外损害的确切概率尚无报道，在整个儿科患者群体中相对更低。

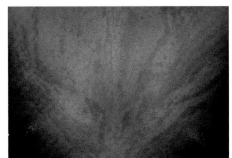

图 67.15　躯干部位的线状和漩涡状痣样过度黑素沉着病。这位年轻的非裔美国女孩有发育迟缓。注意皮损沿 Blaschko 线分布的特点（Courtesy, Julie V Schaffer, MD.）

病理学

LWNH 以基底层角质形成细胞中色素颗粒增多为特点，在部分患者中可见黑素细胞密度增加。真皮噬色素细胞较少。

鉴别诊断

本病需与其他沿 Blaschko 线分布的色素沉着性疾病相鉴别（表 67.6，图 67.16 和 67.17）。色素失禁症的色素沉着期（3 期）呈灰褐色，病理可见较多噬色素细胞而非表皮黑素（图 67.18），可随时间逐渐变浅，且大部分患者曾出现炎症水疱期（1 期）和疣状皮损期（2期）。部分表皮痣可初发时较小，且无法触及，但最终

它们会突起皮面。值得注意的是，既往曾报道一例母子共患的"家族性 LWNH"（病理表现为表皮色素颗粒的增多，而无色素失禁现象），后续研究发现实为 NEMO 突变导致的少汗型外胚层发育不良伴免疫缺陷病[24]。

治疗

目前尚无有效的治疗方法，化妆品遮盖可对部分患者有帮助。

色素失禁症

关于色素失禁症（incontinentia pigmenti，IP）的详细描述见第 62 章。这一 X 连锁显性遗传的多系统疾病表现为，沿着 Blaschko 线分布的水疱（1 期），疣状皮损（2 期），色素沉着（3 期）和最终的色素减退（4 期）。3 期往往出现于出生后一年内，表现为特征性的沿 Blaschko 线分布的灰色至灰褐色条纹和螺旋纹（图 67.19）。躯干常受累。从儿童晚期至青春期，色素沉着逐渐消退。IP 主要由 NEMO 基因突变导致。3 期皮损的逐渐消退实为受累条纹区域细胞凋亡增多，逐渐被正常皮肤取代的过程。

考虑线状及漩涡状痣样过度黑素沉着病的临床路径

考虑线状及漩涡状痣样过度黑素沉着病

↓

需排除其他沿Blaschoko线分布的色素性疾病：
• 色素失禁症，3期
• 早期的表皮痣
• 其他（表67.6）

↓

评价有无系统损害：
• 中枢神经系统
• 骨骼肌肉系统
• 眼
• 齿
• 心血管系统
• 先天性畸形

⊖ ———————————— ⊕

观察，定期随访 | 外周血淋巴细胞及真皮成纤维细胞基因型及染色体检测*

*少数情况中镶嵌现象仅存在于角质形成细胞中

表 67.16 考虑线状及漩涡状痣样过度黑素沉着病的临床路径。 整体而言，临床初步评估后，根据其余明显的异常确定进一步需要的检查。遗传异常目前首先在染色体水平进行检测，根据不同患者的情况决定进行传统染色体分析或是基因组杂交对比检测

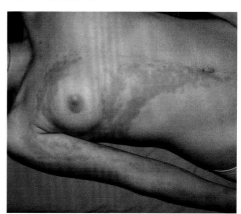

图 67.17 Moulin 线性皮肤萎缩导致的线状色素沉着。 注意皮损的轻度凹陷（Courtesy，Antonio Torrelo，MD.）

表 67.18 色素失禁症和线状和漩涡状痣样过度黑素沉着病的病理学区别

色素失禁症和线状和漩涡状痣样过度黑素沉着病的病理学区别

| 表皮 | 黑素细胞 |
| 噬色素细胞 | 真皮 |

色素失禁症（IP），3期 | 线状和漩涡状痣样过度黑素沉着病（LWNH）

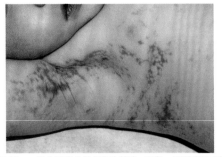

图 67.19 一位 2 岁患儿的色素失禁症，3 期。注意其标志性的灰褐色及沿 Blaschko 线的分布特点

网状色素沉着

真正以网状色素沉着斑疹为特点的疾病是十分罕见的。初步评估需排除其他常见疾病如融合性网状乳头瘤病（confluent and reticulated papillomatosis of Gougerot and Carteaud，见第 109 章），该病中皮损高出皮面，好发于颈部和躯干上部（图 67.20）。而火激红斑导致的色素沉着则表现为沿皮肤静脉丛分布的宽间隔网状皮损（见第 88 章）。网状青斑患者亦可在双下肢出现类似的紫红至褐色的网状皮损。网状色素沉着（reticulated hyperpigmentation）偶可伴发于其他皮肤病，如特应性皮炎的患者中，可见颈前外侧网状色素沉着，称为"特应性脏颈"；与疱疹样大疱性表皮松解症亦有一定关联。

当真正的网状色素沉着性疾病存在时，需详细询问家族史，并进行系统全面的检查。下面将对色素性痒疹及 6 种网状色素沉着相关的遗传性皮肤病进行讨论。其他以网状色素沉着为表现的疾病列于表 67.7。

色素性痒疹

色素性痒疹（prurigo pigmentosa）由 Nagashima

在 1971 年率先描述[25]，这一特发性的疾病的典型表现为分布于背、颈、胸的瘙痒性红斑丘疹和丘疱疹。分批出现的炎性皮疹发展迅速，在一周内消退，留存网状的色素沉着斑疹。在同一部位可出现皮疹的复发，因此可同时见到处于不同阶段的皮疹。这一疾病在成年人中多发，女性较男性多见（女性：男性为 2:1）；大部分报道的患者为日本人。组织病理学的三个阶段已基本明确：①中性粒细胞外渗至表皮，海绵水肿，真皮乳头水肿，浅层血管周围中性粒细胞浸润；②表皮内或表皮下水疱，坏死的角质形成细胞，灶苔藓样淋巴细胞浸润，伴嗜酸性粒细胞（图 67.21）；③表皮角化不全，棘层肥厚，表皮色素颗粒增多，真皮可见噬色素细胞[26]。对于以炎症期为主的色素性痒疹，口服米诺环素、多西环素、氨苯砜有效。局部或系统糖皮质激素及抗过敏药对该病无明显改善。

先天性角化不良

同义名： ■ Zinsser-Engman-Cole 综合征（Zinsser-Engman-Cole syndrome）

要点

■ 一种由于端粒维持缺陷导致的遗传异质性疾病，最常见的遗传模式是 X 连锁隐性遗传。

■ 典型三联征包括：网状色素沉着，甲萎缩（如翼状胬肉）和黏膜白斑。

■ 骨髓衰竭引起的血小板减少、贫血和全血细胞减少。

■ 泪腺导管闭锁引起的持续性流泪（溢泪），肺纤维化和肝纤维化亦可能出现。

■ 恶性肿瘤倾向，特别是黏膜鳞状细胞癌（如口腔，肛门）。

图 67.20 融合性网状乳头瘤病。A. 一个女孩颈背部的皮疹。B. 一位年长女性的胸部皮疹（A，Courtesy，Seth Orlow，MD PhD.）

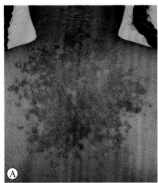

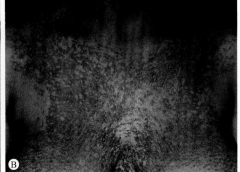

Ⓐ Ⓑ

表 67.7 以网状色素沉着为特点的疾病。Fanconi 贫血将在表 67.9 中讨论

病名	特点
融合性网状乳头瘤病	高出皮面，表面粗糙；好发于颈部和躯干上部（图 67.20）；米诺环素疗效好
火激红斑	与血管分布对应的宽大网状，由于热损伤引起（见第 88 章）
特应性脏颈	分布于颈前侧
色素性痒疹	好发于日本年轻女性；常见于背部、颈部和胸部；反复成批出现的瘙痒性丘疱疹，消退后留存网状色素沉着
先天性角化不良 *	遗传模式 XR > AD 和 AR（表 67.8）；翼状胬肉 / 甲萎缩（图 67.23C），黏膜白斑，全血细胞减少，跖角化；黏膜鳞状细胞癌和白血病风险增加
Naegeli-Franceschetti-Jadassohn 综合征	AD；*KRT14* 突变；逐渐消退的网状色素沉着，牙齿异常，少汗症，掌跖角化，皮纹减少或缺乏，甲萎缩
网状色素性皮病	AD；*KRT14* 突变；持续性网状色素沉着（图 67.24），脱发，甲萎缩，掌跖角化，皮纹减少或缺乏
X 连锁网状色素病	XR；*POLA1* 基因突变，男性患者出现的泛发性网状色素沉着（图 67.25）；新生儿结肠炎，复发性肺炎，少汗症，畏光，成人可出现淀粉样蛋白沉积
Dowling-Degos 病（DDD）	AD；*KRT5*、*POFUT1* 和 *POGLUT1* 突变；多于褶皱部位的网状色素沉着（图 67.26），分散的色沉斑点和丘疹；*PSENEN* 突变可导致合并有化脓性汗腺炎的变型
Galli-Galli 病	皮肤棘层松解的 DDD 变型
Haber 综合征	酒渣鼻样的面部红斑 + DDD 的临床表现
Faciei et colli 网状色素沉着	可能是 DDD 的变型；面颈部色素沉着 + 多发性表皮样囊肿
木村网状肢端色素沉着	AD；*ADAM10* 突变；雀斑痣样肢端萎缩色素沉着，掌跖和指背的点状小凹
单纯性大疱表皮松解症伴花斑状色素沉着 * 和泛发性严重大疱表皮松解症	AD；*KRT5/14* 基因突变；单纯性大疱性表皮松解伴花斑样色素沉着（第 32 章）可有 P25L *KRT5* 突变
Mendes da Costa 病 *	外伤性大疱和色素沉着，通常位于肢端；伴侏儒症和无毛症
Cantu 综合征	面部、前臂和足部见网状的色素沉着；掌跖角化症
网状外阴色素沉着伴局限性白癜风 *	先天性或获得性的外阴网状色素沉着，后续同一部位可出现白癜风皮损
线粒体病	光暴露部位（如两颊，前臂伸侧和手背）；皮肤多毛症，毛干异常和手足发绀（第 63 章）
炎症后色素沉着	苔藓样变皮肤病（如色素性扁平苔藓）；接触性皮炎（如过氧化苯甲酰）
药物诱导的色素沉着	地尔硫草（光暴露部位），化疗药物如 5- 氟尿嘧啶和博来霉素（见表 67.4）

* 同时可见色素异常

ADAM10, a disintegrin and metalloproteinase 10, 解聚素 a 和金属蛋白酶 10；AD, autosomal dominant, 常染色体显性遗传；AR, autosomal recessive, 常染色体隐性遗传；KRT5/14, 角蛋白 5/14；POFUT1, 蛋白 O- 岩藻糖转移酶 1；POGLUT1, 蛋白 O- 葡萄糖转移酶 1；POLA1, DNA 聚合酶 - α1, 催化亚基；PSENEN, 早老素增强子 -2；XR, X 连锁隐性遗传

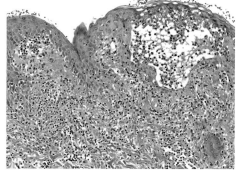

图 67.21 色素性痒疹的组织病理特点。表皮内水疱，角质形成细胞坏死和灶状苔藓样淋巴细胞浸润（Courtesy, Lorenzo Cerroni, MD.）

引言

先天性角化不良（dyskeratosis congenital，DKC）是一种端粒维持缺陷引起的遗传异质性疾病，由 Zinsser 于 1906 年首次提出。DKC 以进行性骨髓衰竭和皮肤黏膜三联征（网状色素沉着、甲萎缩和黏膜白斑）为特点。此外，该病患者罹患肺纤维化、肝纤维化、恶性肿瘤如鳞状细胞癌（尤其是黏膜部位）和急性髓系白血病[27]。

流行病学

DKC 最常见的遗传模式是 X 连锁隐性遗传，常染色体显性和隐性遗传的模式亦存在（表 67.8）。总男女比例约为 3 : 1[27]。

表 67.8　先天性角化不良的遗传学病因

基因	基因产物（见图 67.22）	遗传模式	占 DKC 患者比例（%）	备注
DKC1	Dyskerin（端粒酶复合物组成部分）	XR*	20～30	经典 DKC，相对严重，患者为男性，女性杂合子出现临床症状者罕见
TINF2	端粒重复结合因子 1（TERF1）结合核因子 2（端粒蛋白复合体组成之一）	AD*	10～20	严重，儿童期出现骨髓衰竭，突变同样可引起 Reversz 综合征（见正文）
TERC	端粒酶 RNA 元件	AD	5～10	一般病情较轻
TERT	端粒酶逆转录酶	AD, AR*	约 5	AD 遗传者发病晚，病情相对轻
RTEL1	端粒延长复制酶调节物 1	AD, AR*	约 5	AD 遗传者发病晚
CTC1	端粒维持元件 1（端粒帽复合物）	AR	1～3	
WRAP53（TCAB1）	端粒酶 Cajal 体蛋白 1（调节端粒传输）	AR	<1	
NHP2, NOP10	NHP2 和 NOP10 核糖核蛋白同系物	AR	<1	
PARN	PolyA- 特异性核糖核酸酶（调节 TERC 与端粒的相互作用）	AR*	<1	
ACD（TINT1）	TINF2 作用蛋白 1（端粒蛋白复合体）	AD, AR*	<1	AD 遗传者发病晚

* 在更严重的 Hoyeraal-Hreidarsson 综合征中亦有报道。
ACD，adrenocortical dysplasia homolog，肾上腺皮质发育不良同系物；AD，常染色体显性遗传；AR，常染色体隐性遗传；WRAP53，WD repeat-containing antisense to TP53，TP53 的 WD 重复反义子；XR，X 连锁隐性遗传

发病机制

　　DKC 患者中由于端粒维持缺陷，存在特征性的端粒明显缩短[28]。端粒是真核生物染色体末端的重复核酸序列。端粒酶能够防止 DNA 复制过程中染色体的进行性缩短（图 67.22）。高复制率的组织，如骨髓和皮肤对端粒功能的异常尤为敏感。当端粒长度缩短到一定程度时，细胞周期阻滞，细胞进入衰老或凋亡。然而，端粒酶功能的异常也能影响染色体的稳定性，导致肿瘤形成。

　　1998 年，第一次在 X 连锁隐性遗传的 DKC 患者中发现 DKC1 基因的突变，该基因编码的角化不良蛋白（dyskerin）可与端粒酶相互作用[29]。自此，在常染色体显性和隐性遗传的 DKC 中又发现了 10 个不同基因突变，临床表现各异。这些基因分别编码了端粒酶 RNA 组分（telomerase RNA component，TERC）和端粒酶逆转录酶（telomerase reverse transcriptase，TERT）及其他在端粒酶功能和端粒保护中起作用的分子（见表 67.8 和图 67.22）。对 DKC 病理生理机制的理解将有助于对端粒维持相关的衰老和肿瘤形成过程提供新的思路。

临床特征

　　患者在出生后十年内逐渐出现花边状的网状色素沉着。主要发生于颈部（图 67.23A、B），上胸部和上肢，偶可混杂有色素减退斑片。毛细血管扩张和表皮萎缩亦可见，如皮肤异色病。其他皮肤表现包括肢端、手背和外生殖器皮肤的皱纹；掌跖角化和多汗；皮纹消失；摩擦性大疱；手足发绀和早老性白发。

　　甲受累在大部分患者中均可见，特别是在幼童时期。最初的改变包括纵嵴和纵裂，伴有翼状胬肉（图 67.23C），部分患者可出现甲完全脱失。大部分患者均可见癌前病变黏膜白斑，一般出现在青少年早期。口腔黏膜中的白色斑块最为常见，常常出现在舌外侧的黏膜，尿道、阴道、肛门亦可累及。牙齿可能畸形、缺失、间隔异常或广泛龋坏。泪管闭锁导致的溢泪也十分常见。

　　骨髓衰竭发生在 50%～90% 的患者中，是该病致死的主要原因之一。常出现在 20～30 岁阶段，表现为贫血，血小板减少或全血细胞减少。肿瘤往往生在 30～40 岁间，主要为发生于口腔、肛门、宫颈、阴道、食管和皮肤的鳞状细胞癌。患者发生脊髓增生异常综合征、急性髓系白血病和胃肠道肿瘤的概率亦升高。

　　其他可能的系统累及包括肺纤维化、肝纤维化、发育迟缓、矮小症、股骨头缺血性坏死、食管或尿道狭窄、隐睾、男性性腺功能减退症和免疫缺陷导致的

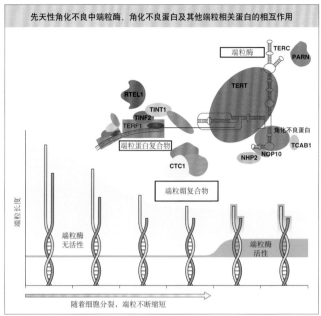

先天性角化不良中端粒酶、角化不良蛋白及其他端粒相关蛋白的相互作用

端粒酶
TERC
PARN
RTEL1
TERT
TINT1
TINF2
TERF1
角化不良蛋白
端粒蛋白复合物
TCAB1
NHP2 NOP10
CTC1
端粒帽复合物

端粒长度

端粒酶
无活性

端粒酶
活性

随着细胞分裂，端粒不断缩短

图 67.22　先天性角化不良中端粒酶、角化不良蛋白及其他端粒相关蛋白的相互作用。端粒酶由两个亚基组成，分别为 RNA 元件（TERC）和逆转录酶（TERT），可阻止染色体因细胞分裂出现的进行性缩短。角化不良蛋白可与端粒酶相互作用，参与其正常的作用过程。NHP2 和 NOP10 核蛋白同系物同样是端粒酶复合体的组成部分，而端粒酶 Cajal 体蛋白 -1（TCAB-1）则调控了端粒酶的运输。PolyA- 特异性核糖核酸酶（PARN）调节了 TERC 与端粒的相互作用。TERF-1 作用核因子 2（TINF2）和 TINF2- 作用蛋白 1（TINT1）组成端粒蛋白复合物，起到保护端粒末端的作用。RTEL1 是 DNA 解螺旋酶，调节端粒的延长；端粒维持元件 1（CTC1）作为端粒帽复合物的组成部分起作用。TERF1，端粒重复结合因子 1

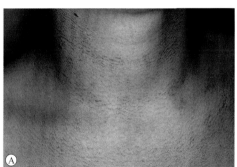

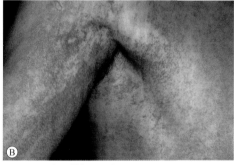

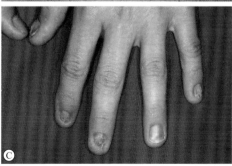

图 67.23　先天性角化不良。A. 一位学龄期男孩的胸颈部的网状色素沉着。B. 肩膀和腋窝处网状融合的色素沉着更为明显。C. 另一位患者的甲纵嵴、甲分裂和早期翼状胬肉的形成（A，Courtesy，Seth Orlow，MD PhD；B，Courtesy，Eugene Mirrer，MD；C，Courtesy，Anthony Mancini，MD.）

机会性感染。值得注意的是，在常染色体显性遗传的 DKC 中观察到连续世代中疾病严重度的递增，或与进行性端粒缩短相关。Hoyeraal-Hreidarsson 综合征是一种 DKC 的严重变型，表现为早期骨髓衰竭，免疫缺陷，小脑发育不全，小头畸形，肠病和生长迟缓（宫内和生后）。由于严重的 DKC 基因突变（表 67.8），该病常导致患儿于幼童期死亡。另一种相关的综合征 Revesz 综合征，由 TINF2 杂合子突变引起，除 DKC

的临床表现外，还伴有进行性神经功能恶化，颅内钙化和渗出性视网膜病变。

病理学

组织学上，具有血管萎缩性皮肤异色病的特征，表现为毛细血管扩张、表皮变薄和基底层灶性色素增加。早期，基底层角质形成细胞水肿变性，真皮上部可见带状的炎症浸润。晚期，表皮明显变薄、变平，真皮上层可见噬黑素细胞。从 DKC 患者的白细胞中通过荧光素原位杂交（flow-fluorescence in situ hybridization，FISH）可检测到端粒长度的缩短[30]。

鉴别诊断

Fanconi 贫血同样可表现为色素异常，全血细胞减少和肿瘤倾向（如：白血病）；其与 DKC 的比较见表 67.9。Naegeli-Franceschetti-Jadassohn（NFJ）综合征和网状色素性皮病（dermatopathia pigmentosa reticularis，DPR）由于无黏膜白斑和骨髓受累，可与 DKC 相鉴别（见下文）。

患有慢性移植物抗宿主病（GVHD）的患者也可出现皮肤异色病样皮损和口腔黏膜的花边样白斑，可通过造血干细胞移植（实体器官移植相对少见）的病史区分。其他伴有皮肤异色病改变的基本在第 63 章中讨论。

治疗

DKC 患者的管理需要多学科的合作。所有黏膜白斑病损均需密切随访和监控，以期及时发现鳞状细胞癌。建议防晒和戒烟。骨髓衰竭患者可予支持性输注血制品和使用雄激素（如羟甲烯龙、达那唑），红细胞生成素和粒细胞集落刺激因子。尽管造血干细胞移植或可治愈 DKC 患者的骨髓衰竭和白血病，目前经验显示并发症概率高，长期存活率不理想。

Naegeli–Franceschetti–Jadassohn 综合征（NFJ 综合征）

要点

- 由于角蛋白 14 基因杂合突变引起的常染色体显性遗传疾病。
- 两岁左右出现的网状色素沉着，在青春期逐渐消退。
- 外胚层发育不良：少汗症，热不耐受及牙齿异常，早期牙齿脱落。
- 掌跖角化，皮纹缺如或发育不良。

引言

NFJ 综合征是一种罕见的常染色体显性遗传性皮肤病，以网状色素沉着，外胚层发育不良（主要表现为牙齿异常和少汗症），皮纹发育不良为特点。

历史

1927 年由 Naegeli 首次报道，最初与色素失禁症混淆。1954 年，Franceschetti 和 Jadassohn 重新检查

表 67.9 先天性角化不良和 Fanconi 贫血的比较		
	先天性角化不良	**Fanconi 贫血**
色沉特点	颈部及上胸部花边状网状色素沉着，多发于 10 岁之内；有时可伴色素减退斑，可出现皮肤异色病表现（毛细血管扩张和表皮萎缩）	泛发弥漫的色素沉着，一般不呈网状可伴色素减退斑可见多发性咖啡斑
血液学异常	贫血，白细胞减少，血小板减少，全血细胞减少；一般在 10～20 岁间出现	贫血，白细胞减少，血小板减少，全血细胞减少，一般在 10 岁之内发病
并发恶性肿瘤	风险增高，尤其是 SCC（黏膜部位）和急性髓系白血病	风险增高，尤其是头颈部 SCC，急性髓系白血病，肝癌；部分 FA 基因杂合子突变［如 BRCA2（FAD1）］可能导致发生乳腺癌和胰腺癌的风险增加
其他临床表现	甲异常（翼状胬肉），黏膜白斑，多汗症，掌跖角化，摩擦性大疱，肢端发绀，溢泪	X 线示拇指骨缺陷，身材矮小，心肾畸形，性腺及其他内分泌腺功能减退
淋巴细胞暴露于丝裂霉素 C 或双环氧丁烷	无染色体断裂，FISH 可检测到缩短的端粒	染色体断裂和重排
遗传	目前发现 11 种相关基因（表 67.8）；XR＞AD＞AR	AR（至少 11 个互补群），XR 少见（1 个互补群，约占患者总数的 1%）

SCC，鳞状细胞癌

了这一家族，发现了其常染色体显性遗传的模式。

流行病学

目前发现的受累家庭主要为瑞士和英国血统的家系。

发病机制

NFJ 综合征是由非螺旋头区域的角蛋白 14（*KRT14*）删除突变导致的单倍体不足（见图 56.5）[31]。这一改变导致角质形成细胞倾向于发生 TNF-α 诱导的细胞凋亡，因而临床观察到患者出现继发于色素失禁的色素沉着。同时，也提示角蛋白 14 的氨基末端区域通过介导凋亡参与皮肤附属器的发生发育过程。

临床特征

2 岁时出现的褐色或灰褐色网状色素沉着，先前无炎症反应发生。色素改变主要位于腹部，眼周和口周；颈部、躯干、四肢近端、腋窝和腹股沟有时也可累及。这种色素沉着大多在青春期后消退，并最终完全消失。有些婴儿在新生儿期可出现足部的大疱。对患者而言主要的难题是汗腺功能降低和终生的热耐受不良。其他皮肤表现如皮纹缺如或发育不良，掌跖角化（弥漫型和点滴型），甲营养不良（甲剥离、甲下角化过度和先天性大趾甲排列不齐）。牙齿异常很常见，包括牙齿形状异常、外生牙、牙釉质黄斑。早期牙齿全部脱落也可能出现。

病理学

组织学上，色素沉着皮肤表现为色素失禁，如真皮浅层的噬色素细胞。

鉴别诊断

NFJ 综合征与先天性角化不良的鉴别点在于它没有黏膜白斑，骨髓衰竭及恶性肿瘤风险的增加。尽管 NFJ 综合征没有网状色素性皮病典型的脱发和持续性的色素沉着，这两种等位基因的疾病存在明显的临床重叠。色素失禁症第三期的色素沉着往往沿 Blaschko 线分布，并且继发于炎症期。**X 连锁的网状色素性疾病**常表现为少汗症、牙齿异常和网状色素沉着，但其他系统表现和遗传模式与 NFJ 综合征不同。角蛋白 5 或 14 突变导致的**单纯性大疱表皮松解症**患者也可出现网状色素沉着和掌跖角化，但水疱的表现更为显著。另外，Kindler 综合征患者也可出现皮纹缺如或发育不全，但更倾向于出现皮肤异色病样表现，而非网状色素沉着（第 63 章）。少汗症，甲营养不良，牙齿异常和皮纹缺如或发育不全在其他外胚层发育不全的疾病

中亦可见。

治疗

支持治疗为主。为患者及其家庭提供遗传咨询。

网状色素性皮病

要点

- 角蛋白 14 基因突变导致的常染色体显性遗传。
- 以躯干为主的持续性网状色素沉着。
- 非瘢痕性脱发，眉毛及腋毛脱落。
- 甲营养不良。
- 部分患者可见皮纹缺如和点状角化。

引言和发病机制

网状色素性皮肤病（dermatopathia pigmentosa reticularis，DPR）是一种罕见的遗传性皮肤病。在 20 世纪 70 年代首次被认为一种独立的疾病。与 NFJ 综合征类似，角蛋白 14 基因因非螺旋头区杂合子删除突变被报道可导致 DPR[31]。

临床特征

DPR 表现为 2 岁时出现的网状色素沉着、非瘢痕性脱发和甲营养不良三联征[32]。网状色素沉着多发生于躯干，但也可出现在四肢近端，往往持续到成年后（图 67.24）。甲受累可导致翼状胬肉的形成。其他可能的表现包括皮纹缺如，少汗症或多汗症，以及点状掌跖角化症。

病理学

组织学上，色素沉着皮损表现为色素失禁，即真

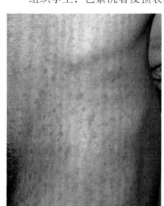

图 67.24 网状色素性皮病。一位年轻男性患者中可见持续性网状色素沉着，自下腹部延伸至大腿（Courtesy，Julie V Schaffer，MD.）

皮浅层见噬色素细胞。

鉴别诊断

该病在临床中与 NFJ 综合征有重叠之处，如网状色素沉着，甲营养不良，点状皮肤角化，皮纹缺如等。但后者无脱发表现，同时色素沉着维持的时间较短。其他鉴别诊断讨论见 NFJ 综合征中所述。

X 连锁网状色素性皮病

同义名：■ Partington 综合征 Ⅱ 型（partington syndrome type Ⅱ）■ 家族性皮肤淀粉样变（familial cutaneous amyloidosis）■ X- 连锁网状色素沉着伴有系统症状（X-linked reticulate pigmentary disorder with systemic manifestations）

要点

- 女性为沿 Blaschko 线分布、男性为泛发的网状色素沉着。
- 在男性患者有反复发作的感染和多种系统表现。
- 一些成年患者在真皮有淀粉样物质沉积。

引言

这种罕见的遗传性皮肤病，在男性患者中表现为泛发的网状褐色色素沉着，在女性患者中色素沉着沿 Blaschko 线分布。受累的男性有严重的系统并发症常导致早夭。1981 年这种疾病首次由 Partington 报道[33]，近年来更多患病家族有陆续报道[34-36]。该病由 POLA1 基因突变导致，编码 DNA 聚合酶 -α 催化亚基，可调控 Ⅰ 类干扰素反应[36]。

流行病学

Partington 报道的原始家族具有英国人和苏格兰人血统。其他被报道的家族有马尔他人，黎巴嫩人，混杂的荷兰人，法国人和德国人[34-36]。

临床特征

这种 X 连锁遗传性疾病的**女性**患者，临床表现仅限于皮肤。在出生时或生后数周，女性患儿出现沿 Blaschko 线分布的花边状或网状的色素沉着条纹。尽管这种皮损很像色素失禁症第三期皮损，之前未出现过水疱或疣状皮损。成年后色素沉着逐渐消退。

男性患者中网状色素沉着是泛发性的（图 67.25），

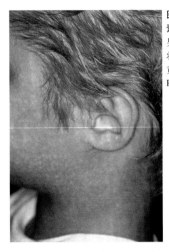

图 67.25　X 连锁网状色素性皮病。在一位 11 岁男孩的面部和颈部可见网状色素沉着和卷曲的金黄色头发（Courtesy，K Robin Carder，MD.）

最初发生于大腿内侧、臀部或面颊，于生后 4 月到 5 岁间出现。男性患儿常有严重的系统表现，包括低出生体重、新生儿结肠炎、生长发育停滞（在婴儿期）、癫痫和偏瘫、胃食管反流、尿道狭窄以及腹股沟疝等。复发性肺炎和慢性阻塞性肺疾病几乎只发生于男性患者，导致患儿早夭。智力可正常或受损。其他症状包括牙齿异常、少汗症、干燥病、畏光、角膜混浊、骨骼变化如骨龄延迟及掌骨缩短。临床常可见患儿额部卷曲的金黄色杂乱头发。在浅肤色患者中，其头发可能变成银灰色[33-35]。

病理学

男女患者的皮肤色素沉着的组织学特征类似，并没有明显的特异性。镜下所见包括表皮色素增加，色素失禁伴有真皮噬黑素细胞，角化不良[33]。从原始加拿大家族的成年人中发现[33]，在真皮上部有淀粉样蛋白沉积（表明斑状淀粉样变性）。与斑状淀粉样变性一样，在其他组织中没有发现沉着物。

鉴别诊断

对于男性患儿，其他表现为网状色素沉着的疾病需进行鉴别（表 67.7），尤其是先天性角化不良和 NFJ 综合征，特别在患者出现反复感染（先天性角化不良）、少汗症（NFJ 综合征）或牙齿异常（先天性角化不良和 NFJ 综合征）时。女性携带者的鉴别诊断则主要是表 67.6 中所示的沿 Blaschko 线分布的色沉疾病。

治疗

支持治疗。为患病家庭提供遗传咨询。

Dowling–Degos 病

同义名：■ 屈侧网状色素异常（reticular pigmented anomaly of the flexures）■ 屈侧网状色素异常（reticulated pigmented anomaly of the flexures）

要点

- 屈侧网状色素沉着。
- 背部和颈部粉刺样皮损。
- 面部点状瘢痕。
- 常染色体显性遗传伴不同的外显率。
- 编码角蛋白 5 的基因功能丧失突变。

引言

Dowling-Degos 病（Dowling-Degos disease，DDD）是一种少见的常染色体显性遗传病，以间擦部位的获得性网状色素沉着为特点。

流行病学

该病无种族或性别的倾向性，在世界范围内均有报道。

发病机制

经典的 DDD 是由于角蛋白 5 基因（KRT5）非螺旋头区的功能丧失突变（见图 56.5）所导致的单倍体剂量不足[37]。有趣的是，KRT5 同一区域的错义突变可导致单纯性大疱表皮松解伴斑状色素沉着（第 32 章）。角蛋白 5 的头区可与 Hsc70——一种参与囊泡脱壳的伴侣蛋白——相互作用，因此有推论认为角蛋白 5 可能在黑素小体的传输中起作用。另外，以非屈侧的受累为主的 DDD 可能与 POFUT1 和 POGLUT1 的杂合功能丧失突变有关，分别编码了蛋白 O- 岩藻糖转移酶 1 和蛋白 O- 葡萄糖转移酶 1。这两种酶可对 Notch 通路进行翻译后修饰，因而可调控角质形成细胞和黑素细胞的增殖和分化，及它们之间的相互作用[38]。伴有化脓性汗腺炎的 DDD 变型是由于 PSENEN（早老素增强子蛋白 2）基因突变导致的，该基因编码了 Notch 通路中 γ- 分泌酶蛋白复合物的组成成分[38a]。

临床特征

典型患者于 30 ～ 40 岁间发病。网状色素沉着过度可混杂有雀斑样褐色丘疹，或由雀斑样褐色丘疹组成。褐色小丘疹伴不同程度的角化过度亦可出现。色素沉着随时间渐进性加深，最初出现于腋窝（图

67.26）和腹股沟，随后是臀间和乳房褶皱处，颈、躯干、前臂和大腿内侧渐次出现皮疹。部分患者诉受累屈侧有瘙痒感。其他可能出现的特征包括背部、颈部的粉刺样皮疹，口周点状瘢痕，表皮样囊肿和化脓性汗腺炎。

病理学

组织学上表现为基底层色素增加，指样表皮突和真皮乳头上的表皮变薄，导致表皮下和毛囊隆起呈鹿角状突起。可见真皮噬色素细胞和轻度血管周围淋巴组织细胞浸润[39]。Galli-Galli 病为一种 DDD 的变型（同样为 KRT5 突变导致），除 DDD 的常见临床表现和组织学特点外，皮损处活检可见基底层上棘层松解，但无明显角化不良。

鉴别诊断

黑棘皮病的临床表现为绒毛状斑块，但组织学上没有明显的表皮突增长。此外，毛囊不受累及。神经纤维瘤病 1 型患者常在腋窝和腹股沟出现痣（通常被认为是"雀斑"），但易与 DDD 鉴别。

DDD- 样病谱类疾病以网状色素沉着为特点，包括伴有网状肢端色素沉着的 Kitamura（见下文）和 Haber 综合征。Haber 综合征特征性的皮疹为发生于青春期的光敏性玫瑰痤疮样面部皮疹，继而躯干、四肢近端和腋窝出现角化性丘疹、粉刺样皮疹、点状凹痕和网状色素沉着。

治疗

局部外用氢醌、维甲酸、阿达帕林和糖皮质激素疗效不一。既往报道使用 Er：YAG 激光治疗可改善皮损[41]。

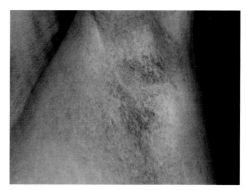

图 67.26 Dowling-Degos 病。腋窝的网状色素沉着斑片（Courtesy, Thomas Schwarz, MD.）

木村网状肢端色素沉着

同义名： ■ 木村网状肢端色素沉着（Kitamura reticulate acropigmentation）

要点

- 好发于手足背面的萎缩性网状雀斑样痣样的色素沉着，儿童期发病。
- 手掌，足底，指趾伸侧点状凹陷。
- 常染色体显性遗传。

引言及发病机制

木村网状肢端色素沉着症（reticulate acropigmentation of Kitamura，RAK）是一种罕见的遗传性皮肤病，以童年期出现的萎缩性色素沉着斑片为特点，最初出现于肢端。2/3 的报道病例为日本人，在其他种族人群中也有报道。*ADAM10*（a disintegrin and metalloproteinase 10，a 解聚素和金属蛋白酶 10）基因的杂合子功能丧失突变为主要致病因素，该基因编码了能够活化 Notch 信号通路的锌金属蛋白酶。

临床特征

儿童期表现为轻度凹陷的雀斑样色素沉着斑疹，分布于手足背面，常呈网状。成年后斑疹色泽逐渐加深，并渐次扩散至身体其他部位。日晒可导致病情的加重。手掌、足底和指趾伸侧可见点状凹陷，伴皮纹破坏。

病理学

色素皮损活检可见表皮萎缩，表皮突延长，黑素增加。表皮基底层多巴染色阳性的黑素细胞增多。

鉴别诊断

与较常见的日光性黑子不同的是，RAK 的色素沉着斑伴有轻度的萎缩，并在更年轻时出现。与遗传性对称性色素异常症（见下文）不同的是白色斑疹不与棕色斑疹混杂。

治疗

治疗方法与 Dowling-Degos 病类似。

色素异常病

色素异常病（dyschromatosis）的特点是同时存在色素减退和色素沉着（图 67.27 ～ 67.29）。通常至少

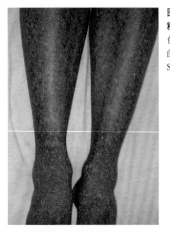

图 67.27 **变色性皮肤淀粉样变性。** 可见网状的色素沉着中混杂有点状的色素脱失（Courtesy, Seth J Orlow，MD PhD.）

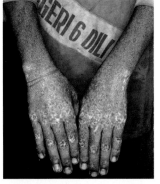

图 67.28 **遗传性对称性色素异常病。** 可见多发色素减退和色素加深斑疹混杂分布，双手皮疹多于前臂（Courtesy, Peter Ehrnstrom，MD.）

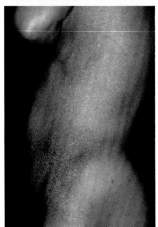

图 67.29 **遗传性泛发性色素异常病。** 可见弥漫分布的色素减退和色素沉着（With permission from Urabe K，Hori Y. Dyschromatosis. Semin Cutan Med Surg. 1997；16：81-5.）

一种色素改变是点滴状的。两种典型色素异常病：遗传性对称性色素异常病和遗传性泛发性色素异常病将在这部分进行讨论。新近发现的色素异常病，获得性前臂皮肤色素异常，也在下文进行了描述。其他色素异常疾病列于表 67.10。

表 67.10 色素异常病

疾病	特点
遗传性疾病	
遗传性对称性色素异常病	肢端对称性色素异常病，多发于手足背侧（图 67.28）；不累及掌、跖和黏膜 通常在 6 岁前发病 由 *ADAR*（DSRAD）杂合子基因突变导致，编码双链 RNA 特异性腺苷脱氨酶 绝大多数患者是日本人或中国人（见正文）
遗传性泛发性色素异常病	躯干部或泛发性色素沉着或色素减退斑（图 67.29），可发生在掌跖，但无黏膜累及 通常在 6 岁前发病，1 岁起逐渐出现 亚型由 *ABCB6* 的杂合子突变导致，编码 ATP 结合盒式转运蛋白 多数为日本患者（见正文）
着色性干皮病	雀斑样痣和色素减退性斑，分布于手足的背侧、面部和其他光暴露部位 始于婴儿和儿童早期的光化性损伤，10 岁时即出现皮肤肿瘤 常染色体隐性遗传，导致 UV 诱导的 DNA 损伤修复过程中核苷酸切除修复（互补群 A-G）或旁路（XP 复型）的缺陷
先天性角化不良	网状色素沉着可伴有色素减退斑；甲营养不良和黏膜白斑 对黏膜鳞状细胞癌及其他恶性肿瘤有易感性 最常见为 X 连锁隐性遗传（表 67.8）
单纯性大疱性表皮松解伴斑状色素沉着	儿童早期出现肢端水疱，斑状色素沉着，掌跖点状角化，增厚的甲营养不良 由于特殊的角蛋白 5 基因突变（P25L；见第 32 章）致病
家族性进行性色素沉着和色素减退	泛发性（包括面部、手掌和足底）的大小不一色素沉着和色素脱失斑疹斑片，儿童期出现，逐渐进展。日晒加深弥漫性的色素沉着背景 侧面眉毛稀疏，身材矮小 常染色体显性遗传，编码 KIT 配体的基因发生突变
Wende-Bauckus/Pegum 综合征	约 1 岁发病，背景肤色加深（躯干>四肢） 躯干上出现很小的白色斑疹，并在褶皱部位融合
Ziprkowski-Margolis 综合征	弥漫性的毛发和皮肤色素减退，臀部和生殖器部位正常 之后出现多发的色素沉着斑，皮肤呈豹纹样改变 先天性感音神经性耳聋，虹膜异色症 X 连锁隐性遗传
Chédiak-Higashi 综合征（CHS）和 Griscelli 综合征（GS）	除了皮肤色素消退外，还可出现光暴露部位弥漫性色素沉着和点滴状色素减退的重叠 银发现成簇黑发，出血性素质（CHS），神经系统异常（CHS，GS1），免疫缺陷（CHS，GS2） （见第 66 章，表 60.5）
伴外胚层发育不良的综合征	
Berlin 综合征	泛发性灰褐色色素沉着，重叠有点滴状色素减退斑 眉毛稀疏或缺失，出牙迟缓／牙发育不全，身材矮小，男性患者性功能发育不全，智力障碍 曾在一个家庭中报道（生活在以色列的伊朗人，4 个后代患病，父母为近亲结婚）
Lucky/Winter 综合征	泛发的色素沉着重叠点滴状色素减退，屈侧为主 毛发色浅，牙釉质发育不全，"洋地黄化"拇指，身材矮小 可能为常染色体显性遗传
白色点状肢端黑变病	弥漫性色素沉着，重叠点状色素减退斑，多累及肢端和屈侧，手足背皮肤萎缩 腿部见毛囊性角化丘疹，毛发卷曲，扁平甲
色素缺陷，掌跖角化和皮肤鳞状细胞癌	躯干、面部和四肢的色素减退和色素脱失斑，发生于婴儿和儿童期 进行性脱发，弥漫性掌跖角化，甲萎缩，早期牙缺失，结膜毛细血管扩张和皮肤鳞状细胞癌 *SASH1* 突变，常染色体隐性遗传（在两个摩洛哥同胞中测得）
暴露	
砷	摄入无机砷 青铜色色素沉着，重叠"雨滴状"点状色素减退斑 掌跖角化症，Bowen 病，基底细胞癌，鳞状细胞癌 特定内脏恶性肿瘤的风险增大

表 67.10　色素异常病（续表）

疾病	特点
二苯基环丙烯酮 DPCP	用于斑秃患者头皮的局部免疫治疗 局部治疗头皮后出现色素沉着斑，重叠有雪花状色素减退，有时未接触的远隔部位亦可出现 243 例使用 DPCP 的患者中有 4 例出现此现象
氢醌-苄基醚	局部外用后出现雪花样皮肤色素沉着或减退斑； 一般应用于严重白癜风患者的脱色治疗
槟榔叶	面部接触性白斑黑变病，发生于局部接触过槟榔叶的部位（一种民间的美白方法） 最初报道于中国台湾
Kobori 日光性白斑黑变皮炎	色素异常性药疹，一般出现于摄入氟喹酮、噻嗪类或四环素类药物后，光暴露部位多见
感染	
二期梅毒	颈部色素沉着，重叠白斑（见第 82 章）
品他病	晚期有古铜色和暗灰蓝色的斑点和脱色斑点混合分布（见第 74 章）
其他	
色素异常的皮肤淀粉样变性	泛发性点滴状白斑病伴网状色素沉着（图 67.27），原发于光暴露部位 青春期前发病；可能为常染色体显性遗传 真皮乳头可见小灶性淀粉样变白沉积
恶性营养不良	蛋白质营养不良，多发于婴儿和小儿 在尿布区或大腿出现多发的小的色素减退斑，在下腹部和躯干有色素沉着斑 "片状的花纹"皮肤病

SASH1，SAM 和 SH3 结构域蛋白 1

遗传性对称性色素异常病

同义名：■ Dohi 肢端色素沉着（acropigmentation of Dohi）■ 肢端对称性色素异常症（symmetrical dyschromatosis of the extremities）

要点

- 四肢远端，尤其是手足背侧小的、不规则的色素减退及色素沉着斑疹。
- 常染色体显性遗传，编码 RNA 特异性的腺苷酸脱氨酶的 ADAR（DSRAD）突变。

引言

遗传性对称性色素异常病（dyschromatosis symmetrica hereditaria，DSH）在 1929 年由 Toyama 首次报道。其特点为分布于肢体远端背侧大小不一的色素沉着和色素减退斑。大部分病例报道来自日本、中国和韩国，但 DSH 同样也在欧洲、非洲-加勒比海和印度人群中可见[42]。在日本，该病的发病率约为 1.5/10 万[43]。

发病机制

遗传性对称性色素异常病是一种常染色体显性遗传病，外显率很高；由编码双链 RNA 特异性腺苷脱氨酶的 ADAR（DSRAD）基因突变所导致[43-45]。

临床特征

色素减退和色素沉着斑在婴儿期或儿童早期即出现。斑疹的数量和大小逐渐增加，至青春期趋于稳定。可观察到日晒后色素沉着加重。这种色素异常症好发于四肢远端，最常见于手足背面（图 67.28）；不累及手掌、足底和黏膜。皮疹不会自愈。少部分伴有特殊 ADAR 突变的患者可伴有肌张力障碍和神经功能恶化。

病理学

色素沉着斑的基底层角质形成细胞内黑素增加，色素减退斑则表现为多巴染色阳性的黑素细胞密度下降。

鉴别诊断

木村网状肢端色素沉着没有色素减退斑，白癜风没有色素沉着斑。着色性干皮病患者也会在儿童期出现色素沉着和色素减退斑，但皮疹分布于光暴露部位，如面部和躯干上部。在遗传性泛发性色素异常症中（见下文）异色性皮疹有相似的临床表现，但部分患者出生时即有皮疹，更重要的是皮疹主要分布在躯干部位（见表 67.10）。

治疗

一般而言，目前尚无令人满意的治疗。严格避光可减少色素减退和色素沉着皮损间的对比[45]。

遗传性泛发性色素异常病

要点

- 广泛分布的色素沉着和色素减退斑疹，儿童早期发病。
- 大部分报道患者为日本人。

引言和发病机制

遗传性泛发性色素异常病（dyschromatosis universalis hereditaria，DUH）是一种罕见的疾病，特点是泛发性的色素减退和色素沉着斑。1933 年本病第一次报道，大部分患者来自日本，但在亚洲其他地区和欧洲亦有报道。DUH 的一种亚型是由于 ABCB6 的杂合子突变，该基因编码了在角质形成细胞和黑素细胞中表达的 ATP 结合盒式转运蛋白[46]。其他常染色体显性或隐性遗传模式的 DUH 突变分别标定于 6q24.2 ～ q25.2 和 12q21 ～ q23。

临床特征

多于 80% 的 DUH 患者在 6 岁前出现皮肤色素异常，约 20% 的患者出生即有色素沉着异常。数目众多的大小不一的色素沉着或色素减退斑分布于头、颈、四肢和躯干（图 67.29）。色素异常可累及手掌、足底及手足背侧，但不累及黏膜。没有季节性改变，也不会随年龄自行消退[47]。有个别 DUH 病例报道伴有皮肤外表现，包括身材矮小、高频耳聋，及红细胞、血小板和色氨酸代谢障碍；双侧青光眼和单侧白内障；癫痫发作[48]。

病理学

在色素沉着和色素减退斑处分别可见基底层色素的增多和减少[48]。

鉴别诊断

着色性干皮病可有类似的色素沉着异常，但皮疹分布在曝光部位，有早发的光化性损伤（第 86 章）。其他引起色素异常的疾病列于表 67.10。

治疗

没有满意的治疗。

获得性前臂色素异常症

获得性前臂色素异常症（acquired brachial cutaneous dyschromatosis）于 2000 年首次报道[49]，主要影响 50 ～ 70 岁间的高加索妇女。该病表现为慢性的、无症状的蓝褐色斑片，边界呈地图样，点缀以色素减退斑疹，主要分布于前臂背侧[49]。受累个体往往有慢性光暴露的临床依据（如 Civatte 异色症）或组织学依据（日光性弹性纤维变性）。

（陈 力 徐中奕 刘子琪 王倩倩译 项蕾红审校）

参考文献

1. Callender VD, St Surin-Lord S, Davis EC, Maclin M. Postinflammatory hyperpigmentation: etiologic and therapeutic considerations. Am J Clin Dermatol 2001;12:87–99.
2. Shwartz RA. Erythema dyschromicum perstans: the continuing enigma of Cinderella or ashy dermatosis. Int J Dermatol 2004;43:230–2.
3. Silverberg NB, Herz J, Wagner A, Paller AS. Erythema dyschromicum perstans in prepubertal children. Pediatr Dermatol 2003;20:398–403.
4. Oiso N, Tsuruta D, Imanishi H, et al. Erythema dyschromicum perstans in a Japanese child. Pediatr Dermatol 2012;29:637–40.
5. Herd TJ, Wright TS. Idiopathic eruptive macular pigmentation involving the distal extremities. Pediatr Dermatol 2014;31:e52–4.
6. Kanwar AJ, Dogra S, Parsad D, Radotra BD. A study of 124 Indian patients with lichen planus pigmentosus. Clin Exp Dermatol 2003;28:481–5.
7. Al-Mutairi N, El-Khalawany M. Clinicopathological characteristics of lichen planus pigmentosus and its response to tacrolimus ointment: an open label, non-randomized, prospective study. J Eur Acad Dermatol Venereol 2010;24:535–40.
8. Sanchez NP, Pathak MA, Sato S, et al. Melasma: a clinical, light microscopic, ultrastructural, and immunofluorescence study. J Am Acad Dermatol 1981;4:698–710.
9. Grimes PE, Yamada N, Bhawan J. Light microscopic, immunohistochemical and ultrastructural alterations in patients with melasma. Am J Dermatopathol 2005;27:96–101.
10. Lee A-Y. Recent progress in melasma pathogenesis. Pigment Cell Melanoma Res 2015;28:648–60.
11. Kang WH, Yoon KH, Lee E-S, et al. Melasma: histopathological characteristics in 56 Korean patients. Br J Dermatol 2002;146:228–37.
12. Hogeling M, Frieden IJ. Segmental pigmentation disorder. Br J Dermatol 2010;162:1337–41.
13. Wang ZQ, Si L, Tang Q, et al. Gain-of-function mutation of KIT ligand on melanin synthesis causes familial progressive hyperpigmentation. Am J Hum Genet 2009;84:672–7.
14. Artuc N, Bohm M, Grutzkau A, et al. Human mast cells in the neurohormonal network: expression of POMC, detection of precursor proteases, and evidence for IgE-dependent secretion of α-MSH. J Invest Dermatol 2006;126:1976–81.
15. Cortina P, Garrido JA, Tomas JF, et al. "Flagellate" erythema from bleomycin. With histopathological findings suggestive of inflammatory oncotaxis [see comments]. Dermatologica 1990;180:106–9.
16. Abess A, Keel DM, Graham BS. Flagellate hyperpigmentation following intralesional bleomycin treatment of verruca plantaris. Arch Dermatol 2003;139:337–9.
17. Fernandez-Obregon AC, Hogan KP, Bibro MK. Flagellate pigmentation from intrapleural bleomycin. A light microscopy and electron microscopy study. J Am Acad Dermatol 1985;13:464–8.
18. Hanada K, Hashimoto I. Flagellate mushroom (Shiitake) dermatitis and photosensitivity. Dermatology 1998;197:255–7.
19. Tarvainen K, Salonen JP, Kanerva L, et al. Allergy and toxicodermia from shiitake mushrooms. J Am Acad Dermatol 1991;24:64–6.
20. Bolognia JL, Orlow SJ, Glick SA. Lines of Blaschko. J Am Acad Dermatol 1994;31:157–90, quiz 190–2.
21. Happle R, Assim A. The lines of Blaschko on the head and neck. J Am Acad Dermatol 2001;44:612–15.
22. Kalter DC, Griffiths WA, Atherton DJ. Linear and whorled nevoid hypermelanosis. J Am Acad Dermatol 1988;19:1037–44.
23. Nehal KS, PeBenito R, Orlow SJ. Analysis of 54 cases of hypopigmentation and hyperpigmentation along the lines of Blaschko. Arch Dermatol 1996;132:1167–70.
24. Kosaki K, Shimasaki N, Fukushima H, et al. Female patient showing hypohidrotic ectodermal dysplasia and immunodeficiency (HED-ID). Am J Hum Genet 2001;69:664–6.
25. Nagashima M. Prurigo pigmentosa – clinical observations of our 14 cases. J Dermatol 1978;5:61–7.
26. Böer A, Misago N, Wolter M, et al. Prurigo pigmentosa: a distinctive inflammatory disease of the skin. Am J Dermatopathol 2003;25:117–29.
27. Alter BP, Giri N, Savage SA, Rosenberg PS. Cancer in dyskeratosis congenita. Blood 2009;113:6549–57.
28. Kirwan M, Dokal I. Dyskeratosis congenita: a genetic disorder of many faces. Clin Genet 2008;73:103–12.
29. Knight SW, Heiss NS, Vulliamy TJ, et al. X-linked dyskeratosis congenita is predominantly caused by missense mutations in the DKC1 gene. Am J Hum Genet 1999;65:50–8.
30. Alter BP, Baerlocher GM, Savage SA, et al. Very short telomere length by flow fluorescence in situ

hybridization identifies patients with dyskeratosis congenita. Blood 2007;110:1439–47.

31. Lugassy J, Itin P, Ishida-Yamamoto A, et al. Naegeli-Franceschetti-Jadassohn syndrome and dermatopathia pigmentosa reticularis: two allelic ectodermal dysplasias caused by dominant mutations in *KRT14*. Am J Hum Genet 2006;79:724–30.

32. Heimer WL, Brauner G, James WD. Dermatopathia pigmentosa reticularis: a report of a family demonstrating autosomal dominant inheritance. J Am Acad Dermatol 1992;26:298–301.

33. Partington MW, Marriott PJ, Prentice RS, et al. Familial cutaneous amyloidosis with systemic manifestations in males. Am J Med Genet 1981;10:65–75.

34. Ades LC, Rogers M, Sillence DO. An X-linked reticulate pigmentary disorder with systemic manifestations: report of a second family. Pediatr Dermatol 1993;10:344–51.

35. Anderson RC, Zinn AR, Kim J, Carder KR. X-linked reticulate pigmentary disorder with systemic manifestations: report of a third family and literature review. Pediatr Dermatol 2005;2:122–6.

36. Starokadomsky P, Gemelli T, Rios JJ, et al. DNA polymerase-α regulates the activation of type I interferons through cytosolic RNA:DNA synthesis. Nat Immunol 2016;17:495–504.

37. Betz RC, Planko L, Eigelshoven S, et al. Loss-of-function mutations in the keratin 5 gene lead to Dowling-Degos disease. Am J Hum Genet 2006;78:510–19.

38. Basmanav FB, Oprisoreanu AM, Pasternack SM, et al. Mutations in POGLUT1, encoding protein O-glucosyltransferase 1, cause autosomal-dominant Dowling-Degos disease. Am J Hum Genet 2014;94:135–43.

38a. Ralser DJ, Basmanav FB, Tafazzoli A, et al. Mutations in γ-secretase subunit-encoding PSENEN underlie Dowling-Degos disease associated with acne inversa. J Clin Invest 2017;127:1485–90.

39. Kim YC, Davis MD, Schanbacher CF, Su WP. Dowling-Degos disease (reticulate pigmented anomaly of the flexures): a clinical and histopathologic study of 6 cases. J Am Acad Dermatol 1999;40:462–7.

40. Hanneken S, Rütten A, Pasternack SM, et al. Systematic mutation screening of *KRT5* supports the hypothesis that Galli-Galli disease is a variant of Dowling-Degos disease. Br J Dermatol 2010;163:197–200.

41. Wenzel G, Petrow W, Tappe K, et al. Treatment of Dowling-Degos disease with Er: YAG-laser: results after 2.5 years. Dermatol Surg 2003;29:1161–2.

42. Oyama M, Shimizu H, Ohata Y, et al. Dyschromatosis symmetrica hereditaria (reticulate acropigmentation of Dohi): report of a Japanese family with the condition

and a literature review of 185 cases. Br J Dermatol 1999;140:491–6.

43. Miyamura Y, Suzuki T, Kono M, et al. Mutations of the RNA-specific adenosine deaminase gene (*DSRAD*) are involved in dyschromatosis symmetrica hereditaria. Am J Hum Genet 2003;73:693–9.

44. Gao M, Wang PG, Yang S, et al. Two frameshift mutations in the RNA-specific adenosine deaminase gene associated with dyschromatosis symmetrica hereditaria. Arch Dermatol 2005;141:193–6.

45. Chao SC, Huang CY, Yang MH. A novel nonsense mutation of the *DSRAD* gene in a Taiwanese family with dyschromatosis symmetrica hereditaria. Eur J Dermatol 2006;16:449–50.

46. Zhang C, Li D, Zhang J, et al. Mutations in ABCB6 cause dyschromatosis universalis hereditaria. J Invest Dermatol 2013;133:2221–8.

47. Urabe K, Hori Y. Dyschromatosis. Semin Cutan Med Surg 1997;16:81–5.

48. Al Hawsawi K, Al Aboud K, Ramesh V, Al Aboud D. Dyschromatosis universalis hereditaria: report of a case and review of the literature. Pediatr Dermatol 2002;19:523–6.

49. Rongioletti F, Rebora A. Acquired brachial cutaneous dyschromatosis: a common pigmentary disorder of the arm in middle-aged women. J Am Acad Dermatol 2000;42:680–4.